科学出版社"十三五"普通高等教育本科规划教材

基础药物分析

主　编　黄承志
副主编　陈缵光　陈子林　卢建忠
　　　　徐　溢　范　琦　王　健

科　学　出　版　社
北　京

内 容 简 介

本书共20章,涉及有关药物/药品的创新分析测量方法和质量监控技术,以实现新药研发、生产、销售、临床使用及监督管理等各个环节中的精准测量和质量监控,为新药研发和药品质量保驾护航。本书注重科学性、适用性、启发性及先进性,在相关章节中列举了《中华人民共和国药典》中药物分析实例,以便于理解学习。每章的延伸阅读后均有不同形式的习题,可用于巩固基础知识。

本书可供高等学校药学及制药工程专业教学使用,也可供中药、化学等其他相关专业教学使用;不仅可用作研究生入学考试参考书,还可供有关科研单位或药品等质量检验部门的科研、技术人员参考。

图书在版编目(CIP)数据

基础药物分析/黄承志主编. —北京:科学出版社,2023.6
科学出版社"十三五"普通高等教育本科规划教材
ISBN 978-7-03-075112-6

Ⅰ. ①基… Ⅱ. ①黄… Ⅲ. ①药物分析-高等学校-教材 Ⅳ. ①R917

中国国家版本馆 CIP 数据核字(2023)第 042648 号

责任编辑:赵晓霞 李 清 / 责任校对:杨 赛
责任印制:张 伟 / 封面设计:迷底书装

科学出版社 出版
北京东黄城根北街 16 号
邮政编码:100717
http://www.sciencep.com

北京中石油彩色印刷有限责任公司 印刷
科学出版社发行 各地新华书店经销

*

2023 年 6 月第 一 版 开本:787×1092 1/16
2024 年 1 月第二次印刷 印张:33
字数:816 000
定价:148.00 元
(如有印装质量问题,我社负责调换)

《基础药物分析》编写委员会

主　编　黄承志

副主编　陈缵光　陈子林　卢建忠

　　　　　徐　溢　范　琦　王　健

编　委　(以姓名汉语拼音为序)

陈　敏(西南大学)	陈子林(武汉大学)
陈缵光(中山大学)	范　琦(重庆医科大学)
付志锋(西南大学)	黄承志(西南大学)
李春梅(西南大学)	梁建英(复旦大学)
梁淑彩(武汉大学)	刘　慧(西南大学)
卢建忠(复旦大学)	吕君江(重庆大学)
宋尔群(西南大学)	王　芳(武汉大学)
王　健(西南大学)	闻　俊(海军军医大学)
武丽萍(陆军军医大学)	谢智勇(中山大学)
徐　溢(重庆大学)	徐新军(中山大学)
姚美村(中山大学)	詹　蕾(西南大学)
张　普(重庆医科大学)	甄淑君(西南大学)
周　骏(西南大学)	周　勰(中山大学)
周婷婷(海军军医大学)	邹鸿雁(西南大学)

各章编写人员

第 1 章　黄承志　王　健　陈　敏　武丽萍　邹鸿雁
第 2 章　陈缵光　姚美村　徐新军　黄承志　周　飔　邹鸿雁
第 3 章　徐　溢　吕君江　黄承志　邹鸿雁
第 4 章　范　琦
第 5 章　王　芳　陈子林　邹鸿雁
第 6 章　付志锋　梁淑彩　闻　俊　王　健
第 7 章　梁淑彩　闻　俊　甄淑君　武丽萍
第 8 章　梁淑彩　刘　慧
第 9 章　梁淑彩　甄淑君　武丽萍
第 10 章　闻　俊　甄淑君　李春梅
第 11 章　闻　俊　甄淑君　詹　蕾
第 12 章　闻　俊　李春梅
第 13 章　闻　俊　甄淑君　詹　蕾
第 14 章　闻　俊　甄淑君　刘　慧
第 15 章　范　琦
第 16 章　卢建忠　梁建英　甄淑君　张　普
第 17 章　宋尔群　王　健
第 18 章　周婷婷　王　健
第 19 章　陈缵光　谢智勇　徐新军　李春梅　周婷婷　王　健
第 20 章　周　骏　刘　慧　黄承志

前　言

药物分析是药学类及相关专业的一门基础课程。学习本课程需要有分析化学、有机化学、药物化学和一定的临床药学、数学和计算机基础，目的是使读者进一步明确"科学研究和生产实践都离不开分析测量""解决科学和技术问题可以从多方面入手，但分析测量是前提和保证"。一个药学和制药工作者，要认识到无论是在药物的研发、生产、销售，还是在管理等工作岗位上，都从事着"一切为了人民健康"和"生命高于一切"的崇高事业，都需要广博和厚实的基础知识。

自加入世界贸易组织（WTO）后，我国制药行业既面临着新的发展机遇，又面临着巨大挑战。一个典型事例就是我国现行国家药品标准需要与国际标准接轨，需要解决国内非保护药品的低水平重复生产、受知识产权制约的药品仿制等问题。同样，药物分析学不仅包括静态的、常规的药物研究和药品分析工作，更需要运用现代分析方法和技术，深入药物研发的反应历程、制药工艺流程、生物体内代谢过程和综合评价的动态分析监控中，建立新的药物分析方法，特别是要结合新兴的计算机技术、人工智能技术，研发新的全面质量控制技术和评价临床药物。因此，药物分析工作者应及时学习和掌握新方法、新技术，不断学习和吸收相关学科的先进知识，使药物/药品质量控制研究达到新水平。

在面对当前的生产实践，特别是在"面向世界科技前沿、面向经济主战场、面向国家重大需求、面向人民生命健康"的洪流中，药物分析学至少需要回答和解决以下6个方面的问题：

(1) 创新药物的研发过程与实时分析、靶点作用机制；

(2) 药品质量要求、药品质量标准与质量控制；

(3) 基于质量设计的药品生产过程控制；

(4) 药品检验、药物分析方法验证及常用药物分析法；

(5) 原料药分析；

(6) 药物制剂分析、生物药物分析、中药分析及体内药物分析。

希望通过本课程的学习，读者能掌握有关药物/药品的创新分析测量方法和质量监控技术，进而得以探索药品质量控制的内在规律、提高药品质量控制水平，从而实现新药研发、生产、销售、临床使用及监督管理等各个环节中的精准测量和质量监控，为新药发现和药品质量保驾护航，为个体化用药和精准治疗奠定基础。

为达到上述目的，加强复合型药学人才培养，我们编写了本书。本书有以下特点。

(1) 保持《基础分析化学》《基础仪器分析》的编写风格，即将科学发现、科学规律与社会人文融合，做到既有知识性和趣味性，又有启发性和创新性。书中同样列出了大量"延伸阅读"和"学习与思考"，以丰富读者的课外阅读。

(2) 特别强调药物分析中有关质量控制的内容，并将新药研发过程中的分析测量与药物研发和药品生产、流通过程中的质量控制放在同等重要的位置。

(3) 考虑到2020年版《中华人民共和国药典》已经施行，本书除个别相关内容的举例外，都以此为基础。

(4)在内容取舍上，相关分析方法和技术已在《基础仪器分析》中介绍，本书将进行简单描述，有关原理不再赘述。与国内其他药物分析教材的差别是本书增加了药物分析学发展简史等内容；考虑到人工智能技术和药物临床分析应用越来越广泛，本书在相关章节中力图全面体现并加强介绍。

全书共 20 章，建议安排 54 课时（3 学分），各章大致安排 2～3 课时。在教学过程中，可以根据实际情况适当增减其内容，一方面保持教学内容的灵活性；另一方面也可以突出教学特色和创新。

与编写《基础分析化学》《基础仪器分析》的目的一样，编写本书的目的也是希望读者能在学习中形成"分析和测量"的理念，从而形成自己独特的思维方法和创新的观点，成为知识的使用者、传播者和缔造者，成为技术的发明者、应用推广者与转移转化者，进而将知识转化成社会生产力为广大民众服务。

本书由西南大学、中山大学、武汉大学、复旦大学、重庆大学、重庆医科大学、海军军医大学、陆军军医大学长期从事教学和科研的一线教师编写。本书的编写集教学和科研心得而成，既把最新科研成果转化为教学内容，又融海内外学科发展前沿而作，展现药物分析发展广阔前景。面对读者的求知渴望，编写人员从理论和实践的方方面面加以诠释、循循善诱。自 2017 年 11 月在武汉大学召开编写启动会、2018 年 12 在西南大学召开定稿会直到现在成书，先后经历了 5 年的时间，大部分章节数次易稿。西南大学黄承志教授、王健教授、甄淑君教授、李春梅副教授、刘慧副教授、邹鸿雁副教授、詹蕾副教授负责增改、编写习题，编写"学习与思考"和"延伸阅读"。重庆医科大学范琦教授对全书成稿做了诸多有益的建议和修改，西南大学黄承志教授最后审核、定稿。

本书及此前出版的《基础分析化学》《基础仪器分析》三部教材的编写和出版，始终得到西南大学、中山大学、武汉大学、复旦大学、重庆大学、重庆医科大学、海军军医大学、陆军军医大学领导和同行的大力支持。西南大学为此设立了出版专项基金。本书的编写也得到重庆市教育委员会高等教育教学改革重点研究项目的支持。科学出版社赵晓霞编辑为本书的出版付出了辛勤的劳动。在此，我代表编委会的各位成员对所有支持、关心、资助本书编写和出版的领导及同仁表示衷心感谢。

我们期待读者在使用本书的过程中提出修改建议，帮助我们在重印或再版时修正，在此先行致谢！

黄承志

2022 年 11 月于西南大学弘光垒

联系邮箱：chengzhi@swu.edu.cn

目　　录

前言
第1章　绪论 …………………………………… 1
　1.1　药物分析学 ……………………………… 1
　　1.1.1　药物分析学的概念 ……………… 1
　　1.1.2　新药研发与药物分析学 ……… 1
　1.2　药物分析学的属性及社会责任 … 3
　　1.2.1　药物分析学的属性 …………… 3
　　1.2.2　药物分析学的社会责任 ……… 4
　　1.2.3　药物分析学与相关学科
　　　　　的关系 ……………………………… 5
　1.3　药物分析学发展简史 ……………… 5
　　1.3.1　药物的感官辨别时期 ………… 5
　　1.3.2　药物分析化学时期 …………… 6
　　1.3.3　药物分析学时期 ……………… 8
　1.4　药物分析学的现状及发展趋势 … 9
　　1.4.1　药物分析学的现状 …………… 9
　　1.4.2　药物分析科学与技术的发展 … 10
　　1.4.3　药物分析的新对象 ………… 13
　　1.4.4　药物分析学的重要领域 …… 14
　1.5　药物分析学的学习和研究
　　　　方法 ………………………………… 14
　　练习题 …………………………………… 15
第2章　药品质量要求 ……………………… 17
　2.1　药品质量指标与相关要求 ……… 17
　　2.1.1　药品质量指标 ……………… 17
　　2.1.2　药品标准 …………………… 17
　　2.1.3　药品质量与技术要求 ……… 18
　　2.1.4　安全性技术要求 …………… 20
　　2.1.5　有效性技术要求 …………… 20
　　2.1.6　综合性技术要求 …………… 20
　2.2　药品质量控制对策 ……………… 21
　2.3　药品质量标准及药品标准
　　　　物质 ………………………………… 22
　　2.3.1　药品标准物质 ……………… 22

　　2.3.2　国家药品标准物质 ………… 22
　2.4　《中国药典》 …………………… 23
　　2.4.1　《中国药典》简介 ………… 23
　　2.4.2　《中国药典》的结构 ……… 24
　　2.4.3　ChP2020 收载品种规模及
　　　　　特点 ……………………………… 25
　2.5　质量标准的构成 ………………… 25
　　2.5.1　化学原料药质量标准中的
　　　　　项目 ……………………………… 26
　　2.5.2　化学药物制剂质量标准中的
　　　　　项目 ……………………………… 28
　2.6　药品质量标准的制定 …………… 29
　　2.6.1　制定标准的原则 …………… 29
　　2.6.2　质量标准检测项目的确定 … 30
　　2.6.3　质量标准限度的确定 ……… 31
　2.7　其他药品质量标准 ……………… 31
　　2.7.1　国家药品标准 ……………… 31
　　2.7.2　临床研究用药品质量标准 … 32
　　2.7.3　生产用试行药品质量标准 … 33
　　2.7.4　企业药品质量标准 ………… 33
　　2.7.5　地方药品标准 ……………… 33
　2.8　国外主要药典简介 ……………… 34
　　2.8.1　《美国药典》 ……………… 34
　　2.8.2　《欧洲药典》 ……………… 34
　　2.8.3　《英国药典》 ……………… 35
　　2.8.4　《日本药局方》 …………… 35
　　2.8.5　《国际药典》 ……………… 35
　　练习题 …………………………………… 37
第3章　药品质量设计与制药过程
　　　　质量控制 …………………………… 38
　3.1　质量源于设计理念 ……………… 38
　　3.1.1　质量源于设计的概念 ……… 38
　　3.1.2　质量源于设计的内容 ……… 38
　　3.1.3　质量源于设计的特点 ……… 38

3.2 制药过程监控 ·············· 39
    3.2.1 过程分析技术 ··········· 39
    3.2.2 制药过程分析技术 ········ 40
3.3 在线分析系统与技术 ·········· 41
    3.3.1 在线分析系统 ·········· 41
    3.3.2 在线分析方法 ·········· 43
    3.3.3 在线分析技术 ·········· 45
    3.3.4 在线分析仪器 ·········· 46
    3.3.5 流动注射分析 ·········· 47
3.4 传感器与控制系统 ··········· 48
    3.4.1 传感器与探头 ·········· 48
    3.4.2 在线控制系统 ·········· 49
3.5 原料药生产的过程控制 ········ 50
    3.5.1 原料药生产工艺 ········· 50
    3.5.2 原料药生产过程的在线监测 ·· 51
    3.5.3 应用实例——化学制药反应
        过程中底物与产物浓度的实
        时分析 ············· 53
3.6 原料和中间体质量控制 ········ 55
    3.6.1 影响原料和中间体质量的
        因素 ·············· 55
    3.6.2 中药提取和浓缩过程的在线
        监测与实时分析 ········ 55
3.7 固体制剂生产的过程控制 ······ 55
    3.7.1 混合均匀性在线监测 ······ 55
    3.7.2 制粒过程在线监测 ········ 56
3.8 药用辅料的质量控制 ·········· 57
    3.8.1 药用辅料及其使用原则 ····· 58
    3.8.2 药用辅料类别及管理 ······ 58
3.9 药品质量数据管理 ··········· 60
练习题 ···················· 61
第4章 药品检验 ·············· 63
4.1 药品检验机构 ············· 63
    4.1.1 监管方药品检验机构 ······ 63
    4.1.2 被监管方药品检验机构 ····· 64
    4.1.3 第三方药品检验机构 ······ 65
4.2 药品检验基本程序 ··········· 65
    4.2.1 取样及记录 ··········· 65
    4.2.2 留样及记录 ··········· 66
    4.2.3 检验及记录 ··········· 66

    4.2.4 报告及记录 ··········· 67
4.3 伪劣药品检验 ············· 68
4.4 药品检验数据管理 ··········· 69
4.5 药品检验样品管理 ··········· 70
4.6 药品检验安全管理 ··········· 70
练习题 ···················· 71
第5章 药物分析方法学验证 ······ 73
5.1 方法学验证的意义 ··········· 73
5.2 方法学的验证项目 ··········· 73
    5.2.1 准确度 ············· 74
    5.2.2 精密度 ············· 75
    5.2.3 专属性 ············· 77
    5.2.4 检测限 ············· 78
    5.2.5 定量限 ············· 79
    5.2.6 线性 ·············· 79
    5.2.7 线性范围 ············ 80
    5.2.8 耐用性 ············· 80
5.3 验证项目及限度选择 ·········· 81
    5.3.1 验证项目选择 ·········· 81
    5.3.2 验证限度选择 ·········· 81
5.4 药物分析方法的转移与确认 ···· 82
    5.4.1 分析方法转移 ·········· 82
    5.4.2 分析方法确认 ·········· 84
练习题 ···················· 86
第6章 常用药物分析法 ········· 87
6.1 药物的理化及生物学性质 ······ 87
    6.1.1 药效、化学结构与理化性质 ·· 87
    6.1.2 药效、剂型与理化性质 ····· 88
    6.1.3 药效与生物学性质 ········ 89
6.2 物理分析法 ··············· 90
    6.2.1 相对密度测定法 ········· 90
    6.2.2 熔点测定法 ··········· 91
    6.2.3 旋光度测定法 ·········· 92
    6.2.4 热分析法 ············ 92
6.3 化学分析法 ··············· 94
    6.3.1 化学鉴别法 ··········· 94
    6.3.2 杂质的化学法检查 ········ 95
    6.3.3 含量测定法 ··········· 95
6.4 光谱分析法 ··············· 97
    6.4.1 紫外-可见分光光度法 ······ 97

6.4.2　荧光分析法 ……………100
6.4.3　红外分光光度法 ………101
6.4.4　原子吸收分光光度法 …102
6.5　色谱分析法 ………………104
6.5.1　薄层色谱法 ……………104
6.5.2　高效液相色谱法 ………106
6.5.3　气相色谱法 ……………109
6.6　色谱联用技术 ……………111
6.6.1　气-质联用技术 …………111
6.6.2　液-质联用技术 …………112
6.7　生物分析法 ………………114
6.7.1　酶分析法 ………………114
6.7.2　电泳法 …………………115
6.7.3　免疫分析法 ……………116
6.8　药物分析方法的选择 ……118
6.8.1　分析方法的性能 ………118
6.8.2　分析速度及通量 ………119
6.8.3　分析成本 ………………119
6.8.4　绿色分析法的选择 ……120
练习题 ……………………………121
第7章　药物的鉴别试验 ………123
7.1　药物鉴别的意义 …………123
7.2　物理鉴别法 ………………123
7.2.1　外观 ……………………123
7.2.2　溶解度 …………………123
7.2.3　物理常数 ………………124
7.3　化学鉴别法 ………………125
7.3.1　常用的化学鉴别法 ……125
7.3.2　影响化学鉴别试验的因素 …128
7.4　光谱及波谱鉴别法 ………129
7.4.1　紫外-可见分光光度法 …130
7.4.2　红外分光光度法 ………131
7.4.3　核磁共振波谱法 ………133
7.4.4　质谱法 …………………134
7.4.5　粉末X射线衍射法 ……135
7.5　色谱鉴别法 ………………136
7.5.1　薄层色谱鉴别法 ………136
7.5.2　高效液相色谱和气相色谱
鉴别法 …………………137
7.6　生物及其他鉴别法 ………138

7.6.1　生物鉴别法 ……………138
7.6.2　其他鉴别法 ……………138
7.7　鉴别试验方法的选择 ……139
7.7.1　鉴别方法的选择原则 …139
7.7.2　仪器分析方法在药物鉴别中
的作用 …………………140
7.8　一般鉴别试验与专属鉴别
试验 …………………………140
7.8.1　一般鉴别试验 …………141
7.8.2　专属鉴别试验 …………145
7.9　含特殊元素的样品制备 …146
7.9.1　不经有机物破坏法 ……147
7.9.2　有机物破坏法 …………148
练习题 ……………………………151
第8章　药物杂质检查 …………152
8.1　杂质检查的原理及意义 …152
8.2　杂质及其来源和分类 ……152
8.2.1　药物的纯度与杂质 ……152
8.2.2　杂质的来源 ……………153
8.2.3　杂质的分类 ……………155
8.3　杂质检查的项目及限度 …156
8.3.1　有机杂质项目名称的选用 …156
8.3.2　杂质检查项目及其限度
确定 ……………………156
8.4　物理、化学及生物法杂质
检查 …………………………160
8.4.1　物理法杂质检查 ………160
8.4.2　化学法杂质检查 ………161
8.4.3　生物法杂质检查 ………162
8.5　光谱法杂质检查 …………162
8.5.1　紫外-可见分光光度法 …162
8.5.2　红外分光光度法 ………164
8.5.3　原子吸收分光光度法 …164
8.6　色谱法杂质检查 …………165
8.6.1　薄层色谱法 ……………165
8.6.2　高效液相色谱法 ………166
8.6.3　气相色谱法 ……………168
8.6.4　毛细管电泳法 …………169
8.7　质量标准中杂质检查方法的
选择 …………………………170

8.7.1　无机杂质检查方法选择······170
8.7.2　有机杂质检查方法选择······170
8.8　杂质限量的检查方法 ·············173
8.8.1　对照法·····················173
8.8.2　灵敏度法···················173
8.8.3　比较法·····················174
8.9　常见杂质检查法 ·················175
8.9.1　氯化物检查法···············175
8.9.2　硫酸盐检查法···············176
8.9.3　铁盐检查法·················176
8.9.4　重金属离子检查法···········177
8.9.5　砷盐检查法·················179
8.9.6　干燥失重检查···············183
8.9.7　炽灼残渣检查法·············184
8.9.8　易炭化物检查法·············184
8.9.9　残留溶剂···················185
8.10　药物稳定性检查···············188
8.10.1　药物固有稳定性试验的
意义·····················188
8.10.2　原料药稳定性试验的要求
及考察项目···············189
8.10.3　原料药稳定性试验的内容···190
练习题 ·····························192
第 9 章　药物的含量测定 ·············194
9.1　药物含量测定的原理及意义 ···194
9.2　容量分析法简介 ·················194
9.2.1　容量分析法的分类···········194
9.2.2　容量分析法的计算···········196
9.3　常用容量分析方法 ···············198
9.3.1　常用酸碱滴定法·············198
9.3.2　常用氧化还原滴定法 ········201
9.3.3　常用沉淀滴定法·············205
9.4　常用仪器分析法·················206
9.4.1　吸收光谱法·················206
9.4.2　色谱法·····················208
9.5　含量测定方法的选择·············210
9.5.1　容量分析法选择·············210
9.5.2　仪器分析法选择·············211
练习题 ·····························212
第 10 章　芳酸类药物分析 ·············213

10.1　结构与性质 ·····················213
10.1.1　基本结构和性质特征 ·······213
10.1.2　固有稳定性 ···············216
10.2　鉴别试验结构与性质·············217
10.2.1　化学鉴别法 ···············217
10.2.2　光谱鉴别法 ···············219
10.2.3　色谱鉴别法 ···············219
10.3　特殊杂质检查 ·················220
10.3.1　溶液的澄清度 ···········220
10.3.2　游离水杨酸 ···············221
10.3.3　有关物质 ·················221
10.4　含量测定 ·····················222
10.4.1　酸碱滴定法 ···············222
10.4.2　紫外-可见分光光度法 ·······223
10.4.3　高效液相色谱法 ···········224
10.5　体内芳酸类药物分析 ·········224
练习题 ·····························226
第 11 章　芳胺及生物碱类药物分析·····228
11.1　结构与性质 ·····················228
11.1.1　芳胺类药物的结构与性质··228
11.1.2　生物碱类药物的结构与
性质 ···················234
11.2　鉴别试验 ·······················237
11.2.1　化学鉴别法 ···············237
11.2.2　光谱鉴别法 ···············241
11.2.3　色谱鉴别法 ···············242
11.3　特殊杂质检查 ·················243
11.3.1　光学纯度检查 ·············243
11.3.2　酮体和有关物质检查 ·······243
11.3.3　降解杂质的检查 ···········245
11.3.4　其他生物碱等有关物质的
控制 ···················246
11.4　含量测定 ·····················248
11.4.1　非水溶液滴定法 ···········248
11.4.2　滴定法 ···················249
11.4.3　紫外-可见分光光度法与比
色法 ···················252
11.4.4　高效液相色谱法 ···········253
11.5　体内芳胺及生物碱类药物
分析·························254

11.5.1　体内药物分析的特点········254

11.5.2　体内药物测量········254

练习题·······257

第 12 章　甾体激素类药物分析········259

12.1　结构与性质········259

12.1.1　特异性结构与性质········259

12.1.2　固有稳定性········262

12.2　鉴别试验········262

12.2.1　化学鉴别法········262

12.2.2　光谱鉴别法········264

12.2.3　色谱鉴别法········264

12.3　特殊杂质检查········265

12.3.1　有关物质检查········265

12.3.2　无机杂质检查········266

12.3.3　有机杂质检查········267

12.4　含量测定········268

12.4.1　紫外-可见分光光度法与
比色法········268

12.4.2　高效液相色谱法········271

12.4.3　置换滴定法········272

12.5　体内甾体激素药物分析········272

练习题·······274

第 13 章　维生素类药物分析········276

13.1　概述········276

13.1.1　脂溶性维生素的特点········276

13.1.2　水溶性维生素的特点········277

13.2　维生素 A 的质量分析········277

13.2.1　基本结构········277

13.2.2　基本性质········278

13.2.3　鉴别试验········279

13.2.4　杂质检查········280

13.2.5　含量(效价)测定········280

13.3　维生素 D 的质量分析········282

13.3.1　基本结构········282

13.3.2　基本性质········283

13.3.3　鉴别试验········283

13.3.4　杂质检查········284

13.3.5　含量测定········284

13.4　维生素 E 的质量分析········285

13.4.1　基本结构········285

13.4.2　性质特征········286

13.4.3　鉴别试验········286

13.4.4　杂质检查········287

13.4.5　含量测定········288

13.5　维生素 B_1 的质量分析········289

13.5.1　维生素 B_1 的来源与生物
功能········289

13.5.2　基本结构········290

13.5.3　基本性质········290

13.5.4　鉴别试验········290

13.5.5　杂质检查········291

13.5.6　含量测定········292

13.6　维生素 C 的质量分析········294

13.6.1　来源与生物功能········294

13.6.2　基本结构········294

13.6.3　基本性质········294

13.6.4　鉴别试验········296

13.6.5　杂质检查········297

13.6.6　含量测定········299

13.7　体内维生素 C 分析········300

练习题·······302

**第 14 章　β-内酰胺抗生素类药物
分析**········304

14.1　结构与性质········304

14.1.1　结构特征········304

14.1.2　性质特征········307

14.2　性状观测········308

14.3　鉴别试验········309

14.3.1　化学鉴别法········309

14.3.2　光谱鉴别法········311

14.3.3　色谱鉴别法········312

14.4　杂质检查········313

14.4.1　结晶性检查········313

14.4.2　酸碱度、溶液澄清度和颜色
检查········313

14.4.3　有关物质和异构体········314

14.4.4　聚合物检查········317

14.4.5　其他特殊杂质的检查········320

14.4.6　残留溶剂········320

14.4.7　水分和干燥失重········320

14.4.8 吸光度变化 ……………320
14.5 含量(效价)测定 …………321
14.5.1 抗生素活性的表示方法 …321
14.5.2 抗生素主要含量(效价)测定
方法 …………………321
14.5.3 β-内酰胺类抗生素的含量
测定方法 ……………322
14.6 体内β-内酰胺类抗生素
分析 …………………………323
练习题 ……………………………326
第15章 药物制剂分析 …………………328
15.1 药物制剂分析的特点 ………328
15.1.1 药物制剂性状观测 ………329
15.1.2 药物制剂鉴别 ……………330
15.1.3 药物制剂检查 ……………330
15.1.4 药物制剂含量测定 ………331
15.2 药用辅料分析的特点 ………332
15.3 药包材分析的特点 …………334
15.3.1 药包材外观观测 …………337
15.3.2 药包材鉴别 ………………337
15.3.3 药包材检查 ………………337
15.4 药物制剂的稳定性 …………337
15.4.1 药物制剂的稳定性试验 …338
15.4.2 药物制剂的相容性试验 …338
15.5 片剂分析 ……………………339
15.5.1 片剂性状观测 ……………339
15.5.2 片剂鉴别 …………………339
15.5.3 片剂剂型检查 ……………339
15.5.4 片剂含量测定 ……………341
15.5.5 复方片剂分析 ……………343
15.6 注射剂分析 …………………345
15.6.1 注射剂性状观测 …………345
15.6.2 注射剂鉴别 ………………345
15.6.3 注射剂剂型检查 …………346
15.6.4 注射剂含量测定 …………347
练习题 ……………………………349
第16章 体内及临床药物分析 …………351
16.1 体内与临床药物分析的研究
范围 …………………………351
16.1.1 药动学和药效学研究 ……351

16.1.2 治疗药物监测 ……………352
16.1.3 药物的相互作用与药物不良
反应监测 ……………352
16.1.4 药物的临床评价 …………352
16.1.5 药品滥用与毒物分析 ……353
16.2 临床与体内药物分析的
特点 …………………………353
16.2.1 生物样品的特点 …………353
16.2.2 生物样品的种类 …………354
16.3 生物样品的采集与制备 ……354
16.3.1 血样 ………………………354
16.3.2 尿样 ………………………355
16.3.3 唾液样品 …………………356
16.3.4 组织样品 …………………356
16.3.5 头发样品 …………………357
16.4 生物样品的贮存与贮存前
处理 …………………………358
16.4.1 生物样品的贮存 …………358
16.4.2 生物样品的贮存前处理 …358
16.5 常用生物样品前处理方法 …359
16.5.1 样品前处理的目的 ………359
16.5.2 常用生物样品前处理 ……359
16.5.3 蛋白质的去除 ……………360
16.5.4 分离与浓集 ………………362
16.5.5 缀合物水解 ………………367
16.5.6 化学衍生化 ………………368
16.6 生物样品分析方法的建立 …371
16.6.1 生物样品分析方法的选择 …371
16.6.2 建立生物样品分析方法的
一般步骤 ……………372
16.7 生物样品分析方法的验证 …373
16.7.1 生物样品分析方法验证
概述 …………………373
16.7.2 色谱分析方法的完整验证 …374
16.7.3 试验样品分析 ……………377
16.8 体内药物分析示例 …………378
16.8.1 仪器条件 …………………378
16.8.2 溶液配制及样品前处理 …379
16.8.3 方法学验证 ………………379
16.8.4 样品测定 …………………381

　　　16.8.5　药动学参数 ⋯⋯⋯⋯ 381
　练习题 ⋯⋯⋯⋯⋯⋯⋯⋯⋯⋯⋯ 383
第17章　生物药物分析 ⋯⋯⋯⋯⋯ 384
　17.1　概述 ⋯⋯⋯⋯⋯⋯⋯⋯⋯ 384
　　　17.1.1　生物药物的分类 ⋯⋯ 384
　　　17.1.2　生物药物分析的特点 ⋯⋯⋯ 384
　　　17.1.3　生物药物检验的基本程序 ⋯ 385
　17.2　生物药物质量控制 ⋯⋯⋯ 386
　　　17.2.1　鉴别试验 ⋯⋯⋯⋯⋯ 387
　　　17.2.2　理化检查 ⋯⋯⋯⋯⋯ 388
　　　17.2.3　安全检查 ⋯⋯⋯⋯⋯ 389
　　　17.2.4　含量(效价)测定 ⋯⋯⋯ 392
　　　17.2.5　生物药物分析信息获取 ⋯⋯ 393
　17.3　预防类生物药物分析 ⋯⋯⋯ 394
　　　17.3.1　预防类生物药物 ⋯⋯ 394
　　　17.3.2　疫苗分类 ⋯⋯⋯⋯⋯ 394
　　　17.3.3　疫苗的副作用 ⋯⋯⋯ 395
　17.4　治疗类生物药物 ⋯⋯⋯⋯ 395
　　　17.4.1　治疗类生化药物 ⋯⋯ 395
　　　17.4.2　治疗类生物制品 ⋯⋯ 396
　17.5　诊断类生物药物 ⋯⋯⋯⋯ 398
　练习题 ⋯⋯⋯⋯⋯⋯⋯⋯⋯⋯⋯ 399
第18章　中药分析 ⋯⋯⋯⋯⋯⋯⋯ 401
　18.1　概述 ⋯⋯⋯⋯⋯⋯⋯⋯⋯ 401
　　　18.1.1　中药材 ⋯⋯⋯⋯⋯⋯ 401
　　　18.1.2　饮片 ⋯⋯⋯⋯⋯⋯⋯ 401
　　　18.1.3　中药提取物 ⋯⋯⋯⋯ 402
　　　18.1.4　中药制剂 ⋯⋯⋯⋯⋯ 402
　18.2　中药分析的样品制备 ⋯⋯⋯ 403
　　　18.2.1　粉碎 ⋯⋯⋯⋯⋯⋯⋯ 403
　　　18.2.2　取样 ⋯⋯⋯⋯⋯⋯⋯ 403
　　　18.2.3　提取 ⋯⋯⋯⋯⋯⋯⋯ 404
　　　18.2.4　分离纯化 ⋯⋯⋯⋯⋯ 406
　　　18.2.5　浓缩 ⋯⋯⋯⋯⋯⋯⋯ 408
　　　18.2.6　衍生化 ⋯⋯⋯⋯⋯⋯ 408
　18.3　中药鉴别 ⋯⋯⋯⋯⋯⋯⋯ 409
　　　18.3.1　性状鉴别 ⋯⋯⋯⋯⋯ 409
　　　18.3.2　显微鉴别 ⋯⋯⋯⋯⋯ 409
　　　18.3.3　理化鉴别 ⋯⋯⋯⋯⋯ 410
　　　18.3.4　分子生物学鉴别 ⋯⋯ 410

　18.4　中药检查 ⋯⋯⋯⋯⋯⋯⋯ 411
　　　18.4.1　常规杂质检查 ⋯⋯⋯ 412
　　　18.4.2　中药的有害物质检查 ⋯⋯ 413
　18.5　中药含量测定 ⋯⋯⋯⋯⋯ 414
　　　18.5.1　指标成分的选择原则 ⋯⋯ 414
　　　18.5.2　中药原药材及饮片的含量
　　　　　　　测定 ⋯⋯⋯⋯⋯⋯⋯ 415
　　　18.5.3　中药提取物的含量测定 ⋯⋯ 417
　　　18.5.4　中药制剂的含量测定 ⋯⋯ 417
　18.6　中药指纹图谱和质量整体
　　　　控制 ⋯⋯⋯⋯⋯⋯⋯⋯⋯ 419
　　　18.6.1　中药指纹图谱分类 ⋯⋯ 419
　　　18.6.2　中药化学指纹图谱的特征 ⋯ 419
　　　18.6.3　中药指纹图谱的建立与分析
　　　　　　　评价 ⋯⋯⋯⋯⋯⋯⋯ 421
　18.7　中药分析新技术 ⋯⋯⋯⋯ 424
　　　18.7.1　色谱分析新技术与新方法 ⋯ 424
　　　18.7.2　色谱联用技术 ⋯⋯⋯ 425
　　　18.7.3　电感耦合等离子体质
　　　　　　　谱法 ⋯⋯⋯⋯⋯⋯⋯ 425
　　　18.7.4　近红外分光光谱法 ⋯⋯ 425
　18.8　中药稳定性与相容性 ⋯⋯⋯ 426
　　　18.8.1　中药稳定性 ⋯⋯⋯⋯ 426
　　　18.8.2　中药相容性 ⋯⋯⋯⋯ 426
　18.9　中药制剂分析 ⋯⋯⋯⋯⋯ 427
　　　18.9.1　固体中药制剂质量分析 ⋯⋯ 427
　　　18.9.2　半固体中药制剂质量分析 ⋯ 429
　　　18.9.3　液体中药制剂质量分析 ⋯⋯ 430
　　　18.9.4　外用中药制剂质量分析 ⋯⋯ 431
　18.10　动物类药材分析 ⋯⋯⋯⋯ 432
　　　18.10.1　动物类药材中蛋白质及其
　　　　　　　水解产物分析 ⋯⋯⋯ 432
　　　18.10.2　动物类药材中糖类成分
　　　　　　　分析 ⋯⋯⋯⋯⋯⋯⋯ 433
　　　18.10.3　动物类药材中胆汁酸类成分
　　　　　　　分析 ⋯⋯⋯⋯⋯⋯⋯ 434
　18.11　矿物类药材分析 ⋯⋯⋯⋯ 434
　练习题 ⋯⋯⋯⋯⋯⋯⋯⋯⋯⋯⋯ 437
第19章　新药分析 ⋯⋯⋯⋯⋯⋯⋯ 439
　19.1　概述 ⋯⋯⋯⋯⋯⋯⋯⋯⋯ 439

19.2　组合化学方法·················439
　　19.2.1　新药发现与组合化学·······439
　　19.2.2　液相组合合成法··········440
　　19.2.3　固相组合合成法··········441
　　19.2.4　组合化学法中的分析化学···441
19.3　高通量筛选···················442
　　19.3.1　高通量筛选流程·········442
　　19.3.2　检测方法···············445
　　19.3.3　新药含量测定···········446
19.4　高通量筛选中的荧光测量·····446
　　19.4.1　荧光生成分析法·········447
　　19.4.2　荧光猝灭分析法·········448
　　19.4.3　荧光偏振分析法·········449
　　19.4.4　荧光共振能量转移光谱分
　　　　　　析法·················449
　　19.4.5　均相时间分辨荧光分析法···451
　　19.4.6　荧光相关光谱··········452
　　19.4.7　荧光素酶报告基因检测···452
　　19.4.8　荧光成像分析··········453
19.5　高通量筛选中的色谱、质谱
　　　及其联用技术···············455
　　19.5.1　高通量液-质联用方法······456
　　19.5.2　高通量液-质联用系统······456
19.6　成药性过程评价·············457
　　19.6.1　临床前综合评价·········458
　　19.6.2　临床评价···············461
　　19.6.3　产业化研究···········461
19.7　新剂型分析···················461
　　19.7.1　我国药物新剂型的发展···461
　　19.7.2　药物的新剂型··········462
　　19.7.3　脂质体···············463
　　19.7.4　微囊与微球··········465
19.8　递释系统与药动学参数
　　　测定·······················466
　　19.8.1　速效递药系统·········467
　　19.8.2　长效递药系统·········468
　　19.8.3　高效递药系统·········469
19.9　中药新药分析···············471
　　19.9.1　药材和饮片·········471
　　19.9.2　中药提取物··········472

19.9.3　中药制剂···········472
19.10　新药研发的质量要求·······473
　　19.10.1　质量源于设计·········473
　　19.10.2　药物基础研究··········474
　　19.10.3　临床前研究···········474
　　19.10.4　临床研究···········474
　　19.10.5　药注册审评、生产上市和
　　　　　　再评价···········475
练习题·····························475
第20章　人工智能技术在药物分析中的
　　　　应用·····················477
20.1　概述·························477
20.2　机器学习技术···············478
　　20.2.1　基本原理·············478
　　20.2.2　类别·················479
　　20.2.3　发展趋势···········482
20.3　深度学习技术···············483
　　20.3.1　基本原理·············483
　　20.3.2　类别·················484
　　20.3.3　发展趋势···········486
20.4　人工神经网络···············487
　　20.4.1　基本原理·············487
　　20.4.2　人工神经网络的分类···489
　　20.4.3　人工神经网络的发展趋势··490
20.5　人工智能技术在药物创制中的
　　　应用·······················491
　　20.5.1　药物研发中的性能预测·····492
　　20.5.2　药物研发中的参数优化·····492
20.6　人工智能技术在药品质量
　　　控制和监管中的应用········495
　　20.6.1　药品生产过程中的质量
　　　　　　控制···········495
　　20.6.2　中药材质量控制········497
20.7　人工智能技术指导个体化
　　　用药·······················498
　　20.7.1　个体化用药的特点········498
　　20.7.2　机器学习指导个体化用药··498
练习题·····························499
参考书目·····························501
附录·······························502

附表 I　ICH 有关药品的质量技
　　　　术要求 ····················502

附表 II　ICH 有关药品的安全性技
　　　　术要求 ····················505

附表 III　ICH 关于药品的有效性技
　　　　术要求 ····················506

附表 IV　ICH 关于有关药品的综合
　　　　技术要求 ····················508

第1章 绪 论

生命世界，包括人、动物、植物，乃至于细菌和病毒，大多会经历孕育、诞生、成长、衰老到死亡的过程。受自身生理和心理、环境因素等的影响，生命个体在生长的过程中不可避免地出现生命平衡的失调、紊乱，导致生命个体生病，进而需要寻医问药。医药不分家。医生在医治疾病的过程中，需要使用药物(pharmaceutical substance)。药物是修正和调节生命平衡的物质，通常是指具有医用价值的天然物质、人工合成物质和生物技术物质。

与药物相生相伴的概念就是药品(pharmaceutical product)。药品是一种或多种药物与辅料一起经优化配方和工艺制备而成的、具有一定剂型(formulatior，如片剂、胶囊剂、注射剂等)的商品。药品是与健康休戚相关的特殊商品，其特殊性就在于其作用对象是生命。药品一方面用于治病挽救生命；另一方面用于生产商获取经济或社会效益。《中华人民共和国药品管理法》规定："药品，是指用于预防、治疗、诊断人的疾病，有目的地调节人的生理机能并规定有适应证或者功能主治、用法和用量的物质"。

1.1 药物分析学

1.1.1 药物分析学的概念

药物分析学(pharmaceutical analysis)是药学(pharmacy)一级学科的重要二级学科之一，是研究药物或研发药品组成、结构、作用的量变和质变机制，以及质量控制的科学。简言之，药物分析学就是研究药物及其制剂的质量及其控制的科学，主要涉及分析化学、药物化学、药剂学、药理学、药事管理学、信息科学、计算机科学及人工智能等多个学科，应用于药物研究、生产、流通、使用和监督管理。

从新药研发过程来理解，药物是药品在没有取得国家批准前的称呼。例如，新药在研发(research and development，R&D)过程中，尚未取得国家批准生产上市之前称为药物，当其进行临床试验时称为"药物临床试验"，而不是药品临床试验。药品是经国家正式批准，有批准文号，且能上市销售的药物。所以，药物分析学贯穿在药物研发、药品生产、药品销售和使用的各个环节中，包括药物分析(特别是新药分析、临床药物分析等)、药品检验(pharmaceutical test 或 drug test)和质量控制(quality control，QC)等方面的内容。

1.1.2 新药研发与药物分析学

在如图 1-1 所示的新药研发过程中，需要经过新药发现(new drug discovery)、临床前研究(preclinical study)、临床研究申报(investigational new drug application，INDA)与临床研究(clinical study，包括临床Ⅰ期、Ⅱ期、Ⅲ期)、新药申请(new drug application，NDA)、上市批准(premarket approval)和上市后监测(post-marketing surveiuance，即临床Ⅳ期)等阶段。各阶段

要求严格、时间漫长、投入巨大。

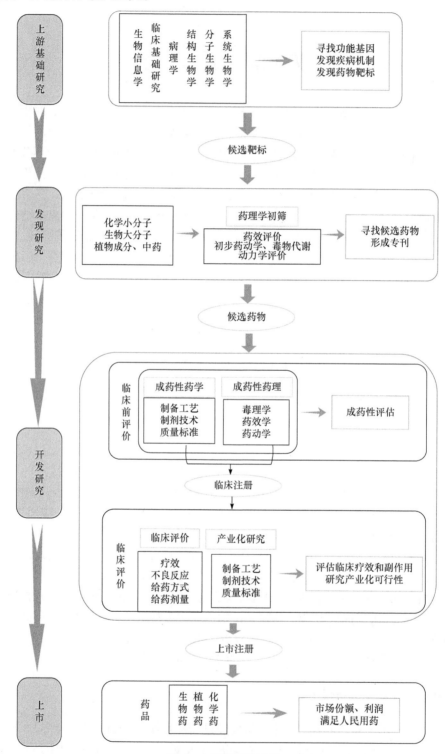

图 1-1　新药研发过程

　　为了加强药品质量监管，世界各国都有其国家药品监督管理部门，如我国的国家药品监督管理局（National Medical Products Administration，NMPA），美国食品药品监督管理局（Food and

Drug Administration，FDA）等，依法对药品的安全性、有效性、质量的可控性进行认真、严格的审查。只有经过认真、严格审查合规的药物，才能获得生产审批，药品方可上市销售。作为特殊商品，药品只有合格与不合格之分，不合格的药品不得出厂销售。进口药品也必须符合我国的相关规定并经相关部门审批，否则不得准入，更不能走私、销售。

人们通过对原辅料和包装材料、生产过程、检验过程进行质量评价，开展临床用药反应和产品稳定性评价，实施员工培训考核评价，形成一系列质量保证的规章制度。所以，质量管理包括质量检验、统计质量控制和全面质量管理等内容，是为了保证药品质量而进行有组织的协调行为。

为了更好地履行社会赋予的责任，药物分析学根据药品质量标准及《药品生产质量管理规范》的相关规定，采用有效的分析方法，加强药物/药品的质量检验、生产过程的质量控制、药品贮存过程的质量保障及临床使用阶段药物的安全有效，从各环节各方面不留死角，监测、控制药品质量。

例如，在新药发现阶段，药物分析学的首要任务是与其他学科一起，发现与优化先导化合物（lead compound），研究其结构、性质、药效与体内过程、剂型与剂量等问题。其中，创新药物的结构研究主要采用光谱分析法和波谱分析法，其安全性评价和临床研究所需的体内药物分析则主要采用色谱-质谱联用技术。

药品检验是药物分析学的重要内容，是依据药品质量标准对药品进行质量控制，以防止不合格药品进入流通和使用环节，保证药品的安全性和有效性。药品质量直接关系健康和生命安全，因此仅仅有质量控制是远远不够的，药品生产的质量管理（quality management）必须以质量保证（quality assurance，QA）体系的建立和运行为基础，实施全面质量控制（total quality control，TQC）。

1.2 药物分析学的属性及社会责任

1.2.1 药物分析学的属性

药物分析不同于药品检验。前者是指在获准国家审批上市前，在药物研究过程中有关药物是什么、有多少、有关疗效行为如何等问题的分析测量，涉及先导化合物筛选与优化、药物作用机制探讨、中试工艺流程、人体药动学、毒理学等一系列相关测量问题，具有科学探索特征。

所以，药物分析学的科学性体现在如何解析先导化合物的化学结构、组成及纯度测量方法，并以此为基础开展体内的代谢途径及产物测量的研究，为药物分子设计、结构修饰、体内作用机制、代谢途径、制剂工艺和剂型研究等药物化学、药理学、药剂学及相关学科的发展提供理论和技术支持。

药品检验是指在药品获准国家审批后，在生产、销售、运输、贮存和使用过程中，从药品生产的原材料采购开始一直到药品临床使用、个性化用药服务等各阶段的质量检验和控制，涉及测量方法与技术的建立、质量控制的工程技术开发，因而药物分析学又有工程和技术性特征。

一般地，药品检验机构除药物生产厂家用于质量控制自行设定的测量机构外，还有专门的法定机构。有关测量技术及质量控制技术的开发，是大有前途的研究领域，特别是一系列涉及信息技术和人工智能技术等新兴领域的在线控制技术和实时控制技术等，需要药物分析工作者不断吸取交叉学科领域的理论和技术进行创新。

作为一门技术性很强的学科，药物分析学将为药物转化为药品的研发、生产、销售及临床应用等各个环节提供全过程质量控制(total process quality control)，为药品的安全、有效和质量的全面质量控制奠定基础。

例如，水杨酸是阿司匹林(乙酰水杨酸)生产过程中产生的工艺杂质，可能由于反应不完全而残余在阿司匹林药品中，也是阿司匹林在储藏过程中的主要降解产物，故而游离水杨酸就是阿司匹林药物质量控制的必检指标。水杨酸的鉴别可利用水杨酸分子中的酚羟基在弱酸性条件下与三价铁离子反应生成蓝紫色配合物，而水杨酸的含量则可以通过高效液相色谱仪来测定。所以，水杨酸的质量控制需要使用联合测量方法。如果进一步引入自动化和智能控制技术，这些联合技术开发用途将十分广泛，前景美好。

显然，对一个药物/药品的质量控制不仅包括鉴定和测量等内容，而且需要更为广泛的全面质量控制。全过程质量控制与全面质量控制有完全不同的内涵和外延。全面质量控制不仅涉及前述各环节的过程质量控制步骤，更涉及后期在生产、销售和Ⅳ期临床过程中的药品经济与管理、医患心理等多环节、多方位的综合性问题。

例如，水杨酸的全过程质量控制涉及原料、工艺流程、生产环境、包装条件、贮存、运输、使用等环节。但全面质量控制只有这些是不够的，还需要其他条件保障，如生产管理、技术人员素质、过程自动化和智能化等。

学习与思考 1-1

---

(1)什么是药物分析学？

(2)药物分析学与分析化学有何关系？

(3)药物分析学有何作用？

(4)如何理解水杨酸在制备过程中的质量控制？如何理解水杨酸的全过程质量控制和全面质量控制？其各自的内容包括哪些？

1.2.2　药物分析学的社会责任

药物分析是新药研发的有力工具，是新药研究这项复杂系统工程中的重要组成部分，也是各研发阶段相互衔接、关联、渗透及紧密合作的重要纽带。

首先，通过药物分析对先导化合物、原料药和创新药物的结构进行分析鉴定，为新药发现奠定前期基础；其次，通过药物分析建立药物质量标准，确保新药质量的合理性、安全性和可控性；再次，通过药物分析测定新药的体内动力学，提供如药物的吸收、分布、代谢和排泄等特征和相应生物作用机制，为新药的临床有效性和安全性提供数据基础；最后，在新药上市后，通过药物分析跟踪监测和再评价临床用药样本，切实保障新药安全性。

显然，药物分析技术的发展是创新药物研发强有力的技术支撑。所以，药物分析学有一个任务就是研究药物及其制剂的组成、理化性质，辨别药物真伪，检查药物纯度和测定药物含量。随着科技的发展，药物分析学的使命已由单纯的药品检验转化到质量监督检验，并向药物发现和药物全面质量控制发展，以更好地保证药品质量。

药物分析学需要不断深入药物/药品研发的各个环节，在研发、生产、流通、使用及监督管理等各个环节进行全面控制，以保证药品安全性、有效性和质量可控性。严格执行药品管理规范，对药物/药品研发的各个阶段进行全面质量控制，是每个药物分析研究者和从业者不可推卸且应该主动承担的社会责任。

1.2.3 药物分析学与相关学科的关系

药物分析学在与化学、生物学、医学和人工智能技术等多学科及技术的交叉融合中不断发展，逐渐从"服务支撑"向"创新引领"转变，既是一门基础性学科，又是一门技术性很强的应用型学科，是药物研究和药品开发、生产和使用过程中十分重要的基础。

除与药事管理(pharmacy administration)学科关系密切以外，药物分析学与药学的其他二级学科如药物化学、药剂学、药理学等，以及分析化学、计算机科学、人工智能技术等关系也十分密切。

例如，分析化学学科涉及的误差理论、溶液平衡理论也是药物分析学发展的理论基础，而分析化学方法和技术所表现出的简单、快速、灵敏、准确、实用性强的特点为药物分析学的发展提供了很好的基础理论铺垫和技术保障。所以，药物分析学是一门交叉学科，研究和应用范围都很广。

药学相关学科的发展极大地依赖于药物分析学。例如，在药物化学中，药物合成原料、中间体及成品质量，都离不开药物分析技术；在天然药物化学中，天然药物成分分离与结构鉴定，需要借助药物分析的原理与方法；在药理学中，药理作用、药效与其理化性质的关系、药物的体内动力学和药效学研究，需要药物分析学提供数据支撑；在药剂学中，固体制剂(如片剂)的溶出特性、药物稳定性及生物利用度研究，需要借助于药物分析实时测量。可见，药学各学科之间相互促进，相互渗透，共同发展，而药物分析学是基础、前提和保证。

1.3 药物分析学发展简史

药物分析学的发展反映了人类认识和利用客观世界的发展过程，是相关学科在药学领域的应用和发展。总的来说，药物分析学的历史与药物发现、开发及测量技术的发展密不可分，可分为药物的感官辨别时期、药物分析化学时期、药物分析学时期三个阶段。

1.3.1 药物的感官辨别时期

在远古时代，人类从生活经验中得知某些动物、植物、矿物等天然物质可以减轻疾苦、延年益寿，并慢慢积累了将天然物质作为药物使用的用法及用量等经验。至此，人们就有了药物，特别是药物优劣(质量)和药物用量的初步概念。

18世纪以前，人们主要使用天然的动物、植物和矿物药物，通常以感官和经验判断其质量优劣。"神农尝百草"就是关于当时鉴别条件下依靠感官对药物性质和质量进行评价的生动传说。

原始的药物质量评价随着天平的使用得以准确和量化。起源于神农氏、成书于东汉、标志着华夏药学诞生的《神农本草经》就有关于用药剂量和用药时间的具体描述。东晋时期，葛洪所著的《肘后备急方》是我国古代中医方剂的代表性著作，对药物剂量的使用更是精准。唐代初期，为纠正历史上因传抄等带来的失误，总结和整理药物知识，唐高祖李渊下令苏敬等 23 人编修了世界上第一部政府颁布的药典——《新修本草》，并于公元 659 年颁布实施。明代李时珍在其 190 万字巨著《本草纲目》中，详尽叙述了药物的历史、形态、功能及方剂，充分体现了药物使用量的概念。

传统医学在西方也有很大的发展。使用发烧树治疗疟疾就是一个典型案例。17 世纪，西方出现的《罗马药典》(Schedula Romana) 和《英国药方或称塔尔博尔医治疟疾与发烧的神奇秘方》(The English Remedy or Talbor's Wonderful Secret for Curing of Agues and Fevers) 都对药物的使用方法和剂量有描述。

无论是东方还是西方，此时期的药物都是极为原始的动物、植物和矿物原生材料 (primary material)。尽管天平 (或杆秤) 已经广泛使用，但药物质量好坏和使用量仍然停留在对药物疗效及质量进行感官估计的阶段。

需要说明的是，由于生产力水平和认知能力有限，传统医药学有很多不足。我们要用科学的观点加以认知、辨析和验证，不能盲信、盲从，要取其精华、弃其糟粕。

1.3.2 药物分析化学时期

随着西方实验科学的发展，出现了"医学化学""矿泉水药理性能"等研究，促进了水溶液分析。尤其是英国化学家玻意耳 (R. Boyle, 1627—1691) 提出了"分析化学"的概念，其"质"和"量"概念极大地促进了西方科技发展。人们更加关注物质"是什么"、"有多少"和"品质如何"等问题。因而有关药物分析、测量与评价等问题随之进入药物分析化学时期。

1. 药物分析化学的"质"

18 世纪中晚期，意大利生理学家 F. 方塔纳 (F. Fontana, 1720—1805) 利用动物实验测试了千余种天然药物的毒性，得出了药物都有其活性成分并选择性作用于机体某个部位而引起典型反应的客观结论。19 世纪初，德国化学家 F. W. A. 泽尔蒂纳 (F. W. A. Serturner, 1783—1841) 从罂粟中分离提纯了吗啡，证实了方塔纳关于药物活性成分与机体部位发生作用的结论，并提出了基于"药效团"概念改造天然药物的化学结构。

泽尔蒂纳的实验成为近代药物化学发展的一个里程碑，使合成结构简单、结构相似、作用相似的合成药物成为药物化学的主要策略。自此以后，西方药物研发进入了分子水平，开始了以药物分子的化学结构、构效关系为出发点研发新药的创新阶段。虽然药物评价仍处于较低水平，但仍然极大地促进了新药研发和制药业的发展。

德国化学家 P. 埃利希 (P. Ehrlich, 1854—1915) 于 1909 年使用病理模型筛选并合成了第一个含砷药物砷凡纳明 (又名撒尔佛散，salvarsan)，用于尸体防腐和抗梅毒，是病理模型筛选新药的最早实例。作为第一种抗菌类化学药物的发明者，埃利希因此被公认为"化学疗法之父"，并获得了 1908 年诺贝尔生理学或医学奖。从此，先导化合物、筛选、活性基团、药物代谢产物等与实验病理模型相关的内容被引入药物评价中。

1928 年，英国微生物学家和生物化学家亚历山大·弗莱明 (Alexander Fleming, 1881—1955) 发现了青霉素 (penicillin)，开辟了从微生物中寻找新药的新纪元。弗莱明也因此与研发青霉素的澳大利亚药理学家霍华德·弗洛里(Howard Florey，1898—1968)、德国生物化学家恩斯特·B. 钱恩(Ernst B. Chain，1906—1979)共享了 1945 年的诺贝尔生理学或医学奖。由此，药物评价和筛选的内容及指标扩展到了药物的抗菌活性、酸稳定性和酶稳定性等。

20 世纪 50 年代后期，形成了以化学和物理化学理论为依据进行制剂设计与工艺设计的药学研发策略，并利用药物的化学指标和理化性状评价药物制剂的内在与外在质量。20 世纪 60 年代，受沙利度胺事件(thalidomide tragedy)影响，药物研发首先依据生理和病理基础提出相对合理的受体假说，然后再进行药物设计，需要测定生理生化指标的改变、表征先导化合物结构和理化特性，以至于药物的筛选和评价需要在分子水平上进行。

随着生物药剂学、药效学、临床病理学、生物统计学的发展，开始了基于药物剂型—药物体内过程—药效之间的关系设计、药物及其制剂质量的评价。

美国于 1820 年成立了药典委员会，编辑出版《美国药典》(*U. S. Pharmacopeia*，USP)，建立了美国的药品标准(处方)体系。USP 随着新药物、新处方、新检验方法和新临床需求不断更新。在 19 世纪中后期，美国药剂师编辑了《国家处方集》(*National Formulary*，NF)并于 1883 年出版，补遗 USP 没有收录的或者新药的质量标准(处方)。

中华人民共和国成立后，为确保人民身体健康、发展医药事业，卫生部组织编写出版了《中华人民共和国药典》(*Chinese Pharmacopoeia*，简称《中国药典》，ChP)第一版(1953 年版)。现在，《中国药典》已经出版了 11 个版次。最新的《中国药典》是 2020 年版，以建立"最严谨的标准"为指导，提高了横向覆盖中药、化学药、生物制品、药用辅料、药包材及标准物质的质量控制技术要求，完善了纵向涵盖凡例、制剂通则、检验方法及指导原则，加强了涉及药品研发、生产、流通、使用和监督管理等环节的通用技术要求体系的建设。

2. 药物分析化学的"量"

19 世纪中晚期，德国化学家 C. R. 费雷泽纽斯(C. R. Fresenius，1818—1897)将分析化学知识系统化，使分析化学"量"的概念得以进一步明确。随着 20 世纪前后德国化学家 W. 奥斯特瓦尔德(W. Ostwald，1853—1932)引入物理化学的相关原理建立了溶液平衡分析理论，分析化学有了自己的学科理论基础。随着第三次科技革命，世界发展进入信息时代，新能源、新材料、生物技术发生了信息控制革命，新仪器和新测量技术不断涌现，分析化学进入了以仪器分析为标志的变革时代，为药物分析化学的发展注入了新动力。

评价和检验药物及其制剂的质量，从早期的以外观性状观测为主，发展为包括性状观测、鉴别、检查、含量测定等在内的药品质量评价标准体系，以至于从化学分析方法到光谱分析方法、色谱分析方法、联用技术的分析化学成为药物分析中"量"的基础。

延伸阅读 1-1：药物谱学分析

药物光谱分析

20 世纪 30 年代中期，光电倍增管(photomultiplier，PMT)的出现促进了原子发射光谱、红外吸收光谱、紫外-可见吸收光谱、X 射线荧光光谱等一系列光谱分析法的发展。

20 世纪 50 年代，原子物理学的发展使原子吸收光谱、原子荧光光谱兴起。20 世纪 60 年代，随着等离子体、傅里叶变换、激光技术的引入，出现了电感耦合等离子体原子发射光谱（ICP-AES）、傅里叶变换红外光谱（FTIR）、傅里叶变换核磁共振波谱（FT-NMR）、激光拉曼光谱等一系列光谱分析技术。

20 世纪 70 年代以来，随着激光、微电子学、微波、半导体、自动化、化学计量学等科学技术的发展和各种新材料的开发应用，仪器功能得到扩展，仪器性能得到提高，自动化、智能化及运行可靠性提升等方面有了长足进步，极大促进了药物分析化学的发展。

药物色谱分析

古罗马时期，人们就利用色素溶液在白布上发生扩散来分析染料色素。1834 年开始，德国化学家 F. F. 龙格（F. F. Runge）就用白布试验分析染料和植物萃取液，后又观察到染料混合物点在吸墨纸上成层层圆环；1861 年，德国物理学家克里斯蒂安·F. 舍恩拜因（Christian F. Schönbein）利用毛细作用直接在纸上分离盐溶液，为色谱的萌芽阶段。1905 年，俄国植物生理学家米哈伊尔·茨维特（Mikhail Tswett）利用石油醚将植物色素在装有碳酸钙的玻璃管中进行分离，发明了色谱分析技术，建立了色谱法（chromatography）。

药物质谱分析

从原理上看，质谱研究始于 19 世纪末 E. 戈尔茨坦（E. Goldstein）在低压放电实验中观察到的正电荷粒子和 W. 魏因（W. Wein）发现的正电荷粒子束在磁场中发生偏转。1912 年，英国物理学家约瑟夫·J. 汤姆逊（Joseph J. Thomson）研制出了第一台简易质谱仪，到了 1919 年，弗朗西斯·威廉·阿斯顿（Francis William Aston）研制出了第一台精密质谱仪，能测定 50 多种同位素。1942 年，第一台商品质谱仪诞生并开始商业化，被广泛用于各类有机物的结构分析，并与核磁共振波谱和红外吸收光谱一起成为有机分子结构解析的重要手段。

20 世纪 80 年代，约翰·B. 芬恩（John B. Fenn）发明了一种软电离离子源，大力促进了质谱技术在大分子分析领域，特别是生物大分子领域的应用，并与发明基质辅助激光解吸电离（matrix-assisted laser desorption ionization，MALDI）质谱的田中耕一一起获得了 2002 年诺贝尔化学奖。1989 年，汉斯·G. 德默尔特（Hans G. Dehmelt）和沃尔夫冈·保罗（Wolfgang Paul）因离子阱（ion trap）的应用获诺贝尔物理学奖。在质谱学发展的 100 多年的历史上，理论和技术都不断得到发展，已有十一个诺贝尔奖授予了从事质谱学研究相关的科学家，质谱技术从单纯的小分子分析、大分子分析发展到蛋白质组学和生物医学成像，已经成为现代药物分析不可或缺的基本手段。

需要说明的是，尽管第二次世界大战以后产生的一系列新的分析技术如色谱、质谱已经广泛应用于药物研发中，但因仪器稳定性和方法成熟度较差等，还不能很好地用于药品质量评价和控制，需要在应用中不断改进。所以，这个时期的仪器分析方法，特别是光谱和波谱分析方法，主要应用在药物含量测定、结构表征、体内药物分析等领域中，而在质量评价中的应用还不充分。

1.3.3　药物分析学时期

20 世纪 70 年代，化学计量学（stoichiometry）诞生并与计算机技术一起进入分析化学，为分析化学的发展带来了变革。在丰富分析化学数据处理和信号采集理论的同时，在复杂体系和生命分析领域都有积极作为，极大地促进了新药的发现与研发，也对药物质量控制理论的发展有积极作用。

随着药学学科和制药业的发展,特别是新药研发的需求,药物分析学以新的面貌出现。由我国著名药物分析学家安登魁教授主编的《药物分析》于 1980 年出版,将新药分析、制剂分析、体内药物分析和质量控制进行了系统化,成为药物分析学走向成熟的标志。1951年创刊的《药检工作通讯》于 1981 年更名为《药物分析杂志》、学术刊物 *Journal of Pharmaceutical and Biomedical Analysis* 于 1983 年创刊等一系列事件说明药物分析学已经发展成了一门独立于分析化学、药物化学、药理学等相关学科之外的新学科,并且其研究内容已经不仅限于药物分析测量技术,而是涉及药物研发、生产、流通、使用和监督管理的全面质量控制。

学习与思考 1-2

---

(1) 药物光谱分析、药物色谱分析和药物质谱分析在现代药物分析中分别有哪些应用?

(2) 分析化学经历三次历史变革中,药物分析是如何从中受益的?

(3) 简述质谱学的原理,展望质谱学在未来药物分析学中的前景。

1.4 药物分析学的现状及发展趋势

药物分析学应人们提高生命质量要求而产生。随着药物研发的多样性发展,现代分析检测技术的进步,以及药品安全质量控制要求的逐步提高,无论是药物分析理论还是其技术都不断发展。药物分析方法与技术已从传统单一的检验发展到应用现代综合分析测量方法和技术来监控药物的生产、流通及临床使用的全过程、全方位,要求从事药物研发、生产及使用的全部人员都熟悉和掌握相关理论与技术,因此药物分析的发展需要做到研发、生产、使用的全员、全方位和全过程(简称"三全")掌控。

1.4.1 药物分析学的现状

建立新的测量方法与技术是药物分析学发展的基础。20 世纪 80 年代,由于生物分析的需要,基质辅助激光解吸电离(MALDI)质谱等新分析技术得到快速发展。近年来,随着蛋白质组学、新药发现需求,质谱分析技术得到了飞跃式的发展,质谱仪器微型化、自动化均取得了日新月异的突破。随着智能化技术和大数据技术的引进,相信新的质谱分析技术将会有更多的创新表现,如质谱成像分析技术前景十分广阔。

人们在生产实践中发现,将两种分析技术联用能发挥取长补短的作用,能很好地解决复杂样品的分析问题。例如,1957 年人们实现了气相色谱-磁偏转质谱仪的联用,20 世纪 70 年代气相色谱-质谱联用(简称气-质联用,GC-MS)已经商品化,80 年代联用技术开始普及,现在色谱-光谱联用、色谱-质谱联用、质谱-质谱联用尤为活跃,高效液相色谱-核磁共振(HPLC-NMR)也纷纷登场。又如,2004 年,美国沃特世公司(Waters Corporation)研发出了超高效液相色谱系统,随后美国安捷伦科技有限公司(Agilent Technologies Inc.)研发出高分离度快速液相色谱系统(RRLC),在仪器性能改进、质量稳定的基础上进行了很好的探索。为了发展新型色谱柱填料,人们不断研制高纯度或超纯度硅胶,设计和开发新的配基及新的键合试剂,研发出高聚物型填料、聚合物包覆型填料。例如,我国著名科学家张玉奎院士带领团队早在 1978 年就成功研发了 1～5 mm 内径的吸附型高效液相色谱柱，此后又在离子交换膜介质、亲和膜等多种径向色谱柱、毛细管电色谱整体柱等方面取得了突出成就，建立了研究药物与蛋白质竞争作用的系统方法，并在药物与蛋白质作用位点和平衡常数与药效关系研究等方面取得了重要成果。

在药品质量评价与控制上，人用药品注册技术要求国际协调会(International Conference on Harmonization of Technical Requirement for Registration of Pharmaceuticals for Human Use，ICH)于 21 世纪初提出的质量源于设计(quality by design，QbD)，是一种全新的药物研发和药品生产的质量控制思想。由此，现代药物分析学理论已从检验控制质量(QbT)到生产控制质量(QbM)后，再上升至 QbD。杂质控制是药品安全性研究的核心内容。随着仪器分析技术的提高，药品杂质控制已从 80 年代初期"纯度控制"、90 年代末期的"杂质限度控制"发展到了现阶段的"杂质谱控制"。随着人工智能技术引入和发展，预计在不久的将来会诞生人工智能杂质谱控制技术。

相关学科正以全新的姿态推动药物分析发展。例如，今天的分析化学正在向综合性的科学发展，不断丰富药物分析学的内容，特别是新兴的实时在线分析等一系列新技术使药物分析学无论在理论探索还是在技术开发方面都获得了前所未有的发展动力。再如，新药物研发、新剂型的产生为药物分析学提出更加严格的要求，为药物分析学的发展提供新的舞台。因此，2011年创刊的 *Journal of Pharmaceutical Analysis* 在药物分析理论和测量技术对药物分析学的发展具有十分重要的意义。

正是因为如此，药物分析学不断引入新的理念、新的技术，借助药物化学、药理学、微生物与生化药学、现代分析化学、人工智能等的理论和技术得到全面提升，使药物测量新方法和新技术、药品检验和药品质量控制等三个方面的研究界限越来越不明显。

新药发现需要高水平的药物分析学。20 世纪 90 年代以来，分子药理学、细胞信息学与调控学等学科及其相关新技术的发展，推动药物制剂评价向分子水平和细胞水平发展，结合器官、组织、细胞的生理特点与药物分子的关系，探索剂型与其功能的关系，有目的地解决制剂对病灶、细胞的有效传递和主动传递问题。所以，探索药物复杂体系的作用过程规律是药物分析工作者不断努力追求和研究的重大课题。

总之，药物分析学是从分析化学、药物化学、药理学等相关学科中独立、催生出来的一门年轻而重要的学科，在药物/药品研发与全面质量控制过程中扮演着非常重要的角色。药物分析学的发展史不仅是药物分析测定技术和应用的发展史，也是药物质量控制水平和监管理念的逐步提升史，并随医药技术领域的发展需求而不断进步。学习药物分析学的发展史，吸取前人和相关学科的精髓与创新灵感，对推动新药研发、药物鉴定与质量评估新技术新方法研究具有更好的促进作用。

1.4.2 药物分析科学与技术的发展

药物分析学始终围绕药物的有效性、安全性和质量可控性而发展，因而其原理和技术的不断更新始终离不开药物的研发与使用，特别是有关复杂环境条件下的药物有效性、安全性问题测量更是未来发展的重中之重。

目前，药物分析实现了从耗时长到快速简便、从静态检测到实时监测、从体外到体内、从小检测量到高通量、从人工分析到计算机辅助测量等多方面的飞跃(图 1-2)。

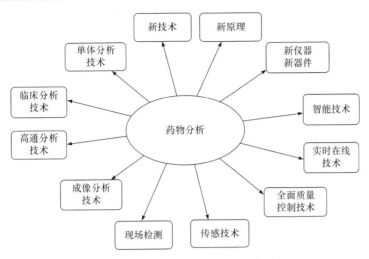

图 1-2 药物分析学的未来发展领域

分析技术进展主要表现在色谱、光谱及其联用技术的发展上，如荧光光谱、化学发光光谱、近红外光谱(near-infrared spectrum, NIR)、拉曼光谱(Raman spectrum)等光谱，毛细管电泳、超高液相色谱、分子印迹、生物色谱等色谱，以及质谱、核磁共振、液相色谱-质谱联用(简称液-质联用)、气-质联用、毛细管电泳-质谱联用等技术。

延伸阅读 1-2：药物分离分析

药物液相色谱分析

1907 年，茨维特向公众展示了提纯植物色素溶液及其色谱图，建立了最初的"液相色谱法"，成为色谱分析的创始人。1931 年，德国生物化学家里夏德·库恩(Richard Kuhn)将茨维特的方法应用于叶红素和叶黄素研究，让科学界接受了色谱法，并于 1938 获诺贝尔化学奖，色谱法自此得以发展。20 世纪 50 年代，液相色谱进入飞速发展时代，其中英国化学家阿彻·约翰·波特·马丁(Archer John Porter Martin)和生物化学家理查德·劳伦斯·米林顿·辛格(Richard Laurence Millington Synge)因发明分配色谱分离法而共享 1952 年的诺贝尔化学奖，1958 年发展起来的氨基酸分析仪(amino acid analyzer, AAA)成为高效液相色谱仪的雏形。1960 年，为了分离蛋白质、核酸等不易气化的大分子物质，气相色谱的理论和方法被重新引入经典液相色谱。1970 年前后，J. J. 柯克兰(J. J. Kirkland)等研制了高效液相色谱仪，出版了专著《液相色谱的现代实践》，标志着高效液相色谱法(high performance liquid chromatography, HPLC)正式建立。

为了提高高效液相色谱法的检测灵敏度、重现性，扩展应用范围，人们研发了一系列新的检测器，包括紫外检测器、荧光检测器、电化学检测器、二极管阵列检测器。20 世纪 80 年代，计算机技术的出现和普及，使高效液相色谱法分析技术不断成熟并得到广泛使用，高效液相色谱法的理论基础也不断完善。

药物薄层色谱分析

1938 年，俄国伊斯梅洛夫(Izmailov)和施拉德(Schraiber)发表了一篇将薄层色谱技术用于药物分析的论文。1949 年，麦克莱恩(Macllean)等在氧化铝中加入淀粉黏合剂制作薄层板，使薄层色谱法得以实际应用。1956 年，埃贡·斯塔尔(Egon Stahl)在 *Die Pharmazie* 期刊上以

德文发表了题目为 "*Thin-layer chromatography: Methods, influencing factors and an example of its use*" 的研究论文，提出薄层色谱(thin layer chromatography，TLC)的概念，报道了薄层色谱板涂布器，进而使薄层色谱法得到广泛应用，并于 1963 年和 1965 年分别用德文和英文出版了《薄层色谱法：实验手册》(*Thin-Layer Chromatography: A Laboratory Handbook*)一书。20 世纪 70 年代中期，高效薄层色谱法发展较好，并在药物分析中得到广泛应用。

药物气相色谱分析

1952 年，英国的马丁和 A. T. 詹姆斯(A. T. James)用气体作为流动相进行色谱分离，从而建立气相色谱法(gas chromatography，GC)。他们用硅藻土吸附的硅酮油作为固定相，用氮气作为流动相，成功分离了若干种小分子量挥发性有机酸。气相色谱需要特殊和灵敏的检测装置，1954 年诞生的热导检测器大大扩展了气相色谱的应用范围，也有力促进了色谱检测器研发。1958 年，出现了毛细管气相色谱，20 世纪 60 年代出现气-质联用技术。

细胞膜色谱分析

1996 年，我国著名药物分析学家贺浪冲教授将细胞膜与硅胶相键合发明了细胞膜固定相，进而建立了具有"识别与分离"双重特性的细胞膜色谱(cell membrane chromatography，CMC)分析系统，提出了具有色谱分离与受体亲和双重特性的细胞膜色谱分析法。现在，细胞膜色谱分析已应用于中药复杂体系中活性成分筛选、中药复方物质基础分析、受体亚型药物筛选、药物与受体的亲和作用等领域。

目前，药物有效成分的分析可以应用灵敏度高的荧光分析法、化学发光分析法。这些方法应用于药物在体内的代谢分布测量可实现动态监测，应用前景广阔。拉曼光谱法具有分析速度快、制样简单、光谱信息丰富、可用于在线测定等优点，在药物快速鉴定、药物原料及制剂的含量测定、药物分子结构研究等方面的作用日益凸显。结合化学计量学、微纳米技术及便携式设备，这些光学方法将成为药物分析中快速有效的手段。

清华大学林金明教授与日本岛津公司合作，成功研制了全球首款集微流控芯片细胞培养、显微观察、色谱分离、质谱检测于一体的微流控芯片/质谱联用细胞分析系统(CELLENT CM-MS)，实现了细胞的动态培养与在线分析，极大地改变了传统技术在细胞生物学、胚胎学或组织工程学中的应用，有望成为分子生物转化研究和药物筛选的多功能工具，对蛋白质、聚糖和代谢物分析，以及新药发现和临床诊断具有重要价值。该仪器操作灵活，芯片个性化设计，能准确获得从极性到非极性多种代谢物的全谱信息。

质谱检测需要的样品量少、灵敏度高、分析快速、谱图给出的分子结构信息丰富，可实现不同组分的同时测定。随着质谱技术的不断更新，联用技术如气-质联用、液-质联用、液-质/质联用(LC-MS/MS)、液-质-核磁共振联用不断成熟，质谱在药物分析中的应用也越来越广泛。其中，最常用的液-质联用技术将前者的高分离性能与后者的高选择性进行了完美结合，可实现对常规药物、体内药物、大分子药物等的准确分析测定。但是，液-质联用技术不能明确未知化合物的具体结构，特别是对有些不易离子化、质谱响应信号差的物质进行结构鉴定将遇到很大困难。如将液相色谱、质谱和核磁共振三种技术联用，可以进一步研究化合物的结构信息，实现药物代谢产物分析鉴定、多组分药物含量分析。

生物技术的发展也为药物分析领域开辟了一片广阔天地。例如，具有特异性强、操作简单、快速等特点的免疫分析法，与化学方法相结合产生了放射免疫法、荧光免疫法及化学发光免疫法等。这些技术已发展成为临床药物监测的常用方法。芯片技术(chip technology)是 20 世纪 90 年代产生的，可以高效、大批量获取所需信息而成为疾病诊断、新药筛选和高质量分析的重要手段。生物色谱法是色谱与分子生物学相结合而成的，可以分离分析复杂体系的药物活性成分，进行结构鉴定、质量控制等，在药物分析研究中的应用也越来越广泛。

延伸阅读 1-3：药物分析在生物技术药物研发中的应用

生物技术药物(biotechnological drug)是以生物为原料开发而成的、具有生物活性的物质，包括人工合成类似物，发酵工程、细胞工程、酶工程和基因工程等现代生物技术制得的药物。因此，生物体及组织、细胞及其成分，以及综合应用化学、生物学和医药学各学科原理与技术方法制得的用于预防、诊断、治疗及康复保健的制品，如 DNA 重组技术或其他现代生物技术研制的蛋白质或核酸类药物都是生物技术药物。

生物技术药物具有分子量大、结构复杂、种属特异性等特点，但存在着稳定性受环境影响较大且具有免疫性、体内半衰期短和生产系统复杂性等问题。为保证生物技术药物安全、有效和稳定，需要对其质量进行严格监控。其中，有关其分子量测量、生物活性检查、安全性检查、效价测量、生化法确证其结构等是生物技术药物分析的基本内容。

因此，必须考虑生物技术药物分析方法的选择、建立和认证。这就涉及有关酶分析法、免疫分析法、高效液相色谱法、生物质谱法、生物检定法的应用，涉及氨基酸、多肽和蛋白质类药品，酶类药品，糖类、脂类和核酸类等药品检验，涉及基因工程药物质量控制、生物技术药物产品的新药开发和质量控制等内容。

1.4.3　药物分析的新对象

国内市场上早期疾病治疗药物多以化学药物为主，因而国内的药物分析研究对象也自然集中于化学药物。随着科学技术的发展，其他不同类药物，如天然药物、生物技术药物等的市场份额逐渐增多，药物分析的对象也趋于多样化。

20 世纪 80 年代兴起的氨基酸、多肽、核酸等生物技术药物发展迅速。毛细管电泳分析技术的诞生在促进核酸高效阵列分析相关方面意义重大。对于该类药物的有效成分分析，尽管已经做了大量基础性研究工作，但系统的质量监控技术还有待丰富和完善。

纳米技术(nanotechnology)为药物的靶向和可控释放、提高药物疗效和精准治疗带来了新的机遇。新药物传输系统用于促进药物溶解、改善吸收、提高靶向性从而提高有效性等，其科学内涵和在药物传输中的意义及前景还有待进一步认识，相关研究离不开药物分析学。

手性药物(chiral drug)的不同对映体具有不同的药理学、毒理学和药动学性质，是药物分析的重要对象之一。研究手性药物在体内的吸收、代谢、残留，如何安全有效地使用临床手性药物，已经成为药物分析的重要任务之一。探讨有关消旋体拆分、单个对映体给药的药动学、对映体之间的相互转化、对映体单独给药是否与外消旋体作用一致等问题意义重大。

中药研发是十分复杂的内容。随着分析技术的发展，中药分析水平不断提高，中药复杂成分分析鉴定成果丰硕，实现了众多中药材有效成分的分离纯化。但与化学药物相比，中药是多成分的复杂体系，还需建立一套有效的定量分析标准。中药制剂分析、体内药动学研究、有效成分的代谢转化、体内活性成分分析及结构鉴定等，仍是中药分析的研究热点。要使中药性能稳定、质量可控、有效性和安全性得到国际社会的认可，还有很多工作要做。

学习与思考 1-3

---

(1) 如何理解药物分离分析方法与技术在药物研发中的作用？

(2) 色谱为什么要与质谱、核磁共振等新兴检测手段联用？

(3) 如何看待手性药物的体内作用？为什么？

(4) 查阅文献，思考什么是体内药物分析。

1.4.4　药物分析学的重要领域

基于相关学科、药物研发和药品质量管理的需求，围绕药物的安全、有效和质量可控，目前药物分析学需要在下列领域进行广泛、深入的研究。

1. 药物研发基础研究领域

涉及建立新药的分析方法，涉及药物纯度和稳定性研究，药动学、治疗监测、代谢分析的新应用；药物相关的分析生物化学和法医毒理学，重点在分析方法如新药分析、新剂型分析、药动学、生物等效性、蛋白质和 DNA 结合研究等的创新研究。

2. 药物分析方法学领域

药物分析方法学是永恒的研究领域，涉及现有分析方法的改进、自动化、实用化，如紫外-可见分光光度法(包括导数和多波长测量)、基本电分析(电位、极谱)方法、荧光法、流动注射分析等。新方法必须有独特和实质性的优势。有关传统医学如中医中药分析，应更加关注其创新的分析方法。

3. 药物分析的交叉研究领域

在新药研发、制药、生物医学和临床科学分析的交叉研究领域，药物分析学研究主要涉及新分析方法、新仪器功能在药物分析中的应用，药物分析中的智能化技术，以及制药工业过程的质量保证。

1.5　药物分析学的学习和研究方法

药物分析学研究和使用过程中涉及大量的化学与仪器分析手段，而相关内容在分析化学和仪器分析课程中已经学习。为此，在学习药物分析课程的过程中，重点学习"药品质量"的理论基础，希望学生综合运用所学的知识和技能，研究和提出并解决在研发、生产、销售及临床使用各环节中有关"药品质量"问题的新思路、新途径和新方法。

学生需要加强实验技能的训练，将理论知识与实验进行有机融合，独立思考和解决问题。在药物的安全、有效和质量可控的大前提下，要求学生掌握以下几个方面的基本内容。

(1) 药品质量标准。

(2) 药品鉴别、杂质检查和定量分析的基本规律与基本方法。

(3) 药品质量控制中的新方法与新技术，特别是将近代分析技术应用于药物分析。

(4)制剂分析的特点与基本方法,如以具有代表性的生化药物和中药制剂为例,掌握其质量分析的特点与主要方法。

(5)体内药物分析、临床药物分析及现代人工智能技术在药物分析中的应用等。

要求学生围绕药品质量的全面控制,掌握如何从药物的结构出发,运用化学、物理及其他必要的方法、技术和手段开展药物的有效性、安全性和质量稳定性监控。

需要说明的是,尽管本书主要涉及上述五个方面的内容,但学生不仅要关注药物分析学的"药品质量控制"或"药品质量管理",还要特别注意其科学性问题。药物分析学的科学性是基础,是药品检验和质量控制的前提。药品检验和质量控制仅仅是药物分析学所包含的两个内容,并不是药物分析学的全部。

特别要注意的是,分析化学的方法和技术是药物分析的基本手段,在创新药物研发过程中的药物分析研究需要学生灵活应用所学习的谱学分析方法和技术,明确先导化合物是什么、有多少、在靶向作用过程中的形态和如何量变等问题,明确在药物研发过程中,药物分析涉及新方法的建立和在复杂体系中的应用等一系列基础科学问题。

学习与思考 1-4

---

(1)如何理解药物分析学在药物研发过程中的基础性?

(2)药物分析学与其他学科之间有何辩证关系?

(3)如何理解全面质量控制和全过程质量控制?

(4)如何学好药物分析学?

内容提要与学习要求

本章就药品、药物的分析问题,从概念、内涵和外延等角度讨论了什么是药物分析学,明确药物分析学的研究涉及在药物研发和药品生产、销售、使用等全过程中的药物形态、含量、质量控制;探讨了药物分析学在新药研发与药物质量控制中的作用,药物分析学科的科学性和技术性;介绍了药物分析学的内容和药物分析学的社会责任;重点阐述了药物分析在加强药物/药品的质量检验、生产过程的质量控制、药品贮存过程的质量保障及临床使用阶段药物安全有效的各个环节的作用。

本章介绍了从人类使用原始的植物药、动物药和矿物药到分子药物的研发,并讨论了药物分析的发展史,认为药物分析学的发展经历了药物感官评价时期、药物分析化学时期、药物分析学诞生与发展三个阶段,简述了药物分析发展史各个阶段的特点,并对药物分析学当前的现状、研究对象及将来的发展趋势进行了展望,预计药物分析随着计算机和人工智能的发展必将有大的发展前景。

掌握药品、药物及药物分析的基本概念;理解药物分析在药物转化为药品的研发、生产、销售及临床应用等各个环节中质量控制的作用;了解药物分析学的发展历史。理解药物分析对象、技术在实际生产和生活中的应用与拓展。

练 习 题

一、辨析题

1. 从属性上理解药物和药品有什么不同。

2. 如何理解药品的商品属性和社会属性及彼此之间的内在矛盾性？

3. 什么是药物分析学？药物分析与药品检验有何不同？

4. 为什么要学习药物分析学？药物分析工作者应有何责任担当和使命感？

5. 什么是 QbT、QbM、QbD？如何理解它们之间的关系？

二、简答题

1. 药物分析学主要经历了哪些时期？

2. 药物分析学与相关学科如分析化学、计算机科学、合成化学有何密切关系？

3. 结合周围的临床事件，简述药物分析的发展趋势。

4. 药品检验在药物流通、使用、监督管理中有何作用？

5. 举例说明如何针对不同的剂型开展药品检验。

6. 举例说明药品检验在生命保障中的重要性。

7. 新药发现需要经过哪些必需阶段？如何申报新药？

8. 什么是药物靶点？举例说明生物体内有哪些主要的药物靶点。如何确定药物靶点？为什么确定药物靶点十分重要？

9. 如何理解仪器联用？试举例说明仪器联用为药物分析带来什么新机遇。

10. 举例说明手性药物有哪些分析方法。

11. 查阅文献，试论述人工智能技术将在药物分析学中可能有哪些应用。

12. 随着人工智能技术和类脑技术的发展，药物分析学将有何发展前景？

13. 如何从质量控制的角度来理解传统中药熬制？如何看待中药传统熬制方法的安全性？

第2章 药品质量要求

正如 1.1 小节讨论什么是药物分析学时指出，药品质量是药物研发和制药行业得以生存的生死线。为了严把药品质量关，严格控制药品质量，保障人体用药安全，必须对药物研发、药品生产、药品贮存和运输及销售、药品临床使用等各个环节进行严格把关。大多数国家对药物的研发及药品的生产、销售和进口等都有严格的药品注册制度。

2.1 药品质量指标与相关要求

2.1.1 药品质量指标

药品作为一种特殊的商品，在不同时代、不同国家和地区有着不同的含义。例如，《中华人民共和国药品管理法》中定义的药品，包括了中药材、中药饮片、中成药、化学原料药及其制剂、抗生素、生化药品、放射性药品、血清、疫苗、血液制品和诊断药品等类别。

无论哪个类别的药品，主要涉及以下七个方面的质量指标。

1)物理指标

物理指标包括药品的活性成分，辅料的含量，制剂的质量、外观等。

2)化学指标

化学指标包括药品的活性成分，化学、生物化学特性变化等。

3)生物药剂学指标

生物药剂学指标包括药品的崩解、溶出、吸收、分布、代谢、排泄等。

4)安全性指标

安全性指标包括药品的"三致"作用[致突变(mutagenesis)、致癌(carcinogenesis)、致畸(teratogenesis)]和药品的不良反应及药物相互作用，以及配伍和使用禁忌等。

5)有效性指标

有效性指标包括药品针对规定的适应证在规定的用法用量条件下治疗疾病的有效程度。

6)稳定性指标

稳定性指标包括药品在规定的贮藏条件下在规定的有效期内保持其物理、化学、生物药剂学、安全性、有效性等指标的稳定。

7)均一性指标

均一性指标包括药品活性成分在每一单位(片、粒、瓶、支、袋)药品中的物理、化学、生物药剂学、安全性、有效性等指标的等同程度。

2.1.2 药品标准

为保证药品质量，需针对药品的安全性、有效性及质量可控制性设置适宜的各种检查项目和限度指标，并对检查和测定的方法等作出明确的规定，这种技术性规定称为药品标准(drug standard)。《中国药典》收载国家级药品标准，是保证药品质量的法定依据。

药品的质量标准(指标)对其外观性状、鉴别方法、检查项目和含量限度等作了明确的规定,并对影响其稳定性的贮藏条件作了明确的要求,使人们能够判断其真伪、控制其纯度和确定其品质限度,以保障药品临床使用的安全和有效。

世界卫生组织(World Health Organization,WHO)建议各国在药品注册中采用 ICH 的技术要求,以便更好地利用资源、避免重复浪费,加快新药在世界范围内的开发使用,造福患者。

学习与思考 2-1

(1)什么是药品注册制度?为什么要施行该制度?举例说明世界各国的药品注册制度有何特点。

(2)查阅文献,了解我国加入 ICH 的历史过程和背景。

(3)评价一个药品质量需要哪些指标?

(4)针对药品的质量世界各国都做了哪些努力?试举例说明。

2.1.3 药品质量与技术要求

为了满足药品质量要求,需要相应的技术作保障。下面以 ICH 有关药品质量的技术要求为例进行说明。

延伸阅读 2-1: ICH 的成立背景及任务

随着制药工业的发展,药品贸易趋向国际化。但不同国家往往有不同的药品审批和注册要求,以至于制药行业在国际市场销售同一种药品,需要付出高额成本用于长时间、昂贵重复试验和多次申报,推高了新药研发费用,医疗费用也随之升高。显然,这不利于新药的安全性、有效性和可控的质量保证,不利于技术合作及国际贸易,造成了大量人力、物力浪费,阻碍了人类医药健康事业的发展。

为了使新药早日应用于临床治疗,降低药品价格,使社会发展更加和谐,各国政府纷纷将"新药申报技术要求的合理化和一致化"问题提上日程。在此背景下,美国、日本和欧盟于 1990 年在比利时的布鲁塞尔召开了由三方注册部门和工业部门参加的国际会议,成立了 ICH 指导委员会,讨论了 ICH 意义和任务,目的就是召集监管机构和制药行业探讨药物注册的科学性及技术,以应对日益全球化的药物研发和合作。

作为一个国际化协调组织,ICH 有质量(quality,包括稳定性、验证、杂质、规格等,以"Q"表示)、安全性(safety,包括药理、毒理、药动等试验,以"S"表示)、有效性(efficacy,包括临床试验中的设计、研究报告等,以"E"表示)和综合学科(multidisciplinary,包括术语、管理通信等,以"M"表示)等四个类别的协调专题。

技术要求包括稳定性、分析方法验证、杂质、药典、生物技术产品的质量、质量标准、生产质量管理规范、药品研发、质量风险管理、药物质量体系等指南,相关内容详见本书附表Ⅰ。

1. 光稳定性试验

光稳定性试验的目的是评价药品对光稳定性的特性。ICH 对光稳定性试验的光源、光强度及光照程序作了详细规定。

光稳定性试验一般分两步,第一步是分解新化合物,了解分解途径及分解产物以便研究对这些产物的分析方法;第二步是确证性研究,即在标准化条件下研究该新化合物对光的稳定性,为生产部门在生产过程中提供应采取的有效措施,并为包装设计和标签中的注意事项提供依据。

2. 生产方法、制剂处方改变

随着科学技术的不断进步,市售药品生产方法及制剂处方可能发生改变(包括辅料的改变、包衣中颜色及香料的改变和包装的改变),或注册法规变化引起药品注册标准的变更,一般会涉及原料药及制剂现标准中的检验项目、检验方法、规定限度等的变更。

当分析方法发生变更时,需说明所变更分析方法的依据及建立方法的研究过程,并依据变更程度进行全面的、有针对性的方法学研究与验证,通过研究数据证实拟定分析方法适应于相应的检测。当标准限度发生变更时,需要提供限度确定的依据,包括文献依据及试验依据、近效期产品的检测结果等数据依据。

药品质量标准变更研究应从立题合理性、国内外现行版药典等方面对产品的质控要求进行综合考虑,对品种进行整体评价。需要明确在保证不降低药品质量控制水平的前提下,分析变更后质量标准的整体质控水平是否符合当前的技术水平要求。

3. 分析方法验证指标

方法的验证一般包括专属性、线性及线性范围、准确性、精密度、检测限、定量限等6个指标。有关这些指标的概念和含义将在5.2小节中进一步学习。

4. 新药制剂中杂质评价

新药制剂中杂质评价适用于活性成分降解物或活性成分与辅料或直接包装材料发生反应的产物。由辅料带来的杂质、临床研究用的药品、生物技术产品、放射性药品、发酵和半合成产物、植物药和动物药来源的粗制品、外源性污染杂质、多晶型及对映异构杂质则不适用于此原则。对于所用的分析方法,要验证其是否能区别降解物及药物本身。

5. 有机溶剂残留量评价

在合成药的生产过程中,有机试剂不可或缺,选择何种有机试剂会对药品的产量、晶型、纯度和稳定性等产生直接影响。

有机试剂往往会对人体产生毒性,按其危害的程度,分为三类:一是毒性较大的有机试剂,具有致癌性,并对环境有害,应尽量避免使用;二是对人有一定毒性的有机试剂,应限量使用;三是对人的健康危险性较小的有机试剂,因此推荐使用。要严格控制有机试剂残留量。

6. 病毒安全性评价

生物技术产品所用细胞株如果在工艺过程中被致病性病毒污染,会在临床上造成非常严重的后果。目前检测方法因为样品量不足,无法保证完全检测出低浓度病毒。因此,对生物技术产品的安全性不仅要对产品病毒含量进行检查,还要从生产工艺上确定其提纯的方法可去除或灭活病毒。

7. 基因工程产品及生物制品的稳定性试验

对于基因工程产品及生物制品，需要注意生物效价，其稳定性是一个十分重要的指标。此外，该类产品在光照、加温等条件下产生的降解产物不能代表常温贮存条件下的降解产物，其原因是此类产品组成复杂和多样，需要根据实际样品采用不同方法学及评价标准。

2.1.4 安全性技术要求

ICH 有关药品安全性的技术要求，包括药物的致癌性研究、遗传毒性研究、毒代动力学和药动学、动物慢性毒性试验周期（啮齿类和非啮齿类）、生殖毒理学、生物技术药品、药理学研究、免疫毒性研究、抗癌药物的非临床研究、光学安全性研究、非临床安全性试验共 11 个指南，相关内容详见本书附表Ⅱ。

2.1.5 有效性技术要求

药品内在有效性是指在规定的适应证、用法和用量条件下，能满足预防、治疗、诊断人的疾病，有目的地调节人的生理功能的需求。内在的有效性均以动物试验为基础，并最终以临床疗效来评价。

但是药品质量控制的有效性与药品内在有效性不同。在质量控制的范畴中，药品必须有效地满足药品质量检定的专属灵敏、准确可靠的要求；所设置的项目和指标限度必须达到对药品特定临床使用目标的有效控制。

ICH 有关药品有效性的技术要求，包括长期用药的临床安全性、药物警戒、临床研究报告、量-效关系研究、种族因素、药物临床研究质量管理规范、老年人群的临床试验等 19 个指南，详见本书附表Ⅲ。

2.1.6 综合性技术要求

ICH 有关药品的综合性技术要求，包括监管活动医学术语、电子标准、非临床安全性研究、通用技术文件等 10 个指南，相关内容详见本书附表Ⅳ。

目前，以欧盟、美国和日本为首的国家及组织，制药工业产值和研发经费在全球占绝对优势，并集中了国际上最先进的药品研发和审评的技术与经验。因此，ICH 在药品注册管理和生产领域具有重要的影响。我国药品监督管理部门制定和推行的药品质量管理规范，大多数是根据我国药品生产和监督管理的国情并参考 ICH 的技术要求而制定，促进了我国药物的创新研究发展和药品生产技术水平的不断提高。

学习与思考 2-2

(1) 评价药品质量包括哪些指标？
(2) ICH 制定一系列有关质量、安全性、有效性和综合性四个领域的指导原则，这四个领域分别包括哪些相关指南？
(3) 药物分析方法验证需要使用哪些指标？

2.2　药品质量控制对策

根据 ICH 提出的药品质量与技术要求、安全性技术要求、有效性技术要求和综合性技术要求，药品质量的控制以药品标准品作为参照，从药品的性状、鉴别、检查、含量测定等方面展开。

1. 性状

性状主要涉及药品的物理性质和某些化学性质，一般包括外观色泽、溶解度、晶型、熔点、相对密度、比旋光度、折射率、吸光系数、碘值、皂化值和酸值等。这些性质不仅对药品具有鉴别意义，也可反映药品的纯度，有助于初步判断是否为该药品。

2. 鉴别

药品的鉴别主要从化学反应角度来考虑，如根据药品的某些物理、化学或生物等特性与某种试剂生成特异性颜色或产物，或所进行的类别反应或特征反应，有时需要结合紫外或红外光谱。

药品鉴别试验包括区分药物类别的一般鉴别试验(general identification test)和证实具体药物的专属鉴别试验(exclusive identification test)两种类型。需要注意的是，药物分析中的鉴别不能完全确证药品化学结构，只是用来帮助鉴别该药品是否与品名相符。

3. 检查

检查是对药物的安全性、有效性、均一性和纯度等四个方面的状态所进行的试验分析，综合考虑可能存在的杂质及这些杂质可能的毒性。

药品标准中所规定的各种杂质检查项目，系指该药品在既定工艺生产和正常贮藏过程中可能含有或产生并需要控制的杂质，包括残留溶剂、有关物质等检查内容。如果改变了生产工艺，则需另考虑增加或修订有关项目。一般地，如果药品中杂质的含量超过杂质规定限量，则该药品为质量不合格药品。

4. 含量测定

含量测定是指采用标准或者规定方法对药品(包括原料及制剂)中有效成分的含量进行准确定量。要求所采用的方法准确、简便快速。

重量分析法、容量分析法、电化学分析法、分光光度法和各种色谱分析法等是药典常用的方法。随着科技的发展，越来越多的技术(如色谱分析和光谱分析联用技术)成为药物分析研究中十分重要的方法。

学习与思考 2-3

---

(1)什么是药品质量标准？

(2)为什么说药品质量是相对的，必须有标准才能做好药物质量控制？

(3)控制药品质量有哪些手段或方法？应从哪些方面展开？

(4)查阅文献，理解什么是药品质量控制限。

2.3　药品质量标准及药品标准物质

药品质量标准(简称药品标准)是保证药品是否安全、有效,质量是否可控的规定,根据药品自身性质、来源、处方、生产工艺、贮藏运输条件等检测药品质量是否达到用药标准。

药品标准分为国家药品标准和企业药品标准两种类型,国家药品标准是药品生产、供应、使用、检验和药政管理部门共同遵循的法定依据。《中国药典》收载国家药品标准。

2.3.1　药品标准物质

药品标准物质是指供药品标准中进行物理和化学测试及生物方法试验中使用的、具有确定特性量值、用于校准设备或评价测量方法或者给供试药品赋值的物质,包括对照品、标准品、对照药材和参考品。

对照品是指用于鉴别、检查、含量测定和校正检定仪器性能的标准物质。除另有规定外,均按干燥品(或无水物)进行计算。标准品系指用于生物鉴定、抗生素或生化药品中含量或效价测定的标准物质,按照效价单位(U)或μg计,以国家标准品进行标定。标准品和对照品是两个不同的概念,有的样品既有标准品也有对照品。例如,当用高效液相色谱法或紫外-可见分光光度法测定头孢克洛含量时,用对照品;当用微生物法测定效价时,用头孢克洛标准品。

对照药材即药材的对照品,是由药品检验的权威机构(一般是中国食品药品检定研究院)检验鉴定合格并且有学名的道地药材(genuine regional drug),作为药品检验时的药材对照品使用。在药品检验中,对照药材是确定药品真伪优劣的对照标准。对照药材、对照提取物主要为中药检验中使用的标准物质。

参考品即参考物质,指具有一种或多种足够均匀和确定了特性,用以校准测量装置、评级测量方法或给药材赋值的材料或物质。参考品主要为生物制品检验中使用的标准物质。

药品标准物质由国家药品监督管理部门指定的单位制备、标定和供应(国家药品监督管理部门的药品检验机构负责标定国家药品标准品、对照品),均应附有说明书,标明批号、用途、使用方法、贮藏条件和装量等。

2.3.2　国家药品标准物质

国家药品标准物质(national drug reference substance)是国家药品标准的物质基础,是测量药品质量的基准,是用来检查药品质量的一种特殊的专用物质,也是作为校正测试仪器与方法的物质标准,主要包括理化检测用国家药品标准物质和生物检测用国家药品标准物质两类。

理化检测用国家药品标准物质系指用于药品质量标准中物理和化学测试,具有确定特性,用以鉴别、检查、含量测定、校准设备的对照品。除特殊情况外,理化检测用国家药品标准物质原料的特性应与标准物质的使用要求一致,原料的均匀性、稳定性及特性量值范围应适合该标准物质的用途,每批原料应有足够的数量,以满足供应的需要。

生物检测用国家药品标准物质系指用于生物制品效价、活性、含量测定或其特性鉴别、检查的生物标准品或生物参考物质。生物检测用国家药品标准物质原材料需经实验室进行确证性检定,应与供试品同质,不含干扰性杂质,有足够的稳定性和高度的特异性,并有足够的数量。

国家药品标准物质有确定的品种编号与批号,且一种标准物质对应一个编号。当该标准物质停止生产或停止使用时,该编号不可用于其他标准物质;该标准物质恢复生产和使用时,仍启用原编号。标准物质一次制备(同批原料、同批精制、同批标定)作为一个批号。国家药品标准物质更换批号、停止使用及撤销的品种,应及时向社会公布。更换新批次后,根据品种监测情况,一般对上一批次设置3～6个月仍可使用的缓冲期。

国家药品标准物质应附有标签或说明书,标明标准物质编号、批号、名称、制备日期、用途、使用方法、制备单位、量值、贮存条件、装量、使用中注意事项等。

国家药品标准物质委员会对药品标准物质报告从研制计划、原(材料)选择、制备方法、标定方法、标定结果、数据统计分析、定值准确性、稳定性等方面进行审核,并做出可否作为国家药品标准物质的结论。经中国食品药品检定研究院标准物质主管部门批准后,方可进行外包装、供应与使用。同时,国家药品标准物质也会定期进行稳定性监测。

学习与思考 2-4

(1) 什么是对照品、标准品、对照药材和参考品?

(2) 对照品和参考品有什么区别和联系?

(3) 药品标准物质及国家药品标准物质有何异同?

(4) 国家药品标准物质主要有哪几类?

2.4　《中国药典》

2.4.1　《中国药典》简介

《中华人民共和国药典》,简称《中国药典》(*Chinese Pharmacopoeia*,ChP 或者 CP),是依据《中华人民共和国药品管理法》组织制定和颁布实施的。现使用的 2020 年版《中国药典》(ChP2020)自 2020 年 12 月 1 日起实施,是第十一版药典。

自现行版《中国药典》执行之日起,原收载于历版药典、卫生部颁布药品标准、国家药品监督管理局颁布新药转正标准和地方标准上升国家标准的同品种药品标准同时废止。除特别注明版次外,《中国药典》均指现行版《中国药典》。

延伸阅读 2-2:药典及其发展史

药典(pharmacopoeia)是一个国家记载药品标准、规格的法典,由国家药品监督管理部门主持编纂、颁布和实施。国际性药典则由公认的国际组织或有关国家协商编订。药典的重要特点是它的法定性和体例的规范化。

我国的药典是从本草学(bencaology)、药物学(materia medica)及处方集(formulary)等编著演化而来,其发展历史源远流长。《神农本草经》是目前我国现存的最早的中医学专著。该书于东汉时期集结整理成书,在李时珍的《本草纲目》问世之前,该书一直被看作是最权威的医书。公元 659 年,唐代苏敬等 23 人一起集体编撰由官府颁行的《新修本草》,又称《唐本草》,被认为是中国最早的国家药典,也是世界上最早的一部由国家颁布的药典,全书 54 卷,收载药物 844 种,该书当时流传到全国,影响长达 300 年左右。

15 世纪印刷术的进步促进了欧洲近代药典编纂的发展。许多国家相继制定各自的药典。

1498 年由佛罗伦萨学院出版的《佛罗伦萨处方集》，一般被视为欧洲第一部法定药典，其后由纽伦堡的瓦莱利乌斯医生编著的《药方书》被纽伦堡当局认可，被定为第一本纽伦堡药典，于 1546 年出版。

到 21 世纪初，世界上至少已有 40 个国家编订了国家药典。另外，还有 WHO 编订的《国际药典》和区域性药典，如《亚洲药典》、《北欧药典》、《欧洲药典》和《非洲药典》等。

2.4.2 《中国药典》的结构

ChP2020 分为四部，由凡例与正文及其引用的通则共同构成。一部收载中药，二部收载化学药品，三部收载生物制品，四部收载通则和药用辅料。

1. 凡例

凡例是正确使用《中国药典》进行药品质量检定的基本原则，解释和说明《中国药典》概念，对正文、通则及与质量检定有关的共性问题进行统一规定。

凡例和通则中采用"除另有规定外"这一用语，表示存在与凡例或通则有关规定不一致的情况时，在正文中另作规定，并按此规定执行。

2. 正文

《中国药典》各品种项下收载的内容统称为标准正文，是按照批准的来源、处方、制法和贮藏、运输等条件所制定的，用以检测药品质量是否达到用药要求并衡量其质量是否稳定均一的技术规定。正文中引用的药品系指本版药典收载的品种，其质量应符合相应的规定。

正文项下内容根据品种和剂型不同而有区别，如 ChP2020 一部分别列项： ①品名；②来源；③处方；④制法；⑤性状；⑥鉴别；⑦检查；⑧浸出物；⑨特征图谱或指纹图谱；⑩含量测定；⑪炮制；⑫性味与归经；⑬功能与主治；⑭用法与用量；⑮注意；⑯规格；⑰贮藏；⑱制剂；⑲附注等。

正文所设各项规定是针对符合 GMP 产品而言的。任何违反 GMP 或未经批准添加物质所生产的药品，即使符合《中国药典》或按照《中国药典》没有检出其添加物质或相关杂质，均不能认为其符合规定。

例如，ChP2020 一部正文的三个部分分别按中文名笔画顺序排列。单列的饮片排在相应药材的后面；制剂中同一正文项下凡因规格不同而致内容不同需单列者，在其名称后加括号注明通则（包括制剂通则、通用检测方法和指导原则），按分类编码。

3. 通则

通则主要收载制剂通则、通用检测方法和指导原则。制剂通则按照药物剂型分类，是针对剂型特点所规定的基本技术要求。通用检测方法是正文品种进行相同检查项目的检测时所应采用的统一的设备、程序、方法及限度等。指导原则为执行药典、考察药品质量、起草与复核药品标准等所制定的指导性规定。

4. 索引

为便于使用和检索，《中国药典》附有索引。例如，ChP2020 一部索引分别按中文索引、汉语拼音索引、拉丁名索引和拉丁学名索引顺序排列。中文索引按汉语拼音顺序排列，英文索引按英文字母首字母顺序排列。索引能方便快速地查阅药典中的有关内容。

2.4.3　ChP2020 收载品种规模及特点

1. 收载品种规模简介

与以往的版次相比，ChP2020 进一步扩大了药品品种的收载和修订，共收载品种 5911 种，分为四部，如下所示。

一部中药，收载 2711 种，其中新增 117 种、修订 452 种。

二部化学药，收载 2712 种，其中新增 117 种、修订 2387 种。

三部生物制品，收载 153 种，其中新增 20 种、修订 126 种；新增生物制品通则 2 个、总论 4 个。

四部通则及药用辅料，收载通用技术要求 361 个，其中制剂通则 38 个(修订 35 个)、检测方法及其他通则 281 个(新增 35 个、修订 51 个)、指导原则 42 个(新增 12 个、修订 12 个)；药用辅料收载 335 种，其中新增 65 种、修订 212 种。

2. ChP2020 特色

本版特色十分鲜明，概括如下。
(1)稳步推进药典品种收载。
(2)健全国家药品标准体系。
(3)扩大成熟分析技术应用。
(4)提高药品安全和有效控制要求。
(5)提升辅料技术水平。
(6)加强国际标准协调。
(7)加强药典导向作用。
(8)完善药品工作机制。

学习与思考 2-5

(1)什么是药典？各国家、各时期为什么都要编纂药典或颁布类似的法规法典？

(2)《中国药典》包含了哪些内容？有哪些特点？

(3)药典的正文包含了哪些条目？各有什么意义？

(4)与以往的版次相比，ChP2020 有什么特色？是如何体现一切为了人民健康的？

2.5　质量标准的构成

药品的质量标准是国家对药品质量、规格及检验方法所作的技术规定，是药品生产、供应、使用、检验和药政管理部门共同遵循的法定依据。药品质量标准主要由检测项目、分析方法和限度三方面内容组成。限于篇幅,本部分先就质量标准的检测项目进行讨论,有关分析方法在延伸阅读中有体现,而有关限度问题将在下一节中讨论。

2.5.1　化学原料药质量标准中的项目

原料药(bulk drug)是指用来生产各类制剂的原料药物,由化学合成、植物提取或者生物技术所制备,是制剂中的有效成分,包括经过一个或多个化学单元反应制成的药用粉末、结晶、浸膏等。原料药是不能直接服用的。

原料药在疾病的诊断、治疗、症状缓解、处理或疾病的预防中表现出药理活性,也可以发生其他直接作用,或者影响机体的功能或结构。根据原料药的来源,原料药可分为化学合成药和天然化学药,而化学合成药又可分为无机合成药和有机合成药,天然化学药则可分为生物化学药和植物化学药。

化学原料药质量标准中的项目包括药品名称(通用名、汉语拼音名、英文名)、化学结构式、分子式、分子量、化学名、含量限度、性状、理化性质、鉴别、检查(纯度检查及与产品质量相关的检查项等)、含量(效价)测定、类别、贮藏、制剂和有效期等项内容。其中,检查项目主要包括酸碱度(主要对盐类及可溶性原料药)、溶液澄清度与颜色(主要对抗生素类或供注射用原料药)、一般杂质(氯化物、硫酸盐、重金属、炽灼残渣、砷盐等)、有关物质、残留溶剂、干燥失重或水分等。

其他项目则根据具体产品的理化性质和质量控制的特点设置。

延伸阅读 2-3：药典收载的阿司匹林(aspirin)

本品为 2-(乙酰氧基)苯甲酸。按干燥品计算,含 $C_9H_8O_4$ 不得少于 99.5%。

【性状】　本品为白色结晶或结晶性粉末;无臭或微带乙酸臭;遇湿气即缓缓水解。

本品在乙醇中易溶,在三氯甲烷或乙醚中溶解,在水或无水乙醚中微溶;在氢氧化钠溶液或碳酸钠溶液中溶解,但同时分解。

【鉴别】

(1)取本品约 0.1 g,加水 10 mL,煮沸,放冷,加三氯化铁试液 1 滴,即显紫堇色。

(2)取本品约 0.5 g,加碳酸钠试液 10 mL,煮沸 2 min 后,放冷,加过量的稀硫酸,即析出白色沉淀,并发生乙酸的臭气。

(3)本品的红外光吸收图谱应与对照的图谱(光谱集 5 图)一致。

【检查】

溶液的澄清度　取本品 0.50 g,加温热至约 45℃的碳酸钠试液 10 mL 溶解后,溶液应澄清。

游离水杨酸　照高效液相色谱法(通则 0512)测定。临用新制。

溶剂　1%冰醋酸的甲醇溶液。

供试品溶液　取本品约 0.1 g,精密称定,置 10 mL 量瓶中,加溶剂适量,振摇使溶解并稀释至刻度,摇匀。

对照品溶液　取水杨酸对照品约 10 mg,精密称定,置 100 mL 量瓶中,加溶剂适量使溶解并稀释至刻度,摇匀,精密量取 5 mL,置 50 mL 量瓶中,用溶剂稀释至刻度,摇匀。

色谱条件　用十八烷基硅烷键合硅胶为填充剂;以乙腈-四氢呋喃-冰醋酸-水(20：5：5：70)为流动相;检测波长为 303 nm;进样体积 10 μL。

系统适用性要求　理论板数按水杨酸峰计算不低于 5000。阿司匹林峰与水杨酸峰之间的分离度应符合要求。

测定法　精密量　取供试品溶液与对照品溶液，分别注入液相色谱仪，记录色谱图。

限度　供试品溶液色谱图中如有与水杨酸峰保留时间一致的色谱峰，按外标法以峰面积计算，不得过 0.1%。

易炭化物　取本品 0.5 g，依法检查(通则 0842)，与对照液(取比色用氯化钴液 0.25 mL、比色用重铬酸钾液 0.25 mL、比色用硫酸铜液 0.40 mL，加水使成 5 mL)比较，不得更深。

有关物质　照高效液相色谱法(通则 0512)测定。

溶剂　1%冰醋酸的甲醇溶液。

供试品溶液　取本品约 0.1 g，置 10 mL 量瓶中，加溶剂适量，振摇使溶解并稀释至刻度，摇匀。

对照溶液　精密量取供试品溶液 1 mL，置 200 mL 量瓶中，用溶剂稀释至刻度，摇匀。

水杨酸对照品溶液　见游离水杨酸项下对照品溶液。

灵敏度溶液　精密量取对照溶液 1 mL，置 10 mL 量瓶中，用溶剂稀释至刻度，摇匀。

色谱条件　用十八烷基硅烷键合硅胶为填充剂；乙腈-四氢呋喃-冰醋酸-水(20∶5∶5∶70)为流动相 A，乙腈为流动相 B，按表 2-1 进行梯度洗脱；检测波长为 276 nm；进样体积 10 μL。

表 2-1　洗脱梯度

时间/min	流动相 A/%	流动相 B/%
0	100	0
60	20	80

系统适用性　要求阿司匹林峰的保留时间约为 8 min，阿司匹林峰与水杨酸峰之间的分离度应符合要求。灵敏度溶液色谱图中主成分峰高的信噪比应大于 10。

测定法　精密量取供试品溶液、对照溶液、灵敏度溶液与水杨酸对照品溶液，分别注入液相色谱仪，记录色谱图。

限度　供试品溶液色谱图中如有杂质峰，除水杨酸峰外，其他各杂质峰面积的和不得大于对照溶液主峰面积(0.5%)，小于灵敏度溶液主峰面积的色谱峰忽略不计。

干燥失重　取本品，置五氧化二磷为干燥剂的干燥器中，在 60℃减压干燥至恒量，减失质量不得过 0.5%(通则 0831)。

炽灼残渣　不得过 0.1%(通则 0841)。

重金属　取本品 1.0 g，加乙醇 23 mL 溶解后，加乙酸盐缓冲液(pH 3.5)2 mL 依法检查(通则 0821 第一法)，含重金属不得过百万分之十。

【含量测定】　取本品约 0.4 g，精密称定，加中性乙醇(对酚酞指示液显中性)20 mL 溶解后，加酚酞指示液 3 滴，用氢氧化钠滴定液(0.1 mol/L)滴定。每 1 mL 氢氧化钠滴定液(0.1 mol/L)相当于 18.02 mg 的 $C_9H_8O_4$。

【类别】　解热镇痛、非甾体抗炎药，抗血小板聚集药。

【贮藏】　密封，在干燥处保存。

【制剂】　①阿司匹林片；②阿司匹林肠溶片；③阿司匹林肠溶胶囊；④阿司匹林泡腾片；⑤阿司匹林栓。

注：若无其他说明，本书所用水均指纯化水。

2.5.2　化学药物制剂质量标准中的项目

化学药物制剂质量标准中的项目主要包括药品名称(通用名、汉语拼音名、英文名)、含量限度、性状、鉴别、检查(与制剂生产工艺有关的及与剂型相关的质量检查项等)、含量(效价)测定、类别、规格、贮藏、有效期等内容。

其中,口服固体制剂的检查项主要有溶出度、释放度(缓释、控释及肠溶制剂)等。注射剂的检查项主要有 pH、溶液的澄清度与颜色、澄明度、有关物质、重金属(大体积注射液)、干燥失重或水分(注射用粉末或冻干品)、无菌、细菌内毒素或热原等。

其他项目可根据具体制剂的生产工艺及其质量控制的特点设置。例如,脂质体在生产过程中需要用到限制性的有机溶剂(如 ICH 规定的二类溶剂),则需考虑对其进行控制。另外,还应根据脂质体的特点,设置载药量、包封率、渗漏率等检查项。

中药及生物药物制剂质量标准中的项目,与化学药物制剂质量标准中的项目有一定的相似性,更多的则是各自的特殊性,尤其是生物药物。

延伸阅读 2-4：药典收载的阿司匹林片(aspirin tablets)

本品含阿司匹林($C_9H_8O_4$)应为标示量的 95.0%～105.0%。

【性状】　本品为白色片。

【鉴别】

(1)取本品的细粉适量(约相当于阿司匹林 0.1 g),加水 10 mL,煮沸,放冷,加三氯化铁试液 1 滴,即显紫堇色。

(2)在含量测定项下记录的色谱图中,供试品溶液主峰的保留时间应与对照品溶液主峰的保留时间一致。

【检查】

游离水杨酸　照高效液相色谱法(通则 0512)测定。临用新制。

供试品溶液　取本品细粉适量(约相当于阿司匹林 0.5 g),精密称定,置 100 mL 量瓶中,加溶剂振摇使阿司匹林溶解并稀释至刻度,摇匀,滤膜滤过,取续滤液。

对照品溶液　取水杨酸对照品约 15 mg,精密称定,置 50 mL 量瓶中,加溶剂溶解并稀释至刻度,摇匀,精密量取 5 mL,置 100 mL 量瓶中,用溶剂稀释至刻度,摇匀。

溶剂、色谱条件、系统适用性要求与测定法　见阿司匹林游离水杨酸项下。

限度　供试品溶液色谱图中如有与水杨酸峰保留时间一致的色谱峰,按外标法以峰面积计算,不得过阿司匹林标示量的 0.3%。

溶出度　照溶出度与释放度测定法(通则 0931 第一法)测定。

溶出条件　以盐酸溶液(稀盐酸 24 mL 加水至 1000 mL)500 mL(50 mg 规格)或 1000 mL(0.1 g、0.3 g、0.5 g 规格)为溶出介质,转速为每分钟 100 转,依法操作,经 30 min 时取样。

供试品溶液　取溶出液 10 mL 滤过,取续滤液。

阿司匹林对照品溶液　取阿司匹林对照品适量,精密称定,加溶剂溶解并定量稀释制成每 1 mL 中约含 0.08 mg(50 mg、0.1 g 规格)、0.24 mg(0.3 g 规格)或 0.4 mg(0.5 g 规格)的溶液。

水杨酸对照品溶液　取水杨酸对照品适量,精密称定,加溶剂溶解并定量稀释制成每 1 mL 中约含 10 μg(50 mg、0.1 g 规格)、30 μg(0.3 g 规格)或 50 μg(0.5 g 规格)的溶液。

溶剂、色谱条件与系统适用性要求 见含量测定项下。

测定法 精密量取供试品溶液、阿司匹林对照品溶液与水杨酸对照品溶液，分别注入液相色谱仪，记录色谱图。按外标法以峰面积分别计算每片中阿司匹林与水杨酸含量，将水杨酸含量乘以 1.304 后，与阿司匹林含量相加即得每片溶出量。

限度 标示量的 80%，应符合规定。

其他 应符合片剂项下有关的各项规定（通则 0101）。

【含量测定】 照高效液相色谱法（通则 0512）测定。

溶剂 见游离水杨酸项下。

供试品溶液 取本品 20 片，精密称定，充分研细，精密称取细粉适量（约相当于阿司匹林 10 mg），置 100 mL 量瓶中，用溶剂强烈振摇使阿司匹林溶解，并用溶剂稀释至刻度，摇匀，滤膜滤过，取续滤液。

对照品溶液 取阿司匹林对照品适量，精密称定，加溶剂振摇使溶解并定量稀释制成每 1 mL 中约含 0.1 mg 的溶液。

色谱条件 见游离水杨酸项下。检测波长为 276 nm。

系统适用性要求 理论板数按阿司匹林峰计算不低于 3000。阿司匹林峰与水杨酸峰之间的分离度应符合要求。

测定法 精密量取供试品溶液与对照品溶液，分别注入液相色谱仪，记录色谱图。按外标法以峰面积计算。

【类别】 同阿司匹林。

【规格】 50 mg；0.1 g；0.3 g；0.5 g。

【贮藏】 密封，在干燥处保存。

2.6 药品质量标准的制定

制定药品质量标准就是确定药品的质量参数与取值。有关质量标准的格式和用语应按《中国药典》进行规范，要用词准确、语言简练、逻辑严谨，避免产生误解或歧义。

2.6.1 制定标准的原则

制定一个完整而有科学性的药品质量标准，是药品各项研究工作的综合体现，需要各方面协作和配合。在制定过程中，还要结合我国实际情况，制定既符合中国国情又有较高水平的药品质量标准。

制定药品质量标准，必须坚持质量第一，充分体现"安全有效、技术先进、经济合理、不断完善"的原则，包括以下内容。

1. 安全性与有效性

安全和有效是药品必须具备的两个基本条件，是药品质量优劣的充分体现。凡影响药品安全性和有效性的因素，均应在制定时仔细研究，并纳入标准中。因此，在研究新药时，需要注意以下三点。

（1）除进行相关的药效学试验外，还需要进行毒理学试验，以确认药品自身无严重不良反应，保证用药的安全。

（2）要对可能产生的杂质进行深入研究，对毒性较大的杂质应严格控制。

（3）药物的晶型及异构体可能对生物利用度及临床疗效有较大影响，应着重研究。

2. 先进性

在制定药品质量标准时，既要强调方法的可行性，又要强调技术先进性。应尽可能采用国际上较为先进的方法和技术，但又不能脱离我国的国情。如果所研究的新药国外已有标准，国内标准要尽量达到或超过国外的标准。依据"准确、灵敏、简便、快速"的原则，吸收国内外先进经验，结合国情和科技发展，逐步完善和提高检测水平。

3. 针对性与合理性

要从药品生产、流通、使用的各个环节考察影响药品质量的因素，从而有针对性地规定检测项目，密切结合实际，保证药品在各个环节的质量，制定检测项目中的限度。

4. 规范性

要按照国家药品监督管理局制定的基本原则、基本要求和一般的研究规则进行药品质量标准的制定。

总之，制定标准需要经过细致的质量研究工作，在确保人民用药安全有效的原则下，才能制定出既能确保药品质量，又能符合生产实际水平的药品质量标准。一个药品的质量标准不是固定不变的，随着科学技术和生产水平不断发展与提高，药品的质量标准也将相应地提高，药品质量标准的制定是一项长期的不断完善的研究工作。

当原有的质量标准不足以控制药品质量时，可以修订某项指标、补充新的内容、增删某些项目，甚至可以改进一些检验技术。

2.6.2　质量标准检测项目的确定

1. 质量标准检测项目确定的一般原则

在 2.5.1 小节中，我们已经就化学原料药质量标准中的项目进行了讨论。实际上，确定质量标准的检测项目既要有通用性又要针对药品自身的特点，能反映产品质量的变化情况；既不要求多求全，也不要随意删减。

2. 质量标准检测特色项目的确定

特色项目可根据具体产品的理化性质和质量控制的特点设置。

（1）多晶型药物。如果试验结果显示不同晶型产品的生物活性不同，则需要考虑在质量标准中增加对晶型的限定。

（2）手性药物。需要考虑对异构体杂质进行控制。对消旋体药物，若已有单一异构体上市，应进行旋光度或比旋度检查。

（3）直接分装的无菌粉末。需考虑对原料药的无菌、细菌内毒素或热原、异常毒性、升压物质、降压物质等进行控制。

3. 制剂质量标准项目的确定

制剂质量标准中的项目主要包括药品名称(通用名、汉语拼音名、英文名)、含量限度、性状、鉴别、检查(与制剂生产工艺有关的及与剂型相关的质量检查项等)、含量(效价)测定、类别、规格、贮藏、有效期等项内容。其中口服固体制剂的检查项主要有溶出度、释放度(缓释、控释及肠溶制剂)等;注射剂的检查项主要有 pH、颜色、澄明度、有关物质、重金属(大输液)、干燥失重或水分(注射用粉末或冻干品)、无菌、细菌内毒素或热原等。

2.6.3　质量标准限度的确定

1. 确定质量标准限度的依据

首先,确定质量标准限度要基于药品安全性和有效性,并应充分考虑分析方法的误差。在保证产品安全有效的前提下,可以考虑生产工艺的实际情况,以及兼顾流通和使用过程的影响。

其次,研发人员必须要注意工业化生产规模产品与进行安全性、有效性研究样品质量的一致性。也就是说,实际生产产品的质量不能低于进行安全性和有效性试验样品的质量,否则要重新进行安全性和有效性的评价。

限度确定的依据是《中国药典》,需要明确质量标准中检测的项目。质量标准中需要确定限度的项目主要包括主药的含量和与含量相关的项目(如旋光度或比旋度、熔点等)、纯度检查项(影响产品安全性的项目有有机溶剂残留、一般性杂质和特殊杂质等)和有关产品品质的项目(包括酸碱度、澄清度、颜色、溶出度、释放度等)等。

2. 特殊情况下的质量标准限度

产品品质相关项目的限度制定要体现工艺的稳定性,并考虑测定方法的误差。有关物质和残留溶剂限度需要依据试验和(或)文献,还需要考虑给药途径、给药剂量和临床使用情况等,根据技术规范的要求制定。

对化学结构不清楚或尚未完全确定的物质,如异常毒性、细菌内毒素或热原、升压物质、降压物质检查等,应按照药典的规定及临床用药情况确定限度。

药品质量标准和产品是一一对应的,所用的分析方法应经过方法学验证,应符合"准确、灵敏、简便、快速"的原则,并且要有一定的适用性和重现性,同时还应考虑原料药和其制剂质量标准的关联性。

学习与思考 2-6

---

(1)什么是标准物质?包括哪些类别?

(2)怎样建立药品质量标准?

(3)什么是质量标准项目和限度?如何确定?

2.7　其他药品质量标准

2.7.1　国家药品标准

国家药品标准(national drug standard)是指国家为保证药品质量所制定的质量指标、检验方法及生产工艺等的技术要求，包括国家药品监督管理局颁布的《中国药典》、局(部)颁标准和其他药品标准。

2019 年修订版《中华人民共和国药品管理法》明确规定，药品必须符合国家药品标准，国务院药品监督管理部门颁布的《中国药典》和药品标准为国家药品标准。国务院药品监督管理部门组织药典委员会负责国家药品标准的制定和修订，国务院药品监督管理部门的药品检验机构负责标定国家药品标准品、对照品。

目前我国的国家标准主要包括如下几种。

1. 药典

国家药典反映了我国医药工业、医疗预防及药物分析技术水平，其收载的品种通常是医疗需要、临床常用、疗效确切、质量好、副作用小、我国能工业化生产的质量水平较高并有合理质量控制方法的药品。

2. 局(部)颁标准

国家药品监督管理局颁布的标准简称局颁标准，在此之前由国家卫生部颁布的仍有效的标准简称部颁标准。局(部)颁标准通常收载疗效较好、在国内广泛应用、准备过渡到药典的品种。另外，一部分品种并不准备上升到药典，而是因为国内多家生产，有必要制定统一的质量标准共同遵守执行。此外，还有少数由上一版药典降格为局(部)颁标准的品种。

局(部)颁标准包括：①卫生部中药成方制剂一至二十一册；②卫生部化学、生化、抗生素药品第一分册；③卫生部药品标准(二部)一册至六册；④卫生部药品标准藏药第一册、蒙药分册、维吾尔药分册；⑤新药转正标准 1 至 88 册(不断更新)；⑥国家药品标准化学药品地标升国标一至十六册；⑦国家中成药标准汇编；⑧国家药品注册标准(针对某一企业的标准，但同样是国家药品标准)。

3. 进口药品注册标准

每一个进口药品均有相应的注册标准，一般每 5 年需要再注册一次。该标准由国外药品生产企业在企业标准或法定标准的基础上提出草案，经中国食品药品检定研究院或具有进口药品检验资质的口岸药品检验所进行检验和审核后，最终由国家药品监督管理部门批准执行。

2.7.2　临床研究用药品质量标准

根据《中华人民共和国药品管理法》和《药品注册管理办法》的规定，研制新药必须按照国务院药品监督管理部门的规定如实报送研制方法、质量指标、药理及毒理试验结果等有关资料和样品，经国务院药品监督管理部门批准后，方可进行临床试验。即研制新药在进行临床试验或试用之前应先得到批准，以保证临床用药的安全性和临床试验相关研究结果的可靠性。

临床研究用药品质量标准是一个临时质量标准，由新药研制单位制定，经省级以上药品检验所对申报的药品标准中检验方法的可行性、科学性、设定项目和指标能否控制药品质量等进行实验室检验和审核工作，经复核后的标准由国家药品监督管理局批准后执行，仅在新药临床试验阶段有效，而且只供研制单位与临床试验单位使用。

　　临床研究用药品质量标准的作用在于保证临床试验用药品与实验室研究时用于理化性质研究、药理毒理研究的供试品是同一物质且有相似的质量水平，供应给临床的药品能代表今后放大生产的质量水平，多次重复制备提供给临床试验用的药品质量是稳定的、可控的，这样才能保证临床试验的安全性，降低临床试验风险，使临床试验结论可靠。

　　临床研究前对新药的药学和药理毒理学性质认识有限，为了从不同角度全面控制药品的质量，保证安全性，制定临床研究用质量标准的控制项目应尽可能全面。对影响产品安全性的检查项目均应制定入质量标准，特别是与药品纯度相关的检查，如有关物质、基因毒性杂质、残留溶剂等都应严格控制，其制定依据可通过相关已有文献资料或动物试验结果确定。

2.7.3　生产用试行药品质量标准

　　生产用试行药品质量标准是新药经临床试验或使用后申报生产时，由新药研制单位制定、经国家药品监督管理局批准后即成为局(部)颁标准(试行)，试行期 2 年。

　　该标准重点考察生产工艺经中试研究，获工业化生产后产品质量的变化情况，同时结合临床研究的结果对质量标准的项目或限度进行适当的调整或修订，注重质量标准的实用性。该标准执行 2 年后，如果药品质量仍然稳定，经国家药品监督管理部门批准转为国家药品标准。

2.7.4　企业药品质量标准

　　由药品生产企业自己制定并用于控制其药品质量的标准，称为企业标准或企业内控标准。它仅在本厂或本系统内的药品生产管理上发挥作用，并无法定性质，属于非法定标准。

　　由于企业标准是非法定标准，必须服从于法定标准，指标一般高于法定标准的要求，通常是在法定标准的基础上增加检测项目或提高关键项目的限度标准。例如，某药品药典规定以干燥品计，含量不低于 98.0%，企业内控标准为不低于 98.5%；如溶液颜色规定，显色结果与黄色或橙黄色 2 号标准比色液比较，不得更深。企业内控标准规定为如显色，与黄色或橙黄色 1 号标准比色液比较，不得更深。其目的就是确保产品在生命周期中质量持续符合预期或质量标准的规定，以确保患者用药的安全性和有效性。

　　制定企业内控标准需要遵循如下三条原则。

　　(1)非关键质量特性项可以不制定，使用国家标准即可。例如，物料的氯化物、炽灼残渣等就没有必要制定企业内控标准。

　　(2)对于稳定性较差的项目，如含量、有关物质等应综合考虑稳定性(其中已经包括了检验不确定度)和产品均一性的影响。

　　(3)对于稳定性较高的项目，可以综合考虑检验不确定度和产品均一性的影响。

2.7.5　地方药品标准

　　地方药品标准是由地方(省、自治区、直辖市)药品监督管理局批准、发布，在某一地区范围内统一执行的药品标准。地方标准不能同《中国药典》或局(部)颁标准相抵触，只在本地使用。

从 2001 年 12 月 1 日起,对符合《中华人民共和国药品管理法》有关规定的地方药品标准品种,纳入国家药品标准,可以继续使用;对不符合规定的,停止该品种的生产并撤销其批准文号,生产没有实施批准文号管理的中药材和中药饮片除外。

学习与思考 2-7

(1)在下列药品标准中,哪个标准通常被认为质量水平较高?哪个较低?为什么?

　　A. ChP　　　　　B. USP-NF　　　　C. BP　　　　D. JP　　　　E. Ph. Int.　　　　F. EP

(2)将题(1)中所列药品标准进行比较,对药品质量标准的制定有哪些启示?

(3)既然已有国家药品标准,为什么企业还要制定企业内部标准?

2.8　国外主要药典简介

目前世界上已有数十个国家和地区编制了药典。除我国药典一部偏重中药外,世界各国药典的主要内容基本相似。对我国药品的生产和质量管理具有参考价值的主要国外药典有《美国药典》(USP)、《欧洲药典》(EP)、《英国药典》(BP)、《日本药局方》(JP)和《国际药典》(Ph. Int.)等。

2.8.1　《美国药典》

USP 由美国药典委员会编写,现和《美国国家处方集》(NF)合并出版,缩写为 USP-NF。NF 收载了 USP 尚未收入的新药和新制剂。USP 从 1820 年出第一版,每年更新。

USP-NF 包含关于药物、剂型、原料药、辅料、医疗器械和食物补充剂的标准,是美国政府对药品质量标准和检定方法做出的技术规定,也是药品生产、使用、管理、检验的法律依据。最新版本 USP41-NF2022 于 2021 年 11 月份出版,2022 年 5 月 1 日生效。

USP 正文药品名录分别按法定药名字母顺序排列,各药品条目大都列有药名、结构式、分子式、CAS 登记号(物质数字识别号码,由美国 Chemical Abstracts Service 提供,是物质的唯一的数字识别号码)、成分和含量说明、包装和贮藏规格、鉴定方法、干燥失重、炽灼残渣、检测方法等常规项目,正文之后还有对各种药品进行测试的方法和要求的通用章节及对各种药物的一般要求的通则。可根据书后所附的 USP 和 NF 的联合索引查阅本书。

2.8.2　《欧洲药典》

EP 由欧洲药品质量管理局(EDQM)负责出版和发行,为欧洲药品质量检测的唯一指导文献,为药品研发、生产和销售使用过程中用于质量控制的、科学的并在欧盟范围内具有法律效力的标准,适用于药物原料、制剂及它们的中间体生产的定性和定量分析检验与质量控制。

EP 第 1 版于 1964 年发行,从 2002 年 EP 第 4 版开始,出版周期固定为每 3 年修订一版。现行版为 EP 第 10 版,2019 年 6 月出版,2020 年 1 月生效。

EP 的基本组成有凡例、通用分析方法(包括一般鉴别试验,一般检查方法,常用物理、化学测定法,常用含量测定法,生物检查和生物分析,生药学方法)、容器和材料、试剂、正文和索引等。

EP 正文品种的内容包括品名、分子结构式、CAS 登录号、化学名称及含量限度、性状、鉴别、检查、含量测定、贮藏、可能的杂质结构等。

EP 有英文版与法文版，其西班牙文版正在翻译中。EP 的权威性和影响力正在不断扩大。现有欧盟 36 个国家及欧盟委员会参与制定和执行 EP。另有包括 WHO 和中国等在内的 20 多个组织和国家作为欧洲药典委员会的观察员，有利于加强联系与合作。

2.8.3　《英国药典》

BP 是由英国药典委员会编制出版，收载英国药物原料、制剂和其他医药产品的法定标准。自 1864 年起，通过通用的权威的药品标准的设立，以保障公众健康，在全球药品质量管理方面影响广泛，并获得许多国家的法定认可，在全球近 100 个国家的药物研发、生产和临床中都发挥着重要的参考作用。最新的版本为 2022 版，共 6 卷。

在英国，有两部药典具有法律地位，它们是 BP（包括兽药典）与 EP。BP 是在英国境内所有药物与医药产品的权威官方标准集，在每年的 8 月颁布，次年的 1 月开始实施，包含 EP 的所有各论与正文。

BP 包含了总体注意事项（提供适用于所有正文的总体信息），总体的各论要求（应用于所有剂型），各论提供的各种强制性标准（活性药物成分、辅料、制剂、草药、草药产品与草药制剂、制造顺势疗法产品中要用到的材料、与血液相关产品、免疫产品、放射性药物制剂），红外参考谱图，附录，补充章节（提供附加的指导原则），综合索引等。

BP（兽药典）作为单独的一卷与 BP 同时发布。收载了在英国范围内的用作兽药的药物与制剂。BP（兽药典）也包含 EP 的各论与正文。

2.8.4　《日本药局方》

JP 由日本药典委员会编制，日本厚生劳动省颁布实施。JP 分两部出版，第一部收载原料药及其基础制剂，第二部主要收载生药、家庭药制剂和制剂原料。JP 第 1 版于 1886 年 6 月出版，1887 年 7 月实施；目前最新版为 2016 年出版的第 17 版（JP17），于 2016 年 4 月 1 日生效。

JP 收载内容包括凡例、生药总则、制剂总则（即制剂通则）、一般试验方法、医药品各论（主要为化学药品、生药、生物制品、调剂用附加剂、抗生素、放射性药品及制剂等）、药品红外光谱集、一般信息等。最后是索引。

JP 在其医药品各论中药品的质量标准，按顺序分别列有品名（日本名、英文名和拉丁名及日本别名）、有机药物的结构式、分子式与分子量、来源或有机药物的化学名、CA 登录号、含量和效价规定、性状和物理常数、鉴别、检查、含量或效价测定、容器和贮藏、有效期等。JP的内容和编排在许多方面和《中国药典》具有一定的相似性。

2.8.5　《国际药典》

《国际药典》由 WHO 主持编纂出版，供 WHO 成员国免费使用。许多国家，尤其是非洲各成员国将《国际药典》作为本国或地区的认可标准，具有法律效力。

《国际药典》第一版分两卷，于 1951 和 1955 年用英文、法文、西班牙文出版，于 1959 年出版增补本。第二版于 1967 年用英文、法文、俄文、西班牙文出版。第三版分 5 卷，于 1979

年、1981 年、1988 年、1994 年、2003 年出版，第 1 卷收载 42 项分析测试方法，第 2、3 两卷共收载药品 383 种，第 4 卷收载有关试验、方法的信息，以及药品原料、制剂、赋形剂的一般要求和质量说明，第 5 卷收载制剂通则及药品原料和制剂的质量标准，包括合成药物和一些抗疟疾药物及其最广泛应用剂型的所有各论。现行版为 2015 年出版的第五版，收载原料药及辅料 443 个、制剂 145 个、放射药品 27 个。同步发行网络版和光盘版。

《国际药典》更多关注发展中国家的需求。与其他各国药典相比，《国际药典》专注于重大公共健康问题的一线药物及 WHO 疾病项目推荐的基本药物，如结核、疟疾、艾滋病治疗药物及儿科药物。收载药物的剂型以口服制剂为主，目前主要有胶囊剂、片剂及口服液体制剂。未来《国际药典》收载品种将优先考虑妇女儿童用药、抗疟疾、抗结核、抗病毒及热带病用药。

延伸阅读 2-5："一带一路"国家的药品监管

2016 年 7 月 27 日，来自加纳、牙买加、肯尼亚、毛里求斯、尼日利亚、巴勒斯坦、巴拿马、斯里兰卡等国的药品监督管理机构相关官员参加由我国国家食品药品监督管理总局和商务部共同主办的"一带一路"国家药品监管与发展合作会议。"一带一路"国家互相分享药品监管经验，共商加强药品监管的国际合作。"一带一路"建设给国际药品监管与发展合作带来了新平台和新机遇，同时也提出了更高要求，从而共同促进产业的发展。

"十四五"时期，中国与共建"一带一路"国家合作建设 30 个高质量中医药海外中心，颁布 30 项中医药国际标准，打造 10 个中医药文化海外传播品牌项目，建设 50 个中医药国际合作基地和一批国家中医药服务出口基地，加强中药类产品海外注册服务平台建设，组派中医援外医疗队，鼓励社会力量采用市场化方式探索建设中外友好中医医院。

内容提要与学习要求

为了严把药品质量关，必须对药物研发、药品生产、临床使用、销售及进出口各个环节进行严格审批，形成了严格的药品注册制度。本章提出了药品质量管理的理念，以 ICH 为例讨论了药物质量要求，明确了药品的七大质量指标如物理指标、化学指标、生物药剂学指标、安全性指标、有效性指标、稳定性指标和均一性指标，提出药品标准的概念。

本章介绍了质量控制和药品质量标准(药品标准)的基本概念。药品标准分为国家药品标准和企业药品标准两种类型，ChP2020 收载国家药品标准。药品质量的控制主要从药品的性状、鉴别、检查、含量测定等方面展开。明确标准物质包括对照品、标准品、对照药材和参考品，国家药品标准物质包括理化检测用国家药品标准物质和生物检测用国家药品标准物质。详细描述了《中国药典》，提出药品质量标准主要由检测项目、分析方法和限度三方面内容组成，对药品质量标准的制定原则、内容、限度的确定做了详细说明。

掌握药品的质量指标、药品标准和药用辅料的概念，了解药用辅料与使用原则、分类及在制剂中的作用；理解药品标准的基本概念；明确标准物质和质量控制的基本内容；了解药典的发展历史；熟练掌握 ChP2020 的使用；了解其他药品质量标准。

练 习 题

一、名词解释

对照品　标准品　国家药品　标准物质　理化检测　生物检测　药典　《中国药典》　药品质量　药品质量标准　《国际药典》

二、判断题

1. 标准品和对照品是两个可互相取代的概念。

2. 当一种标准物质停止生产或停止使用时，其编号可用于其他标准物质。

3. 我国现使用的是 ChP2020。

4. 药典正文所设各项规定针对任何药品。

5. 药典中质量标准的特色项目可根据具体产品的理化性质和质量控制的特点设置。

三、多选题

1. ICH 的特征和目标包括（　　）。

A. 患者第一，一切从患者利益出发考虑如何才能更快地为患者提供高质量、安全有效的药物

B. 管理部门和工业部门相互合作和相互信任，对议题从不同角度讨论并提出更合理的见解，避免片面性

C. 高的透明度，信息共享

D. 采用高科技

2. 药用辅料可以分为（　　）。

A. pH 调节剂　　　　　　B. 螯合剂　　　　　　C. 包合剂　　　　　　D. 包衣剂

3. 药品的质量指标主要包含（　　）。

A. 物理指标，包括药品的活性成分、辅料的含量、制剂的质量、外观等指标

B. 化学指标，包括药品活性成分、化学、生物化学特性变化等指标

C. 生物药剂学指标，包括药品的崩解、溶出、吸收、分布、代谢、排泄等指标

D. 安全性指标，包括药品的"三致"（致突变、致癌和致畸）作用、不良反应及药物相互作用和配伍、使用禁忌等指标

4. 药品的分析方法验证包含（　　）。

A. 专属性　　　　　　B. 线性及线性范围　　C. 准确性　　　　　　D. 精密度

5. 药品质量与技术要求包括（　　）。

A. 质量的技术要求　　　　　　　　　　B. 安全性技术要求

C. 有效性技术要求　　　　　　　　　　D. 综合性技术要求

四、思考题

1. ICH 有哪些组成成分？

2. ICH 协调的专题分为哪几类？

3. 简述 ICH 特征和目标。

4. 简述新药高通量筛选的意义。

5. 以阿司匹林为例，描述其制剂阿司匹林片、阿司匹林肠溶片、阿司匹林肠溶胶囊、阿司匹林泡腾片、阿司匹林栓等进行质量控制需要检测的项目与标准。

6. 以盐酸纳曲酮为例，比较不同国家药典中质量标准的异同。

7. 对比 ChP2015 与 ChP2020，查找各有何特点。

第 3 章 药品质量设计与制药过程质量控制

前文提到，ICH 倡导建立在可靠的科学和质量风险管理基础之上的 QbD 理念。该理念是以预先设定目标产品质量作为药物研发起点，并以此确定产品关键质量标准，通过风险评估和试验研究，再确定关键物料和工艺参数，进而建立能够满足产品质量且工艺稳定的控制策略，并对产品和工艺的生命周期进行管理。换言之，药品质量是设计生产出来的，而不是检测出来的。

3.1 质量源于设计理念

3.1.1 质量源于设计的概念

QbD 方法很明确，质量好坏是可以控制的，但不能借助检验而提高，而是设计赋予的。检验仅仅是对质量好坏的一种知晓行为。设计赋予质量的基本理念就是预先定义好目标，强调对药品与工艺的理解及工艺控制系统的把控。正因为如此，FDA 要求仿制药的开发与生产从 2013 年 1 月起采用 QbD 理念。

QbD 理念涉及风险评估、实验设计和控制策略等三个方面。首先，风险评估包括评估药品需要达到的质量水平和影响药品质量的关键可变因素；其次，试验设计包括设计影响药品质量的多变量和结果统计，进而明确各变量对药品质量的影响；最后，控制策略是明确各变量的控制范围，以保证药品质量。

3.1.2 质量源于设计的内容

为达到客户品质保证(customer quality assurance，CQA)要求，QbD 理念贯穿药物工艺研发全过程，包括五个方面的内容：①确认产品的关键质量参数；②设计处方工艺，使关键质量参数重现性与耐用性符合要求；③掌握原材料和工艺参数对于关键质量参数的影响；④确认和控制原材料及工艺过程的变量；⑤通过持续监控和工艺改进保证质量稳定。

例如，在工艺设计阶段，要明确目标分子的质量要求(如纯度、杂质、异构体、遗传毒性杂质、残留溶剂、晶型、粒度等)，再根据上市制剂的质量控制要求，加强原料药质量控制，设计合理路线避免杂质的生成，保证原料药质量，减少环境污染，以降低生产成本；而在工艺确认阶段，要明确关键工艺步骤和关键工艺参数进而进行多变量分析(原料及中间体残留、副产物、金属催化剂、残留溶剂)，再通过平行正交试验确定参数可控制范围；在工艺验证阶段，要明确规模相关参数进行规模放大试验，确定参数范围。

3.1.3 质量源于设计的特点

QbD 在工艺放大和验证中展现出的优势十分明显。首先，明确工艺参数与药品质量的相关性，可使关键工艺质量参数始终控制在可接受的范围内，提高药品质量合格的可能性，从而尽可能降低生产药品的不合格率；其次，根据参数相关性分析，能更加明确工艺验证目标，大规模减少工艺验证次数,得到理想结果;最后,利用先进的软件和模型,预测关键质量参数变化,指导工艺放大研究,减少从实验室规模到商业化规模之间的逐级放大次数,加快开发进程。

在 QbD 理念中,研发、工程、质管、开发、规范、技术、运营、质控等各环节要紧紧围绕主题词 "QbD",将 QbD 理念自始至终加以贯彻,并且紧跟各国药品质量控制新政。

推广 QbD 理念具有重要的意义。首先,减少上市后变更注册申请、召回及生产失败、不确定性与风险、试验成本、注册负担、无价值的注册和(或)依从性试验、工艺验证的需要、新药申请(new drug application,NDA)文件。其次,增加注册和药政管理的灵活性,加深对工艺理解,充分利用先进技术,提高药品质量的可控程度。最后,提高注册审评标准,提高药政管理者的科学/技术素质,提高研发效率;加速经验资本化,加速全球一致性。

实践 QbD 理念,将 QbD 理念贯穿生产工艺路线优化的全过程,从源头和根本上控制药品质量,控制仿制药生产成本,增加同行业企业竞争力,且有利于企业科研能力提升,加强企业长远发展的驱动力。

学习与思考 3-1

---

(1)什么是 QbD 理念?主要内容包括哪些?

(2)为什么 FDA 要求仿制药的生成开发采用 QbD 理念,而没有提及新药开发中如何使用 QbD 理念问题?

(3)贯彻 QbD 理念有何意义?

(4)试分析 QbD 理念的优缺点,并举例说明在药品生产中如何实施 QbD。

3.2　制药过程监控

3.2.1　过程分析技术

过程分析是通过在线分析仪器对原材料、在线物料(处于加工中材料的物料)及工艺过程本身的关键质量参数和性能特征而建立实时测量方法的过程。在线分析所获得的数据为设计、分析和控制生产加工过程提供实时数据支撑,从而构成准确判定中间产品和最终产品质量状况的技术集成系统。在线分析的各种技术的系统集成称为过程分析技术(process analytical technology,PAT)。

与传统的工艺分析测量技术相比,PAT 具有四个特点。

1. 实现工艺过程的动态、连续全程控制

在传统的工艺生产检测过程中,常采取抽样检测(sampling test)方式进行产品质量的检测与分析。抽样检测获得的是过程中物料理化性质的局部信息,往往具有滞后性,无法解决大生产过程中质量标准的均一性。与此成鲜明对照的是,PAT 实时控制、分析工艺全过程,通过对动态、连续式工艺过程中产品的瞬时控制(instantaneous control)来确保产品质量标准的均一性。

由于在药品生产过程中,不同物料间、相同物料不同批次间都会有一定的差异,仅靠单一确定的时间难以适应物料属性的变化,因此生产过程不再以某个给定的时间来决定工艺过程的终点,而是以物料的属性是否已经达到预期状态为终点作为判断标准,这是由 PAT 技术带来的最大优势。

工艺终点的确定和实时工艺控制均以工艺分析仪器的实时监测为基础，以产品和工艺开发中所设计的物料及产品的预期状态为标准，通过实时控制使工艺始终处于预期的理想状态。显然，只有通过对多变量的联合监测及控制，才能实现实时监测和控制的真正价值。

2. 实现工艺和产品的多变量数据采集与分析

在现代化大生产中，产品的生成过程和工艺大多是一个复杂的多变量混合系统。故而要实现产品和工艺的全面把控，就必须对工艺或产品中的各个变量或成分进行分解、综合。这是一个复杂的过程，很难实现产品质量和工艺过程的全方面控制，其原因在于动态过程变化带来多变量之间的理化反应很难用常规单次、单因素试验、分析所解释，要说明产品和变量之间的相互关系很有难度。

这个难题因 PAT 引入了多变量的数据采集和分析而迎刃而解。PAT 通过分析工艺中各变量的相互作用及其对产品质量的影响，确认并评价对产品质量及性能有关键影响的物料和工艺变量所起的作用，找出其中的关键变量，并且 PAT 分析各变量的相互作用及其对产品质量的影响贯穿产品生产的整个生命周期。

3. 实现多学科技术与风险管理理念相结合的综合性分析

PAT 是融合化学、物理、微生物学、数学和风险分析在内的多学科交叉的综合分析方式而建立起来的设计、分析和控制生产系统，其目标是通过加强对生产过程的理解和控制，降低管理风险，提升产品质量。风险管理贯穿整个 PAT 过程，是 PAT 引入 QbD 理念的核心。显然，PAT 成为多学科技术与风险管理理念相结合的综合性分析体系。

4. 实现了实时在线，不损害产品质量

PAT 主要有光谱、色谱、质谱及色谱-质谱、光谱-色谱联用等。通过在工艺生产线上安装 PAT 仪表，不仅可以全程监控与分析生产线工艺，而且不会对产品造成损害，保证产品质量标准的稳定性。

3.2.2 制药过程分析技术

美欧日等国家和地区的药品生产执行的是现行药品生产质量管理规范 (Current Good Manufacture Practices，cGMP)，要求药品生产和物流的全过程都必须验证。FDA 以工业指南的方式颁布了《创新的药物研发、生产和质量保障框架体系——PAT》，将 PAT 作为 21 世纪美国 cGMP 改革的新趋势之一，足见 PAT 的重要性和产业导向性。

在 FDA 倡导下，PAT 为制药业提供法规框架和科技驱动力，改进对流程的理解和评估，是实现 QbD 的关键工具之一。PAT 为药品生产质量控制提供及时、准确的数据和决策支持，确保 cGMP 得以实现，在稳定药品质量、优化工艺操作、提高生产效率和节能降耗等方面发挥了积极作用。

需要说明的是，现阶段我国尚在执行 WHO 适用于发展中国家的 GMP，偏重对生产设备等硬件要求，标准相对要低。尽管如此，我们也要清醒地认识到，FDA 强调质量不是测量出来的，质量一定要建立在设计基础上才能生产出高质量的药品。该观点与传统的"先药后检"质量控制思维是完全不同的，当然也不能简单地认为 PAT 就是把仪器搬到生产线上。另外，在线仪器的高成本使很多企业对实施 PAT 望而却步，认为投入太大。不过，随着科技快速发展，仪器设备成本降低，PAT 将进入快速发展期，预计在下一个 10 年，特别是随着智能技术的进步，PAT 将在过程行业发挥越来越重要的作用。

学习与思考 3-2

---

(1) 什么是 PAT 技术？PAT 技术与传统分析技术有何异同？如何理解 PAT 是多学科技术的综合性分析体系？

(2) cGMP 和 GMP 有何异同？

(3) 我国《国家中长期科学和技术发展规划纲要(2006—2020)》中指出"流程工业需要的传感器、智能化检测控制技术"为重点领域的优先主题，没有采用国际通用的 PAT 术语，从文字内涵看也未涵盖完整的 PAT 架构。试分析，PAT 在我国发展滞后的原因有哪些。

(4) 你想象的 PAT 技术应该有哪些组成部分？各部分有何功能？

3.3　在线分析系统与技术

3.3.1　在线分析系统

在线分析系统(online analysis system)是建立在生产流程线上、在实时分析测量(real-time analysis and testing)模式下所构建的以在线检测仪器为核心，以其他系列相关软、硬件高度集成的监测控制平台。

在线分析系统是现代工业生产中不可或缺的一部分，是实现生产系统动态控制的必需设备，也是生产过程自动化的理想手段。许多先进的自动化技术和手段都已经在在线分析系统中得到广泛使用，起着"指导者"和"把关者"的双重作用。有了色谱分析仪器工作原理的基础，我们很容易理解在线分析系统的工作原理。如图 3-1 所示是在线分析系统的常规组成，一般由五大部分构成。各部分的特点和功能简述如下。

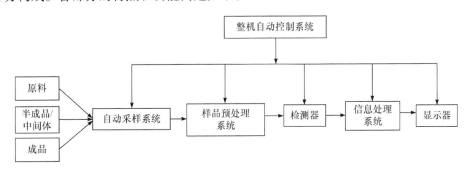

图 3-1　在线分析系统的常规组成

1. 自动采样系统

该系统的功能是快速及时地对具有代表性的分析样品(原料、半成品/中间体、成品)进行采集。

2. 样品预处理系统

该系统的功能是对不同物态的复杂样品进行过滤、粉碎、研磨、冷却、干燥、定容、稀释、富集、纯化等操作，使相关待检测样品能够达到检测要求，直接分析给出测量结果。

自动采样系统和样品预处理系统是关乎在线分析能否成功的首要关键环节。往往需要根据样品的实际情况进行设计，需要使用不间断采样和预处理手段及设备，还要和后面的环节顺利进行联机自动化。采样应具有充分的代表性，样品预处理系统要确保样品在不对检测器造成损伤和自身无损失的前提下准确完成相关的定量分析。这些研究复杂且辛苦，需要多个专业人员协作。

3. 检测器

由光谱、色谱、电化学等分析仪器组成，是完成在线分析的核心部件，其功能是依据某种物理或者化学原理把被测成分的信息转换成电信号后传递给后续系统处理。

4. 信息处理系统

其功能是对检测器所提供的微弱电信号进行放大、模式转换、数学运算、线性补偿等信息处理工作，通常涉及大型分析软件、工作站、数据处理、专家系统。

5. 显示器

将信息处理系统提供的数字信号采用模拟表头、数字显示器转化成屏幕显示，给出被测成分的含量。

检测器、信息处理系统和显示器三个部分往往是由商品在线检测器供货商打包提供。需要注意的是，在应用过程中一定要确保生产现场环境如尘埃、腐蚀、高温、高湿、振动、噪声符合要求，从而使在线检测仪器能快速、准确、长期稳定和可靠地工作。一般情况下，检测器连续工作时间不得少于保证主要生产装置最小的停机检修间隔，即 8000 h。

6. 整机自动控制系统

该系统的任务是控制各部分的自动、协调性运转工作。每次测量时，系统能自动调零、校准。目前，控制装置通常有集散控制系统(distributed control system，DCS)、现场总线控制系统(fieldbus control system，FCS)、可编程逻辑控制器(programmable logic controller，PLC)与工业 PC 机。微处理器和计算机技术相结合所构成的自诊断与自适应系统及相关软件已成为现代化在线分析仪的开发热点。

例如，在常见的在线色谱分析平台中，工作流程通常包括循环在线采样、稀释、过滤、衍化、萃取、沉淀析出、搅拌、冷却/加热等预处理过程，与此同时有气相色谱(GC)、液相色谱(LC)、凝胶渗透色谱(GPO)分析给出的数据分析，使得数据与控制结果实现集散控制系统的远程控制。

需要强调的是，化学计量学是 PAT 的重要基础，因而在线分析过程不可避免地运用到化学计量学相关方法，以至于多数过程分析方法的专属性受到一定限制。出于分析速度的要求，在线系统中不太可能有复杂的设置和费时的样品预处理装置。所以，解析所检测到的信号、从中提取有用的信息就非常重要。

为了识别和监测过程的状态，需要建立相应状态的模型。化学计量学是信号的提取和解析、化学建模的有力工具。例如，在在线近红外光谱分析中，存在背景信号和复杂体系多种组分信号的相互干扰与重叠，简单地用信号最高点作为评估值是不确切的，这就需借助化学计量学或者标准软件进行信息的模拟和提取。

需要指出的是，在工业 3.0 的大背景下，随着计算机技术特别是嵌入式系统的发展，在线分析技术正朝着智能化、网络化、集成化方向快速发展，为药品的高效率生产和质量安全保障提供新动能。

学习与思考 3-3

---

(1) 在线分析系统由哪几部分构成？各有何功能？与你设想的 PAT 有何差别？

(2) 什么是集散控制系统、现场总线控制系统、可编程逻辑控制器？

(3) 什么是化学计量学？化学计量学相关基础在 PAT 中有何应用？

3.3.2　在线分析方法

药品质量与其生产过程中各环节的控制水平密切相关。现代制药工业除了必须对最终产品按照相关质量标准进行分析检测外，还应针对生产过程中的各环节开展分析检测工作，这对保障最终产品的质量至关重要。

制药过程分析是针对药品生产过程的设计、分析和生产控制的体系，是工业药物分析的重要组成部分。该体系对原料、中间体、辅料和工艺的关键性质量指标进行实时监测，以保证成品药物质量。制药过程分析的意义在于及时有效地反映动态生产过程及原料、半成品的质量信息，把药品质量问题消除在生产过程当中，并提高生产效率和降低分析成本。

制药过程分析可分为离线分析(offline analysis)、现场分析(on-site analysis)、在线分析(online analysis)三大类。其中离线分析是从生产现场采样后带回实验室进行分析检测，这类分析方法缺少时效性，不利于生产过程的即时控制；现场分析是人工采样后在生产现场开展分析检测工作，可为生产过程提供更加及时的信息反馈，但是在很多情况下仍然难以满足动态生产过程的需要；在线分析是依靠自动采样设备直接在生产过程中采样，并自动传输到工业分析仪器中进行即时动态的监测，充分体现了工艺流程中分析检测工作的自动化、动态化与实时化，并有效提高了操作人员的安全性与生产效率。

需要指出的是，在线分析不仅分析化学问题，也是工程问题，还涉及智能采样和数据分析的技术控制问题。所以，涉及面比较广，也比较复杂。本节仅就一些基本知识作一些概括性介绍。

1. 在线采样

为保证制药过程在线分析的连续性与自动化，需要在制药设备上加装专门的在线采样装置(online sampling devices)，以将样品自动和快速地引入分析系统中。采样过程必须充分考虑工艺管道的管壁效应、非单相样品的混合与分层等因素，以确保能够取出具有足够代表性的样品。

对于液体样品，主要采用泵抽采样和压差引样。泵抽采样需要在旁路上附加采样泵，主要用于采样点与分析系统之间无压力差的情况。而压差引样则要求采样点与分析系统之间存在压力差，通过压力差将样品引入分析系统。对于气体样品，可通过采样管将样品以不同方式导入分析系统。对于固体样品，可采用重力被动输送或依靠压缩空气或电动传输带的主动输送的方式。

2. 在线前处理

制药过程取样具有复杂性，通常需要经过适当的前处理方可进入检测装置，这是保障后续分析检测顺利进行的关键。对固体样品通常需要进行干燥、粉碎、过筛、溶解等前处理，而对气体或液体样品则需要进行稳压、冷却、过滤、富集、稀释和定容等前处理。这些前处理方式如以离线方式进行较为简单，但是为了保证整个在线分析过程的进行，则必须实现自动化的在线操作，同时确保不对检测装置造成损伤和自身无损失，因此需要进行精细的工程设计。

3. 在线进样

采集样品并进行前处理后，需要将样品导入检测装置进行分析，在线分析中常用流动注射分析（flow injection analysis，FIA）技术实现自动化的连续进样，相关内容将在后续学习，在此不再赘述。

4. 在线检测

制药过程在线分析方法主要包括光谱法、色谱法、电化学法、质谱法、声谱法等。现将在线分析系统中常用的检测方法简要介绍如下。

（1）光谱法：常用的有近红外分光光度法、紫外-可见分光光度法、荧光分光光度法和原子吸收分光光度法等。近红外分光光度法是制药过程在线分析中最常用的光谱检测方法。

由于制药过程在线分析中面对的检测对象成分较为复杂，难以直接获得检测结果，通常需要基于样品的光谱测量数据与标准方法测定的基础数据，通过化学计量学方法建立校正模型，通过计算机处理来获取样品的成分组成信息。

在线紫外分析常依赖于高质量光纤（作为检测探头）、阵列型检测器与化学计量学算法。如果样品需要经过显色反应方可检测，则需在采样系统和检测器之间增加一个反应池。与在线近红外分析类似，为了克服复杂样品基质对检测结果带来的影响，往往采取化学计量学方法处理结果。

（2）色谱法：制药过程在线分析中最常用的色谱检测方法包括气相色谱、液相色谱、离子色谱等。由于制药过程所涉及样品成分与状态非常复杂，而色谱仪器对于样品的要求高于光谱仪器，因此在线色谱系统必须配备可靠高效的样品预处理装置。

色谱法是一种可实现复杂样品有效分离、分析的方法。但是对于制药过程分析，通常要求方法简单快速，以满足工业化生产的需求。这往往导致分离效果不佳，这种情况下也需要采取一些化学计量学方法来排除干扰。此外，色谱分离分析过程通常需要持续一段时间，从数分钟到数十分钟不等，无法像光谱法一样实现真正的实时在线分析。

为了达到制药过程分析对于分析速度的硬性要求，通常需要采用两根乃至多根色谱柱，以缩短分析周期。按照使用目的有分离柱、保留柱、贮存柱和选择柱多种。其中保留柱用于阻留样品中某些组分；贮存柱可按照预定程序，在规定时间内将某些组分排出分析系统；选择柱可将无须测定的高浓度组分排出，而将待测低浓度组分导入分离系统。按照设定程序，切换阀可将色谱系统在不同色谱柱之间切换，以提高分析效率。

（3）电化学法：根据电压、电流、电导等参数与待测样品组成、浓度的关系以实现定性、定量分析的方法。用于制药过程分析的电化学检测法包括电化学传感器分析和电位滴定分析等。其中电化学传感器具有体积小、响应速度快等优点，非常适合安装于制药设备上。

常用的电化学传感器包括 pH 电极、钠离子电极、氯离子电极、溶解氧电极等。电位滴定分析属于一种间歇分析技术，每隔一段时间由自动采样器采集样品，经过简单前处理后进行电位滴定。电位滴定分析适用范围广，没有其他合适的在线分析方法时，往往可以考虑采用电位滴定分析。

3.3.3　在线分析技术

为保证制药过程的自动化和连续性，在线分析需要专门的采样装置和阀门才能将样品自动、快速地引入分析系统。一个采样系统是由若干元件构成的集合(assembly)，且必须能从工艺过程中取出足够有代表性的样品而不影响分析测量结果的有效性，同时不至于影响工艺进程。

在大规模生产中，通常只考虑前者。此时，设计取样装置要充分考虑分析仪的要求，以此来决定取样形式和样品需要的处理程度，也要考虑工艺管道的管壁效应、组合管壁效应、混合、分层等变化，最理想的状况是就近抽取和就地处理。

液体样品的采样主要有泵抽采样(pump sampling)和压差引样(differential pressure sampling)两种方式。泵抽采样是在取样点与测样装置(如流通池)之间无压力差的情况下，通过在旁路上附加泵来实现取样；而压差引样则要求取样点与测样装置之间存在压力差，通过压力差将主管线或装置中的样品经旁路引入分析系统。图 3-2 是一种从输送管道中采取液体样品及系统预处理示意图，其中将取样管安装在管道中不同位置，可采取管道中不同位置的液流样品。

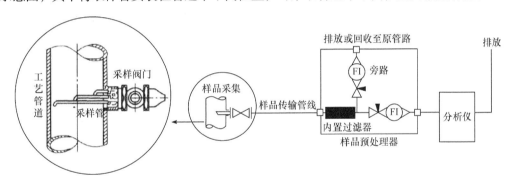

图 3-2　典型液体样品采样和前处理系统

气体样品的采样应根据常压、正压和负压等状态使用不同的方法。如图 3-3 所示，常用的气体采样装置一般由采样管、过滤器、冷却器和气体容器等部分组成。采样后，要将其处理成适宜的形式，以便进行分析。

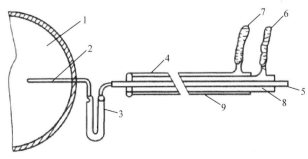

图 3-3　气体样品采取装置
1. 气体管道或容器；2. 采样管；3. 过滤器；4. 冷却器；5. 导气管；6. 冷却水入口；7. 冷却水出口；8,9. 冷却管

固体样品的采样系统一般分为靠重力的被动方式和靠压缩空气或电动输送带传输的主动方式。

固体样品一般要进行粉碎、过筛、混合、溶解等操作，而气体和液体样品一般要进行稳压、冷却、分离、稀释和定容等操作。对于大多数过程分析工作来说，通常是根据样品的情况、待检成分的性质及后续的检测方法，选择适宜的预处理方法进行分离、净化。

由于自动采样与自动样品预处理所采取的分析方法本身具有的优点，或样品成分单一使得过程分析无需作预处理，因而是十分理想的样品采取和预处理方法，是过程分析化学（process analytical chemistry，PAC）的发展方向之一。

3.3.4 在线分析仪器

在线分析仪器（online analytical instrument）是在线分析系统的心脏，是在生产流程上与被测对象直接或间接接触，自动地测量物质的成分和性质的仪器仪表。所以，在线分析仪器是实现生产系统动态控制的必要工具，也是促成生产过程自动化的理想平台。

在线分析仪器既是分析仪器，又是在线检测仪表的一个主要分支，是伴随生产过程自动化和设备集成化而出现的。除了测量范围（量程、检测限等参数）和测量精度（精确度、灵敏度、分辨率、重复性和稳定性等参数）与离线分析仪器（offline analytical instrument）一样具备相应的性能要求外，还特别强调对响应时间（response time）和平均无故障时间（mean time between failure）两个指标的要求。

在线分析仪器有两个与时间密切相关的指标，即响应时间和平均无故障时间。通常情况下，人们把响应时间定义为从样品进入仪器开始到显示设备给出被测值为止的一段时间，而把平均无故障时间定义为两相邻间隔期内正确工作的平均时间。

自动控制生产过程的在线分析仪器，一般都要求测量速度很快，即响应时间短；同时具有较强的应对复杂或恶劣现场环境能力，平均无故障时间要长。与实验室分析仪器相比，在线检测器测量的准确度可以稍低一些，但长时间持续工作（不停机）状态下设备运转的稳定性必须要好。此外，还希望仪器结构简单、部件通用性强、易于维护、功能专一、体积小且价格低廉。

按测量原理，在线分析仪器大致可分为 8 类。

（1）吸收式光谱分析仪器，如红外光谱仪、拉曼光谱仪、紫外光谱仪、可见光谱仪等。

（2）色谱分析仪器，如液相色谱仪和气相色谱仪。

（3）电化学仪器，如电导率仪、酸度计、电解仪和离子浓度计等。

（4）热学仪器，如热导式分析器等。

（5）磁学仪器，如磁式氧分析仪等。

（6）射线或辐射式仪器，如 X 射线分析仪、微波分析仪等。

（7）物性分析仪，如水分计、黏度计、密度计等。

（8）其他，如质谱仪、声谱共振仪、生物传感器等。

实际上，药品生产线分析仪器包括工艺参数检测系统及质量参数在线检测系统。对于不能直接在线测量的关键工艺参数和质量参数（如水分含量、密度、黏度、粒径、硬度、内容物含量、药品包衣厚度、液体制剂有效成分含量等），可依据生产过程中易检测过程变量与难检测工艺变量之间的关联，来推算过程中目前用仪表较难检测的变量。

3.3.5　流动注射分析

1. 流动注射分析原理

FIA 技术是丹麦分析化学家 J. 鲁奇卡(J. Ruzicka)和 E. H. 汉森(E. H. Hansen)于 1975 年提出的。FIA 系统采用蠕动泵(peristaltic pump)将规定体积的液体样品输入进样阀中，然后通过阀的切换将样品注入泵管(pump tube)内连续流动的载流液中，此时样品在载流中形成一个区带，被载流带入检测器中实现信号检测。检测器给出反应溶液的吸光度、电极电位或其他物理特性的变化。载流除了推动样品进入管道外，还尾随样品带对管道和检测器进行自动清洗，把残液带走，为下一次检测做好准备。

显然，FIA 使测量反应在反应液于泵管的不断流动过程中得以完成，其独有的自动、简单、可靠、快速的清洗方式，使其成为目前使用相当广泛的一个采样和在线分析手段，使得分析速度、精度产生了数量级的飞跃。所以，在线检测在顺利采样并通过一定的前处理后，常用到 FIA 技术，将每批分析对象提供给相应的分析系统。

2. 流动注射模式

按操作模式来划分，FIA 可以分为单道(single channel)、多道(multiple channel)和顺序注射(sequential injection)等多种操作模式。单道模式(图 3-4A)中，仅有一条管路，由单泵输送含有试剂的载液。单道模式仅适合于单一试剂显色，试剂消耗量大，检测灵敏度较低。在多道 FIA 模式中(图 3-4B)，载液和反应试剂分别通过不同的管路，试剂与样品不仅通过对流与扩散相混合，还汇合到分散的样品带中，使混合更均匀。多道模式样品在载流中的分散系数较低，检测灵敏度高，而且试剂不必加在载液中，可节约成本。顺序注射模式(图 3-4C)是试剂、样品、检测器等管路采用一个多通道选择阀分别连接。蠕动泵按照一定的顺序将样品、试剂、载液等泵入泵管中，然后输送至检测器进行检测。

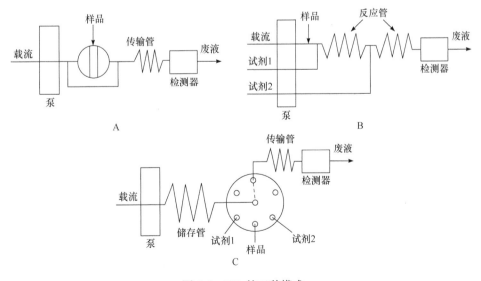

图 3-4　FIA 的三种模式

在单道 FIA 流路中，载流由试剂组成时，有与样品进行显色反应的作用。典型的 FIA 仪的基本构件与液相色谱类似，也有五个部分，即用于驱动载流通过管道的蠕动泵，可重现地将一定体积样品溶液注入载流的采样阀，发生化学反应的反应单元（泵管），检测流体的吸光度、电极电位或其他物理特性并记录的检测器和数据处理及结果显示器。

顺序注射模式也称为第二代 FIA，装置简单，将不同溶液分别注入系统，易于实现集成化和自动化，具有很高的灵活性，且检测试剂和样品的消耗量较少。我国分析化学家王建华教授认为，顺序注射模式具有控制更加简便、易于实现集成化和自动化、试剂和样品消耗少的特点，更适合于过程分析测量，在过程分析化学研究中前景十分广阔。

FIA 技术在发达国家已获得广泛运用，其快速（可达每小时 100～300 种样品）、准确、高精密度、高效低耗、与不同检测和预处理手段兼容性强和特别适合于自动分析的特点，使得分析工作者纷纷研究将这一技术应用于药品生产过程中的快速或自动的分析上。随着微流控芯片技术（microfluidic chip technology）的发展，微型化的 FIA 分析技术已经成为一个拥有广阔前景的新领域。

学习与思考 3-4

---

(1) 在线分析技术有哪些特点？在线分析技术与 PAT 有何联系？

(2) 什么是 FIA 技术？FIA 技术与微流控芯片技术有何区别和联系？

(3) 举例说明 FIA 技术的应用。

(4) 查阅文献，思考什么是微流控芯片技术，并了解其应用。

3.4 传感器与控制系统

3.4.1 传感器与探头

1. 传感器的功能与构成

为达到制药过程控制连续、快速和实时的目的，在过程分析中常引入传感技术（sensing technology）。传感器（sensor 或 transducer）是能感受到被测信号并能将其按一定规律变换成电信号或其他形式的信息进行输出的换能装置，通常由敏感元件、转换元件、变换电路和辅助电源四部分组成。高级传感器集信息传输、处理、存储、显示、记录和控制功能于一体，除了具有信号捕捉和转换的功能外，还有信息的处理、加工和调控的功能。

传感器是实现自动检测和自动控制的重要装置，具有微型化、数字化、智能化的特点。因此，传感器是实现分析仪器与分析样品之间实时信息传递的关键器件。

在使用传感器时，常用到探头（probe）的概念。探头是把传感器的最基本单元（如识别单元）经过一定的封装后制成具有独立功能的器件，最初属于五金行业的专用词汇。根据探头的功能或工作原理，有光、热、磁、声、振、气、味等不同敏感类型的传感器。敏感类型取决于探头上面传感单元对外刺激的响应性能。

根据检测原理和功能可采用不同类型的传感器。例如，药物生产过程中一般采用物理传感器（physical sensor）监控温度、压力、流量和密度的变化，而在药物在线分析的过程中常采用化学传感器（chemical sensor），可选择性地将样品的化学性质、化学组成和浓度等"质"和"量"的性质连续地转变为分析仪器易测量的物理信号。

化学传感器有分子识别元件(感受器或敏感元件)和转换器(换能器或转换元件)两个核心部件。当分子识别元件与待测物质接触时，会发生光、热、磁等信号的变化。这些信号变化进一步通过转换器转变为可识别的电信号，实现样品的检测。

2. 光纤传感器

随着光学技术、玻璃纤维和半导体激光的发展，以光学原理为基础的光化学传感器在制药过程分析中的应用越来越广泛，尤以光纤传感器最引人注目。光纤与待测物质接触的一端常做成具有特异性识别能力的光敏感探头，直接或间接地与待测物质作用后，光的性质或强度发生变化，从而达到检测目的。

利用光纤探头采样可大大简化传统光谱测量的光学传感系统，特别是光纤的长度可根据实际情况进行选择，使非接触、远距离、实时快速的在线检测成为可能。目前已出现多种商品化的光纤探头。使用浸入型光纤探头或流动样品池均可进行在线测量，从而完成相关的含量分析。

光谱技术与光纤结合使光谱仪器从实验室走向现场，其优越性主要表现在如下方面。

(1)光纤传感器具有很高的传输信息容量，能同时反映复杂体系中多种成分的多维信息，实现多道光谱分析和复合传感器阵列设计，达到对复杂混合物中特定分析对象的检测。

(2)通过光纤的长距离信息传输，可实现远距离、实时快速的在线检测。例如，通过光纤近红外光谱仪器可在远离现场 100 m 处进行在线检测，且可用于多点同时检测。如果配合蓝牙或互联网，可以实现远距离信号传输和测量。

(3)可简化传感器的光学系统，利于分析装置的小型化。

(4)光纤直径细，易弯曲，光纤探头可直接插入生产装置的非正直、狭小的空间中，进行原位无损分析和实时跟踪检测。

(5)可在极端环境或危险环境如有毒、易燃、易爆环境中进行采样分析。

(6)光纤对电磁干扰不敏感，可在条件复杂的工业现场稳定工作。

(7)光纤技术价廉、轻巧、使用寿命长、安装和维护方便。

3.4.2　在线控制系统

目前大部分程序控制单元是通过计算机来完成的。一般可采用可编程控制器与工业控制机组网的方式构建集散控制系统。采用自行开发的工业控制机程序即可实现基于在线分析结果的自动控制。

过程分析中信息的传输和通信主要依靠数据转换器，并通过配套的硬件设备，将信息实时转换为符合工业领域串行通信协议规范的标准串行数字通信。通过现场总线/通用串行总线(USB)的转换器，可以非常方便地连接计算机，并通过软件迅速得到包括光/色谱图在内的所有数据。用户利用调制解调器、企业局域网、LAN 及远程内联网、Web 浏览器等实现对中心数据库的访问，实时监视制剂的生产过程，可实现远程监视、远程诊断和远程决策，以保证制剂生产的平稳、可靠。

如图 3-5 所示的在线控制管理系统是十分常见的，主要由在线主机和现场总线构成的执行层、工业控制 PC 构成的监控管理层和由企业内联网及远程用户内联网构成的综合应用层组成，依次完成分析、监控和诊断访问等功能。

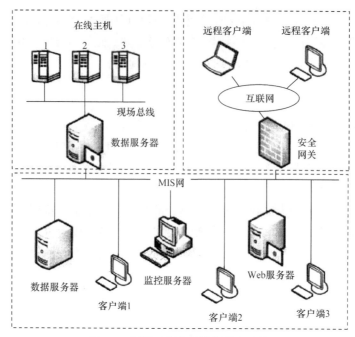

图 3-5　制药过程在线控制管理系统

学习与思考 3-5

（1）在线分析仪器与离线分析仪器在功能要求上有何不同？
（2）什么是在线分析仪器的响应时间和平均无故障时间？
（3）在线分析控制系统是如何构建和工作的？

3.5　原料药生产的过程控制

3.5.1　原料药生产工艺

原料药制备工艺是药物研究和生产的重要组成部分，也是药品质量控制中非常重要的环节。在原料药生产过程中，所有的工艺环节均是围绕着药物质量和生产成本进行的。最佳的生产工艺能在保证药品安全性、有效性的质量水平的前提下有最低的生产成本。换言之，质量和成本都是企业生存的生命线，但无论如何，质量是第一位的。若忽略质量管控，无论成本有多低，企业都不得生存。

1. 原料药生产的特点

从反应过程来看，原料药生产往往包含复杂的化学变化和（或）生物变化机制，也具有复杂的中间控制过程，有些化学反应和生物反应的机制尚未彻底明了；生产过程中往往会产生副产物，因而需要纯化；产物中的污染可能来自反应物和生成物的降解，并且可能会被带到后续反应中。

从设备使用方面来看，不同品种的生产设备与操作工艺大为不同，而同一种设备有时会用于不同的反应；自动化程度越来越高，自动化生产设施设备、PAT 的应用越来越多。

反应步骤中的关键控制点需要考虑反应浓度、物料配比、反应时间和反应条件等因素。例如，适中的反应物浓度会获得较快的反应速率和较高的可操作性及可控性；物料配比一般会选择过量便宜的原料来提高昂贵原料的转化率；而反应条件包括溶剂、反应湿度、pH、反应压力、催化剂等。

2. 原料药合成的后处理

原料药合成后处理的关键控制点主要包括蒸馏、萃取、结晶、过滤和干燥等。例如，蒸馏是十分常见的分离纯化技术，在提取有效成分的同时尽量去除杂质。需要注意的是，蒸馏时间、蒸馏温度是影响产品质量的关键因素；萃取是基于物质分离成分在两种不同溶剂中有不同的溶解度或分配系数，从而将分离成分从一种溶剂中转移至另外一种溶剂中，萃取效率根据分配系数来确定。

生产人员在生产过程中必须熟练掌握原料药生产工艺过程，能完全理解影响原料药生产的关键步骤和关键参数，同时还能利用风险分析和风险管理等理念全方位评价各参数、步骤及相关的生产设施、设备、工艺等，从而全面提高原料药的安全性和有效性，保证药品的质量。

3.5.2　原料药生产过程的在线监测

原料药一般是化学结构相对简单、价格低廉的化工原料，是经过一系列化学合成和物理处理过程制得。有两种情况需要考虑，一种是化学反应完成后能恰到好处地停止，并使反应生成物立即从反应系统中分离出来。继续反应可能会导致副产物增多或产物发生次生反应，降低收率和产品质量。另一种是反应未达终点而造成收率和产品质量降低。所以，控制反应终点十分关键。在工艺研究中，反应中常使用薄层色谱、纸色谱或气相色谱等来监测反应，便于掌控反应走向、确定反应终点。

近红外光谱分析技术因其在复杂背景下多组分分析、瞬态分析、现场遥测等方面有独特的优势，在在线分析的同时不影响产品生产速度，已开始应用到药品生产在线监控的各个环节（图 3-6）。

1. 在线近红外光谱分析的基本原理

近红外光谱（NIR）是因为分子振动具有非谐振性，当受到红外波段的光照射时分子中各原子在平衡位置附近做相对运动而产生的，介于可见光和中红外光（MIR）之间的 $780\sim2526$ nm（$12\,820\sim3959$ cm^{-1}）区域，其中 $780\sim1100$ nm 为近红外短波，$1100\sim2526$ nm 为近红外长波。

常见的化学键如 C—H、O—H、N—H、S—H、P—H 等会产生振动的倍频（frequency doubling）和合频（combined frequency）吸收。不同基团（如甲基、亚甲基、苯环等）或同一基团在不同化学环境中的近红外吸收波长与强度都有明显差别。

由于存在不同级别的倍频谱带及不同形式组合的合频吸收，近红外光谱给出相当丰富的信息。但这些信息受物质颗粒大小、多态、残留试剂和湿度等多种因素的影响，需要从纷繁复杂、严重重叠的吸收峰中去提取。另外，近红外光谱的吸收强度是中红外光谱（$4000\sim400$ cm^{-1}）基频振动的 $1/100\sim1/10$，因此要解析近红外光谱的弱吸收、严重重叠性和不连续性等特征，

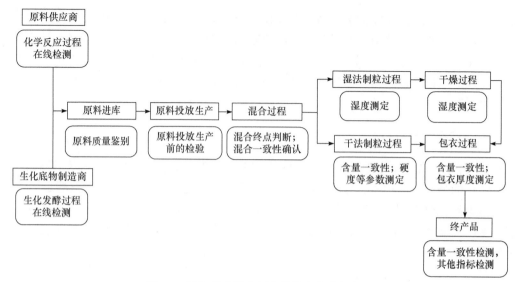

图 3-6　近红外光谱分析在药品生产中的应用

要远比从中红外波段提取被测物质的定性、定量信息要困难得多，必须对近红外光谱数据通过验证过的化学计量学方法进行处理后，才能对被测物质进行定性、定量分析。

近红外光谱的常规分析技术可分为透射（transmission）光谱和漫反射（diffuse reflection）光谱两类。透射光谱一般用于均匀的溶液或固体样品，吸光度与样品的浓度之间遵守朗伯-比尔定律（Lambert-Beer law）：

$$T = \frac{I}{I_0} \tag{3-1}$$

$$A = -\lg T = \lg(\frac{1}{T}) = \lg(\frac{I_0}{I}) \tag{3-2}$$

式中，T 为透光率；A 为吸光度；I_0 为入射光强度；I 为透射光强度。

近红外漫反射光谱分析一般用于固体和半固体样品，测量的是反射率，即测量的从样品漫反射回的光强度与由背景或参考物质表面反射回的光强度的比率。样品置于适宜的装置中，一部分光被样品的倍频及合频振动所吸收，未被吸收的光由样品反射回检测器。典型的近红外漫反射光谱可以通过计算，并以其对波长或波数作图得到。近红外光谱分析的基本过程由建立模型和分析样品两部分构成，如图 3-7 所示。

2. 测定模式

（1）收集训练样本。选择一定数量、有代表性样本的近红外光谱构建训练集。要求训练集样本里待测组分浓度范围涵盖要预测分析的样品。训练集样本的分析背景（如水分、pH 和辅料等）应与实际样品一致。

（2）光谱预处理。近红外光谱存在信噪比低、光谱重叠严重、基线漂移、样品不均匀与光散射影响等特征。为克服各种干扰，需要从光谱中充分提取有效特征信息及波数范围，必须对光谱进行预处理。常用的预处理方法包括平滑处理、微分处理、归一化处理、小波变换等。

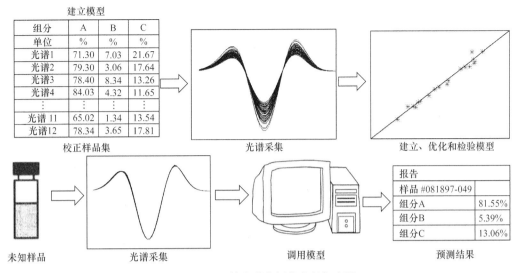

图 3-7　近红外光谱分析的流程与步骤

（3）近红外光谱。近红外光谱分析的准确度取决于模型准确。在近红外光谱分析中常用的建模方法有主成分回归分析（principal component regression，PCR）、偏最小二乘法（partial least square method，PLS）和人工神经网络法（artificial neural network，ANN）三种。

PCR 的原理与主成分分析（principal component analysis，PCA）一样，属于一种隐变量（hidden variable）回归方法。在尽可能保持原始有用信息的前提下，对数据降维、用隐变量（主成分）对数据进行提取和压缩，然后利用主成分互相正交，依次按最大方差用原始测量变量的线性组合构成一组隐变量来预测响应变量的值。

PLS 也属于一种隐变量回归方法。与 PCR 的不同之处在于，PLS 在构造隐变量时还需要考虑响应变量的信息，而所提取的隐变量与响应变量的协方差（covariance）最大，有更快的计算速度，被广泛应用于近红外数据分析中。

ANN 是在模拟生物神经网络（biological neural network）的基础上构建的一种信息处理系统，是由大量神经元按某种方式连接形成的智能仿生网络。根据样品各组分的光谱数据建立人工神经网络模型，预测未知样品。ANN 的最大优点是抗干扰、抗噪声及强大的非线性转换能力。在某些特殊情况下，ANN 会得到更小的校正误差和预测误差。

显然，模型所适用的范围越宽越好，但是模型的范围大小与建立模型所使用的校正方法有关，与待测组分的性质数据有关，还与测量所要求达到的分析精度范围有关。对建立好的模型，必须通过预测集（或称验证集）样本的预测来判断校正模型的质量。

总之，基于过程控制理念，将 PAT 技术应用于原料药的生产过程，实际上是提高员工的过程控制的理论水平和技能水平，进而提高产品质量。因此，整个过程需要针对原料药生产关键过程的各环节与关键质量属性设计进行。

3.5.3　应用实例——化学制药反应过程中底物与产物浓度的实时分析

在线实时测控反应进程，对提高产率、质量控制并确保药品安全都起着十分关键的作用。在化学反应过程中，近红外光谱技术可以实时检测反应釜中底物浓度和反应产物浓度随时间变化的趋势。如图 3-8 所示是一个典型的立体特异性催化加氢反应。在不对称加氢还原过程中，手性催化剂用于烯胺-酰胺类化合物（enamine amide）起始物转化为手性产物自由碱（freebase）产物。

反应在 100 psig（1psig=6894.76 Pa）的氢气中、50℃下反应 15～21 h。

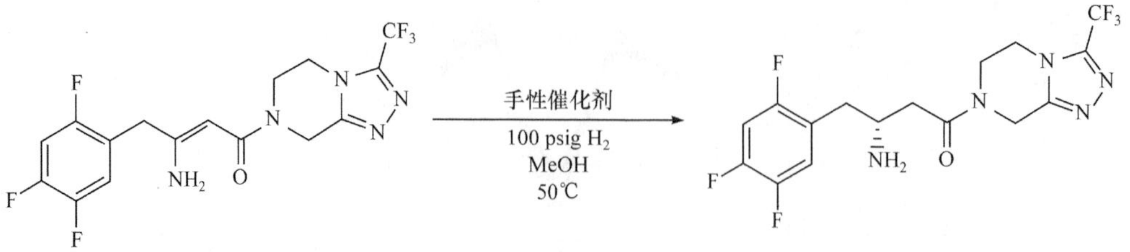

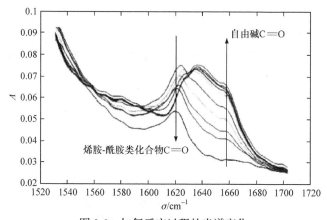

图 3-8　一个典型的立体特异性催化加氢反应

尽管高效液相色谱法可以作为离线分析手段用于确定反应终点，但因耗时耗力、需要间断地将样品从高温高压的反应釜中取到试管中进行分析，不利于生产的持续进行，而且反应时间长还会导致产物降解。如果将被测量物质的中/近红外区域的特征光谱在线分析技术应用于该还原过程的检测，即可实现对全部反应过程的监控。

图 3-9 是在加氢过程中的典型光谱。很明显，近红外技术可以利用起始物烯胺-酰胺类化合物及产物自由碱的羰基伸缩振动吸收峰位很轻松地将两者进行区分，通过使用多元线性回归（multiple linear regression，MLR）和偏最小二乘回归等化学计量学方法处理反应过程中近红外光谱图并建模，就可以得到两者浓度随反应过程进行的实时动态变化曲线（图 3-10）。动态

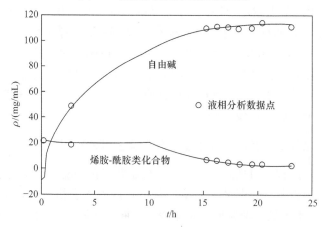

图 3-9　加氢反应过程的光谱变化

图 3-10　反应底物和产物浓度动态变化曲线

变化曲线说明在线近红外光谱检测与离线高效液相色谱法检测的高度一致性，充分表明了在线近红外光谱检测的可行性及优势之所在。

3.6 原料和中间体质量控制

3.6.1 影响原料和中间体质量的因素

影响原料药和中间体质量、安全性及有效性的关键因素包括它们的物理化学特性（pH、熔点、折射率等）、性状（物理状态）、含量、纯度（有机杂质、无机杂质和手性杂质）、颗粒度（颗粒大小、堆密度）、微生物纯度（总量、内毒素等）、多晶性、稳定性和可能的污染及交叉污染。

传统鉴别原料药和中间体的方法是随机抽样，然后在实验室使用湿化学方法和物理方法进行检测。一个样品的检测往往需用到红外光谱仪、色谱仪、滴定仪等多种仪器，检测报告耗时长。近红外漫反射采样技术可直接对辅料进行现场采样，对原料药或者中间体进行快速检测，建立定性鉴别模型和定量分析模型，同时显示原料药或者中间体的各项指标结果。

3.6.2 中药提取和浓缩过程的在线监测与实时分析

中药提取是利用适当溶剂和方法从药材中将可溶性有效成分或部位浸出的过程，是依据规范和按给定的配方生产一定数量产品的过程，与工艺方法、工艺过程及设备配置、药材利用率、制剂有效成分含量及工厂的经济效益息息相关。

中药提取存在物料流动的不连续性、物料和设备的非稳态性、产品及其工艺的不确定性等，通常采用特定生产工艺通过现场取样，然后到化验室进行检测，所以中药提取中的分析过程严格按照相关分析标准执行，针对特定样品测试结果可靠性高，但严重滞后生产过程。如果将 PAT 技术应用于中药提取，实时监测提取过程中药物主要成分的含量变化，快速判断提取终点，从而有效优化生产工艺，提高生产效率。

中药提取液的浓缩是继提取之后的又一重要环节。但是浓缩过程的控制大多依靠经验方法，浓缩终点确定的不可控性成为中药不均一的重要因素，因而迫切需要中药提取液浓缩过程的在线控制。

3.7 固体制剂生产的过程控制

散剂、颗粒剂、片剂、胶囊剂等均属于固体制剂。与液体制剂相比，固体制剂的物理、化学稳定性好，服用与携带方便。然而，固体制剂如片剂在生产过程中可能出现松片、裂片、黏冲与吊冲、片重差异超限及崩解延缓等，造成制剂的质量不合格。

固体制剂生产过程中每个环节的质量保证是确保最终产品合格的关键（图 3-11）。所以，将 PAT 应用于固体制剂的生产环节中，最终达到提高产品质量和保证产品稳定均一的目的。

3.7.1 混合均匀性在线监测

混合是使各组分颗粒均匀分布的操作过程，对于保证制剂活性成分均匀、质量稳定具有重要意义，是制剂生产的重要环节。

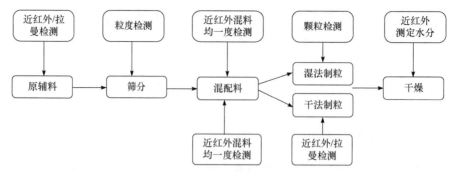

图 3-11　固体制剂流程图

物料性质及装量差异(content uniformity)均是混合过程的影响因素，混合不足及过度混合都对药品质量均一性造成影响。FDA 对于混合均匀度分析的指导原则是建议取 10 个点，每个点至少重复取样 3 次。

延伸阅读 3-1：Target 微型近红外分析仪用于药物生产过程监控

将 Target 微型近红外分析仪安装于 R&D 规模的混合罐体用于某新药开发过程中的混合参数优化。该装置采用 360°旋转对罐体内部的粉末进行混合，当罐体旋转至 180°时，即 Target 采样窗口朝上时采集样品光谱。考察试验对象中的对乙酰氨基酚(acetaminophen)活性成分，以及乳糖(lactose)、微晶纤维素(microcrystalline cellulose)和交联聚维酮(crospovidone)的含量。

设置考察的参数包括活性成分浓度对混合过程的影响、罐体容积对混合过程的影响、转速对混合过程的影响、填装水平对混合过程的影响、填装方式对混合过程的影响、混合原料质量异常对混合过程的影响等。结果表明，混合过程的活性成分浓度、转速、混合罐容积和填装方式对混合终点的影响较小，而填装容积水平和原料的质量则是影响混合终点的关键因素；Target 微型近红外分析仪能够在线、实时地反映混合均匀性变化。

3.7.2　制粒过程在线监测

制粒过程对于颗粒剂和胶囊剂能改善物料流动性、黏附性、飞散性等性质，同时保证外形美观。而在片剂生产过程中，制粒过程是为了保证颗粒的可压性和流动性。颗粒均匀度和含水量是评价制粒效果的主要参数。采用在线近红外分析仪可实现制粒过程中粒度变化及含水量变化的实时数据监测。而直接成像颗粒特征分析仪可以在线测量颗粒的尺寸和形状，适用于颗粒化、球粒化和制粉过程的在线实时监测，以清晰的采样图片呈现制粒过程中的颗粒形态。

例如，包衣是片剂生产过程中非常重要的一个环节，特别是薄膜包衣过程是中药片剂、丸剂、颗粒剂制备过程中的关键环节。包衣条件不合适，容易导致包衣表面粗糙、凹凸不平。包衣厚度也与药物的崩解释放具有重要关系，直接影响药品的质量好坏。所以，控制包衣的厚度和均匀性对控制药物的释放速率起着重要的作用，可达到定时、定位给药的目的。

天平增量法、高效液相色谱法和厚度变化法是用来测定包衣厚度的传统方法。采用近红外漫反射采样技术，可直接对生产线产品进行采样。包衣厚度可用包衣前后的增量比率替代，将其与采集的近红外光谱相关联，从而建立包衣厚度的近红外定量分析模型。

与包糖衣相比，薄膜包衣耗时短、效率高，不需要底衣层。在薄膜包衣过程中，包衣厚度是其质量控制的重要指标。一般采用增量法、厚度变化法和高效液相色谱法对包衣厚度进行检测。但这些方法或者凭借经验，或者耗时，难以直接用于包衣过程中药品包衣厚度的在线检测，因此迫切需要发展中药药品包衣厚度的快速测定方法。

下面就以复方丹参滴丸包衣为例，进一步说明包衣过程的质量控制。在复方丹参滴丸包衣过程中，涉及质量控制的有如下四个方面的工作。

(1)样品及其质量测定。取 6 批 54 组复方丹参滴丸包衣样品，每批样品中包含 1 组未包衣素丸样品作为对照。每组样品取样 100 颗，准确称量。每批样品与同批次素丸相比增量不超过 6%，增量比率和包衣的厚度成正比。

计算公式如下：

$$\Delta W(\%) = \frac{W_s - W_p}{W_p} \times 100 \tag{3-3}$$

式中，ΔW 为增量比率(%)；W_s 为样品质量；W_p 为素丸质量。

(2)近红外光谱采集。将待测丹参滴丸样品放入冰箱至温度恒定后，装入样品杯，利用 Antaris 傅里叶变换近红外光谱仪积分球，以仪器内置背景为参比，以波数范围 10 000～4000 cm^{-1}、扫描次数 32 次、分辨率 8.0 cm^{-1} 的条件采集近红外光谱。同一样品测量 3 次，每次测量转动石英杯约 120°，取平均光谱用于后续数据处理。

(3)校正模型评价参数。在 6 批 48 组复方丹参滴丸样品(除去 6 组素丸样品)中，随机选取其中 4 批 31 组样品作为校正集，剩余 2 批 17 组样品作为预测集。光谱数据经过预处理后用偏最小二乘法建光谱信号与样品包衣平均厚度定量校正模型，以相关系数 r、校正平均方差(RMSEC)、预测平均方差(RMSEP)为指标优化建模参数。

(4)光谱预处理。分别使用多元散射校正(MSC)、标准正交变换(SNV)、一阶微分、二阶微分、S-G 平滑和 Norris 导数平滑滤波等预处理方法对光谱数据进行预处理。

学习与思考 3-6

---

(1)原料药制备工艺包含哪些重要环节？

(2)在线近红外光谱分析的基本原理是什么？它是如何应用于药品的在线生产过程中的？

(3)我国《中医药发展战略规划纲要(2016—2030 年)》中指出"加速中药生产工艺、流程的标准化、现代化"，试思考如何提高中药生产的在线监测与实时分析水平。

(4)在线生产和分析是如何实现对固体制剂生产的过程控制的？

3.8　药用辅料的质量控制

药品是由药用有效成分与药用辅料通过一定工艺形成制剂后，用适当包装材料包装而成的，供患者使用的特殊药品。

药用辅料和药用包装材料(简称药包材)会对药品的质量造成直接的影响。为了保证用药安全，必须充分关注药用辅料和药包材本身的质量及可能存在的潜在风险，必须关注药包材与药物的相容性问题，并严格进行质量控制。

3.8.1　药用辅料及其使用原则

1. 药用辅料

在药物加工成各种类型的制剂时，通常都要加入一些有助于制剂成型、稳定且使制剂成品具有某些理化特征或生理特征的辅助物质，这些辅助物质称为药用辅料。

《中国药典》中药用辅料系指生产药品和调配处方时使用的赋形剂和附加剂；是除活性成分或前体以外，在安全性方面已进行合理的评估，一般包含在药物制剂中的物质。

药用辅料是药品不可或缺的组成部分，与药品的质量和用药安全息息相关。近来研究表明，作为一种化学物质，药用辅料并不一定是完全惰性的。有些辅料不仅有活性，甚至可能还有毒性。药用辅料的质量风险可能存在于整个生产、流通与使用的过程中。

2. 药用辅料的作用与使用原则

药用辅料作为制剂原料和组成部分在制剂的制备、应用、发展中起着重要作用。药用辅料可以降低药物的不良反应，增加药物的稳定性、增加患者的顺应性和依从性。在使用时，辅料的种类和用量要尽可能少。

3. 药用辅料的分类及在制剂中的作用

ChP2020 四部收载药用辅料 335 种，新增 65 种，修订 212 种。

3.8.2　药用辅料类别及管理

药用辅料可按用途和辅料的功能进行分类。例如，按用途分，有酸化剂、消沫剂、吸附剂、防腐剂、赋形剂、表面活性剂等；而按功能分，有 pH 调节剂、螯合剂、包合剂、包衣剂、着色剂等。

根据规定，药用辅料实施批准文号管理。现行的注册管理程序为国家和省级药监部门的分工负责制，新药用辅料和进口药用辅料由国家局审批，已有国家标准的(仿制)由省局审批。

目前使用的药用辅料执行标准包括《中国药典》、原《中国生物制品规程》、部颁标准、国家局标准、进口注册标准、省级药品标准、食品和化妆品用途的标准、国外药典标准等，在执行检验时很容易发生混乱。此外，现行辅料国家标准品种少，分类及等级规格缺失。药用辅料的质量影响和制约了我国制剂的水平。

由于很多辅料注册批件未注明文号有效期限，形成了药监部门、卫生部门的药用辅料文号在市场流通的局面，质量标准体系不完善、药用辅料标准形式不统一、来源及层次多样等问题。

延伸阅读 3-2：现阶段我国药用辅料管理需要解决的事项

---

(1)注册管理体系不完善，批准文号形式不统一。

据不完全统计，我国制剂使用的药用辅料有 500 多种，ChP2020 收载了约 335 种。美国约有 1500 种辅料在使用，大约 50%已经收载于 USP-NF 中，欧洲约有药用辅料 3000 种，在各种药典中收载率也已经达到 50%。国外药典标准中辅料的有关物质和杂质被作为重点检测指标，而国内标准中常缺失这方面的指标。

(2)国内现行辅料标准中普遍未收载反映辅料性能的指标。

例如，羧甲淀粉钠作为片剂和胶囊剂的崩解剂已被广泛应用于口服药物的制剂生产中，但在药典标准中，其吸水膨胀度未被列入质量标准的检测指标，而国外对性能指标非常重视。

此外，药用辅料标准收载的信息有局限性，包含的信息比较单一，而实际生产中的药物与辅料之间、辅料与辅料之间、辅料与设备表面之间都可能存在相互作用，而国外药典标准中相关内容则有明确的规定。

(3)药用辅料选择和使用上的不规范。

《中华人民共和国药品管理法》第四十五条规定："生产药品所需的原料、辅料，应当符合药用要求、药品生产质量管理规范的有关要求。"《药品注册管理办法》规定，药品审评中心建立化学原料药、辅料及直接接触药品的包装材料和容器信息登记平台，对相关登记信息进行公示，供相关申请人或者持有人选择，并在相关药品制剂注册申请审评时关联审评。

但在实际生产中，药品生产企业对辅料的安全性认识不足，对应用辅料的合理性所做的风险评估往往不足，而更关心工艺可行性。甚至有的已经取得文号的辅料质量还不如无文号的辅料，有的药品标准对应的辅料规格和等级与要求的辅料性能不匹配。在药品研发的申报过程中对辅料的研究不够，缺乏科学设计，有的甚至连药品供应问题都未落实好，导致药品获批后，不得不进行处方变更，有的则无法投入生产。

1. 药用辅料管理遵循的要求

我国对药用辅料的管理是一个逐步加强、规范的过程。2001 年出台的《中华人民共和国药品管理法》中对药用辅料的管理提出了一些明确的要求；2006 年，国家食品药品监督管理局又发布了《药用辅料生产质量管理规范》，作为推荐性标准供企业参照执行；2012 年，国家食品药品监督管理局发布《加强药用辅料监督管理的有关规定》。据此，药用辅料管理必须遵循以下要求。

(1)原则性要求。生产药品所用的药用辅料必须符合药用要求，注射剂用药用辅料应符合注射用质量要求。

(2)安全性要求。经安全性评估对人体无毒害作用。

(3)稳定性要求。化学性质稳定，不易受温度、pH、保存时间等的影响。

(4)惰性要求。与主药及辅料之间无配伍禁忌，不影响制剂的检验，或可按允许的方法除去对制剂检验的影响。

(5)质量要求。药用辅料的质量标准应建立在经主管部门确认的生产条件、生产工艺及原材料的来源等基础上。

(6)标准制定要求。制定药用辅料质量标准时既要考虑药用辅料自身的安全性，也要考虑影响制剂生产质量、安全性和有效性的性质。对于不同的生产工艺及用途的药品，药用辅料的残留溶剂、微生物限度或无菌应符合要求；注射用药用辅料的热原或细菌内毒素、无菌等应符合要求。此外，包装要求为药用辅料的包装上应注明为"药用辅料"，且药用辅料的适用范围

（给药途径）、包装规格及贮藏要求应在包装上予以明确。

2. 药用辅料质量标准的修订

随着药物研发的不断深入，方法学研究的完善和技术发展的要求，需对药用辅料的质量标准进行修订。质量标准的建立和修订是在质量控制方法学研究的基础上，充分考虑药用辅料安全有效性的要求，以及生产、流通和使用环节的影响，确定控制药用辅料质量的项目和限度，制定出合理、可行、能反映药用辅料特征的质量标准。

药用辅料质量管理是一个复杂的体系，是一个大的系统工程，至少包括药用辅料的研究、生产、经营、客户使用、药用辅料的再评价五个子系统。必须要确保这五个阶段的质量都得到可靠的保证，才能保证整个药用辅料的质量，这五个阶段构成了药用辅料质量管理的完整链环。

学习与思考 3-7

（1）什么是药用辅料？药用辅料有哪些类别？各有何特点？

（2）我国对药用辅料质量控制有何要求？现在还存在哪些问题？

（3）如何理解药用辅料管理是一个复杂的系统工程？

3.9　药品质量数据管理

药品质量数据管理必须从药品的原材料采购开始，贯穿研发、生产、销售及临床使用的全过程的药品质量数据监控，不留死角，其目的是保证数据的可靠性。所收集的数据应该是可归属的、清晰的、实时同步且准确记录的、原始的或真实副本。数据记录和处理必须遵守合理的科学原则和良好文件规范。最好是能引进人工智能技术建立适当的质量和风险管理系统来保障数据的可靠性。数据可靠性问题出现得越早，危害越大。

在药品生产周期的不同阶段，会存在不同形式的风险。如果在生产环节数据出现问题，会直接影响药品的质量。如果相关程序设置不当、方法合规性不够，不足以保证其数据的可靠性和完整性，会为药品带来质量隐患。

对此，WHO 于 2015 年发布了《WHO 数据与记录质量管理规范指南》（草案），制定了数据完整性指南。随后，FDA 又发布《数据可靠性和 cGMP 合规行业指南》（草案），对数据完整性及 cGMP 有关数据和术语进行了定义，帮助制药企业确保数据完全、一致和准确。

《中华人民共和国药品管理法》及我国的 GMP 规定了药品在注册环节、物料环节、生产环节、检验环节等都需要对质量体系、文件复制、数据采集、数据保存、数据处理系统、空白记录管理、主数据/基准数据、记录誊写等方面严格监控，以保证数据的完整性和可靠性。对实验室管理不规范、验证管理有缺陷、记录管理不完善等不规范行为采取纠正和预防措施。

学习与思考 3-8

（1）什么是药包材？药包材有哪些类别？各有何特点？

(2)我国对药包材的质量控制有何要求？现在还存在哪些问题？

(3)如何杜绝药品质量数据管理过程中存在的问题？

内容提要与学习要求

　　本章介绍了 QbD 的定义及内涵,详细介绍了 QbD 的内容,QbD 在工艺放大及验证中的优势和推广 QbD 的意义。阐述了 PAT 的基本概念和特点。对全球药物分析中的 PAT 进行了简单介绍。明确了在线系统的基本概念,介绍在线分析系统的常见模式(自动采样系统,预处理系统,检测器,信息处理系统,显示器、整机自动控制系统)。理解化学计量学是 PAT 的重要基础。详细地介绍了在线分析在制药过程分析中的应用,涉及在线采样、在线前处理、在线进样和在线检测。对在线分析技术和在线分析仪器进行了阐述。特别介绍了 FIA 技术在在线分析过程中的应用。

　　简单介绍了传感器的基本概念和在线控制管理系统。详细讨论了原料药生产的过程控制,特别对在线近红外光谱分析进行了介绍和实例分析。进一步对原料和中间体质量控制、固体制剂生产的过程控制进行了分析和讨论。

　　阐述了药用辅料的概念、作用与使用原则、分类及在制剂中的作用。介绍了我国对药用辅料质量控制的要求和存在的问题。介绍了药包材的概念和分类。对药品质量数据管理、新药研发的质量控制提出了明确要求。

　　理解 QbD 的定义和内容；理解 PAT 的基本概念；明确在线系统的基本概念,掌握在线分析系统的模式；掌握在线分析在制药过程分析中的应用；了解 FIA 技术在在线分析过程中的应用；了解在线近红外光谱分析在过程分析中的应用；了解传感器的基本概念和在线控制管理系统；了解原料和中间体质量控制及固体制剂生产的过程控制。掌握药品的质量指标、药品标准和药用辅料的概念,了解药用辅料与使用原则、分类及在制剂中的作用；了解我国对药用辅料质量控制的要求和存在的问题；掌握药包材的概念和分类；规范药品质量数据管理。

练 习 题

一、名词解释

过程分析技术　在线分析系统　响应时间　流动注射分析　传感器　原料药

二、简答题

1. 简述推广 QbD 的意义。

2. 简述 PAT 意义及在中国发展滞后的原因。

3. 简述药用辅料的分类及在制剂中的作用。

4. 药用辅料的管理有何要求？

5. 药包材药品可以分为哪几类？

6. 药品质量指标主要包括哪几个方面？

7. 为保证制药过程的自动化和连续性,在线分析采样有哪些方式？

8. 近红外技术是如何应用于我国药物生产的在线系统的？举例说明。

9. 常用的在线分析仪器有哪些？

10. 光纤传感器的优越性主要表现在哪些方面？

11. 原料药的合成反应过程中,重点需要考虑哪些因素的影响？

三、单选题

1. 在线分析过程中常用的数据处理的工具是(　　)。

A. 化学计量学方法　　　　B. 近红外技术　　　　C. 气相色谱　　　　D. 液相色谱

2. 在线分析系统的心脏是(　　)。

A. 在线分析仪器　　　　B. 自动采样　　　　C. 样品预处理　　　　D. 传感器

3. 传感器是实现自动检测和自动控制的重要装置,具有(　　)的特点。

A. 微型化、数字化、智能化　　　　　　B. 简单、数字化、智能化

C. 智能化、快速、简单　　　　　　　　D. 数字化、自动化、智能化

4. 下列不属于原料药合成后处理的关键控制点的是(　　)。

A. 蒸馏　　　　　　B. 萃取　　　　　　C. 结晶　　　　　　D. 采样

5. 可快速直接对生产线产品进行采样的方法是(　　)。

A. 天平增量法　　　　B. 高效液相色谱法　　C. 厚度变化法　　D. 近红外漫反射

四、论述题

正如书中所述,FDA 认为,药品质量不是检验出来的,也不是生产出来的,而是源于合理科学设计。你认为这是唯物论的观点还是唯心论的观点? 为什么?

第4章 药品检验

药品的质量控制涉及药品的研究、生产、流通、使用和监督管理环节,各个环节设置或者指定的药品检验机构将依据相应的药品质量标准,按照药品检验的基本程序实施药品检验。药品检验数据应按要求严格管理,因为药品检验结论是药品放行和药品监督管理的重要依据。

4.1 药品检验机构

药品检验机构是从事药品检验的专业技术机构,主要包括药品研究、生产、流通、使用和监督管理各个环节设置或者指定的药品检验机构。此外,第三方药品检验机构是以上各个环节药品检验机构的补充。中国的主要药品检验机构见图4-1。

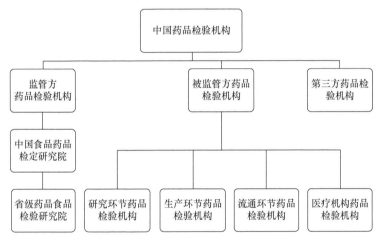

图 4-1 中国的主要药品检验机构

4.1.1 监管方药品检验机构

《药品质量控制实验室良好操作规范》(*Good Practices for Pharmaceutical Quality Control Laboratories*,GPCL)指出,政府通常通过国家药品监督管理机构建立和维持药品质量控制实验室,进行所需的检验,以证实药物制剂、原料药物、药用辅料和药包材是否符合质量标准的规定。

国家药品质量控制实验室为国家药品监督管理机构监管提供有效的支持,并为行政处理和法律诉讼提供依据。国家药品质量控制实验室通常进行两种类型的检验:①采用药典等"官方"分析方法、药品生产企业提供的相关政府部门批准的有关上市许可的经验证的分析方法或本实验室建立的经验证的分析方法,对药物制剂、原料药物、药用辅料和药包材进行符合性检验(compliance testing);②对药品检查员、海关人员或警察提交的可疑、非法、假冒物质或产品进行调查性检验(investigative testing)。为了确保患者用药安全,国家药品质量控制实验室的职能应在该国的药品基本法中加以明确,以便必要时可以依据国家药品质量控制实验室提供的检验结果和结论启动执法和法律诉讼。

《中华人民共和国药品管理法》规定，药品监督管理部门设置或者指定的药品专业技术机构承担依法实施药品监督管理所需的审评、检验、核查、监测与评价等工作。例如，药品监督管理部门对假药、劣药的处罚决定应当依法载明药品检验机构的质量检验结论。

国家药品检验机构：《中华人民共和国药品管理法实施条例》规定，国务院药品监督管理部门设置或者指定国家药品检验机构。国家药品监督管理局设置的中国食品药品检定研究院（即中国药品检验总所），通过了中国国家认证认可监督管理委员会对其检验检测（包括计量）资质的认定，还通过了中国合格评定国家认可委员会对其实验室符合 ISO/IEC 17025《检测和校准实验室能力的通用要求》（CNAS-CL01《检测和校准实验室能力认可准则》）的认可。

省级药品检验机构：《中华人民共和国药品管理法实施条例》规定，省、自治区、直辖市人民政府药品监督管理部门可以在本行政区域内设置药品检验机构。

进口药品检验机构：《中华人民共和国药品管理法实施条例》规定，口岸所在地药品监督管理部门应当通知药品检验机构对进口药品逐批进行抽查检验。国家药品监督管理局于 2019 年 5 月 16 日公布了我国 19 个口岸与口岸药品监督管理部门和口岸药品检验机构的对应关系。

生物制品批签发机构：批签发机构及其所负责的批签发品种均由国家药品监督管理局确定。中国食品药品检定研究院受国家药品监督管理局委托，组织制定批签发技术要求和技术考核细则，对拟承担批签发工作或者扩大批签发品种范围的药品检验机构进行能力评估和考核，对其他批签发机构进行业务指导、技术培训和考核评估；组织协调各机构批签发工作的实施。

延伸阅读 4-1：中国食品药品检定研究院

（1）内设机构。中国食品药品检定研究院的内设机构包括中药民族药检定所、化学药品检定所、生物制品检定所、体外诊断试剂检定所、药用辅料和包装材料检定所、标准物质和标准化管理中心、实验动物资源研究所等。

（2）工作职责。中国食品药品检定研究院的工作职责包括药品的注册检验（包括标准复核和样品检验。标准复核是指对申请人申报的药品质量标准中检验项目的科学性、检验方法的可行性、质控指标的合理性等进行实验室评估。样品检验是指按照申请人申报的或者药品审评中心核定的药品质量标准对样品进行实验室检验）、进口检验和抽查检验，生物制品批签发，国家药品标准物质标定，上市后有关数据的收集及分析，技术仲裁，相关的技术研究和技术指导等。

4.1.2 被监管方药品检验机构

药品的研究机构、生产企业、经营企业和医疗机构所设置的药品检验机构，接受当地药品监督管理部门设置或者指定的药品检验机构的技术指导，承担本单位的药品检验等工作。

《中华人民共和国药品管理法》和 GMP 规定，药品生产企业应有能对所生产药品进行质量检验的机构，即质量控制实验室。

《医疗机构制剂配制质量管理规范》规定，医疗机构的药检室负责制剂配制全过程的检验。

4.1.3 第三方药品检验机构

依法成立且资质通过认定的第三方药品检验机构，独立于其出具的药品检验结果所涉及的利益双方，以公正的非当事人身份，依据药品质量标准实施药品检验，确保药品检验数据及结论的客观性和准确性。第三方检验又称公正检验。

4.2 药品检验基本程序

目前，药品检验多采用破坏性分析方法，属于破坏性检验。在破坏性检验中，受检药品或者发生化学变化生成新的物质，或者其形态和(或)性能遭到破坏，不再是完好无损的可服用药品。因此，药品检验不能采用逐件全数检验，只能采用逐批抽样检验。由于逐批抽样检验的检验结论是从所抽取样品的检验结果推断得出的，所以在合格批中可能有不合格品，而在不合格批中可能有合格品。

药品检验基本程序包括取样、留样、检验、报告。

4.2.1 取样及记录

取样又称抽样，是指从总体中抽取部分个体或者少量样品的过程。取样的基本要求是保证所取样品对总体具有代表性(即样品按比例地代表总体的不同部分)，这是逐批取样检验依据样品检验结果正确推断整批药品检验结论的前提。由此可见，取样对于药品检验至关重要。

为了保证样品具有代表性，由经授权的人员按照规定的方法对待检药品实施取样。例如，在监管方药品检验机构对被监管方进行抽查检验时，《中华人民共和国药品管理法实施条例》规定："药品抽样必须由两名以上药品监督检查人员实施，并按照国务院药品监督管理部门的规定进行抽样。"又如，生产或者进口的批签发生物制品，其取样由相应省、自治区、直辖市药品监督管理部门或者其指定的在批签发机构备案的取样机构的取样人员按照国家药品监督管理局制定的生物制品批签发取样要求进行现场取样和封存，由批签发申请人将封存样品在规定条件下送至批签发机构。

取样量一般为按照药品质量标准进行全项目检验或者指定项目检验所需样品量的 3 倍，混合均匀后分装成 3 份并签封。按照给定的取样方案进行逐批取样检验时，若样品量不变，则药品批越大，批合格概率越大，生产者风险越小，服用者风险越大；反之，药品批越小，批合格概率越小，生产者风险越大，服用者风险越小。

取样过程中，应抽取可能存在缺陷的样品进行检验。发现样品不均匀时，应避免合并在不同部位抽取的样品，以免掩盖样品的污染、低含量及其他质量问题。

为了防止取样操作对药品和样品造成污染或交叉污染，应根据具体情况选择适宜的工作服、取样器具、样品容器和辅助工具，患有传染性疾病和身体暴露部分有伤口的人员不宜进行取样操作。样品转移过程中也应防止污染或交叉污染。

取样记录的内容应至少包括检品编号、药品名称(规格)、批号、批量、生产单位、总件数、取样件数、取样量、分样量、取样地点、取样时间、取样人员。此外，若取样时发现异常情况，应详细记录。

样品容器标签应至少注明：药品名称（规格）、批号、生产单位、取样时间、取样人员。

若药品检验机构仅接收请检机构的送检样品而不实施取样，则送检样品的检验结果仅可用于推断全部送检样品的检验结论，不可用于推断任一整批药品的检验结论。因为取样不受控，即药品检验机构不能确定所取样品对总体是否具有代表性，逐批取样检验依据样品检验结果正确推断整批药品检验结论的前提不成立，该类送样检验不是逐批取样检验。药品检验机构接受送检样品时，必须与请检机构就送检样品的数量和包装等进行确认并签字，且双方共同完成 3 倍量送检样品的混合、分装、签封和记录。

4.2.2 留样及记录

留样是指签封的样品按药品质量标准中的贮藏条件保存至药品有效期后至少 1 年，为药品质量追溯、调查或仲裁提供重现药品检验数据的样品。因此，每批药品均应留样。留样量至少为按照药品质量标准进行全项目检验或者指定项目检验所需样品量的 1～2 倍。

为了避免包装形式对留样的稳定性产生影响，留样的包装形式应与药品市售包装形式相同；不便采用市售包装形式的原料药留样可采用模拟市售包装形式。在不影响留样包装完整性的前提下，留样在保存期间至少每年目视检验一次；若发现异常，应彻底调查并采取相应的处理措施。

留样及留样观察均应有详细记录。留样标签应至少注明：检品编号、药品名称（规格）、批号、生产单位、取样时间、取样人员。

鉴于留样的重要性，留样应由专人管理、按批准的规程调用。若企业终止药品生产或关闭，应将留样转交受权单位继续保存，并告知当地药品监督管理部门，以保证必要时仍可取得留样。

4.2.3 检验及记录

检验是指依据药品质量标准，对待检药品依次进行性状观测、鉴别、检查和含量测定，并将检验结果与标准限度比较，以判断药品合格与否的过程。

根据药品检验结果推断药品检验结论时：①若为全项目检验，各项检验结果均符合药品质量标准的规定时，检验结论为该批药品符合规定；否则，即使只有一项检验结果不符合药品质量标准的规定，检验结论均为该批药品不符合规定。②若为非全项目检验，各项检验结果均符合药品质量标准的规定时，检验结论为该批药品的请检项目符合规定；否则，即使只有一项检验结果不符合药品质量标准的规定，检验结论均为该批药品的请检项目不符合规定。

检验记录是检验人员在检验过程中记录样品信息、实验过程、计算和检验结果等内容所形成的内部文件。

检验记录的内容应至少包括检品编号、药品的名称（规格）、批号、生产单位；检验项目及其检验依据（药品质量标准）；仪器设备的名称、型号、编号和校正情况；标准物质和试剂的名称、等级、批号、生产单位；对照品溶液和样品溶液的制备等关键操作步骤；检验结果包括原始数据、计算及数据修约，异常现象的详细记录；检验结论；环境的温度和湿度；检验日期；检验人员签名；复核人员签名。

4.2.4 报告及记录

报告是指以检验报告书的形式向请检人报告药品检验的结果和结论,每一份药品检验报告书只报告一批药品的检验结果和检验结论。药品检验报告书通常包含以下信息:①药品检验机构;②报告书编号;③检品编号、名称、批号、批量、规格、生产单位、再包装单位;④请检单位;⑤收检日期;⑥检验项目;⑦检验标准;⑧检验结果;⑨检验结论(检品是否符合质量标准的规定);⑩签发日期;⑪药品检验机构负责人或其他获授权人员的签名。

药品检验报告书的常见格式如图 4-2。

××药品检验机构(盖章)

检验报告书

检品名称		检品编号	
检品批号		检品批量	
检品规格		生产单位	
检品数量		再包装单位	
检验目的		请检单位	
检验项目		收检日期	
检验标准		检验完成日期	

检验项目　　　　标准规定　　　　检验结果

检验结论

药品检验机构负责人(签名)　　　　签发日期

图 4-2　药品检验报告书常见格式

出具药品检验报告书的依据是药品质量标准和药品检验记录。药品检验报告书由药品检验机构负责人审核签发。与此同时,应至少保留一份药品检验报告书副本,与同一检品的取样记录、留样记录、检验记录等一并存档。当需要对检验报告书进行实质性修改时,应收回原检验报告书并加盖作废标识,出具新编号的检验报告书并注明其所替代的原检验报告书编号。

《中华人民共和国药品管理法》规定,当事人对药品检验结果有异议的,可自收到药品检验结果之日起七日内向原药品检验机构或者上一级药品监督管理部门设置或者指定的药品检验机构申请复验,也可直接向国务院药品监督管理部门设置或者指定的药品检验机构申请复验。复验申请受理后,当事人应向负责复验的药品检验机构提交原药品检验报告书,复验样品从原药品检验机构的留样中抽取。药品检验机构出具的检验结果和检验结论不实，造成损失的，应承担相应的赔偿责任。药品检验机构出具虚假检验报告的，责令改正，对单位、直接负责的主管人员和其他直接责任人员依法处罚。

学习与思考 4-1

---

(1) 药品检验包括哪些基本程序？

(2) 为什么说取样对药品检验至关重要？

(3) 为什么要留样？

4.3　伪劣药品检验

为了应对伪劣医疗产品的问题，WHO 于 2012 年建立了会员国机制。2013 年启动了向 126 个会员国开放的伪劣医疗产品全球监视和监控系统。该系统将国家和地区之间的事件联系起来，发出 WHO 医疗产品警报，积累证据以协助制定基于证据的政策，联络人 2016 年起使用该系统报告伪劣医疗产品和搜索数据库。

WHO 推荐药品服用者使用的初步识别伪劣药品的方法：①所购药品的邮政标签应说明其内容为药品；②外包装应完好、清洁，说明文字无拼写或语法错误且用语规范，生产日期和有效期均符合规定，徽标、批号格式、地址、座机电话号码等确认无误；③内包装的安全封条应完好无损，生产日期和有效期等细节均与外包装相符；④药物性状应符合药品质量标准的描述。怀疑有伪劣药品时，应报告国家药品监督管理局，该机构在必要时将转告 WHO。一些最严重的病例报告来自患者、护士和药师。WHO 可提供的帮助包括在紧急情况下提供紧急实验室分析；在极端和复杂的情况下派专家到现场；在公共卫生受到重大威胁（较大地理范围的风险或未采取措施降低患者风险）时考虑发出医疗产品警报。

通过目视检查药品及其包装可以识别很多伪劣药品。但是，某些伪造药品在视觉上几乎与原药品相同，需要通过质量检验确认。现场筛查技术虽不能代替实验室中的完整测试，但其可对可疑药品进行有效的归类，以查出应交给实验室进行深入分析的可疑药品。常用的筛查技术包括近红外分光光度法、拉曼光谱法、薄层色谱法、快速高效液相色谱法（rapid high performance liquid chromatography，rapid HPLC）、化学湿法反应（wet chemical reaction）和条码技术。所有的筛查设备和方法都有其优点和缺点，因此可能需要使用一组筛查技术。

可疑药品多由原药品制造商进行分析，需要进行更复杂的分析时可交给法医实验室。因为实验室测试是昂贵且费时的，有时甚至是缺乏的，所以一些伪劣药品可能未经检测分析。

假药和劣药流入市场常常是蓄意的，为使其具有欺骗性和隐蔽性，被设计为不易与合规药品区分且不易引起明显的药品不良反应（adverse drug reaction，ADR）。《中华人民共和国药品管理法实施条例》规定，对有掺杂、掺假嫌疑的药品，在国家药品标准规定的检验方法和检验项目不能检验时，药品检验机构可以补充检验方法和检验项目进行药品检验；经国务院药品监督管理部门批准后，使用补充检验方法和检验项目所得出的检验结果，可以作为药品监督管理部门认定药品质量的依据。

学习与思考 4-2

(1)打击伪劣药品为什么需要 WHO 参与?

(2)伪劣药品筛查的常用技术有哪些? 这些技术有什么共同特点?

(3)在什么情况下需要使用补充检验方法和检验项目?

4.4 药品检验数据管理

药品检验数据是指药品检验过程中产生和记录的、可完整重现药品检验过程的所有原始记录及其真实副本(准确且完整地保留了原始记录的全部内容和意义),以及后续处理产生的信息。药品检验数据包括仪器设备和计算机化系统产生并自动记录的数据、人工观测记录的数据、摄影和摄像采集的数据等,以及由这些数据衍生的信息。例如,标准物质证书及标准物质使用记录、仪器检定记录、方法验证记录、滴定液和试液的配制记录、样品溶液的制备记录、色谱图和光谱图、含量测定结果等。

由此可见,药品检验数据是药品检验机构的"产品",药品检验数据的质量由药品检验机构负责。对于药品检验机构而言,质量保证的对象是药品检验数据。

药品检验数据管理一般以一个检品的全部检验数据为管理单元,即将同一检品生命周期(包括取样、留样、检验样品、生成报告、销毁检品等)中的所有检验数据集中管理和保存,保存期至少为 5 年。根据数据载体不同,药品检验数据可分为纸质数据和电子数据(包括必要的元数据和适当的动态记录格式)。对于纸质数据,其真实性高度依赖于工作人员对数据管理规则的主动遵守,且不便检索;而对于电子数据,其真实性能够通过使用信息化工具实施强制监管,且方便检索。所以,同时保存纸质数据和电子数据时,以电子数据作为原始数据。当纸质签名对数据的可靠性至关重要时,应保留纸质数据的全部内容。

在数据生命周期(数据生成和获取、数据传输、数据处理、数据审核、数据报告、数据保存和归档、数据恢复、数据失效/销毁)内,为确保药品检验数据具有可靠性,应对药品检验数据质量实施规范化管理。

(1)数据可归属至执行者。根据记录中具有唯一性的签名或者计算机化系统登录账号,能够确定数据创建、修改及其他操作的人员或计算机系统。

(2)数据清晰可溯。数据清楚明晰,陈述易懂,可追溯,易检索,确保能够完整重现数据产生的步骤和顺序。使用计算机化系统进行数据的创建、更改等操作,应通过计算机化系统自动生成的审计追踪(一种元数据,包含与数据创建、更改和删除相关行为的信息)确保数据的可追溯性。若需更改纸质数据的错误,可用单线划除错误内容并保持该错误内容清晰,在附近空白处添加新内容,更改人员签名,并注明更改日期和更改原因(以证明更改具有合理性)。若需更改药品检验结果、测试样品运行序列、测试样品标识等关键数据,更改前应同时审核待更改数据及其审计追踪。

(3)数据同步记录。数据产生时,应按规程及时创建记录,以确保在执行下一步操作前数据不被改变。

(4)数据原始一致。原始记录经过审核;原始记录或真实副本已保存,并容易获得和读取;以多种方式平行记录相同信息所得到的多份记录已确定基准记录(作为判断依据的记录)。电子数据应定期备份(备份及恢复的流程已验证),以确保计算机化系统在灾难恢复、系统更替、停用和终止使用时,数据可靠。数据(包括失败实验的数据)的销毁须审批后按规程实施。

(5)数据准确真实。数据能够准确真实地呈现其所记录的活动。所有检验结果均能够溯源至国际单位、标准物质、约定方法和(或)协议标准。偏差、异常值等应经过调查。

当发现数据可靠性存在问题时,最重要的是尽快准确评估这些数据问题对患者安全、产品质量、所做决策等可能产生的不良影响,并采取适当的应对措施。必要时,报告药品监督管理局。

4.5 药品检验样品管理

药品检验样品管理涉及检品生命周期的每个阶段,包括取样、留样、检验样品、生成报告、销毁检品等。鉴于检品对药品检验的重要性,在药品检验的全过程中均需按照规程进行检品管理,尤其需要重视以下 3 点。

(1)在药品检验的全过程中,每个检品必须具有唯一性标识,以保障药品检验结果和结论的准确性和可溯源性。

(2)剩余检品和期满留样的处理,需根据样品的性质及监管要求,由 2 人按规程分类处理,记录处理样品的详细信息、处理方法和处理日期,处理人员签名。若样品用完,应及时注销。

(3)特殊管理药品(毒性药品、麻醉药品、精神药品、放射性药品等)的取样、保管、调用和销毁均应按国家对特殊管理药品的监管规定执行。

4.6 药品检验安全管理

应通过文字资料、视听资料、标语、研讨会等形式,向每位工作人员提供反映已识别风险的一般和特定安全说明,并定期进行适当的补充。

根据国家的相关法规开展安全工作,通常包括以下具体要求。

(1)在检验前,应向工作人员提供安全知识。

(2)禁止在实验室吸烟、进食和饮水。

(3)工作人员应熟悉灭火设备,包括灭火器、灭火毯、防毒面具,能够安全淋浴和使用洗眼器。

(4)工作人员应穿着实验室外套或其他防护服,包括护目镜、口罩和手套。

(5)在处理高活性、传染性或挥发性物质时,应特别小心。

(6)高毒性和(或)遗传毒性的样品应在专门设计的设施中处理,以避免污染的风险。

(7)所有化学品容器均应贴上完整的标签(试剂标签至少包括名称、等级、生产商、批号、贮存条件、有效日期、收到日期、开启日期;试液标签至少包括名称、浓度、配制人员、配制日期、贮存条件、有效日期),有毒的或危险的化学品应挑选出来并贴上适当的醒目的安全警示语(如"毒物""易燃""放射")。

(8)应为电线和设备(包括冰箱)提供足够的绝缘和防火花措施。

(9)应遵守压缩气瓶处理的安全规程,工作人员应熟悉相关的颜色标识。

(10)工作人员须避免独自在实验室工作。

(11)应提供急救物资,并向工作人员提供急救、紧急情况处理、解毒剂使用、生物安全等安全知识培训。

应指导工作人员安全地处理玻璃器皿、腐蚀性试剂和溶剂(应使用无过氧化物的溶剂)。工作人员处理特殊试剂(如混合水与酸,混合丙酮-三氯甲烷与氨水)、易燃产品、氧化剂或放射性试剂,尤其是生物产品(如传染源)时,应给予警告、提醒和说明,以应对剧烈的、不可控的或危险的反应。值得注意的是,不应该认为所有没有安全警示语的化学品和生物产品都是安全的。应依据国家的相关法规,限制使用或完全不使用已知的致癌物和诱变剂作为试剂。用毒性较低的物质替代有毒溶剂和试剂,或者减少有毒溶剂和试剂的使用,应该始终是一个工作目标,尤其是在开发新技术时。工作人员应避免与试剂(尤其是溶剂及其蒸气)进行不必要的接触。

此外,工作人员应知晓通过中和或钝化来安全处置有害的腐蚀性或危险性产品的方法,以及安全彻底地处置汞及其盐的要求。

学习与思考 4-3

(1)举例说明药品检验数据的常见类型。

(2)理解药品检验数据管理的 5 个主要方面。

(3)理解药品检验数据管理的重要性。

(4)药品检验样品管理的重点是什么?

(5)为什么要避免独自在实验室工作?

内容提要与学习要求

药品的质量控制涉及药品的监督管理、研究、生产、流通和使用环节,药品质量的保证离不开对药品的有效监督管理。本章分别从 WHO 和我国的检验监督详细介绍了药品监督管理环节的检验机构及其职能和法律责任。详细介绍了明确药品检验工作的基本程序,对取样(检品收检)及记录、留样及记录、检验及记录、报告及记录各个内容进行了详细的描述。介绍了世界各国普遍采用的药品生产管理方式。

数据管理是药品质量管理体系的重要组成部分,应当贯穿整个数据生命周期(药品研发、生产、流通、上市后监测与评价等),应对药品检验数据质量实施规范化管理。特别对我国药品质量数据的真实性、药品质量数据的可追溯性、药品质量数据的安全性进行了介绍。对国外和国内假冒伪劣药品的筛查与鉴定进行了简单的描述。

了解药品监督管理环节的检验机构及其职能;掌握药品检验工作的基本程序;掌握数据管理的原则和内容;了解假冒伪劣药品的筛查与鉴定。

练 习 题

一、判断题

1. 药品监督管理部门设置或者确定的药品检验机构,承担依法实施药品审批和药品质量监督检查所需的药品检验工作。

2. 研发机构可参与质量保证工作。

3. 医疗单位可以不用设立药品质量检验单位。

4. 第三方检验检测机构需要不受任何利益相关方和其他因素的影响。

5. 留样检品只需保存 1 年。

6. 药品检验定量分析时，应平行测定。

7. 对于检测结果为不合格或者接近边缘阈值的项目或结果处于边缘的项目，一般需要复检。

8. 药品检验报告书由药品检验机构检验人员签发。

9. 产品经质量检验符合相关法规、药品注册要求和质量标准，经授权人批准后可放行。

10. GMP 文件的内容应当与药品生产许可、药品注册等相关要求一致。

二、简答题

1. 请简介我国的药品检验机构。

2. 谈谈你最熟悉的监管方药品检验机构。

3. 你知道哪些第三方检验机构？为什么要设立第三方检验机构？第三方检验机构需要满足哪些要求？

4. 当事人对药品检验机构的药品检验结果和结论有异议时，应如何处理？

5. 请以阿司匹林的检验为例，理解药品检验的基本程序。

6. 你认为伪劣药品比较容易出现在哪些区域？

7. 请简述药品检验数据管理的基本内容。

8. 请简述药品检验样品管理的基本内容。

9. 请简述药品检验安全管理的基本内容。

10. 国家药品质量控制实验室为国家药品监督管理机构监管提供有效的支持，并为行政处理和法律诉讼提供充分的依据。国家药品质量控制实验室通常如何实现对样品进行检验？

11. 药品生产企业的质量控制需要满足哪些要求？

12. 当事人对药品检验机构的药品检验结果和结论有异议时，应如何处理？

13. 如何分辨假冒伪劣产品？试查询最近几年的案例进行说明。

14. 以药典里面收载的苯甲酸鉴别试验为例，理解药品检验的工作流程。

第5章 药物分析方法学验证

5.1 方法学验证的意义

建立药品质量标准的前提是要有简单、快速、实用性强的分析方法,并且方法在各种复杂条件下具有可靠性。因此,通常情况下,需要首先建立分析方法,然后再优化条件进行方法验证。在实际工作中,方法的建立和实用性验证是一个整体。

方法学验证(methodological verification)是证明分析方法适用于特定分析测试或者期望用途的过程,主要是为了保证分析检测结果的准确性、可靠性、科学性及验证方法的可行性,该过程必须有文件记录。

分析方法是指为了某一检验目的而设定和建立的测试方法。分析方法包括化学分析方法和仪器分析方法。所建立的方法需详细描述分析步骤,包括方法原理、仪器选择及参数设置、试剂及样品配制、系统适用性试验,以及分析步骤与结果处理等。

分析方法有很多种,且各自具有不同的特点,即使是同一种测试方法,也可用于不同的检验项目,但是验证内容可以不相同。显然,与分析化学建立的新方法要求(简单、快速、灵敏、选择性高、准确、实用性强和易自动化)略有不同,药物分析的方法追求的是准确、实用,而在准确和实用中包括简单、快速、选择性好、易自动化的内涵,灵敏度高反而不是药物分析方法中需要达到的目标。

对药品质量标准分析方法进行验证的目的,是要证明所采用的方法适合于相应的检测要求,因而在药品质量标准建立的过程中具有重要的作用和意义。如果存在对原有分析方法进行修订或者药物生产方法变更、制剂配方改变等情况,相应的质量标准分析方法也需要进行重新验证。验证理由、过程和结果皆应记录在药品标准起草或者修订说明中。

生物制品因其特殊性和复杂性,其质量控制通常采用两种方法,即理化分析方法和生物学测定方法。由于生物学测定方法比理化分析方法更易受到影响,且影响因素复杂多样,因此本章节不涉及生物学测定方法验证的内容。

5.2 方法学的验证项目

通常情况下,需要验证的分析项目有鉴别、定量或限度杂质测定、含量测定及溶出量测定、校正因子,如表 5-1 所示。在药品含量测定及溶出量测定中,其溶出量的测定方法也应该进行必要的验证。

验证的内容有准确度、精密度(包括中间精密度、重复性和重现性)、线性、定量限、检测限、专属性、范围和耐用性。需要说明的是,对验证所要求考核的参数各国要求不同。为此,ICH 提出了原则要求。

在分析方法验证中,须使用标准物质进行试验。可根据分析对象的不同,参照分析方法的特点,视具体情况而拟订需要验证的内容。

表 5-1 检验项目和验证内容

项目	鉴别	杂质测定		含量测定及溶出量测定	校正因子
		定量	限度		
准确度	−	+	−	+	+
精密度	−	+	+	+	+
专属性[①]	+	+	+	+	+
检测限	−	−[②]	+		
定量限	−	+	−	−	+
线性	−	+	−	+	+
范围	−	+	−	+	+
耐用性	+	+	+	+	+

①如一种方法不够专属，可用其他分析方法予以补充；②视具体情况予以验证

5.2.1 准确度

准确度(accuracy)是指分析方法的测量值(x)与真实值(x_0)之间的接近程度，有时又称准确性，一般用回收率(recovery)R来表示：

$$R(\%) = \frac{x - x_0}{x_a} \times 100 \tag{5-1}$$

式中，R为回收率；x为测出的量；x_0为本底量；x_a为加入的量。要获得可靠的回收率，至少测三组数据，且每个数据测定 3 次，共提供 9 个数据进行评价。准确度的测定应该在规定范围内实施，一般分含量测定、杂质测定和中药化学成分测定。

1. 含量测定

(1)原料药含量测定。可采用已知纯度的对照品(或供试品)完成相关测定，然后计算回收率；或者将本方法测定结果与另一个已知准确度的方法所得到的结果进行比较。

(2)制剂含量测定。针对考察制剂中其他组分或辅料对含量测定方法的影响，可在空白辅料中，加入已知量的被测物对照品进行测定，计算回收率(本底量为零)；如果得不到制剂辅料的全部组分，则可向待测制剂中加入已知量的被测物对照品来完成测定，同时计算回收率，此时本底量不为零；也可在相同情况下，将所建立方法测定的结果与另一种已知准确度的方法所得到的结果进行比较。

另外，方法的准确度是可以根据所得精密度、专属性和线性推算出来的，此时不需要再进行准确度验证。

2. 杂质测定

杂质测定(determination of foreign matter)可通过向原料药或制剂中加入已知量进行测定。如果得不到相应杂质或降解产物的对照品，则可将所建立方法与另一种成熟的方法进行结果比较，如药典记载的标准方法或已经经过验证的方法。

如果在杂质或降解产物的校正因子、对主成分的相对校正因子未知(不能测得)的情况下,可以用不加校正因子的主成分自身对照法进行杂质含量计算。同时,应该明确表明杂质(单个和总量)相当于主成分的质量比(%)或面积比(%)。

3. 中药化学成分测定

中药化学成分可以采取加样回收测定,即向被测成分含量已知的供试品中再准确(精密)加入一定量被测成分的对照品,然后再进行相关测定。此时,式(5-1)中的 x_0 是供试品所含被测成分的量, x_a 为加入的对照品量。

须注意的是,在加样回收试验中,被测成分对照品的加入量与供试品中含有量之和必须在标准曲线线性范围之内;所以,要适当选取加入对照品的量,量太小,容易引起较大的相对误差,量过大,又使干扰成分相对减少,导致真实性差。

4. 数据要求

在规定的范围内,对于同一浓度(相当于 100%浓度水平)的供试品,用不少于 6 份样品的测定结果进行评价;或是设计 3 个不同浓度(分别相当于 80%、100%、120%浓度水平)的供试品,每个浓度样品不少于 3 份,分别进行测定,用不少于 9 份样品的测定结果进行评价。

对于化学药而言,中间浓度的加入量和所取供试品中待测成分的量之比一般控制在 1 ∶ 1 左右。根据药典规定,低、中、高浓度对照品的加入量与所取供试品中待测成分的量之比分别控制在 0.8 ∶ 1、1 ∶ 1、1.2 ∶ 1 左右,且应该记载或报告已知加入量的回收率(%),或者所测结果平均值与真实值之间的差值及其变异系数(coefficient of variability,CV,又称相对标准偏差,RSD),或置信区间(一般置信度为 95%)。

对于中药而言,中间浓度的加入量和所取供试品中待测成分的量之比一般也控制在 1 ∶ 1 左右。与化学药稍有不同的是,低、中、高浓度对照品的加入量与所取供试品中待测成分的量之比一般分别控制在 0.5 ∶ 1、1 ∶ 1、1.5 ∶ 1 左右,且应该记载或报告的内容包括供试品中含有量、供试品取样量、对照品加入量、回收率(%)计算值和测定结果,以及回收率的相对标准偏差或置信区间。

表 5-2 给出样品中待测成分的含量和回收率的限度关系,可供参考。另外,在基质非常复杂、组分含量非常少(低于 0.01%)及多成分等分析中,可适当放宽回收率的限度。

表 5-2　样品中待测成分含量和回收率限度

待测成分含量	100 g/g	10 g/g	1 g/g	0.1 g/g	0.01 g/g	10 μg/g	1 μg/g	10 μg/kg
回收率限度/%	98~101	95~102	92~105	90~108	85~110	80~115	75~120	70~125

5.2.2　精密度

精密度(precision)是指同一个均匀供试品,在规定的测试条件下,经过多次取样、测定,所得结果之间的接近程度。一般用偏差(D)、标准偏差(SD)或相对标准偏差(RSD)表示。

$$SD = \sqrt{\frac{\sum_{i=1}^{n}(x_i - \overline{x})^2}{n-1}} \tag{5-2}$$

式中，x_i 为单次测量值；$\bar{x}$ 为测量平均值。

$$RSD(\%) = \frac{SD}{\bar{x}} \times 100 \tag{5-3}$$

方法的精密度一般用于法定的药典分析方法建立时的协作研究中，有 3 种形式表达，一是重复性(repeatability)，指实验者在短期内重复操作的精密度，一般用 3 种浓度重复各 3 次，并以相对标准偏差和置信区间表示；二是中间精密度(intermediate precision)，是实验室内部精密度表示方法，可以体现实验室的实际情况，包括实验操作者之间、不同日期和不同仪器之间的差异；三是重现性(reproducibility)，是指不同实验室之间的精密度。

含量测定、杂质测定都应该考察方法的精密度，验证的内容主要包括中间精密度、重复性及重现性。

1. 中间精密度

中间精密度是指在同一个实验室内，在不同的时间、由不同的分析人员、用不同的设备所测得结果之间的精密度。在考察随机变动因素对精密度的影响时，如不同分析人员、不同日期、不同仪器等，应该进行中间精密度试验。

2. 重复性

重复性则是指在相同的条件下，由同一个分析人员所测得结果的精密度。如果这个时间间隔非常短，重复性也称为日内精密度(intraday precision)；如果时间间隔较长的话，则称为日间精密度(interday precision)。

在规定的范围内，用至少 6 次测定同一浓度(相当于 100%浓度水平)供试品的结果进行评价；或者选取 3 种不同浓度的供试品，而每种浓度分别准备 3 份样品，用至少 9 次的测定结果进行评价。对于化学药和中药供试品浓度配制控制与准确度项中的数据要求一致。

3. 重现性

重现性指由不同分析人员在不同实验室所得结果之间的精密度。

国家药品质量标准采用的分析方法，应该进行重现性试验。建立标准分析方法时，借助不同实验室的协同检验而获得了重现性结果。协同检验的目的、过程包括重现性结果都应该记载在起草说明中。应注意重现性试验用样品质量的一致性及贮存运输中的环境对该一致性的影响，以免影响重现性结果。

4. 数据要求

精密度试验结果必须报告标准偏差、相对标准偏差或置信区间。样品中待测成分含量和精密度可接受范围参考表 5-3。需要说明的是，在基质非常复杂、含量非常少(低于 0.01%)或者多成分等分析中，精密度的接受范围可适当放宽。

表 5-3　样品中待测成分含量和精密度的可接受范围

待测成分含量	重复性(RSD%)	重现性(RSD%)
100 g/g	1	2
10 g/g	1.5	3
1 g/g	2	4

续表

待测成分含量	重复性(RSD%)	重现性(RSD%)
0.1 g/g	3	6
0.01 g/g	4	8
10 μg/g	6	11
1 μg/g	8	16
10 μg/kg	15	32

5.2.3 专属性

专属性(specificity)是指所采用的分析方法在其他成分(如辅料、杂质、降解产物等)存在的条件下，依然能正确测定被测物的能力。如果方法专属性不强，则应该采用多种不同原理的方法给予补充。

鉴别反应、杂质检查和含量测定方法，都应该考察其专属性。

1. 鉴别反应

必须能区分结构相似的化合物或可能共存的物质。结构相似或组分中的有关化合物，以及不含被测成分的供试品，反应皆应呈阴性。

2. 含量测定

采用色谱法或其他分离方法时，要求分离度必须符合要求，并应附代表性图谱，且标明各成分在图中相应的位置，以此来说明方法的专属性。

对于含量测定，在可获得杂质对照品的情况下，样品中可加入辅料或杂质，考察是否干扰测定结果，并可将测定结果与未加辅料或杂质的样品相比较。对于杂质检查，也可于样品中加入一定量的杂质，再考察各成分之间(包括杂质)能否得到分离。

3. 杂质测定

在不能获得杂质或降解产物的情况下，可先测定含有杂质或降解产物的样品，将结果与另一个验证过或药典收录的方法进行比较。也可采用其他方法进行加速破坏，如高温、酸(碱)水解、高湿、强光照射或氧化等，用来研究可能存在的降解途径和降解产物对杂质测定及含量测定的影响。对于含量测定方法而言，应该比对两种方法所得的结果，而杂质测定则要求比对检出的杂质个数，必要的时候，可利用光二极管阵列检测器或质谱进行峰纯度检查。

学习与思考 5-1

---

(1)什么是方法学验证？什么药物分析要做方法学验证？

(2)建立药物分析方法与常规的分析化学法有什么不同？为什么？

(3)什么是准确度？什么是精密度？准确度和精密度有何关系？如何测量一个药物分析方法的准确度和精密度？

(4)什么是方法的专属性？如何测量一个方法的专属性？

5.2.4 检测限

检测限（limit of detection，LOD）是一个方法的重要参数，是指对一个样品可测出某一个被测物的最小量，通常不是指定量的正确值，反映了该分析方法的灵敏程度。药品的鉴别试验和杂质测定方法，均应通过测试确定方法的检测限。检测限仅作为限度试验指标和定性鉴别的依据，没有定量意义。

确定检测限的常用方法主要有直观法、信噪比法和计算法三种，现简述如下。

1. 直观法

对于某一些分析方法，通常为非仪器类，大多采用直观测量方式，即采用已知浓度的被测物，试验出能被可靠地检测出的最低浓度或量。直观法常用于比色法、薄层色谱法等方法。

2. 信噪比法

能显示基线噪声的分析方法大多采用这种方式确认检测限，信噪比法即是通过比较已知低浓度试样的测出信号与空白样品测出信号，从而计算出能被可靠地检测出来的被测物质最低浓度或量。一般情况而言，方法检测限为信噪比（S/N）等于 3 或 2 时的相应浓度或注入仪器的量。图 5-1 是高效液相色谱图中信号与噪声示意图。

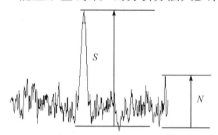

图 5-1　高效液相色谱图中信号与噪声示意图

3. 计算法

很多既不能用直观法也很难直接比较信噪比的仪器分析方法可采用以下公式直接计算检测限：

$$LOD = \frac{3.3\delta}{S} \tag{5-4}$$

式中，S 为标准曲线的斜率；δ 为响应值的偏差，其大小可以利用标准曲线的剩余标准偏差或截距的标准偏差来代替，也可以通过测定空白值的标准偏差来代替。

需要说明的是，须用含量相近的样品来分析验证检测限数据，应附上相应的测试图谱，并且说明检测限结果和试验过程。

延伸阅读 5-1：国际纯粹与应用化学联合会关于检测限的定义

国际纯粹与应用化学联合会（International Union of Pure and Applied Chemistry，IUPAC）是 1919 年在国际化学会联盟（International Association of Chemistry Societies）基础上成立的一个致力于促进化学学科发展的非政府组织，是国际科学理事会（International Council for Science，ICSU）成员之一，总部位于瑞士苏黎世，理事会下设分析化学等七个专业委员会。其宗旨包括促进会员国化学家之间的持续合作、研究和推荐对纯粹与应用化学的国际重要课题所需的规范、标准或法规汇编等。

IUPAC 规定检测限是指由特定的分析步骤能够合理地检测出的最小分析信号（X_L）所求得的最低浓度：

$$\text{LOD} = \frac{X_L - X_b}{k} = \frac{KS_b}{k} \tag{5-5}$$

式中，X_b 为不含待测成分的对照平均值；k 为分析标准曲线在低浓度范围内的斜率；S_b 为对照标准偏差；K 是与置信度有关的常数，IUPAC 建议取值 3 为检测限计算标准，对于严格的单侧高斯分布对应的置信度为 99.6%。

5.2.5　定量限

某一种方法的定量限(limit of quantitation，LOQ)是指在保证精密度和准确度的前提下，对某个样品可定量地测出某一个被测物的最小量。与检测限不同，定量限体现的是方法定量分析的能力，其测定结果必须符合精密度和准确度要求。在微量或痕量药物分析、定量测定药物杂质和降解产物时，应确定方法的定量限。

1. 常用方法

确定定量限的常用方法与检测限相同，有直观法、信噪比法。不同的是在使用信噪比法确认定量限时，一般取信噪比为 10∶1 时的相应浓度或注入仪器的量。另外，计算的公式也稍有区别

$$\text{LOQ} = \frac{10\delta}{S} \tag{5-6}$$

2. 数据要求

与检测限的要求一样，无论采用哪一种方法确定定量限数据，都须用含量相近的样品进行验证，且应附上相应测定图谱，说明测试过程和定量限结果，包括准确度和精密度验证数据。

学习与思考 5-2

(1) 什么是定量限？什么是检测限？二者有何关系？
(2) 如何确定方法的定量限和检测限？
(3) 确定方法的定量限和检测限对数据有何要求？

5.2.6　线性

线性是分析定量的基础，是指在设计的响应范围内，试样中被测物浓度与测定响应值成正比关系的程度。测量线性需要精密稀释同一对照品贮备液，或重新精密配制一系列对照品溶液，每种方法都要求至少在响应范围内有 5 份不同浓度形成浓度梯度，然后根据浓度梯度测量响应的信号并做出浓度-信号关系图。需提供线性方程、相关系数及方差等参数。

作图处理后，观察测得的响应信号与被测物的浓度是否呈线性，再用最小二乘法进行线性回归。必要时，响应信号可经数学转换，再进行线性回归计算，或者可采用描述浓度-响应关系的非线性模型。

5.2.7　线性范围

线性关系应在响应范围内测定，并给出线性图、回归方程与相关系数或其他数学模型。所谓线性范围则是指在满足一定准确度、精密度和线性要求的条件下，分析方法能达到的高低限量或浓度的区间。它应该根据分析方法的具体应用及其准确度、精密度、线性结果和要求确定。

1. 原料药和制剂含量测定

范围一般为测定浓度的 80%～120%；若为制剂含量均匀度检查，范围一般要求为测定浓度的 70%～130%，对于气雾剂和喷雾剂等特殊剂型，范围可适当放宽；对于溶出度或释放度中的溶出量测定，一般范围为限度的 ±30%，如果已经规定了限度范围，则应为上限的 +20% 至下限的–20%。

2. 杂质测定

应根据初步实际测定数据，拟订范围为规定限度的 ±20%。如果同时进行杂质测定与含量测定，则可用峰面积归一化法进行计算，线性范围一般应为杂质规定限度的–20%至含量限度（或上限）的 +20%。

3. 中药分析

应根据分析方法的具体应用和准确度、精密度、线性结果及要求来确定范围。对于有特殊功效或药理作用或有毒的成分，其验证范围应该大于被限定含量的区间。

校正因子测定时，范围一般应根据其应用对象的测定范围确定。

对于含量测定，要求应为测试浓度的 80%～120%；对于杂质测定，应为被测杂质限度的 50%～120%；对于溶出度，应为测定范围的 ±20%；对于含量均匀度，应为测试浓度的 70%～130%。

5.2.8　耐用性

分析方法的耐用性（robustness）是指当测定条件有小的变动时，测定结果不受影响的承受程度。它为日常检验中使用建立的方法提供可靠依据。一旦研究分析方法得以确定，就需要考虑其耐用性问题。当测定条件要求苛刻时，则应该在方法中写明具体要求，并注明方法可以接受条件改变的范围，可以先通过均匀设计确定主要影响因素，再采用单因素分析等方法来确定变动范围。

典型的变动因素有被测溶液的稳定性、样品的提取次数、时间等。例如，气相色谱法中，需要考虑的变动因素主要有不同批号或品牌的色谱柱、不同类型的担体、固定相、柱温、载气流速、检测器和进样口温度等；高效液相色谱法中的变动因素则主要考虑不同批号或不同品牌的同类型色谱柱、柱温、流动相的组成和 pH、流动相流速等。

经试验，为了确保方法的可靠性，测定条件小的变动应满足系统适用性试验要求。

学习与思考 5-3

(1)验证药物分析方法需要考虑哪些项目?

(2)如何确定一个分析方法的线性范围?

(3)什么是药物分析方法的耐用性?试说明建立紫外-可见分光光度法的耐用性。

5.3　验证项目及限度选择

5.3.1　验证项目选择

并不是每一种分析方法都需要全面验证上述八项内容。科学的方法是针对分析方法的特点,依据分析方法的特定目的和要求,按照一般原则来选择所需验证的内容。

首先,设计和确认验证方案,要求具有系统性和合理性;其次,验证过程要规范和严谨;最后,明确采用的分析方法能达到相应分析测量的目的和要求。此外,要明确方法验证的各项内容之间存在关联性,方法验证的整体具有系统性。

药品质量标准分析方法验证内容选择的一般原则如下。

(1)非定量分析方法。例如,鉴别试验、杂质的限度检查法,一般需要验证方法的检测项、专属性和耐用性。

(2)定量分析方法。涉及定量的分析方法,通常需验证上述八项内容。不过,很多药品质量标准建立时需要的分析方法只需满足常量分析要求,故无须验证方法灵敏度相关的检测限和定量限,而其余六项内容均需验证。有些情况如原料药和制剂的含量测定、含量均匀度测定及释放度或溶出度测定等需要考虑检测限和定量限。

(3)微量定量分析方法。因微量分析涉及的待测物浓度(或者量)极低,必须保证方法的灵敏度,以确保方法能准确定量检测出微量成分。此时,需要验证八项内容。不过,有些情况如杂质的定量测定,是否测量检测限可以视情况而定。

药品质量标准中各分析项目所涉及的分析方法需验证具体项目参见表 5-1。

5.3.2　验证限度选择

同样地,根据分析方法的不同,需要确认不同的原则来制定验证限度。

1. 含量方法限度

根据处方、工艺、分析方法精度、分析方法耐用性等因素,对制剂规格量(原料为 100%)的上限与下限进行适当调整。

2. 杂质限度检查

除药典另有规定外(砷盐检查法、残留溶剂检查法、不溶性微粒检查法、无菌检查法等),应根据处方、工艺、分析方法精度、分析方法耐用性等因素,并结合该杂质的毒理特性,进行确定。

特殊毒性的杂质应严格控制，其限度值的制定应通过完整的毒理学研究文献或试验材料来确定。其中，有关物质检查在药物分析中属于常见检查法，限度制定也较为严格。

目前国家药审中心在药品审批过程中，以不低于《中国药典》及指导原则为基础，以达到 EP 及 USP 要求为方向，要求在采用一般液相方法测定有关物质时，当最大日剂量小于或者等于 2 g 的，或者单个杂质限度高于 1.0 mg 或 10% 的需要进行物质鉴定，高于 15% 的则要进行质控；最大日剂量大于 2 g 的，单个杂质限度高于 0.05% 的需要进行物质鉴定并进行质控。

学习与思考 5-4

(1) 药物分析方法的验证项目主要有哪些？如何确定？

(2) 如何确定药物分析方法的限度？

(3) 如何进行杂质限度检查？

5.4　药物分析方法的转移与确认

5.4.1　分析方法转移

分析方法转移 (analytical method transfer) 是指分析方法在实验室之间的转移。显然，分析方法转移至少涉及两个实验室，也可能涉及多个实验室，其中一个是分析方法转出实验室 (analytical method transferring laboratory)，其工作就是建立分析方法并进行转移、验证，证明所建立的方法符合拟定用途；另一个或其他实验室称分析方法接收实验室 (analytical method receiving laboratory)，其职责就是对该方法进行方法学检验。

当分析方法转出实验室建立并验证了某种分析方法后，另一个或其他实验室 (分析方法接收实验室) 如果要再次使用这种方法进行相关检验检测时，则需要证明此方法在该实验室也能够成功运行。

分析方法转移应用很广，并且经常被涉及，包括研发实验室到质控实验室的方法转移，生产线地点的改动、合同公司的变化、产品所有权的更换等情况都会导致分析方法的转移等。

转移方式常见以下四种。

1. 比对检验

比对检验 (comparison test) 是指相同批次药品检验结果的比对，即在分析方法转出实验室和分析方法接收实验室之间彼此检测同批或多批样品之后，将结果进行比对。

需要注意的是，每批样品需要检验的次数和需要检验的样品批数不能随意指定，而是应该根据被测样品的特性和检验方法的类型来确认。通常情况下，分析方法接收实验室是否有足够的能力操作该分析方法，需要分析方法转出实验室通过评估检验结果的平均值和偏差 (如计算中间精密度) 来确认，并且检验结果要具有一定的准确度和精密度。

2. 共同验证

共同验证 (co-verification) 就是分析方法经过验证后转出，由分析方法接收实验室和分析方法转出实验室共同参与方法再验证，来确认分析方法接收实验室和分析方法转出实验室都有成功执行该方法的能力。共同验证的内容主要是考察方法操作的精密度或重复性、重现性。

为了避免不必要的重复工作，很多情况下可以将分析方法的初步验证和转移合并在一起操作，以此可以同时将方法从分析方法转出实验室向一个或多个分析方法接收实验室进行转移。此时，分析方法转出实验室就要参与分析方法接收实验室的内部试验过程，通过考察不同操作人员、不同试验仪器、不同经验组成和检验能力等来评估实验室间的差异，并以此来获得方法重现性数据。

总的来说，由分析方法转出实验室和分析方法接收实验室共同验证所得的实验结果理应符合方法转移的各项标准。需要评估的参数有每个实验室不同检验人员间的差异、分析方法转出实验室和分析方法接收实验室的总体平均值的差异、每个实验室总体重复性（中间精密度）。

3. 分析方法接收实验室对方法进行再验证

首先，根据待转移分析方法的特点和复杂程度来确定再验证参数，然后分析方法接收实验室可以利用自己的知识体系和已获得的试验技能来重复该方法学验证试验（全部或者部分参数）。如能顺利完成并符合方法转移的各项标准，则可证明分析方法接收实验室有能力成功操作该分析方法。

例如，含量均匀度检查主要是由方法准确度及精密度决定的，故而分析方法接收实验室必须就准确度和精密度进行再验证。

4. 免除试验途径

免除试验途径（exemption test approach）是指某些特定情况下，方法转移不需要或可以减少比对检验项目。也就是说，分析方法接收实验室可直接用分析方法进行正式检验，而不需要预先进行检验结果比对。

如果采取免除试验途径进行方法转移，一定要有记录并说明原因。例如，分析方法接收实验室检验过该样品或类似样品、熟悉此检验步骤、方法建立者加盟分析方法接收实验室、新方法与已验证方法相比改变很小等。

总之，选择分析方法转移途径和设计转移试验时，最好事先评估一下分析方法接收实验室的检验能力，如对以往的检验经验、与方法相关的仪器设备购置和使用情况、被测样品的特点及分析方法的复杂程度等。

需要说明的是，药典收载的分析方法原则上不需要进行转移。但是对于某些关键的方法学参数如精密度、专属性、溶液稳定性等，仍然需要进行仔细考察。亦即，需要在分析方法接收实验室的实际检验条件下，对药典收录的分析方法进行方法确认，以此来证明药典方法适用于本次所检品种。

延伸阅读 5-2：中国反兴奋剂中心

中国反兴奋剂中心（China Anti-doping Agency）是我国国家级反兴奋剂机构，是 2007 年在 1987 年成立的中国兴奋剂检测中心基础上重组而成。中心的任务包括开展食品、药品兴奋剂检测，组织实施兴奋剂检查和检测，对检查结果进行管理；组织实施对兴奋剂违规事件的调查及听证等。该中心于 1989 年正式通过了国际奥委会医学委员会的资格考试，取得了国际检测资格，目前是国际 A 级检测实验室。

自实验室建立以来,除因 2015 年 10 月在世界反兴奋剂机构(World Anti-Doping Agency,WADA)所进行的双盲考试中报告两个假阴性结果被暂停 4 个月不得从事与 WADA 相关的活动外,中心在历年复试中都顺利过关。

WADA 根据实验室国际标准有关规定,对其认证的实验室每年都要组织双盲考试和单盲考试质量控制考试。双盲考试是事先无通知的考试,单盲考试是事先有通知的考试。如果实验室一年内累计报告 2 个假阴性结果,WADA 将暂停该实验室不超过 6 个月的认证资格。

5.4.2　分析方法确认

1. 分析方法确认的内涵

药品检验人员按照药典方法或标准方法进行分析方法确认(analytical method confirmation),是药品质量控制的一个必要环节。WHO 在《药品质量控制实验室良好操作规范》(Good Practice for Pharmaceutical Quality Control Laboratories, GPCL)中明确指出,方法确认是证明一个药典方法或者经过验证的方法适用于本次检验的过程,侧重于强调证明药典分析方法对被测样品的适用性。

FDA 和 USP 对方法确认的定义基本可以总结为检验实验室和方法使用者应该证明其对药典方法有充分的了解并且有能力重现药典方法,侧重点是强调检验实验室和检验人员操作药典方法的能力。

所以,分析方法的确认是基于分析方法都有其应用的复杂性和个性特点,针对不需要进行验证的检验方法及药典方法和其他已验证的法定标准,选择性考察其中能影响检验结果的关键方法学参数和关键步骤,以此证明分析方法对于被测样品的适用性及方法的可行性,同时用来确认方法使用人员有能力成功地操作该分析方法或者其他方法。

换言之,方法确认一方面是为了证明药典分析方法或法定分析方法适用于被测样品,被测样品的质量可控、方法可行;另一方面证明方法使用人员有能力成功地操作药典分析方法或者法定分析方法。

显然,方法确认有三个核心要素,一是方法确认必须是对药典分析方法或者法定分析方法进行确认;二是证明药典分析方法或法定分析方法适用于被测样品,被测样品的质量可控,方法可行;三是证明方法使用人员有能力成功地操作药典分析方法或者法定分析方法。

2. 分析方法确认的要求

方法确认前制定相应计划,确认过程必须有记录,确认完成后要形成完整的方法确认报告,报告应该给出确认结果及结果判断标准、方法与方法学参数的详细描述,以及对偏差的合理解释等多方面。这些都是用来证明实验室能够正确、成功操作检验方法的依据。

同样地,药品检验实验室在采用药典收载分析方法或者法定分析标准进行检验时,可以不再对方法进行验证,但是需要进行方法确认,以此证明该检验实验室能够正确地操作所选方法。但是对于药典中所收载的一些基本检验方法来说,如炽灼残渣、干燥失重、热分析法、酸值测定、pH 测定等,通常是不要求进行方法确认的,除非有特别说明该方法不适用测定某个样品。

3. 分析方法确认的方式

如果确实需要进行方法确认，则应根据检验目的、方法复杂程度、检验人员的能力和经验等来决定具体确认内容。通常通过以下两种方式。

(1)分别由检验人员使用不同的仪器，并独立地对同一批产品进行检验，随后比较检测结果，以此来证明分析方法在本实验室(分析人员、检测试剂、仪器等)的适用性。

(2)根据验证目的和评估结果来选择相关项目进行确认。

4. 分析方法确认的内容

(1)限度检查。特别是当被测物浓度在定量限附近时需要进行限度检查。例如，残留溶剂检查，需要确认方法的检测限和定量限。另外，如果方法专属性会受样品及仪器差别的影响，那么还需要确认专属性。

(2)鉴别检查。通常根据具体情况考虑是否需要确认方法的专属性，因为专属性是判断被测物是否为目标检测物最重要的方法学参数。

(3)含量测定。包括较高浓度的限度检查。例如，药典中收载的被测物浓度较高的限度检查，还有 2-乙基己酸测定、水分测定等很多特定检测项目。此类被测物浓度相对较高，需要确认方法的准确度和精密度，专属性确认可视具体情况而定，主要考虑样品及仪器等存在的差别是否影响方法专属性。另外，在较窄的浓度范围内(通常是一个数量级)，只进行 1 个浓度的试验即可。如果涉及浓度范围较宽，则需要在高、中、低 3 个不同浓度水平进行确认。

学习与思考 5-5

---

(1)什么是分析方法的转移？分析方法转移对方法有哪些要求？转移有哪些方式？

(2)什么是分析方法确认？分析方法确认有些什么要求？

(3)如何确认分析方法？确认分析方法包括哪些内容？

内容提要与学习要求

分析方法的确立和验证，在药品质量标准建立的过程中具有重要的作用和意义。本章详细介绍了药物分析方法的建立和验证所需要分析的项目，同时明确提出验证的内容有准确度、精密度(包括中间精密度、重复性和重现性)、线性、定量限、检测限、专属性、范围和耐用性，并对各个内容进行了详细的描述。论述了如何选择方法的验证项目及限度。提出了分析方法转移的概念，分析方法转移方式常见比对检验、共同验证、分析方法接收实验室对方法进行再验证和免除试验途径四种类型。明确提出药品检验人员按照药典方法或标准方法进行分析方法确认，是药品质量控制的一个必要环节。详细地对分析方法确认的内涵、要求、方式和内容进行了描述。

理解分析方法确立和验证的基本概念；了解对药品质量标准分析方法进行验证的项目；掌握分析方法验证的内容；了解如何选择方法的验证项目及限度；了解分析方法转移的概念和类型；了解分析方法确认的内涵、要求、方式和内容。

练 习 题

一、名词解释

方法学验证　准确度　中间精密度　线性　重复性　重现性　专属性　检测限　定量限耐用性　分析方法转移

二、选择题

1. 在规定的范围内，对于同一浓度（相当于 100%浓度水平）的供试品，用不少于（　　）份样品的测定结果进行评价。

A. 3　　　　　　　　　B. 4　　　　　　　　　C. 5　　　　　　　　　D. 6

2. 对于化学药而言，中间浓度的加入量和所取供试品中待测定成分的量之比一般控制在（　　）左右。

A. 1 : 1　　　　　　　B. 2 : 1　　　　　　　C. 1 : 2　　　　　　　D. 1 : 3

3. 化学药和中药供试品浓度进行重复性试验时，选取 3 种不同浓度的供试品用至少（　　）次的测定结果进行评价。

A. 3　　　　　　　　　B. 6　　　　　　　　　C. 9　　　　　　　　　D. 12

4. 对于杂质测定，线性范围应根据初步实际测定数据，拟订为规定限度的（　　）。

A. ± 20%　　　　　　B. 80%～120%　　　　C. 70%～130%　　　　D. ± 80%

5. 测量线性时每种方法都要求至少在响应的范围内有（　　）份不同浓度形成浓度梯度测量其响应的信号并做出浓度-信号关系图。

A. 3　　　　　　　　　B. 5　　　　　　　　　C. 8　　　　　　　　　D. 10

三、简答题

1. 如何选择分析方法的项目和确定其限度？

2. 什么是方法的定量限？定量限与检测限有何区别？

3. 分析方法转移方式有哪些？如何进行方法转移的方案设计和讨论？

4. 如何实现一种分析方法的确认？试举例说明。

5. 试阐述方法验证和方法确认的区别和联系。

第6章　常用药物分析法

随着现代分析化学的发展，药物分析方法越来越多样化。根据药物及其物理、化学和生物学性质，已建立起各种各样的药物分析方法以进行药物真伪鉴别、杂质检查、含量测定，并实现药品质量的全面控制。

根据药物/药品的物理、化学和生物学性质可建立物理分析法、化学分析法和生物分析法，而根据使用仪器可建立光谱分析法、色谱分析法等仪器分析法。目前，各国药典中收载了大量的药物分析方法。随着药物研发和质量控制深度、广度不断加深、扩充，药物分析工作者不断探索，以期建立高灵敏度、高特异性、高可靠性、高通量的新技术和新方法，开发自动化、微型化的新仪器，进而解决药物分析工作中日趋复杂的实际问题。

例如，原料药是生产制剂的物质来源，药品的质量与原料药的质量密切相关。因此，严格控制原料药的质量是药品质量保证的根本。为了全面考察原料药质量，需要对其多个项目进行分析检验，其中性状检测、真伪鉴别、杂质检查及含量测定等是原料药质量分析的主要工作，也是从多角度、多层面来控制药物质量，确保药品安全有效的关键措施。

合适的分析方法对于获得准确、可靠的测试结果，有效控制药品的内在质量至关重要。常用的原料药分析方法包括化学法、光谱法、色谱法等。通常在原料药化学结构或组分确证的基础上，根据药物结构与性能的关系、各测试项目的目的及"准确、灵敏、专属、简便、快速"等原则，并充分考虑实际条件及新技术的应用与发展状况，来进行原料药分析方法的选择。同一测试项目可采用不同的分析方法，同一分析方法也可用于不同的测试项目。

6.1　药物的理化及生物学性质

6.1.1　药效、化学结构与理化性质

药效是指用药后药物对机体产生的效用、功效。大多数药物的药效取决于其理化性质，如溶解度、分配系数、解离度、稳定性等，发挥药效的本质是药物分子能通过共价键、离子键、氢键、范德华力、疏水作用等方式与体内特定受体结合，进而引起一系列生物物理及生物化学变化。

药物的理化性质由其化学结构决定，因此药物的基本骨架、活性基团、立体构型等与药物的性质密切相关。能产生相似药效的药物往往具有相同或相似的基本骨架(药效团)。对这些基本骨架进行适当结构修饰，可以得到具有不同理化性质的药物分子，改变与受体的结合力，从而获得不同的疗效。

例如，在药物中引入烃基，可改变药物的解离度、溶解度，还可增加药物分子的空间位阻从而提升药物对代谢的稳定性；引入碱性的氨基，能使药物易与蛋白质或核酸的酸性基团发生作用，有助于药物与受体的结合；引入卤素原子后，由于其电负性较强，能产生电性诱导作用，

影响药物分子的电荷分布。当药物分子中的电子云密度分布和受体的特定位点相匹配时，药物分子与受体之间的静电引力会加强，从而增强二者之间的相互作用。

药物的立体结构也对其药效至关重要，主要包括构象异构、旋光异构及几何异构。不同异构体往往具有不同的理化性质和生物活性。

延伸阅读 6-1：沙利度胺事件

沙利度胺事件是药物立体结构影响药效的典型案例。由于沙利度胺(反应停)具有镇静作用，能消退妊娠反应，在 20 世纪 60 年代前后，欧美很多国家的医生都使用沙利度胺治疗孕妇的妊娠反应。因其效果明显，沙利度胺被大量生产、销售，仅在联邦德国就有近 100 万人服用过沙利度胺，有些患者甚至不需要医生处方就能购买到沙利度胺。

但是，很多服用沙利度胺的孕妇生出的婴儿都是短肢畸形。1961 年，这种症状终于被证实是孕妇服用沙利度胺所导致的。后来经过研究发现，沙利度胺有两种对映异构体，它们具有完全不同的药理作用，其中 *R*-构型具有镇静止痛作用，而 *S*-构型则具有致畸性。当时用于临床的沙利度胺是没有拆分的，所以产生了致畸作用。因此，使用 4 年后该药物就被禁用了。

6.1.2　药效、剂型与理化性质

无论哪一种药物，都必须制成具有一定形状和性质的药物剂型才能应用于临床。将原料药制成制剂不仅能够降低药物的不良反应、增强其稳定性，有利于药物的使用与保存，还能够改善其吸收和生物利用度，提高疗效。原料药的部分理化性质，包括色泽、嗅味、粒度、晶型、pH、pK_a、旋光异构体、比旋度、水分、溶解度、稳定性、熔点、脂水分配系数等，尤其是溶解度和稳定性，在确定药物剂型的过程中起着重要作用。

一般情况下，药物需要溶解后方能被吸收。例如，对于口服固态药物，药物需要经历崩解、溶解和扩散至小肠上皮细胞表面才能被吸收，药物溶解得越多，被吸收得越多，从而更好发挥疗效，因此对固体制剂来说，要求药物有较大的溶解度和溶解速率。对于难溶或溶解速率小从而导致吸收和生物利用度差的药物，也可以通过改变剂型来改善，如微粉化可使药物颗粒变小，从而增加药物的比表面积，提高其溶解速率。

药物颗粒的大小还会影响制剂的外观质量、味道、色泽、稳定性、含量均匀度、生物利用度和临床疗效等。原料药做成制剂时，对其粒度也有要求。粒度并非越小越好，对于有刺激性的药物，粒度越小，刺激性越大；稳定性差的药物，随粒度降低，分解加快。实际中应根据药物性质、剂型和用药目的，选择合适的粒度。

药物的稳定性对其制剂设计也很重要。在确定剂型处方之前需利用稳定性试验考察药物的稳定性，分析不稳定的原因，合理选择剂型、配方，并以此为依据优化生产条件，从而避免药物的分解破坏。例如，对于易降解的药物，其固体制剂的稳定性往往高于液体制剂；遇光不稳定的药物，宜选用避光剂型，如各种包衣和不透明胶囊等；对温度、湿度敏感的药物，在生产过程中尽量避免加热、润湿等操作工序，制成注射剂时可采用灭菌粉针剂型。

延伸阅读 6-2：药物制剂的分类

药物制剂按不同的分类标准可分为不同的种类。

(1)按形态分类，包括固体剂型(如片剂、胶囊剂等)、半固体剂型(如软膏剂、凝胶剂等)、液体剂型(如注射剂、溶液剂等)、气体剂型(如喷雾剂、气雾剂等)。

(2)按分散系统分类，可分为固体分散型、溶液型、胶体溶液型、乳状液型、混悬液型、气体分散型等。

(3)按给药途径分类，包括经胃肠道给药的剂型和不经胃肠道给药的剂型。其中不经胃肠道给药的剂型包括注射给药(静脉注射、皮下注射、皮内注射、肌内注射等)、皮肤给药(洗剂、搽剂、贴剂、糊剂、软膏剂等)、呼吸道给药(气雾剂、喷雾剂、吸入剂等)、黏膜给药(滴眼剂、滴鼻剂、舌下片剂、栓剂等)。

受各种因素影响，物质在结晶时可能会由于分子排列与晶格结构不同而形成多种晶型，称为多晶型现象(polymorphism)。许多药物都具有多晶型现象。同质异晶体可能具有不同的外观、密度、光学性质、溶解度、熔点、稳定性等性质，导致它们的生物利用度和生物活性呈现明显的差异，从而影响疗效。

药物制剂要考虑药物多晶型带来的影响。药物的晶型变化会改变制剂的性能和质量。例如，磺胺-5-甲氧嘧啶多晶型Ⅱ的生物利用度高于水中稳定型Ⅲ，而前者在混悬液中可转变成后者，不仅会破坏混悬剂的剂型稳定性，同时也降低了药物的药效。

结晶度或晶态会影响药物的松密度性质，进而影响一些制剂过程或性能。例如，将具有不同晶型的巴比妥(Ⅰ、Ⅱ、Ⅲ型)分别压片后进行测量，得到三者抗拉强度的大小顺序：Ⅲ型 > Ⅰ型 > Ⅱ型，说明晶型影响了药物压片成型的性能。

一些工艺过程会造成晶体结构改变。有些药物如阿司匹林、地高辛、苯巴比妥等在粉碎过程中会因受热和压缩而发生晶型变化。

总之，多晶型与药物制剂的质量、安全性和有效性密切相关，在必要时需对存在多晶型的药物进行晶型控制。

综上所述，对原料药的理化性质进行充分了解是合理选择给药途径、剂型和制剂工艺的重点。

6.1.3　药效与生物学性质

原料药的生物学性质包括在生理环境下的稳定性，药物的跨膜转运过程，药物的吸收、分布、代谢、消除等药动学性质，药物的不良反应及治疗窗等。

药物的疗效与其生物学性质关系密切。药物对机体的作用取决于药物的吸收及到达作用部位的量，而药效的消除则取决于药物的代谢和排泄。药物进入体内需通过各种细胞膜，其跨膜转运过程受到药物分子的分配系数、溶解度、解离度等多种因素的影响。由于细胞膜由脂质双分子组成，因而脂溶性强的药物易通过，水溶性强的药物不易通过。药物的脂水分配系数是考察其亲脂性的指标，可用于评判其对在体组织的渗透或被吸收的难易程度。

药物的解离度决定了药物在吸收部位 pH 下离子型或分子型的分布有多少。通常情况下，药物以分子型通过生物膜，在膜内的水相介质中解离成离子型，然后发挥作用。药物在不同 pH 的环境中解离不同，进而会影响药物的分布。

药物吸收进入体循环后会与蛋白质结合,不同的药物因脂溶性不同而与蛋白质的结合率不同,同一药物对不同组织蛋白的亲和力也不同,这会影响药物的分布。药物在体内经过某些酶的作用代谢形成新的化合物,药物及其代谢物会通过机体的排泄或分泌器官而排出体外,这与药物的理化性质及其分子结构有关。

大多数药物的药理作用与其浓度平行。药物治疗希望获得期望的疗效且无不良反应,这就需要药物浓度在治疗窗内,即浓度水平需要高于最低有效浓度,但低于最低中毒浓度。在临床治疗中需持续输注或重复给药以维持有效治疗浓度,输注速度或给药频率取决于药物的清除率。药物浓度超过最低中毒浓度,可能会引起不良反应。

药物在生理环境下的稳定性差,可能导致药物浓度降低而降低疗效,药物的分解产物也可能产生不良反应。对于不稳定的药物,可以通过剂型来改善稳定性。

综上所述,药物的理化性质与药效密切相关,而药物理化性质又取决于药物结构。对药物基本结构进行修饰不仅会改变药物的理化性质,也会影响药物的体内过程及其与受体的结合,最终影响药物的疗效。药物基本结构的可变性和可变部分的多少各不相同,具有结构专属性。因此,根据药物的结构及理化性质,可以建立合适的方法对其进行分析测定。

学习与思考 6-1

(1) 药效、剂型与其理化性质有何密切关系?

(2) 药效与其生物学活性有何密切关系?

(3) 举例说明药效与药物的理化性质的密切联系。

6.2　物理分析法

物理分析法是指通过测定药物的特征物理常数进行药物分析的方法。ChP2020 收载了相对密度、馏程、熔点、凝点、旋光度、折射率、pH、渗透压摩尔浓度、黏度、热分析、电导率、总有机碳等物理常数测定法。物理常数的测定不仅可用于药物的真伪鉴别,也可以有效反映药物纯度。

6.2.1　相对密度测定法

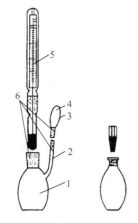

图 6-1　比重瓶结构示意图
1. 比重瓶主体; 2. 侧管; 3. 侧孔;
4. 罩; 5. 温度计; 6. 玻璃磨口

相对密度指在相同的温度和压力下,待测物质密度与水密度的比值。除另有规定,压力为 1 atm(1 atm = $1.013\,25 \times 10^5$ Pa)、温度为 20℃。纯物质的相对密度在规定条件下为恒定常数。如果物质的纯度不够,其相对密度将随纯度的变化而改变。因此,相对密度的测定可用于检查药品的纯度。

1. 比重瓶法

液体药品的相对密度一般用比重瓶法(pycnometric method)测定,需要的基本仪器就是比重瓶(pycnometer),其结构如图 6-1 所示。在测量时需取洁净、干燥的比重瓶精密称量,装满供试品液体温度应低于 20℃或各品种项下规定的温度,置 20℃(或各品种项下规定的温度)的水浴中放置若干分钟，使内容物的温度达到 20℃(或各品种项下规定的温度)，拭干受热后溢出的液体，精密称量并减去空瓶质量，即得到瓶中供试品的质量。将供试品倾去并洗净后，再以新沸的冷水以同法测定质量。最后，以供试品质量除以水的质量即得供试品的相对密度。

2. 韦氏比重秤法

韦氏比重秤(Webster's specific gravity balance)法用于测定易挥发液体的相对密度。取 20℃时相对密度为 1 的韦氏比重秤(图 6-2)，以新沸冷水将玻璃圆筒装至八分满，并置于 20℃的水浴中加热至恒温。将秤端所悬玻璃锤浸入玻璃圆筒内的水中，并将秤臂右端悬挂游码于 1.0000 处，调节秤臂左端螺旋使之平衡，然后倾去玻璃圆筒中的水并拭干。将供试液装入玻璃圆筒至相同的高度，并以同法调节温度后，再将拭干的玻璃锤浸入供试液中，并调节秤臂上游码的数量与位置使平衡，读取数值，即得供试品的相对密度。

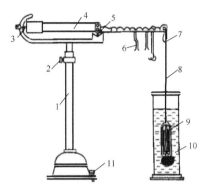

图 6-2　韦氏比重秤结构示意图
1. 支架；2. 调节器；3. 指针；4. 横梁；
5. 刀口；6. 游码；7. 小钩；8. 细铂丝；
9. 玻璃锤；10. 玻璃圆筒；11. 调整螺丝

6.2.2　熔点测定法

熔点是固态有机物的重要物理常数，反映药物纯度。测定熔点是一种特异性强的鉴别方法，常用于鉴别药物真伪。《中国药典》对于巴比妥类药物的鉴别多采用熔点测定法。

对于一些熔点过高，或者在高温下不稳定的药物，可加入一些试剂与其反应，生成熔点较低或者热稳定的衍生物后再进行熔点测定。例如，盐酸丁卡因的鉴别，即可采用其与硫氰酸铵的反应产物的熔点测定进行鉴别。

当药物中如含有杂质时熔点降低。ChP2020 中有三种熔点测定法，分别适用于测定：①易粉碎的固体药品；②不易粉碎的固体药品(如脂肪、脂肪酸、石蜡、羊毛脂等)；③凡士林或其他类似物质。其中测定易粉碎的固体药品的方法应用最为广泛，包括传温液加热法和电热块空气加热法等类别。

延伸阅读 6-3：易粉碎的固体药品的熔点测定

---

(1)传温液加热法(heat transfer liquid heating method)。取适量供试品，干燥后置一端熔封的熔点测定用毛细管中。然后轻击管壁或者使毛细管在硬质物体上自由落体数次，使供试品紧密填充于熔封端，高度约为 3 mm。将温度计插入盛有传温液的容器中，当传温液加热至较规定的熔点低限约低 10℃时，将装有供试品的毛细管浸入传温液，并固定在温度计上，注意保持毛细管中的内容物在温度计汞球中部。以每分钟 1.0～1.5℃的速度继续升温，记录供试品在初熔(供试品在毛细管内开始局部液化并出现明显液滴的状态)至全熔时的温度。

(2)电热块空气加热法(electric heating block air heating method)。采用自动熔点仪测定。自动熔点仪以透射光方式或反射光方式这两种测光方式判定供试品的熔融状态，以取代传温液加热法中的目视判定法。需要注意的是，自动熔点仪的温度示值要采用熔点标准品定期或者随行校正。如对本法所测定结果持异议，应以传温液加热法所测定结果为准。

6.2.3 旋光度测定法

旋光(optical rotation)是不对称物质的一种物理特性，当平面偏振光通过旋光物质时，其平面会发生向左或向右旋转。当药物分子结构完全相同但空间构象不同时，往往就有不同的旋光活性，这些分子又称旋光异构体(optical isomer)。

很多情况下，旋光异构体在药理学和毒理学性质上有较大差异，因此旋光度就成为衡量这些旋光异构体的一个重要指标。在一定波长与温度下，偏振光透过每 1 mL 含有 1 g 旋光物质的溶液，且光路长度为 1 dm 时，所得的旋光度称为比旋度(specific rotation)。

旋光度使用旋光仪(polarimeter)测量。当物质分子使平面偏振光向右旋转者以 "+" 符号表示，向左旋转者以 "−" 符号表示。旋转角度与物质分子的量密切相关，因此旋光度不仅可用于鉴别或检查旋光活性药品的纯杂程度，还可用于测定旋光活性药品的含量。

在 ChP2020 中，除另有规定外，测定旋光度通常采用钠光谱的 D 线(589.3 nm)作为标准光源测定 20℃下管长度为 1 dm(如使用其他管长，应进行换算)的溶液。旋光度测定一般应在溶液配制后 30 min 内进行测定。测定旋光度时，供试液或溶液装入测定管后不能发生气泡。

测得旋光度后，依据以下公式计算比旋度：

对液体供试品

$$[\alpha]_D^t = \frac{\alpha}{ld} \tag{6-1}$$

对固体供试品

$$[\alpha]_D^t = \frac{100\alpha}{lc} \tag{6-2}$$

式中，$[\alpha]$ 为比旋光度；D 为钠光谱的 D 线；t 为测定时的温度(℃)；l 为测定管长度(dm)；α 为测得的旋光度；d 为液体的相对密度；c 为每 100 mL 溶液中含有被测物质的质量(按干燥品或无水物计算，g)。

延伸阅读 6-4：药物的物理测量法举例

【例 6-1】异氟烷的性状

本品的相对密度(通则 0601 比重瓶法)应为 1.495～1.510。

【例 6-2】克霉唑的性状

本品的熔点(通则 0612)为 141～145℃。

【例 6-3】沙丁胺醇的性状

本品的熔点(通则 0612)为 154～158℃，熔融时同时分解。

【例 6-4】乙酰谷酰胺的性状

取本品，精密称定，加水溶解并定量稀释制成每 1 mL 含 20 mg 的溶液，依法测定(通则 0621)，比旋度为 −11.5° 至 −13.5°。

6.2.4 热分析法

热分析法(thermoanalytical method)是利用物质的物理化学性质变化和温度之间的关系的

方法，监控包括物质在受热过程中所发生的晶型转变、熔融、蒸发、脱水等物理变化或热分解、氧化等化学变化，以及伴随发生的温度、能量或质量改变。

热分析方法在物质的多晶型、物相转化、结晶水、结晶溶剂、热分解及药物的纯度、相容性与稳定性的研究中具有广泛的应用前景。

1. 热重分析法

热重分析法(thermogravimetry，TG)是在程序升温条件下，测量物质的质量随温度变化的一种重量分析法。在此分析方法中，关键在于测量热重曲线(thermogravimetric curve，TG 曲线)。TG 曲线体现了物质的质量变化与温度(有时使用时间)的关系。

在加热升温过程中，失去吸附水(adsorbed water)或吸附溶剂(adsorbed solvent)是一个渐进过程，则 TG 曲线呈现出失去吸附水或吸附溶剂的特征，因热分解等物相变化的过程往往发生在特定的温度或温度范围内，故而 TG 曲线呈台阶状。在质量基本恒定的区段可称为平台。根据平台之间的质量差值获得所含结晶水或结晶溶剂的分子比。

TG 曲线可十分方便地区分供试品中所含水分或溶剂是吸附态还是结晶态。

2. 差热法

差热法(differential thermal analysis，DTA)是在程序控温条件下，分析供试品与热惰性参比物之间所具有的温度差(ΔT)与温度或时间关系的一种方法。记录供试品与参比物的温度差与温度或时间的关系的曲线称为 DTA 曲线。

在程序控温过程中，如供试品无热效应产生，则供试品与参比物之间的温度差 ΔT 为一个恒定值，则 DTA 曲线是一条平滑直线，称为基线(baseline)；如供试品吸热，则产生一个温度差为负的倒峰；如供试品放热，则产生一个温度差为正的正峰。

3. 差示扫描量热法

差示扫描量热法(differential scanning calorimetry，DSC)的原理与 DTA 相反。在程序控温条件下，维持供试品与参比物温度相同，分析输给供试品与参比物热量差与温度或时间的关系的一种方法。记录输给供试品与参比物的热量差与温度或时间的关系的曲线称为 DSC 曲线。

当供试品发生吸热的理化变化时，若要维持供试品与参比物相同的温度，需提供给供试品更多的热量；当供试品发生放热的理化变化时，若要维持供试品与参比物相同的温度，需提供给供试品较少的热量。

DTA 与 DSC 常用于药物的无效或低效晶型的检查。同一种药物的不同晶型，其熔点往往不同，因此其 DTA 曲线与 DSC 曲线有着明显区别。利用 DTA 曲线与 DSC 曲线不仅可以检测是否存在不同晶型，还可以测定不同晶型所占的比例，达到控制无效晶型的目的。

学习与思考 6-2

(1)比重瓶法和韦氏比重秤法测量相对密度各基于什么原理？二者有何异同？

(2)为什么药物掺杂以后熔点会降低？什么是熔点测量法？

(3)什么是旋光度？什么是旋光度测量法？正旋光度和负旋光度各代表什么意义？

(4)热分析法有哪几类？各自的原理是什么？都有什么优缺点？

6.3　化学分析法

化学分析法是依据特定化学反应原理建立起来的定性、定量分析的方法。化学分析法应用广泛，常应用于化学药物的真伪鉴别、杂质检查与含量测定。与其他方法相比，化学分析法是药物分析中最简单易行的方法，无须使用仪器、耗费时间较短，但有分析过程依赖手工操作、部分方法特异性受限的缺点。

6.3.1　化学鉴别法

化学鉴别法(chemical identification method)是基于药物的特定化学性质，利用其化学反应中呈色、沉淀、产生有味气体、生成物质的光电磁性质建立起来的药物鉴别方法。用作鉴别的化学反应因为没有定量需求，因而不需要化学反应反应完全或有计量关系，但需要具备反应迅速、现象易于观察的特点。

1. 呈色法

呈色法(color rendering)是指在供试品溶液中加入适当试剂，观察反应前后颜色变化的鉴别方法。通常有两种情况：一是在发生反应后，生成有色物质。例如，具有酚羟基的苯乙胺类拟肾上腺素类药物(如盐酸异丙肾上腺素、肾上腺素)与甲醛在硫酸中反应，生成具有醌式结构的反应产物，呈现出红色至深紫色；二是在发生反应后，药物使具有颜色的试液褪色，如维生素 C 具有强还原性，可使 2,6-二氯靛酚、亚甲蓝、高锰酸钾、磷钼酸等有色试液褪色。

2. 沉淀法

沉淀法(precipitation method)是指在供试品溶液中加入适当试剂，观察反应是否有沉淀生成的鉴别方法。

例如，含有硫酸根的药物(如硫酸奎宁、硫酸庆大霉素)可与氯化钡试液反应，生成白色的硫酸钡沉淀；含有氯离子的药物(如盐酸氯丙嗪、二盐酸奎宁)可与硝酸银试液反应，生成白色的氯化银沉淀；生物碱可与重金属盐类、大分子酸类等沉淀试剂发生反应生成沉淀。

3. 气体生成法

气体生成法(gas generation method)是利用分子中含有的特殊官能团在适当反应条件下产生气体进行鉴别的方法。

例如，热强碱作用下产生氨气的反应可以用于鉴别含有氨基、酰脲及酰胺等结构的药物；经硫酸水解并加入乙醇后产生乙酸乙酯的特殊香味可用于鉴别药物中含有乙酸酯和乙酰胺等结构。

4. 荧光鉴别法

荧光鉴别法(fluorescence identification method)是指药品经过适当处理以后产生肉眼可识别的荧光信号的方法。在适当的溶剂中，有些药物在可见光下可产生肉眼可见的荧光，如硫酸奎宁、硫酸奎尼丁在稀硫酸溶液中可产生蓝色荧光；也有一些药物本身无荧光，但是和一些试剂反应后，生成有荧光的产物。

例如，氯普噻吨(chlorprothixene)加入硝酸后以水稀释，在紫外灯下可发射绿色荧光；维生素 B_1 在碱性条件下和铁氰化钾反应生成硫色素，在正丁醇溶液中产生蓝色荧光。

6.3.2　杂质的化学法检查

由于药物中的杂质含量通常较低，因而杂质检查要求检测方法具有较高灵敏度和特异性。当药物中的杂质与药物本身在化学性质上具有较大差异时，可加入一些试剂，使其与杂质发生化学反应，产生颜色、沉淀或可观测的气体，从而实现杂质限量(impurity limit)检查。由于无机杂质与有机药物在化学性质上差异巨大，因而这类化学法在一些无机杂质的检查中应用尤其广泛。

1. 沉淀法

利用杂质和试剂的沉淀反应，可以灵敏地检测药物中的杂质，尤其是无机离子类的杂质。

例如，氯化物和硫酸盐的检查可在酸性条件下分别加入硝酸银和氯化钡，生成白色浑浊，并与一定量标准氯化钠和硫酸钾溶液在相同条件下产生的浑浊程度进行比较，判断供试品中氯化物和硫酸盐是否符合限量规定。再如，在弱酸条件下，重金属离子可与硫代乙酰胺形成黄色到棕黑色的沉淀，可用于重金属的限量检查。

除了上述药物中常见的一般杂质，有些药物在生产、贮存过程中会产生特殊杂质，也可用沉淀法进行限量检查。例如，盐酸肼屈嗪(hydralazine hydrochloride)中的游离肼检查可利用游离肼与芳醛的沉淀反应。

2. 呈色法

当杂质与某些试剂发生呈色反应时，可采用比色法对杂质进行限量检查，且多采用目视比色。

例如，检查氯硝柳胺(niclosamide)中的 2-氯-4-硝基苯胺和 5-氯水杨酸，可以重氮化-偶合反应进行呈色检查，但需以规定限量的 2-氯-4-硝基苯胺以同一方法处理进行呈色，供试品颜色不得更深；而其中的 5-氯水杨酸检查，要求供试品加入 $FeCl_3$ 试液后，不得显示红色或紫色。

再如，《中国药典》采用古蔡氏法(Gutzeit method)检查砷盐，其基本原理是金属锌与酸反应生成的氢进一步与药物中的微量砷盐反应生成挥发性的砷化氢，而砷化氢遇到溴化汞试纸后产生黄色至棕色的砷斑。根据砷斑颜色的深浅，可判断砷盐是否符合限量规定。

3. 滴定法

相对于沉淀法和呈色法的半定量测定，滴定法利用了杂质与滴定剂间的定量反应，可以实现杂质的定量测定。

例如，检查硫酸亚铁中高铁盐可利用高价铁将碘离子氧化为单质碘，然后以淀粉溶液作为指示剂，以硫代硫酸钠滴定单质碘来定量测定高铁盐杂质。

6.3.3　含量测定法

药物含量测定常用的化学方法是滴定法，包括酸碱滴定、氧化还原滴定、配位滴定容量分析法。方法准确度高、设备简单、操作简便。

1. 基本原理与应用

我们在基础分析化学中已经学习过，滴定法是将滴定管内已知浓度的标准物质溶液滴加到待测药物溶液中至反应终点为止，然后根据滴定液与被测药物的化学计量学关系、滴定液浓度及消耗滴定液的体积计算待测药物的含量。

在滴定过程中，需借助指示剂（如甲基红、酚酞、淀粉溶液、结晶紫等）颜色变化指示反应终点，或者采用电位滴定仪/永停滴定仪显示的溶液电位变化指示反应终点。

2. 有关计算

（1）滴定度（titer）T。指每毫升规定浓度的滴定液相当于被测药物的质量。

例如，采用非水溶液滴定法测定佐米曲普坦（zolmitriptan）的含量时，规定每毫升高氯酸滴定液（0.1 mol/L）相当于 28.74 mg 的 $C_{16}H_{21}N_3O_2$。

（2）滴定度的计算。在滴定分析中，被测药物（A）与滴定剂（B）按一定的化学计量比发生反应，其反应过程可表示为

$$aA + bB \longrightarrow cC + dD$$

其滴定度按下式计算：

$$T = m \times \frac{a}{b} \times M \tag{6-3}$$

式中，m 为滴定液的摩尔浓度（mol/L）；M 为被测药物的毫摩尔质量（mg/mmol）；a 和 b 分别为被测药物与滴定剂的摩尔数。

滴定度是单位体积（如 1 mL）的滴定液相当于被测药物的质量 W_A，因此滴定结果可利用滴定液的滴定度（T）和消耗滴定液的体积（V_B）进行简单的计算，计算公式如下：

$$W_A = T \times V_B \tag{6-4}$$

这种滴定结果计算方法非常简单，为各国药典普遍采用。在《中国药典》中，在"含量测定"项下按"每 1 mL ×× 滴定液（× mol/L）相当于 ×× mg 的 ×× 药物"表述药物的滴定度。

3. 含量计算

（1）直接滴定法。常用于滴定液直接滴定被测药物的情况，被测药物的百分含量计算公式为

$$G(\%) = \frac{T \times V}{W} \times 100 \tag{6-5}$$

式中，G 为被测药品的百分含量，其单位为%；T 为滴定度；V 为滴定液的消耗体积；W 为供试品质量。

药典中所提供的药物滴定度是使用规定摩尔浓度滴定液获得的。在实际工作中，当所配制的滴定液与药典规定的浓度不一致时，需利用滴定液浓度校正因子 F 对滴定度进行校正，得到实际滴定度（T'）。

（2）剩余滴定法。也称返滴定法，是先加入定量过量的滴定液 A，使其与被测药物反应，待反应完成后，用另一滴定液 B 滴定第一步反应剩余的滴定液 A，由此可得到第一步反应实

际消耗的滴定液 A，并计算出被测药物含量。此法需以空白试验校正，以减少操作误差。

$$G(\%) = \frac{T_A \times F_B \times (V_0 - V)}{W} \times 100 \tag{6-6}$$

式中，T_A 为滴定液 A 的滴定度；F_B 为滴定液 B 的浓度校正因子；V_0 为空白试验所消耗的滴定液 B 体积；V 为供试品所消耗的滴定液 B 体积；W 为供试品质量。

学习与思考 6-3

---

(1) 什么是药物/药品的化学分析法？化学分析法主要包括哪些内容？其基本原理是什么？

(2) 药物/药品的化学分析法与其中杂质的限量化学分析法有何异同？

(3) 什么是滴定度？如何测定一个药物/药品的滴定度？

(4) 如何测量药物/药品的含量？

6.4　光谱分析法

光谱分析法是药物分析中常用的仪器分析方法，包含紫外-可见分光光度法、荧光分析法、红外分光光度法、原子吸收分光光度法等。由于在《基础仪器分析》(黄承志，2017)中我们已就上述光谱分析方法的原理、仪器特征和在现代分析化学中应用进行了详细的论述，故而这里仅对药物分析中最常用的光谱分析法进行简单回顾，并介绍其在药物分析中的实际应用情况。

6.4.1　紫外-可见分光光度法

紫外-可见分光光度法是基于物质对紫外-可见光区(190～800 nm)光辐射的吸收而建立的一种光谱分析方法。物质的紫外-可见吸收是由于分子的外层价电子发生能级跃迁，由基态跃迁到激发态过程中产生的吸收光谱。该法操作简单、灵敏度高、准确度高，且具有很强的可靠性，因此在各国药典中广泛应用于药物的鉴别、检查与含量测定。

1. 药物的鉴别

具有芳环、双键等不饱和结构的有机药物在紫外-可见区均有明显的吸收，并产生特征吸收光谱。吸收光谱的峰型、吸收峰(谷)所在的波长、吸收峰的数量、吸收系数等均可作为药物鉴别的依据。

需要强调的是，紫外-可见吸收光谱的形状大多比较简单，具有类似结构的药物往往具有较为相似的紫外-可见吸收光谱特征。因此，该方法在特异性上有着固有的缺陷，往往需要与其他鉴别方法配合使用，方可对药物的真伪做出明确可靠的结论。

在药物真伪鉴别中常用的紫外-可见分光光度法通常包括如下 4 个类别。①规定供试品溶液的最大吸收波长及该波长处的吸光度或吸收系数；②规定最大吸收波长或同时规定最大与最小吸收波长；③规定吸收波长及不同吸收波长处的吸光度比值；④经过化学反应后，规定其反应产物的光谱特性。

延伸阅读 6-5：紫外-可见分光光度法用于药物真伪鉴别

【例 6-5】地西泮的鉴别（ChP2020）

取本品，加 0.5% 硫酸的甲醇溶液制成每 1 mL 中含 5 μg 的溶液，照紫外-可见分光光度法（通则 0401）测定，在 242 nm、284 nm 与 366 nm 的波长处有最大吸收；在 242 nm 波长处的吸光度约为 0.51，在 284 nm 波长处的吸光度约为 0.23。

【例 6-6】乙胺嘧啶的鉴别（ChP2020）

取吸收系数项下的溶液，照紫外-可见分光光度法（通则 0401）测定，在 272 nm 的波长处有最大吸收，在 261 nm 的波长处有最小吸收。

【例 6-7】别嘌醇的鉴别（ChP2020）

取含量测定项下的溶液，照紫外-可见分光光度法（通则 0401）测定，在 250 nm 的波长处有最大吸收，在 231 nm 的波长处有最小吸收。在 231 nm 与 250 nm 波长处的吸光度比值应为 0.52～0.60。

【例 6-8】苯妥英钠的鉴别（ChP2020）

取本品约 10 mg，加高锰酸钾 10 mg、氢氧化钠 0.25 g 与水 10 mL，小火加热 5 min，放冷，取上清液 5 mL，加正庚烷 20 mL，振摇提取，静置分层后，取正庚烷提取液，照紫外-可见分光光度法（通则 0401）测定，在 248 nm 的波长处有最大吸收。

2. 杂质检查

药物中含有的某些杂质具有和药物本身不一样的紫外-可见吸收光谱特征，可利用这种现象控制药物中的杂质含量，涉及如下三种情况。

（1）在某一波长处，药物本身无吸收，但杂质具有明显吸收，可通过测定此波长处的吸光度，以控制杂质限量。

（2）当药物和杂质的紫外-可见吸收光谱发生重叠时，杂质吸收可导致供试品溶液在两个波长处的吸光度比值发生变化，可通过规定该比值来控制杂质的限量。

（3）根据杂质的紫外-可见吸收光谱特征，测定供试品溶液的吸光度范围，以控制杂质的限量。

延伸阅读 6-6：紫外-可见分光光度法用于药物杂质检查

【例 6-9】地蒽酚中二羟基蒽酚的检查（ChP2020）

取本品，加三氯甲烷制成每 1 mL 中约含 0.10 mg 的溶液，照紫外-可见分光光度法（通则 0401），在 432 nm 的波长处测定吸光度，不得超过 0.12。

【例 6-10】碘苷中 5-碘尿嘧啶的检查（ChP2020）

取含量测定项下的供试品溶液，照紫外-可见分光光度法（通则 0401），测定 303 nm 与 279 nm 波长处的吸光度，303 nm 处的吸光度与 279 nm 处的吸光度的比值不得超过 0.40。

【例 6-11】头孢噻吩钠吸光度的检查（ChP2020）

取本品，加水溶解并定量稀释制成每 1 mL 中含 20 μg 的溶液，照紫外-可见分光光度法（通则 0401），在 237 nm 的波长处测定，其吸光度为 0.65～0.72。

在本例中，头孢噻吩钠中的主要杂质噻吩乙酰基在 237 nm 处有特征吸收，可使供试品在该波长处吸光度上升。此外，本药物在贮存过程中如发生降解，可使该波长处的吸光度下降。因此，可通过测定 237 nm 处的吸光度，控制该药物的纯度。

3. 含量测定

根据朗伯-比尔定律，在一定的浓度范围内，溶液的吸光度与样品浓度及光程成正比关系，即

$$A = -\lg T = \varepsilon cl \tag{6-7}$$

式中，A 为吸光度；T 为透光率；ε 为摩尔吸光系数；c 为待测物质的浓度；l 为样品池厚度。

最常用的含量测定法包括吸收系数法和对照品比较法两种，简述如下。

(1) 吸收系数法。按照各品种项下规定的方法配制供试品溶液，并在规定波长处测定供试品溶液的吸光度，根据朗伯-比尔定律计算供试品的浓度。

本方法不需要对照品，但有时会受到仪器精度、操作技术、操作环境等带来的系统误差的影响。

(2) 对照品比较法。以相同的溶剂和方法分别配制供试品与对照品的溶液，在规定波长处分别测定两者的吸光度，并根据下式计算供试品浓度：

$$c_X = \frac{A_X}{A_R} c_R \tag{6-8}$$

式中，c_X 和 A_X 分别为供试品溶液的浓度和吸光度；c_R 和 A_R 分别为对照品溶液的浓度和吸光度。

原料药的百分含量可用以下公式计算：

$$G(\%) = \frac{c_X \times D}{W} \times 100 = \frac{c_R \times \dfrac{A_X}{A_R} \times D}{W} \times 100 \tag{6-9}$$

式中，D 为供试品溶液稀释后的总体积；W 为供试品的取样量。

固体制剂的标示百分含量(L, %)可用以下公式计算：

$$L(\%) = \frac{c_X \times D \times \overline{W}}{W \times B} \times 100 \tag{6-10}$$

式中，$\overline{W}$ 为单位制剂的平均质量或者装量；B 为该制剂的标示量。

本方法可消除仪器精度、操作技术、操作环境等带来的系统误差，提高测定的准确性。

延伸阅读 6-7：紫外-可见分光光度法用于含量测定

【例 6-12】重酒石酸间羟胺注射液的含量测定 (ChP2020)

精密量取本品 5 mL (约相当于间羟胺 50 mg)，置 50 mL 量瓶中，加水稀释至刻度，摇匀；精密量取 5 mL，置 100 mL 量瓶中，加水稀释至刻度，摇匀，照紫外-可见分光光度法 (通则 0401)，在 272 nm 的波长处测定吸光度，按 $C_9H_{13}NO_2$ 的吸收系数 ($E_{1cm}^{1\%}$) 为 111 计算，即得。

【例 6-13】盐酸奈福泮注射液的含量测定(ChP2020)

精密量取本品适量(约相当于盐酸奈福泮 20 mg)，置 100 mL 量瓶中，用无水乙醇稀释至刻度，摇匀，照紫外-可见分光光度法(通则 0401)，在 267 nm 波长处测定吸光度；另精密称取盐酸奈福泮对照品，同法操作。计算，即得。

6.4.2　荧光分析法

某些含有刚性平面和大共轭结构的物质，如芳香族和具有芳香结构的杂环类药物，当受紫外光或可见光激发后，能发射出比激发光波长更长的荧光。药物荧光的激发和发射波长可用于定性分析。当固定外界条件时，物质在一定浓度范围内，其荧光强度与浓度成正比，建立起荧光分析法(fluorimetry)，用于可发射荧光药物的含量测定及某些杂质的限量检查。

总体来说，荧光分析法在药物的定性鉴别中应用还不是十分广泛，特别是在含量测定和杂质限量检查中的应用相对较少。

1. 药物的鉴别

有些药物自身可发射荧光，在紫外光或可见光下，即可发射出明显可见的荧光。也有些药物的荧光性质随溶液酸碱性而发生改变。还有些药物本身并无荧光，但是加入荧光衍生试剂后，可产生荧光。以上药物均可采用荧光分析法进行定性鉴别。此外，部分中药材中含有带有荧光的化学物质，也可以荧光分析法对这些中药材进行鉴别。

2. 杂质检查

药物中的有些杂质，可与荧光衍生试剂发生反应，生成有荧光的产物，因此可以荧光分析法对这类杂质进行限量检查。

3. 含量测定

如前所述，物质在一定浓度范围内，其荧光强度与供试品浓度成正比。在特定波长处，分别测定对照品溶液和供试品溶液的荧光强度，以溶剂空白的背景荧光强度进行校正后，并根据下式计算供试品浓度。

$$c_X = \frac{F_X - F_{Xb}}{F_R - F_{Rb}} \times c_R \tag{6-11}$$

式中，c_X 和 c_R 分别为供试品溶液和对照品溶液的浓度；F_X 和 F_{Xb} 分别为供试品溶液与供试品溶剂空白的荧光强度；F_R 和 F_{Rb} 分别为对照品溶液与对照品溶剂空白的荧光强度。

延伸阅读 6-8：荧光分析法在药物分析中的应用

【例 6-14】扎来普隆片的鉴别(ChP2020)

取本品细粉适量(约相当于扎来普隆 5 mg)，加乙醇 5 mL，振摇使扎来普隆溶解，滤过，滤液置紫外光灯(365 nm)下检视，显黄绿色荧光。

【例 6-15】二盐酸奎宁的鉴别(ChP2020)

取本品约 20 mg，加水 20 mL 溶解后，分取溶液 10 mL，滴加稀硫酸，即显蓝色荧光。

【例 6-16】双嘧达莫的鉴别 (ChP2020)

取本品约 10 mg，加乙醇使溶解，即显绿色荧光，加酸后荧光消失。

【例 6-17】司坦唑醇的鉴别 (ChP2020)

取本品约 2 mg，加对二甲氨基苯甲醛试液 3 mL，显黄绿色，置紫外光灯 (365 nm) 下检视，显黄绿色荧光。

【例 6-18】广枣的鉴别 (ChP2020)

取本品粉末 2 g，加 70% 乙醇 20 mL，加热回流 15 min，滤过，滤液蒸干，加乙酸乙酯 10 mL 溶解，过滤，取滤液 1 mL，置蒸发皿中，蒸干，加硼酸饱和的丙酮溶液与 10% 枸橼酸丙酮溶液各 1 mL，显黄绿色，继续蒸干，置紫外光灯 (365 nm) 下观察，显黄绿色荧光；另取滤液 1 mL，置试管中，蒸干，加甲醇 1 mL 使溶解，加三氯化铝试液 3~4 滴，溶液黄色略加深，点于滤纸上，置紫外光灯 (365 nm) 下观察，显黄绿色荧光。

【例 6-19】氯化钠中铝盐的限量检查 (ChP2020)

取本品 20.0 g，加水 100 mL 溶解，再加入乙酸-乙酸铵缓冲液 (pH 6.0) 10 mL，作为供试品溶液；另取标准铝溶液 2.0 mL，加水 98 mL 和乙酸-乙酸铵缓冲液 (pH 6.0) 10 mL，作为对照品溶液；量取乙酸-乙酸铵缓冲液 (pH 6.0) 10 mL，加水 100 mL，作为空白溶液。上述三种溶液分别加入 0.5% 的 8-羟基喹啉三氯甲烷溶液 (20 mL、20 mL、10 mL)，用分液漏斗提取三次后合并提取液于 50 mL 量瓶中，加三氯甲烷至刻度，摇匀。照荧光分光光度法 (通则 0405)，在激发波长 392 nm、发射波长 518 nm 处分别测定荧光强度，供试品溶液的荧光强度应不大于对照溶液的荧光强度 (0.000 02%)。

【例 6-20】利血平片的含量测定 (ChP2020)

避光操作。取本品 20 片，如为糖衣片应除去包衣，精密称定，研细，精密称取适量 (约相当于利血平 0.5 mg)，置 100 mL 棕色量瓶中，加热水 10 mL，摇匀，加三氯甲烷 10 mL，振摇，用乙醇稀释至刻度，摇匀，滤过，精密量取续滤液，用乙醇定量稀释制成每 1 mL 中约含利血平 2 μg 的溶液，作为供试品溶液；另精密称取利血平对照品 10 mg，置 100 mL 棕色量瓶中，加三氯甲烷 10 mL 使利血平溶解，用乙醇稀释至刻度，摇匀；精密量取 2 mL，置 100 mL 棕色量瓶中，用乙醇稀释至刻度，摇匀，作为对照品溶液。精密量取对照品溶液与供试品溶液各 5 mL，分别置具塞试管中，加五氧化二钒试液 2.0 mL，激烈振摇后，在 30℃ 放置 1 h，照荧光分光光度法 (通则 0405)，在激发光波长 400 nm、发射光波长 500 nm 处分别测定荧光强度，计算即得。

6.4.3 红外分光光度法

有机化合物在红外光区均有特征吸收，除部分光学异构体及长链烷烃同系物外，几乎没有两个化合物具有相同的红外光谱，因此这种方法广泛应用于有机化合物的定性鉴别和结构鉴定。

红外分光光度法 (infrared spectrophotometry) 主要可用于药物合成中物质的结构鉴定和药物分析过程中的定性鉴别等方面，也可用于药物中无效与低效晶型的检查。但因为红外分光光度法的定量性能很差，因而还很少应用于药物的含量测量。

1. 药物的鉴别

在规定条件下测定供试品的红外光谱，并与国家药典委员会发布的《药品红外光谱集》中的标准红外图谱比对，如果峰位置、峰形、相对强度都一致，即可判定为同一药物。

(1) 原料药的鉴别。这是化学药原料药鉴别中最常用的仪器方法。除另有规定外，可按照国家药典委员会发布的《药品红外光谱集》中规定的方法制备样品测定红外光谱图，并与标准图谱比对。对于固体样品，有时候会出现药物的多晶型现象，即同一化合物的不同晶型，其红外光谱图有所差别。如果未规定药用晶型和预处理方法，可在相同条件下将对照品和供试品进行重结晶处理，再测定两者的红外光谱并进行比对。如已规定药用晶型，则应采用规定晶型的对照品依法进行比对。

(2) 制剂的鉴别。与原料药相比，制剂中含有各种辅料，容易干扰红外光谱测定，需按照各品种项下规定的方法，采用适当的溶剂予以提取分离，除去辅料的干扰后方可测定红外光谱。在提取过程中，一方面要对提取出的供试品进行充分干燥；另一方面要防止晶型发生改变或转变。

2. 杂质的检查

当药物晶型不同时，其红外光谱中某些特征峰的频率、峰形及吸收强度也有所差异。可以利用这一现象，检查多晶型药物中低效和无效晶型杂质。

延伸阅读 6-9：红外分光光度法在药物鉴别和杂质检查中的应用

【例 6-21】枸橼酸他莫昔芬的鉴别 (ChP2020)

本品的红外光吸收图谱应与对照的图谱(光谱集 265 图)一致；如不一致时，取本品用丙酮重结晶后测定。

【例 6-22】棕榈氯霉素 (B 型) 片的鉴别 (ChP2020)

取本品的细粉适量(相当于 5 片)，置离心试管中，加水 10 mL，充分振摇后，离心，弃去上层液体，再按同法洗涤沉淀，直至上层液体基本澄清。沉淀用三氯甲烷溶解，滤过，取滤液减压干燥，研细，用糊法测定，其红外光吸收图谱应与棕榈氯霉素 B 晶型对照的图谱(光谱集 38 图)一致。

【例 6-23】甲苯咪唑中 A 晶型的检查 (ChP2020)

取本品与含 A 晶型为 10% 的甲苯咪唑对照品各约 25 mg，分别加液状石蜡 0.3 mL，研磨均匀，制成厚度约 0.15 mm 的石蜡糊片，同时制作厚度相同的空白液状石蜡糊片作参比，照红外分光光度法(通则 0402)测定，并调节供试品与对照品在 803 cm^{-1} 波数处的透光率为 90%～95%，分别记录 620～803 cm^{-1} 波数处的红外光吸收图谱。在约 620 cm^{-1} 和 803 cm^{-1} 波数处的最小吸收峰间连接一基线，再在约 640 cm^{-1} 和 662 cm^{-1} 波数处的最大吸收峰之顶处作垂线与基线相交，用基线吸光度法求出相应吸收峰的吸光度值，供试品在约 640 cm^{-1} 与 662 cm^{-1} 波数处吸光度之比，不得大于含 A 晶型为 10% 的甲苯咪唑对照在该波数处的吸光度之比。

6.4.4　原子吸收分光光度法

原子吸收分光光度法 (atomic absorption spectrophotometry, AAS) 是利用试样原子化后被测

元素基态原子对其特征谱线(characteristic line)的吸收进行定量分析的一种方法。原子吸收分光光度法可用于金属元素与部分非金属元素的测定，借助于比较供试品溶液和对照品溶液的吸光度计算获得供试品中待测元素的含量。

与化学分析方法相比，原子吸收分光光度法灵敏度高、选择性好、分析速度快、易于实现自动化。

1. 杂质检查

在药物分析中，原子吸收分光光度法广泛用于药物中金属类特别是重金属杂质的限量检查。中药药品中化学成分非常复杂，以至于难以用化学法进行重金属杂质的限量检查，而此时采用原子吸收分光光度法可很好地解决重金属限量检查的问题。

2. 含量测定

原子吸收分光光度法依据朗伯-比尔定律可测定一些药物中金属元素的含量。

延伸阅读 6-10：原子吸收分光光度法在药物分析中的应用

【例 6-24】西洋参中重金属及有害元素的检查(ChP2020)

照铅、镉、砷、汞、铜测定法(通则 2321 原子吸收分光光度法或电感耦合等离子体质谱法)测定，铅不得过 5 mg/kg；镉不得过 1 mg/kg；砷不得过 2 mg/kg；汞不得过 0.2 mg/kg；铜不得过 20 mg/kg。

【例 6-25】氯化钾缓释片的含量测定(ChP2020)

取本品 20 片(糖衣片用水洗去包衣，用滤纸吸去残余的水，晾干，并于硅胶干燥器中干燥 24 h)，精密称定，研细，精密称取适量(约相当于氯化钾 0.5 g)，置 500 mL 量瓶中，加水适量，超声使氯化钾溶解，放冷，用水稀释至刻度，摇匀，滤过，取续滤液 5 mL，置 100 mL 量瓶中，用盐酸溶液(2.7→100)稀释至刻度，摇匀，作为供试品溶液；另取氯化钾对照品 0.25 g，精密称定，置 250 mL 量瓶中，加水溶解并稀释至刻度，摇匀，精密量取 5 mL，置 100 mL 量瓶中，用盐酸溶液(2.7→100)稀释至刻度，摇匀，作为对照品溶液。

精密量取对照品溶液 2.0 mL、3.0 mL、4.0 mL、5.0 mL 及 6.0 mL，分别置 100 mL 量瓶中，各加 20%氯化钠溶液 2.0 mL，用盐酸溶液(2.7→100)稀释至刻度，摇匀；另精密量取供试品溶液 2 mL，置 50 mL 量瓶中，加 20%氯化钠溶液 1.0 mL，用盐酸溶液(2.7→100)稀释至刻度，摇匀。取上述各溶液，照原子吸收分光光度法(通则 0406 第一法)，以 20%氯化钠溶液 2.0 mL 用盐酸溶液(2.7→100)稀释至 100 mL 为空白，在 766.5 nm 的波长处测定，计算即得。

学习与思考 6-4

(1) 简述化学分析法、物理分析法、光谱分析法的原理。讨论各种光谱分析法在应用于药物分析时有何特点。

(2) 光谱分析法定量时都遵守朗伯-比尔定律，但具体情况有所不同，分子吸收光谱、荧光光谱、原子吸收光谱的朗伯-比尔定律有何特殊情况？

(3)上述分析方法在药物鉴别和杂质检查时，各有何特点？

(4)为什么荧光分析法在药物的定性鉴别中应用还不是十分广泛，特别是在含量测定和杂质限量检查中的应用相对较少？

(5)如何用红外光谱鉴定多晶型药物？

(6)何为共振吸收谱线？为什么原子吸收光谱测量要使用空心阴极灯，而紫外-可见吸收光谱测量使用碘钨灯、荧光光谱测量使用汞灯或氙灯？

6.5　色谱分析法

色谱分析法(chromatographic analysis)是一种十分重要且常见的药物分析方法，其基本原理是利用混合物中各组分在固定相和流动相之间分配系数的差异而实现各组分之间的有效分离和分别检测。色谱分析法是分离分析复杂混合物最强有力的方法。

常用色谱分析法包括薄层色谱法、高效液相色谱法及气相色谱法等。其中高效液相色谱法和气相色谱法的原理、仪器及使用方法在《基础仪器分析》(黄承志，2017)中均有非常详细的论述，本节仅介绍其在药物分析中的实际应用情况。

6.5.1　薄层色谱法

薄层色谱法是将吸附剂作为固定相涂布在平板上，然后将试样与对照品溶液点在平板的同一端，并置于展开容器中，以流动相作为展开剂使试样中各组分得以分离，最终将所得斑点与对照品斑点进行比较，从而进行鉴别、检查、含量测定的方法。

薄层色谱法可利用显色剂对斑点进行目视比色，也可在日光或紫外光下目视比较斑点上的荧光，亦可用薄层色谱扫描仪进行扫描。

1. 药物的鉴别

采用薄层色谱法对药物进行鉴别时一般采用对照品比较法，即将同浓度的试样与对照品溶液在同一薄层板上点样，展开后进行检视，二者主斑点的位置、颜色(或荧光)应一致。此外，也可同时将试样与对照品等体积混合后点样，展开后进行检视，应显示单一斑点。

以薄层色谱法进行药物鉴别时，应按照各品种项下的规定进行系统适应性试验，斑点的比移值(retention factor，R_f)和分离度(resolution，R)应符合规定。其中，比移值为展开后基线至斑点中心的距离与基线至展开剂前沿的距离的比值。在规定的色谱条件下，比移值应为小于1.0 的常数。

薄层色谱展开时，各斑点均应获得清晰分离，其分离效果以分离度表示。分离度系指上下相邻两个斑点的中心至基线的距离之差与两个斑点的平均宽度的比值，可用公式表示，即

$$R = \frac{2(d_2 - d_1)}{(W_1 + W_2)} \tag{6-12}$$

式中，d_2 和 d_1 分别为上下两个斑点的中心与基线的距离；W_2 和 W_1 分别为上下两个斑点的宽度。除另有规定，分离度通常应大于1.0。

2. 杂质的检查

通过薄层色谱法比较供试品的杂质斑点与对照品的斑点颜色深浅(或荧光强度),来判断供试品中杂质含量是否符合限量规定,通常有杂质对照品比较法和供试品溶液自身稀释对照法两种。

(1)杂质对照品比较法。适用于供试品中杂质已知并且可以获得的情况。取供试品溶液和一定限量浓度的杂质对照品溶液,在同一薄层板上点样,展开后比较除主斑点外供试品的杂质斑点与杂质对照品斑点的颜色深浅(或荧光强度),判断该供试品中的杂质含量是否符合限量规定。

(2)供试品溶液自身稀释对照法。适用于杂质成分不确定或者杂质对照品难以获得的情况。使用本法时,按照限量规定,将供试品溶液稀释至一定浓度作为对照溶液,与供试品溶液点样于同一薄层板上,展开后比较供试品的杂质斑点与对照溶液的主斑点,进一步判断该供试品中的杂质含量是否符合限量规定。如需以本法检查供试品中的多种杂质,可配制几种限量的供试品溶液,以分别比较。

延伸阅读 6-11:薄层色谱法在药物分析中的应用

【例 6-26】齐多拉米双夫定片的鉴别(ChP2020)

取本品细粉适量(约相当于齐多夫定 100 mg),加甲醇 50 mL,充分振摇后,滤过,取续滤液作为供试品溶液。另取拉米夫定与齐多夫定对照品,加甲醇溶解并稀释制成每 1 mL 中含拉米夫定 1 mg 与齐多夫定 2 mg 的混合溶液作为对照品溶液。照薄层色谱法(通则 0502)试验,取上述两种溶液各 10 μL,分别点于同一硅胶 GF$_{254}$ 薄层板上,以二氯甲烷-甲醇-冰醋酸(90:10:3)为展开剂,展开,晾干,置紫外光灯(254 nm)下检视,供试品溶液所显两个主斑点的位置和颜色应分别与对照品溶液相对应的主斑点一致。

【例 6-27】红花龙胆的鉴别(ChP2020)

取本品粉末 0.5 g,加甲醇 10 mL,超声处理 15 min,滤过,滤液作为供试品溶液。另取红花龙胆对照药材 0.5 g,同法制成对照药材溶液。再取芒果苷对照品,加甲醇制成每 1 mL 含 1 mg 的溶液,作为对照品溶液。照薄层色谱法(通则 0502)试验,吸取上述三种溶液各 5 μL,分别点于同一硅胶 GF$_{254}$ 薄层板上,以乙酸乙酯-甲醇-水(10:2:1)为展开剂,展开,取出,晾干,置紫外光灯(254 nm)下检视。供试品色谱中,在与对照药材色谱和对照品色谱相应的位置上,显相同颜色的斑点。

【例 6-28】异卡波肼中有关物质的检查(ChP2020)

取本品,用甲醇制成每 1 mL 中含 50 mg 的溶液,作为供试品溶液;另取 5-甲基-3-异噁唑甲酸甲酯(杂质 I)对照品 12.5 mg,置 50 mL 量瓶中,加甲醇溶解并稀释至刻度,摇匀,作为对照品溶液(1);取 1-苯甲酰-3-甲基-5-氨基吡唑(杂质 II)对照品 12.5 mg,溶于 50 mL 甲醇中,加碳酸钠 1 g,振摇 2 min,滤过,滤液作为对照品溶液(2)。照薄层色谱法(通则 0502)试验,吸取上述三种溶液各 20 μL,分别点于同一硅胶 GF$_{254}$ 薄层板上,以乙酸乙酯-正庚烷(3:2)为展开剂,展开,晾干,置紫外光灯(254 nm)下检视。供试品溶液如显与对照品溶液(1)相应的杂质斑点,其荧光强度与对照品溶液(1)的主斑点比较,不得更强(0.5%)。喷以新鲜制备的三氯化铁-铁氰化钾溶液(取 10%三氯化铁溶液 20 mL 与 20%铁氰化钾溶液 20 mL 混合)。供试品溶液如显与对照品溶液(2)相应的杂质斑点,其颜色与对照品溶液(2)的主斑点比较，不得更深(0.5%)。

【例 6-29】呋喃妥因中有关物质的检查(ChP2020)

取本品 0.25 g，置 10 mL 量瓶中，加 N, N-二甲基甲酰胺 5 mL 使溶解，用丙酮稀释至刻度，作为供试品溶液；精密量取 1 mL，置 100 mL 量瓶中，用丙酮稀释至刻度，作为对照溶液。照薄层色谱法(通则 0502)试验，吸取上述两种溶液各分别点于同一硅胶 GF$_{254}$ 薄层板上，以硝基甲烷-甲醇(9:1)为展开剂，展开，晾干，在 105℃干燥 5 min，置紫外光灯(254 nm)下检视，再喷以盐酸苯肼溶液(取盐酸苯肼 0.75 g，加水 50 mL 溶解后，用活性炭脱色，滤过，取全部滤液加盐酸 25 mL，加水至 200 mL)，在 105℃ 加热 10 min。供试品溶液如显杂质斑点，与对照溶液的主斑点比较，不得更深。

6.5.2　高效液相色谱法

高效液相色谱法是利用高压输液泵将流动相泵入填充了固定相的色谱柱，以实现供试品分离的现代分析技术。由于具有选择性好、灵敏度高、可靠性强等显著优势，高效液相色谱法已成为药物分析中应用最为广泛的仪器方法，在药物的鉴别、杂质检查与含量测定中应用十分广泛。

1. 仪器要求与色谱条件

使用高效液相色谱法时，供试品经由采样环注入，由流动相带入色谱柱后，各组分在柱内得以有效分离，分离后的各组分被柱后的检测器所检测，并由数据处理系统输出色谱信号。

色谱柱的填充剂种类多样，如反相色谱系统中色谱柱填充剂多为非极性的化学键合硅胶，最常用的是十八烷基硅烷键合硅胶；正相色谱系统常采用硅胶等极性色谱填充剂；离子交换色谱系统采用离子交换填充剂；对映异构体的分离分析采用手性填充剂。

采用不同色谱系统及检测器时，应注意对流动相有不同要求。例如，在反相色谱系统中，常采用甲醇-水或乙腈-水作为流动相，但若采用紫外末端波长作为检测波长，则多采用乙腈-水系统为流动相。流动相中尽可能少地使用缓冲液，如需采用，尽量采用较低浓度的缓冲液。高效液相色谱常用紫外检测器，也常用荧光检测器、电化学检测器和质谱检测器等选择性检测器，以及蒸发光散射检测器、示差折光检测器等通用型检测器。在具体分析中，要根据药物的结构性质合理选择色谱系统与条件。

2. 系统适应性试验

色谱系统适应性试验(adaptive test)是为了评价色谱的有效性(effectiveness)，通常包括理论板数(theoretical plate number)n、分离度 R、拖尾因子(tailing factor)T 和重复性四个参数。

理论板数用于评价色谱柱的分离效能(separation efficiency)。不同物质在同一色谱柱上的理论板数有所差异，故在评价该时应指明测定物质。分离度用于评价待测物质与其他共存物质的分离程度，是评价色谱系统分离效能的关键指标。拖尾因子用于评价色谱峰的对称性，以保证分离效果与检测精度。重复性用于评价连续进样时响应信号的重复性能。

如采用外标法，应取各品种项下的对照品溶液，连续进样 5 次。除另有规定外，其峰面积的相对标准偏差应不大于 2.0%；如采用内标法，应配制相当于 80%、100%、120%的对照品溶液，加入规定量的内标物质，将上述 3 个浓度的溶液分别至少进样 2 次，计算平均校正因子，其相对标准偏差应不大于 2.0%。

3. 高效液相色谱法在药物分析中的应用

（1）鉴别。以本法对药物进行真伪鉴别时，通常采用供试品与对照品在同一色谱条件下进行分离的方法，根据两者色谱行为的一致性来判断真伪，即要求供试品与对照品的保留时间一致。

（2）杂质检查。利用高效液相色谱较强的分离能力与较高的灵敏度，可以对药物中的杂质进行定量检测，以判断其杂质含量是否超过限量规定，分为外标法、内标法、加校正因子的主成分自身对照法、不加校正因子的主成分自身对照法、面积归一化法五种。

a. 外标法适用于可获得杂质对照品，且能够精确进样的情况。采用本法时，需分别配制供试品溶液与对照品溶液，并精密进样，按照下式计算杂质含量：

$$c_X = c_R \times \frac{A_X}{A_R} \tag{6-13}$$

式中，c_X 为供试品中杂质的浓度；c_R 为杂质对照品的浓度；A_X 为杂质的峰面积；A_R 为杂质对照品的峰面积。

b. 内标法的优点是可避免由样品前处理及进样体积误差对测定结果所造成的影响。本法的操作流程为精密称取一定量杂质对照品与内标物质，混合配成用于测定校正因子的对照溶液，适量进样后按照下列公式计算其校正因子（f）：

$$f = \frac{A_S / c_S}{A_R / c_R} \tag{6-14}$$

式中，A_S 和 A_R 分别为内标物质和杂质对照品的峰面积；c_S 和 c_R 分别为内标物质和杂质对照品的浓度。

取加入内标物质的供试品溶液进样后，测定供试品中杂质与内标物质的峰面积，按下列公式计算杂质含量：

$$c_X = f \times \frac{A_X}{A_S' / c_S'} \tag{6-15}$$

式中，c_X 和 A_X 分别为供试品中杂质的浓度与峰面积；c_S' 和 A_S' 分别为内标物质的浓度与峰面积；f 为校正因子。

c. 加校正因子的主成分自身对照法适用于已知杂质的限量检查。按各品种项下的规定，精密称取适量的杂质对照品和药物对照品，配制测定杂质校正因子的溶液，进样后记录色谱图，按下式计算待测物的校正因子：

$$f = \frac{A_S / c_S}{A_R / c_R} \tag{6-16}$$

式中，A_S 和 c_S 分别为药物对照品的峰面积和浓度；A_R 和 c_R 分别为杂质对照品的峰面积和浓度。

测定杂质含量时，按各品种项下规定的杂质限度，将供试品溶液稀释成与杂质限度相当的溶液，作为对照溶液，进样并记录色谱图。必要时，调节纵坐标范围（以噪声水平可接受为限），使对照溶液的主成分色谱峰的峰高达满量程的 10%～25%。除另有规定外，通常含量低于 0.5% 的杂质，峰面积的相对标准偏差应小于 10%；含量在 0.5%～2% 的杂质，峰面积的相对标准偏差应小于 5%；含量大于 2%的杂质，峰面积的相对标准偏差应小于 2%。然后，取适量供试品溶液和对照溶液，分别进样。

除另有规定外，供试品溶液的记录时间，应为主成分色谱峰保留时间的 2 倍，测定供试品溶液色谱图上各杂质的峰面积，分别乘以相应的校正因子后与对照溶液主成分的峰面积比较，计算各杂质含量。

$$c_X = f \times \frac{A_X}{A_S' / c_S'} \tag{6-17}$$

式中，c_X 和 A_X 分别为供试品中杂质的浓度与峰面积；c_S' 和 A_S' 分别为内标物质的浓度与峰面积；f 为校正因子。

d. 不加校正因子的主成分自身对照法适用于无法得到校正因子或者校正因子可以忽略的情况。与上述加校正因子的主成分自身对照法配制对照溶液、进样、调节纵坐标范围和计算峰面积的相对标准偏差一样，取供适量试品溶液和对照品溶液，分别进样。除另有规定外，供试品溶液的记录时间应为主成分色谱峰保留时间的 2 倍，依法计算杂质含量。

e. 面积归一化法按各品种项下的规定，配制供试品溶液，取一定量进样，并记录色谱图。测定各峰的面积和色谱图上除溶剂峰以外的总色谱峰面积，计算各峰面积占总峰面积的百分率。用于杂质检查时，由于仪器响应的线性限制，峰面积归一化法一般不宜用于微量杂质的检查。

（3）含量测定。以高效液相色谱法对药物进行含量测定时，常采用内标法和外标法。

采取内标法时，需按照各品种项下规定，精密称取药物对照品及内标物质，并依据对照液色谱图计算其校正因子。然后根据含有内标物质的供试品溶液的色谱图，利用校正因子计算含量。该方法具体实验过程及计算方法同杂质检查中所采用的内标法。

采取外标法时，需按各品种项下规定，精密称取供试品及对照品，配制成溶液后进样分析，测量供试品及对照品的峰面积，并依此计算含量。该方法具体实验过程及计算方法同杂质检查中所采用的外标法。

延伸阅读 6-12：高效液相色谱法在药物分析中的应用

【例 6-30】牛磺酸颗粒的鉴别（ChP2020）

在含量测定项下记录的色谱图中，供试品溶液主峰的保留时间应与牛磺酸对照品溶液主峰的保留时间一致。

【例 6-31】甘氨酰谷氨酰胺中其他氨基酸的检查（ChP2020）

取本品适量，加水溶解并稀释制成适宜浓度的溶液，作为供试品溶液；另取甘氨酸、谷氨酰胺、谷氨酸和甘氨酰谷氨酰胺对照品各适量，加水溶解并稀释制成适宜浓度的溶液，作为系统适用性溶液。用适宜的氨基酸分析仪或高效液相色谱仪进行分离测定，甘氨酸峰、谷氨酰胺峰、谷氨酸峰和甘氨酰谷氨酰胺峰之间的分离度均应符合要求。按外标法以峰面积计算，含甘氨酸不得过 1.0%，谷氨酰胺和谷氨酸的总量不得过 0.5%。

【例 6-32】罗库溴铵中有关物质的检查（ChP2020）

取本品，精密称定，加乙腈-水（9：1）溶解并稀释制成每 1mL 中约含 5 mg 的溶液，作为供试品溶液；精密量取 1mL，置 100 mL 量瓶中，用乙腈-水（9：1）稀释至刻度，摇匀，作为对照溶液。照含量测定项下的色谱条件，精密量取对照溶液与供试品溶液各 10 mL，分别注入液相色谱仪，记录色谱图至主成分峰保留时间的 2.5 倍。供试品溶液的色谱图中如有杂质峰，已知杂质按加校正因子(表 6-1)的主成分自身对照法计算，其他未知杂质按不加校正因子的主成分自身对照法计算，杂质Ⅰ不得过 0.2%，杂质Ⅱ、Ⅲ均不得过 0.1%，杂质Ⅳ、Ⅴ均不得过 0.3%，其他单个杂质不得过 0.2%，杂质总量不得过 1.5%。杂质Ⅰ之前的色谱峰不计。

表 6-1　杂质及校正因子

杂质名称	相对保留时间	校正因子
杂质Ⅰ	0.20	0.47
杂质Ⅱ	0.44	0.43
杂质Ⅲ	0.75	1.26
杂质Ⅳ	0.80	1.0
杂质Ⅴ	1.20	1.0

【例 6-33】硫酸多黏菌素 B 的鉴别(ChP2020)

在多黏菌素 B 组分项下记录的色谱图中，供试品溶液 4 个主组分峰的保留时间应与标准品溶液 4 个主组分峰的保留时间一致。

【例 6-34】丁酸氢化可的松的含量测定(ChP2020)

色谱条件与系统适用性试验：用十八烷基硅烷键合硅胶为填充剂；以水-乙腈-冰醋酸(55：45：0.5)为流动相；检测波长为 240 nm，进样体积 20 μL。理论板数按丁酸氢化可的松峰计算不低于 1500，丁酸氢化可的松峰与内标物质峰的分离度应符合要求。

内标溶液的制备：取甲睾酮，加甲醇溶解并稀释制成每 1 mL 中约含 0.18 mg 的溶液，即得。

测定法：取本品，精密称定，加甲醇溶解并定量稀释制成每 1 mL 中约含 0.26 mg 的溶液，精密量取该溶液与内标溶液各 5 mL，置 50 mL 量瓶中，用甲醇稀释至刻度，摇匀，取 20 μL 注入液相色谱仪，记录色谱图；另取丁酸氢化可的松对照品，同法测定。按内标法以峰面积计算，即得。

【例 6-35】三唑仑的含量测定(ChP2020)

色谱条件与系统适用性试验：用十八烷基硅烷键合硅胶为填充剂；以甲醇-水(55：45)为流动相；检测波长为 220 nm。取本品与氯硝西泮对照品各适量，加甲醇溶解并制成每 1 mL 中各含 0.2 mg 的混合溶液，作为系统适用性溶液。取 10 μL 注入液相色谱仪，记录色谱图，三唑仑峰与氯硝西泮峰的分离度应大于 9.0。

测定法：取本品约 12 mg，精密称定，置 100 mL 量瓶中，加甲醇溶解并稀释至刻度，摇匀，作为供试品溶液，精密量取 10 μL 注入液相色谱仪，记录色谱图；另取三唑仑对照品，同法测定。按外标法以峰面积计算，即得。

6.5.3　气相色谱法

气相色谱法是采用气体(载气)为流动相，将被气化的待测物质带入装有填充剂的色谱柱进行分离分析的一种色谱方法。该方法主要用于易挥发物质及经衍生后易挥发的物质的测定。

1. 仪器要求与色谱条件

氮气为最常用的载气。所用色谱柱为填充柱或者毛细管柱。填充柱内装吸附剂、高分子多孔小球或者涂渍固定液的载体。毛细管柱内壁或载体交联或涂渍固定液。检测器通常使用火焰离子化检测器。进样方式可为溶液直接进样或者顶空进样。

2. 系统适应性试验

除另有规定外，一般按照高效液相色谱项下规定进行系统适应性试验。

3. 气相色谱法在药物分析中的应用

气相色谱法除了可用于易挥发药物的鉴别与含量测定外，主要应用于易挥发杂质、溶剂残留、农药残留的检查。其方法与高效液相色谱法基本相同。

延伸阅读 6-13：气相色谱法在药物分析中的应用

【例 6-36】丙戊酸钠的鉴别（ChP2020）

取有关物质项下的供试品溶液 1 mL，置 10 mL 量瓶中，用二氯甲烷稀释至刻度，摇匀，作为供试品溶液。另取丙戊酸钠对照品约 10 mg，置分液漏斗中，加水 10 mL，加稀硫酸 5 mL，振摇，用二氯甲烷提取 3 次，每次 20 mL，合并二氯甲烷液，加无水硫酸钠适量，振摇，滤过，滤液置旋转蒸发器上蒸干（温度不超过 30℃），精密加二氯甲烷 20 mL，振摇使残渣溶解，摇匀，作为对照品溶液。照有关物质项下的色谱条件，精密量取供试品溶液与对照品溶液各 1 μL，分别注入气相色谱仪，记录色谱图。供试品溶液主峰的保留时间应与对照品溶液主峰的保留时间一致。

【例 6-37】复方醋酸地塞米松乳膏中樟脑与薄荷脑的测定（ChP2020）

色谱条件与系统适用性试验：以 6%氰丙基苯基-94%二甲基聚硅氧烷为固定相（DB-624或效能相当的毛细管柱），柱温为 140℃；理论板数按薄荷脑峰计算不低于 5000，薄荷脑峰与内标物质峰的分离度应大于 4.0。

内标溶液的制备：用无水乙醇配制 3.2 mg/mL 萘溶液，即得。

测定法：取本品适量（约相当于樟脑 20 mg），精密称定，置 50 mL 量瓶中，精密加内标溶液 5 mL，加无水乙醇适量，在 80℃水浴加热使樟脑与薄荷脑溶解，放冷，用无水乙醇稀释至刻度，摇匀，置冰浴中冷却 1 h，取出后用 0.45 μm 滤膜滤过，取续滤液作为供试品溶液，取 1 μL 注入气相色谱仪，记录色谱图；另取樟脑与薄荷脑对照品各约 20 mg，精密称定，置 50 mL 量瓶中，精密加内标溶液 5 mL，加无水乙醇溶解并稀释至刻度，摇匀，同法测定，按内标法以峰面积计算，即得。

【例 6-38】氟烷中挥发性杂质的检查（ChP2020）

取本品作为供试品溶液；精密量取 1,1,2-三氯-1,2,2-三氟乙烷（杂质Ⅰ）2 μL，置盛有供试品溶液 20 mL 的量瓶中，摇匀，作为对照品溶液。照气相色谱法（通则 0521）试验，以磷酸三辛酯为固定液，涂布浓度为 25%；柱温为 50℃。理论板数按氟烷峰计算不低于 750。精密量取供试品溶液与对照品溶液 1~3 μL，分别注入气相色谱仪，记录色谱图。供试品溶液的色谱图中如有杂质峰，各杂质峰面积的和不得大于对照品溶液中杂质 I 峰面积(0.01%)。

【例 6-39】左奥硝唑中残留溶剂的检查(ChP2020)

取本品 1.0 g，精密称定，置 10 mL 量瓶中，用二甲基亚砜溶解并稀释至刻度，摇匀，作为供试品溶液；精密称取甲苯适量，加二甲基亚砜稀释制成每 1 mL 中约含 89 μg 的溶液，作为对照品溶液。照残留溶剂测定法(通则 0861 第三法)测定，以 5%苯基-95%甲基聚硅氧烷(或极性相近)为固定液的毛细管柱为色谱柱；起始温度为 40℃，维持 6 min，以每分钟 40℃的速率升至 150℃，维持 2 min；检测器为氢火焰离子化(FID)检测器，检测器温度为 240℃；进样口温度为 100℃，载气为氮气。取供试品溶液与对照品溶液各 1 μL 分别注入气相色谱仪，记录色谱图。按外标法以峰面积计算，甲苯的残留量应符合规定。

6.6　色谱联用技术

目前，色谱分析法被公认为是分离复杂混合物最有效的方法，但其原理是基于各组分在色谱柱中的保留行为，即通过与对照品保留行为的比对来进行定性。显然，要定性未知化合物就较为困难，其定性能力弱。与此相反，质谱、核磁共振、红外光谱等技术对于未知化合物的结构鉴定具有强大的功能，但是无法直接用于复杂的混合物分析。

因此，将色谱仪器与波谱仪器联用，可快速实现复杂混合物的分离鉴定和定性分析，在体内药物分析、天然药物分析中具有非常重要的意义。本节主要介绍色谱与质谱的联用。

6.6.1　气-质联用技术

气-质联用技术适用于复杂混合体系中易挥发且热稳定性好的化合物的定性与定量分析。对于难挥发化合物，可通过衍生反应降低其沸点再进行气-质联用分析。

1. 仪器原理

气-质联用仪为气相色谱系统和质谱系统通过接口串联，供试品经气相色谱系统分离后，不同组分依照其保留行为的差异随载气依次流出色谱柱，经接口进入质谱仪的离子源，发生离子化后再进入质量分析器和检测器，实现各组分的质谱分析。整个过程分为两个步骤：一是将混合组分进行色谱分离；二是将分离后的各组分依次进行质谱分析。

在气-质联用中，质谱系统必须在真空环境下(10^{-3} Pa)工作，而气相色谱柱出口压力却达到 10^5 Pa，因此两者间必须使用接口使两者压力基本匹配方可实现联用。目前常用金属毛细管导入型接口，将色谱柱流出的组分及载气导入离子源，组分发生离子化后在电场作用下进入质量分析器。惰性载气不发生离子化，因此不受电场作用，而是被真空泵直接抽走，避免了对分析测定产生影响。

2. 定性分析

气-质联用的定性一般采用标准谱库检索方式。为了使用方便，气-质联用仪的软件操作系统中均配有化合物质谱图库与质谱图检索系统，可将实验所得谱图与质谱图库进行比对，并按照配率次序列出所有可能的化合物结构及名称，从而实现未知化合物的定性分析。

目前应用最为广泛的质谱库包括美国国家标准与技术局的谱图库检索系统及 Wiley 数据库。需要注意的是，仪器类型和操作条件不同会使同一化合物有不同的质谱图。

3. 定量分析

当混合样品中的各组分经过色谱系统分离后，进入质谱检测系统，发生离子化并产生各离子的离子流信号。该离子流信号经放大后对各组分的流出时间作图，获得总离子流色谱图。总离子流色谱图记录了各组分所生成的所有离子（全离子扫描），因此色谱图中信号峰较多，难以用于某一特定组分的定量分析，但可以获得该混合样品中各组分的质谱图。

将扫描全离子得到的质谱图中某个质荷比的离子总强度对扫描时间作图，即得到该离子强度随扫描时间变化的曲线，称为质量色谱图（mass chromatogram）。利用这种选择离子检测方式，可以消除大量非目标离子的信号，使得非常复杂的总离子流色谱图变成非常简单的质量色谱图，并快速锁定目标化合物，实现对该化合物的准确定量。

气-质联用法与常规气相色谱法相比，对难以完全分离的复杂样品具有更高的准确性，其原因就是不同组分即便在色谱过程中分离效果较差，在质谱系统中也可以通过对不同组分产生的不同质荷比离子进行识别。

4. 在药物分析中的应用

由于气-质联用法对复杂混合物中易挥发或者衍生后易挥发物质的定性、定量和结构鉴定具有强大的功能，在药物成分分析、天然药物质量控制、溶剂残留分析、农药残留分析、药物代谢研究等领域得到了广泛的应用。

6.6.2　液-质联用技术

与气-质联用技术类似，液-质联用技术是将高效液相色谱与质谱结合起来实现复杂混合样品体系定量和定性分析的一种技术。与气-质联用相比，液-质联用不受样品的挥发性和热稳定性的限制，因此其适用面远远宽于气-质联用，被认为是当前最为强大的分析检测工具之一。

1. 仪器原理

同气-质联用仪类似，液-质联用仪为液相色谱系统和质谱系统通过接口串联，供试品经液相色谱系统分离后，不同组分依照其保留行为的差异随流动相依次流出色谱柱，经接口进入质谱仪的离子源，发生离子化后再进入质量分析器和检测器，实现各组分的质谱分析。

因为质谱系统必须在真空环境下工作，而液相色谱是一种液相分离技术，所以实现液-质联用的关键是串联液相色谱系统和质谱系统的接口。为了实现液相色谱与质谱的联用，人们经长期努力已研发出大量接口技术。其中最引人注目的大气压电离技术，可在大气压条件下使样品电离并进入质谱系统进行分析测定，因此在商品化液-质联用仪中得到了广泛应用。这类接口装置包括大气压腔和离子传输区两部分，前者的作用是雾化流动相，去除溶剂和将待测物质离子化，后者的作用是将离子化的待测物导入质谱仪的真空区。因此，大气压电离技术，如电喷雾离子化、离子喷雾离子化和大气压化离子化等不仅解决了接口的问题，同时也解决了待测物离子化的问题。

2. 液-质联用分析条件的选择

液相色谱是一种液相分离技术，而样品离子化和离子分离等质谱过程是在气相条件下进行的，因此液-质联用分析中条件的选择非常关键。通常采用的色谱柱为 50～100 mm 甚至更短的短柱，以缩短分析时间。采用 1～3 mm 内径的微柱可平衡离子化效率和流速的影响。采用的流动相为甲醇、乙腈、水的混合物，流动相调节 pH 需使用甲酸、乙酸、甲酸铵、乙酸铵、氨水等挥发性酸碱物质，避免使用无机酸金属盐、表面活性剂等难以挥发的物质，慎用三氟乙酸、氢氟酸和三乙胺。流动相的流速对目前常用的大气压电离技术的灵敏度有着重要影响。

如采用电喷雾离子化器，流动相流速范围为 3～1000 μL/min；如采用大气压化离子化器，流动相流速范围为 200～2000 μL/min。虽然目前的技术已经可以采用较高的流速，但流速范围仍建议为 20～1000 μL/min，以保证较好的分析效果。正离子检测模式适用于碱性样品，流动相 pH 至少比 pK_a 低 2 个单位；负离子检测模式适用于酸性样品，流动相 pH 至少比 pK_a 高 2 个单位。

3. 液-质联用在药物分析中的应用

如前所述，液-质联用法对于复杂混合物中各组分的定性、定量和结构鉴定具有强大的功能。目前已成为天然药物分析、体内药物分析、药物代谢研究等领域不可或缺的检测手段。此外，在蛋白质类生物药物的分析中，其应用也受到越来越多的关注。

延伸阅读 6-14：液-质联用技术在药物分析中的应用

【例 6-40】千里光中的阿多尼弗林碱的检查(ChP2020)

照高效液相色谱-质谱法(通则 0512 和通则 0431)测定。

色谱、质谱条件与系统适用性试验：以十八烷基硅烷键合硅胶为填充剂；以乙腈–0.5%甲酸溶液(7∶93)为流动相；采用单级四极杆质谱检测器，电喷雾离子化(ESI)正离子模式下选择质荷比(m/z)为 366 离子进行检测。理论板数按阿多尼弗林碱峰计算应不低于 8000。

校正因子测定。取野百合碱对照品适量，精密称定，加 0.5%甲酸溶液制成每 1mL 含 0.2 μg 的溶液，作为内标溶液。取阿多尼弗林碱对照品适量，精密称定，加 0.5%甲酸溶液制成每 1mL 含 0.1 μg 的溶液，作为对照品溶液。精密量取对照品溶液 2 mL，置 5 mL 量瓶中，精密加入内标溶液 1 mL，加 0.5%甲酸溶液至刻度，摇匀，吸取 2 μL，注入液-质联用仪，计算校正因子。

测定法。取本品粉末(过三号筛)约 0.2 g，精密称定，置具塞锥形瓶中，精密加入 0.5%甲酸溶液 50 mL，称定质量，超声处理(功率 250 W，频率 40 kHz)40 min，放冷，再称定质量，用 0.5%甲酸溶液补足减失的质量，摇匀，滤过，精密量取续滤液 2 mL，置 5 mL 量瓶中，精密加入内标溶液 1 mL，加 0.5%甲酸溶液至刻度，摇匀，吸取 2 μL，注入液-质联用仪，测定，即得。

本品按干燥品计算，含阿多尼弗林碱($C_{18}H_{23}NO_7$)不得过 0.004%。

学习与思考 6-5

(1) 简述薄层色谱、液相色谱、气相色谱分析法的原理。讨论各种色谱分析法在应用于药物分析时有何特点。

(2) 何为比移值？何为色谱保留时间？比移值和色谱保留时间有何异同？

(3) 何为理论板数？气相色谱和液相色谱的理论板数如何计算？薄层色谱呢？

(4) 查阅文献，看看是如何实现气相色谱与质谱、液相色谱与质谱之间真空与高压的匹配连接的？举例说明色谱与其他光谱分析法联用的原理及其应用前景。

6.7　生物分析法

生物药物一般需要利用生物法进行分析。目前，常用的生物分析法主要包括酶分析法、电泳法、免疫分析法等。

6.7.1　酶分析法

在生物药物分析中，酶分析法一般分为两类，一类是酶活力测定法，以酶类药物为分析对象，对酶的活力进行分析测定；另一类是酶法分析，利用酶的高效催化能力，测定生物药物样品中其他物质的含量，如酶底物、辅酶、抑制剂、激动剂等。以上两种方法虽然测定对象不同，但都是基于酶对生化反应专一且高效的催化作用，通过测定规定时间内生成物的浓度来检测相关物质的含量或活力。

1. 酶的活性单位和比活性

酶是一种蛋白质类物质，其对底物的催化活性极容易受环境因素的影响，且在使用及贮存过程中容易发生失活，因此通常以酶的活性单位来表示这类物质的量。酶的活性单位是指在规定的条件下，单位时间内底物的消耗量或产物的生成量。所以酶的活力越大，其催化的反应速率越高。

酶的活性单位为国际单位 IU。当反应温度为 25℃时，在最适宜底物浓度、缓冲液离子强度和 pH 下，每分钟转化 1 μmol 底物的酶量为一个活性单位，即 1 IU = 1 μmol/min。酶的比活性指每毫克蛋白质所含的酶活性单位数，其单位为单位数/毫克蛋白。因为一般很难得到非常纯的酶，所以酶的比活性是代表酶制剂纯度的一个基本参数，比活性越大，则酶制剂的纯度越高。

2. 酶活性的测定方法

通常可使用取样测定法和连续测定法测定酶的活性。

(1) 取样测定法。在酶促反应进行一定时间后，加入适当酶的变性试剂终止酶促反应，随后测定底物的消耗量或者产物的生成量，并计算该酶促反应的平均速率。常用的酶的变性试剂包括 5%三氯乙酸溶液、3%高氯酸溶液等酸碱类物质及醇类物质等。测定底物或产物的最终量的方法通常包括紫外-可见分光光度法和荧光法等。

(2)连续测定法。在酶促反应过程中，每隔一段时间测定一次底物或反应产物的量，获得其随反应时间变化的关系，求出酶促反应的初速度，并间接计算得到酶的活性单位。该法由于可获得反应动态过程的信息，故测定结果更准确。

延伸阅读 6-15：酶分析法在药物分析中的应用

【例 6-41】重组链激酶生物学活性测定（ChP2020）

称取琼脂糖 125 mg，加生理氯化钠溶液 23 mL，煮沸使之溶胀，置 55～60℃水浴中平衡，加每 1 mL 含 100 IU 人凝血酶溶液 14 μL，人纤溶酶原溶液（每 1 mL 含 0.5 mg）280 μL，边加边摇匀，加每 1 mL 含 6 mg 人纤维蛋白原溶液 2.2 mL，不停地摇匀，浑浊后立即倒入直径 8 cm 的平皿中，水平放置充分凝固后，4℃放置至少 30 min 待用（应在 2 天之内使用）。在含纤维蛋白平皿内打孔，孔径为 2 mm，在孔内分别加入供试品溶液和标准品溶液，每孔 10 μL，每个稀释度做 2 孔，37℃湿盒水平放置 24 h。纵向和横向量取溶圈直径，各 2 次，取平均值。以标准品溶液各个稀释度的生物学活性的对数对其相应的溶圈直径的对数作直线回归，求得直线回归方程，根据供试品的溶圈直径的对数求得供试品的生物学活性。

6.7.2　电泳法

电泳法（electrophoresis）是利用供试品溶液中不同阳/阴离子所带电荷的差异，外加电场使不同组分以不同的迁移速度向对应的电极移动，以实现不同组分的分离并予以分析检测的方法。该法可对蛋白质、多肽、氨基酸、核酸、核苷酸等类药物进行分离和鉴定，也可对生物药物中的部分大分子杂质进行限量检查。

1. 纸电泳法

纸电泳法（paper electrophoresis）以色谱滤纸作为支持介质。在渗透了缓冲液的滤纸上进行电泳分离，常用于检测核苷酸等性质相近的物质。

2. 醋酸纤维素薄膜电泳法

醋酸纤维素薄膜电泳法（cellulose acetate membrane electrophoresis，CAME）是以醋酸纤维素薄膜作为支持介质。与纸色谱类似，主要借助于被分离物中各组分所带电荷量的差异进行分离，适用于血清蛋白、免疫球蛋白、脂蛋白、糖蛋白、类固醇激素及同工酶等的检测。

3. 琼脂糖凝胶电泳法

琼脂糖凝胶电泳法（agarose gel electrophoresis）是以琼脂糖作为支持介质。琼脂糖是由 D-半乳糖和 3，6-脱水-L-半乳糖两种结构单元构成的链状多糖。大量琼脂糖链互相缠绕可形成绳状琼脂糖束，并构成大网孔型的凝胶。

这种多孔结构兼具分子筛作用，使带电粒子不仅可以通过带电性质与电量不同得以分离，还可依赖分子量大小提高分离效率。本法适用于免疫复合物、核酸与核蛋白等的分离、鉴定与纯化。

4. 聚丙烯酰胺凝胶电泳法

聚丙烯酰胺凝胶电泳法(polyacrylamide gel electrophoresis)以聚丙烯酰胺凝胶作为支持介质。聚丙烯酰胺凝胶是由丙烯酰胺单体及交联剂甲叉双丙烯酰胺聚合交联而成的三维网状结构。单体和交联剂配比的不同可导致不同的凝胶孔径。

与琼脂糖凝胶电泳类似,该法同时利用了不同粒子的电荷及分子量的差异进行分离,分离效率高且能保持蛋白质和酶等生物大分子的活性,因此对生物大分子的分离鉴定具有重要的应用价值。

5. 十二烷基硫酸钠-聚丙烯酰胺凝胶电泳法

十二烷基硫酸钠(SDS)-聚丙烯酰胺凝胶电泳法是聚丙烯酰胺凝胶电泳的特殊形式。将蛋白质与阴离子表面活性剂 SDS 按质量比结合,使蛋白质分子所带的负电荷远远超过天然蛋白质分子的净电荷,从而消除不同蛋白质分子的电荷效应后进行分离。因此,本法实际上是使不同蛋白质按照分子量的大小进行分离。

延伸阅读 6-16: 电泳法在药物分析中的应用

【例 6-42】白喉抗毒素中白蛋白检查(ChP2020)

将供试品稀释至 2%的蛋白质浓度进行琼脂糖凝胶电泳分析(通则 0541 第三法),应不含或仅含痕量白蛋白迁移率的蛋白质成分。

【例 6-43】无细胞百日咳疫苗原液的纯度检定(ChP2020)

采用聚丙烯酰胺凝胶电泳法或 SDS-聚丙烯酰胺凝胶电泳法检测,应显示主要含有百日咳毒素和丝状血凝素两种组分,且批间比例应保持一致。百日咳毒素和丝状血凝素等有效组分应不低于总蛋白质含量的 85%。

6.7.3　免疫分析法

免疫分析法(immunoassay)是基于抗原-抗体间高度专一性反应而建立起来的一种高选择性生物分析方法,同时具有较高的灵敏度和分析通量,因此在蛋白质类生物制品的分析中具有较为广泛的应用。

1. 生物制品的鉴别

(1)免疫印迹法(Western blotting)。将供试品以 SDS-聚丙烯酰胺凝胶电泳分离并电转移后,与特异性抗体免疫结合,然后再与酶标二抗结合,最后利用酶促的显色反应,对供试品中抗原进行鉴定。

该过程可分为三个步骤,第一阶段为电泳分离,是将含有蛋白质类抗原的供试品以 SDS-聚丙烯酰胺凝胶电泳进行分离,形成肉眼不可见的条带。第二阶段为电转移,是把凝胶上的条带用较低电压及较大电流转移至硝酸纤维素膜上。第三阶段为酶免疫定位,是将印迹了蛋白质条带的硝酸纤维素膜依次与特异性抗体和酶标二抗进行免疫结合,最后加入酶底物生成有颜色且不溶性的酶促反应产物,使条带染上颜色。

本法结合了 SDS-聚丙烯酰胺凝胶电泳的高分辨率和酶联免疫吸附法(enzyme-linked immunosorbent assay，ELISA)的高特异性和高灵敏度，可用于分析蛋白质类抗原组分及其免疫活性的测定，也可用于生物制品的鉴别。

(2)免疫斑点法(immunospot method)。在硝酸纤维素膜上直接进行酶免疫定位，与上述免疫印迹法的区别在于没有预先进行电泳分离与电转移。

(3)免疫双扩散法(double immunodiffusion)。在有若干小孔的琼脂糖凝胶板的相邻的两个小孔内分别加入抗原和抗体，随后抗原和抗体向四周扩散。如抗原和抗体相对应，且浓度、比例适当，则扩散的抗原和抗体将在琼脂糖凝胶板上两孔之间生成免疫复合物的沉淀线。依此可对供试品的特异性进行检查。

(4)免疫电泳法(immunoelectrophoresis)。首先通过电泳将供试品抗原分离形成区带，然后与相应的抗体进行免疫双扩散试验。在一定比例下，两者形成可见的沉淀弧。将该沉淀弧与标准抗原及抗体生成的沉淀弧的位置和性状相比较，即可对供试品进行检定。

2. 免疫活性的测定

生物制品免疫活性测定多用 ELISA，即通过专一性的抗原-抗体免疫反应将待测物与酶结合，然后加入酶底物发生颜色反应，通过显色的情况进行定性或定量分析。

延伸阅读 6-17：免疫分析法在药物分析中的应用

【例 6-44】重组人干扰素 α1b 注射液的鉴别(ChP2020)

按免疫印迹法(通则 3401)或免疫斑点法(通则 3402)测定，应为阳性。

【例 6-45】重组 B 亚单位/菌体霍乱疫苗(肠溶胶囊)的检定(ChP2020)

采用免疫双扩散法(通则 3403)，供试品应与兔抗霍乱毒素 B 亚单位血清产生与对照品一致的沉淀线。

【例 6-46】人血白蛋白的检定(ChP2020)

采用免疫电泳法(通则 3404)，与正常人血清或血浆比较，主要沉淀线应为白蛋白。

【例 6-47】b 型流感嗜血杆菌结合疫苗的效力试验(ChP2020)

每批疫苗皮下注射体重 12～14 g NIH(或 BALB/c)小鼠 10 只，另取同批小鼠 10 只作为对照，注射 0.85%氯化钠溶液。于第 1 天、第 14 天皮下注射两次，每次注射剂量为含 2.5 μg 多糖的 b 型流感嗜血杆菌结合疫苗，于第 21～28 天经眼眶后静脉采血，以 ELISA 法测定抗 b 型流感嗜血杆菌 IgG 抗体，以 0.85%氯化钠溶液对照组小鼠血清的吸光度值求出截止值(Cutoff)，疫苗组应有 80%以上小鼠的血清抗 b 型流感嗜血杆菌 IgG 抗体水平高于截止值。

学习与思考 6-6

---

(1)说明酶分析法、电泳分析法和免疫分析法在药物分析中的应用。

(2)何为 ELISA？简述其在药物分析中的应用。

(3)酶分析法、电泳分析法和免疫分析法在生物制品鉴别中所依据的原理是什么？举例说明其用途。

6.8　药物分析方法的选择

分析化学的发展为药物分析提供了多种多样的方法，包括各类化学方法、物理方法、光谱法、色谱法、联用技术、生物法等。每种方法都有各自的优势，也有各自的局限性。

《中国药典》每5年改版一次，在历次改版工作中，均根据药品质量控制需要和现有技术发展不断更新各品种的分析方法。在日常药物分析工作中，我们也需要针对样品的特点及现有的软硬件条件选择适合的方法开展工作。

6.8.1　分析方法的性能

1. 物理分析法

包括测量相对密度、馏程、熔点、凝点、旋光度、折射率的物理分析法的原理就是测量不同样品的物理性质差异，用于药品真伪鉴别和纯度测定。物理分析法所使用的设备及操作较为简单，因而也是一类重要的化学药质量控制方法，在各国药典中得到了广泛的收载和使用。但是，由于以上物理性质很容易受到样品基质的影响，灵敏度往往不高，所以主要用于化学原料药和成分较为简单的制剂的质量控制。

2. 化学分析法

化学分析法的优点是可靠性强、重现性好、不需要专用设备、分析成本低，因此在我国早期的药品质量控制工作中，广泛使用化学分析法。化学分析法的缺点在于灵敏度不高，操作较为烦琐，在复杂样品基质（如生物样品）中的化学分析法易受到共存物质干扰，因而必须经过复杂的分离提取、纯化等前处理工作。所以，化学分析法目前主要用于化学药原料药和成分较为简单的制剂的质量控制。

3. 光谱分析法

就仪器分析法来说，紫外-可见分光光度法由于适用面广，在化学药物、生物药物和中药的质量控制中应用非常广泛。但是，很多情况下需要考虑不同成分吸收光谱重叠的问题，以至于较难应用于成分非常复杂的样品分析，在体内药物分析中紫外-可见分光光度法也受限。红外分光光度法、核磁共振波谱法和质谱法对于有机物的定性分析和结构鉴定非常有用，在化学药物的真伪鉴别、合成和天然药物化学成分研究中是必不可少的工具。

红外分光光度法虽然常用于化学药物鉴别，但由于红外分光光度法对样品纯度要求高，直接使用时共存物质的干扰难以排除，故而一般用于原料药的鉴别。如用于制剂的鉴别，需结合有效的分离提取与纯化手段。核磁共振波谱法和质谱法也有类似的问题。因此，处理复杂样品时，一般需要对样品进行预处理，或与色谱分离技术联用。

红外分光光度法和核磁共振波谱法由于灵敏度较低，一般不用于定量分析。质谱法不但可用于有机物的定性分析和结构鉴定，还可以用于有机物、无机物和生物分子的定量分析，且灵敏度较高，因此在药物分析中的用处很广，尤其是和色谱分离技术联用后，可以解决大多数分析检测问题，但使用成本较高。

4. 色谱分析法

薄层色谱、气相色谱、液相色谱等色谱方法是对混合物进行分离分析最有效的手段，根据不同物质在保留时间或比移值上的差异，也适用于药物的定性分析。因此，色谱分析法已经成为化学药、生物药及中药的鉴别、杂质检查、含量测定中不可或缺的分析方法，特别是对成分组成复杂的中药，色谱法尤为常用。

薄层色谱法所使用设备及操作较为简单，但是定量的灵敏度和准确性欠佳，因此主要用于鉴别和杂质限量检查。而气相色谱和液相色谱用于定量时，无论是灵敏度、准确性还是可靠性都较理想，所以在药物的定量分析中应用最为广泛。在体内药物分析中，由于面对的都是成分较为复杂、待测物质含量较低的生物样品，故液相色谱法长期以来都被认为是最为可靠、应用最为广泛的方法。

5. 仪器联用技术

仪器联用技术特别是色谱与质谱的联用，由于兼具色谱的分离能力与质谱的定性、定量与结构鉴定能力，在药物分析中的作用越来越重要，这特别体现在药动学研究与天然药物化学研究中。这种联用技术可对极为复杂的样品基质中较低含量的待测物进行结构鉴定与定量分析，因此被认为是一种极为重要的方法。

6. 生物分析法

生物分析法主要用于生物药物类的鉴别与活性分析。由于生物制品更加关注其活性，但常规的理化方法仅能解决少量的生物药物分析问题，所以生物药物的分析广泛采用各类生物分析法。

6.8.2　分析速度及通量

为了满足及时控制的需要，应尽快反馈物料的化学组成、含量等信息，制药过程对分析方法提出了速度要求，为此需要采用各种快速的仪器分析方法，尤其是在线的仪器分析方法。

在面对大批量样品时，分析方法的通量是一个非常值得关注的参数。采用高通量分析 (high-throughput analysis)，可一次性检测大批量样品，极大地减少分析过程所需的人力、物力与时间，并显著提高分析重复性。例如，色谱仪器均可配置自动进样器，且一次性可同时配置多个进样瓶，只要准备好样品及流动相，开启仪器的操作程序后，即可对这些样品进行自动化的高通量分析，并实现无人值守。

目前，药物分析的高通量分析还有阵列分析 (array analysis) 技术，包括微孔板技术 (microplate technology) 和微阵列芯片技术 (microarray chip technology)。微孔板分析技术中使用的微孔板中有多个小孔，每个孔中独立进行一个样品的分析，从而实现大量样品的高通量分析。目前最大的微孔板可达 1536 孔。微孔板技术中最具代表性的是 ELISA，常使用 96 孔板。基于微加工技术的微阵列芯片技术是药物分析中近年来高速发展的前沿技术。理论上，这种芯片其实是微孔板技术微型化的变种，可在几平方厘米的芯片上实现数千个样品的高通量分析。

6.8.3　分析成本

对于财力有限的药物分析机构来说，分析成本始终是一个值得关注的问题。以色谱及质谱为代表的各类仪器分析方法长期以来都被认为是先进的药物分析方法，但是必须考虑大型分析仪器昂贵的价格。

目前高精度的大型分析仪器大部分由欧美和日本等国家和地区垄断，我国自产设备近年来虽有很大进步，但相比国外著名仪器公司的产品，其性能仍然有着较为明显的差距。而且在仪器分析中所使用的耗材价格也普遍很高。因此，我国在很长一段时期内都将成本低廉的化学法作为药物分析中的主流方法，尤其是在 20 世纪 90 年代以前的各版《中国药典》中，化学法一直都是最常用、最重要的方法。

近 20 年来，随着我国经济实力的不断提升，各级药物分析机构及制药企业普遍装备了大量的大型分析仪器，药典中各品种也越来越多地采用仪器方法进行分析检测。但是对于广大发展中国家和地区，以及财力不足的小型机构来说，分析成本依然是一个难以忽略的问题。

6.8.4　绿色分析法的选择

药物分析工作难以避免使用和排放各类有毒有害化学物质，在环境保护受到高度重视的今天，绿色分析法的选择格外重要。尤其是化学法需要大量使用各类化学试剂，如处理不当将对环境产生不可忽视的污染，并对操作人员产生健康损害，这是一个长期以来受到广大群众与从业人员关注的问题。

近年来仪器方法日益成为药物分析的主流方法，但方法的污染问题依然难以避免，如在液相色谱中，需要大量采用甲醇、乙腈等有毒的有机溶剂作为流动相。而在复杂样品的分离提取、纯化等前处理工作中，也不可避免地使用到三氯甲烷、甲苯等有毒有机溶剂。针对这一问题，绿色分析化学(green analytical chemistry，GAC)作为一个新领域诞生了。

实施绿色分析法，首先须高度重视操作的规范性，要在有合格安全措施的实验室中按照相关规程进行操作；其次需要考虑分析方法的选择，可以尽量采用不使用或少使用有毒化学试剂的方法，如物理法或光谱法；再次可以通过方案的合理设计，减少化学试剂用量，如采取微流控芯片、微阵列芯片等微量分析方法，或者是以固相萃取、固相微萃取取代传统的液液萃取来对样品进行前处理。

必须指出，药物分析工作首先关注的应是方法的可靠性。新的分析方法经实践检验程度可能还不够；有些实用性还不够强，在可靠性上尚有缺陷。因此，在目前阶段还难以大规模推广使用，尚有待于技术的进一步发展。

学习与思考 6-7

---

(1) 化学分析法、物理分析法、光谱分析法、色谱分析法、生物分析法等各有什么优缺点？简述它们在药物分析中的应用。

(2) 药物分析中有哪些高通量分析法？如何考虑药物分析结果的高通量输出问题？

(3) 什么是绿色分析法？查阅文献，绿色分析法最早是由谁提出来的？

(4) 药物分析中实施绿色分析法，其前提条件是什么？

内容提要与学习要求

本章介绍了药物分析中的化学分析法、物理分析法、光谱分析法、色谱分析法和生物分析法。这些方法依据不同的原理，都有各自不同的特点，在药物的鉴别、杂质检验和药物分析中应用都十分广泛。

化学分析法是运用特定的化学反应原理对物质进行定性、定量分析的方法。其常用的方法是呈色法、沉淀法、气体生成法、荧光鉴别法等，可用于药品的真伪鉴别、杂质检查与含量测定。物理分析法是指通过测定药物的特征物理常数，如相对密度、馏程、熔点、凝点、旋光度、折射率、pH、渗透压摩尔浓度、黏度、热分析、电导率、总有机碳等物理常数进行测定的方法。物理常数的测定不仅可用于药物的真伪鉴别，也可以有效反映药物的纯度。

光谱分析法是药物分析中常用的仪器分析方法，既包含紫外–可见分光光度法、荧光分析法、原子吸收分光光度法，也包括红外分光光度法、核磁共振波谱法和质谱法等，广泛应用于药物的鉴别、检查与含量测定。色谱分析法利用混合物中各组分在固定相和流动相之间分配系数的差异，将各组分进行有效分离并进行分别检测的方法，包括薄层色谱法、高效液相色谱法及气相色谱法等，是鉴别、检查、含量测定药物的常用方法。生物药物一般需要利用生物法进行分析。目前，常用的生物分析法主要包括酶分析法、电泳法、免疫分析法等。

目前在药物分析中包括各类化学方法、物理方法、光谱法、色谱法、联用技术、生物法等，可供使用的方法多种多样，每种方法均有各自的优势，也有各自的局限性。应根据药物的性质选择合适的方法。

本章要求复习并掌握基础仪器分析中所涉及的相关原理、各自的应用范围和优缺点，结合药典，把握这些分析方法在药物分析中可能遇到的具体问题，了解相关的应用情况。

练　习　题

一、名词解释

滴定度　旋光度　比移值　理论板数　分离效率　酶联免疫吸附法

二、多选题

1. 常用药物分析法包括(　　)。

A. 光谱分析法　　　　　　　　　　　B. 色谱分析法

C. 生物分析法　　　　　　　　　　　D. 色谱联用技术

2. 常用的化学鉴别法包括(　　)。

A. 呈色法　　　　　　　　　　　　　B. 沉淀法

C. 气体生成法　　　　　　　　　　　D. 荧光鉴别法

3. 热分析法包括(　　)。

A. 热重分析法　　　　　　　　　　　B. 差热法

C. 差示扫描量热法　　　　　　　　　D. 热免疫法

4. 常用的光谱分析法包括(　　)。

A. 荧光分析法　　　　　　　　　　　B. 紫外-可见分光光度法

C. 红外分光光度法　　　　　　　　　D. 原子吸收分光光度法

5. 电泳法包括(　　)。

A. 纸电泳法　　　　　　　　　　　　B. 醋酸纤维素薄膜电泳法

C. 聚丙烯酰胺凝胶电泳法　　　　　　D. 琼脂糖凝胶电泳法

E. SDS-聚丙烯酰胺凝胶电泳法

6. 除另有规定，薄层色谱法的分离度通常应大于(　　)。

A. 0.1　　　　　　　　　　　　　　B. 0.2

C. 0.5　　　　　　　　　　　　　　D. 1.0

7. 为了评价色谱的有效性，色谱系统适应性试验通常包括四个参数，分别为(　　)。

A. 理论板数　　　　　　　　　　　　B. 分离度

C. 拖尾因子　　　　　　　　　　D. 重复性

三、简答题

1. 红外分光光度法是否适合直接用于药物制剂的鉴别？请说明原因。

2. 简述薄层色谱用于药物鉴别的方法。

3. 简述以化学法对药物真伪鉴别的基本原理及分类。

4. 简述 ELISA 的测定过程。

5. 中药分析中最常用的方法是哪一类？为什么？

6. 制药过程的在线分析和常规的实验室离线分析相比，主要区别在什么地方？

7. 化学分析法、光谱分析法和色谱分析法物理分析法的优缺点各是什么？

8. 熔点测定法有哪几种？

9. 紫外-可见分光光度法最常用的含量测定法包括哪两种？

10. 高效液相色谱法在分析药物时常用的方法分为哪几种？各有什么优缺点？

四、计算题

1. 异烟肼片剂的含量测定：取本品 20 片（规格为 100 mg/片），约为 2.2680 g，研细，精密称取片粉 0.2246 g，置 100 mL 量瓶中，加水稀释至刻度，摇匀，过滤。精密量取续滤液 25 mL，加甲基橙指示剂 1 滴，用溴酸钾滴定液（0.017 33 mol/L）滴定至终点，消耗滴定液 13.92 mL。1 mL 溴酸钾滴定液（0.016 67 mol/L）相当于 3.429 mg 异烟肼。计算异烟肼占标示量的百分含量。

2. 盐酸普鲁卡因注射液中对氨基苯甲酸（PABA）的检查：取本品，加乙醇制成 2.5 mg/mL 的溶液，作为供试品，另取 PABA 对照品，加乙醇制成 60 μg/mL 的溶液，作为对照，取供试液 10 μL，对照液 5 μL。分别点于同一薄层板上，展开，用对二甲氨基苯甲醛溶液显色，不得比对照液所显斑点更深，PABA 的限量是多少？

3. 乳酸钙片的含量测定：精密称取本品 10 片，质量为 6.0322 g，研细，精密称取片粉 0.3589 g，按药典规定进行测定，用去乙二胺四乙酸二钠滴定液（0.050 05 mol/L）18.94 mL。每 1 mL 乙二胺四乙酸二钠滴定液（0.05 mol/L）相当于 15.42 mg 的 $C_6H_{10}CaO_6 \cdot H_2O$，求乳酸钙的标示百分含量（本品规格为 0.5 g）。

4. 用高效液相色谱法按内标法以峰面积计算供试品中黄体酮的含量。实验过程和测量结果如下：

对照品溶液　精密称取黄体酮对照品 26.05 mg，置 25 mL 量瓶中，加甲醇溶解并稀释至刻度，摇匀；精密量取该溶液与 1.0024 mg/L 己烯雌酚（内标物质）溶液各 5 mL，置 25 mL 量瓶中，用甲醇稀释至刻度，摇匀。

供试品溶液　精密称取本品 25.38 mg，同对照品溶液的制备方法操作。

测定　分别取对照品溶液和供试品溶液各 5 μL 注入液相色谱仪，记录色谱图。对照品溶液中，黄体酮峰面积为 527 635；内标峰面积为 663 451；供试品溶液中，黄体酮峰面积为 495 626；内标峰面积为 671 643。

第7章 药物的鉴别试验

7.1 药物鉴别的意义

ChP2020 三部凡例中指出:"鉴别项下规定的试验方法,系根据反映该药品某些物理、化学或生物学等特性所进行的药物鉴别试验,不完全代表对该药品化学结构的确证。"

因此,药物的鉴别是利用药物分子的特殊化学、物理和生物学等性质,采用专属性的方法,判断已知药物的真伪。其依据的原则是结构决定性能,性能反映结构。鉴别试验的目的不是确证未知药物的化学结构或组成的完整,而是确证药物是否为标签标示的活性成分,仅适用于贮藏在有标签容器中的已知药物。

鉴别试验是原料药质量控制的一个重要环节。通过鉴别试验,证明药物的真伪。只有在确定鉴别对象是真品后才有必要继续进行杂质检查和含量测定。对于原料药,其鉴别方法包括物理鉴别法、化学鉴别法、光谱及波谱鉴别法、色谱鉴别法、生物鉴别法、焰色反应和热分析法等。遇列有一项以上试验方法的原料药的鉴别试验时,除各品种项下已明确规定外,应逐项进行试验,方能证实,不得任选其中之一作为依据。

7.2 物理鉴别法

物理鉴别方法通常是用于药物性状鉴别,是根据药物的外观、溶解度和物理常数等物理性质来进行药物鉴别。

原料药的性状在一定程度上反映药物的质量特性,主要包括外观(如臭、味)、溶解度、物理常数等。性状观测是原料药全质量检验的第一步,其简单快速,不可省略。药物的性状不符合规定,可直接定为不合格;性状合格,才需要进行进一步的检查。

7.2.1 外观

药物的外观是指其聚集状态、晶型、色泽、臭、味等,以及药物是否具有引湿、风化、遇光变质等性质。通过视觉、嗅觉、味觉等对药物外观进行观测,并可据此评价药物质量。

例如,ChP2020 中对贝诺酯的外观性状描述为:本品为白色结晶或结晶性粉末,无臭;对阿司匹林的外观性状描述为:本品为白色结晶或结晶性粉末,无臭或微带乙酸臭,遇湿气即缓缓水解。

7.2.2 溶解度

溶解度是药物的一种物理性质。ChP2020 采用极微溶解、微溶、略溶、溶解、易溶、极易溶解等术语来描述药物在不同溶剂中的溶解性能。

1. 溶解性能描述

极易溶解，是指溶质 1 g(mL)能在溶剂不到 1 mL 中溶解。

易溶，是指溶质 1 g(mL)能在溶剂 1～不到 10 mL 中溶解。

溶解，是指溶质 1 g(mL)能在溶剂 10～不到 30 mL 中溶解。

略溶，是指溶质 1 g(mL)能在溶剂 30～不到 100 mL 中溶解。

微溶，是指溶质 1 g(mL)能在溶剂 100～不到 1000 mL 中溶解。

极微溶解，是指溶质 1 g(mL)能在溶剂 1000～不到 10 000 mL 中溶解。

几乎不溶或不溶，是指溶质 1 g(mL)在溶剂 10 000 mL 中不能完全溶解。

2. 溶解度的测定方法

除另有规定外，称取研成细粉的供试品或量取液体供试品，于 25℃ ±2℃，一定容量的溶剂中，每隔 5 min 强力振摇 30 s；观察 30 min 内的溶解情况，如无目视可见的溶质颗粒或液滴时，即视为完全溶解。

例如，对阿司匹林的溶解性描述为"本品在乙醇中易溶，在三氯甲烷或乙醚中溶解，在水或无水乙醚中微溶；在氢氧化钠溶液或碳酸钠溶液中溶解，但同时分解"。对贝诺酯的溶解性描述为"本品在沸乙醇中易溶，在沸甲醇中溶解，在甲醇或乙醇中微溶，在水中不溶"。

7.2.3　物理常数

物理常数是评价药品质量的主要指标之一，包括熔点、凝点、相对密度、馏程、黏度、比旋度、折射率、碘值、吸收系数、皂化值和酸值等。ChP2020 品种正文中根据药物特性，在性状项下对药物的部分物理常数进行要求；四部通则 0600 物理常数测定法项下给出了熔点、凝点、pH、比旋度等的测定方法；通则 0401 紫外-可见分光光度法项下给出了吸收系数的测定方法。

1. 熔点

熔点是指物质由固体熔化成液体的温度、熔融同时分解的温度或在熔化时自初熔至全熔的一段温度，是已知结构化学原料药的一个重要物理常数。依法测定的熔点不仅可用于药物鉴别，也可反映药物的纯杂程度。

ChP2020 四部通则 0612 项下依照待测物质药物性质的不同给出了三种测定熔点的方法，分别用于测定易粉碎的固体药品、不易粉碎的固体药品(如脂肪、脂肪酸、石蜡、羊毛脂等)和凡士林或其他类似物质。在品种正文项下明确规定了应选用的方法，若未注明时，均系指第一法。第一法中包括了传温液加热法(A 法，即样品在一端封熔的毛细管中测定的方法)和电热块空气加热法(B 法，即采用自动熔点仪测定的方法)。采用 A 法测定时，应按照药典规定选择毛细管的内径和传温液，温度计也须经过校正；采用 B 法测定时，仪器的温度示值要定期采用熔点标准品进行校正。必要时，供试品测定应随行采用标准品校正。若对 B 法测定结果持有异议，应以 A 法测定结果为准。

例如，贝诺酯的熔点描述为"本品的熔点(通则 0612)为 177～181℃"。对乙酰氨基酚的熔点描述为"本品的熔点(通则 0612)为 168～172℃"。对去氧氟尿苷的熔点描述为"本品的熔点(通则 0612)为 188～193℃，熔融同时分解"。

熔点法也可对药物晶型进行定性检测。ChP2020 中采用熔点测定法对棕榈氯霉素的不同晶型进行了检测，即供试品经 60℃干燥 2 h，依法测定（通则 0612），A 晶型的熔点为 89～95℃，B 晶型的熔点为 86～91℃。由此可通过测定熔点反推药物晶型。

2. 比旋度

比旋度系指在一定波长与温度下，偏振光透过 1 mL 含有 1 g 旋光性物质的溶液且光路长为 1 dm 时，测得的旋光度。旋光度测定一般应在溶液配制后 30 min 内进行测定，并且每次测定前后均应以溶剂作空白校正。物质的旋光度与测定光源、测定波长、溶剂、浓度和温度等因素有关。因此，表示物质的比旋度时应注明测定条件。对于光学活性药品，可以借助比旋度来进行鉴别、杂质检查及含量测定。

例如，去氧氟尿苷的比旋度测定方法为 "取本品，精密称定，加水溶解并定量稀释制成每 1 mL 中约含 10 mg 的溶液，依法测定（通则 0621），比旋度为 +17.0°至 +21.0°"。

3. 吸收系数

吸收系数系指在给定波长、溶剂和温度等条件下，吸光物质在单位浓度、单位液层厚度时的吸光度。在一定条件下，物质的吸收系数是恒定的，且与入射光的强度、吸收池厚度及样品浓度无关。吸收系数可以摩尔吸收系数或百分吸收系数来表示。ChP2020 中多采用百分吸收系数，系指当溶液浓度为 1%(g/mL)，液层厚度为 1 cm 时的吸光度数值。

例如，贝诺酯的吸收系数描述为 "取本品，精密称定，加无水乙醇溶解并定量稀释制成每 1 mL 中约含 7.5 μg 的溶液，照紫外-可见分光光度法（通则 0401）测定，在 240 nm 的波长处测定吸光度，吸收系数（$E_{1cm}^{1\%}$）为 730～760"。

学习与思考 7-1

(1) 何谓药物的性状？

(2) 性状观测有何意义？

(3) 如何测量阿司匹林原料药的溶解度？

(4) 查阅《中国药典》，了解性状观测中其他物理常数的测定方法。

7.3　化学鉴别法

化学鉴别法是根据药物的结构和化学性质，利用药物在适当条件下与某些试剂发生化学反应后产生的现象，如颜色或荧光变化、沉淀、气体或气味的生成等来鉴别药物。用于鉴别药物的化学反应一般要求具有灵敏度高、现象明显、专属性强、再现性好、操作简便、反应快速、试剂低毒易得等特点，但并不一定要求反应完全。

7.3.1　常用的化学鉴别法

1. 显色反应鉴别法

将待测药物在一定条件下与适当的试剂发生反应，根据生成物的颜色进行鉴别。常用的显色反应包括氧化还原反应、配位反应、亚硝化反应、重氮化-偶合反应、离子缔合反应、电荷转移反应及缩合反应等。

例如，利用酚羟基与三氯化铁之间的配位显色反应可以鉴别含酚羟基或水解后产生酚羟基的药物；根据芳伯氨基发生重氮化后与萘酚偶联显色反应可以鉴别含芳伯氨基或潜在芳伯氨基的药物；利用药物与无机、有机或配合物氧化剂发生的氧化还原显色反应可以鉴别一些具有还原性的药物。

延伸阅读 7-1：原料药的化学鉴别示例 1

【例 7-1】扑米酮的鉴别

取本品 0.1 g，加变色酸试液 5 mL，置水浴上加热 30 min，应显紫色。

【例 7-2】甲氧苄啶的鉴别

取本品约 20 mg，加稀硫酸 2 mL 溶解后，加碘试液 2 滴，即生成棕褐色沉淀。

【例 7-3】甲基多巴的鉴别

取本品 10 mg，加茚三酮试液 3 滴，放置后显深紫色。

【例 7-4】甲硫氨酸的鉴别

取本品 50 mg，加水 2 mL 溶解后，加氢氧化钠试液 1 mL，摇匀，滴加新制的亚硝基铁氰化钠试液 0.6 mL，边滴边摇，4℃放置 10 min 后，冰浴冷却 2 min，加稀盐酸 2 mL，摇匀，溶液显红色。

与显色相对应的是褪色法。其基本原理是利用待测药物与某种试剂发生反应而使溶液褪色的现象鉴别药物。褪色机制可分为加成褪色反应、氧化还原褪色反应、电荷转移褪色反应、离子缔合褪色反应等。

例如，对某些还原性药物，可以利用其能与氧化剂发生氧化还原反应使氧化剂褪色的方法进行鉴别；对某些含有双键的药物分子，可以利用其与碘试液或溴水发生加成反应使溶液褪色的方法进行鉴别。

延伸阅读 7-2：原料药的化学鉴别示例 2

【例 7-5】司可巴比妥钠的鉴别

取本品 0.1 g，加水 10 mL 溶解后，加碘试液 2 mL，所显棕黄色在 5 min 内消失。

【例 7-6】曲尼司特的鉴别

取本品约 10 mg，加 N, N-二甲基甲酰胺 1.5 mL，振摇使溶解，加水 1 mL，混匀，滴加高锰酸钾试液数滴，振摇，紫红色即消失。

【例 7-7】十一烯酸的鉴别

取本品 1 mL，滴加高锰酸钾试液 1 mL，振摇，高锰酸钾的颜色即消失。

---

2. 生成沉淀鉴别法

向待鉴别药物的溶液中加入某种试剂，在一定条件下进行反应，根据体系中是否有沉淀产生进行鉴别。

例如，利用皮质激素类药物的 C17-α-醇酮基具有的强还原作用，能与费林试剂反应生成橙红色氧化亚铜沉淀进行药物鉴别；利用含炔基的甾体激素(如炔雌醇、炔诺酮)遇硝酸银试液生成白色的银盐沉淀进行药物鉴别。

3. 气体或气味生成鉴别法

利用药物在一定条件下加热分解后产生的气体或气味来鉴别的方法。《中国药典》中用来鉴别药物的气体有二氧化氮、二氧化硫、氨气、硫化氢等；气味物质有乙醚、乙酸、丙酸、乙酸乙酯、二甲胺等。例如，有些胺类、酰脲类、酰胺类药物经强碱处理后，加热可生成氨气，通过能使红色石蕊试纸变蓝来鉴别；有些含硫药物经强酸处理后，加热可产生硫化氢，通过能使乙酸铅试纸变黑来鉴别；含乙酸酯和乙酰胺类药物经水解后，加乙醇可产生乙酸乙酯的香气，可用于鉴别。

延伸阅读 7-3：原料药的化学鉴别示例 3

【例 7-8】扑米酮的鉴别

取本品 0.1 g，加无水碳酸钠 0.1 g 混合后，加热灼烧，即有氨气发生，能使湿润的红色石蕊试纸变为蓝色。

【例 7-9】乙酰唑胺的鉴别

取本品约 0.2 g，置试管中，加乙醇与硫酸各 1 mL，加热即产生乙酸乙酯的香气。

【例 7-10】丙硫氧嘧啶的鉴别

取本品约 25 mg，滴加溴试液至完全溶解，加热，褪色后，放冷，滴加氢氧化钡试液，即生成白色沉淀。

【例 7-11】炔雌醇的鉴别

取本品 10 mg，加乙醇 1 mL 溶解后，加硝酸银试液 5～6 滴，即生成白色沉淀。

---

4. 荧光鉴别法

利用药物自身或与某些试剂反应后的产物在光照射下发射的荧光来鉴别药物。该法灵敏度高、专属性强。

需要说明的是，上述各化学鉴别法可单独使用，有时也会利用颜色变化、荧光、沉淀或气体生成等一系列的变化来鉴别药物。

延伸阅读 7-4：原料药的化学鉴别示例 4

【例 7-12】二盐酸奎宁的鉴别

取本品约 20 mg，加水 20 mL 溶解后，分取溶液 10 mL，滴加稀硫酸，即显蓝色荧光。

【例 7-13】乙琥胺的鉴别

取本品约 0.1 g，加间苯二酚约 0.2 g 与硫酸 2 滴，在约 140℃加热 5 min，加水 5 mL，滴加 20% 氢氧化钠溶液使成碱性，取此液数滴，滴入 5 mL 水中，即显黄绿色荧光。

【例 7-14】螺内酯的鉴别

取本品约 10 mg，加硫酸 2 mL，摇匀，溶液显橙黄色，有强烈黄绿色荧光，缓缓加热，溶液即变为深红色，并有硫化氢气体产生，遇湿润的乙酸铅试纸显暗黑色；将此溶液倾入约 10 mL 的水中即成为黄绿色的乳状液。

7.3.2　影响化学鉴别试验的因素

化学鉴别试验以化学反应产生的明显及易于觉察的特征变化为依据。由于化学反应需要在一定的条件下才能进行，在鉴别试验方法建立时，对能影响鉴别结果判定的特征变化因素都需要精心选择，以满足鉴别试验的专属性，以及快速、简便、易于观察等要求。

因此，按规定控制化学鉴别反应条件对于鉴别现象的产生和观察，以及获得准确的结果至关重要，故而需要考虑浓度、温度、酸碱度、时间这些主要影响化学鉴别试验结果的因素。

1. 浓度

供试品和试液的浓度只有足够高时，才能达到预期的效果。降低供试品及试液的浓度，则分子反应时有效碰撞减少，反应不易发生且生成产物的量较少而不足以被观察到，鉴别时容易出现假阴性。

例如，基于生成气体的乙酸盐鉴别试验方法：取供试品，加硫酸和乙醇后，加热，即分解产生乙酸乙酯的香气。鉴别方法的原理是乙酸盐的酯化反应，而该反应是一个可逆过程，以浓硫酸作催化剂，方能使反应顺利向酯化方向进行。此处供试品应为固体，硫酸应为浓硫酸，如果供试品配成了水溶液或者加入的是稀硫酸，则酯化反应较难进行且速度很慢，在这种情况下闻不到乙酸乙酯的香味。

除另有规定外，按照药典要求进行的鉴别试验所用的试验试液都应按药典规定的方法进行配制和贮藏，要求新配制的，必须新配制；供试品和试液的取用量也应按药典规定量取。

2. 温度

温度对某些鉴别反应影响很大。有些反应必须在加热下才能进行，温度过低时反应速率太低或根本不能进行；有些速率较快的反应，为了避免副反应或反应产物分解，需在室温或低于室温下进行。实际操作中，应按各试验项下规定的温度进行试验，如达不到规定温度时，可适当加温或冰浴。一般温度每升高 10℃，反应速率快 2～4 倍。

3. 酸碱度

许多反应需要在一定酸性或碱性条件下才能发生。此外，合适的酸碱条件也可有效避免干扰的产生，或使反应生成物处于稳定和易于观测的状态。因此，要使鉴别试验能顺利进行，应根据化学反应的需要及产物的性质，调节适合的酸碱度，创造有利于产物生成及观察的条件。

延伸阅读 7-5：原料药的化学鉴别示例 5

【例 7-15】葡萄糖的鉴别

取本品约 0.2 g，加水 5 mL 溶解后，缓缓滴入微温的碱性酒石酸铜试液中，即生成氧化亚铜的红色沉淀。

该法基于氧化还原反应，受温度影响较大，温度太低则反应速率太低，肉眼很难看到颜色变化或变化不明显，而升高温度可加大该反应的速率。因此，鉴别试验在微温(40~50℃)下进行，以方便快速观察到红色沉淀。

【例 7-16】苯甲酸盐的鉴别

取供试品的中性溶液，滴加三氯化铁试液，即生成赭色沉淀；再加稀盐酸，变为白色沉淀。

该鉴别试验是基于苯甲酸根与 Fe^{3+} 在中性溶液中生成赭色配合物而发生沉淀。如果反应体系为碱性，Fe^{3+} 与 OH^- 也可生成 $Fe(OH)_3$ 的褐色沉淀，赭色沉淀和褐色沉淀是相同的色系，很容易发生假阳性反应；而在中性溶液中，由于 $Fe(OH)_3$ 不易生成，从而可以排除干扰。所以，在实际操作中，需对供试品溶液的 pH 进行适当调节，使其为中性后再加入三氯化铁试液。

---

4. 时间

不同鉴别反应的反应速率不同，鉴别试验需要的时间也不同。一般情况下，无机反应为离子反应，反应速率较快，基于无机反应的鉴别试验能够较快观察到结果。有机反应一般都是分子间的反应，反应相对比较慢，有时还要加催化剂才能进行，因此基于有机反应的鉴别试验往往需要一定时间才能观察到现象。

对鉴别结果的观察也受时间的影响，当反应现象出现时，要按规定的方法在一定时间内观察。例如，对于有些显色反应现象，反应时间不够或超过规定观察时间均不能准确看到应有的颜色变化；有的显色反应是连续的，只有过了几种颜色后，方能显示出所需的颜色。按规定控制好鉴别试验中的反应时间和观察时间，可以有效减少假阳性或假阴性结果。

除了上述因素外，鉴别试验还受到试液加入速度及顺序的影响。另外，鉴别试验结果也会受试验者主观上感知和认知差异的影响，如试验者对颜色深浅、混合颜色(蓝紫色和紫蓝色)的判断因人而异。

学习与思考 7-2

---

(1) 药物鉴别试验的目的是什么？

(2) 列举常用的化学鉴别方法。

(3) 常用的显色反应和褪色反应有哪些反应类型？

7.4　光谱及波谱鉴别法

光谱法是鉴别有机药物的重要方法，鉴别依据是同一物质在相同的条件下，测得的光谱应具有相同的特征。用于鉴别原料药的光谱法主要包括紫外-可见分光光度法、红外分光光度法、质谱法、核磁共振波谱法、原子吸收分光光度法、粉末 X 射线衍射法等。

7.4.1　紫外-可见分光光度法

很多药物具有一定的共轭体系，可吸收紫外-可见光而显示特征的吸收光谱。紫外-可见分光光度法是《中国药典》最早收载的仪器分析方法之一，也是常用的药物鉴别方法。

1. 光谱比较法

当有对照品时，可以在相同条件下测定对照品及供试品的吸收光谱，比较二者光谱图的一致性。若二者是同一个物质，则光谱图应完全一致。如果没有对照品，也可以与标准光谱（如 Sadtler 标准图谱）对照比较。标准图谱对照法要求仪器准确度、精密度高，而且测定条件相同。

2. 特征参数比较法

将供试品溶液的吸收光谱特征参数与标准规定进行比较来鉴别药物。常用于鉴别药物的吸收光谱特征数据包括吸光度、最大吸收波长和吸收系数，有时也可利用光谱中的最小吸收波长、肩峰的吸收波长等作为鉴别依据。

3. 吸光度比值比较法

对于吸收峰较多的药物，可通过测定两个特定波长处的吸光度比值作为鉴别依据。

目前，《中国药典》和 BP 主要采用特征参数比较法，USP 多采用对照品光谱比较法，JP 多采用对照光谱比较法。上述几种鉴别方法有时也被结合起来使用以增加鉴别的专属性。

延伸阅读 7-6：原料药的光谱法鉴别示例

【例 7-17】USP40 版西咪替丁的鉴别

取供试品和对照品，分别加 0.05 mol/L 的硫酸溶液制成浓度为 12.5 μg/mL 的溶液，在同样条件下分别测定吸收光谱。两者的吸收光谱应一致。

【例 7-18】醋氨苯砜的鉴别

取本品，加无水乙醇制成每 1 mL 中约含 5 μg 的溶液，照紫外-可见分光光度法（通则 0401）测定，在 256 nm 与 284 nm 的波长处有最大吸收。醋氨苯砜的紫外吸收图谱如图 7-1 所示。

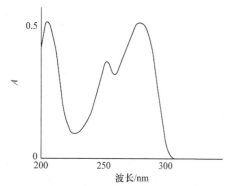

图 7-1　醋氨苯砜的紫外吸收图谱
（溶剂：无水乙醇）

【例 7-19】氨苯砜的鉴别

取本品，加甲醇制成每 1mL 中含 5 μg 的溶液，照紫外-可见分光光度法（通则 0401）测定，在 261 nm 与 296 nm 的波长处有最大吸收。其吸光度分别为 0.35～0.38 与 0.59～0.62。

【例 7-20】烟酰胺的鉴别

取本品，加水溶解并稀释制成每 1 mL 中约含 20 μg 的溶液，照紫外-可见分光光度法（通则 0401）测定，在 261 nm 的波长处有最大吸收，在 245 nm

的波长处有最小吸收，245 nm 波长处的吸光度与 261 nm 波长处的吸光度的比值应为 0.63~0.67。

7.4.2 红外分光光度法

红外分光光度法的操作简单，测定速度快，且对固体、液体、气体样品均适用。更重要的是，红外光谱具有高度专属性，除部分光学异构体及长链烷烃同系物外，药物结构中微小的差别都会使它们的红外光谱有很明显的不同，因此红外分光光度法广泛应用于药物鉴别。尤其是当药物的化学结构比较复杂或相互之间差异较小的时候，用化学鉴别法和紫外-可见分光光度法很难进行鉴别，此时红外分光光度法是一种更为有效的鉴别手段。

1. 红外分光光度法鉴别的原理

利用红外分光光度法鉴别药物多采用光谱比较法，少数采用峰位对比法。光谱比较法包括对照品光谱比较法和标准谱图比较法。前者是将样品与对照品同法制样，并同法采集光谱，比较样品与对照品光谱图的一致性；后者是将样品按药品质量标准中规定的方法制样，将得到的光谱与标准图谱进行对照比较。峰位对比法要求供试品图谱中最大吸收峰峰位的波数或波长与药典规定值相同。有的品种还要求指定波峰的峰形特征或吸收峰的相对强度与药典规定相同。

在国内外药典中，几乎都把红外分光光度法作为鉴别原料药的重要方法之一，但不同国家的药典中所采用的比较对象有所不同。USP 中主要是对照品光谱比较法，也有少数采用峰位对比法。JP 多用标准图谱比较法，也用峰位对比法，较少采用对照品光谱比较法。BP 中既选用标准图谱比较法也选用对照品光谱比较法。《中国药典》中主要采用标准图谱比较法，无标准图谱时，也可采用对照品光谱比较法。

我国国家药典委员会编制出版的《药品红外光谱集》是《中国药典》及国家药品标准的配套丛书，凡《中国药典》及国家药品标准已收载用红外分光光度法进行鉴别的原料药，书中收载的相应光谱图供比对用。该书目前共有 5 卷，同一药物具有唯一的光谱号，若同一药物在不同的卷中都有收载，则以后卷中的光谱作为依据。例如，多索茶碱的鉴别，本品的红外光谱图（图 7-2）应与对照的图谱（光谱集 941 图）一致。

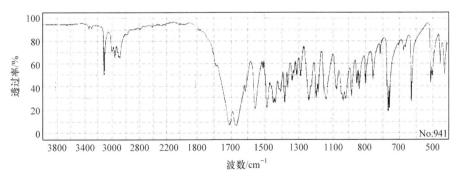

图 7-2 多索茶碱的标准红外光谱图（溴化钾压片法）

2. 红外分光光度法鉴别的注意事项

(1)制样。除另有规定外,应按照《药品红外光谱集》收载的各光谱图所规定的方法制备样品。光谱集中使用最多的制样方法是压片法。

影响该法的因素较多,如样品的吸水程度、研磨程度及二氧化碳和水汽等都会影响所得光谱的形状,所以应注意控制样品的制备条件及测定环境条件。当利用固体制样技术不能满足鉴别需要时,可改用溶液法绘制光谱后与对照品在相同条件下绘制的光谱进行比对。

(2)多晶现象。有些样品在固态时会表现出多晶型。当样品的晶型不同时,测得的红外光谱往往也会有差异,因此红外光谱可以用于鉴别药物的晶型。

当供试品的实测光谱图与《药品红外光谱集》所收载的标准图谱不一致时,在排除可能影响光谱的各种外在或人为因素后,应根据该药品光谱图中备注的方法或各品种项下规定的方法进行预处理,再绘制光谱并进行比对。如未规定该品种供药用的晶型或预处理方法,则可使用对照品,并采用适当的溶剂对供试品与对照品在相同的条件下同时进行重结晶,然后依法绘制光谱并比对。如已规定特定的药用晶型,则应采用相应晶型的对照品依法比对。

例如,西咪替丁的晶型应是圆形簇状晶体,但常会出现晶体析出不完全甚至不能析出晶体的情况。因此,《药品红外光谱集》中对其红外光谱的测定方法规定:取供试品 1 g,加异丙醇 5 mL,回流至完全溶解,冷却析出结晶,滤过,真空干燥后测定。

再如,《中国药典》中克拉霉素的红外光谱鉴别,要求供试品的红外光谱图应与对照图谱(光谱集 756 图)一致,必要时取供试品与对照品适量,溶于三氯甲烷,于室温挥发至干,经真空干燥后取残渣测定,应与对照品的图谱一致。

又如,药物甲苯达唑有 A、B、C 三种晶型,其中 C 型为有效晶型,因此《药品红外光谱集》中收载的对照图谱采用的试样为 C 型。

(3)多组分原料药鉴别。在药品标准中,多组分原料药(如乙酰螺旋霉素)的多组分之间的比例虽有明确的规定,但这些比例是一个范围,从本质上,多组分原料药是一个混合物。对它们鉴别时,不能采用全光谱比对,可选择主要成分的若干个特征谱带作为鉴别的依据。

(4)仪器校准。应定期对光谱仪器进行校准。通常采用聚苯乙烯作为标准物质,通过在用于测定药品的仪器上采集聚苯乙烯薄膜的光谱图,并与光谱集收载的聚苯乙烯薄膜的光谱图进行比较,对仪器的波数示值误差与重复性、透射比重复性、噪声、分辨力等进行校准。聚苯乙烯薄膜标准红外光谱图见图 7-3。

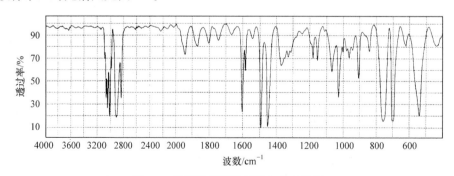

图 7-3 聚苯乙烯薄膜标准红外光谱图

延伸阅读 7-7：《药品红外光谱集》简介

《中国药典》自 1977 年版开始采用红外分光光度法进行部分药物的鉴别，并在附录中收载了对照图谱。1985 年，国家药典委员会组织编写并出版了《药品红外光谱集》1985 年版，收录了 423 幅国产药品红外光谱图，作为药品鉴别时用的对照图谱。

1990 年，国家药典委员会又组织编审组编写并正式出版了《药品红外光谱集》1990 年版，共收载 582 幅光谱图。该版光谱集开始作为国家标准的系列配套丛书，用于药品的鉴别检验。此后，为了适应光谱集编制工作的延续性，编审组决定分卷出版《药品红外光谱集》，1995 年出版了第一卷，收载了共 685 幅药品红外光谱图；2000 年出版了第二卷，收载 208 幅药品红外光谱图，而且全部改由傅里叶变换红外光谱仪绘制；2005 年出版了第三卷，收载药品红外光谱图 210 幅，其中 172 个为新增品种，38 个老品种重新绘制了图谱；2010 年出版了第四卷，共收载药品红外光谱图 124 幅；2015 年出版了第五卷，共收载药品红外光谱图 94 幅。

《药品红外光谱集》每卷有三个部分，即说明、光谱图和索引。光谱图系用红外光谱仪录制的由《中国药典》、国家药品标准中所收载的药品的光谱图，除了第一卷的光谱图由光栅型红外分光光度计绘制，其余均采用傅里叶变换红外光谱仪绘制。每幅光谱图同时记载该药品的中文名、英文名、分子式、结构式、光谱号及试样的制备方法等。索引有中文名索引、英文名索引、分子式索引，索引中列出的数字系指光谱号。

7.4.3　核磁共振波谱法

由于核磁共振技术在解析有机化合物的分子结构方面具有独特的优势，早在 20 世纪 70 年代，USP 和 BP 就已开始用该技术鉴定药物。

随着核磁共振波谱法的进一步发展和药物质量控制标准的更高要求，越来越多的国家在药典中加入了该方法，检测项目包括组分定性鉴定、杂质鉴定、含量分析等。固体核磁共振可反映固态下原子环境的变化，为研究固体晶型药物提供了方便，尤其是由于化合物的构象变化而引起的多晶型问题，故固体核磁共振技术还可用于鉴别药物的晶型。

我国自 ChP 2010 起收载核磁共振波谱法，但目前在各品种正文项下尚无具体应用。

延伸阅读 7-8：原料药的核磁共振波谱法鉴别示例

【例 7-21】USP36 中肝素钠的核磁共振波谱法鉴别

取鉴别用肝素钠对照品，溶于 0.02%(w/v) 三甲基硅烷氘代丙酸钠重水溶液，浓度不低于 20 mg/mL，作为标准溶液。取多硫酸软骨素对照品，溶于标准溶液，浓度为 1%(w/w)，作为系统适用性溶液。取供试品，溶于 0.02%(w/v) 三甲基硅烷氘代丙酸钠重水溶液，浓度不低于 20 mg/mL，作为供试品溶液。使用频率不低于 500 MHz 的脉冲傅里叶变换核磁共振波谱仪进行氢-1 核磁共振(^{1}H-NMR)分析。记录 25℃下标准溶液和系统适用性溶液的 ^{1}H-NMR 谱图。

系统适用性溶液中肝素和多硫酸软骨素的 N-乙酰基共振的化学位移应分别为 2.05 ppm ± 0.02 ppm 和 2.16 ppm ± 0.03 ppm。肝素的 GlcNAc/GlcNS, 6S 的 H1(信号 1)，IdoA2S 的 H1(信号 2)，GlcNS 的 H2 (信号 3)，GlcNAc 的甲基(信号 4)的化学位移值应分别为 5.42 ppm、5.21 ppm、3.28 ppm(双峰，中心值为 3.28 ppm)和 2.05 ppm。这些信号的化学位移值误差

不得大于 ±0.03 ppm。测量高于信号1和信号2基线的信号高度，计算这些信号高度的平均值。可能在2～4.55 ppm 观察到归属于肝素和 HOD 的不同高度的其他信号和化学位移值。残留溶剂的信号可在 0.10～3.00 ppm 观察到。2.12～3.00 ppm 不得出现多硫酸软骨素的特征信号。

    注：GlcNAc 为 N-乙酰氨基葡糖；GlcNS 为 N-硫酸氨基葡糖；S 为硫酸基；IdoA 为艾杜糖醛酸。在 0.10～2.00 ppm，2.10～3.10 ppm 和 5.70～7.00 ppm 不得出现高度大于信号1和2高度平均值4%的不明信号。猪来源肝素在 3.35～4.55 ppm 不得出现高度大于信号1和2高度平均值200%的信号。肝素钠和多硫酸软骨素对照品的 ^{1}H-NMR 谱图分别见图7-4和图7-5。

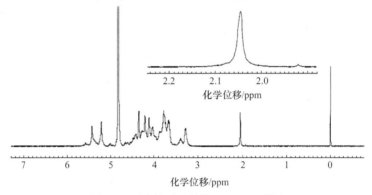

图 7-4   肝素钠对照品的 ^{1}H-NMR 谱图

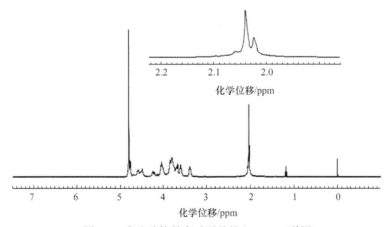

图 7-5   多硫酸软骨素对照品的 ^{1}H-NMR 谱图

7.4.4　质谱法

    质谱法可提供准确的分子量信息及丰富的碎片离子信息，在药品定性方面功能强大，《中国药典》、USP、BP 及 EP 等均在通用分析方法中收载了质谱法。

    生物药品组成复杂，分子量大，对其鉴别需要采用专属性好、分子信息表达全面完整的分析方法，质谱及其联用技术的优势使其成为生物药品鉴定分析的优势技术。

    例如，USP39 中采用 ESI-MS 法鉴别戈那瑞林乙酸盐和重组人血白蛋白，LC-ESI-MS 法鉴别加压素和乙酸去氨加压素；BP2017 和 EP7.0 中均采用了 ESI-MS 或 LC-ESI-MS 法鉴别干扰素β-α_1。

除在生物药品鉴别中显示出的独特优势,质谱法也可用于一些组成简单,缺少常规理化鉴别方法的药物鉴别。例如,诺氟烷是一种吸入麻醉剂,为饱和烷烃,呈气体状态,EP7.0 中采用气-质联用法对其进行鉴别,以分子离子及 10 个特定 m/z 碎片离子的相对丰度为判断依据,具有专属性和有效性。诺氟烷的质谱图见图 7-6,相关质谱信息见表 7-1。

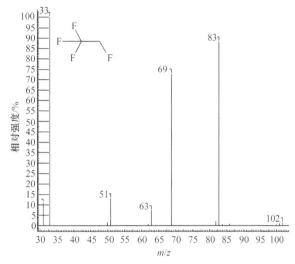

图 7-6 诺氟烷的质谱图

表 7-1 诺氟烷的质谱信息

m/z	RI/%	碎片离子	m/z	RI/%	碎片离子
31	11.1	[CF]	82	2.1	$[CF_2—CHF]^+$
33	100.0	$[CH_2F]^+$	83	88.2	$[CF_2—CH_2F]^+$
50	1.5	$[CF_2]^+$	100	0.3	$[CF_3—CF]^+$
51	13.2	$[CHF_2]^+$	101	0.9	$[CF_3—CHF]^+$
63	7.4	$[CF=CHF]^+$	102	1.5	$[CF_3—CH_2F]^+$
69	72.9	$[CF_3]^+$			

RI. 相对强度

7.4.5 粉末 X 射线衍射法

粉末 X 射线衍射法(PXRD)是目前药物晶型鉴别的重要方法,具有简便快速、图谱信息量大和指纹性强的特点,其鉴别依据是每种晶型物质应具有自身专属的指纹性 X 射线图谱。

粉末 X 射线衍射法鉴别药物的方法包括对照品图谱比较法和对照图谱比较法,通过对谱图中衍射峰的数量、位置、强度(相对或绝对)、各峰强度之比等特征参数实现对晶型物质状态的鉴别。

粉末 X 射线衍射法在《中国药典》、UPS、BP、EP 和 JP 等中均有收载。在 ChP2020 中,其收载于第四部通则 0451 X 射线衍射法项下,并用于阿立哌唑、那格列奈、蒙脱石等药物的鉴别。

例如,那格列奈是一种餐食血糖调节剂,具有 H 型、S 型、B 型等多种晶型结构,目前已上市使用的是 H 晶型。ChP2020 中采用粉末 X 射线衍射法鉴别那格列奈,方法是取本品,照 X 射线衍射法(通则 0451 第二法)测定,在衍射角(2θ)3°～60°的范围内扫描,本品的粉末 X 射线衍射图谱应与对照品的图谱一致，且在 2θ 约为 17.6°与 17.9°处应有特征衍射峰，同时在 2θ 约为 4.9°处不得出现衍射峰。

学习与思考 7-3

（1）红外分光光度法如何实现对药物的鉴别？

（2）红外分光光度法鉴别药物有何优势？

（3）能用于药物晶型鉴别的光谱方法有哪些？

7.5　色谱鉴别法

色谱法具有分析速度快、分离效能高、选择性高及应用范围广等优点，是药品质量控制的有效手段。《中国药典》、BP、USP 等药典中用于原料药物鉴别的色谱法均包括薄层色谱法、气相色谱法和高效液相色谱法等。

在使用各色谱方法进行药品质量控制时，应首先进行系统适用性试验（system suitability test，SST），即按各品种项下的要求，用标准物质和供试品对试验条件进行试验和调整，各项参数都符合规定的要求后才能用于药品的检测。通过系统适用性试验，可以对具体分析过程的操作情况进行评估，确保建立的色谱系统具有专属性、准确性与重现性。

7.5.1　薄层色谱鉴别法

1. 薄层色谱鉴别法的原理

薄层色谱法鉴别药品依据的参数主要是斑点的位置（比移值，R_f）、颜色及大小等。该法具有低成本、快速、准确、简单的特点，尤其是其分析结果以直观的彩色图像表达，可以迅速、有效地评价样品色谱图之间的相似程度，在原料药的鉴别中广泛使用。

ChP2020 中规定薄层色谱法鉴别药物前需进行系统适用性试验，要求供试品与标准物质色谱中的斑点均应清晰分离，比移值和分离度（或称分离效能）符合规定。药物鉴别时，应按各品种项下的规定方法制备对照品溶液和供试品溶液，并在同一薄层板上点样、展开和检视。当供试品色谱图中所显斑点的位置和颜色（或荧光）与对照品色谱图的斑点一致时，可初步判断该供试品与对照品为同一物质；然后更换几种展开剂，如比移值仍然一致，则可得到较为肯定的结论。除另有规定外，待鉴别的特征斑点的比移值宜为 0.2～0.8。图 7-7 为不同头孢类抗生素的薄层色谱图，不同药物具有不同的比移值。

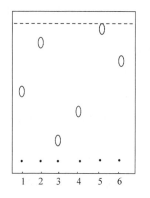

图 7-7　头孢类抗生素的薄层色谱图

1. 头孢哌酮；2. 头孢噻吩钠；3. 头孢噻啶；
4. 头孢氨苄；5. 头孢孟多酯钠；6. 头孢噻肟

2. 影响薄层色谱鉴别法的因素

作为一种"敞开系统"的色谱技术，薄层色谱法的影响因素较多。在试验中应注意薄层板质量、点样操作、点样量、湿度、温度及边缘效应等对斑点形状、位置等的影响。必要时可采用供试品溶液与对照品溶液混合点样、展开，出现单一、紧密斑点作为药物一致性鉴别依据。

延伸阅读 7-9：原料药的色谱法鉴别示例 1

【例 7-22】头孢孟多酯钠的鉴别

照薄层色谱法(通则 0502)试验。

供试品溶液　取本品适量，加展开剂溶解并稀释制成每 1 mL 中约含 2 mg 的溶液。

对照品溶液　取头孢孟多酯对照品适量，加展开剂溶解并稀释制成每 1 mL 中约含 2 mg 的溶液。

色谱条件　采用硅胶 GF$_{254}$ 薄层板，以乙酸乙酯-丙酮-冰醋酸-水(5：2：1：1)为展开剂。

测定法　吸取供试品溶液与对照品溶液各 5 μL，分别点于同一薄层板上，展开，晾干，置紫外光灯(254 nm)下检视。

结果判定　供试品溶液所显主斑点的位置和颜色应与对照品溶液主斑点的位置和颜色相同。

【例 7-23】头孢克洛的鉴别

照薄层色谱法(通则 0502)试验。

供试品溶液　取本品适量，加水溶解并稀释制成每 1 mL 中约含 2 mg 的溶液。

对照品溶液　取头孢克洛对照品适量，加水溶解并稀释制成每 1 mL 中约含 2 mg 的溶液。

混合溶液　取本品与头孢克洛对照品适量，加水溶解并稀释制成每 1 mL 中各约含 2 mg 的溶液。

色谱条件　采用硅胶 H 薄层板 [取硅胶 H 2.5 g，加 0.1%羧甲基纤维素钠溶液 8 mL，研磨均匀后铺板(10 cm×20 cm)，经 105℃活化 1 h，放入干燥器中备用]，以新配制的 0.1 mol/L 枸橼酸溶液-0.1 mol/L 磷酸氢二钠溶液-6.6%茚三酮的丙酮溶液(60：40：1.5)为展开剂。

系统适用性要求　混合溶液应显单一斑点。

测定法　吸取上述三种溶液各 2 μL，分别点于同一薄层板上，展开，晾干，于 110℃加热 15 min。

结果判定　供试品溶液所显主斑点的位置和颜色应与对照品溶液主斑点的位置和颜色相同。

7.5.2　高效液相色谱和气相色谱鉴别法

高效液相色谱和气相色谱用于药物鉴别的基础是同一药物在相同的色谱条件下具有相同的保留值。在鉴别药物前，需对理论板数、灵敏度、分离度、拖尾因子与重复性等进行系统适用性试验。为了符合要求，在必要时，可对色谱系统进行适当调整。

ChP2020 中一般规定按各品种正文中有关物质或含量测定项下的高效液相色谱法或气相色谱法色谱条件进行药品的鉴别试验，仅有少数品种单独建立了专属的色谱鉴别方法。鉴别时，高效液相色谱法或气相色谱法都以供试品峰保留时间与对照品峰保留时间一致作为判定标准。在实际操作中，若出现不明原因导致的同一药物在完全相同的色谱系统中保留时间不一致的情况，可将供试品溶液与对照品溶液等量混合进样，以出现单一色谱峰作为鉴别依据。采用内标法时，供试品溶液和对照品溶液色谱图中药物峰的保留时间与内标物峰的保留时间比值应相一致。

延伸阅读 7-10：原料药的色谱法鉴别示例 2

【例 7-24】咪达唑仑的高效液相色谱法鉴别

取本品与咪达唑仑对照品，加甲醇分别溶解并稀释制成每 1 mL 中约含 10 μg 的溶液作为供试品溶液与对照品溶液，照有关物质项下的色谱条件试验，供试品溶液主峰的保留时间应与对照品溶液主峰的保留时间一致。

【例 7-25】丙戊酸镁的气相色谱法鉴别

取有关物质项下的供试品溶液 1 mL，置 10 mL 量瓶中，用二氯甲烷稀释至刻度，摇匀，作为供试品溶液。另取丙戊酸镁对照品约 10 mg，置分液漏斗中，加水 10 mL，加稀硫酸 5 mL，振摇，用二氯甲烷提取 3 次，每次 20 mL，合并二氯甲烷液，加入无水硫酸钠适量，振摇，滤过，滤液置旋转蒸发器上蒸干(温度不超过 30℃)，精密加入二氯甲烷 20 mL，振摇使残渣溶解，摇匀，作为对照品溶液。

照有关物质项下的色谱条件，精密量取供试品溶液与对照品溶液各 1 mL，分别注入气相色谱仪，记录色谱图。供试品溶液主峰的保留时间应与对照品溶液主峰的保留时间一致。

7.6　生物及其他鉴别法

7.6.1　生物鉴别法

生物鉴别法系指采用药效学或分子生物学等相关技术来鉴别药物的方法。生物鉴别法一般与药物的活性、药效密切相关，一般对药物效价测定的同时即可进行定性鉴别，在抗生素、生物技术药物及中药等的鉴别中应用较多。

例如，USP32 中采用子宫收缩法鉴别缩宫素；ChP2020 中采用未成年雌性大鼠卵巢增大和未成年雄性大鼠精囊及前列腺增量的方法鉴别尿促性素；采用兔全血法和猪、兔血浆法鉴别肝素钠。

生物鉴别法的结果比较直观，但是其成本高、操作烦琐、精密度差、影响因素多，目前正逐渐被理化分析法取代。

7.6.2　其他鉴别法

用于原料药鉴别的方法还有焰色试验、热分析法、衍生物熔点法、显微鉴别法等。

1. 焰色试验

利用盐类药物中的某些元素所具有的特异焰色来鉴别药物。例如，青霉素钠、青霉素 V 钾和葡萄糖酸钙，可分别利用钠、钾和钙元素的焰色反应进行鉴别。

2. 热分析法

纯物质具有特定的物相转化温度和相应的热焓变化，利用这些常数可以对药物进行鉴别。应用热分析法也可以帮助提高化合物熔点测定的准确性。例如，结晶性原料药一般应有明确的熔点，对熔点难以判断或熔融同时分解的品种应同时采用热分析法进行比较研究。

热分析法还可以用于判断药物晶型。例如，DSC 是测量输入给样品和参比物的热量差。不同晶型在升温(或冷却)过程中的吸、放热峰会有所差异，故可依据 DSC 曲线的不同来确定不同的晶型。

3. 衍生物熔点法

对于有些测熔点时会分解,而衍生物比较容易得到固体的药物,可以通过制备衍生物测定熔点的方法进行鉴别,但是该方法较为烦琐,现在已很少使用。

4. 显微鉴别法

显微鉴别法系指用显微镜对药物进行鉴别的一种方法。

延伸阅读 7-11:原料药的其他鉴别方法示例

【例 7-26】司可巴比妥钠的鉴别

取本品 1 g,加水 100 mL 溶解后,加稀乙酸 5 mL 强力搅拌,再加水 200 mL,加热煮沸使溶解成澄清溶液(液面无油状物),放冷,静置待析出结晶,滤过,结晶在 70℃ 干燥后,依法测定(通则 0612 第一法),熔点约为 97℃。

该法利用司可巴比妥钠盐易溶于水,而其游离酸难溶于水的特点,制备游离酸沉淀,过滤、干燥后,测定熔点,以进行鉴别。

【例 7-27】酒石酸麦角胺的鉴别

取本品少量,置载玻片上,加浓过氧化氢溶液 1 滴、稀乙酸 0.1 mL 与乙酸钾试液 0.2 mL,置显微镜下观察,可见无色结晶性沉淀。

7.7 鉴别试验方法的选择

7.7.1 鉴别方法的选择原则

如前所述,可用于原料药鉴别的试验方法有很多,但鉴别是确证试验,每个品种收载的鉴别条目数量不能太多,合理选择鉴别试验方法对于原料药质量控制至关重要。

专属性是鉴别方法选择的重要原则之一。理想的鉴别试验应专属性强,能很好地区分可能存在的结构相似的化合物。此外,鉴别方法还应具有重现性好、灵敏度高、操作简便、快速等特点。

目前,药物鉴别一般通过两种及以上不同类的方法进行鉴别,以仪器鉴别法为主,化学鉴别法为辅,以便全面评价,综合分析。

化学鉴别法在早期的药品标准中有着举足轻重的地位。然而,由于许多药物含有相同的官能团而呈现相同的化学反应,因此化学鉴别试验的专属性有限。近些年,随着仪器分析方法的发展,化学鉴别方法在药物分析中的重要地位已逐渐被取代。然而,因具有简单、快速、经济、可靠、灵敏等特点,化学鉴别法仍然是当前原料药鉴别最常用的方法,但多以与光谱法、色谱法等仪器分析鉴别方法组合的形式存在。若选择专属性好的仪器分析方法,可以弃用化学鉴别法。例如,ChP1990 中谷氨酸的鉴别采用了与茚三酮反应显色的化学鉴别法,而目前的鉴别方法则是色谱法和红外分光光度法,弃用了专属性差的茚三酮显色法。

7.7.2 仪器分析方法在药物鉴别中的作用

仪器分析法中用于药物鉴别的主要是紫外-可见分光光度法、红外分光光度法和液相色谱法。

紫外-可见分光光度计普及率高、试验操作简单，在《中国药典》二部中，用紫外-可见分光光度法鉴别的药物众多。但由于紫外-可见吸收光谱的吸收带不多，线形状变化不大，可能会存在结构不同的药物，但共轭体系相同而具有相似甚至相同的紫外-可见吸收光谱。因此，采用紫外光谱进行定性鉴别，专属性不强，可作为鉴别试验组合方法之一，一般不单独使用。

红外光谱鉴别药物具有操作简单快速、应用范围广、专属性强等优势，符合药物鉴别仪器化、简便快速、专属性的发展方向。ICH 发布的《药品注册的国际技术要求》对新原料药鉴别的描述中特别提出"鉴别试验对原料药应具有专属性，如采用红外分光光度法"。USP 通则中分光光度法鉴别试验项下提到"只用红外分光光度法一项试验对原料药进行鉴别是可靠的"。我国《国家药品标准物质技术规范》中也指出，凡药品是单一组分、化学结构式明确的有机原料药应采用红外分光光度法作鉴别。所以红外分光光度法是原料药鉴别试验的首选方法，可与另外 1～2 种化学鉴别法或仪器分析方法（如紫外光谱法、高效液相色谱法、薄层色谱法等）联合进行鉴别。

目前，国内外药典广泛选用高效液相色谱法进行杂质检查和含量测定，在拟定药物鉴别方法时，可将这些方法进行适当调整后用于鉴别，这样不仅简便和合理，也有利于提高鉴别水平。可以预见，今后液相色谱在药物鉴别中的应用也会不断增多。但是，液相色谱的专属性不如红外分光光度法，有时还必须再配合其他方法加以充实。

生物学鉴别法虽然专属性很强，但是操作烦琐。在选用了专属性强的红外光谱及液相色谱鉴别法后，可不采用生物学鉴别法。

例如，ChP1977 开始收载胰岛素原料药质量标准，其中关于胰岛素的鉴别主要通过酸碱法和小鼠惊厥法；ChP1995 开始引入第三法高效液相色谱法，采用供试品溶液主峰的保留时间应与对照品溶液主峰的保留时间一致的方法进行鉴别；ChP2010 中则淘汰了小鼠惊厥法和酸碱法，又引入了高效液相色谱法对胰岛素肽图的分析，要求供试品溶液的肽图谱应与对照品溶液的肽图谱一致。

随着科技的进步与发展及人们对药品质量要求的不断提高，药品质量控制与检验技术也在不断发展，根据药物特性及鉴别要求，也可以适当采用质谱法、核磁共振波谱法、液-质联用法、X 射线衍射法等现代分析技术在原料药鉴别中的应用，以提高药物鉴别的专属性。

学习与思考 7-4

---

(1) 何谓系统适用性试验？其试验目的是什么？

(2) 薄层色谱法和高效液相色谱法鉴别药物各有哪些优势？

(3) 药品质量标准中如何选择鉴别试验方法？

7.8 一般鉴别试验与专属鉴别试验

鉴别试验可以分为一般鉴别试验与专属鉴别试验。一般鉴别试验用于判断供试药物属于哪一类，而专属鉴别试验是在药物类别判断的基础上，确定供试药物具体属于该类中的哪一种药物。

7.8.1　一般鉴别试验

一般鉴别试验(general identification test)是利用一定条件下药物中所含无机离子或有机官能团的特征化学反应来鉴别药物的方法,是以某些类别药物的共同化学结构为依据,适用于鉴别具有特定离子或特定官能团的结构类似药物。由于化学鉴别试验的专属性有限,通过一般鉴别试验仅可判断药物类别,并不能判断具体是哪一种物质。该法多用于单一化学原料药的鉴别。

各国药典均将常见离子或有机官能团的鉴别试验收载于通则或附录中,当品种正文项下涉及利用这些离子或官能团进行药物鉴别时,可直接引用。

例如,ChP2020 四部通则 0301 一般鉴别试验项下收载的方法主要对水杨酸盐、丙二酰脲类、托烷生物碱类、芳香第一胺类、有机氟化物、无机金属类(Na、K、Li、Ca、Ba、Fe、Al等)、无机酸盐类等进行鉴别。

现以几种典型离子和官能团为例说明一般鉴别试验的反应原理和方法。

1. 水杨酸盐鉴别

水杨酸盐的鉴别试验方法有两种,一种基于配位反应,另一种基于强酸置换弱酸的反应。

(1)生成水杨酸铁配合物。取供试品的中性或弱酸性稀溶液,加三氯化铁试液 1 滴,即显紫色。即在中性和弱酸性中,水杨酸盐与三氯化铁试液生成紫堇色配合物,在强酸性中,配合物分解而褪色。反应机制如下:

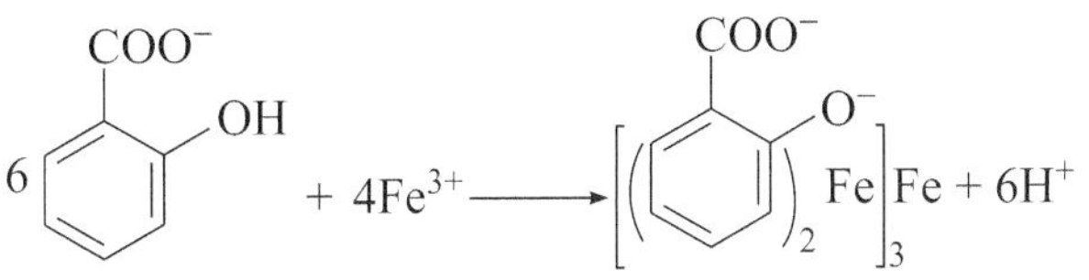

(2)生成水杨酸沉淀。取供试品溶液,加稀盐酸,即析出白色水杨酸沉淀;分离,沉淀在乙酸铵试液中溶解。即在水杨酸盐溶于水后,加盐酸即析出游离水杨酸,由于水杨酸的酸性大于乙酸,故能分解乙酸铵生成水杨酸铵而溶于水。水杨酸与乙酸铵的反应如下:

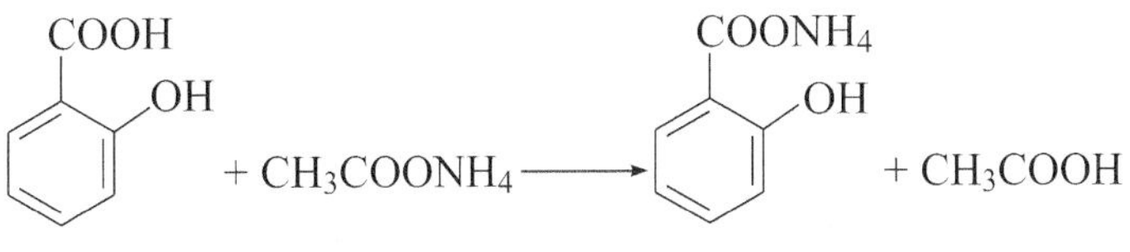

2. 丙二酰脲类鉴别

丙二酰脲类的鉴别试验包括银盐反应和铜盐反应,是巴比妥类药物环状丙二酰脲母核特殊的反应,可用于巴比妥类药物的鉴别。

(1)银盐反应。取供试品约 0.1 g,加碳酸钠试液 1 mL 与水 10 mL,振摇 2 min,滤过,滤液中逐滴加入硝酸银试液,即生成白色沉淀,振摇,沉淀即溶解;继续滴加过量的硝酸银试液,沉淀不再溶解,反应过程如下:

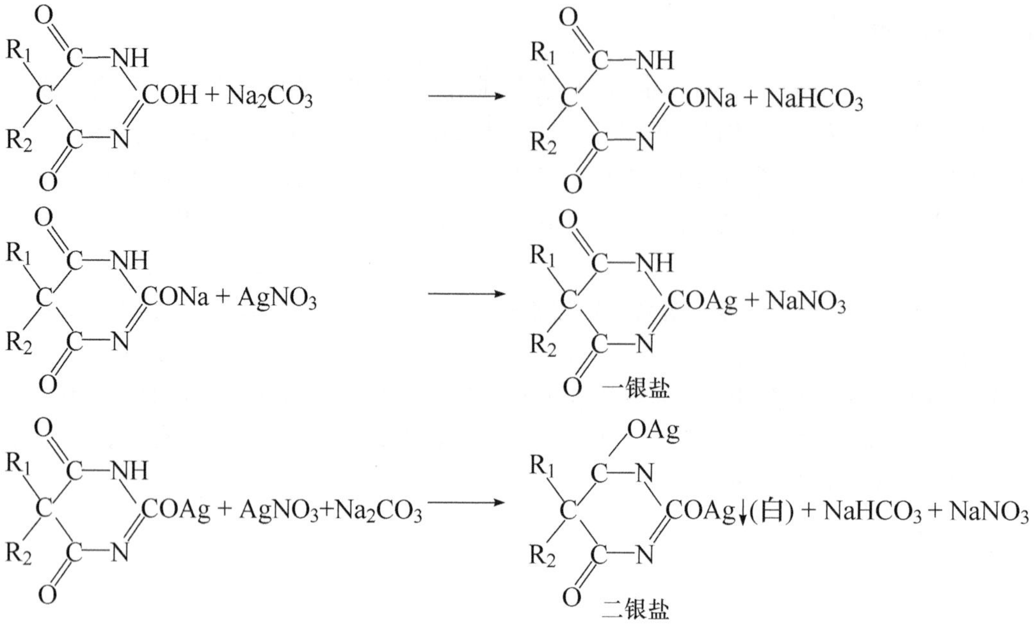

$$R_1 - C(=O) - NH - C(OH) = N - C(=O) - R_2 + Na_2CO_3 \longrightarrow R_1 - C(=O) - NH - C(ONa) = N - C(=O) - R_2 + NaHCO_3$$

一银盐

$$CONa + AgNO_3 \longrightarrow COAg + NaNO_3$$

二银盐

$$COAg + AgNO_3 + Na_2CO_3 \longrightarrow OAg \cdots COAg\downarrow(白) + NaHCO_3 + NaNO_3$$

（2）铜盐反应。取供试品约 50 mg，加吡啶溶液（1→10）5 mL，溶解后，加铜吡啶试液 1 mL，即显紫色或生成紫色沉淀，反应过程如下：

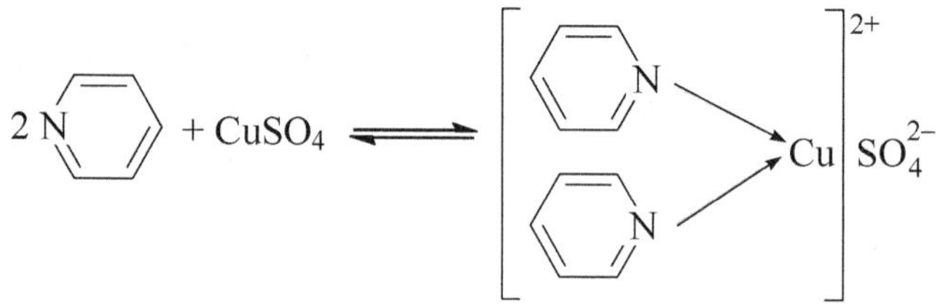

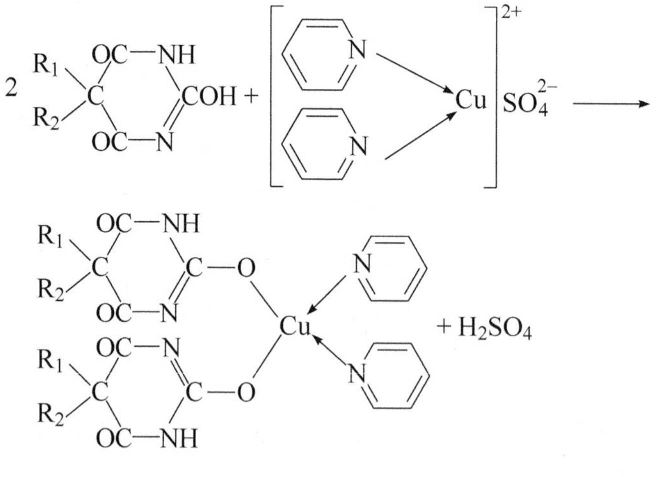

$$2\,\text{N(吡啶)} + CuSO_4 \rightleftharpoons \left[\begin{array}{c} \text{吡啶} \\ \text{吡啶} \end{array} \to Cu \right]^{2+} SO_4^{2-}$$

$$2 \left[R_1,R_2 \text{-巴比妥-COH} \right] + \left[\begin{array}{c} \text{吡啶} \\ \text{吡啶} \end{array} \to Cu \right]^{2+} SO_4^{2-} \longrightarrow$$

$$\text{(铜配合物)} + H_2SO_4$$

3. 有机氟化物鉴别

有机氟化物类药物中的氟原子一般以 C—F 键存在于结构中，根据氟元素对药物进行鉴别时，需要先经有机破坏，使氟元素转化为氟化氢并用碱液吸收，再利用显色反应鉴别法对溶液中的氟离子进行鉴别。相关反应如下：

$$\text{有机氟化物} \xrightarrow[\substack{[O]\\蓝紫色}]{燃烧} \text{HF} \xrightarrow[吸收]{NaOH, H_2O} F^-$$

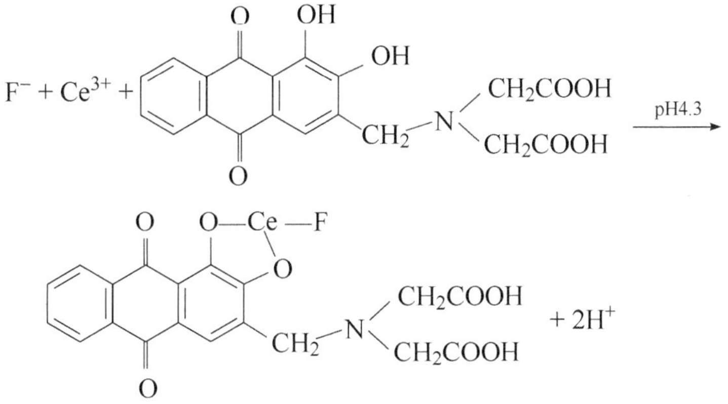

其操作为取供试品约 7 mg，照氧瓶燃烧法（ChP2020 四部通则 0703）进行有机破坏，用水 20 mL 与 0.01 mol/L 氢氧化钠溶液 6.5 mL 为吸收液，待燃烧完毕后，充分振摇；取吸收液 2 mL，加茜素氟蓝试液 0.5 mL，再加 12%乙酸钠的稀乙酸溶液 0.2 mL，用水稀释至 4 mL，加硝酸亚铈试液 0.5 mL，即显蓝紫色；同时做空白对照试验。

4. 托烷生物碱鉴别

托烷生物碱类均具有莨菪酸结构，能发生莨菪酸的特征反应[维塔利(Vitali)反应]，即莨菪酸用发烟硝酸加热处理，发生硝基化反应，生成三硝基衍生物；再加氢氧化钾醇液，生成有色醌型物而显深紫色。维塔利反应的反应式如下：

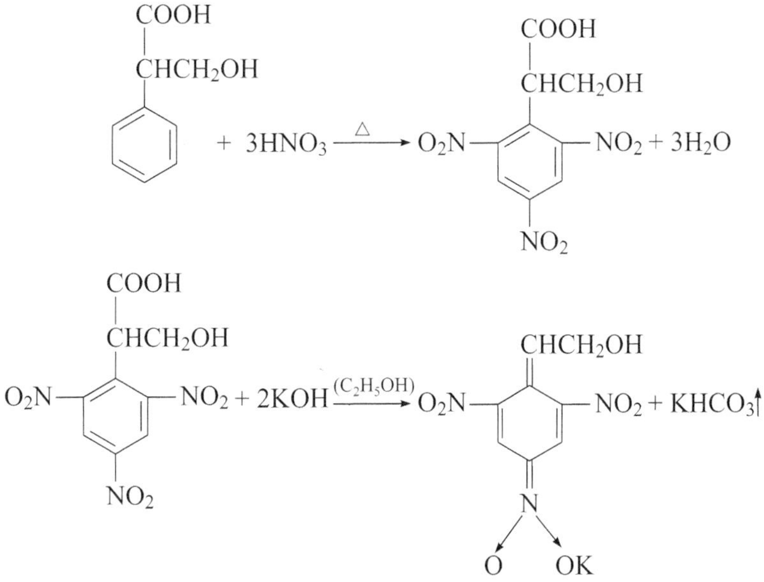

其操作方法是取供试品约 10 mg，加发烟硝酸 5 滴，置水浴上蒸干，得黄色的残渣，放冷，加乙醇 2～3 滴湿润，加固体氢氧化钾一小粒，即显深紫色。

5. 重氮化合物鉴别法

芳香第一胺类化合物与盐酸和亚硝酸钠发生重氮化反应，生成的重氮盐在碱性条件下与 β-萘酚发生偶联反应，生成有色的重氮化合物。相关反应如下：

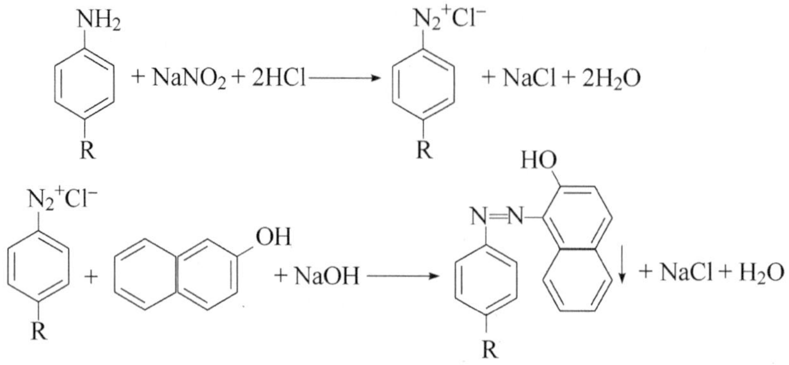

操作方法是取供试品约 50 mg，加稀盐酸 1 mL，必要时缓缓煮沸使溶解，加 0.1 mol/L 亚硝酸钠溶液数滴，加与 0.1 mol/L 亚硝酸钠溶液等体积的 1 mol/L 脲溶液，振摇 1 min，滴加碱性 β-萘酚试液数滴，视供试品不同，生成粉红-猩红沉淀。

6. 乳酸盐鉴别法

乳酸发生氧化反应生成乙醛，而乙醛和亚硝基铁氰化钠反应生成暗绿色物质，其反应过程为

$$2CH_3CH(OH)COOH + O_2 \longrightarrow 2CH_3CHO + 2CO_2 + 2H_2O$$

$$CH_3CHO + [Fe(CN)_5NO]^{2-} + 2OH^- \longrightarrow \underset{\text{(暗绿色)}}{[Fe(CN)_5ON{=}CHCHO]^{4-}} + 2H_2O$$

其操作方法是取供试品溶液 5 mL（约相当于乳酸 5 mg），置试管中，加溴试液 1 mL 与稀硫酸 0.5 mL，置水浴上加热，并用玻棒小心搅拌至褪色，加硫酸铵 4 g，混匀，沿管壁逐滴加入 10%亚硝基铁氰化钠的稀硫酸溶液 0.2 mL 和浓氨试液 1 mL，使成两液层；在放置 30 min 内，两液层的接界面处出现一暗绿色环。

7. 钠盐鉴别法

(1) 焰色鉴别法。钠的火焰光谱有 587.011 m、587.611 m 两个主要谱线，故钠盐的燃烧火焰显鲜黄色。其操作方法是取铂丝，用盐酸湿润后，蘸取供试品，在无色火焰中燃烧，火焰即显鲜黄色。

(2) 焦锑酸钾沉淀鉴别。可溶性的焦锑酸钾与钠反应生成焦锑酸钠沉淀。其操作方法是取供试品约 100 mg，置 10 mL 试管中，加水 2 mL 溶解，加 15%碳酸钾溶液 2 mL，加热至沸，应不得有沉淀生成；加焦锑酸钾试液 4 mL，加热至沸；置冰水中冷却，必要时，用玻棒摩擦试管内壁，应有致密的沉淀生成。

8. 铁盐鉴别法

(1) 普鲁士蓝鉴别法。三价铁离子与亚铁氰化钾反应生成普鲁士蓝。其操作方法是取供试

品溶液，滴加亚铁氰化钾试液，即生成深蓝色沉淀；分离，沉淀在稀盐酸中不溶，但加氢氧化钠试液，即生成棕色沉淀。

(2)硫氰酸铵显色法。在酸性条件下，三价铁离子与SCN^-生成血红色的配离子。此反应一般在盐酸中进行，不能用HNO_3，因HNO_3中可能含有HNO_2，有干扰。其操作方法是取供试品溶液，滴加硫氰酸铵试液，即显血红色。

9. 氯化物

(1)硝酸银沉淀法。这是一个很基础的沉淀反应。氯离子与银离子溶液作用生成氯化银沉淀。其方法是取供试品溶液，加稀硝酸使成酸性后，滴加硝酸银试液，即生成白色凝乳状沉淀；分离，沉淀加氨试液即溶解，再加稀硝酸酸化后，沉淀复生成。如供试品为生物碱或其他有机碱的盐酸盐，须先加氨试液使成碱性，将析出的沉淀滤过除去，取滤液进行试验。

(2)氧化还原法。取供试品少量，置试管中，加等量的二氧化锰，混匀，加硫酸湿润，缓缓加热，即生成氯气，能使用水湿润的碘化钾淀粉试纸显蓝色。

10. 乙酸盐

(1)生成乙酸乙酯法。反应原理是

$$2CH_3COO^- + H_2SO_4 \longrightarrow 2CH_3COOH + SO_4^{2-}$$

$$CH_3COOH + CH_3CH_2OH \longrightarrow CH_3COOCH_2CH_3 \uparrow + H_2O$$

因而操作方法是取供试品，加硫酸和乙醇后，加热，即分解产生乙酸乙酯的香气。

(2)生成乙酸铁法。反应原理是

$$3CH_3COO^- + Fe^{3+} \longrightarrow Fe(CH_3COO)_3 （深红色）$$

$$Fe(CH_3COO)_3 + 3H^+ \longrightarrow Fe^{3+} + 3CH_3COOH$$

因而操作方法是取供试品的中性溶液，加三氯化铁试液 1 滴，溶液呈深红色，加稀无机酸，红色即褪去。

7.8.2 专属鉴别试验

专属鉴别试验是根据药物间化学结构的差异及其理化性质的不同，通过某种药物特有的灵敏定性反应，亦可通过光谱法、色谱法或其他方法的组合，来区别同类药物或具有相同化学结构部分的各个药物单体，达到最终确证药物真伪的目的。

例如，例 7-28 中，方法(1)和(2)均是基于发生在芳环上的反应，为苯巴比妥的专属鉴别试验，可以将其与不含芳环的巴比妥类药物(如异戊巴比妥)区别。红外光谱法则是专属性更强的鉴别方法。(4)中的方法即是巴比妥类药物的母核反应，属于一般鉴别试验，是该类药物的共有反应。

延伸阅读 7-12：原料药的其他鉴别方法示例

【例 7-28】ChP2020 中苯巴比妥的鉴别方法

(1)取本品约 10 mg，加硫酸 2 滴与亚硝酸钠约 5 mg，混合，即显橙黄色，随即转橙红色。

（2）取本品约 50 mg，置试管中，加甲醛试液 1 mL，加热煮沸，冷却，沿管壁缓缓加硫酸 0.5 mL，使成两液层，置水浴中加热，接界面显玫瑰红色。

（3）本品的红外光吸收图谱应与对照的图谱（光谱集 227 图）一致。

（4）本品显丙二酰脲类的鉴别反应（通则 0301）。

【例 7-29】ChP2020 收载的盐酸普鲁卡因和苯佐卡因的鉴别方法

盐酸普鲁卡因的鉴别

（1）取本品约 0.1 g，加水 2 mL 溶解后，加 10% 氢氧化钠溶液 1 mL，即生成白色沉淀；加热，变为油状物；继续加热，产生的蒸气能使湿润的红色石蕊试纸变为蓝色；热至油状物消失后，放冷，加盐酸酸化，即析出白色沉淀。

（2）本品的红外光吸收图谱应与对照的图谱（光谱集 397 图）一致。

（3）本品的水溶液显氯化物鉴别（1）的反应（通则 0301）。

（4）本品显芳香第一胺类的鉴别反应（通则 0301）。

苯佐卡因的鉴别

（1）取本品约 0.1 g，加氢氧化钠试液 5 mL，煮沸，即有乙醇生成；加碘试液，加热，即生成黄色沉淀，并产生碘仿的臭气。

（2）本品的红外光吸收图谱应与对照的图谱（光谱集 237 图）一致。

（3）本品显芳香第一胺类的鉴别反应（通则 0301）。

再如，例 7-29 中，苯佐卡因和盐酸普鲁卡因都属于对氨基苯甲酸酯类药物，分子结构中都具有芳香伯氨基，都可以利用芳香第一胺类的一般鉴别试验方法进行鉴别；为进一步区别，可以利用它们的酯键在碱性下水解后，生成的水解产物特性的不同进行鉴别，前者水解后生成挥发性的二乙氨基乙醇，能使湿润的石蕊试纸变为蓝色，后者水解后有乙醇生成，遇碘试液会生成黄色沉淀，并产生碘仿臭气。

此外，因盐酸普鲁卡因含在溶液中可解离的氯离子，也采用了氯化物的一般鉴别试验方法。为了增加鉴别的专属性，药典中还同时采用了红外光谱对这两种药物进行鉴别。

学习与思考 7-5

（1）一般鉴别和专属鉴别试验目的有何不同？

（2）查阅《中国药典》，了解其他常用的一般鉴别方法。

（3）查阅《中国药典》，进一步理解一般鉴别试验和专属鉴别试验在药物鉴别中的应用。

7.9　含特殊元素的样品制备

为了确保药品检验结果的真实性、准确性和可靠性，在进行样品分析之前，需要根据样品特点和检验方法对样品进行适当的预处理，即采用相应技术将用于检测的物质进行分解、提取、净化或浓缩等处理，以满足分析方法的要求。

对于含金属或含卤素、硒、硫、磷等特殊元素的原料药，当需要通过检测这些元素进行药物分析时，样品预处理的目的是将样品分解，分离出待测元素并将其定量地转入溶液中以便进行分析测定，同时排除药物中其他成分对测定的干扰。

选择合适的预处理方法，除了直接影响分析结果的准确度和精密度，还能缩短样品处理时间，提高检验效率。根据样品的性质、待测元素在药物分子中的结合状态、检验项目和取样量的不同，预处理方法有很多种，在选择时应遵守以下原则：能有效地除去对测定有干扰的成分；待测定元素的回收率高；操作简便，省时省力，对环境及人体健康不产生负面影响；所用试剂及仪器易得，成本低。

本节主要介绍原料药物中特殊元素分析时常用的样品预处理方法。

7.9.1　不经有机物破坏法

此法主要针对药物分子中结合不甚牢固的待测元素的分析，有速度快、操作简便的优点，同时由于该方法不需要高温加热，可以避免待测元素的损失。主要方法如下。

1. 直接分析法

药物溶解后，如果待测元素可以解离为离子形式存在于溶液中，而药物其他部分又不干扰测定，此时可直接进行待测元素的分析测定。某些有机碱的氢卤酸盐类药物中卤素的分析可采用此法。水杨酸镁和维生素 C 钙分别溶于水后，可解离出镁离子或钙离子，因此它们的水溶液可直接用来进行镁盐或钙盐鉴别。

2. 水解测定法

（1）碱水解法。有机药物中的卤素原子直接与脂肪链上的碳原子相连接，其分子结合状态不甚牢固，可在碱溶液中回流解离为卤素离子进行分析。

（2）酸水解法。有机酸、酚等的金属盐或配位化合物，其金属原子在分子结构中的结合状态不够牢固，与适当的稀酸共热，将待测元素水解为可溶性金属盐用于测定。

3. 氧化还原分解测定法

对于碘与苯环直接相连的药物，碘的结合程度较牢固，需要在强碱性溶液中用锌粉将有机结合的碘还原生成无机碘化物，再进行测定。例如，泛影酸和碘番酸的含量测定时，即先加入氢氧化钠试液与锌粉，加热回流，使苯环上的碘被还原成碘化物，再采用银量法进行测定（图 7-8）。

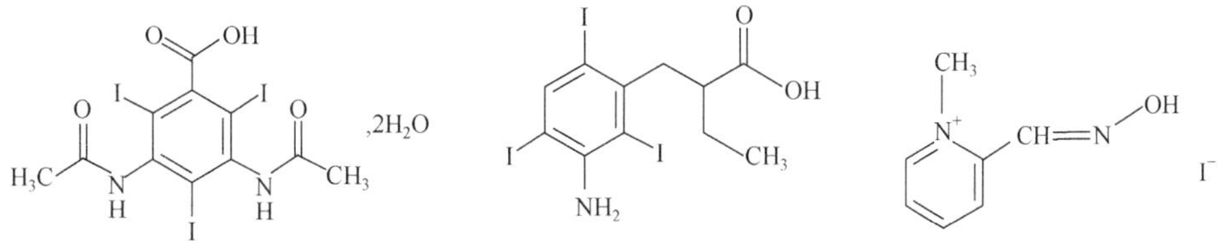

泛影酸的结构　　　碘番酸的结构　　　碘解磷定的结构

图 7-8　泛影酸、碘番酸和碘解磷定的分子结构

对于有些含碘药物，也可以利用其所含碘离子的还原性，采用氧化剂将其氧化后再进行分析。例如，碘解磷定的鉴别中就利用了铁离子与碘离子间的氧化还原反应。

延伸阅读 7-13：含特殊元素药物分析的预处理示例 1

【例 7-30】盐酸小檗碱(图 7-9)的鉴别

取本品约 0.1g，加水 20 mL，缓缓加热溶解后，加硝酸 0.5 mL，冷却，放置 10 min，滤过，滤液显氯化物鉴别(1)的反应。

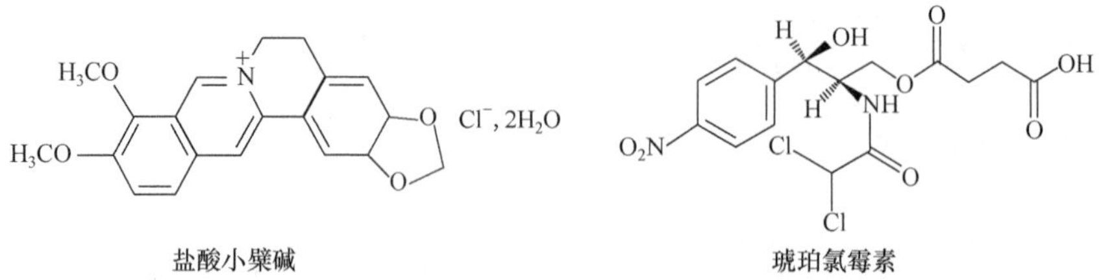

图 7-9　盐酸小檗碱和琥珀氯霉素的结构

【例 7-31】琥珀氯霉素(图 7-9)的鉴别

取本品约 50 mg，加乙醇制氢氧化钾试液 2 mL 使溶解，注意防止乙醇挥散，置水浴中加热 15 min，溶液显氯化物鉴别(1)的反应。

【例 7-32】硫糖铝的鉴别

取本品约 0.1g，加稀盐酸 1mL 溶解后，加氨试液使成碱性，煮沸，滤过，沉淀加稀盐酸使溶解，溶液显铝盐的鉴别反应。

【例 7-33】碘解磷定的鉴别

取溶液 10 mL，加三氯化铁试液 1 滴，即显黄色；再加三氯化铁试液 1 滴，即生成棕色沉淀(与氯解磷定的区别)。

该法供试品溶液中加三氯化铁试液 1 滴显黄色，为肟基的鉴别反应；但继续加三氯化铁试液，则因部分碘化物被氧化为碘，并与季铵盐生成棕色复盐沉淀，后者可与氯解磷定区别。

7.9.2　有机物破坏法

测定药物中无机成分时，有时共存的或与无机物结合的有机物会干扰测定，故必须先将药物在高温或强氧化条件下破坏，除去所有的有机物，使被测元素以简单的无机物形式出现，然后再进行分析测定。

破坏有机物的试验操作，称为样品的无机化处理，一般分为干法破坏和湿法破坏两类。

1. 干法破坏

(1)高温灰化法。将样品置于适宜的器皿(一般为瓷或铂金坩埚)中，用高温灼烧的方式，使有机物氧化分解成二氧化碳、水和其他气体而挥发，样品中不挥发性组分则多转变为耐高温的无机物残渣，该操作过程称为灰化，无机物残渣称为灰分。灰分溶解后可用于样品的元素成分分析测定。

该方法操作比较简单，需要设备少；基本不加(或加很少量的)试剂，有较低的空白值；适用范围广，可用于样品中金属离子、卤素、磷等元素的分析测定。缺点是要求温度高，时间长，部分元素在灰化过程中易挥发损失或被器皿滞留而损失等缺点。为克服这些不足，在灰化前可根据分析对象与分析目的，加入适量的碳酸钠、硝酸铝、硝酸钙、硝酸镁、硝酸、硫酸等辅助灰化，以减少样品挥发和容器滞留损失。溶解灰化残渣中元素时，一般多用稀盐酸或硝酸。

（2）等离子体氧低温灰化法。用高频电源激发低压氧，使样品与含原子态氧的等离子气体接触，并在低温下（100～150℃）缓慢氧化除去有机物。

该法是一种新的灰化方法，有效克服了高温灰化存在的元素损失。由于等离子体氧的低温灰化是从样品表面进行的，因此为加速氧化过程，样品必须尽量地粉碎，而且应该用底部面积大的样品舟，将样品薄薄地铺在上面以增加表面积。一般的低温灰化装置，氧化的样品厚度只能达到 2～3 mm，搅拌等操作可以防止表面层的形成，有利于增加氧化速度和深度。该法在当前的药品质量标准方法中尚很少采用。

（3）氧瓶燃烧法。系将含有待测元素的有机药物置于充满氧气的燃烧瓶中，在铂丝的催化作用下进行燃烧，待燃烧产物被吸收液吸收后，即可利用合适的方法分析待测元素。

该法不需要复杂的设备，是快速分解有机物的简便易行方法，适用于含卤素、硫、磷、硒、砷等药物的燃烧分解，吸收液常用水、稀酸、稀碱、过氧化氢溶液或含有过氧化氢的稀酸、稀碱溶液。吸收液吸收后氯和氟元素转化为氯离子和氟离子后测定；溴和碘元素在吸收后一般需用还原剂处理，将氧化至高价的溴和碘还原成溴离子和碘离子后测定；硫元素转化为硫酸根后测定，采用氧瓶燃烧法分解含磷元素样品时使磷转化为磷酸根。

该法被各国药典收载。ChP2020 四部通则 0703 项下氧瓶燃烧法给出了其仪器装置及操作方法，具体方法可查阅《中国药典》。

延伸阅读 7-14：含特殊元素药物分析的预处理示例 2

【例 7-34】癸氟奋乃静（图 7-10）鉴别

取本品 15～20 mg，加碳酸钠与碳酸钾各约 0.1 g，混匀，在 600℃炽灼 15～20 min，放冷，加水 2 mL 使溶解，加盐酸溶液（1→2）酸化，滤过，滤液加茜素锆试液 0.5 mL，应显黄色。

【例 7-35】氯硝柳胺（图 7-11）的鉴别

取本品 20 mg，照氧瓶燃烧法（通则 0703）进行有机破坏，用 10%氢氧化钠溶液 5 mL 为吸收液，俟燃烧完毕后，溶液显氯化物鉴别（1）的反应（通则 0301）。

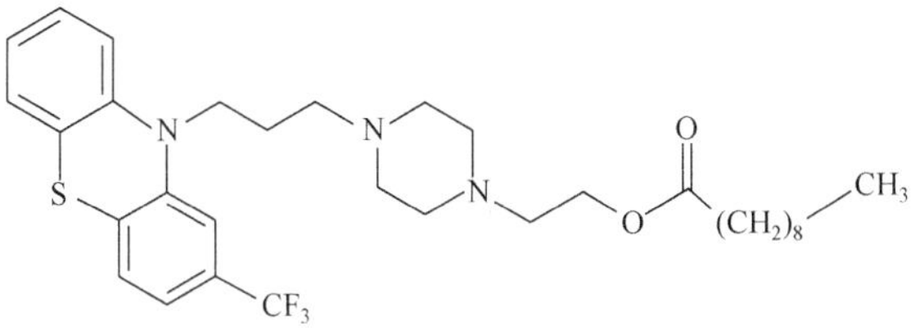

图 7-10 癸氟奋乃静的结构 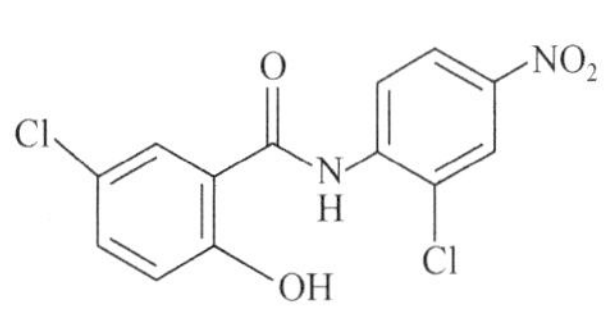　　　　　图 7-11 氯硝柳胺的结构

---

2. 湿法破坏

在具有强氧化作用的液态消化剂存在下，将样品加热煮沸，使其中的有机物完全分解、氧化，待测元素转化为无机物质状态存在于消化液中，以便进行分析测定。

　　消化剂一般是氧化性强酸，如硝酸、高氯酸、硫酸等的一种，或几种配合使用，利用各种酸的特点，取长补短。有时还要加过氧化氢、高锰酸钾等氧化剂，或五氧化二钡、硫酸铜等催化剂，以达到快速、安全、完全地破坏有机物的目的。

　　常用的消化剂有硝酸、硝酸 + 盐酸、硝酸 + 硫酸、硝酸 + 盐酸 + 过氧化氢、硝酸 + 高氯酸 + 硫酸、硫酸 + 过氧化氢等。湿法破坏是目前应用比较广泛的一种样品前处理方法，该方法实用性强，主要有敞口消化法或密封罐消化法。

　　(1)敞口消化法。一般采用敞口容器盛放样品，电热板加热消化样品，消化过程中有大量的消化酸雾和消化分解产物产生，因此操作应在通风橱中进行。

　　该法所用加热器设备简单、使用方便、价格便宜和应用广泛，但易造成挥发性元素的损失，样品易被污染，对环境和人员健康有危害。

　　(2)密封罐消化法。将样品及消化剂加入聚四氟乙烯容器内，密封后将密封罐置于一定温度下的烘箱内保温适当时间，或者采用微波直接加热使样品温度升高的方法消化样品。待消化完成后，将密封罐自然冷却至室温，摇匀，开盖，罐内液体即可用于测定。

　　该法用样量和试剂的消耗量较少，成本较低；由于采用了密封装置，通过提高温度和压力，可以在特定温度下快速分解样品，从而缩短了消化时间，提高了工作效率，同时易挥发元素损失少，酸蒸气不逸出，不污染环境。

学习与思考 7-6

---

(1)含特殊元素样品测定时，为什么要对样品进行预处理？

(2)有哪些常见的含特殊元素样品的预处理方法？各有何优缺点？

(3)选择样品预处理方法应遵循哪些原则？

内容提要与学习要求

　　原料药是生产制剂的物质来源，药品的质量与原料药的质量密切相关。药物的结构决定性质，性质决定其分析方法的选择。本章在简单介绍原料药基础之上，主要围绕药物鉴别试验的方法逐步展开。

　　通常在原料药化学结构或组分确证的基础上，根据药物结构与性能的关系、各测试项目的目的及"准确、灵敏、专属、简便、快速"等原则，充分考虑实际条件及新技术的应用与发展状况，来进行原料药分析方法的选择。药物的药效取决于其理化性质，而理化性质与其化学结构关系密切。将原料药制成制剂不仅能够降低药物的不良反应、增强其稳定性，有利于药物的使用与保存，还能够改善其吸收和提高生物利用度，提高疗效。原料药的部分理化性质在确定药物剂型的过程中起着重要作用。

　　本章介绍了药物的性状观测、常见物理常数的测定方法。在药物的鉴别方法中主要介绍了化学鉴别法、光谱鉴别法、色谱鉴别法、生物鉴别法及其他鉴别方法，并描述了如何对鉴别试验方法进行选择。最后介绍了一般鉴别试验与专属鉴别试验，以及药物中特殊元素分析时常用的样品预处理方法。

　　本章掌握原料药分析方法的选择依据；熟悉药物药效的影响因素；了解影响药物药效的生物学性质；掌握常见物理常数的测定方法、原料药的常用鉴别方法、几种典型离子和官能团一般鉴别试验的反应原理和方法。

练 习 题

一、选择题

1. 水杨酸盐类药物的鉴别试验是（　　　）。

A. 取供试品配成稀溶液，加三氯化铁试液 1 滴，即显紫色

B. 取供试品约 10 mg，加发烟硝酸 5 滴，置水浴上蒸干，得黄色残渣，放冷，加乙醇 2～3 滴润湿，再加固体氢氧化钾一小粒，即显深紫色

C. 取铂丝，用盐酸润湿后，蘸取供试品，在无色火焰中燃烧，火焰显鲜黄色

D. 取供试品，加过量氢氧化钠试液后，加热，即分解，发生氨臭；遇用水润湿的红色石蕊试纸，能变蓝色，并能使硝酸亚汞试液润湿的滤纸显黑色

2. 取供试品少量，置试管中，加等量二氯化锰混匀，加硫酸润湿后，缓慢加热，即产生氯气，能使用水润湿的碘化钾淀粉试纸变蓝。该鉴别试验可用于鉴别（　　　）。

A. 酒石酸盐　　　　B. 氯化物　　　C. 托烷生物碱类　　　　D. 有机氟化物

3. 下列说法中，用来描述紫外光谱鉴别法的是（　　　）。

A. 吸收光谱较为简单，曲线形状变化不大，用作鉴别的专属性不强

B. 供试品制备时研磨程度的差异或吸水程度不同等原因，会影响光谱的形状

C. 测定被测物质在 750～2500 nm 光谱区的特征光谱，并利用适宜的化学计量学方法提取相关的信息，对被测物质进行定性、定量分析

D. 用准分子离子峰确认化合物，进行二级谱扫描，推断化合物结构断裂机制，确定碎片离子的合理性

4. 下列试剂中，不能用作芳香第一胺类药物鉴别试验的是（　　　）。

A. 稀乙酸　　　　　B. β-萘酚　　　C. 稀盐酸　　　　　　D. 亚硝酸钠

5. 水杨酸与三氯化铁试液发生反应，生成紫色配合物的条件是（　　　）。

A. 弱碱性　　　　　B. 强碱性　　　C. 弱酸性　　　　　　D. 强酸性

二、判断题

1. 药物的鉴别试验是根据药物的分子结构、理化性质，采用物理、化学或生物学方法来判断药物的真伪。

2. 药典所收载的药品鉴别试验方法，可以用来证实贮藏在有标签容器中的药物是否为其所标示的药物，也可以对未知物进行定性分析。

3. 药物鉴别试验常用的方法有化学法、光谱法、色谱法、生物学法及其他鉴别方法等。

4. 对药物进行鉴别试验时不需要考虑溶液温度的影响。

5. 药物鉴别试验是药物检验工作中的首要任务，只有在药物鉴别无误的情况下，药物的杂质检查和含量测定才有意义。

三、填空题

1. 在药品的质量标准中，药品的外观如臭、味等内容归属的项目是＿＿＿＿＿＿。

2. 鉴别试验的种类包括＿＿＿＿＿、＿＿＿＿＿＿和＿＿＿＿＿＿。

3. 常用的对药物进行鉴别的色谱法有＿＿＿＿＿、＿＿＿＿＿＿和＿＿＿＿＿＿。

4. 在使用各色谱方法进行药品质量控制时，应首先进行＿＿＿＿＿试验。

5. 丙二酰脲类的鉴别试验包括＿＿＿＿＿和＿＿＿＿＿＿。

四、简答题

1. 原料药的鉴别方法主要包含哪几类？

2. 常用的化学鉴别法包含哪几类？试举例说明显色反应鉴别法如何实现对药物的鉴别。

3. 化学鉴别试验的主要影响因素有哪些？

4. 光谱法是鉴别有机类药物的重要手段，常用的光谱法包含哪些？

5. 在利用红外分光光度法对药物进行鉴别时，有哪些注意事项？

6. 一般鉴别试验和专属鉴别试验的区别是什么？

7. 有机氟化物的一般鉴别试验的反应原理是什么？

第8章 药物杂质检查

影响药物纯度的物质称为杂质(impurity)。药物在使用中产生的不良反应除了与药物本身的药理活性有关外,有时也与药物中存在的杂质有很大关系。因此,采用适当的分析方法检出药物中的杂质并进行控制是保证药物质量的重要途径。

8.1 杂质检查的原理及意义

药物中的杂质没有治疗作用,但显著影响药品质量,会使药物理化常数发生变动,外观性状产生变异,降低药物的稳定性和疗效,甚至可能对人体健康产生危害。例如,葡萄糖中的5-羟甲基糠醛对人体横纹肌和内脏有损害;青霉素等抗生素中的高分子杂质可能是引起过敏反应的主要诱因。杂质的存在,有时即使微小的量,都有可能影响药物的均一性、安全性、稳定性和有效性。

杂质检查(impurity test)是基于药物和杂质的化学结构与特点,利用二者在如嗅味及挥发性、颜色、溶解行为、旋光性质、光吸收性质、吸附或分配行为等物理性质,酸碱性、氧化还原性及与某些试剂发生反应的性能等化学性质或免疫等生物活性的差异,采用物理方法、化学方法或生物方法等对杂质进行限量检查或准确地定量测定。杂质检查是药品质量控制的一个关键步骤,直接关系到药品的质量可控性、产品稳定性和临床安全性。

8.2 杂质及其来源和分类

8.2.1 药物的纯度与杂质

药物的纯度是指药物的纯净程度。药物的纯度达到药品质量标准是保证用药安全和有效的重要前提。药物的纯度可从药物的结构、外观性状、理化常数、杂质检查和含量测定等方面来评价。杂质是影响药物纯度的主要因素,因此杂质检查也称为纯度检查。

需要注意,药物的纯度与化学试剂的纯度不能混淆。同一化学物质的药用规格和化学试剂规格是不同的,它们在杂质控制方面的要求有明显区别。药物中杂质的控制主要从用药的安全性、有效性和稳定性等方面考虑,而化学试剂中的杂质控制主要考虑可能引起的化学反应对使用的影响,不考虑杂质的生理作用。

例如,对化学试剂规格的硫酸钡进行质量检测时,一般不检查可溶性钡盐,而对药用规格的硫酸钡进行检测时则需要检查可溶性钡盐,这是因为可溶性钡盐可能会导致安全事故。另外,化学试剂规格的等级有优级纯、分析纯、化学纯等,而药用规格只有合格和不合格两个等级。因此,化学试剂不能代替药物使用。

8.2.2　杂质的来源

药品质量控制中的杂质检查项目是根据药物中可能存在的杂质来确定的，了解药物中杂质的来源，可以为针对性设定杂质检查项目及寻找降低杂质含量的方法提供重要依据。药物中的杂质主要来源于生产或贮藏过程，有时也可能来自于外部污染。

1. 生产过程中引入的杂质

生产过程中所用原料不纯、原料未反应完全及反应产生的中间产物和副产物等都有可能导致药物中存在杂质。通过对合成原料及工艺路线的分析，可以确定某一杂质是否来源于生产过程。

例如，制备抗心绞痛药物曲美他嗪(trimetazidine)(图 8-1)，原料哌嗪(piperazine)可能会因未反应完全而残留在终产品中，因此盐酸曲美他嗪的质量标准中需要对哌嗪进行检查。类似地，治疗甲状腺功能亢进症的卡比马唑(carbimazole)的质量标准中需要检查甲巯咪唑(methimazole)中间体(图 8-2)。

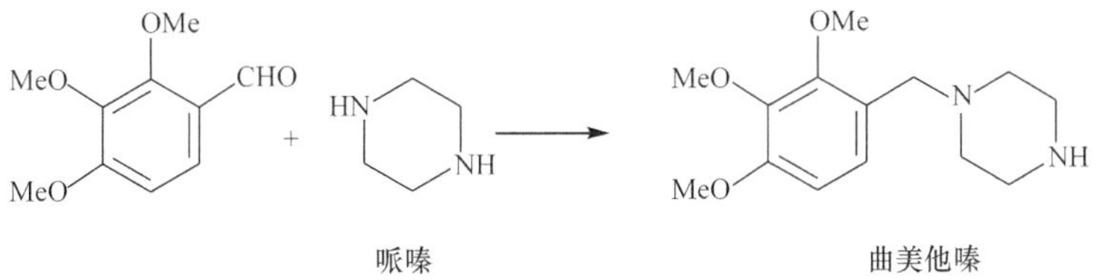

图 8-1　曲美他嗪的合成路线

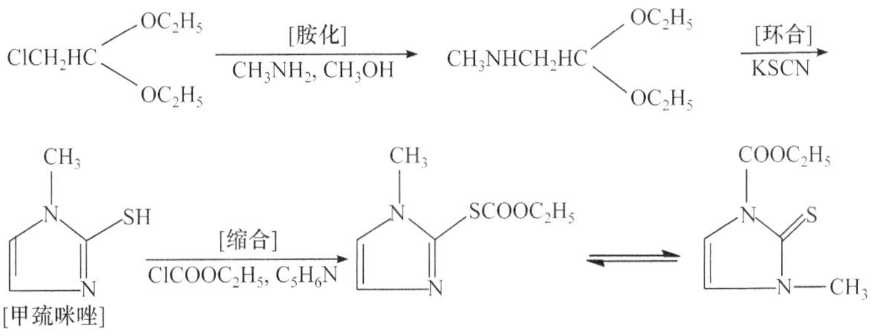

图 8-2　卡比马唑的合成路线

在药物生产过程中，杂质也可能来自试剂、溶剂及反应容器等。例如，药物在制备及提纯过程中，受有机溶媒的结合情况和干燥条件的影响，存在不同程度的溶剂残留；反应中使用的钢制容器可能会造成药物中含铁盐杂质等。

2. 贮藏过程中引入的杂质

药物在贮藏过程中受外界条件的影响，如光照、温度、湿度或受到微生物的作用，发生氧化、水合、环开裂、聚合、晶型转变、发霉等变化，使药物中产生杂质。

例如，血管紧张素转移酶抑制剂依那普利(enalapril)在贮藏过程中会发生质变(图 8-3)，依那普利结构中的酯基易水解生成羧基，产生依那普利拉；另外，其结构中的羧基和仲氨基之间也能发生酰化反应生成内酰胺结构，产生依那普利双酮。因此，ChP2020 二部收载的马来酸依那普利质量标准中，有关物质项下对依那普利拉和依那普利双酮进行了检查。

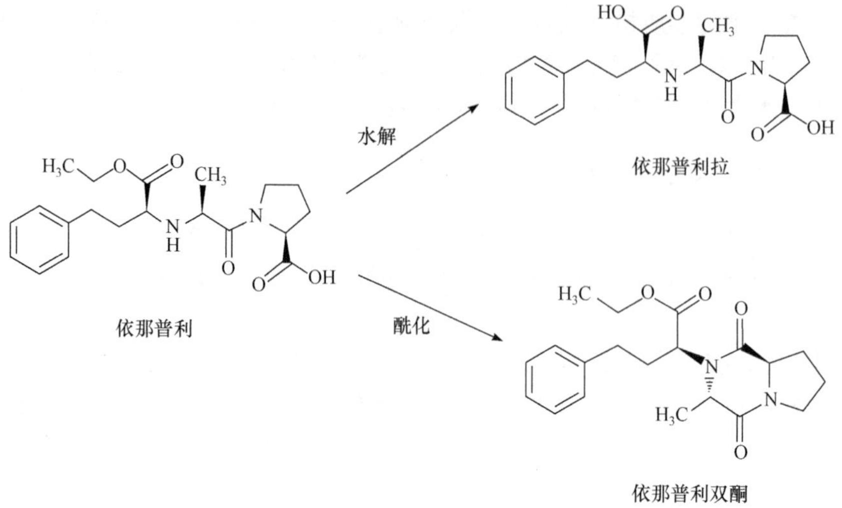

图 8-3　依那普利的降解反应

有些杂质既可以在生产中产生，也可在贮藏过程中产生。例如，卡托普利中的巯基极易发生氧化反应形成二硫键，得到卡托普利二硫化物（图 8-4）。因此，在制备卡托普利的过程中，应尽可能减少反应液与空气的接触，有时还需加入还原剂，以防止氧化的发生；在卡托普利的贮存、包装、运输和进行制剂加工的过程中，也需要避免因氧化物杂质的出现而导致产品质量下降。ChP2020 二部中卡托普利品种项下规定了对卡托普利二硫化物进行检查。

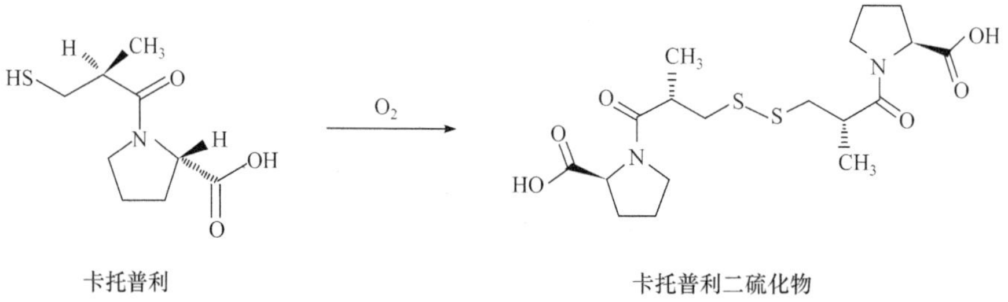

图 8-4　卡托普利的氧化反应

3. 外源性杂质

外源性杂质是指正常情况下药物中本来不应该存在的物质，属于外部污染物，是由污染、人为添加或人为差错等引入。ChP2020 凡例中明确指出"对于规定中的各种杂质检查项目，系指药用辅料在按既定工艺进行生产和正常贮藏过程中可能含有或产生并需要控制的杂质"。虽然外源性杂质具有较大安全隐患，但是不属于杂质检查项目的研究范畴，主要通过 GMP 等管理措施进行控制。对于假劣药品，必要时应视具体情况，采用非法定分析方法进行检测。

因此，按照经国家药品监督管理部门依法审查批准的规定工艺生产和贮藏的药物中所含的杂质，主要在生产或贮存过程中产生，这也是本节讨论的杂质范畴。

8.2.3　杂质的分类

药物中的杂质有很多种,可以按它们的来源、化学类别和特性、毒性等不同进行分类。

1. 按来源分类

按照来源不同,杂质可以分为工艺杂质(包括合成中未反应完全的反应物及试剂、中间体、副产物等)、降解产物、从反应物及试剂中混入的杂质等。

按照来源不同,杂质也可以分为一般杂质和特殊杂质。一般杂质是指在自然界中广泛存在,在多种药物的生产和贮藏过程中易引入的杂质,包括硫酸盐、氯化物、重金属、砷盐、炽灼残渣等;特殊杂质也称为有关物质,是指在药物的生产和贮藏过程中引入、化学结构与活性成分类似或具有渊源关系的杂质,如阿司匹林中的水杨酸杂质,肾上腺素中的酮体杂质。

2. 按化学类别和特性分类

按化学类别和特性,杂质可分为无机杂质、有机杂质及有机挥发性杂质。

无机杂质是在原料药生产或传递过程中,由反应试剂、催化剂、配位体等引入的无机盐、重金属、其他残留的金属等。

有机杂质包括工艺中引入的中间体、副产物等杂质和药物本身的降解产物、缔合反应产物等。有机杂质又可分为特定杂质和非特定杂质。特定杂质指经研究和稳定性考察检出的,在批量生产中出现的杂质和降解产物,在质量标准中进行单独控制,规定了明确的限度。它们的结构可以已知,也可以未知。例如,阿司匹林中的水杨酸即为已知特定杂质。在阿司匹林的质量标准检查项下,以游离水杨酸为检测项目名称单独列出,并规定其按液相色谱外标法定量,以峰面积计算,不得过 0.1%。对于结构未知的特定杂质,一般采用代号(如未知杂质 A)等或合适的定性指标(如相对保留时间为 0.8 的杂质)进行区分。随着对杂质研究的不断深入,已鉴定出越来越多特定杂质的结构。非特定杂质在药品中出现的种类和概率不固定,没有在质量标准中单独列出,仅用一个通用限度进行控制,如规定"任一单个杂质不得超过 0.1%"。

有机挥发性杂质主要指残留溶剂,是在生产工艺过程中没有完全去除的有机溶剂。

3. 按毒性分类

按照毒性不同,杂质可分为毒性杂质(toxic impurity)和信号杂质(signal impurity)。

毒性杂质指具有强烈不良生物作用的杂质,如一般杂质中的重金属及砷盐、特殊杂质中的基因毒性杂质等。确认毒性杂质主要依据安全性试验资料或文献资料。与已知毒性杂质结构相似,但又无法分离的杂质,亦被认为是毒性杂质。

信号杂质如氯化物、硫酸盐等,一般无毒,但其含量的多少反映药物纯度和生产工艺或生产过程的问题。例如,药物在生产过程中可能会使用盐酸、硫酸或相应的盐做原料或催化剂,如果生产中未能除去,则会残留在最终产品中;另外,自然界中广泛存在硫酸盐和氯化物,药物在生产或贮运过程中也可能被硫酸盐或氯化物污染。氯化物和硫酸根离子本身无毒,但如果氯化物或硫酸根离子超标,则说明药物的生产过程中存在问题或药物已被污染。

另外，杂质还可按化学结构分类，如其他生物碱、甾体、光学异构体、几何异构体和聚合物等。

学习与思考 8-1

---

(1) 什么是药物杂质？它们因何而产生？药物杂质与化学试剂中的杂质有何区别？

(2) 很纯的化学药品能代替药物使用吗？

(3) 杂质有哪些分类方法？

(4) 杂质检查有何意义？

8.3　杂质检查的项目及限度

8.3.1　有机杂质项目名称的选用

ChP2020 四部通则 9102 项下 "药品杂质分析指导原则" 中规定，药品质量标准中检查项下杂质的项目名称，应根据国家药典委员会编写的《国家药品标准工作手册》的要求进行规范。对于有机杂质，其项目名称可参考下列原则选用。

1. 检查对象为某一具体物质的情况

当检查对象明确为某一物质时，就以该杂质的化学名作为项目名称，如新型的脑保护剂依达拉奉 (edaravone) 中的 "苯肼"、中枢抗胆碱抗帕金森病药盐酸苯海索 (trihexyphenidyl hydrochloride) 中的 "哌啶苯丙酮"，以及抗敏感菌的盐酸左氧氟沙星 (levofloxacin hydrochloride) 中的 "右氧氟沙星" 等。

如果该杂质的化学名太长，又无通用的简称，可参考螺内酯项下的 "巯基化合物"、肾上腺素项下的 "酮体"、盐酸地芬尼多项下的 "烯化合物" 等，选用相宜的项目名称，并在质量标准起草说明中应写明已明确杂质的结构式。

2. 检查对象为某一类物质的情况

检查对象不能明确为某一单一物质而又仅知为某一类物质时，则其项目名称可采用杂质的总称作为项目名称。例如，乙酰唑胺中的 "银还原物"、草乌甲素中的 "其他生物碱"、甘氨酸中的 "其他氨基酸"、甘露醇中的 "还原糖" 等。

3. 仅知道杂质检测方法的情况

未知杂质，仅根据检测方法选用项目名称，如 "杂质吸光度" "溶液透光率" "易氧化物" "易炭化物" "不挥发物" 等。

8.3.2　杂质检查项目及其限度确定

1. 杂质检查项目

药品质量标准中的杂质检查通常应根据具体情况，在系统全面的杂质研究基础上，从安全性、有效性和纯度三个方面考虑，针对性地设置杂质检查项目和对应的限度。

例如，在新药质量标准中，有机杂质检查项目应包括经研究和稳定性考察检出的，并在批量生产中出现的杂质和降解产物；对于单一对映体药物，应对可能共存的其他对映体杂质进行检查，并设比旋度项目；对消旋体药物，必要时可以设旋光度检查项目。无机杂质检查项目应根据其起始原料情况和生产工艺确定，但对于毒性无机杂质，应在质量标准中规定其检查项。残留溶剂的检查项目，应根据生产工艺中所用有机溶剂及其残留情况确定。对残留的毒性溶剂，应规定其检查项目。

在药品质量标准中的检查项下，有时还包括有关药物特性的项目（如酸碱度、溶液的澄清度与颜色等），以及其他为保证药品安全而设定的项目，如异常毒性、细菌内毒素或热原、升压物质、降压物质、不溶性微粒检查、无菌检查、微生物限度检查等。

2. 杂质限度

为确保药物质量，杂质含量应该越少越好。但实际上，完全除去药品中的杂质是不可能实现的，没有科学性，也没有实际意义。因此，在保证不影响药物疗效及不发生与杂质相关的不良反应的前提下，可以允许杂质在某一限度内存在。这一允许的量称为杂质限度（impurity limit），也称杂质限量。

确定杂质限度的总体原则是在可行的范围内尽可能低，需要综合考虑的因素包括杂质及含一定限量杂质的药品进行毒理学研究的结果、给药途径、每日剂量、给药人群、杂质药理学可能的研究结果、原料药的来源、治疗周期，以及在保证安全有效的前提下药品生产企业对生产高质量药品所需成本和消费者对药品价格的承受力等。其中杂质的活性或毒性是评估杂质可接受水平的核心要素，杂质限度确定应当以安全性为首要前提，要严格规定对与主成分有不同药理活性或有毒性的杂质的限度。

ICH 通过制定杂质的报告限度、鉴定限度和质控限度来监管新原料药中的杂质（表 8-1）。其中，报告限度是指超出此限度的杂质都应在检测报告中报告，并应报告具体的检测数据；鉴定限度是指超出此限度的杂质都应进行定性分析，确定其化学结构；质控限度是指质量标准中一般允许的杂质限度，如制定的限度高于此限度，则应有充分的依据。

表 8-1 原料药的杂质限度

最大日剂量	报告限度	鉴定限度	质控限度
≤2 g	0.05%	0.10%或 1.0 mg（取最小值）	0.15%或 1.0 mg（取最小值）
>2 g	0.03%	0.05%	0.05%

对于残留溶剂，目前各国药典都遵循 ICH 发布的残留溶剂指导原则要求，对四大类 69 种常见残留溶剂进行控制（表 8-2）。其中第一类有机溶剂毒性较大，且有致癌作用，对环境和人体有害，应尽量避免使用；第二类有机溶剂对人类有一定毒性，应限制使用；第三类有机溶剂对人体的危害相对较小，应按照相关规定要求使用。

ChP2020 指出，除另有规定外，第一、第二、第三类溶剂的残留限度应符合表 8-2 中的规定；对其他溶剂，应根据生产工艺的特点，制定相应的限度，使其符合产品规范、GMP 或其他基本的质量要求。

表 8-2　药品中常见的残留溶剂及限度

溶剂名称	限度/%	溶剂名称	限度/%	溶剂名称	限度/%	溶剂名称	限度/%
第一类溶剂(应该避免使用)		二氧六环	0.038	第三类溶剂(药品GMP或其他质量要求限制使用)		3-甲基-1-丁醇	0.5
苯	0.0002	2-乙氧基乙醇	0.016	乙酸	0.5	丁酮	0.5
四氯化碳	0.0004	乙二醇	0.062	丙酮	0.5	甲基异丁基酮	0.5
1,2-二氯乙烷	0.0005	甲酰胺	0.022	甲氧基苯	0.5	异丁醇	0.5
1,1-二氯乙烯	0.0008	正己烷	0.029	正丁醇	0.5	正戊烷	0.5
1,1,1-三氯乙烷	0.15	甲醇	0.3	仲丁醇	0.5	正戊醇	0.5
第二类溶剂(应该限制使用)		2-甲氧基乙醇	0.005	乙酸丁酯	0.5	正丙醇	0.5
乙腈	0.041	甲基丁基酮	0.005	叔丁基甲基醚	0.5	异丙醇	0.5
		甲基环己烷	0.118	异丙基苯	0.5	乙酸丙酯	0.5
氯苯	0.036	N-甲基吡咯烷酮	0.053	二甲基亚砜	0.5	第四类溶剂(尚无足够毒理学资料)[②]	
三氯甲烷	0.006	硝基甲烷	0.005	乙醇	0.5	1,1-二乙氧基丙烷	
环己烷	0.388	吡啶	0.02	乙酸乙酯	0.5	1,1-二甲氧基甲烷	
1,2-二氯乙烯	0.187	四氢噻吩	0.016	乙醚	0.5	2,2-二甲氧基丙烷	
二氯甲烷	0.06	四氢化萘	0.01	甲酸乙酯	0.5	异辛烷	
1,2-二甲氧基乙烷	0.01	四氢呋喃	0.072	甲酸	0.5	异丙醚	
N,N-二甲基乙酰胺	0.109	甲苯	0.089	正庚烷	0.5	甲基异丙基酮	
N,N-二甲基甲酰胺	0.088	1,1,2-三氯乙烯	0.008	乙酸异丁酯	0.5	甲基四氢呋喃	
		二甲苯[①]	0.217	乙酸异丙酯	0.5	石油醚	
				乙酸甲酯	0.5	三氯乙酸	
						三氟乙酸	

① 通常含有 60%间二甲苯、14%对二甲苯、9%邻二甲苯和17%乙苯

② 药品生产企业在使用时应提供该类溶剂在制剂中残留水平的合理性论证报告

另外,《中国药典》对一些常规检查项的限度也进行了规定,如一般杂质(硫酸盐、氯化物、重金属、砷盐、炽灼残渣等)、易炭化物、干燥失重等。

延伸阅读 8-1：基因毒性杂质及其控制

基因毒性杂质是指能直接或间接损伤细胞 DNA，产生致突变和致癌作用的物质。基因毒性杂质即便是极微量依然具有毒性，有着重大的安全风险，因此一般性的及 ICH 杂质研究指南中的原则并不足以实现对它们的控制。图 8-5 列出了一些基因毒性杂质或潜在基因毒性杂质的结构。

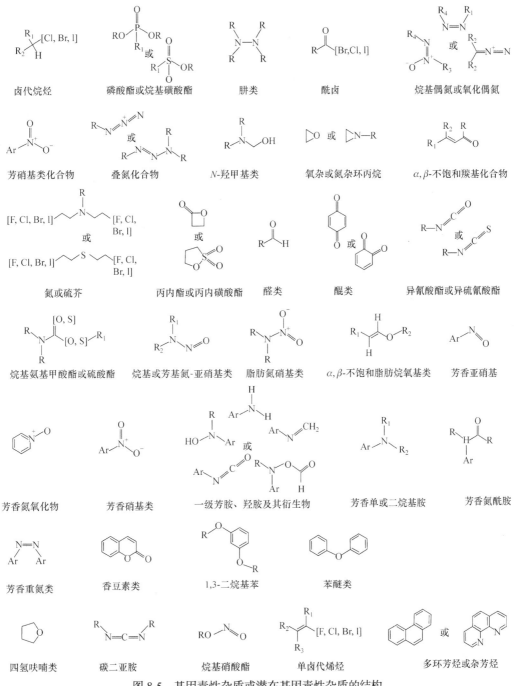

图 8-5 基因毒性杂质或潜在基因毒性杂质的结构

近些年来美国和欧盟的药品监管机构及ICH都发布了有关基因毒性杂质的指导原则,如欧洲药品管理局(EMA)于2006年发布的《遗传毒性杂质限度指南》及FDA于2008年发布的《遗传毒性杂质指南(草案)》。2014年,ICH整合和协调了不同国家的基因毒性杂质指南,调和多方建议,历经2次征求意见,于2014年发布了关于基因毒性杂质的指南ICH M7,用于指导国际基因杂质研究。

根据ICH M7指导原则,基因毒性杂质可按5级分类系统区分,采用毒理学关注阈值(threshold of toxicological concern,TTC)原则控制。TTC原则是将TTC限度(1.5 μg/d)作为基因毒性杂质的可接受限度,即在人的一生(70岁)中,每天摄入1.5 μg的基因毒性杂质,其致癌的风险是可以接受的。控制策略如表8-3。

表8-3 基于5级分类系统和TTC原则的基因毒性杂质控制策略

杂质分类		控制措施
第一类	已知具有遗传毒性(致突变性)和致癌性	去除杂质,如除不去,则需进一步进行风险评估,如果通不过风险评估或风险无法估计,则应根据分期TTC确定杂质阈
第二类	已知基因毒性而致癌性未知的杂质	根据风险程度,选择(阳性致癌性数据杂质的可接受限度允许日接触量)控制或者TTC阈值控制
第三类	具有警示结构,但与药物结构无关的杂质	根据TTC计算允许日摄入量。或者检测杂质的DNA反应性,根据结果归入分二类或者五类进行控制
第四类	具有原料药有关的警示结构	检测药物的遗传毒性,如果阴性,按普通杂质控制
第五类	无警示结构或未表现潜在遗传毒性	按普通杂质控制

8.4 物理、化学及生物法杂质检查

常用的杂质检查方法主要有物理法、化学法、生物法以及包括光谱法、色谱法的仪器分析检查法等。本章先就物理法、化学法和生物法进行讨论,然后就光谱法和色谱法进行专节讨论。

8.4.1 物理法杂质检查

1. 物理常数法

通过测定供试品的熔点、溶解度及供试品溶液的pH或旋光度等物理常数对杂质进行控制。

(1)熔点。药物的纯度变差,则熔点下降(共熔作用),熔距增长,因此依法测定的熔点可反映药物的纯度,如ChP2020版萘磺酸右丙氧芬、左炔诺孕酮、吗替麦考酚酯、右布洛芬等的质量标准中均规定了熔点及熔距。

(2)溶解性。有些药物中的杂质与药物自身在溶剂中的溶解性不同,可以利用测定溶解度进行杂质检查。例如,鱼石脂生产工艺中的硫化或磺酸基硫化油成盐工序如反应不完全,引入的杂质会影响其溶解度,因此其质量标准中对水中溶解度进行检查,取本品放置烧杯中加水搅拌溶解后移至纳氏比色管中,于距离25 W白炽灯泡10~20 cm处观察,应为均匀的棕色溶

液，不得有溶质的颗粒或液滴。

（3）酸碱度。通过测定供试品溶液的 pH 可以控制碱性或酸性杂质。例如，乙琥胺的质量标准中，对其溶液的酸度的控制（取本品 0.10 g，加水 10 mL 使溶解，依法测定，pH 应为 3.0～4.5），主要是检查酰胺化未完全的 2-甲基-2-乙基丁二酸。

（4）旋光性。物质的化学结构不同，旋光性也不同。对有些具有旋光性的药物，旋光度的数值可以反映药物的纯度。药品标准中一般规定旋光度的限度，以此来限定杂质的含量。

2. 显微检查法

显微检查法可用于药物结晶性检查。很多晶体具有光学各向异性，当光线通过这些透明晶体时会发生双折射现象，通过偏光显微镜可以观察到。

ChP2020 通则 0981 结晶性检查法中的第一法即为偏光显微镜法。检查时，取少许供试品颗粒放置于载玻片上，再加适量液状石蜡使晶粒浸没其中，然后在偏光显微镜下检视，当转动载物台时，应呈现双折射和消光位等各品种项下规定的晶体光学性质。ChP2020 应用结晶性检查法的品种有头孢丙烯、头孢地尼、头孢曲松钠、青霉素钠、美罗培南、盐酸克林霉素等。

显微检查法还可用于药物颗粒细度及结晶细度等的检查。例如，螺内酯的结晶细度会影响其生物利用度，且其微粒结晶能增加在体内的吸收，故规定对其结晶细度进行检查。检查时，取本品适量，置载玻片上，加水 1 滴，盖上盖玻片并适当压紧，置具有测微尺的显微镜视野下检查，首先上下左右移动，在晶体分布均匀的视野下计数，先计 10 pm 以上的，再计 10 pm 以下的。计数结果，10 pm 以下的结晶应不少于 90%。

3. 热分析法

纯物质具有特定的物相转换温度和相应的热焓变化值。药物供试品与对照品之间的这些常数的差异可用于定量检查供试品的纯度。DSC 测定物质纯度速度快、用样量少，且不需要对照品，USP19 版已开始应用 DSC 法，用于测定对照品纯度。图 8-6 为不同纯度苯甲酸的 DSC 曲线。

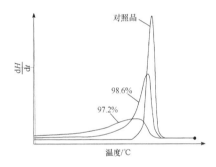

图 8-6　不同纯度苯甲酸的 DSC 曲线

8.4.2　化学法杂质检查

当杂质与药物自身的化学性质差别较大时，可利用合适的试剂与杂质发生选择性反应，通过特定化学反应产生的颜色变化、沉淀或者气体等现象，实现对杂质的检测。

杂质的化学检查方法主要包括显色反应检查法、沉淀反应检查法、气体生成检查法及容量分析法等。例如，ChP2020 碘苯酯品种项下，采用显色反应检查法对游离碘进行检查，采用容量分析法对直链碘进行检查；氢溴酸东莨菪碱品种项下采用沉淀反应检查法对其他生物碱进行检查；一般杂质中的硫化物、砷盐及氰化物等的检查均采用了气体生成检查法。

延伸阅读 8-2：物理法和化学法检查杂质示例

【例 8-1】伊曲康唑的旋光度检查

取本品，精密称定，加二氯甲烷溶解并定量稀释制成每 1 mL 中含 0.1 g 的溶液，依法测定（通则 0621），旋光度为-0.10°至 +0.10°。

【例 8-2】碘苯酯中游离碘的检查

取本品约 1.0 mL，加三氯甲烷 5 mL、碘化钾试液 10 mL 与淀粉指示液 1 mL，振摇后，水层不得显蓝色或紫色。

【例 8-3】碘苯酯中直链碘的检查

取本品 0.50 g，加 1 mol/L 乙醇制氢氧化钾溶液 10 mL，置水浴上回流 1 h，加水 40 mL 与硫酸溶液（1→2）5 mL，放冷，滤过，用水 10 mL 洗涤，合并滤液与洗液，加高锰酸钾溶液（1→10 000）1～2 滴与淀粉指示液 1 mL，如显蓝色，用硝酸银滴定液（0.1 mol/L）滴定至蓝色消退，消耗硝酸银滴定液（0.1 mol/L）不得过 0.20 mL。

【例 8-4】氢溴酸东莨菪碱中其他生物碱的检查

取本品 0.10 g，加水 2 mL 溶解后，分成两等份：一份中加氨试液 2～3 滴，不得发生浑浊；另一份中加氢氧化钾试液数滴，只许发生瞬即消失的类白色浑浊。

8.4.3　生物法杂质检查

有些药物成分复杂、组分结构不清晰，如一些多组分抗生素、动物来源的生化药物等，采用化学、光谱或色谱手段难以监控杂质，可采用生物法。

例如，ChP2020 四部通则中，给出检查药物异常毒性的生物法，即给予动物一定剂量的供试品溶液，在规定时间内观察动物出现的异常反应或死亡情况，检查供试品中是否污染外源性毒性物质及是否存在意外的不安全因素。

8.5　光谱法杂质检查

当杂质和药物自身的光谱信号有明显区别时，可利用光谱法检测杂质，如紫外-可见分光光度法、红外分光光度法及原子吸收分光光度法等。

8.5.1　紫外-可见分光光度法

紫外-可见分光光度法是有关物质检查中应用最多的光谱方法。当药物在特定波长处没有明显的吸收峰，而所含杂质有较强吸收时，可通过规定该特定波长处的最大吸光度或最小透过率对杂质进行控制。

例如，ChP2020 中艾司奥美拉唑钠、甲硫酸新斯的明及盐酸土霉素、盐酸甲氧明等品种项下均对杂质吸光度进行了控制；而对氨基酸类原料药，大多规定了供试品溶液在特定波长处的透光率。

若药物在某特征波长下有明显吸收，而杂质没有吸收、吸收很弱或比活性成分有更强的吸收，则可根据药物与杂质的吸收系数不同，通过规定供试品在该波长下的吸光度上下限，在一定程度上控制药物纯度。当杂质与药物自身吸收光谱有重叠时，可以通过规定供试品溶液在两个特定波长下的吸光度比值来控制药物纯度。

有时，也可利用杂质与药物之间化学性质的差异，将杂质与一定试剂选择性反应，根据生成物的紫外-可见吸收光谱特性进行杂质控制。

延伸阅读 8-3：紫外-可见分光光度法检查杂质示例

【例 8-5】盐酸甲氧明中酮胺的检查

取本品，加水溶解并稀释制成每 1 mL 中约含 1.5 mg 的溶液，照紫外-可见分光光度法（通则 0401），在 347 nm 的波长处测定，吸光度不得超过 0.06。盐酸甲氧明与酮胺的紫外吸收图谱如图 8-7 所示。

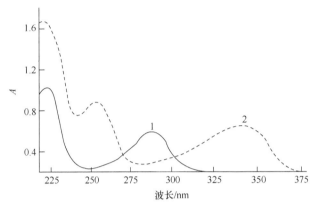

图 8-7　盐酸甲氧明与酮胺的紫外吸收图谱
1. 盐酸甲氧明；2. 酮胺

【例 8-6】甘氨酰谷氨酰胺溶液的透光率检查

取本品 1.0 g，加水溶解并稀释至 20 mL 后，照紫外-可见分光光度法（通则 0401），在 430 nm 的波长处测定透光率，不得低于 98.0%。

【例 8-7】头孢噻吩钠的吸光度检查

取本品，加水溶解并定量稀释制成每 1 mL 中含 20 μg 的溶液，照紫外-可见分光光度法（通则 0401），在 237 nm 的波长处测定，其吸光度为 0.65～0.72。

该法测定的 237 nm 处的吸收特征主要是由头孢噻吩钠结构中的噻吩乙酰基产生。若产品在精制过程中未有效地除去噻吩乙酸（由原料噻吩乙酰氯水解生成），则会导致吸光度上升；若产品发生了降解，则吸光度下降。因此规定了一定浓度供试品溶液在 237 nm 下的吸光度，以便在一定程度上控制药物的纯度。

【例 8-8】五肽胃泌素的吸光度比值检查

取本品适量，精密称定，加 0.01 mol/L 氨溶液溶解并定量稀释制成每 1 mL 中约含 50 μg 的溶液。取此溶液，照紫外-可见分光光度法（通则 0401）测定，在 280 nm 与 288 nm 的波长处吸光度的比值应为 1.12～1.22。

【例 8-9】布美他尼中芳香第一胺的检查

取本品 40 mg，置 10 mL 量瓶中，加乙醇溶解并稀释至刻度，摇匀，精密量取 1 mL，置 10 mL 量瓶中，加盐酸溶液（9→100）3 mL 与 4%亚硝酸钠溶液 0.5 mL，摇匀，放置 2 min，用 10%氨基磺酸铵溶液 1 mL，摇匀，放置 5 min，加 2%二盐酸萘基乙二胺的稀乙醇溶液 0.5 mL，摇匀，放置 2 min，用水稀释至刻度，摇匀，照紫外-可见分光光度法（通则 0401），在 518 nm 的波长处测定吸光度，不得大于 0.19。

8.5.2　红外分光光度法

红外分光光度法在药品标准杂质检查方面的应用主要是药物混晶中不同晶型的检查。例如，ChP2020 中采用红外分光光度法对甲苯咪唑的 A 晶型检查。采用红外分光光度法进行晶型检查时，为避免制样过程中晶型的改变，常采用石蜡糊法制样绘制红外光谱图。

延伸阅读 8-4：红外分光光度法检查杂质示例

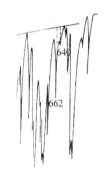

图 8-8　甲苯咪唑中 A
晶型检查的红外光谱图

【例 8-10】甲苯咪唑中 A 晶型的控制

取本品与含 A 晶型为 10% 的甲苯咪唑对照品各约 25 mg，分别加液状石蜡 0.3 mL，研磨均匀，制成厚度约 0.15 mm 的石蜡糊片，同时制作厚度相同的空白液状石蜡糊片作参比，照红外分光光度法（通则 0402）测定，并调节供试品与对照品在 803 cm^{-1} 处的透光率为 90%～95%，分别记录 620～803 cm^{-1} 处的红外光吸收图谱。在约 620 cm^{-1} 和 803 cm^{-1} 处的最小吸收峰间连接一基线，再在约 640 cm^{-1} 和 662 cm^{-1} 处的最大吸收峰之顶处作垂线与基线相交，用基线吸光度法求出相应吸收峰的吸光度值，供试品在约 640 cm^{-1} 与 662 cm^{-1} 波数处吸光度之比，不得大于含 A 晶型为 10% 的甲苯咪唑对照品在该波数处的吸光度之比（图 8-8）。

8.5.3　原子吸收分光光度法

原子吸收分光光度法是当前元素分析领域应用最普遍的技术之一，对金属元素和某些非金属元素的分析具有干扰少、灵敏度高、准确度高的优点。随着人们对药品中重金属元素、催化剂等引起的安全性问题重视程度加深，这种技术在药物分析中得到了广泛应用。

世界各国药典都收载了原子吸收分光光度法作为药物中元素类成分的质控分析手段，主要对金属杂质，如铁、铜、汞、铬等进行检查。例如，ChP2020 中采用原子吸收分光光度法对雷米普利中的催化剂钯、维生素 C 中的铁和铜、甲芬那酸中的铜、肝素钙中的钠等进行控制。在进行检查前，有时需采用有机破坏法对样品进行前处理，以避免干扰。

延伸阅读 8-5：原子吸收分光光度法检查杂质示例

【例 8-11】甲芬那酸中铜的检查

取本品 1.0 g，置石英坩埚中，加硫酸湿润，炽灼俟灰化完全后，残渣用 0.1 mol/L 硝酸溶液溶解并定量转移至 25 mL 量瓶中，并稀释至刻度，摇匀，作为供试品溶液；精密量取标准铜溶液（精密称取硫酸铜 0.393 g，置 1000 mL 量瓶中，加 0.1 mol/L 硝酸溶液溶解并稀释至刻度，摇匀，精密量取 10 mL，置 100 mL 量瓶中，用 0.1 mol/L 硝酸溶液稀释至刻度，摇匀）1.0 mL，置 25 mL 量瓶中，用 0.1 mol/L 硝酸溶液稀释至刻度，摇匀，作为对照品溶液。取上述两种溶液，照原子吸收分光光度法（通则 0406），在 324.8 nm 的波长处分别测定。供试品溶液的吸光度不得大于对照品溶液的吸光度（0.001%）。

8.6 色谱法杂质检查

药物中有关物质的化学结构和性质与活性成分往往有一定程度上的相似性，有时很难采用化学或光谱方法进行杂质检查。色谱法可以根据杂质与药物的吸附或分配性质差异将它们分离并加以区分，其专属性好、灵敏度高，越来越多国家的药典都采用该法进行有关物质的检查。常用于杂质检查的色谱法有薄层色谱法、高效液相色谱法和气相色谱法等。

8.6.1 薄层色谱法

薄层色谱法具有设备简单、可同时分离多个样品、分析成本低、分离速度快且对样品预处理要求低等优点，在各国药典的有关物质检查中广泛应用，一般采用半定量的目视比较法，通过比较斑点颜色的深浅来确定药品中杂质含量是否达到要求。杂质检查前需要先进行系统适用性试验，考察斑点的比移值、检测限、分离效能和相对标准偏差是否符合规定。

测定时，按各品种项下规定的方法，制备对照品溶液和供试品溶液，并点样、展开和检视。将供试品溶液色谱图中待检查的斑点与对照品溶液的相应斑点进行比较，斑点的颜色(或荧光)不得更深；或按照薄层色谱扫描法进行操作，通过测定峰面积值，供试品色谱图中相应斑点的峰面积值不得大于对照品的峰面积值；杂质含量限度检查应按规定测定限量。

化学药品杂质的薄层色谱法检查可采用杂质对照法、供试品溶液自身稀释对照法，或两法并用。

1. 杂质对照法

杂质已知，且能获得杂质对照品时可使用杂质对照法。检查时，将一定浓度的杂质对照品溶液和供试品溶液在同一薄层板上点样，展开，斑点定位后进行比较。供试品溶液除主斑点外的其他斑点与相应的杂质对照品溶液或系列浓度杂质对照品溶液的相应主斑点比较，不得更深。

2. 供试品溶液自身稀释对照法

当杂质结构不确定或者结构确定但是没有杂质对照品时，如果杂质斑点的颜色与主成分斑点的颜色相同或相近，则可采用供试品溶液的自身稀释对照法。该法以稀释一定程度的供试品溶液作为对照溶液，与供试品溶液在同一薄层板上点样，展开，斑点定位后进行比较。供试品溶液的杂质斑点与供试品溶液自身稀释对照溶液或系列浓度自身稀释对照溶液的相应主斑点进行比较，不得更深。

延伸阅读 8-6：薄层色谱法检查杂质示例

【例 8-12】泛酸钙中 β-丙氨酸的检查

取本品，精密称定，加水溶解并定量稀释制成每 1 mL 中约含 40 mg 的溶液，作为供试品溶液；另取 β-丙氨酸对照品，精密称定，加水溶解并定量稀释制成每 1 mL 中约含 0.4 mg 的溶液，作为对照品溶液。照薄层色谱法(通则 0502)试验，吸取上述两种溶液各 5 μL，分别点于同一硅胶 G 薄层板上，以乙醇-水(65：35)为展开剂，展开，晾干，喷以茚三酮试液，在

110℃干燥 10 min，立即检视。供试品溶液如显示与对照品溶液主斑点相应的杂质斑点，其颜色与对照品溶液的主斑点比较，不得更深(1.0%)。

【例 8-13】右酮洛芬氨丁三醇中有关物质的检查

取本品，加甲醇溶解并稀释制成每 1 mL 中约含 100 mg 的溶液，作为供试品溶液；精密量取适量，用甲醇定量稀释制成每 1 mL 中约含 0.5 mg 的溶液，作为对照溶液(1)；再精密量取供试品溶液适量，用甲醇定量稀释制成每 1 mL 中约含 0.2 mg 的溶液，作为对照溶液(2)。照薄层色谱法(通则 0502)试验，吸取上述三种溶液各 5 μL，分别点于同一硅胶 GF254 薄层板上，以甲苯-异丙醚-甲酸(70∶30∶1)为展开剂，展开，晾干，置紫外光灯(254 nm)下检视。供试品溶液如显杂质斑点，与对照溶液(1)的主斑点比较，不得更深；深于对照溶液(2)的杂质斑点，不得多于 3 个。

3. 杂质对照法与供试品溶液的自身稀释对照法并用

当药物中有多种杂质，包括结构已知和未知的杂质，以及有对照品或无对照品的杂质时，则需要视杂质的具体情况选取不同的杂质控制方法。

对于有对照品的杂质，采用杂质对照法，共存的未知杂质或无对照品的杂质可采用供试品溶液的自身稀释对照法，二法可同时使用。例如，ChP2020 中右酮洛芬氨丁三醇品种项下有关物质的检查采用的是上述供试品溶液的自身稀释对照法，而葡辛胺检查采用的则为杂质对照法。

8.6.2　高效液相色谱法

高效液相色谱法具有专属性强、灵敏度高且分离效能高的优点，可利用梯度洗脱有效改善难分离物质的分离度，是常用的杂质检查方法。测定时，需首先进行色谱系统适应性试验，对理论板数、分离度、重复性、拖尾因子和灵敏度五个指标进行考察。

药品质量标准中以高效液相色谱法进行杂质检查时多采用紫外-可见光检测器，此时要注意检测波长的选择。当不能在一个波长下兼顾所有待测定杂质时，可以在多个波长下分别测定。

例如，在进行两性霉素 B 有关物质分析时(图 8-9)，在 303 nm 检测波长下测定杂质 A，383 nm 波长下检测杂质 B、杂质 C、杂质 D 和杂质 E。

当杂质无紫外吸收时，可选择电化学检测器、质谱检测器或蒸发光散射检测器等。例如，ChP2020 中，采用高效液相色谱法检查盐酸头孢吡肟中 N-甲基吡咯烷杂质时，采用了电导检测器，而对硫酸西索米星和硫酸异帕米星中有关物质检查，硫酸卷曲霉素中硫酸盐的检查均采用了蒸发光散射检测器。

高效液相色谱法可利用峰高或峰面积进行定量，具体定量方法包括内标法(internal standard method)、外标法(external standard method)、面积归一化法(area normalization method)、标准加入法(standard addition method)、加校正因子的主成分自身对照法(self comparison method)及不加校正因子的主成分自身对照法等。有关内标法、外标法、校正因子法我们在 6.5 中已经学习，在此我们仅就峰面积归一化法进行描述。

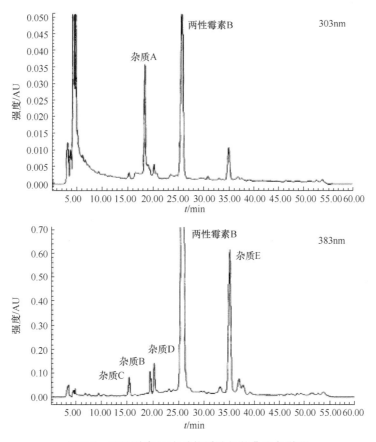

图 8-9　两性霉素 B 有关物质分析的典型色谱图

色谱条件：十八烷基硅烷键合硅胶为填充剂(4.6 mm×250 mm，5 μm)；流动相 A 为乙腈-磷酸溶液(pH 1.00 ± 0.05)(300∶700)；流动相 B 为乙腈-磷酸溶液(pH 1.00 ± 0.05)(500∶500)。线性梯度洗脱：流动相 B 0～50 min，0%～80%；50～51 min，80%～0%；51～60 min，0%

　　峰面积归一化法简便快捷，测定时按各品种项下的规定，配制供试品溶液，取一定量进样，记录色谱图。测量各峰的面积和色谱图上除溶剂峰以外的色谱峰总面积，计算杂质峰面积占总峰面积的百分率。

　　ChP2015 中，抑肽酶项下高分子蛋白质、N-焦谷氨酰-抑肽酶和有关物质的检查，门冬酰胺酶项下纯度检查，艾司奥美拉唑钠项下有关物质及 R-对映体的检查，枸橼酸氯米芬项下顺式异构体的检查等均采用了峰面积归一化法。

延伸阅读 8-7：高效液相色谱法检查杂质示例

【例 8-14】伏立康唑中右旋异构体的检查

　　取本品适量，精密称定，加无水乙醇溶解并定量稀释制成每 1mL 中约含 0.5 mg 的溶液，作为供试品溶液；另精密称取伏立康唑右旋异构体对照品适量，加流动相溶解并定量稀释制成每 1mL 中约含 2 μg 的溶液，作为对照品溶液。照高效液相色谱法(通则 0512)试验。用直链淀粉-三[(S)-α-甲苯基氨基甲酸酯]键合硅胶为填充剂(Chiralpak AS-H，4.6 mm × 250 mm，5 μm 或效能相当的色谱柱)；以正己烷-无水乙醇(80∶20)为流动相；流速为每分钟 0.5 mL，检测波长为 256 mn。取伏立康唑对照品与伏立康唑右旋异构体对照品各适量，加无水乙醇溶解并稀释制成每 1 mL 中约含伏立康唑 0.5 mg 与伏立康唑右旋异构体 5 μg 的混合溶液，作为系统适用性溶液，精密量取 20 μL 注入液相色谱仪，记录色谱图。伏立康唑峰与伏立康唑右旋异构体峰间的分离度应大于 2.0。精密量取供试品溶液与对照品溶液各 20 μL，分别注入液相色谱仪，记录色谱图。按外标法以峰面积计算，含伏立康唑右旋异构体不得过 0.5%。

【例 8-15】哌拉西林中有关物质 I 的检查

取本品适量，加适量甲醇溶解后，用流动相稀释制成每 1 mL 中约含 2.0 mg 的溶液，作为供试品溶液；精密量取适量，用流动相定量稀释制成每 1 mL 中约含 20 μg 的溶液，作为对照溶液。照含量测定项下的色谱条件，精密量取供试品溶液与对照溶液各 10 μL，分别注入液相色谱仪，记录色谱图至主成分峰保留时间的 1.1 倍。供试品溶液色谱图中如有杂质峰，氨苄西林(相对保留时间约为 0.31)峰面积不得大于对照溶液主峰面积的 0.2 倍(0.2%)，杂质 A(相对保留时间约为 0.62)按校正后的峰面积计算(乘以校正因子 1.4)，不得大于对照溶液主峰面积(1.0%)，其他单个杂质峰面积不得大于对照溶液主峰面积的 2 倍(2.0%)。

【例 8-16】卡马西平中有关物质的检查

取本品约 50 mg，置 50 mL 量瓶中，加甲醇 25 mL 使溶解，用水稀释至刻度，摇匀，作为供试品溶液；精密量取 1 mL，置 50 mL 量瓶中，用甲醇-水(1:1)稀释至刻度，摇匀，精密量取 5 mL，置 50 mL 量瓶中，用甲醇-水(1:1)稀释至刻度，摇匀，作为对照溶液。照含量测定项下的色谱条件试验，精密量取对照溶液与供试品溶液各 20 μL，分别注入液相色谱仪，记录色谱图至主成分峰保留时间的 6 倍。供试品溶液色谱图中如有杂质峰，单个杂质峰面积不得大于对照溶液主峰面积(0.2%)，各杂质峰面积的和不得大于对照溶液主峰面积的 2.5 倍(0.5%)。

8.6.3 气相色谱法

气相色谱法要求样品能够气化且具有热稳定性，因而在药品质量标准中主要用于挥发性杂质和有机溶剂残留量的检查。ChP2015 中林旦、内酰胺类药物、恩氟烷、异氟烷、甲芬那酸、硫糖铝等原料药均采用了气相色谱法进行有关物质的检查。在残留溶剂检查中，气相色谱法广泛使用。

与液相色谱法类似，气相色谱法进行杂质检查前同样需要进行系统适用性考察，测定方法包括内标法、外标法、面积归一化法和标准加入法(standard addition method)，前三种测定方法与液相色谱法相同，下面就标准加入法进行介绍。

标准加入法的操作步骤是，首先精密称(量)取一定量的某个杂质或待测成分对照品，配制成适当浓度的对照品溶液，然后取一定量，精密加入供试品溶液中，按照内标法或外标法测定主成分或杂质含量，最后扣除加入的对照品溶液含量，得供试品溶液中主成分和某个杂质的含量。

也可按下述公式进行计算，加入对照品溶液前后校正因子应相同，即

$$\frac{A_{is}}{A_X} = \frac{c_X + \Delta c_X}{c_X} \tag{8-1}$$

则待测组分的浓度 c_X 可通过如下公式进行计算：

$$c_X = \frac{\Delta c_X}{\left(A_{is} / A_X \right) - 1}$$
(8-2)

式中，c_X 为供试品中组分 X 的浓度；A_X 为供试品中组分 X 的色谱峰面积；Δc_X 为所加入的已知浓度的待测组分对照品的浓度；A_{is} 为加入对照品后组分 X 的色谱峰面积。

气相色谱法的进样量一般仅数微升，极易造成误差，尤其采用手工进样时，由于留针时间和室温等对进样量也有影响，所以为了减小进样误差，可利用内标法进行定量；当采用自动进样器时，进样重复性有所提高，故在保证分析误差的前提下，可利用外标法进行定量；当采用顶空进样时，由于供试品和对照品处于不完全相同的基质中，故可采用标准加入法，以消除基质效应的影响；当标准加入法与其他定量方法结果不一致时，应以标准加入法结果为准。

延伸阅读 8-8：气相色谱法检查杂质示例

【例 8-17】硫糖铝中 α-甲基吡啶的检查

取本品适量，研细，称取 2.0 g，置 10 mL 具塞试管中，加水 5.0 mL，在 80～90℃水浴中加热 30 min，并时时振摇，放冷，移至离心管中，离心，取上清液作为供试品溶液。

另取甲基吡啶对照品适量，精密称定，用水制成每 1 mL 中约含 20 μg 的溶液，作为对照品溶液。

精密量取对照品溶液与供试品溶液各 2 μL，照气相色谱法(通则 0521)检查，用直径 0.18～0.25 mm 的二乙烯苯-乙基乙烯苯型高分子多孔小球为固定相，在柱温 200～225℃下测定。

供试品溶液中甲基吡啶的峰高不得大于对照品溶液的峰高(0.005%)。

8.6.4　毛细管电泳法

由于某些药物组成的复杂性，特别是一些生物大分子药物，传统的色谱分析方法已经不能满足质控需要。毛细管电泳法作为一种现代分析技术，与高效液相色谱法相比，具有高效、快速、进样量小、环境友好、分离模式多等优点。

尽管目前毛细管电泳法在自身灵敏度和重复性方面还有局限性，但其在药物杂质研究中的应用逐渐增加，并自 20 世纪 90 年代以来迅速被 USP、BP、《中国药典》等采用，在药物质量控制，尤其是生物药物的纯度分析方面发挥作用。

我国药典自 ChP2000 开始收载毛细管电泳法。在 ChP2020 二部中，已有多个原料药品种采用了毛细管电泳法进行杂质检查，如抑肽酶中两个特定杂质去丙氨酸-去甘氨酸-抑肽酶和去丙氨酸-抑肽酶的检查，佐米曲普坦中光学异构体 R-异构体的检查等。在 ChP2020 四部 0542 毛细管电泳法项下对测定方法进行了描述，指出其系统适用性的测试项目和方法与高效液相色谱法或气相色谱法相同，相关的计算式和要求也相同。

延伸阅读 8-9：毛细管电泳法检查杂质示例

【例 8-18】抑肽酶中两个特定杂质去丙氨酸-去甘氨酸-抑肽酶和去丙氨酸-抑肽酶的检查

取本品适量，加水溶解并稀释制成每 1 mL 中约含 5 单位的溶液，作为供试品溶液；另取抑肽酶对照品，加水溶解并稀释制成每 1 mL 中约含 5 单位的溶液，作为对照品溶液。

按照毛细管电泳法(通则0542)测定，采用熔融石英毛细管为分离柱(75 μm × 60 cm，有效长度 50 cm)；以 120 mmol/L 磷酸二氢钾缓冲液(pH 2.5)为操作缓冲液；检测波长为 214 nm；毛细管温度为 30℃；操作电压为 12 kV。去丙氨酸-去甘氨酸-抑肽酶峰相对抑肽酶峰的迁移时间为 0.98，去丙氨酸-抑肽酶峰相对抑肽酶峰的迁移时间为 0.99；去丙氨酸-去甘氨酸-抑肽酶峰和去丙氨酸-抑肽酶峰间的分离度应大于 0.8，去丙氨酸-抑肽酶峰和抑肽酶峰间的分离度应大于 0.5。抑肽酶峰的拖尾因子不得大于 3。

进样端为正极，1.5 kPa 压力进样，进样时间为 3 s。每次进样前，依次用 0.1 mol/L 氢氧化钠溶液、去离子水和操作缓冲液清洗毛细管柱 2 min、2 min 和 5 min。供试品电泳谱图中，按公式 $100(r_i/r_s)$ 计算，其中 r_i 为去丙氨酸-去甘氨酸-抑肽酶或去丙氨酸-抑肽酶的校正峰面积(峰面积/迁移时间)，r_s 为去丙氨酸-去甘氨酸-抑肽酶、去丙氨酸-抑肽酶与抑肽酶的校正峰面积总和。去丙氨酸-去甘氨酸-抑肽酶的量不得大于 8.0%，去丙氨酸-抑肽酶的量不得大于 7.5%。

学习与思考 8-2

---

(1) 药品质量标准中如何设置杂质的检查项目及限度？
(2) 杂质的常用检查方法有哪些？各有什么优缺点？
(3) 试比较气相色谱法、液相色谱法和毛细管电泳法在药物杂质检查中的应用特点。

8.7 质量标准中杂质检查方法的选择

进行杂质分析时首先要选择合适的分析方法，这直接影响杂质测定结果的准确性与专属性。

8.7.1 无机杂质检查方法选择

相对来说，无机杂质和残留溶剂的研究及检测方法比较成熟，通用性较强。对于无机杂质，各国药典都收载了简便、经典且行之有效的检测方法。

对于利用成熟生产工艺的药物，可根据实际情况，根据药典收载的方法进行质量考察及控制；对于利用新生产工艺生产的新药，可采用离子色谱法及电感耦合等离子体-质谱法(ICP-MS)等分析技术，对产品中可能存在的各类无机杂质进行定性、定量分析，以便合理评价其生产工艺，并为制定合理的质量标准提供依据。

对于药典尚未收载的无机杂质的检测，可根据其理化特性，采用具有一定专属性、灵敏度等的方法，如离子色谱法、原子吸收分光光度法、色谱法等。残留溶剂的检测方法通常为气相色谱法，在某些情况下，也可利用其他方法如高效液相色谱法、离子色谱法、毛细管电泳法、液-质联用、气-质联用、干燥失重法等。

8.7.2 有机杂质检查方法选择

有机杂质，即药物中的有关物质，可采用化学法、光谱法、色谱法或其他方法进行分析。但由于有关物质含量很少，且与主成分结构性质均较为接近，主要采用色谱法。

薄层色谱法是一种快速分离分析少量物质的重要色谱技术，但准确性较低。气相色谱主要用于挥发性杂质的测定，应用范围相对较小。目前，高效液相色谱法是主流的杂质分析方法，毛细管电泳法在药物杂质检查方面的应用虽然不及高效液相色谱法，但发展潜力很大。

1. 高效液相色谱法

由于高效液相色谱法在药物分析中使用广泛，这里进行专门讨论。对于杂质测定中常用的几种高效液相色谱法（外标法、峰面积归一化法、加或不加校正因子的主成分自身对照法等），要注意各方法的具体使用条件。

外标法定量较准确，采用时应对对照品进行评估和确认，并制订质量要求。加校正因子的主成分自身对照法仅适用于已知杂质的控制，且应对校正因子进行严格测定。不加校正因子的主成分自身对照法的使用前提是假定主成分与杂质的响应因子基本相同。

一般情况下，当杂质与主成分的分子结构相似时，二者的响应因子之间的差别不会太大，通常假定供试品中各杂质与主成分的响应因子相同。因此，不加校正因子的主成分自身对照法是目前高效液相色谱法测定杂质的主要方法。当已知杂质对主成分的相对响应因子为 0.9～1.1时，可以用主成分自身对照法计算含量，不在 0.9～1.1 范围时，宜用杂质对照品法计算含量，也可用加校正因子的主成分自身对照法。理想的定量方法为已知杂质对照品法与未知杂质不加校正因子的主成分自身对照法两种方法的结合。

峰面积归一化法虽然简便快捷，但是需要注意的是，只有当药物中所有成分全部出峰、所有杂质均与主成分分离且响应因子相同时，峰面积归一化法的结果才是真实准确的。但实际上因各杂质与主成分响应因子不一定相同、杂质含量与主成分含量不一定在同一线性范围内、仪器对微量杂质和常量主成分的积分精度及准确度不相同等因素，该法在质量标准中有一定的局限性。ChP2020 中明确规定：用于杂质检查时，由于仪器响应的线性限制，峰面积归一化法一般不宜用于微量杂质的检查。

2. 仪器联用检查法

当前，分离和检测技术的发展为杂质分析研究提供了多样化的方法选择。通过将高效、快速的分离技术与灵敏、准确、稳定的检测手段联用，如高效液相色谱-紫外可见光谱联用、高效液相色谱-质谱联用、高效液相色谱-蒸发光散射检测器联用、气-质联用、毛细管电泳-质谱联用等，除极少数外，大多数有机杂质都能在适当的条件下得到很好的分离与检测，实现对药品的杂质谱分析。

不过，各种分析方法都有一定局限性，进行有机杂质分析研究时，需注意不同方法的相互补充，如高效液相色谱与薄层色谱、高效液相色谱与毛细管电泳、反相与正相高效液相色谱系统，以及不同检测器等的相互补充。

此外，还要注意对分析方法进行验证。在质量标准中选择杂质检查方法时，应根据药物及杂质的理化性质和杂质控制要求，不同杂质分析方法的结果，分析方法的实用性、先进性和普及性及生产能力等多种因素，确定适宜的方法。

学习与思考 8-3

---

(1)药品质量标准中的无机、有机杂质都有哪些测量方法？各有何优缺点？

---

(2)为什么联用分析测量技术在杂质测量中用途很广？试举例说明。

(3)药品质量标准中如何合理选择杂质检查方法？

延伸阅读 8-10：杂质控制理念的变迁

杂质控制是药品安全性研究的核心内容，也是药品质量控制的关键要素。纵观药品杂质控制理念的发展，可将其分为"纯度控制"、"杂质限度控制"和"杂质谱控制"3 个主要阶段。

(1)纯度控制阶段。

早期由于技术和仪器条件的限制，药品质量控制采用容量法、分光光度法等经典分析方法，难以对药品生产贮藏中产生的微量杂质进行监测，主要杂质控制通过对药物纯度的控制而间接实现，在控制理念方面属于纯度控制阶段。

到了 20 世纪 80 年代初期，作为具有悠久历史且最有代表性的国际药典，BP(1980 年版)即提出了"有关物质"概念，对杂质进行直接控制的思想开始出现，但受检测技术限制，之后一段时间对药品质量的控制仍以纯度控制为主。到了 80 年代末期，BP(1988 年版)增加了对各类化学药品有关物质的检查，并明确指出，与已知杂质相比，对药品中的未知(潜在)杂质的控制更为重要；在良好的药品生产条件下，药品中不应当出现性质未知和量不可控的杂质。

(2)杂质限度控制阶段。

进入 20 世纪 90 年代，色谱分析技术的快速发展为杂质的分离分析提供了行之有效的手段，对杂质直接分析成为药品质控分析研究的主流，杂质控制理念开始从"纯度控制"转变为对个别杂质、总杂质进行有限控制的"杂质限度控制"。

BP(1998 年版)被认为是杂质控制进入"杂质限度控制"理念时期的重要标志。该版药典在附录中首次增加了有关物质和残留溶剂检查通则及杂质控制指导原则，在各论中对化学药品的已知杂质给出了具体的名称、分子式和结构式，并通过"已知杂质"、"任意单个杂质"和"总杂质"实现对化学药品中杂质的控制。此后，各国药典也相继遵循"杂质限度控制"理念对化学药品中的杂质进行控制。

我国药品质量控制自 ChP2000 开始遵循"杂质限度控制"的理念，并在 ChP2005 附录中开始收载"药物杂质研究指导原则"，2005 年国家食品药品监督管理部门还发布了《化学药物杂质研究的技术指导原则》。

(3)杂质谱控制阶段。

然而，在对杂质有关物质的研究过程中，人们发现不同杂质的生理活性可能完全不同。例如，镇痛药哌西那朵的右旋异构体杂质与左旋异构体具有完全相反的生物活性，基因毒性杂质具有比一般杂质更大的危害性等。这表明随着杂质研究及认识水平的提高及人们对药品安全意识的加强，"杂质限度控制"理念已经无法完全满足人们药品安全性的要求，质量控制的"杂质谱控制"理念应运而生。

杂质谱(impurity spectrum)是指包括药物中各种潜在杂质的来源、种类、结构、活性及含量等信息的总称。早在 1997 年，就有文献详细阐述了利用杂质谱控制药品中杂质的策略，提出了利用光谱、色谱和联用技术组合分析药品杂质谱的方法。此后，相关研究不断增多，逐渐形成了依据杂质的生理活性逐一制定每一个杂质限度的药品"杂质谱控制"理念，并用于药品质量控制。

　　杂质谱控制理念将杂质控制由有限杂质"个别控制"阶段提升到了基于杂质谱的"系统控制"阶段，即从杂质来源入手，分析可能存在于产品中各种实际存在与潜在的杂质，通过杂质谱分析全面掌握杂质概貌，针对不同的杂质建立适宜的分析方法；合理评价杂质的毒性，确立杂质控制限度；同时，通过杂质谱分析结果，针对性地改善生产工艺及贮藏条件，实现从源头控制药品杂质。

　　目前，杂质谱控制理念已经被国内外普遍接受，BP、EP 、USP 和《中国药典》均设有专门的杂质检查通则。《中国药典》自 ChP2010 开始对部分化学药物利用杂质谱控制的理念进行杂质控制，并在 ChP2015 中逐渐扩大了应用。

8.8　杂质限量的检查方法

　　药物中杂质的控制方法主要包括杂质限量检查(impurity limit test)法和杂质定量测定(quantitative impurity determination)法。杂质限量检查是检查杂质的量是否超过规定的限量，通常不要求测定其准确含量，主要包括对照法、灵敏度法和比较法。

8.8.1　对照法

　　将一定量待检杂质的对照溶液与一定量供试品溶液在相同条件下处理后，比较结果，从而判断供试品中所含杂质是否超过限量。该法在杂质限量检查中最为常用，检查时应注意平行原则，即供试品管与对照管应同时进行。

　　采用对照法测定杂质限量时，供试品中所含杂质的最大允许量可通过杂质对照溶液的浓度和体积的乘积计算。故杂质限量(L)可按下式计算：

$$L(\%) = \frac{cV}{S} \times 100 \tag{8-3}$$

式中，c 为对照溶液的浓度(g/mL)；V 为对照溶液的体积(mL)；S 为供试品的量(g)。

　　如果杂质限量以 ppm 来表示时，杂质限量计算公式可写为

$$L(\text{ppm}) = \frac{cV}{S} \times 10^6 \tag{8-4}$$

　　使用上述公式时，各项的单位要统一。此外，当已知杂质的限量要求时，还可以利用该公式求出所需对照溶液的体积或供试品的量。

8.8.2　灵敏度法

　　一定条件下，在供试品溶液中加入适当的试剂后不得有正反应出现，或将供试品溶液按规定稀释后，依法检查，不得呈现杂质的信号(如斑点、色谱峰、吸光峰等)，据此来判断供试品中所含杂质是否符合限量规定。

8.8.3 比较法

取一定量供试品依法检查，测得待检杂质的特征参数（如吸光度、颜色、色谱峰面积等）与规定的限量比较，不得更大。

延伸阅读 8-11：杂质限量检查方法示例

【例 8-19】氢溴酸右美沙芬中 N, N-二甲基苯胺的限量检查

取本品 0.50 g，加水 20 mL，置水浴中加热溶解后冷却，加 1 mol/L 乙酸溶液 2 mL 和 1% 亚硝酸钠溶液 1 mL，再加水使成 25 mL，摇匀；如显色，与对照液（取 N, N-二甲基苯胺对照品 20 mg，精密称定，置 20 mL 量瓶中，加水适量，于水浴中温热使溶解，加水稀释至刻度，摇匀，精密量取 1.0 mL，置 200 mL 量瓶中，用水稀释至刻度，摇匀）1 mL，用同一方法处理后的颜色比较，不得更深（0.001%）。

【例 8-20】精氨酸中重金属的检查

取本品 1.0 g 加水 23 mL 与乙酸盐缓冲液（pH 3.5）2 mL 溶解后，依法检查。与标准铅溶液所呈颜色比较，不得更深，含重金属不得过百万分之十。

若标准铅溶液的浓度为 10 μg/mL，该检查方法中应精密量取标准铅溶液为

$$V = \frac{LS}{c} = \frac{10 \times 10^{-6} \times 1.0}{10 \times 10^{-6}} = 1.0 \, (\text{mL})$$

【例 8-21】氢溴酸右美沙芬中酚类化合物的检查

取本品约 5 mg，加 3 mol/L 盐酸溶液 1 滴、水 1 mL 和三氯化铁试液 2 滴，混匀，加铁氰化钾试液 2 滴，2 min 后，不得显蓝绿色。

【例 8-22】阿昔洛韦中有关物质的检查

取本品，加二甲基亚砜溶解并稀释制成每 1 mL 中含 10 mg 的溶液，照薄层色谱法（通则 0502）试验，吸取上述溶液 5 μL，点于硅胶 GF254 薄层板上，以三氯甲烷-甲醇-浓氨溶液（80：20：2）为展开剂，展开，取出，晾干，置紫外光灯（254 nm）下检视，除主斑点外，不得显其他杂质斑点。

【例 8-23】盐酸四环素中杂质吸光度的检查

取本品，在 20～25℃ 时，加 0.8% 氢氧化钠溶液制成每 1 mL 中含 10 mg 的溶液，照紫外-可见分光光度法（通则 0401），置 4 cm 的吸收池中，自加 0.8% 氢氧化钠溶液起 5 min 时，在 530 nm 的波长处测定，吸光度不得过 0.12（供注射用）。

该法测定的主要是四环素的中性降解物。四环素在放置过程中颜色会逐渐加深，这与其中性降解产物含量增加有关。这些中性降解物的毒性较四环素大，在注射用原料药中须加以控制，而 530 nm 波长处的吸光度可以用于控制四环素中中性降解物的含量。

测定时温度越高，加氢氧化钠溶液后放置的时间越长，则吸光度越高，故应严格控制温度和时间。这些中性降解物的结构未知，ChP2020 中盐酸四环素品种项下以"杂质吸光度"作为杂质项目名称对它们进行检查。

学习与思考 8-4

(1)何谓杂质的限量检查?

(2)常用杂质限量检查方法有哪些?

(3)对照法对杂质进行限量检查时有哪些注意事项?

8.9　常见杂质检查法

药物中的一般杂质检查常采用限量检查法,具体方法收录在 ChP2020 四部通则 0800 限量检查法项下。本节以常见无机杂质及残留溶剂为例进行讨论。

8.9.1　氯化物检查法

氯化物检查法是检查药物在硝酸溶液中可以溶解的氯化物杂质。

1. 原理

在硝酸酸性条件下,氯离子与硝酸银试液反应,生成白色氯化银沉淀,与一定量标准氯化钠溶液在相同条件下生成的氯化银浑浊液进行浊度比较,以判断供试品是否超过限量。加入稀硝酸可避免碳酸根、磷酸根等的干扰,同时还可加速氯化银沉淀的生成并产生较好的乳浊。

$$Cl^- + Ag^+ \longrightarrow AgCl\downarrow$$

2. 测定方法

除另有规定外,取各品种项下规定量的供试品,加水溶解使成 25 mL(溶液如显碱性,可滴加硝酸使成中性),再加稀硝酸 10 mL;溶液如不澄清,应滤过;置 50 mL 纳氏比色管中,加水使成约 40 mL,摇匀,即得供试品溶液。

另取该品种项下规定量的标准氯化钠溶液,置 50 mL 纳氏比色管中,加稀硝酸 10 mL,加水使成 40 mL,摇匀,即得对照溶液。于供试品溶液与对照溶液中,分别加入硝酸银试液 1.0 mL,用水稀释使成 50 mL,摇匀,在暗处放置 5 min,同置黑色背景上,从比色管上方向下观察、比较,即得。

3. 注意事项

(1)氯化物的浓度以 50 mL 中含 50~80μg 的氯离子为宜,此范围内所显浊度梯度明显。稀硝酸的量以最终溶液体积每 50 mL 加入 10 mL 为佳。

(2)供试品溶液如显浑浊,用去氯离子滤纸或滤膜过滤。滤纸或滤膜去氯离子方法:用 2% 硝酸溶液通过滤纸或滤膜,弃初滤液若干毫升,取续滤液 50 mL,加硝酸银试液 1.0 mL,摇匀,浊度不得大于同体积水。

(3)如果供试品溶液显碱性,应先中和为中性后再检查,以避免硝酸银在碱性条件下生成氢氧化银和氧化银。

(4)供试品溶液如带颜色,采用内消色法或外消色法进行预处理。

(a)内消色法。取供试品溶液两份,分别置 50 mL 纳氏比色管中,一份中加硝酸银试液 1.0 mL,

摇匀，放置 10 min，如显浑浊，可反复滤过，至滤液完全澄清，再加规定量的标准氯化钠溶液与水适量使成 50 mL，摇匀，在暗处放置 5 min，作为对照溶液；另一份中加硝酸银试液 1.0 mL 与水适量使成 50 mL，摇匀，在暗处放置 5 min，按上述方法与对照溶液比较，即得。

(b)外消色法。向供试品溶液中加入某种试剂，使供试品溶液的颜色褪去后再依法检查。例如，高锰酸钾溶液中氯化物的检查，因溶液呈紫色，加入适量乙醇，使颜色消失后再检查。

8.9.2　硫酸盐检查法

硫酸盐检查法是检查药物在盐酸溶液中可以溶解的硫酸盐杂质。

1. 原理

硫酸盐检查法是根据硫酸盐在盐酸溶液中与氯化钡反应，生成白色硫酸钡沉淀，导致溶液浑浊进行检查。硫酸根离子在一定范围内，在相同条件下通过比较供试品溶液产生的浊度与一定量标准硫酸钡溶液产生的浊度，来判断供试品的硫酸盐是否超过了规定的量。加入稀盐酸可避免碳酸根、磷酸根等干扰，同时还有助于生成的硫酸钡产生较好的乳浊。

$$SO_4^{2-} + Ba^{2+} \longrightarrow BaSO_4 \downarrow$$

2. 测定方法

除另有规定外，取各品种项下规定量的供试品，加水溶解使成约 40 mL(溶液如显碱性，可滴加盐酸使成中性)；溶液如不澄清，应滤过；置 50 mL 纳氏比色管中，加稀盐酸 2 mL，摇匀，即得供试品溶液。

另取该品种项下规定量的标准硫酸钾溶液，置 50 mL 纳氏比色管中，加水使成约 40 mL，加稀盐酸 2 mL，摇匀，即得对照溶液。于供试品溶液与对照溶液中，分别加入 25% 氯化钡溶液 5 mL，用水稀释至 50 mL，充分摇匀，放置 10 min，同置黑色背景上，从比色管上方向下观察、比较，即得。

3. 注意事项

(1)硫酸根的浓度以 50 mL 中含 200～500 μg 硫酸根离子为宜，此范围内浊度梯度明显。
(2)氯化钡试液浓度在 10%～25%时，生成硫酸钡的浊度差异不大。氯化钡试液放置时间不宜过久，一旦出现浑浊或沉淀，则不得使用。
(3)溶液的酸度对产生的浊度有影响，最终以 pH 在 1 左右较好。
(4)供试品溶液如带颜色，可以采用内消色法处理。

8.9.3　铁盐检查法

铁盐检查法是检测药物中残存无机铁盐的方法。药物中的铁盐杂质可由催化剂、合成器皿和不锈钢管道等引入。微量的铁盐对人无害，但残留铁盐说明含铁催化剂未去除干净，或钢制容器或管道被腐蚀有铁溶出，此外铁盐的存在也可能会加快药物的氧化和降解，因此应对药物中的铁盐杂质进行控制。

1. 原理

在盐酸酸性溶液中铁盐与硫氰酸铵生成红色可溶性硫氰酸铁配离子，与一定量标准铁溶液用同法处理后所显的颜色进行比较。

$$Fe^{3+} + 6SCN^- \xrightarrow{\quad H^+ \quad} [Fe(SCN)_6]^{3-}(红色)$$

2. 测定方法

除另有规定外，取各品种项下规定量的供试品，加水溶解使成 25 mL，移至 50 mL 纳氏比色管中，加稀盐酸 4 mL 与过硫酸铵 50 mg，用水稀释使成 35 mL 后，加 30%硫氰酸铵溶液 3 mL，再加水适量稀释成 50 mL，摇匀；如显色，立即与一定量标准铁溶液制成的对照溶液(取该品种项下规定量的标准铁溶液，置 50 mL 纳氏比色管中，加水使成 25 mL，加稀盐酸 4 mL 与过硫酸铵 50 mg，用水稀释使成 35 mL，加 30% 硫氰酸铵溶液 3 mL，再加水适量稀释成 50 mL，摇匀)比较，即得。

如供试管与对照管色调不一致时，可分别移至分液漏斗中，各加正丁醇 20 mL 提取，待分层后，将正丁醇层移至 50 mL 纳氏比色管中，再用正丁醇稀释至 25 mL，比较，即得。

3. 注意事项

(1)由于铁盐与硫氰酸根离子的反应为可逆反应，在反应中通常需加入过量的硫氰酸铵，以增加生成的配离子的稳定性，提高反应灵敏度，消除氯化物等与铁盐生成配位化合物所引起的干扰。

(2)在稀盐酸的微酸性溶液中进行反应，既可防止铁离子的水解，又可避免弱酸盐如乙酸盐、碳酸盐等的干扰。

(3)铁离子的浓度以每 50 mL 溶液中含 8～50 μg 为宜，相当于标准铁溶液 1～5 mL。在此范围内，显色梯度明显，易于肉眼观察区别。

(4)加入氧化剂过硫酸铵用于氧化供试品中的亚铁离子，同时避免光线促使硫氰酸铁还原或分解褪色。

(5)某些具环状结构或不溶于水的有机药物，在实验条件下不溶解或对检查有干扰，需经炽灼破坏，使铁盐成三氧化二铁留于残渣中，处理后再依法检查。

8.9.4 重金属离子检查法

重金属系指在实验条件下能与硫代乙酰胺或硫化钠作用显色的金属杂质，如银、汞、铜、铅、镉、锡、锑、铋等。

重金属杂质的存在会影响药物的安全性及稳定性。由于在药品生产过程中遇到铅的机会较多，而且铅容易在体内蓄积中毒，所以重金属检查法是以铅为代表，基于硫化铅的生成原理对重金属进行检测。

重金属离子检查法的优点是简单快捷，所需仪器装置简单便宜，测试成本低，可以较快得到测试结果，适用于要求较简单，重金属以铅为主的药物，缺点是缺乏特异性、灵敏性和准确性，存在主观目测颜色误差。

此外，重金属离子检查法所得结果为样品中各元素杂质的总量，不能对单个元素杂质进行定量分析，如需对特定金属或该法不能检测到的金属离子进行检查，可用其他具有专属性的方法，如原子吸收分光光度法、电感耦合等离子体-原子发射光谱法和电感耦合等离子体-质谱法等。

ChP2020 四部通则 0821 重金属检查法项下收载了三种测定方法，其中第一法和第二法均采用硫代乙酰胺与铅反应，区别在于第二法的样品需要进行有机破坏；第三法采用硫化钠与铅反应。

1. 硫代乙酰胺法

本法最为常用，适合于溶于水、稀酸和乙醇的药物。其原理是在酸性条件下，硫代乙酰胺水解产生的硫化氢与重金属离子反应，生成不溶性的重金属硫化物微粒并混悬在溶液中，导致溶液颜色变深。比较供试品溶液和标准铅溶液在酸性条件下与硫代乙酰胺作用后所呈现的颜色深浅，判断供试品中重金属的限量是否符合规定。

硫代乙酰胺与铅的反应式为

$$CH_3CSNH_2 + H_2O \xrightarrow{pH\,3.5} CH_3CONH_2 + H_2S$$

$$Pb^{2+} + H_2S \xrightarrow{pH\,3.5} PbS\downarrow + 2H^+$$

除另有规定外，取 25 mL 纳氏比色管三支，甲管中加标准铅溶液一定量与乙酸盐缓冲液 (pH 3.5) 2 mL 后，加水或该药品项下规定的溶剂稀释成 25 mL，乙管中加入按各品种项下规定的方法制成的供试液 25 mL，丙管中加入与乙管相同量的供试品，加配制供试品溶液的溶剂适量使溶解，再加与甲管相同量的标准铅溶液与乙酸盐缓冲液 (pH 3.5) 2 mL 后，用溶剂稀释成 25 mL，若供试液带颜色，可在甲管中滴加少量的稀焦糖溶液或其他无干扰的有色溶液，使之与乙管、丙管一致。

再在甲、乙、丙三管中分别加硫代乙酰胺试液 2 mL，摇匀，放置 2 min，同置白纸上，自上向下透视，当丙管中显出的颜色不浅于甲管时，乙管中显示的颜色与甲管比较，不得更深，如丙管中显出的颜色浅于甲管，应取样按第二法检查。

使用本法时，需要注意如下几点。

(1) 标准铅溶液浓度为 10 μg/mL，限当日使用，所用玻璃容器均不得含铅。为便于目视比色，标准铅溶液用量以 2.0 mL（相当于 20 μg 的铅）为宜。

(2) 如在甲管中滴加稀焦糖溶液或其他无干扰的有色溶液，仍不能使颜色一致时，应按第二法检查。

(3) 如果供试品中含高铁盐，则会氧化硫化氢而析出硫，影响重金属检查，可以先在甲、乙、丙三管中分别加入相同量的维生素 C (0.5～1.0 g)，将铁离子还原为亚铁离子消除干扰，再用上述方法检查。

(4) 该法受溶液的 pH、显色时间、硫代乙酰胺试液加入量等因素的影响。故应精确控制乙酸盐缓冲液 (pH 3.5) 的 pH，硫代乙酰胺试液应精密加入，同时控制显色时间在 2 min。

(5) 供试品如自身为重金属的盐，须先将供试品本身的金属离子除去，再进行检查。

2. 炽灼后硫代乙酰胺法

本法适用于药物中金属结合较为牢固的含芳环、杂环，以及溶于水、稀酸和乙醇的药物。其原理是先将供试品炽灼破坏，残渣加硝酸进一步破坏，蒸干。然后加盐酸将残渣中的重金属转化为氯化物，再按第一法检查。

除另有规定外，取各品种项下规定量的供试品，按炽灼残渣检查法(通则 0841)进行炽灼处理，然后取遗留的残渣；或直接取炽灼残渣项下遗留的残渣；如供试品为溶液，则取各品种项下规定量的溶液，蒸发至干，再按上述方法处理后取遗留的残渣；加硝酸 0.5 mL，蒸干，至氧化氮蒸气除尽后(或取供试品一定量，缓缓炽灼至完全炭化，放冷，加硫酸 0.5~1.0 mL，使刚好湿润，用低温加热至硫酸除尽后，加硝酸 0.5 mL，蒸干，至氧化氮蒸气除尽后，放冷，在 500~600℃炽灼使完全灰化)，放冷，加盐酸各 2 mL，置水浴上蒸干后加水 15 mL，滴加氨试液至对酚酞指示液显微粉红色，再加乙酸盐缓冲液(pH 3.5) 2 mL，微热溶解后，移至纳氏比色管中，加水稀释成 25 mL，作为乙管。

另取配制供试品溶液的试剂，置瓷皿中蒸干后，加乙酸盐缓冲液(pH 3.5) 2 mL 与水 15 mL，微热溶解后，移置纳氏比色管中，加标准铅溶液一定量，再用水稀释成 25 mL，作为甲管。

再在甲、乙两管中分别加硫代乙酰胺试液各 2 mL，摇匀，放置 2 min，同置白纸上，自上向下透视，乙管中显出的颜色与甲管比较，不得更深。

使用本法时，需要注意的事项如下。

(1)本法所用炽灼温度必须控制在 500~600℃，以避免高温炽灼造成的重金属损失。

(2)残渣加硝酸蒸干，务必除尽氧化氮蒸气，否则会使硫化氢氧化而析出硫，影响检查。

(3)加盐酸使重金属转化为氯化物时，应在水浴上蒸干以赶除多余的盐酸，避免影响溶液的 pH。

(4)含钠盐或氟的有机药物在炽灼时能腐蚀瓷坩埚而引入重金属杂质，应改用铂坩埚或硬质玻璃蒸发皿。

3. 硫化钠法

本法适用于可溶于碱性水溶液而难溶于稀酸或在稀酸中生成沉淀的药物。其原理是在碱性介质中，硫化钠与重金属离子反应生成不溶性的重金属硫化物微粒，使溶液颜色变深。比较供试品溶液和标准铅溶液生成的重金属硫化物微粒混悬液的颜色深浅，判断供试品中重金属的限量是否符合规定。

硫化钠与铅反应式为

$$S^{2-} + Pb^{2+} \xrightarrow{\text{NaOH}} PbS\downarrow$$

除另有规定外，取供试品适量，加氢氧化钠试液 5 mL 与水 20 mL 溶解后，置纳氏比色管中，加硫化钠试液 5 滴，摇匀，与一定量的标准铅溶液同样处理后的颜色比较，不得更深。

需要注意的是，硫化钠试液对玻璃有一定的腐蚀性，而且久置后会产生絮状物。应临用新配。

8.9.5　砷盐检查法

在这里，我们主要讨论适用于药品中微量砷的限量检查方法。砷盐多由药物生产过程所使用的无机试剂引入。砷是毒性杂质，需严格控制。检测砷盐的方法主要有古蔡氏法(Gutzeit method)、二乙基二硫代氨基甲酸银法(Ag-DDC 法)、白田道夫(Bettendorf)法等。

ChP2020 通则中收载了第一法(古蔡氏法)和第二法(Ag-DDC 法)，其中第一法可检查药品中砷的限量，第二法还可以测定砷的含量。ChP2020 正文品种项下主要采用上述二法对砷盐进行限量检查，仅有少部分白田道夫法的应用。

1. 古蔡氏法

锌粉与酸作用产生新生态的氢，与药物中微量砷盐反应，生成具有挥发性的砷化氢气体，遇到溴化汞试纸，产生黄色至棕色的砷斑，与一定量标准砷溶液在相同条件下所生成的砷斑比较，据此判断药物中砷盐是否符合限量规定。

反应式如下：

$$AsO_3^{3-} + 3Zn + 9H^+ \longrightarrow AsH_3\uparrow + 3Zn^{2+} + 3H_2O$$

$$AsH_3 + 2HgBr_2 \longrightarrow 2HBr + AsH(HgBr)_2$$
$$黄色(量少)$$

$$AsH_3 + 3HgBr_2 \longrightarrow 3HBr + AsH(HgBr)_3$$
$$棕色(量大)$$

实验检查使用装置如图 8-10 所示。测试时，于导气管 C 中装入乙酸铅棉花 60 mg（装管高度为 60～80 mm），再放一片溴化汞试纸（试纸大小以能覆盖孔径而不露出平面外为宜）于旋塞 D 的顶端平面上，盖上旋塞盖 E 并旋紧，即得。

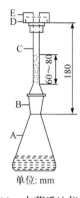

图 8-10　古蔡氏法仪器装置

A 为 100 mL 标准磨口锥形瓶；B 为中空的标准磨口塞，上连导气管 C（外径 8.0 mm，内径 6.0 mm），全长约 180 mm；D 为具孔的有机玻璃旋塞，其上部为圆形平面，中央有一圆孔，孔径与导气管 C 的内径一致，其下部孔径与导气管 C 的外径相适应，将导气管 C 的顶端套入旋塞下部孔内，并使管壁与旋塞的圆孔相吻合，黏合固定；E 为中央具有圆孔（孔径 6.0 mm）的有机玻璃旋塞盖，与 D 紧密吻合

为了更加清楚地说明反应原理，我们就每一个试剂所发挥的作用进行逐一讨论。首先，锌的作用是与酸作用产生新生态的氢。

$$Zn + 2H^+ \longrightarrow Zn^{2+} + 2[H]$$
$$新生态氢$$

其次，碘化钾的作用是作为还原剂和配合剂，一方面可将五价砷（As^{5+}）还原为三价砷（As^{3+}）；另一方面与锌离子配位。自然界中存在的砷一般是以砷酸盐（AsO_4^{3-}）或亚砷酸盐（AsO_3^{3-}）的形式存在。由于三价砷生成砷化氢的速度比五价砷生成砷化氢的速度快，所以加入碘化钾使五价砷还原为三价砷，以加快生成砷化氢的速度。

$$AsO_4^{3-} + 2I^- + 2H^+ \longrightarrow AsO_3^{3-} + I_2 + H_2O$$

碘离子与反应中产生的锌离子能形成稳定的配离子，不断地消耗锌离子，从而使生成新生态氢的反应及生成砷化氢的反应不断进行。

$$4I^- + Zn^{2+} \longrightarrow ZnI_4^{2-}$$

再次，酸性氯化亚锡的作用也有三个方面，包括五价砷还原为三价砷使生成砷化氢的速度加快：

$$AsO_4^{3-} + Sn^{2+} + 2H^+ \longrightarrow AsO_3^{3-} + Sn^{4+} + H_2O$$

进一步将碘化钾被氧化生成的碘再还原为碘离子：

$$I_2 + Sn^{2+} \longrightarrow 2I^- + Sn^{4+}$$

还有去极化作用，表现在

$$Zn + H^+ \longrightarrow [H] \Rightarrow \begin{cases} [H] + As^{3+} \longrightarrow AsH_3 \uparrow \\ 2[H] \longrightarrow H_2 \uparrow (气泡) \end{cases}$$

其中产生的氢气泡附着于锌粒表面形成氢气膜，阻碍了锌继续与氢离子作用产生新生态氢，也就阻碍了砷化氢的产生；而氯化亚锡可与锌作用，在锌粒表面形成锌锡合金，产生的锌锡合金可以破坏这种极化现象，从而使氢气均匀而连续地产生，这就是去极化作用。

在图 8-10 的实验装置中，还使用了乙酸铅棉花。反应过程中，棉花吸收硫化氢，排除对结果的干扰。当样品或锌粒中含有硫化物时，在酸性溶液中能产生硫化氢气体，而硫化氢也能与溴化汞试纸作用产生色斑，干扰实验结果。

$$S^{2-} + 2H^+ \longrightarrow H_2S \uparrow \xrightarrow{HgBr_2} HgS \downarrow (黑色，干扰)$$

一旦加入乙酸铅棉花后，硫化氢先与棉花上的乙酸铅反应，生成硫化铅沉淀而留在棉花上，避免了硫化氢对实验结果的干扰，又可使砷化氢以适当的速度通过。

测定过程中，需要制备标准的砷斑。其方法是精密量取标准砷溶液 2 mL，置 A 瓶中，加盐酸 5 mL 与水 21 mL，再加碘化钾试液 5 mL 与酸性氯化亚锡试液 5 滴，在室温放置 10 min 后，加锌粒 2 g，立即将照上法装妥的导气管 C 密塞于 A 瓶上，并将 A 瓶置 25～40℃水浴中反应 45 min，取出溴化汞试纸，即得。若供试品需经有机破坏后再行检砷，则应取标准砷溶液代替供试品，照该品种项下规定的方法同法处理后，依法制备标准砷斑。

在操作过程中，需要取按各品种项下规定方法制成的供试品溶液，置 A 瓶中，照标准砷斑的制备，自"再加碘化钾试液 5 mL"起，依法操作。将生成的砷斑与标准砷斑比较，不得更深。

测量过程中需要注意的事项如下。

(1)所有试液都应满足痕量元素分析的使用要求，所用仪器和试液等依本法检查，都不应生成砷斑，或至多生成可与砷斑区分的斑痕。

(2)配制标准砷贮备液，然后依法稀释为每 1 mL 含砷量为 1 μg 的标准砷溶液。各供试品中规定含砷限量不同，采用改变供试品取用量的方法来适应要求，而不是采用改变标准砷溶液取用量的办法，因标准砷斑过深或过浅都会影响比色的准确性。

(3)反应最佳条件，包括实验中所用锌粒的大小、用量及溶液的酸度都会影响氢气的产生速度。而氢气产生速度的快慢会影响砷化氢的逸出速度，进而影响到砷斑的呈色和清晰程度，所以药典上对锌粒的大小、用量及盐酸的用量都有规定。

(4)干扰物的排除。如果供试品是硫化物、亚硫酸盐、硫代硫酸盐时，在酸性溶液中可生成的硫化氢或二氧化硫气体也能与溴化汞试纸作用，生成黑色的硫化汞沉淀或汞沉淀，干扰砷盐的检查。此时，可加入硝酸处理，使氧化为硫酸盐，除去干扰。

具有氧化作用的供试品，不仅会消耗碘化钾、氯化亚锡等还原剂，还可能氧化砷化氢而影响检查结果，所以事先要将供试液中的氧化性物质除去。

含锑的药物中砷盐的检查不能用古蔡氏法。因为在古蔡氏法检查砷盐的条件下，锑盐也可被还原为锑化氢(SbH_3)，而锑化氢也能与溴化汞试纸产生色斑(锑斑)，干扰检查。这类药物可采用 Ag-DDC 法或白田道夫法检查砷盐。

$$SbH_3 + HgBr_2 \longrightarrow SbH_2(HgBr) + HBr$$
$$(锑斑)$$

对于具有环状结构的有机药物，砷在环状分子中可能以共价键结合，所以要先进行有机破坏，使有机结合的砷成为亚砷酸盐，再依法进行检查。

(5)溴化汞试纸问题。试纸灵敏度虽然比较高，但不稳定，按要求制作后应保持干燥并避强光照射，反应完毕迅速比色。

2. Ag-DDC 法

Ag-DDC 法利用金属锌与酸作用产生新生态氢，再与微量砷盐反应生成具有挥发性的砷化氢，砷化氢还原 Ag-DDC（图 8-11）产生红色的胶态银，与同条件下处理的标准砷溶液所呈色进行目视比色或在 510 nm 波长处测定吸光度进行比较，以控制砷盐的限量。实验检查使用如图 8-12 所示的仪器装置。

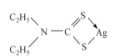

图 8-11　Ag-DDC 的结构

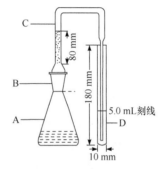

图 8-12　Ag-DDC 法仪器装置

A 为 100 mL 标准磨口锥形瓶；B 为中空的标准磨口塞，上连导气管 C（一端外径为 8 mm，内径为 6 mm；另一端长为 180 mm，外径为 4 mm，内径为 1.6 mm，尖端内径为 1 mm）；D 为平底玻璃管（长为 180 mm，内径为 10 mm，于 5.0 mL 处有一刻度）。测试时，在导气管 C 中装入乙酸铅棉花 60 mg（装管高度约 80 mm），并在 D 管中精密加入 Ag-DDC 试液 5 mL

在操作过程中，需要制备标准砷对照液。其制备方法：精密量取标准砷溶液 2 mL，置 A 瓶中，加盐酸 5 mL 与水 21 mL，再加碘化钾试液 5 mL 与酸性氯化亚锡试液 5 滴，在室温放置 10 min 后，加锌粒 2 g，立即将导气管 C 与 A 瓶密塞，使生成的砷化氢气体导入 D 管中，并将 A 瓶置 25～40℃水浴中反应 45 min，取出 D 管，添加三氯甲烷至刻度，混匀，即得。

若供试品需经有机破坏后再行检砷，则应取标准砷溶液代替供试品，照各品种项下规定的方法同法处理后，依法制备标准砷对照液。

然后，取照各品种项下规定方法制成的供试品溶液，置 A 瓶中，照标准砷对照液的制备，自"再加碘化钾试液 5 mL"起，依法操作。

将所得溶液与标准砷对照液同置白色背景上，从 D 管上方向下观察、比较，所得溶液的颜色不得比标准砷对照液更深。必要时，可将所得溶液转移至 1 cm 吸收池中，照紫外-可见分光光度法（通则 0401）在 510 nm 波长处以 Ag-DDC 试液作空白，测定吸光度，与标准砷对照液按同法测得的吸光度比较，即得。

在实验过程中，需要注意的事项主要是防止生成胶态银的反应过程中会有部分三氯甲烷挥发损失，故在比色前应添加三氯甲烷至 5 mL，混匀后，置白色背景上，从 D 管的上方向下观察，以增加液层厚度，便于判断结果。此外，由于 Ag-DDC 试液呈浅黄绿色，应考虑背景补偿，因此测吸光度时以吸收液作空白溶液。

其他注意事项同古蔡氏法。

3. 白田道夫法

原理是在盐酸中氯化亚锡能将砷盐还原为棕褐色的胶态砷，与一定量的标准砷溶液按同法处理后进行比较，判断供试品中砷盐的限量。

白田道夫法适用于某些含锑的药品，如 ChP2015 葡萄糖酸锑钠中砷盐的检查即采用了此法。

8.9.6　干燥失重检查

药品的干燥失重系指待测药品在规定条件下经干燥后所减失的质量，通常以百分率表示。减失的组分主要为待测药品在规定条件下失去的水分，也包括其他可挥发性物质如溶剂化成分或残留溶剂等。该法主要适用于固体药品，不适用于液体药品。

1. 原理

在常压或减压状态下，经常温干燥或加热一定时间，使药品中的挥发性物质如水分及其他可挥发性物质等挥发，测量干燥前后供试(药)品的恒定质量，即可计算出供试品的减失质量百分率(%)。

2. 方法

取供试品，混合均匀(如为较大的结晶，应先迅速捣碎使成 2 mm 以下的小粒)，取约 1 g 或各品种项下规定的质量，置与供试品相同条件下干燥至恒量的扁形称量瓶中，精密称定，除另有规定外，在 105℃干燥至恒量。由减失的质量和取样量计算供试品的干燥失重。

药品干燥的方法分为常压干燥法和减压干燥法两种。常压干燥法俗称烘干法，是干燥失重法中较为常用的一种，适用于对热较稳定的供试品，在常压下，供试品置恒定温度(常为 105℃)干燥箱内干燥至恒量或至规定的时间。减压干燥法又可分为室温减压干燥法和恒温减压干燥法。室温减压干燥法又称为干燥器减压干燥法，即在室温条件下，供试品置于干燥器(多为玻璃干燥器)内，在减压条件下，利用干燥器内贮藏的干燥剂吸收供试品中的水分，干燥至恒量或干燥一定时间，适用于熔点较低，加热易分解或升华的供试品，减压有助于除去水分或其他可挥发性物质。恒温减压干燥法又称减压加热干燥法，即供试品在减压干燥箱中按规定的温度减压干燥至恒量或至规定的时间，适用于熔点较低、对热较不稳定(能耐受一定温度)或水分较难除尽的供试品

3. 注意事项

(1)应根据样品的性质设置干燥温度和时间。当各品种项下未规定温度时，应采用室温条件进行干燥。

(2)减压干燥时，除另有规定外，压力应在 2.67 kPa (20 mmHg)以下。为使水分及挥发性物质易于挥散，样品应平铺于扁形粉量瓶中，其厚度不超过 5 mm；如为疏松物质，厚度不超过 10 mm；如为大颗粒结晶，应研细至粒度约 2 mm。

(3)供试品在未达到规定的干燥温度即熔化时，表面结成一层薄膜，使其含有的水分不易继续挥发。除另有规定外，应先将供试品在低于熔化温度5~10℃的温度下干燥至除去大部分水分后，再按规定条件进行干燥。生物制品应先将供试品于较低的温度下干燥至除去大部分水分后，再按规定条件进行干燥。

(4)注意环境温湿度的控制。干燥器内温度应准确、稳定、分布均匀，应将有供试品的称量瓶尽可能置于温度计附近，以免引入温度测量误差。

8.9.7 炽灼残渣检查法

该法用于测定有机药物中混入的各种无机杂质，或挥发性无机药物中的非挥发性无机杂质。

1. 原理

将有机药物经加热灼烧至完全炭化或将无机药物加热分解后，再加适量硫酸湿润，于700~800℃高温炽灼至灰化完全后遗留的无机杂质（多为金属的氧化物或硫酸盐）即为炽灼残渣。经称量，计算，判断是否符合限度规定。

2. 方法

取供试品1.0~2.0 g或各品种项下规定的质量，置已炽灼至恒量的坩埚中，精密称定，缓缓炽灼至完全炭化，放冷；除另有规定外，加硫酸0.5~1mL使湿润，低温加热至硫酸蒸气除尽后，在700~800℃炽灼使完全灰化，移置干燥器内，放冷，精密称定后，再在700~800℃炽灼至恒量，经称量，计算，判断是否符合限度规定。

$$R(\%) = \frac{S' - S}{S_0} \times 100 \tag{8-5}$$

式中，$R(\%)$为炽灼残渣在供试品中的占比；S_0为供试品的质量；S'为残渣和坩埚的质量；S为空坩埚的质量。

3. 注意事项

(1)如需将残渣留作重金属检查，则炽灼温度必须控制在500~600℃。

(2)如供试品分子结构中含有能腐蚀瓷坩埚或石英坩埚的碱金属或氟元素时，则应使用铂坩埚。

(3)供试品的取用量应根据炽灼残渣限度和称量误差决定。药品的炽灼残渣限度一般为0.1%~0.2%，故供试品取用量多为1.0~2.0 g。

(4)操作应注意安全。例如，供试品放入高温炉前，务必完全炭化并除尽硫酸蒸气，以免硫酸蒸气腐蚀炉膛，造成漏电事故；除尽硫酸蒸气应以低温加热，以防由于温度过高，供试品飞溅。

8.9.8 易炭化物检查法

该法用于检查药物中遇硫酸易炭化或易氧化而呈色的微量有机杂质。这类杂质多为结构未知的化合物，用硫酸呈色的方法可以简便地控制它们的含量。

1. 原理

药物中所含的与硫酸易发生炭化作用或易氧化而呈色的有机杂质，遇硫酸后所显的颜色不得深于规定色号的标准比色液。

2. 方法

取两支内径一致的比色管：甲管中加各品种项下规定的对照溶液 5 mL，乙管中加硫酸 5 mL 后，分次缓缓加入规定量的供试品，振摇使溶解。除另有规定外，静置 15 min 后，将甲、乙两管同置白色背景前，平视观察，乙管中所显颜色不得较甲管更深。

3. 注意事项

(1) 所加硫酸的浓度为含硫酸 94.5%～95.5%(g/g)，要防止硫酸吸水改变浓度，必要时应标定。

(2) 比色管应干燥、洁净。

(3) 供试品如为固体，应先研成细粉。如需加热才能溶解时，可取供试品与硫酸混合均匀，加热溶解后，放冷，再移至比色管中。

(4) 必须分次向乙管缓缓加入供试品，边加边振摇，使溶解完全，避免因一次加入过多而导致供试品结成团，被硫酸炭化液包裹后溶解很困难。

8.9.9 残留溶剂

有机溶剂在原料药合成过程中必不可少。残留溶剂是药品中的一类重要杂质，通常具有毒性或致癌性，当水平高于安全值时，会对人体产生危害，因此对药品中残留溶剂的检测是药品质量控制的重要内容之一。

残留溶剂测定方法通常为气相色谱法，可采用毛细管柱或填充柱，除另有规定外，极性相近的同类色谱柱之间可以互换使用。进样方式一般可采用溶液直接进样或静态顶空进样。直接进样方法比较简单、可靠，仅需要使用自动进样器。

通常，将待测药品溶解于一种溶剂中，或者用一种溶剂提取，然后将这种溶剂注入气相色谱进行分析。静态顶空分析是一种对液体或固体药品中的挥发性组分进行萃取的预处理方法，测定时药品本身不进入气相色谱，只有易挥发的残留溶剂等杂质进入气相色谱进行分析。静态顶空分析更加快速、简便、干净，不需要使用大量的有机溶剂且易于实现仪器自动化。目前各国药典推荐使用的检测药品中残留溶剂的首选方法是静态顶空气相色谱法。

残留溶剂检测的常用检测器为火焰离子化检测器，用氢气作为燃气，助燃气为空气，检测器温度一般应高于柱温，并不得低于 150℃，以免水汽凝结，通常为 250～350℃。对含卤素元素的残留溶剂，如三氯甲烷等，采用电子捕获检测器(E-CD)，灵敏度较高。

1. 残留溶剂测定常用色谱柱

残留溶剂测定常用色谱柱见表 8-4。

表 8-4　残留溶剂测定常用色谱柱

色谱柱类型	固定相/固定液
毛细管柱	
非极性	100%的二甲基聚硅氧烷
极性	聚乙二醇（PEG-20 M）
中极性	（35%）二苯基-（65%）甲基聚硅氧烷 （50%）二苯基-（50%）二甲基聚硅氧烷 （35%）二苯基-（65%）二甲基聚硅氧烷 （14%）氰丙基苯基-（86%）二甲基聚硅氧烷 （6%）氰丙基苯基-（94%）二甲基聚硅氧烷
弱极性	（5%）苯基-（95%）甲基聚硅氧烷 （5%）二苯基-（95%）二甲基硅氧烷共聚物
填充柱	0.18～0.25 mm 的二乙烯苯-乙基乙烯苯型高分子多孔小球或其他适宜的填料

2. 系统适用性试验

（1）用待测物的色谱峰计算，毛细管色谱柱的理论板数一般不低于 5000；填充柱的理论板数一般不低于 1000。

（2）色谱图中，待测物色谱峰与其相邻色谱峰的分离度应大于 1.5。

（3）当以内标法进行测定时，对照品溶液连续进样 5 次，所得待测物与内标物峰面积之比的相对标准偏差（RSD）应不大于 5%；若以外标法测定，所得待测物峰面积的相对标准偏差应不大于 10%。

3. 测定法

目前药物残留溶剂的测量方法主要有毛细管柱顶空进样等温法、毛细管柱顶空进样系统程序升温法和溶液直接进样法三种。

延伸阅读 8-12：药物中残留溶剂限量检查方法

【第一法】毛细管柱顶空进样等温法

当需要检查有机溶剂的数量不多，且极性差异较小时，可采用此法。

色谱条件　柱温一般为 40～100℃；常以氮气为载气，流速为每分钟 1.0～2.0 mL；以水为溶剂时顶空瓶平衡温度为 70～85℃，顶空瓶平衡时间为 30～60 min；进样口温度为 200℃；如采用火焰离子化检测器，温度为 250℃。

溶液的配制　通常以水为溶剂；对于非水溶性药物，可采用二甲基亚砜、N，N-二甲基甲酰胺或其他适宜溶剂；根据待测溶剂和供试品的溶解度选择合适的溶剂，且应不干扰待测溶剂的测定。根据各品种项下残留溶剂的限度规定配制供试品溶液，其浓度应满足系统定量测定的需要。采用与制备供试品溶液相同的方法和溶剂制备对照品溶液。

测定法　取对照品溶液和供试品溶液，分别连续进样不少于 2 次，测定待测峰的峰面积。

【第二法】毛细管柱顶空进样系统程序升温法

当需要检查的有机溶剂数量较多，且极性差异较大时，可采用此法。

色谱条件　柱温一般先在 40℃维持 8 min，再以每分钟 8℃的升温速率升至 120℃，维持 10 min；以氮气为载气，流速为每分钟 2.0 mL；以水为溶剂时顶空瓶平衡温度为 70～85℃，顶空瓶平衡时间为 30～60 min；进样口温度为 200℃；如采用火焰离子化检测器，进样口温度为 250℃。具体到某个品种的残留溶剂检查时，可根据该品种项下残留溶剂的组成调整升温程序。

　　测定法　取对照品溶液和供试品溶液，分别连续进样不少于 2 次，测定待测峰的峰面积。

【第三法】溶液直接进样法

　　可采用填充柱，也可采用适宜极性的毛细管柱。

　　溶液配制　将供试品用水或合适的有机溶剂溶解；根据各品种项下残留溶剂的限度规定配制供试品溶液，其浓度应满足系统定量测定的需要。

　　测定法　取对照品溶液和供试品溶液，分别连续进样 2～3 次，测定待测峰的峰面积。

4. 计算法

　　(1)限度检查。以外标法测定时，供试品溶液所得被测溶剂峰面积不得大于对照品溶液的相应峰面积。以内标法测定时，供试品溶液所得被测溶剂峰面积与内标峰面积之比不得大于对照品溶液的相应比值。

　　(2)定量测定。一般按内标法或外标法计算各残留溶剂的量。

5. 溶剂测量注意事项

　　(1)顶空条件的选择。包括顶空平衡温度和顶空平衡时间两个方面。

　　应根据供试品中残留溶剂的沸点选择顶空平衡温度。顶空平衡温度一般应低于溶解供试品所用溶剂的沸点 10℃以下。对沸点较高的残留溶剂，通常选择较高的平衡温度；同时要兼顾供试品的热分解特性，尽量避免供试品产生的挥发性热分解产物对测定的干扰。对于沸点过高的溶剂，如 2-甲氧基乙醇、甲酰胺、乙二醇、2-乙氧基乙醇、N-甲基吡咯烷酮等，不宜用顶空进样方式，可用直接进样方式进行测定。

　　关于顶空平衡时间，一般为 30～45 min，以保证有足够的时间使供试品溶液的气、液两相达到平衡。通常顶空平衡时间不宜过长，如超过 60 min，可能会导致顶空瓶的气密性变差，降低定量准确性。

　　需要注意的是，对照品溶液与供试品溶液必须使用相同的顶空条件。

　　(2)定量方法的验证。当采用顶空进样时，对照品与供试品处于不完全相同的基质中，所以要考虑气液平衡过程中的基质效应。通常采用标准加入法验证定量方法的准确性；当标准加入法与其他定量方法的结果不一致时，应以标准加入法的结果为准。

　　(3)干扰峰的排除。供试品中的挥发性热降解物或未知杂质易对测定残留溶剂产生干扰。当测定的残留溶剂超出限度，但不能确定供试品中是否有挥发性热降解物或未知杂质对测定有干扰作用时，可以通过测定已知不含该溶剂的对照样品，或比较不同色谱系统中测定结果等方式排除干扰。

　　(4)含氮碱性化合物的测定。采用惰性的镍钢材料或硅钢材料管路，避免有机胺等含氮碱性化合物在管路上的吸附作用，导致检出灵敏度降低；利用溶液直接进样法进行测定时，应控制供试品溶液不呈酸性，以免待测物与酸反应后不易气化。

　　通常采用其填料预先经碱处理过的色谱柱或弱极性的色谱柱分析含氮碱性化合物，如果采用胺分析专用柱，分析效果会更好。

　　对不宜采用气相色谱法测定的含氮碱性化合物，如 N-甲基吡咯烷酮等，可采用其他方法如离子色谱法等测定。

（5）采用校正相对保留时间作为定性分析参数。保留值定性是气相色谱中最常用的定性方法。色谱系统中柱温、载气的温度和载气的流速等的变化都会改变保留值，从而影响定性结果。校正相对保留时间（RART）只受固定相性质和柱温的影响，以此作为定性分析参数比较可靠。应用中通常选用甲烷测定色谱系统的死体积（t_0）：

$$PART = \frac{t_R - t_0}{t'_R - t_0} \tag{8-6}$$

式中，t_R 为组分的保留时间；t'_R 为参比物的保留时间。

延伸阅读 8-13：药物中残留溶剂限量检查示例

【例 8-24】盐酸头孢甲肟中的残留溶剂检查

取本品约 0.1 g，精密称定，置顶空瓶中，精密加入 N, N-二甲基甲酰胺 2 mL 使溶解，密封，作为供试品溶液；取四氢呋喃、二氯甲烷、乙酸乙酯和乙醇各适量，精密称定，用 N, N-二甲基甲酰胺定量稀释制成每 1 mL 中分别约含 0.036 mg、0.03 mg、0.25 mg 和 0.25 mg 的混合溶液，精密量取 2.0 mL，置顶空瓶中，密封，作为对照品溶液。

照残留溶剂测定法（通则 0861 第二法）测定，以 6%氰丙基苯基-94% 二甲基聚硅氧烷（或极性相近）为固定液的毛细管柱为色谱柱，起始温度为 60℃，维持 10 min，再以每分钟 20℃ 的速率升至 180℃，维持 2 min；检测器温度为 250℃；进样口温度为 200℃。顶空瓶平衡温度为 80℃，平衡时间为 30 min。

取对照品溶液顶空进样，各峰之间的分离度应符合要求。取供试品溶液与对照品溶液分别顶空进样，记录色谱图，按外标法以峰面积计算。四氢呋喃、二氯甲烷、乙酸乙酯与乙醇的残留量均应符合规定。

学习与思考 8-5

（1）药物中氯化物、重金属、砷盐等的限量检查法需要注意哪些事项？

（2）残留溶剂的检查又有哪些进样方式？各有何特点？

（3）查阅资料，了解药物中硫化物、氰化物、水分等的限量检查方法。

8.10 药物稳定性检查

8.10.1 药物固有稳定性试验的意义

药物的固有稳定性是指药物保持自身化学、物理、生物学和微生物学特性的能力。稳定性是药物的基本属性。按照药效学研究的要求，一种药品投入临床使用之前，必须具有"三性"，即安全性、有效性和稳定性。

药品从生产到临床使用过程中，可能受外界因素影响而发生变质、含量下降或产生毒性物质等变化，使有效性或安全性下降。例如，肾上腺素、吗啡、多巴胺等都有酚羟基，在光线催化下氧化，颜色变红变深，含量下降，疗效减弱或无效；在光和热的影响下，利血平易发生差向异构化，生成无效的 3-异利血平；四环素在酸性条件下易产生差向异构化产物，这些产物的抗菌活性降低但毒性升高。因此，稳定性是确保药物的安全性和临床疗效的重要前提。

药物稳定性研究是在对药物及其生产工艺的系统研究和理解基础上，通过一系列试验，从不同角度和层面系统考察药物稳定性。对于原料药而言，对其固有稳定性进行研究，不仅可以获得不同环境因素(如温度、湿度、光线照射等)对药物主要质量指标的影响规律，了解其可能的降解途径和降解产物，为分析方法的选择提供依据，还是确定药物生产、包装、贮藏、运输条件和有效期的基础。另外，药物的剂型在一定程度上取决于原料药自身稳定性特点，因此稳定性研究结果也能为研发药物制剂(如确定剂型、处方组成和生产工艺条件参数等)提供依据。

例如，对于经稳定性考察确定易氧化的酚类、烯醇类、芳胺类药物等，在包装、贮存及运输过程中应注意光和氧的影响，在制剂时常需加入抗氧剂或通氮气除氧；对温度敏感的药物，可以采用低温保存，若制成无菌制剂则需考虑选择合适的灭菌方法和条件。

稳定性试验研究贯穿药品研究与开发的全过程，是药物质量控制研究的主要内容之一，具有阶段性特点，一般始于药品的临床前研究，在药品临床研究期间和上市后还应继续进行。

延伸阅读 8-14：药物稳定性研究相关指导原则

稳定性研究在药品的研究与开发、注册管理中占有重要的地位。有很多因素都会影响药物的稳定性，如何规范稳定性试验的方法和内容，已逐渐受到有关部门和药学工作者的重视。近些年，美国、日本、欧盟、中国及 ICH 等国家、地区或组织已先后颁布了系列药品稳定性研究的指导性文件，对稳定性试验的具体内容进行阐述和规定。

ICH 成立之初即开始了对药物稳定性试验课题的讨论与协调，并在 1993 年达成了 ICH 药物稳定性试验指导原则，但当时美国、日本和欧盟都没有光稳定性试验的具体试验方法，因此该指导原则未对光稳定性试验作明确规定。此后经过进一步协调，于 1996 年达成了 ICH 药物光稳定性试验指导原则。目前，在 ICH Q 系列技术指导原则中，ICH Q1 是关于新原料药和制剂稳定性研究的系列指导原则，处于有效状态的包括 Q1A(R2)"新原料药和制剂的稳定性试验"、Q1B"新原料药和制剂的光稳定性试验"、Q1C"新剂型的稳定性试验"、Q1D"原料药及其制剂稳定性试验的括号法和矩阵法设计"，以及 Q1E"稳定性数据的评估"。

我国早在 1985 年颁布的《新药审批办法》中，即将稳定性试验资料列为必须报送的资料。自 ChP2000 开始收载药物稳定性试验相关指导原则。ChP 2000 版附录中收载了"药物稳定性试验指导原则"，ChP2005 版和 ChP2010 版附录中收载了"原料药与药物制剂稳定性试验指导原则"。2005 年，国家食品药品监督管理局发布了"化学药物稳定性研究技术指导原则"，并于 2014 年进行了修订及发布。目前，我国药品稳定性指导性文件主要有 ChP2020 四部通则 9001 收载的"原料药物与制剂稳定性试验指导原则"和国家食品药品监督管理总局发布的"化学药物(原料药和制剂)稳定性研究技术指导原则(修订)"。这些现行指导原则是我国原料药和制剂稳定性研究的一般性原则，适用于新原料药、新制剂及仿制原料药、仿制制剂的上市申请。

8.10.2 原料药稳定性试验的要求及考察项目

1. 稳定性要求

ChP2020 中的稳定性试验指导原则对原料药稳定性试验有如下基本要求。

(1)稳定性试验包括影响因素试验、加速试验和长期试验。影响因素试验用 1 批原料药进行。加速试验和长期试验用 3 批供试品进行。

(2)原料药物供试品应是一定规模生产的。供试品量应相当于制剂稳定性试验所要求的批量，原料药物合成方法、工艺路线、步骤应和大生产一致。

(3)加速试验与长期试验所用供试品的包装应与上市产品一致。

(4)研究药物稳定性，要采用专属性强、准确、精密、灵敏的药物分析方法和有关物质(含降解产物及其他变化所生成的产物)的检查方法，同时对方法进行验证，以保证药物稳定性试验结果的可靠性。在稳定性试验中，应重视降解产物的检查。

(5)若放大试验比规模生产的数量要小，申报者应承诺在获得批准后，从放大试验转入规模生产时，对最初通过生产验证的 3 批规模生产的产品进行加速试验与长期试验。

2. 考察项目

稳定性试验的考察项目应能反映产品质量的变化情况，即在放置过程中可能发生变化的，影响其质量、安全性和(或)有效性的指标。考察项目需涵盖物理、化学、生物学和微生物学的特性，并根据高湿或高温/低湿等试验条件，增加吸湿增量或失水等项目。

对于原料药的稳定性试验，重点考察项目通常包括性状(外观、旋光度或比旋度等)、酸碱度、溶液的澄清度与颜色、杂质(工艺杂质、降解产物等)、对映异构体、晶型、粒度、干燥失重/水分、含量等。

此外，还应根据品种的具体情况，有针对性地设置考察项目；如聚合物的黏度、分子量及分子量分布等；无菌原料药的细菌内毒素/热原、无菌、可见异物等。各考察项目的指标如超出了质量标准规定，即认为药品质量发生了"显著变化"，则试验应中止。

8.10.3　原料药稳定性试验的内容

1. 影响因素试验

此项试验是在比加速试验更激烈的条件下进行。其目的是了解药物的固有稳定性、探讨影响其稳定性的因素和可能的降解途径及降解产物，为制剂生产工艺、包装、贮存条件和建立降解产物分析方法提供依据。

供试品可以用 1 批原料药物进行，将供试品置于适宜的开口容器中(如培养皿或称量瓶)，疏松原料药物，摊成≤3 mm 厚的薄层，进行下述试验。如果发现降解产物有明显变化，应考虑其潜在的危害性，必要时要对降解产物进行定性或定量分析。

(1)高温试验。供试品开口置适宜的恒温设备中，设置温度一般高于加速试验温度10℃以上，考察时间点应基于原料药本身的稳定性及影响因素试验条件下稳定性的变化趋势设置。通常可设定为 0 天、5 天、10 天、30 天等取样，按稳定性重点考察项目进行检测。若供试品质量有明显变化，则适当降低温度试验。

(2)高湿试验。供试品开口置恒湿密闭容器中，在 25℃分别于相对湿度 90%±5%条件下放置 10 天，于第 5 天和第 10 天取样，按稳定性重点考察项目要求检测，同时准确称量试验前后供试品的质量，以考察供试品的吸湿潮解性能。若吸湿增量 5%以上，则在相对湿度 75%±5%条件下，同法进行试验；若吸湿增量 5% 以下，其他考察项目符合要求，则不再进行此项试验。恒湿条件可在密闭容器如干燥器下部放置饱和盐溶液，根据不同相对湿度的要求，可以选择氯化钠饱和溶液(相对湿度 75%±1%，15.5～60℃)，硝酸钾饱和溶液

（相对湿度 92.5%，25℃）。

（3）强光照射试验。供试品开口放在装有日光灯的光照箱或其他适宜的光照装置内，于照度为 4500 lx ± 500 lx 的条件下放置 10 天，于适宜时间取样，按稳定性重点考察项目进行检测，特别要注意供试品的外观变化。

关于光照装置，建议采用"可调光照箱"，也可用光橱，在箱中安装相应光源使达到规定照度。箱上配有照度计，可随时监测箱内照度，箱上方安装抽风机以排除可能产生的热量，箱中供试品台高度可以调节，光照箱应不受自然光的干扰，同时保持照度恒定，并防止尘埃进入光照箱内。

另外，必要时可根据药物的性质设计试验，探讨氧气、pH 及其他条件对药物稳定性的影响，以及研究分解产物的分析方法。创新药物应对分解产物的性质进行必要的分析。

2. 加速试验

在加速条件下进行此项试验的目的是通过加速药物的化学或物理变化，探讨药物的稳定性，为选择制剂设计、包装、运输、贮存等条件提供依据。

3. 长期试验

长期试验是在接近药物的实际贮存条件下进行，目的是为制定药物的有效期提供依据。

延伸阅读 8-15：药物制剂加速试验和长期试验方法

【加速试验方法】

供试品在温度 40℃±2℃、相对湿度 75%±5% 的条件下放置 6 个月。所用设备应能控制温度±2℃、相对湿度±5%，并能对真实温度与湿度进行监测。在试验期间第 0 个月、3 个月、6 个月末分别取样一次，按稳定性重点考察项目检测。

在上述条件下，如 6 个月内供试品经检测不符合制定的质量标准，则应在中间条件下即在温度 30℃±2℃、相对湿度 65%±5% 的情况下进行加速试验，建议考察时间为 12 个月。

加速试验，建议采用隔水式电热恒温培养箱(20~60℃)。箱内放置具有一定相对湿度饱和盐溶液的干燥器，设备应能控制所需温度，且能保证各部分温度均匀，并适合长期使用。也可采用恒湿恒温箱或其他适宜设备。

预计只能在冰箱中(5℃±3℃)保存、对温度特别敏感的药物的加速试验，可在温度为 25℃±2℃、相对湿度为 60%±5% 的条件下进行，时间是 6 个月。

【长期试验方法】

供试品在温度 25℃±2℃，相对湿度 60%±5% 的条件下放置 12 个月，或在温度 30℃±2℃、相对湿度 65%±5% 的条件下放置 12 个月，这是从我国南方与北方气候的差异考虑的，至于上述两种条件选择哪一种由研究者确定。每 3 个月取样一次，分别于 0 个月、3 个月、6 个月、9 个月、12 个月取样，按稳定性重点考察项目进行检测。12 个月以后，仍需继续考察，分别于 18 个月、24 个月、36 个月取样进行检测。将结果与 0 个月比较，以确定药物的有效期。由于实测数据的分散性，一般应按 95% 可信限进行统计分析，得出合理的有效期。若 3 批统计分析结果差别较小，则取其平均值为有效期限，若差别较大，则取其最短的为有效期。如果数据表明，测定结果变化很小，说明药物是很稳定的，则不作统计分析。

对温度特别敏感的药物，长期试验可在温度为 5℃±3℃ 的条件下放置 12 个月，按上述时间要求进行检测，12个月以后，仍需按规定继续考察，制定在低温贮存条件下的有效期。

长期试验采用的相对湿度为 60%±5%、温度为 25℃±2℃，是根据国际气候带制定的。

原料药进行长期试验和加速试验所用包装应采用模拟小桶，但所用材料与封装条件应与大桶一致。

学习与思考 8-6

(1) 为什么要进行药物稳定性试验研究？

(2) 原料药稳定性试验有哪些要求？

(3) 原料药稳定性试验都包括哪些内容？

内容提要与学习要求

任何影响药品纯度的物质均称为杂质。在药物的生产和贮藏过程中都有可能引入杂质，所以杂质是不可能完全除净的，那如何控制药物中的杂质含量从而保证药物质量呢？本章为大家介绍了杂质限量的概念——药物中杂质的最大允许量及其计算方法，并引导大家深入学习杂质检查项目和杂质限量的制定原则。进一步为大家详细阐述杂质检查的方法及药典中收载的一般杂质检查。

药物固有稳定性研究是药物分析的重要组成部分，不仅有助于了解药物的降解途径、降解产物和杂质来源，为工艺优化和分析方法的选择提供依据，还可以为药物的生产、包装、贮藏、运输条件和有效期设定等提供信息。

杂质检查是保证药物质量的重要步骤，因此本章内容是药物分析方法学内容的重要组成部分。通过本章学习，需要大家掌握药物质量标准中杂质检查项目和杂质限量制定的原则；掌握杂质限量计算方法；掌握杂质检查方法；并熟悉药典中一般杂质检查的方法。有关药物稳定性研究的必要性和药物稳定性方面，通过本章学习，要求熟悉药物稳定性研究的目的和不同药物稳定性研究的项目内容，了解不同稳定性试验的具体方法。

练 习 题

一、名词解释

杂质　杂质限量　内源性杂质　外源性杂质　信号杂质　毒性杂质　基因毒性杂质　内消色法　外消色法　药物固有稳定性　药物稳定性研究　影响因素试验　加速试验　长期试验

二、填空题

1. 常用的杂质检查方法主要有_____、_____、_____。

2. 杂质有可能影响药物的_____、_____、_____和_____。

3. 杂质检查是基于药物和杂质的物理性质、化学性质或生物活性的_____进行检查或测定的。

4. 信号杂质一般包括_____、_____、_____等。

5. 薄层色谱法用于杂质检查的方法有_____、_____、_____。

6. 药典中收载的古蔡氏法用于药物中砷盐检查,用到的试剂包括_____、_____、_____、_____等。

7. 使用纳氏比色管比色时,样品如果有颜色,可以采用_____和_____处理。

8. 炽灼残渣检查法用于测定_____或_____。

9. 铁盐检查中过硫酸铵的作用是_____, Fe^{3+} 与_____生成红色。

10. 稳定性试验包含影响_____、_____和_____试验。

11. 药物稳定性试验考察项目需涵盖_____、_____、_____和_____特性，并根据高湿或高温/低湿等试验条件，增加吸湿增量或失水等项目。

12. 原料药的稳定性试验，重点考察项目通常包括_____、_____、_____、_____、_____、_____、_____和_____等。

13. 影响因素试验是探讨影响药物稳定性的因素和可能的降解途径及降解产物的试验，通常包括_____、_____、_____；必要时可根据药物的性质设计试验，探讨氧气、pH 及其他条件对药物稳定性的影响。

14. 长期试验是在接近药物的实际贮存条件下进行，目的是为制定药物的有效期提供依据。根据国际气候带制定的我国长期试验采用的相对湿度为_____、温度为_____。

三、简答题

1. 请简单介绍高效液相色谱法用于杂质检查的方法及其适用范围。

2. 纳氏比色管用于杂质限量检查时有哪些注意事项？

3. 古蔡氏法用于砷盐检查时需要用到哪些试剂？各试剂的作用是什么？

4. 药典中收载的重金属检查法有哪几种？分别适用于什么样的样品？测试条件是什么？

5. 制定杂质限量的原则是什么？

6. 请简单介绍药物稳定性研究的意义。

7. 请简述影响因素试验、加速试验和长期试验三者的差异。

四、计算题

1. 取某待测品 3.0 g，依法检查，与标准氯化钠溶液（标准氯离子溶液浓度为 10 μg/mL）6.0 mL 制成的对照液比较，不得更浓。试计算该待测物中氯离子的限量。

2. 谷氨酸钠中重金属检查：取本品 1.0 g，加水 23 mL 溶解后，加乙酸盐缓冲液（pH 3.5）2 mL，依法检查，含重金属不得过百万分之十，则应该取标准重金属溶液多少毫升（标准铅溶液浓度 10 μg/mL）？

3. 肾上腺素中酮体的检查：取本品，加盐酸溶液（9→2000）制成每 1 mL 中含 2.0 mg 的溶液，照紫外-可见分光光度法，在 310 nm 的波长处测定，吸光度不得过 0.05。试计算肾上腺色中酮体的杂质限量（酮体 310 nm 的百分吸收系数为 $E_{1cm}^{1\%}=435$）。

第 9 章　药物的含量测定

9.1　药物含量测定的原理及意义

药物含量测定一般是指国家标准规定的有效成分的量,通常以百分含量表示,按下式进行计算:

$$G\,(\%) = \frac{m_t}{m_s} \times 100 \tag{9-1}$$

式中,G 为药物的百分含量,单位为%;m_s 和 m_t 分别是取样量和测量的量。

有效成分的含量测定是药品安全性最重要的指标。《中国药典》正文的化学药品种项下对药物含量限度(content limitation)有明确规定。含量限度通常以干燥物、无水和(或)无溶剂物表示。例如,对盐酸曲马多规定按干燥品计算,含 $C_{16}H_{25}NO_2 \cdot HCl$ 不得少于 98.5%;对克拉维酸钾规定按无水物计算,含克拉维酸($C_8H_9NO_5$)应为 81.0%~85.6%。

原料药的含量测定是利用有效成分自身能与某些试剂发生的化学反应(如酸碱中和反应、氧化还原反应、配位反应等)、光谱性质、吸附或分配行为等特性,采用适当的化学、物理等方法,在有效避免杂质干扰的情况下,获得其在药物中的准确含量。药物有效成分的含量测定需要在鉴别和杂质检查符合规定的基础上进行,是评价药物质量、保证药物疗效和安全的重要环节。

《中国药典》正文化学药品含量测定项下采用的测定方法主要包括容量分析法、紫外-可见分光光度法和色谱法。

9.2　容量分析法简介

我们在基础分析化学中已经学习过,容量分析法(现称滴定分析法)是将一种已知准确浓度的标准溶液(滴定液)滴加到待测物质的溶液中,直到按计量关系化学反应作用完全为止,然后根据所用标准溶液的体积和浓度计算待测物质含量的方法。容量分析法所用的设备简单、操作快速,具有较高的准确度和精密度,在中外药典中广泛应用于原料药的含量测定。为了分析测量知识的系统化,下面将简单回顾有关容量分析法的内容。

9.2.1　容量分析法的分类

药品质量标准中常用的容量分析法可以有如下分类(表 9-1)。

表 9-1　容量分析法分类

分类方法	常见容量分析法
反应类型	酸碱滴定法、沉淀滴定法、配位滴定法、氧化还原滴定法
滴定方式	直接滴定法、间接滴定法(剩余滴定法、生成物滴定法)
滴定介质	水相滴定法、非水溶液滴定法、双相滴定法
终点指示方式	指示剂法、电化学滴定法(电位滴定法、永停滴定法)

1. 按滴定反应类型分类

(1)酸碱滴定法。以酸碱中和反应为基础，又称中和滴定法。常用的标准溶液有硫酸滴定液、氢氧化钠滴定液、高氯酸滴定液等。广泛用于测定酸、碱、酯等药物及其他能与酸、碱试剂直接或间接反应的物质的含量。

(2)配位滴定法。以配位反应为基础。常用标准溶液包括锌滴定液、乙二胺四乙酸二钠滴定液等。

(3)氧化还原滴定法。以氧化还原反应为基础。常用标准溶液包括硫代硫酸钠滴定液、高锰酸钾滴定液、碘滴定液等，可用于某些具有还原性或氧化性的药物的含量测定。

(4)沉淀滴定法。以沉淀反应为基础。常用标准溶液包括硫氰酸铵滴定液、硝酸银滴定液等。

2. 按滴定方式分类

按滴定方式分为直接滴定法和间接滴定法，间接滴定法又包括剩余滴定法和生成物滴定法。

(1)直接滴定法。用标准溶液直接滴定待测物质。

(2)剩余滴定法又称返滴定法或回滴法，即先加入一定量的过量滴定液，待反应完成后，用另一种标准溶液滴定剩余的滴定液。

(3)生成物滴定法。先加入适当试剂与待测物质反应生成另一种物质，再用标准溶液滴定该生成物。

3. 按滴定介质分类

(1)水相滴定法。在水溶液中进行滴定的分析法。

(2)非水溶液滴定法。在非水溶液中进行滴定的分析方法。

(3)双相滴定法。在两种互不相容溶剂的混合体系中进行滴定的分析方法。

4. 按终点指示方式分类

(1)指示剂法。在实际操作时，常在待测物质溶液中加入可发生颜色变化的指示剂，用指示剂的颜色变化来指示滴定终点。

(2)电化学滴定法。以测定滴定过程中某一电参量(电流、电位、电导等)的突变来指示滴定终点的一类方法。适用于指示剂变色难以辨明，样品溶液变色存在干扰等情况。

延伸阅读 9-1：化学药物含量分析中常用的电化学滴定法

化学药物含量分析中常用的电化学滴定法有电位滴定法和永停滴定法。ChP2020 四部通则 0701 项下对两种方法进行了收载。

电位滴定法与永停滴定法是容量分析中用以确定终点或选择核对指示剂变色域的方法。选用适当的电极系统可以作氧化还原法、中和法(水溶液或非水溶液)、沉淀法、重氮化法和水分测定法第一法等的终点指示。

电位滴定法选用两支不同的电极。一支为指示电极，其电极电位随溶液中被分析成分的离子浓度的变化而变化；另一支为参比电极，其电极电位固定不变。在到达滴定终点时，因被分析成分的离子浓度急剧变化而引起指示电极的电位突减或突增，此转折点称为突跃点。

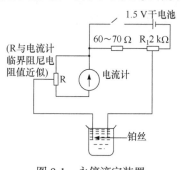

图 9-1　永停滴定装置

永停滴定法采用两支相同的铂电极，当在电极间加低电压(如 50 mV)时，若电极在溶液中极化，则在未到滴定终点时，仅有很小或无电流通过；但当到达终点时，滴定液略有过剩，使电极去极化，溶液中即有电流通过，电流计指针突然偏转，不再回复。反之，若电极由去极化变为极化，则电流计指针从偏转回到零点，也不再变动。

仪器装置。电位滴定可用电位滴定仪、酸度计或电位差计，永停滴定可用永停滴定仪或按图 9-1 装置。

9.2.2　容量分析法的计算

1. 滴定度

滴定度(T)是指每 1 mL 滴定液(mol/L)相当于待测药物的质量(mg)，单位一般为 g/mL 或 mg/mL。

《中国药典》收载的容量分析法中，均给出了滴定度值。滴定度的计算方法如下：

若被测药物(A)与滴定液(B)之间反应表示为

$$aA + bB \longrightarrow cC + dD$$

则根据 A 与 B 之间反应的摩尔关系，可按下式计算出滴定度：

$$T = c_B \times \frac{a}{b} \times M_A \tag{9-2}$$

式中，T 为滴定度，单位为 mg/mL；c_B 为滴定液的摩尔浓度；a 为被测药物的摩尔数；b 为滴定液的摩尔数；M_A 为被测药物的分子量(毫摩尔质量)。

延伸阅读 9-2：滴定度的计算

【例 9-1】维生素 C 的含量测定

取本品约 0.2 g，精密称定，加新沸过的冷水 100 mL 与稀乙酸 10 mL 使溶解，加淀粉指示液 1 mL，立即用碘滴定液(0.05 mol/L)滴定，至溶液显蓝色并在 30 s 内不褪。每 1 mL 碘滴定液(0.05 mol/L)相当于 8.806 mg 的 $C_6H_8O_6$。

此法采用碘量法测定维生素 C 的含量,并给出了维生素 C 的分子式 $C_6H_8O_6$ 和滴定度,即每 1 mL 碘滴定液(0.05 mol/L)相当于 8.806 mg 的 $C_6H_8O_6$。

该滴定度的计算如下:

已知维生素 C 的分子量为 176.13,其与碘(I_2)反应的摩尔比为 1:1,化学反应式为

$$C_6H_8O_6 + I_2 \longrightarrow C_6H_6O_6 + 2HI$$

因使用的碘滴定液的浓度为 0.05 mol/L(以 I_2 为单元),根据公式计算滴定度为

$$T(mg/mL) = c_B \times \frac{a}{b} \times M_A = 0.05 \times \frac{1}{1} \times 176.13 = 8.806(mg/mL)$$

2. 含量计算

用容量分析法测定原料药的含量时,采用直接滴定法和间接滴定法的测定结果计算方法不同。

(1)直接滴定法。此法是用滴定液直接滴定,以求得被测药物的含量。不需做空白对照试验时,药品含量按下式计算:

$$G(\%) = \frac{T' \times V}{W} \times 100 = \frac{F \times T \times V}{W} \times 100 \tag{9-3}$$

式中,G 为被测药物的含量;V 为待测药物消耗滴定液的体积;W 为供试品取用量;T' 为实际滴定度;T 为药典给出的滴定度;F 为浓度校正因数,即滴定液的实际浓度与理论浓度的比值。

由于实际工作中配制滴定液时,不可能恰好配成药典中规定的浓度,为了应用药典上所给出的滴定度(T),故引入了浓度校正因数(F)。实际的滴定度(T')就是滴定液浓度校正因数(F)乘以药典给定的滴定度(T),即 $T'=F \times T$。

需做空白试验校正时,含量计算公式为

$$G(\%) = \frac{F \times T \times (V-V_0)}{W} \times 100 \tag{9-4}$$

式中,V_0 为空白对照消耗滴定液的体积。

(2)剩余滴定法。基本方法是先加入一定量过量的滴定液 A,待反应完成后,再用另一种滴定液 B 滴定剩余的滴定液 A。该法一般需要空白校正。可按下式进行含量计算:

$$G(\%) = \frac{(V_0-V) \times T \times F}{W} \times 100 \tag{9-5}$$

需要注意的是,在计算时公式中的 V_0 和 V 都是指消耗的滴定液 B 的体积,T 为滴定液 A 的滴定度,F 为滴定液 B 的浓度校正因数。

(3)生成物滴定法。该法的含量计算方法与直接滴定法相同,只是在计算滴定度时要考虑被测药物、滴定剂与生成物三者之间的化学计量关系。

(1)原料药测量所依据的原理是什么?

(2)原料药测量有哪些方法?各自所适用的条件是什么?

(3)什么是滴定度?如何计算滴定度?举例说明在药物分析中如何应用滴定度。

9.3　常用容量分析方法

9.3.1　常用酸碱滴定法

酸碱滴定法根据使用的滴定剂和被滴定物质的酸碱性及得失质子的多少可分为强酸强碱滴定、一元弱酸弱碱滴定和多元酸碱滴定。由于多数药物为弱酸弱碱或相应的盐类,因此最常见的是用强酸或强碱,如盐酸、硫酸或氢氧化钠等作为滴定剂来滴定弱碱、弱酸、弱酸盐或弱碱盐药物。

酸碱滴定分析一般采用直接滴定法,根据药物自身与滴定液之间的反应进行含量测定,也可采用间接滴定法。例如,门冬酰胺含量分析采用的氮测定法即为间接的酸碱滴定分析,依据含氮有机物经硫酸消化后,生成的硫酸铵被氢氧化钠分解释放出氨,后者借水蒸气被蒸馏入硼酸液中生成硼酸铵,最后用强酸滴定,依据强酸消耗量可计算出供试品的氮含量。

酸碱滴定分析的终点指示方式可采用指示剂法,也可采用电化学方法。

根据药物的酸碱性、溶解性、稳定性等性质,可以在水溶液体系、非水溶液体系、水与不溶于水的有机溶剂混合的双相体系中进行滴定分析。

1. 水介质酸碱滴定分析

对于在水溶液中酸碱性较强、溶解性较好的药物,可以在水溶液中进行滴定分析。

例如,ChP2020 中在水溶液中,采用盐酸滴定液直接滴定,电位滴定法指示终点,测定帕米膦酸二钠原料药的含量;采用氢氧化钠滴定液直接滴定,酚酞指示剂指示终点,测定阿昔莫司的含量。

延伸阅读 9-3:水介质中药物酸碱滴定分析示例

【例 9-2】帕米膦酸二钠的含量测定

取本品约 0.25 g,精密称定,加水 70 mL 溶解后,照电位滴定法(通则 0701),用盐酸滴定液(0.1 mol/L)滴定并将滴定的结果用空白试验校正。每 1 mL 盐酸滴定液(0.1 mol/L)相当于 27.91 mg 的 $C_3H_9NNa_2O_7P_2$。

【例 9-3】阿昔莫司的含量测定

取本品约 0.3 g,精密称定,加水 50 mL 溶解后,加酚酞指示液 1 滴,用氢氧化钠滴定液(0.1 mol/L)滴定至溶液由无色变为粉红色,并将滴定的结果用空白试验校正。每 1 mL 氢氧化钠滴定液(0.1 mol/L)相当于 15.41 mg 的 $C_6H_6N_2O_3$。

2. 非水溶液中的酸碱滴定分析

常用非水溶液滴定法溶剂种类、溶剂特性及应用的药物示例见表 9-2。

表 9-2　常用非水溶液滴定法溶剂种类、溶剂特性及应用的药物示例

溶剂种类	溶剂特性	常用溶剂	应用的药物示例
酸性溶剂	显著地增强有机弱碱的相对碱度	冰醋酸、甲酸、乙酸酐	乙胺嘧啶、依替膦酸二钠、奥扎格雷钠
碱性溶剂	显著地增强有机弱酸的相对酸度	二甲基甲酰胺、乙二胺	乙琥胺、磺胺异噁唑、苄氟噻嗪
两性溶剂	兼有酸、碱两性	甲醇、乙醇	阿司匹林、苯扎贝特、氯磺丙脲、乌洛托品、双水杨酯
惰性溶剂	没有酸、碱性	三氯甲烷、丙酮	过氧苯甲酰、异维 A 酸

对于一些在水中溶解度小、酸碱性不太弱的药物，可采用非水溶剂(如乙醇、甲醇)作为滴定分析的介质，以增加药物溶解度，解决药物在水中不能有效溶解而滴定不完全的问题。

例如，阿司匹林在水中溶解度较小，但易溶于乙醇，故可在乙醇中进行滴定分析。其方法是，取本品约 0.4 g，精密称定，加中性乙醇(对酚酞指示液显中性)20 mL 溶解后，加酚酞指示液 3 滴，用氢氧化钠滴定液(0.1 mol/L)滴定。每 1 mL 氢氧化钠滴定液(0.1 mol/L)相当于 18.02 mg 的 $C_9H_8O_4$。

对于有些酸碱性很弱的药物，在水中直接进行滴定时突跃不明显，滴定终点难以观测，不能获得满意的测定结果，可用非水溶剂(如冰醋酸、乙二胺)作为滴定分析的介质，以提高药物的酸碱性强度，从而使滴定分析能够顺利完成。

例如，在水溶液中 pK_b 值小于 10 的药物，在冰醋酸中能被均化为乙酸根(AcO^-)水平，相对碱强度显著增强。ChP2020 四部通则 0702 非水溶液滴定法项下给出的两种滴定方法均为酸碱滴定法，第一法属于非水碱量法，主要用来测定有机弱碱及其盐类；第二法属于非水酸量法，主要用于测定某些有机弱酸的含量。两种方法的终点颜色均以电位滴定时的突跃点为准。

(1)非水碱量法。该法采用高氯酸的冰醋酸溶液作为滴定液，也称为高氯酸滴定法，具有适应性广、方法简便和测定结果精密等优点，在胺类、氨基酸类、含氮杂环及某些有机碱的盐类等原料药的含量测定中较为常用。其测定方法为除另有规定外，精密称取供试品适量[约消耗高氯酸滴定液(0.1 mol/L)8 mL]，加冰醋酸 10～30 mL 使溶解，加各品种项下规定的指示液 1～2 滴，用高氯酸滴定液(0.1 mol/L)滴定。终点颜色应以电位滴定时的突跃点为准，并将滴定的结果用空白试验校正。

使用该法应注意以下影响因素。

温度影响：冰醋酸的膨胀系数为 0.0011℃，也就是说温度改变 1℃，体积就有 0.11% 的变化，因此温度对测定结果的影响较大。当滴定供试品时的温度与标定高氯酸滴定液时的温度差别超过 10℃时，则应重新进行标定；若未超过 10℃，则需对高氯酸滴定液的浓度加以校正。

水分影响：水既能提供质子又能接受质子，可与弱酸弱碱发生竞争而影响滴定突跃。市售的冰醋酸及高氯酸中一般含有水分，故应加入适量乙酸酐以除去水分。

溶剂影响：本法主要用于 $pK_b > 8$ 的药物的含量测定。对于不同碱性的药物，可通过溶剂的选择使滴定分析获得满意的结果。一般来说，药物的 pK_b 为 8～10 时，宜选用冰醋酸作溶剂；pK_b 为 10～12 的药物，宜选冰醋酸/乙酸酐混合溶剂；$pK_b > 12$ 的药物，应用乙酸酐为溶剂。

对于 $pK_b > 10$ 的药物测定时滴定介质中加入乙酸酐，其原因是该类药物碱性较弱，在冰醋酸中滴定时突跃不明显，不能滴定。乙酸酐能够解离生成乙酐合乙酰离子[$CH_3CO^+ \cdot (CH_3CO)_2O$]，其酸性高于乙酸合质子（$H^+ \cdot CH_3COOH$），能更有效的增强药物的碱性，使滴定时突跃增大，有利于滴定分析的顺利完成。此外，在冰醋酸中加入甲酸也能使突跃范围增大。

药物酸根的影响：供试药物为弱碱盐类时，在非水溶剂中用高氯酸滴定的实质是强酸置换弱酸过程，即

$$BH^+ \cdot A^- + HClO_4 \Longrightarrow BH^+ \cdot ClO_4^- + HA$$

式中，$BH^+ \cdot A^-$ 代表弱碱盐；HA 代表酸。

常见无机酸在冰醋酸中的酸碱强弱顺序为

$$HClO_4 > HBr > H_2SO_4 > HCl > HNO_3 > H_3PO_4$$

高氯酸在冰醋酸中有较强的酸性，且绝大多数有机碱的高氯酸盐易溶于有机溶剂，有利于滴定的进行，因此常用高氯酸滴定液滴定弱碱盐。供试品如为磷酸盐，可以直接滴定；硫酸盐也可直接滴定，但滴定至其成硫酸氢盐为止；当供试品为氢卤酸盐时，滴定中置换出的是酸性较强的氢卤酸，导致直接滴定的终点不明显，此时可加入乙酸汞试液，使滴定生成的氢卤酸转化为卤化汞而消除影响，使滴定分析顺利进行（因乙酸汞有毒，应减少使用）；当供试品为硝酸盐时，因硝酸可使指示剂褪色，终点极难观察，此时以电位滴定法指示终点较为适宜。

（2）非水酸量法。该法常用的滴定剂为甲醇钠滴定液、甲醇锂滴定液等碱性滴定剂。滴定过程中应防止溶剂的挥发，以及溶剂和滴定液吸收大气中的二氧化碳和水蒸气。

ChP2020 中氯硝柳胺、磺胺异噁唑、苄氟噻嗪等的含量测定均采用该法。该测定方法除另有规定外，精密称取供试品适量[约消耗碱滴定液（0.1 mol/L）8 mL]，加各品种项下规定的溶剂使之溶解，再加规定的指示液 1～2 滴，用规定的碱滴定液（0.1 mol/L）滴定。终点颜色应以电位滴定时的突跃点为准，并将滴定的结果用空白试验校正。

延伸阅读 9-4：药物高氯酸滴定法示例

【例 9-4】乙胺嘧啶的含量测定

取本品约 0.15 g，精密称定，加冰醋酸 20 mL，加热溶解后，放冷，加喹哪啶红指示液 2 滴，用高氯酸滴定液（0.1 mol/L）滴定至溶液几乎无色，并将滴定的结果用空白试验校正。每 1 mL 高氯酸滴定液（0.1 mol/L）相当于 24.87 mg 的 $C_{12}H_{13}ClN_4$。

【例 9-5】氢溴酸山莨菪碱的含量测定

取本品约 0.2 g，精密称定，加冰醋酸 20 mL 溶解后（必要时微热使溶解），加乙酸汞试液 5 mL 与结晶紫指示液 1 滴，用高氯酸滴定液（0.1 mol/L）滴定至溶液显纯蓝色，并将滴定的结果用空白试验校正。每 1 mL 高氯酸滴定液（0.1 mol/L）相当于 38.63 mg 的 $C_{17}H_{23}NO_4 \cdot HBr$。

【例 9-6】依替膦酸二钠的含量测定

取本品约 0.1 g，精密称定，加无水甲酸 2 mL，摇匀，加冰醋酸 50 mL 与乙酸酐 2 mL，振摇使溶解，照电位滴定法（通则 0701），用高氯酸滴定液（0.1 mol/L）滴定，并将滴定的结果用空白试验校正。每 1 mL 高氯酸滴定液（0.1 mol/L）相当于 12.50 mg 的 $C_2H_6Na_2O_7P_2$。

【例 9-7】吡嗪酰胺的含量测定

取本品约 0.10 g，精密称定，加乙酸酐 50 mL 溶解后，照电位滴定法(通则 0701)，用高氯酸滴定液(0.1 mol/L)滴定，并将滴定的结果用空白试验校正。每 1 mL 高氯酸滴定液(0.1 mol/L)相当于 12.31 mg 的 $C_5H_5N_3O$。

【例 9-8】乙琥胺的含量测定

取本品约 0.2 g，精密称定，加二甲基甲酰胺 30 mL 使溶解，加偶氮紫指示液 2 滴，在氮气流中，用甲醇钠滴定液 (0.1 mol/L)滴定至溶液显蓝色，并将滴定的结果用空白试验校正。每 1 mL 甲醇钠滴定液(0.1 mol/L)相当于 14.12 mg 的 $C_7H_{11}NO_2$。

3. 双相滴定分析

某些药物的酸碱形式仅溶于水或有机相，如果在单相溶剂中进行酸碱滴定，则生成的酸/碱会因不溶于该溶剂而析出，导致滴定终点判断困难，此时可采用双相滴定法(two-phase titration)。

双相滴定的关键是滴定速度要慢，搅拌或振摇要充分，尤其是近终点时，每加一滴都要充分混合，以保证在两相间达到平衡。

例如，在例 9-9 中，采用双相滴定法，用盐酸滴定液滴定丙戊酸镁的镁盐部分。由于生成的丙戊酸不溶于水，故加一定量的乙醚使其转溶于乙醚中，在滴定过程中应充分搅拌，近终点时应缓慢滴定。混合溶液的 pH 与分层后的水溶液基本一致，达到等当点时 pH 为 3.8。

对于自身能溶于水，而相应的酸/碱形式不溶于水的部分有机酸/碱的盐类药物，也可采用提取酸碱滴定法，先提取分离出有机酸/碱，再中和滴定。

提取分离时，选择的溶剂应有三个特点，即与水不相混溶时沸点低；对提取物的溶解度大，而对其他物质的溶解度尽可能小；不与待测药物或提取物起反应。

延伸阅读 9-5：药物双相滴定法示例

【例 9-9】丙戊酸镁的含量测定

取本品约 0.4 g，精密称定，加水 50 mL，溶解后，加乙醚 30 mL，照电位滴定法(通则 0701)，用玻璃-饱和甘汞电极，以盐酸滴定液(0.1 mol/L)滴定至 pH 3.8，即得。每 1 mL 的盐酸滴定液(0.1 mol/L)相当于 15.54 mg 的 $C_{16}H_{30}MgO_4$。

【例 9-10】右酮洛芬氨丁三醇的含量测定

取本品约 0.5 g，精密称定，置分液漏斗中，加 0.1 mol/L 盐酸溶液 20 mL，振摇 5 min，加乙醚振摇提取 3 次，每次 20 mL，合并乙醚液，用水 20 mL 洗涤 2 次，每次 10 mL，分取乙醚层，将乙醚挥干，加中性乙醇(对酚酞指示液显中性)25 mL，加酚酞指示液 3 滴，用氢氧化钠滴定液(0.1 mol/L)滴定。每 1 mL 氢氧化钠滴定液(0.1 mol/L)相当于 37.54 mg 的 $C_{20}H_{25}NO_6$。

9.3.2 常用氧化还原滴定法

1. 碘量法

碘量法(iodimetry)是以碘为氧化剂，或以碘化物(如碘化钾)为还原剂进行滴定的方法。

《中国药典》中用于测定原料药含量的碘量法多是利用碘滴定液的氧化性测定具有较强还原性的药物，主要包括直接碘量法和剩余碘量法。

直接碘量法（direct iodimetry）一般是将药物溶于适当的溶剂中，用碘滴定液直接滴定，以过量的碘使溶液显微黄色指示终点；或者于滴定前加入淀粉指示剂，用碘滴定液直接滴定至蓝色出现即为终点。

剩余碘量法（residual iodimetry）是在供试药物溶液中先加入定量、过量的碘滴定液，当碘与被测药物反应完全后，再用硫代硫酸钠滴定液滴定剩余的碘，在近终点时加入淀粉指示剂，滴定至蓝色消失即为终点。该法需要同时做空白试验，空白试验与供试液消耗的硫代硫酸钠滴定液的体积差即为被测物消耗的碘滴定液的量。

ChP2020 中乙酰半胱氨酸、二巯基丙醇、维生素 C 的含量测定采用了直接碘量法；盐酸半胱氨酸、亚硫酸氢钠甲萘醌的含量测定采用的是剩余碘量法。

例如，乙酰半胱氨酸与碘发生如下反应：

$$2\ \underset{\substack{| \\ SH}}{\overset{\substack{CH_2 \\ |}}{}}\ \underset{\substack{| \\ NHCOCH_3}}{\overset{CH-COOH}{}} + I_2 \longrightarrow \cdots + 2HI$$

乙酰半胱氨酸

再如，碘苯酯的含量测定则是先采用氧瓶燃烧法进行破坏，然后再对生成的无机碘化物采用碘量法进行间接滴定分析。在例 9-13 中，首先采用氧瓶燃烧法进行有机破坏，生成的碘化物和碘酸盐采用氢氧化钠溶液吸收；加入溴乙酸溶液，使生成的碘化物全部转化为碘酸盐，以甲酸和通入空气的方法去除过量的溴；然后加入碘化钾与碘酸盐反应生成 I_2，再以硫代硫酸钠滴定液滴定，以淀粉为指示剂，至碘与淀粉结合呈现的蓝色消失即为终点。相关反应如下：

$$\text{(结构式)} \xrightarrow{O_2} I_2(I^-) \xrightarrow{NaOH} I^-(IO_3^-)$$

$$3Br_2 + I^- + 3H_2O \xrightarrow{CH_3COOH} IO_3^- + 6HBr$$

$$IO_3^- + 5I^- + 6H^+ \longrightarrow 3I_2 + 3H_2O$$

$$I_2 + 2Na_2S_2O_3 \longrightarrow 2NaI + Na_2S_4O_6$$

延伸阅读 9-6：药物碘量法示例

【例 9-11】乙酰半胱氨酸含量测定

取本品约 0.3 g，精密称定，加水 30 mL 溶解后，在 20～25℃；用碘滴定液（0.05 mol/L）迅速滴定至溶液显微黄色，并在 30 s 内不褪。每 1 mL 碘滴定液（0.05 mol/L）相当于 16.32 mg 的 $C_5H_9NO_3S$。

【例 9-12】盐酸半胱氨酸的含量测定

取本品约 0.25 g，精密称定，置碘瓶中，加水 20 mL 与碘化钾 4 g，振摇溶解后，加稀盐酸 5 mL，精密加入碘滴定液(0.05 mol/L)25 mL，于暗处放置 15 min，再置冰浴中冷却 5 min，用硫代硫酸钠滴定液(0.1 mol/L)滴定，至近终点时，加淀粉指示液 2 mL，继续滴定至蓝色消失，并将滴定的结果用空白试验校正。每 1 mL 碘滴定液(0.05 mol/L)相当于 15.76 mg 的 $C_3H_7NO_2S \cdot HCl$。

【例 9-13】碘苯酯的含量测定

取本品约 20 mg，精密称定，照氧瓶燃烧法(通则 0703)进行有机破坏，以氢氧化钠试液 2 mL 与水 10 mL 为吸收液，待吸收完全后，加溴乙酸溶液(取乙酸钾 10 g，加冰醋酸适量使溶解，加溴 0.4 mL，再用冰醋酸稀释至 100 mL)10 mL，密塞，振摇，放置数分钟，加甲酸约 1 mL，用水洗涤瓶口，并通入空气流 3～5 min 以除去剩余的溴蒸气，加碘化钾 2 g，密塞，摇匀，用硫代硫酸钠滴定液(0.02 mol/L)滴定，至近终点时，加淀粉指示液，继续滴定至蓝色消失，并将滴定的结果用空白试验校正。每 1 mL 硫代硫酸钠滴定液(0.02 mol/L)相当于 1.388 mg 的 $C_{19}H_{29}IO_2$。

2. 溴量法

溴量法是利用溴的氧化性及其能发生加成和取代反应的特性而进行的容量分析法。利用溴的氧化作用，溴量法可以测定还原性物质(如盐酸肼屈嗪)的含量；利用溴代反应，溴量法可以直接测定苯酚及苯胺类化合物(如苯酚、间苯二酚、重酒石酸间羟胺盐酸、去氧肾上腺素)的含量；利用溴可与双键定量地发生加成反应，溴量法可用于含有双键的药物(如司可巴比妥钠、依他尼酸)的含量测定。

由于溴溶液易挥发和浓度不稳定而难以操作，但溴酸钾和溴化钾在酸性溶液中能立即反应生成溴，因此通常以一定比例的溴酸钾和溴化钾的混合溶液作为溴滴定液进行滴定分析测定。

$$BrO_3^- + 5Br^- + 6H^+ \Longrightarrow 3Br_2 + 3H_2O$$

溴量法通常采用剩余滴定法。滴定时将被测药物溶于酸性溶液中，再加入将定量、过量的溴滴定液，滴定液中的溴酸钾和溴化钾反应生成的溴一部分与被测物作用，剩余的溴再与加入的过量碘化钾反应，置换出化学计量的碘。用硫代硫酸钠滴定置换出的碘同时做空白试验。根据空白与供试液消耗的硫代硫酸钠滴定液的体积差计算被测药物含量。例如，在例 9-14 中，所涉及的反应为

$$Br_2 + 2KI \longrightarrow I_2 + 2HBr$$

$$I_2 + 2Na_2S_2O_3 \longrightarrow Na_2S_4O_6 + 2NaI$$

延伸阅读 9-7：药物溴量法示例

【例 9-14】间苯二酚的含量测定

取本品约 0.15 g，精密称定，置 100 mL 量瓶中，加水适量使溶解并稀释至刻度，摇匀；精密量取 25 mL，置碘瓶中，精密加溴滴定液(0.05 mol/L)30 mL，再加水 50 mL 与盐酸 5 mL，立即密塞，振摇，在暗处静置 15 min，注意开启瓶塞，加碘化钾试液 5 mL，立即密塞，摇匀，在暗处静置 15 min，用硫代硫酸钠滴定液(0.1 mol/L)滴定，至近终点时，加淀粉指示液 1 mL，继续滴定至蓝色消失，并将滴定的结果用空白试验校正。每 1 mL 溴滴定液 (0.05 mol/L) 相当于 1.835 mg 的 $C_6H_6O_2$。

3. 亚硝酸钠滴定法

亚硝酸钠滴定法是利用亚硝酸钠在盐酸溶液中与芳伯氨基发生重氮化反应，定量生成重氮盐，根据消耗的亚硝酸钠滴定液的量来计算药物含量的方法，可选用指示剂法、永停滴定法、电位滴定法等判定终点。

各国药典采用本法测定分子结构中具有芳伯氨基或潜在芳伯氨基药物的含量。ChP2020 中主要采用永停滴定法判定终点。

影响重氮化反应的因素较多，而且亚硝酸钠滴定液及反应生成的重氮盐都不是很稳定，所以使用该法要注意以下条件。

(1)溴化钾加快反应速率。在盐酸存在下，重氮化反应的化学反应式为

$$Ar—NH_2 + NaNO_2 + 2HCl \longrightarrow Ar—N_2^+Cl^- + NaCl + 2H_2O$$

该反应的机制为

$$NaNO_2 + HCl \longrightarrow HNO_2 + NaCl$$

$$HNO_2 + 2HCl \longrightarrow HOCl_2 + H_2O$$

第一步　　　　　　　　　　第二步　　　　　　　　　　第三步

反应中，第一步为整个反应的限速步骤，反应速率受游离芳伯氨基及 NO^+ 的浓度影响较大。游离芳伯氨基的浓度与被测药物结构及溶液酸度有关。当溶液酸度和被测药物一定时，药物的重氮化反应速率与 NO^+ 的浓度密切相关。

供试溶液中不加溴化钾时，HCl 与亚硝酸作用生成 NOCl：

$$HNO_2 + HCl \longrightarrow NOCl + H_2O$$

当测定体系中存在溴化钾时，溴化钾会与盐酸反应生成溴化氢，后者与亚硝酸反应产生 NOBr：

$$HNO_2 + HBr \longrightarrow NOBr + H_2O$$

由于存在溴化钾比不加溴化钾反应的平衡常数大约 300 倍。因此，溴化钾的存在大大增大了供试液中 NO^+ 的浓度，从而加快了重氮化反应的进行。

(2)酸的种类及其浓度。不同酸对重氮化反应速率有影响，影响程度为 $HBr > HCl > H_2SO_4$。

因氢溴酸价格昂贵，且胺类药物的盐酸盐较其硫酸盐的溶解度大，反应速率也快，所以多采用盐酸，且实际操作时往往加入过量的盐酸，以加快反应速率，并防止发生如下副反应。

$$Ar—N_2^+Cl^- + H_2N—Ar \longrightarrow Ar—N=N—Ar—NH_2 + HCl$$

但是，如果酸度过大时，亚硝酸易分解，且会阻碍芳伯氨基的游离，故芳胺药物与加入盐酸的摩尔比一般为 $1:(2.5\sim6)$。

(3)反应温度。升高温度可以加快重氮化反应速率；但当温度过高时，亚硝酸易逸失，且重氮盐易分解。

一般温度每升高 10℃，重氮化反应速率加快 2.5 倍，但重氮盐分解的速率也会加快 2 倍。综合考虑并经试验证明，该反应一般在 10～30℃下进行。

延伸阅读 9-8：药物的亚硝酸钠滴定法示例

【例 9-15】盐酸克仑特罗的含量测定

取本品约 0.25 g，精密称定，置 100 mL 烧杯中，加盐酸溶液(1→2)25 mL 使溶解，再加水 25 mL，照永停滴定法(通则 0701)，用亚硝酸钠滴定液(0.05 mol/L)滴定。每 1 mL 亚硝酸钠滴定液 (0.05 mol/L)相当于 15.68 mg 的 $C_{12}H_{18}Cl_2N_2O \cdot HCl$。

---

(4)滴定方式与速度控制。重氮化反应速率较慢，故滴定不宜过快，尤其是近终点阶段。由于在滴定过程中亚硝酸可能分解和挥发，所以为了缩短滴定时间，同时又不影响测定结果，滴定时应将滴定管尖端插入液面下约 2/3 处，在搅拌条件下一次性将大部分亚硝酸钠滴定液迅速加入，使其尽快参与反应；在接近终点时，再将滴定管尖端提出液面，用少量水淋洗尖端，再缓缓滴定，每滴下 1 滴滴定液后，须搅拌 1～5 min，再确定是否真正到达终点。

学习与思考 9-2

(1)对于不同 pK_b 的药物进行非水碱量法分析时，如何选择溶剂？

(2)试解释为什么常见无机酸在冰醋酸中的酸碱强弱有下列顺序：$HClO_4 > HBr > H_2SO_4 > HCl > HNO_3 > H_3PO_4$。

(3)对于高氯酸滴定法和亚硝酸钠滴定法，该如何选择试验条件？

9.3.3　常用沉淀滴定法

银量法(argentimetry)是很常用的一种沉淀滴定方法，其基本原理是利用化学计量生成难溶性银盐来进行测定。药典中主要用于含卤素药物、含硫药物、巴比妥类药物等的含量测定，可分为直接银量法和剩余银量法。

直接银量法是使硝酸银滴定液中的银离子直接与药物或者从药物中释放的离子发生反应生成沉淀，利用指示剂法或者电位滴定法指示终点。

例如，苯巴比妥结构中的亚胺基受两个羰基影响，上面的氢很活泼，能被银离子置换生成可溶性银盐，而它的二银盐不溶于水，可以用直接银量法测定，以电位分析法指示终点；丁溴东莨菪碱和普罗碘铵(见例 9-16)中的卤素离子结合不牢固,在溶液中能够解离,故也可以用直接银量法,以指示剂法指示终点。

有些含卤素药物的卤原子以碳卤键形式存在,则需要先通过适当的方法使卤素原子释放,生成卤素离子后再用硝酸银滴定(如例 9-17)。ChP2020 中泛影酸、胆影酸、碘他拉酸等含卤素药物,均是先将药物在碱性条件下水解,再用直接银量法测定含量。

剩余银量法也称间接银量法,一般是在硝酸的酸性条件下,先加入过量的硝酸银滴定液,使其中的银离子与药物或者从药物中释放的离子发生反应生成沉淀,再以硫酸铁铵作指示剂,用硫氰酸铵滴定液滴定剩余的银离子。

ChP2020 中二巯丁二酸、二巯丁二酸钠、林旦、硫唑嘌呤、盐酸丙卡巴肼、氯烯雌醚等原料药的含量测定都采用了此法。茶苯海明中 8-氯茶碱的含量测定则是利用 8-氯茶碱在碱性条件下加热,使有机结合的氯经水解作用转变为无机的氯离子,再用间接银量法进行测定。

例如,在例 9-18 中,硝酸存在下加入的硝酸银滴定液与盐酸丙卡巴肼反应,生成硝酸丙卡巴肼和氯化银沉淀;加邻苯二甲酸二丁酯强力振摇后,氯化银表面形成保护膜,可防止氯化银转化为硫氰酸银而影响滴定;以硫酸铁铵为指示剂,以微量过量的滴定液与之反应生成红色的配离子为终点。

延伸阅读 9-9:药物银量法示例

【例 9-16】普罗碘铵的含量测定

取本品约 0.4 g,精密称定,加水 20 mL 溶解,加铬酸钾指示液 1.0 mL,用硝酸银滴定液(0.1 mol/L)滴定至出现橘红色沉淀。每 1 mL 硝酸银滴定液(0.1 mol/L)相当于 21.51 mg 的 $C_9H_{24}I_2N_2O$。

【例 9-17】泛影酸的含量测定

取本品约 0.4 g,精密称定,加氢氧化钠试液 30 mL 与锌粉 1.0 g,加热回流 30 min,放冷,冷凝管用少量水洗涤,滤过,烧瓶与滤器用水洗涤 3 次,每次 15 mL,合并洗液与滤液,加冰醋酸 5 mL 与曙红钠指示液 5 滴,用硝酸银滴定液(0.1 mol/L)滴定。每 1 mL 硝酸银滴定液(0.1 mol/L)相当于 20.46 mg 的 $C_{11}H_9I_3N_2O_4$。

【例 9-18】盐酸丙卡巴肼的含量测定

取本品约 0.25 g,精密称定,加水 50 mL 溶解后,加硝酸 3 mL,精密加硝酸银滴定液(0.1 mol/L)20 mL,再加邻苯二甲酸二丁酯约 3 mL,强力振摇后,加硫酸铁铵指示液 2 mL,用硫氰酸铵滴定液(0.1 mol/L)滴定,并将滴定的结果用空白试验校正。每 1 mL 硝酸银滴定液(0.1 mol/L)相当于 25.78 mg 的 $C_{12}H_{19}N_3O \cdot HCl$。

9.4 常用仪器分析法

9.4.1 吸收光谱法

原料药含量测定中最常用的光谱分析法是紫外-可见分光光度法。该法仪器价格较低廉,操作简单,易于普及,测定灵敏度达 $10^{-7} \sim 10^{-4}$ g/mL,相对误差为 2%~5%,能满足许多药物含量测定的要求。ChP2020 中,金霉素、酚酞、酞丁安、维生素 B_{12}、琥珀氯霉素、联苯双酯、棕榈氯霉素、硫酸长春新碱等原料药采用此法测定含量。

紫外-可见分光光度法测定药物含量的定量方法主要是吸光系数法和对照品比较法。

1. 吸光系数法

按各品种项下的方法配制供试品溶液,在规定的波长处测定吸光度,按下式计算供试品中被测溶液的浓度和药物的含量。

$$A = E_{1cm}^{1\%} cl \tag{9-6}$$

式中,A 为吸光度;$E_{1cm}^{1\%}$ 为百分吸收系数;l 为比色池厚度;c 为供试品浓度,单位为 g/100 mL,即

$$c\left(\frac{g}{100\ mL}\right) = \frac{A}{E_{1cm}^{1\%} l} \tag{9-7}$$

可换算为

$$c\left(\frac{g}{mL}\right) = \frac{A}{E_{1cm}^{1\%} l \times 100} \tag{9-8}$$

用本法测定时,吸收系数通常应大于100,并注意仪器的校正和检定。

2. 对照品比较法

该法不受仪器及其他变化影响。按各品种项下的方法,分别配制对照品溶液和供试品溶液,对照品溶液中所含被测成分的量应为供试品溶液中被测成分规定量的100%±10%,所用溶剂也应完全一致,在规定的波长处测定对照品溶液和供试品溶液的吸光度后,根据下式计算供试品溶液的浓度:

$$c_s = c_r \times \frac{A_s}{A_r} \tag{9-9}$$

式中,c_s 为供试品溶液的浓度;A_s 为供试品溶液的吸光;c_r 为对照品溶液的浓度;A_r 为对照品溶液的吸光度。

延伸阅读 9-10:药物光谱分析法示例

【例 9-19】酚酞的含量测定

照紫外-可见分光光度法(通则 0401)测定。

供试品溶液 取本品约 38 mg,精密称定,置 100 mL 量瓶中,加乙醇约 60 mL,振摇使溶解,加 0.01 mol/L 盐酸溶液 10 mL,混匀,用乙醇稀释至刻度,摇匀,精密量取 10 mL,置 100 mL 量瓶中,加乙醇 10 mL,混匀,用 0.01 mol/L 盐酸溶液稀释至刻度,摇匀。

测定法 取供试品溶液,在 275 nm 的波长处测定吸光度,按 $C_{20}H_{14}O_4$ 的吸收系数($E_{1cm}^{1\%}$)为 134 计算。

【例 9-20】酞丁安的含量测定

照紫外-可见分光光度法(通则 0401)测定。避光操作。

供试品溶液 取本品约 25 mg,精密称定,置 50 mL 量瓶中,加 N,N-二甲基甲酰胺 5 mL 溶解后,用稀乙醇稀释至刻度,摇匀,再精密量取适量,用稀乙醇定量稀释制成每 1 mL 中约含 10 μg 的溶液。

对照品溶液　取酞丁安对照品约 25 mg，精密称定，置 50 mL 量瓶中，加 N,N-二甲基甲酰胺 5 mL 溶解后，用稀乙醇稀释至刻度，摇匀，再精密量取适量，用稀乙醇定量稀释制成每 1 mL 中约含 10 μg 的溶液。

测定法　取供试品溶液与对照品溶液，在 349 nm 的波长处测定吸光度，计算。

9.4.2　色谱法

目前，用于原料药含量测定的色谱法主要是高效液相色谱法，对于部分易挥发药物也采用气相色谱法。

高效液相色谱法和气相色谱法用于药物含量测定是基于待测组分的峰高或色谱峰面积与待测组分的量有线性相关(通常呈线性或对数线性关系)，通过比较供试品中待测组分的峰高或色谱峰面积与对照品峰高或色谱峰面积的大小来计算供试品待测组分的量。

在进行分析测定之前，均需对理论板数、分离度、拖尾因子、重复性、灵敏度等进行系统适应性测试。只有系统适应性试验结果符合要求的情况下，测定的结果才能被认可。

1. 高效液相色谱法

高效液相色谱法是多组分抗生素、生化药品及某些杂质或其他干扰因素较多化学药品含量测定的常用方法。各国药典中色谱柱的填充剂通常用十八烷基硅烷键合硅胶，检测器通常用紫外检测器，但也有使用其他种类的填充剂(如氨丙基硅烷键合硅胶和辛烷基硅烷键合硅胶等)和检测器(如示差折光检测器、电化学检测器、蒸发光散射检测器等)。

高效液相色谱法进行药物含量测定可以采用内标法或外标法。随着仪器进样器进样精度的提高，对组分简单、操作步骤少、影响因素少的药物进行高效液相色谱法定量时，内标法已较少使用。外标法简便，在药典中较为常用，但要求进样量准确及操作条件稳定。

ChP2020 中高效液相色谱法测定原料药含量时多采用外标一点法，也有少数品种采用外标标准曲线法定量。例如，ChP2020 中硫酸依替米星含量测定项下并列收载了两种高效液相色谱法，均采用十八烷基硅烷键合硅胶为填充剂，但第一法使用了脉冲安培电化学检测器，外标一点法定量，第二法使用了蒸发光散射检测器，外标标准曲线法定量。

延伸阅读 9-11：药物高效液相色谱分析法示例

【例 9-21】硫酸依替米星的含量测定

第一法　照高效液相色谱法(通则 0512)测定

色谱条件与系统适用性试验　用十八烷基硅烷键合硅胶为填充剂(4.6 mm × 250 mm，5 μm 或效能相当的色谱柱)，以 0.2 mol/L 三氟乙酸溶液[含 0.05%五氟丙酸，1.5 g/L 无水硫酸钠，0.8%(V/V)的 50%氢氧化钠溶液，用 50%氢氧化钠溶液调节 pH 至 3.5]-乙腈(96∶4)为流动相，柱温为 35 ℃，流速为每分钟 1.0 mL，用积分脉冲安培电化学检测器检测，检测电极为金电极(推荐使用 3 mm 直径)，参比电极为 Ag/AgCl 复合电极，钛合金对电极，四波形检测电位(见表 9-3)，柱后加碱(50%氢氧化钠溶液 1→25，推荐流速每分钟 0.5 mL)。

分别取依替米星对照品和奈替米星标准品各适量，加流动相溶解并稀释制成每 1 mL 中各约含 0.025 mg 的混合溶液，作为系统适用性溶液，取系统适用性溶液 25 μL 注入液相色谱仪，依替米星峰和奈替米星峰间的分离度应大于 4.0。另取依替米星对照品适量，加流动相溶解并稀释制成每 1 mL 中约含 0.0025 mg 的溶液，作为灵敏度溶液，取灵敏度溶液 25 μL 注入液相色谱仪，依替米星峰峰高的信噪比应大于 10。

表 9-3 硫酸依替米星的含量测定中的四波形检测电位

时间(s)	电位(V)	积分
0.00	+0.10	
0.20	+0.10	开始
0.40	+0.10	结束
0.41	−2.00	
0.42	−2.00	
0.43	+0.60	
0.44	−0.10	
0.50	−0.10	

测定法　取本品适量，精密称定，加流动相溶解并稀释制成每 1 mL 中约含依替米星 0.025 mg 的溶液，作为供试品溶液，精密量取 25 μL 注入液相色谱仪，记录色谱图；另取依替米星对照品，精密称定，同法测定。按外标法以峰面积计算，即得。

第二法　照高效液相色谱法(通则 0512)测定

色谱条件与系统适用性试验　用十八烷基硅烷键合硅胶为填充剂(pH 范围 0.8～8.0)；以 0.2 mol/L 三氟乙酸溶液-甲醇(84∶16)为流动相；流速为每分钟 0.5 mL；用蒸发光散射检测器检测(参考条件：漂移管温度 100℃，载气流速为每分钟 2.6 L)；进样体积 20 μL。

取依替米星对照品和奈替米星标准品各适量，加水溶解并稀释制成每 1 mL 中各含 0.2 mg 的混合溶液，取 20 μL 注入液相色谱仪，记录色谱图，依替米星峰和奈替米星峰的分离度应大于 1.2。

测定法　取依替米星对照品适量，精密称定，分别加水溶解并定量稀释制成每 1 mL 中约含依替米星 1.0 mg、0.5 mg 和 0.25 mg 的溶液作为对照品溶液。精密量取上述三种溶液各 20 μL，分别注入液相色谱仪，记录色谱图，以对照品溶液浓度的对数值对相应的峰面积的对数值计算线性回归方程，相关系数(r)应不小于 0.99；另取本品适量，精密称定，加水溶解并定量稀释制成每 1 mL 中约含依替米星 0.5 mg 的溶液，同法测定，用线性回归方程计算供试品中 $C_{21}H_{43}N_5O_7$ 的含量。

2. 气相色谱法

气相色谱法可用于具有一定挥发性原料药的含量测定，定量方法一般采用内标法。药典中应用气相色谱测定原料药含量的品种不多。ChP2020 中仅有少数药物如多烯酸乙酯、樟脑、维生素 E 采用气相色谱法测定含量，主要以聚乙二醇为固定液，内标法定量。

延伸阅读 9-12：药物气相色谱分析法示例

【例 9-22】樟脑(天然)的含量测定

照气相色谱法(通则 0521)测定。

内标溶液　取水杨酸甲酯 1g，精密称定，置 25 mL 量瓶中，加无水甲醇使溶解并稀释至刻度，摇匀。

供试品溶液　取本品约 0.1 g，精密称定，置 100 mL 量瓶中，精密加入内标溶液 5 mL，用无水甲醇稀释至刻度，摇匀。

对照品溶液　取樟脑对照品约 0.1 g，精密称定，置 100 mL 量瓶中，精密加入内标溶液 5 mL，用无水甲醇稀释至刻度，摇匀。

色谱条件　以聚乙二醇 20 M（或极性相近）为固定液；柱温为 125℃；进样体积 1 μL。

系统适用性要求　樟脑峰和内标物质峰的分离度应符合要求。

测定法　精密量取供试品溶液与对照品溶液，分别注入气相色谱仪，按内标法以峰面积计算。

9.5　含量测定方法的选择

通常每种药物都可以用多种不同的方法来测定含量，但在建立质量标准时，要根据药物特性、杂质的影响、设备和技术情况综合考虑。原料药的纯度要求高，限度要求严格。一般在鉴别试验和杂质检查保证了专属性和纯度的情况下，再进行含量测定，选择原料药含量测定的方法更注重简便性、准确性、稳定性和可重复性等。

9.5.1　容量分析法选择

容量分析法准确度高、设备简单、操作简单便捷、省时省力，且不需要对照品，尽管在专属性方面存在不足，但仍是原料药含量测定的首选方法，尤其是对于组分单一、纯度高、性质稳定、潜在的主要杂质不干扰测定的原料药，可选择容量分析法测定含量。

在对不同的容量分析法进行选择时，要注意以下方面。

（1）滴定反应要迅速（可通过加入催化剂或加热等方法提高反应速率），并按一个方向完全进行。

（2）主要反应不受共存物的干扰，或能用适当方法消除干扰。

（3）终点指示方法要简单、灵敏。

（4）所用基准物质易得，并符合纯度高、组成恒定且与化学式符合、性质稳定等要求。

（5）尽可能不用或少用有毒试剂。

另外，还要注意容量分析法测定含量时参加反应的应该是药物分子的活性部分，而不是次要的酸根或碱基部分。例如，对于盐酸西替利嗪和盐酸氨溴索，若采用氢氧化钠滴定液直接滴定法测定含量，则实际测定的是药物中盐酸的含量。

由于在生产中成盐过程的酸、碱配比可严重影响成品酸碱度，故此法的测定结果不能准确反映药物中活性成分有机碱的含量。此时，采用非水碱量法，以冰醋酸为溶剂，增强有机碱的碱性，同时消除盐酸的干扰，再用高氯酸滴定有机碱的含量。

9.5.2 仪器分析法选择

紫外-可见分光光度法的灵敏度高，仪器普及率高，但专属性低，且因仪器及操作间的误差较大，准确性不及容量分析法，因此一般不用于原料药的含量测定。若选用该法，测定时溶液的吸光度需在 0.3～0.7；宜采用对照品比较法，以减少不同仪器的测定误差；采用吸收系数法定量时，E 值应大于 100。此外，还应注意对仪器的校正。

当不能选择合适的容量分析法进行原料药含量分析时，可考虑选用色谱法。气相色谱法一般用于具有一定挥发性的原料药的含量测定。液相色谱法灵敏度高，有一定的准确度，且专属性优于容量分析法，尤其适合多组分药物，以及各种杂质对滴定分析的影响比较大，干扰主成分测定的药物。该法的最大缺点是需要对照品，另外就是操作相对复杂，仪器价格相对较高。

在建立高效液相色谱法测定含量的方法时，色谱柱所用的填充剂一般首选十八烷基硅烷键合硅胶；流动相首选甲醇-水或乙腈-水系统，可采用等度或梯度洗脱方式。如试用不合适，可选用其他填充剂或流动相。应用不同牌号的色谱柱进行考察，以确保系统有好的普适性。

学习与思考 9-3

---

(1) 对于原料药含量分析，首选方法是什么？为什么？

(2) 紫外-可见分光光度法测定药物含量主要采用哪两种方法？使用时有何注意事项？

(3) 高效液相色谱法应用于药物含量测定有哪些优缺点？

内容提要与学习要求

药物有效成分的含量测定需要在鉴别和杂质检查符合规定的基础上进行，是评价药物质量、保证药物疗效和安全的重要环节。本章主要介绍了《中国药典》中常用的药物含量的测定方法：容量分析法、光谱法和色谱法。容量分析法按滴定反应类型可分为酸碱滴定法、配位滴定法、氧化还原滴定法和沉淀滴定法，按滴定方式可以分为直接滴定法、剩余滴定法和生成物滴定法，按滴定介质可以分为水相滴定法、非水溶液滴定法和双相滴定法，按终点指示方式可以分为指示剂法和电化学滴定法。经典的容量分析法主要包括酸碱滴定法、碘量法、溴量法、银量法和亚硝酸钠滴定法。该方法具有设备简单、操作快速、准确度和精密度较高的优点，但其专属性及灵敏度不高。光谱法以紫外-可见分光光度法最为常用，该方法仪器操作简单，易于普及，测定灵敏度较高，能满足许多药物含量测定的要求，但专属性相对较差。用于药物含量测定的色谱法主要是高效液相色谱，部分易挥发药物也采用气相色谱法进行测定。色谱法的灵敏度高，专属性优于容量分析法，尤其适用于多组分药物的定量测定，但该法仪器相对昂贵，操作较复杂。对药物进行含量分析时，要根据药物的特性、杂质的干扰、仪器设备等情况综合选择测定方法。

要求掌握容量分析法中的含量计算方法，掌握常用的容量分析方法、紫外-可见分光光度法中的标准品对照法和吸收系数法、色谱法中的高效液相色谱法和气相色谱法等药物含量的测定方法。

练 习 题

一、选择题

1. 原料药含量测定首选容量分析法的主要原因是(　　)。

A. 容量分析法灵敏度高　　　　　　　　　B. 容量分析法专属性好

C. 容量分析法操作简便　　　　　　　　　D. 容量分析法准确度高

2. 氧瓶燃烧法破坏有机含溴或碘化合物时，可将吸收液中的 Br_2 或 I_2 还原成离子的是(　　)。

A. 硫酸肼　　　　　　　　　　　　　　　B. 过氧化氢

C. 硫代硫酸钠　　　　　　　　　　　　　D. 硫酸氢钠

3. 下列对于容量分析法的描述错误的是(　　)。

A. 滴定反应要迅速，可通过适当方法提高反应速率

B. 共存物的干扰不影响该方法对药物含量的测定

C. 终点指示方法要简单灵敏

D. 所用基准物质易得，并符合纯度高、组成恒定且与化学式符合、性质稳定等要求

4. 下列不属于高效液相色谱法的特点的是(　　)。

A. 灵敏度高，有一定的准确度　　　　　　B. 尤其适合多组分药物

C. 专属性优于容量分析法　　　　　　　　D. 不需要对照品，检测便捷

二、判断题

1. 药物有效成分的含量测定需要在药物鉴别和杂质检查符合规定的基础上进行。

2. 酸碱滴定分析一般采用直接滴定法，最常见的是用弱酸或弱碱，来滴定强碱盐或强酸盐药物。

3. 溴量法是利用溴的还原性，以及能发生加成和取代反应的特性而进行的容量分析法。

4. 银量法是很常用的一种氧化还原滴定方法。

5. 紫外-可见分光光度法操作简单，易于普及，且相较其他仪器分析法，检测灵敏度高是该方法的突出优点。

三、填空题

1. 原料药中包含国家标准规定的有效成分的量，通常以_____表示。

2. 容量分析法，也称滴定分析法，按滴定反应类型分，可以分为_____、_____、_____和_____四种方法。

3. 对于在水中溶解度小、酸碱性不太弱的药物，可采用_____作为滴定分析的介质，以增加药物溶解度。

4. 用于测定原料药含量的碘量法，主要包括_____和_____。

5. 高效液相色谱法是通过将供试品中待测组分的_____或_____与对照品进行比较，从而计算供试品待测组分的含量的方法。

四、简答题

1. 什么是容量分析法？该方法有何特点？

2. 非水碱量法的适用对象有哪些？使用该方法有哪些注意事项？

3. 碘量法一般包括哪两种类型？请简述这两种方法的滴定原理。

4. 紫外-可见分光光度法测定药物含量时常用的两种定量方法是什么？请说明二者的基本测定流程。

5. 如何通过色谱法实现对药物含量的测定？请简述其测定原理。

6. 高效液相色谱法常用的色谱柱填充剂有哪些？检测器有哪些类型？

第10章 芳酸类药物分析

10.1 结构与性质

10.1.1 基本结构和性质特征

芳酸类药物(aromatic acid drugs)的基本结构特征中包含苯环和羧基，羧基可以呈游离态，也可以呈酯或者呈盐，典型药物的化学结构及性状见表10-1。

表 10-1 典型芳酸类药物化学结构及性状

类别	药物名称	化学结构	性状
水杨酸类	水杨酸		本品为白色细微的针状结晶或白色结晶性粉末；无臭或几乎无臭；水溶液显酸性。在乙醇或乙醚中易溶，在沸水中溶解，在三氯甲烷中略溶，在水中微溶。熔点为158~161℃
	阿司匹林		本品为白色结晶或结晶性粉末；无臭或微带乙酸臭；遇湿气即缓缓水解。在乙醇中易溶，在三氯甲烷或乙醚中溶解，在水或无水乙醚中微溶；在氢氧化钠溶液或碳酸钠溶液中溶解，但同时分解
	双水杨酯		本品为白色结晶性粉末；无臭。在乙醇或乙醚中易溶，在水中几乎不溶。熔点为140~146℃
	对氨基水杨酸钠		本品为白色或类白色的结晶或结晶性粉末。在水中易溶，在乙醇中略溶
	贝诺酯		本品为白色结晶或结晶性粉末；无臭。在沸乙醇中易溶，在沸甲醇中溶解，在甲醇或乙醇中微溶，在水中不溶。熔点为177~181℃。240 nm 波长处，吸收系数($E_{1cm}^{1\%}$)为730~760(7.5 μg/mL，无水乙醇配制)
苯甲酸类	苯甲酸		本品为白色有丝光的鳞片或针状结晶或结晶性粉末；质轻；无臭或微臭；在热空气中微有挥发性；水溶液显酸性反应。在乙醇、三氯甲烷或乙醚中易溶，在沸水中溶解，在水中微溶。熔点为121~124.5℃

类别	药物名称	化学结构	性状
苯甲酸类	丙磺舒		本品为白色结晶性粉末；无臭。在丙酮中溶解，在乙醇或三氯甲烷中略溶，在水中几乎不溶；在稀氢氧化钠溶液中溶解，在稀酸中几乎不溶。熔点为 198～201℃
	甲芬那酸		本品为白色或类白色微细结晶性粉末；无臭。在乙醚中略溶，在乙醇或三氯甲烷中微溶，在水中不溶
其他芳酸类	布洛芬		本品为白色结晶性粉末；稍有特异臭。在乙醇、丙酮、三氯甲烷或乙醚中易溶，在水中几乎不溶；在氢氧化钠或碳酸钠试液中易溶。熔点为 74.5～77.5℃
	双氯芬酸钠		本品为白色或类白色结晶性粉末；有刺鼻感与引湿性。在乙醇中易溶，在水中略溶，在三氯甲烷中不溶
	氯贝丁酯		本品为无色至黄色的澄清油状液体，有特臭；遇光色渐变深。在乙醇、丙酮、三氯甲烷、乙醚或石油醚中易溶，在水中几乎不溶。相对密度为 1.138～1.144。折射率为 1.500～1.505

1. 酸性

具有游离羧基的药物具有酸性，酸性强弱受到苯环和其他取代基的影响。例如，苯甲酸 pK_a 为 4.26 左右，当取代基为甲基等供电子基团时，增加了苯环电子云密度，并使得羧基电子云密度增加而降低了酸性；反之，当取代基为硝基、羟基等吸电子基团时，苯环及其连接的羧基电子云密度降低，使得酸性增强。水杨酸的 pK_a 为 2.95，其结构中羟基处于苯甲酸羧基的邻位，羟基中氢原子与羧酸根中氧负离子形成分子内氢键，使酸性增强。

布洛芬（pK_a 4.91）和双氯芬酸（pK_a 4.15）属于苯环取代的乙酸，苯环距羧基较远，因此其吸电子作用没有与羧基直接相连那么强，所以酸性较乙酸强，但是比苯甲酸弱。

利用本类药物的酸性，可以利用酸碱滴定法测定药物含量。需要注意的是，本类药物在水中普遍微溶到几乎不溶，因此需要在非水溶剂中进行滴定分析，多采用乙醇或中性乙醇。

2. 水解性

含有酯键的药物易发生水解生成有机羧酸和醇，在酸或碱存在的时候，或者加热时候，反应速率提高。在过量的碱存在的情况下水解，生成的羧酸与碱发生中和反应，从而可以促进反应的完全进行。

利用水解产物的特性，可以对药物进行鉴别。例如，双水杨酯加氢氧化钠试液水解后，产物显水杨酸盐的鉴别反应；另外，定量发生的水解反应也被用来进行含量测定，可采用水解后剩余滴定法。

3. 官能团特征

含氯的药物与碱共热可以分解产生氯化物，具有氯化物的特征反应；丙磺舒中的磺酰胺基团在氢氧化钠存在情况下加热可生成亚硫酸钠，并进一步加酸生成硫酸盐，具有硫酸盐的特征反应；贝诺酯加热可生成芳伯氨基，可发生重氮化-偶合反应。

4. 光谱性质

该类药物结构中具有共轭体系和特征基团，因此具有紫外和红外特征吸收，可作为鉴别试验的基础；另外利用紫外光谱特征，还可以对本类药物进行含量测定。如图 10-1 和图 10-2 分别是阿司匹林的紫外-可见吸收光谱和红外吸收光谱。

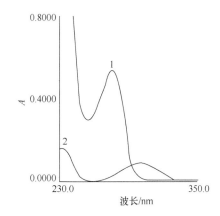

图 10-1 阿司匹林和水杨酸的紫外-可见吸收光谱
1. 阿司匹林；2. 水杨酸

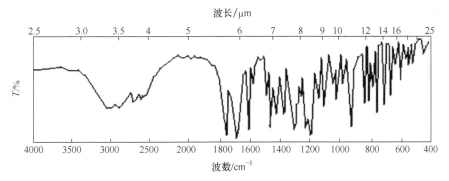

图 10-2 阿司匹林的红外吸收光谱

延伸阅读 10-1：阿司匹林的前世今生

阿司匹林(aspirin)，也称乙酰水杨酸(acetylsalicylic acid，ASA)，是一种历史悠久的非甾体抗炎药，由水杨酸和乙酸合成。作为芳酸类非甾体抗炎药的代表药物，不仅具有消炎、解热、镇痛作用，还能抗风湿，抗血小板凝集，预防和治疗缺血性心脏病、心绞痛、心肌梗死、脑血栓形成等，并预防癌症。

阿司匹林是一种古老的药物，衍生于柳树皮中发现的化学物质，有着有趣的发展历程。

(1)公元前 400 年，希腊名医希波克拉底给妇女服用柳叶煎茶来减轻分娩的痛苦，体现出柳树皮及柳叶的医学价值。

(2)1828 年，慕尼黑大学的药学教授约翰·比希纳成功从柳树皮中提取出相对纯净的黄色物质，命名为水杨苷(salicin)。

---

(3) 1838 年，意大利化学家依法埃莱·皮里亚直接从柳树皮中生产出了水杨酸 (salicylic acid)。

(4) 1853 年，法国科学家查尔斯·杰哈德又进一步从水杨苷中提取出水杨酸。但不管是水杨苷还是水杨酸都有较大的副作用，对胃肠的刺激很大，会引起出血、腹泻甚至死亡。

(5) 1893 年，德国科学家发现给水杨酸加上一个乙酰基，可以减少它的刺激作用。

(6) 1897 年，德国医药公司拜耳的化学家费利克斯·霍夫曼首次合成高纯度性质稳定的乙酰水杨酸，并申请了人工合成水杨酸的专利，第一个临床试验开始了。

(7) 1899 年，临床试验获得成功，拜耳公司将其新产品的商品名定为 Aspirin，阿司匹林由此成功投入市场。字母 *A* 为"乙酰化"(acetylation)一词的首字母；紧随其后的 spir，是富含水杨酸的绣线菊属植物绣线菊的一部分；至于结尾，in 是当时不少药品的收束词尾。

(8) 1971 年，英国药理学家约翰·罗伯特·范恩通过研究和实践证明，阿司匹林除了具有消炎镇痛的作用，还具有抗血小板过度凝集的作用。凭借这一发现，1982 年，约翰获得了诺贝尔生理学或医学奖。

(9) 1979 年，阿司匹林作为预防脑血栓的再发药物获得美国 FDA 的批准。

(10) 1988 年，美国、澳大利等多国科学家研究表明阿司匹林在有效预防和治疗冠心病、心肌梗死及预防癌症等方面也具有功效。

阿司匹林从诞生到发展已经历了一百多年，成为医药史上三大经典药物之一(另外两种是青霉素和地西泮)，至今它仍是世界上应用最广泛的解热、镇痛和抗炎药。然而，长期滥服阿司匹林可能会导致严重的副作用，如脑出血、胃出血、肾衰竭等。因此，为了保证用药安全性和有效性，对阿司匹林的质量分析显得尤为重要。

10.1.2　固有稳定性

阿司匹林为 2-乙酰氧基水杨酸，是乙酸与水杨酸结构中酚羟基成酯，其中酯键容易发生水解，苯环作为吸电子基团加速水解反应。

采用高效液相色谱分析阿司匹林的强制降解试验的样品，以阿司匹林减少量计算降解百分比，结果见表 10-2。阿司匹林原料药在碱性和中性的水溶液中稳定性较差，加热 1 h 后近50%的原型药物发生降解，其降解产物主要是水杨酸。

酸性条件下阿司匹林较为稳定，而水分是影响阿司匹林稳定的主要因素。有研究表明，瓶装市售阿司匹林肠溶片在每日开启服药的过程中，会受到环境中水分和温度的影响，在40℃、湿度 75% 的环境中每日开启 3 次，30 天后阿司匹林肠溶片中的游离水杨酸含量会增加近一倍，药物的释放度也会随之下降，说明在进行药物制剂工艺选择及药包材选择的时候，需要考虑药物的固有稳定性，确保货架期和使用过程中的稳定性。

表 10-2　阿司匹林(10 mg/mL)降解试验结果

降解试验(条件)	时间/h	降解百分比/%
原料药		
酸降解(0.01 mol/L 盐酸，加热 80℃)	1	12.24
碱降解(0.01 mol/L 氢氧化钠，加热 80℃)	1	51.17

续表

降解试验(条件)	时间/h	降解百分比/%
氧化破坏(3%过氧化氢,室温,暗处)	2	5.62
中性水解(加热 80℃)	1	45.62
高温(加热 80℃)	32	4.96
紫外线	48	3.38
片剂		
高温(加热 80℃)	32	10.88
紫外线	48	4.46

学习与思考 10-1

(1)芳酸类药物有何结构特点?结构决定什么性质?

(2)芳酸类药物的固有稳定性如何?举例说明。

(3)阿司匹林有何结构特点?其药用功能与其结构有何密切联系?

(4)试根据阿司匹林的紫外-可见吸收光谱(图 10-1)和红外吸收光谱(图 10-2)找出各吸收峰的归属。

10.2 鉴别试验结构与性质

10.2.1 化学鉴别法

1. 水杨酸类与三氯化铁反应

含有水杨酸结构的药物(如水杨酸、对氨基水杨酸钠、二氟尼柳)中含有酚羟基,在弱酸性或中性条件下可与三氯化铁试液反应,生成有色配位化合物。

阿司匹林、双水杨酯、贝诺酯等药物可以水解后生成水杨酸结构,与三氯化铁试液显色,用于鉴别。

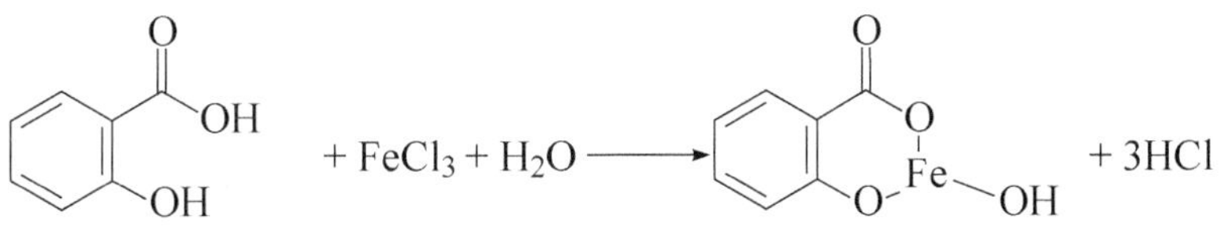

2. 苯甲酸类与三氯化铁反应

苯甲酸的碱性溶液与三氯化铁试液反应,生成碱式苯甲酸铁盐的赭色沉淀。丙磺舒结构中的羧基与氢氧化钠试液反应生成钠盐,在中性溶液中与三氯化铁生成盐,形成米黄色沉淀,用于鉴别。

$$3C_6H_5COO^- + 2Fe^{3+} + 3H_2O \longrightarrow (C_6H_5COO)_3Fe \cdot Fe(OH)_3\downarrow + 3H^+$$

3. 水解反应

在碱性溶液中，阿司匹林结构中的酯键加热水解生成水杨酸钠和乙酸钠，加入过量稀硫酸后生成水杨酸和乙酸；由于水杨酸不溶于水而析出白色沉淀，乙酸则发出乙酸臭味。

ChP2020 采用该法鉴别阿司匹林。JP17 采用此法时，还通过进一步将水杨酸沉淀过滤后，在滤液中加入乙醇和硫酸共热，生成乙酸乙酯来鉴别。

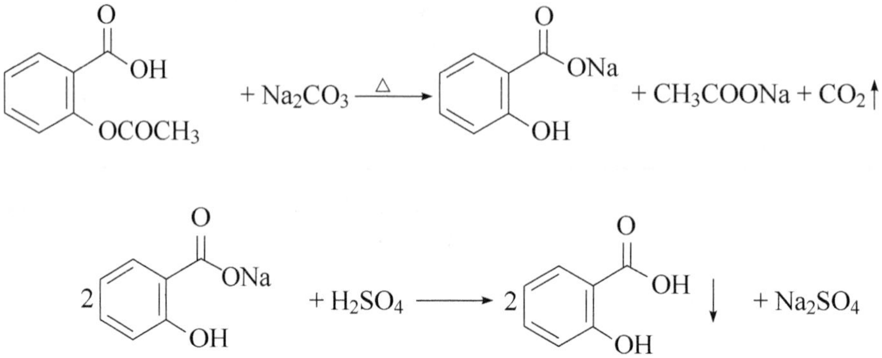

$$2CH_3COONa + H_2SO_4 \longrightarrow 2CH_3COOH + Na_2SO_4$$

4. 芳香第一胺类鉴别反应

贝诺酯结构中具有潜在的芳伯氨基，加稀盐酸煮沸后水解产生芳香第一胺，可在酸性溶液中与亚硝酸钠试液反应生成重氮盐，再与碱性 β-萘酚偶合生成橙黄到猩红色的沉淀。

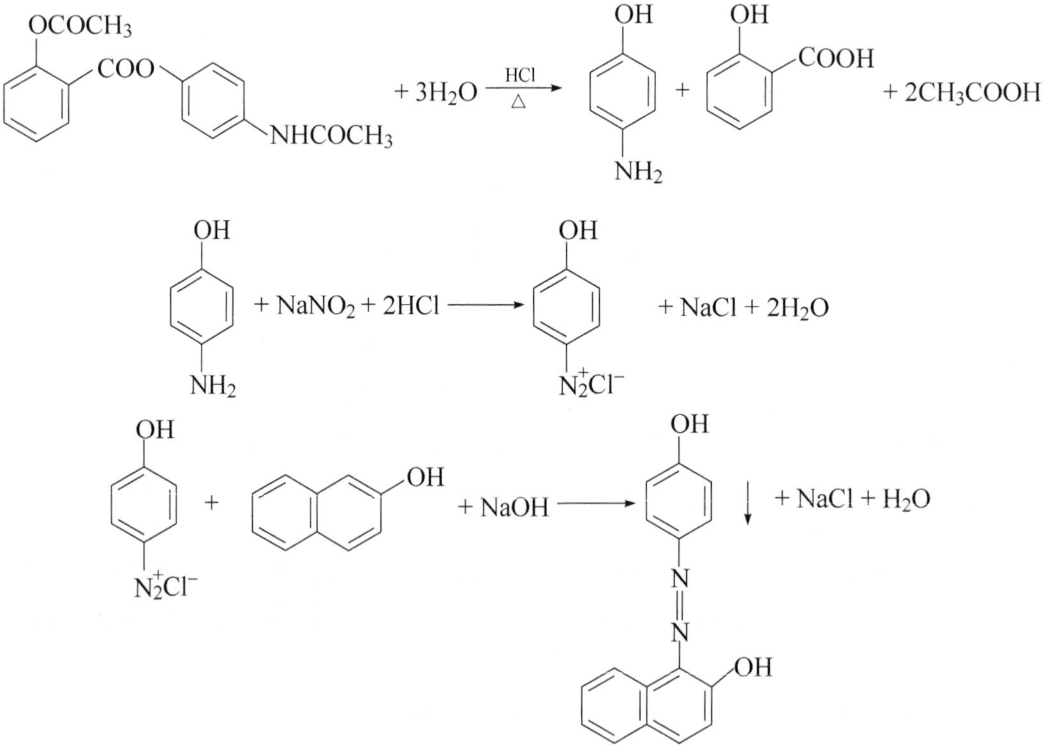

10.2.2　光谱鉴别法

1. 紫外-可见分光光度法

根据本类药物的紫外光谱特征,ChP2020 采用紫外-可见分光光度法对其进行鉴别,通过判断一定浓度药物的最大吸收波长或最小吸收波长(例 10-1、例 10-2)、规定波长处吸光度值(例 10-3)、规定波长处的吸光度比值(例 10-4)来进行鉴别。

延伸阅读 10-2：紫外-可见分光光度法应用实例

【例 10-1】萘普生鉴别

取本品,加甲醇制成每 1 mL 中含 30 μg 的溶液,照紫外-可见分光光度法测定,在 262 nm、271 nm、317 nm 与 331 nm 的波长处有最大吸收,如图 10-3 所示。

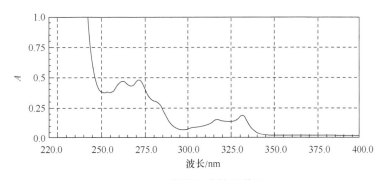

图 10-3　萘普生紫外光谱图

【例 10-2】布洛芬鉴别

取本品,加 0.4% 氢氧化钠溶液制成每 1 mL 中约含 0.25 mg 的溶液,照紫外-可见分光光度法测定,在 265 nm 与 273 nm 的波长处有最大吸收,在 245 nm 与 271 nm 的波长处有最小吸收,在 259 nm 的波长处有一肩峰。

【例 10-3】甲芬那酸鉴别

取本品,加 1 mol/L 盐酸溶液-甲醇(1:99)混合液溶解并稀释制成每 1 mL 中含 20 μg 的溶液,照紫外-可见分光光度法测定,在 279 nm 与 350 nm 的波长处有最大吸收,其吸光度分别为 0.69~0.74 与 0.56~0.60。

【例 10-4】二氟尼柳鉴别

取本品,加 0.1 mol/L 的盐酸乙醇溶液溶解并稀释制成每 1 mL 中含 20 μg 的溶液,照紫外-可见分光光度法测定,在 251 nm 与 315 nm 的波长处有最大吸收,吸光度比值应为 4.2~4.6。

---

2. 红外分光光度法

ChP2020 采用红外分光光度法测定该类药物的原料药;对于制剂则通过一定前处理后再进行测定。例如,布洛芬片和布洛芬胶囊的鉴别,则是加丙酮使布洛芬溶解后,滤过,滤液挥干后真空干燥再进行测定,以消除制剂辅料对红外光谱测定的干扰,提高了鉴别方法的专属性。

10.2.3　色谱鉴别法

在采用高效液相色谱法测定该类药物制剂含量的同时,可以进行鉴别试验,通过对照溶液与供试品溶液主峰的保留时间一致性进行判定。

10.3　特殊杂质检查

本类代表药物阿司匹林的合成路线如下：

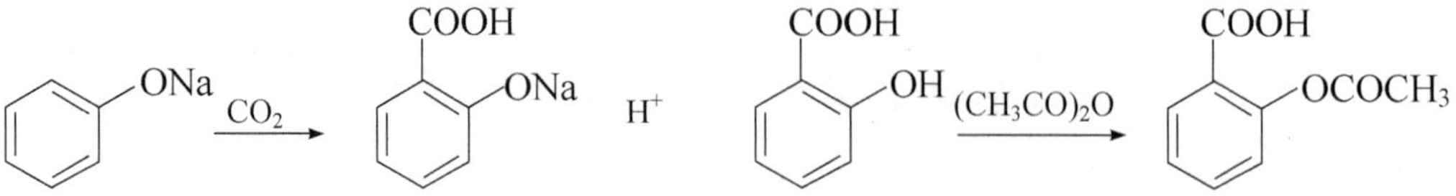

在其合成步骤中，未反应的原料或者中间体、副产物及贮存过程中的降解产物都是其特殊杂质；其中水杨酸不仅可以由生产过程引入，也会由于药物贮存中的水解而产生，并且可以进一步氧化生成有色醌型化合物使得阿司匹林变色，是其主要杂质。利用杂质与阿司匹林在溶解特性和色谱行为上的差异，ChP2020 规定检查其溶液的澄清度、游离水杨酸和有关物质。

10.3.1　溶液的澄清度

阿司匹林合成过程中会引入未反应的苯酚原料，在酸酐作用下可以生成乙酸苯酯、水杨酸苯酯和乙酰水杨酸苯酯等中性副产物，该类杂质没有游离羧基，所以不溶于碱性的碳酸钠试液中，可以利用阿司匹林与上述杂质在碳酸钠试液中的溶解度差异，通过溶液澄清度检查来控制其限量。

具体方法是取本品 0.50 g，加温热至约 45℃的碳酸钠试液 10 mL 溶解后，溶液应澄清。

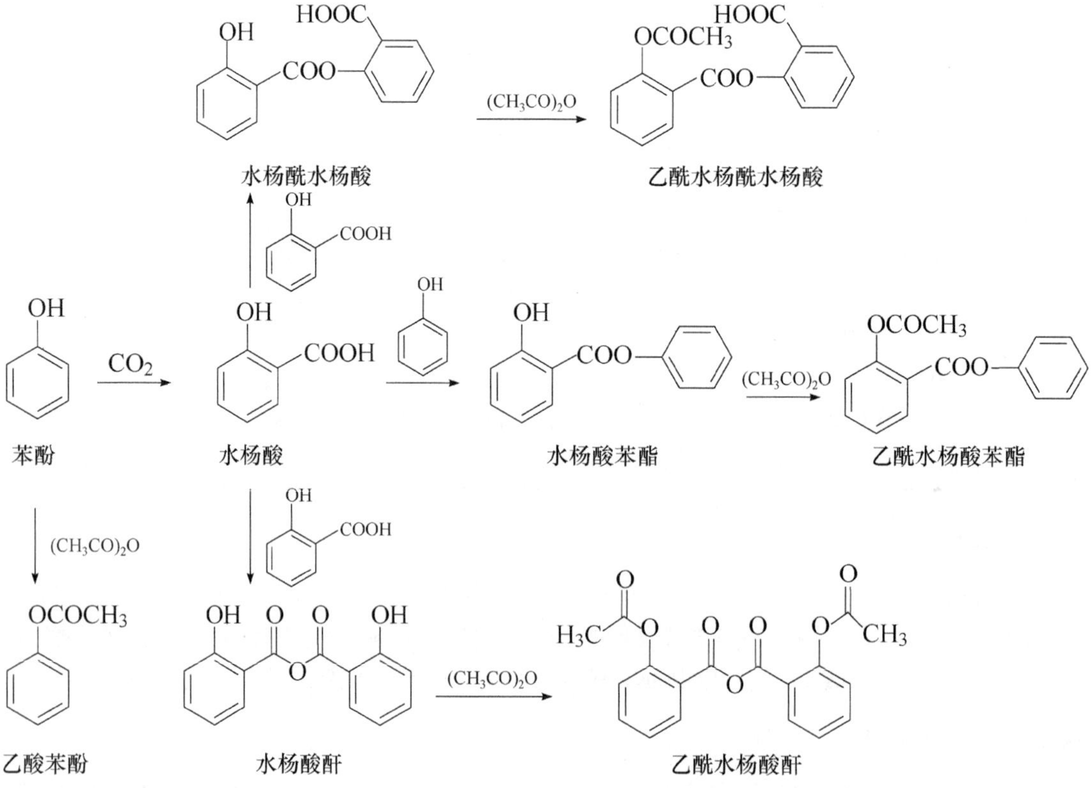

10.3.2　游离水杨酸

游离水杨酸产生于生产和贮存过程中，ChP2020 采用高效液相色谱法，以水杨酸杂质对照品为对照，峰面积外标法定量测定。

具体方法是采用 1% 冰醋酸的甲醇溶液配制浓度约为 10 mg/mL 的阿司匹林供试品溶液和浓度为 0.1 mg/mL 的水杨酸对照品溶液。照高效液相色谱法试验，用十八烷基硅烷键合硅胶为填充剂；以乙腈-四氢呋喃-冰醋酸-水(20∶5∶5∶70)为流动相；检测波长为 303 nm。按水杨酸峰计算理论板数不低于 5000，水杨酸峰与阿司匹林峰的分离度应符合要求。供试品溶液色谱图中如有与水杨酸峰保留时间一致的色谱峰，按外标法以峰面积计算，不得过 0.1%。

阿司匹林在制剂过程中容易进一步水解生成水杨酸，因此 ChP2020 规定了阿司匹林的制剂中也应进行游离水杨酸检查，其限度值在 0.3%～3.0%。

USP40 和 JP17 采用对照法检查游离水杨酸，其原理是利用游离水杨酸结构中的酚羟基与硫酸铁铵反应呈紫堇色，而阿司匹林则不产生上述颜色，故将阿司匹林供试品与水杨酸对照品产生的颜色进行比较，控制水杨酸限度。

为了减少供试品制备过程中遇水溶液发生水解生成新的水杨酸，ChP2020 采用 1%乙酸甲醇溶液制备供试品；USP40 和 JP17 则是采用乙醇溶解供试品。

10.3.3　有关物质

除了中性副产物和游离水杨酸以外，阿司匹林中还有几种水杨酸的衍生物，如乙酰水杨酰水杨酸、水杨酰水杨酸等，ChP2020 规定采用高效液相色谱法对上述有关物质进行检查，采用不加校正因子的主成分自身对照法。

具体方法是采用 1%冰醋酸的甲醇溶液配制浓度为 10 mg/mL 的阿司匹林供试品溶液；精密量取供试品溶液 1 mL，置 200 mL 量瓶中，用 1%冰醋酸的甲醇溶液稀释至刻度，摇匀，作为对照溶液；精密量取对照溶液 1 mL，置 10 mL 量瓶中，用 1%冰醋酸的甲醇溶液稀释至刻度，摇匀，作为灵敏度溶液。

按照高效液相色谱法试验，用十八烷基硅烷键合硅胶为填充剂；以乙腈-四氢呋喃-冰醋酸-水(20∶5∶5∶70)为流动相 A，乙腈为流动相 B，进行线性梯度洗脱；检测波长为 276 nm。分别精密量取供试品溶液、对照溶液、灵敏度溶液与游离水杨酸检查项下的水杨酸对照品溶液各 10 μL，进样分析。供试品溶液色谱图中如有杂质峰，除水杨酸峰外，其他各杂质峰面积的和不得大于对照溶液主峰面积(0.5%)。供试品溶液色谱图中小于灵敏度溶液主峰面积的色谱峰忽略不计。

学习与思考 10-2

---

(1)芳酸类药物有哪些主要鉴别方法？这些方法与其结构官能团有何密切联系？

(2)如何检查芳酸类药物中的特殊杂质？

(3)举例说明谱学分析方法在芳酸类药物杂质检查中有何应用？

10.4 含 量 测 定

10.4.1 酸碱滴定法

1. 直接酸碱滴定法

本类药物含有游离羧基，显酸性，可以采用酸碱滴定法对其进行含量测定。因为本类药物在水中溶解度较小，所以一般选择在中性乙醇中用氢氧化钠滴定液直接滴定，以酚酞为指示剂，通过消耗的碱滴定液的量计算待测药物的含量。中性乙醇就是乙醇用氢氧化钠液中和至对酚酞指示剂显中性，这样可以避免乙醇本身消耗氢氧化钠滴定液而使测定结果偏高。

ChP2020 采用直接酸碱滴定法在中性稀乙醇中测定水杨酸；在中性乙醇中测定阿司匹林、甲芬那酸、布洛芬等。在乙醇中测定双水杨酯；在甲醇-水中测定二氟尼柳，并用空白试验校正溶剂带来的影响。

延伸阅读 10-3：直接酸碱滴定法应用实例

【例 10-5】阿司匹林含量测定

取本品约 0.4 g，精密称定，加中性乙醇(对酚酞指示液显中性)20 mL 溶解后，加酚酞指示液 3 滴，用氢氧化钠滴定液(0.1 mol/L)滴定。每 1 mL 氢氧化钠滴定液 (0.1 mol/L)相当于 18.02 mg 的 $C_9H_8O_4$。

【例 10-6】二氟尼柳含量测定

取本品约 0.45 g，精密称定，加甲醇 80 mL 溶解后，加水 10 mL 与酚红指示液(取酚红 0.1 g，加 0.2 mol/L 氢氧化钠溶液 1.4 mL、90%乙醇 5 mL，微温使溶解，用 20%乙醇稀释至 250 mL，即得)8～10 滴，用氢氧化钠滴定液(0.1 mol/L)滴定，并将滴定的结果用空白试验校正。每 1 mL 的氢氧化钠滴定液(0.1 mol/L)相当于 25.02 mg 的 $C_{13}H_8F_2O_3$。

---

2. 水解后剩余滴定法

阿司匹林结构中含有酯键，可以在碱液中发生定量的水解反应。因此，加入定量过量的氢氧化钠滴定液到阿司匹林供试品中，加热水解，生成乙酸钠和水杨酸钠，阿司匹林与氢氧化钠的化学计量关系为 1∶2。水解结束后用硫酸滴定液回滴剩余的碱液，从而计算出与阿司匹林反应的碱液量，并可计算含量。

需要注意的是，在加热过程中，氢氧化钠滴定液与空气中的二氧化碳反应生成碳酸钠，使滴定液消耗增多，导致测定结果偏高，因此需要用空白试验进行校正。USP40 和 JP17 采用此法对阿司匹林进行含量测定。

$$2NaOH + H_2SO_4 \longrightarrow Na_2SO_4 + 2H_2O$$

延伸阅读 10-4：水解后剩余滴定法应用实例

【例 10-7】USP 阿司匹林含量测定

取本品约 1.5 g，精密称定，加氢氧化钠滴定液 (0.5 mol/L) 50.0 mL，混合，缓缓煮沸 10 min，加入酚酞指示剂，用硫酸滴定液 (0.5 mol/L) 滴定剩余的氢氧化钠，并将滴定结果用空白试验校正。每 1 mL 氢氧化钠滴定液 (0.5 mol/L) 相当于 45.04 mg 的 $C_9H_8O_4$。

---

3. 非水酸碱滴定法

该类药物的钠盐如双氯芬酸钠显弱碱性，在冰醋酸中可以用高氯酸进行滴定。

延伸阅读 10-5：非水酸碱滴定法应用实例

【例 10-8】双氯芬酸钠含量测定

取本品约 0.25 g，精密称定，加冰醋酸 40 mL 溶解，照电位滴定法 (通则 0701)，用高氯酸滴定液 (0.1 mol/L) 滴定，并将滴定的结果用空白试验校正。每 1 mL 高氯酸滴定液 (0.1 mol/L) 相当于 31.81 mg 的 $C_{14}H_{10}Cl_2NNaO_2$。

10.4.2　紫外-可见分光光度法

该类药物的紫外特征可以用于其含量测定。以二氟尼柳片为例，二氟尼柳的盐酸乙醇溶液在 315 nm 有最大吸收，ChP2020 采用对照品比较法测定其含量 (见例 10-9)。

再以丙磺舒片为例，丙磺舒的盐酸乙醇溶液在 249 nm 处有最大吸收，其吸收系数 $E_{1cm}^{1\%}$ 为 338，ChP2020 采用吸收系数法测定含量 (见例 10-10)。

延伸阅读 10-6：紫外-可见分光光度法在芳酸类药物测量示例

【例 10-9】二氟尼柳片的含量测定

取本品 20 片，精密称定，研细，精密称取相约相当于二氟尼柳 0.1 g 的片粉，置 100 mL 量瓶中，加 0.1 mol/L 的盐酸-乙醇溶液适量，超声使二氟尼柳溶解，放冷，用 0.1 mol/L 盐酸-乙醇溶液稀释至刻度，摇匀，滤过；精密量取续滤液 5 mL，置 100 mL 量瓶中，用 0.1 mol/L 盐酸-乙醇溶液稀释至刻度，摇匀，得供试品溶液。

另用 0.1 mol/L 的盐酸-乙醇溶液配制浓度约为 50 μg/mL 的二氟尼柳对照品溶液，分别测定二者在 315 nm 波长处的吸光度值，比较求得浓度并进一步计算含量。

【例 10-10】丙磺舒的含量测定

取本品 10 片，精密称定，研细，精密称取约相当于丙磺舒 60 mg 的片粉置 200 mL 量瓶中，加乙醇 150 mL 与盐酸溶液 (9→100) 4 mL，置 70℃ 水浴上加热 30 min，放冷，用乙醇稀释至刻度，摇匀，滤过；精密量取续滤液 5 mL，置 100 mL 量瓶中，加盐酸溶液(9→100) 2 mL，用乙醇稀释至刻度，摇匀。在 249 nm 的波长处测定供试品溶液的吸光度，按 $C_{13}H_{19}NO_4S$ 的吸收系数 ($E_{1\,cm}^{1\%}$) 为 338 计算浓度，并进一步计算含量。

10.4.3 高效液相色谱法

该类药物的制剂多采用反相高效液相色谱法进行分析，外标法定量计算药物含量，避免辅料、药物杂质对主药成分测定的影响。该类药物多为弱酸性药物，因此其分析流动相中均加入一定量的酸、碱、盐保持水相的酸性环境，采用离子抑制色谱法以保持待测成分的分子形式，减少解离，改善色谱峰的拖尾，提高定量的准确性。

例如，ChP2020 在阿司匹林制剂含量测定中，流动相为乙腈-四氢呋喃-冰醋酸-水(20：5：5：70)，冰醋酸用来抑制阿司匹林的解离。如图 10-4 所示是阿司匹林肠溶片中游离水杨酸的高效液相色谱图，用十八烷基硅烷键合硅胶为填充剂；以乙腈-四氢呋喃-冰醋酸-水(20：5：5：70)为流动相，检测波长为 303nm；进样体积 10 μL。试验结果表明，水杨酸浓度在 0.7665～61.32 mg/L 与其峰面积成良好的线性关系。

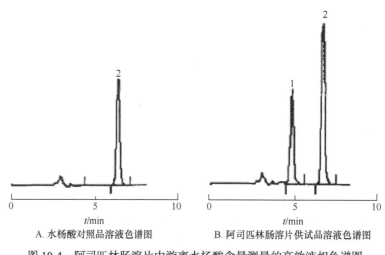

A. 水杨酸对照品溶液色谱图   B. 阿司匹林肠溶片供试品溶液色谱图

图 10-4　阿司匹林肠溶片中游离水杨酸含量测量的高效液相色谱图
1. 阿司匹林；2. 水杨酸

学习与思考 10-3

(1) 芳酸类药物定量方法有哪些？试以阿司匹林的定量为例加以说明。
(2) 酸碱滴定法测量芳酸类药物为什么需要在稀乙醇的碱性溶液中进行？
(3) 阿司匹林使用高效液相色谱法测量时为什么要在流动相中使用冰醋酸？

10.5　体内芳酸类药物分析

我们以阿司匹林为例，讨论芳酸类药物体内代谢产物分析问题。阿司匹林口服吸收入血后，会在血浆酯酶的作用下发生水解，代谢成水杨酸，共同发挥药效。水杨酸还会经代谢生成龙胆酸、N-水杨酰甘氨酸。

在进行血浆中阿司匹林及其代谢产物分析时候需要特别注意阿司匹林的代谢稳定性和化学稳定性。由于全血中酯酶活性的存在，取出的全血在进行处理以获得血清或血浆的过程中，阿司匹林仍然在发生代谢反应。37℃下体外血浆中阿司匹林的消除半衰期为 1 h。因此，需要对取出的全血或血浆样品进行去活性处理，加入酯酶抑制剂，如按照样品体积的 1%加入 50% 氟化钾溶液，或者加入硫酸毒扁豆碱使之成 0.2 mmol/L 的浓度；也有研究将血浆置于液氮中，随后置于–70℃保存，降低酶对阿司匹林原型药物的影响。

由于阿司匹林的化学稳定性随着 pH 增大而降低，因此在样品处理过程中需要维持酸性环境，以防止化学降解的产生。

根据待测血浆样品的体积与分析灵敏度的要求，可以采用液液萃取、蛋白质沉淀或者固相萃取的方法进行前处理。在液液萃取或固相萃取时候，需要在血浆中加入 0.1 mol/L 的盐酸或磷酸，使得阿司匹林及其酸性代谢产物呈分子形式，可以提高其在有机溶剂中的分配系数，或者增加其在反相 C18 固相萃取柱上的保留，从而提高提取回收率。溶剂挥干后残渣复溶需要使用酸性溶液，保证其在进样器上的稳定。

图 10-5 显示的是人血浆中阿司匹林及其代谢产物分析的典型高效液相色谱图。200 μL 血浆加入 200 μL 2-甲基苯甲酸内标溶液（5 μg/mL）混匀后，加入 400 μL 乙腈沉淀蛋白质，然后在 4℃下以 10 500×g 离心 15 min，上清液加入 100～200 mg 氯化钠，混匀后在 4℃静置 10 min，随后在 10 500×g 离心 1 min，上清液 10 μL 进样分析。色谱柱为 Novapak C18 柱（4 μm，150 × 3.9 mm）；流动相组成为 740 mL 水，0.9 mL 磷酸，180 mL 乙腈；柱温 30℃，流速 1 mL/min，紫外检测波长 237 nm。阿司匹林保留时间为 4.2 min，代谢产物水杨酸、龙胆酸和 N-水杨酰甘氨酸分别为 6.8 min、2.1 min 和 2.9 min；内标保留时间 8.9 min。

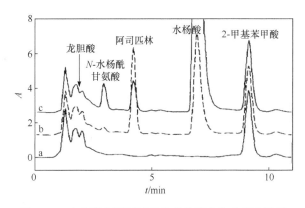

图 10-5　人血浆中阿司匹林及其代谢产物典型色谱图

a. 空白血浆；b. 口服阿司匹林 500 mg 后 10 min 样品；c. 口服阿司匹林 500 mg 后 1 h 样品

阿司匹林和水杨酸分别在 0.2～20 μg/mL 和 0.5～50 μg/mL 范围线性良好，日内、日间精密度均符合要求。内标溶液采用 0.2 mol/L 的盐酸和磷酸等量混合溶液配制，维持前处理过程中的酸性环境。加入乙腈沉淀蛋白质后上清液加入氯化钠进行盐析，氯化钠的加入改变了水相的性质并与乙腈分离，提高了萃取效率。

内容提要与学习要求

　　芳酸类药物是目前临床使用较多的一类抗炎药，主要用于风湿性关节炎、类风湿关节炎、多种发热和各种慢性疼痛等症状的缓解。本类药物具有不同的化学结构，但多数具有芳酸基本结构，即芳基取代羧酸结构，羧基可以呈游离态，也可以呈酯或者呈盐。典型芳酸类药物结构主要包括水杨酸类(如水杨酸、阿司匹林、双水杨酯等)、苯甲酸类(如苯甲酸、丙磺舒、甲芬那酸等)和其他芳酸类(如布洛芬、双氯芬酸钠等)。

　　本类药物的结构特点为同时具有苯环和游离羧基，其中苯环结构的典型紫外光吸收特性、红外吸收光谱特性可用于本类药物的鉴别、定量检查及部分制剂的含量测定。含酯类药物具有水解性，可用于本类药物的鉴别及特殊杂质的检查，如 ChP2020 采用高效液相色谱法进行阿司匹林中游离水杨酸的检查。基于本类药物的酸性特征，可用酸碱滴定法对原料药进行含量测定。制剂的含量测定主要采用紫外–可见分光光度法和高效液相色谱法。

　　通过本章学习，应掌握芳酸类药物的结构和性质，典型芳酸类药物特别是阿司匹林的固有稳定性、鉴别和含量测定方法的原理和特点，熟悉典型芳酸类药物杂质的结构与检查方法，并了解影响本类药物稳定性的主要因素。

练 习 题

一、单选题

1. 阿司匹林与碳酸钠试液共热后，加稀硫酸酸化，生成的白色沉淀是(　　)。

A. 苯酚　　　　　　　　　　　　　　　　B. 阿司匹林

C. 水杨酸　　　　　　　　　　　　　　　D. 硫酸钠

2. 某药与碳酸钠共热，酸化后有白色沉淀产生，加乙醇和硫酸，共热，有香气产生，此药可能是(　　)。

A. 对氨基水杨酸　　　　　　　　　　　　B. 对氨基苯甲酸

C. 乙酰水杨酸　　　　　　　　　　　　　D. 苯甲酸钠

3. 下列芳酸或芳胺类药物不能用三氯化铁反应鉴别的是(　　)。

A. 水杨酸　　　　B. 苯甲酸钠　　　　　C. 丙磺舒　　　　D. 布洛芬

4. 药物结构中与三氯化铁发生显色反应的活性基团是(　　)。

A. 甲酮基　　　　B. 芳伯氨基　　　　　C. 酚羟基　　　　D. 乙酰基

5. 苯甲酸与三氯化铁反应生成的产物是(　　)。

A. 紫堇色配位化合物　　　　　　　　　　B. 白色沉淀

C. 红色配位化合物　　　　　　　　　　　D. 赭色沉淀

6. 阿司匹林中存在的特殊杂质是(　　)。

A. 对氨基酚　　　　　　　　　　　　　　B. 游离水杨酸

C. 氯化物　　　　　　　　　　　　　　　D. 以上均不是

7. 阿司匹林中特殊杂质检查包括溶液的澄清度和水杨酸的检查。其中溶液的澄清度检查是利用(　　)。

A. 药物与杂质溶解行为的差异　　　　　　B. 药物与杂质旋光性的差异

C. 药物与杂质颜色的差异　　　　　　　　D. 药物与杂质嗅味及挥发性的差异

8. 检查阿司匹林中的水杨酸杂质可用(　　)。

A. 与变色酸共热呈色　　　　　　　　　　B. 与硝酸显色

C. 高效液相色谱法　　　　　　　　　　　D. 重氮化-偶合反应

9. 芳酸类药物进行酸碱滴定时候，常采用"中性乙醇"为溶剂，此处"中性"指(　　)。

A. pH=7　　　　　　　　　　　　　　　　B. 对甲基红显中性

C. 对甲基橙显中性　　　　　　　　　　　D. 对所用指示剂显中性

10. 阿司匹林用中性醇溶解后用氢氧化钠滴定，用中性醇的目的是在于（　　　）。

A. 防止滴定时阿司匹林水解

B. 使溶液的 pH 等于 7

C. 提高反应速率

D. 防止在滴定时吸收二氧化碳

二、多选题

1. 下列药物中属于芳酸类药物的有（　　　）。

A. 水杨酸

B. 乙酰水杨酸

C. 苯甲酸钠

D. 枸橼酸

2. 阿司匹林的特殊杂质检查主要包括（　　　）。

A. 溶液的澄清度

B. 游离水杨酸

C. 有关物质

D. 间氨基酚

3. 乙酰水杨酸中的游离水杨酸（　　　）。

A. 是在贮存中氧化产生的

B. 是在贮存中水解产生的

C. 可与硫酸铁铵溶液形成紫堇色加以检出

D. 可氧化成醌型有色物质

4. 阿司匹林片的含量测定采用反相高效液相色谱法测定，其流动相为乙腈-四氢呋喃-冰醋酸-水（20：5：5：70），流动相中冰醋酸的作用是（　　　）。

A. 调节流动相 pH，使其成为离子状态

B. 抑制阿司匹林的解离，消除因色谱柱对阿司匹林的吸附而造成的色谱峰拖尾与分裂现象

C. 抑制阿司匹林的水解，增加溶液稳定性

D. 溶解供试品中阿司匹林

5. 阿司匹林的含量测定方法主要有（　　　）。

A. 三氯化铁显色法

B. 酸碱滴定法

C. 紫外-可见分光光度法

D. 高效液相色谱法

三、简答题

1. 简述芳酸类药物的结构特点和主要理化性质。

2. 阿司匹林中的主要特殊杂质是什么？检查此杂质的方法是什么？

3. 阿司匹林含量测定通常采用哪几种方法？各有何优缺点？

四、计算题

取乙酰水杨酸 1.5040 g，准确加入氢氧化钠滴定液（0.5 mol/L）50.0 mL，水浴上煮沸 15 min，放冷后以酚酞为指示剂，用硫酸滴定液（0.25 mol/L，$F=1.004$）滴定，并将滴定结果用空白试验校正，每 1 mL 氢氧化钠滴定液（0.5 mol/L）相当于 45.04 mg 乙酰水杨酸。样品消耗硫酸滴定液（0.25 mol/L，$F=1.004$）17.05 mL，空白消耗 49.95 mL，计算本品含量。

第 11 章　芳胺及生物碱类药物分析

11.1　结构与性质

芳胺类和生物碱类药物都含有显碱性的脂烃胺或脂环氮原子,多与无机酸或有机酸成盐,因而可以采用非水酸碱滴定法进行含量测定,因此在本章将芳胺类和生物碱类药物一并讨论。

11.1.1　芳胺类药物的结构与性质

芳胺类药物基本结构中包含苯环和氨基,主要有苯乙胺类、对氨基苯甲酸酯类、苯丙胺类、酰苯胺类等,典型药物的结构及性状见表 11-1。

1. 物理特性

(1)旋光性。本类药物中多数具有手性碳原子,具有旋光性,性状项下收载比旋度的测定;部分药物进行手性异构体的检查。

(2)光谱性质。该类药物结构中具有共轭体系和特征基团,因此具有紫外和红外特征吸收,可作为鉴别试验的基础;另外利用紫外光谱特征,还可以对本类药物进行含量测定。

2. 化学特性

(1)碱性。分子结构中的脂烃胺侧链为仲胺或叔胺氮原子,具有弱碱性,因此该类药物一般与盐酸、硫酸等无机酸或者酒石酸、马来酸等有机酸成盐。另外还可以利用药物的弱碱性,在适宜的溶剂中采用非水碱量法进行含量测定。

(2)水解特性。酰苯胺类和对氨基苯甲酸酯类药物结构中具有可以水解的酰胺键和酯键,光线、热或者碱性条件可以促进水解。利用水解产物的特性可以对药物进行鉴别。而其水解产物也是存在于药物中的特殊杂质,需要进行检查。其中酰苯胺类药物中的盐酸布比卡因、盐酸利多卡因和盐酸罗哌卡因的酰胺基邻位具有两个甲基,增加了空间位阻,使其较难发生水解。

(3)芳伯氨基特性。结构中具有芳伯氨基或者潜在芳伯氨基的药物,可以发生重氮化-偶合反应,还可以与芳醛缩合成席夫碱(Schiff base),易氧化变色。

(4)酚羟基特性。结构中具有邻二酚羟基或者苯酚的药物可以和三氯化铁反应显色,也可以被氧化剂氧化后显色。其中酚羟基的邻位和对位的氢比较活泼,可被溴取代,能够使用溴量法进行含量测定。

表 11-1　典型芳胺类药物结构及性状

类别	药物名称	化学结构	性状
对氨基苯甲酸酯类	苯佐卡因		本品为白色结晶性粉末；无臭；遇光色渐变黄。在乙醇、三氯甲烷或乙醚中易溶，在脂肪油中略溶，在水中极微溶解。熔点为 88～91℃
	盐酸普鲁卡因		本品为白色结晶或结晶性粉末；无臭。在水中易溶，在乙醇中略溶，在三氯甲烷中微溶，在乙醚中几乎不溶。熔点为 154～157℃
	盐酸丁卡因		本品为白色结晶或结晶性粉末；无臭。在水中易溶，在乙醇中溶解，在乙醚中不溶。熔点为 147～150℃
酰苯胺类	对乙酰氨基酚		本品为白色结晶或结晶性粉末；无臭。在热水或乙醇中易溶，在丙酮中溶解，在水中略溶。熔点为 168～172℃
	盐酸利多卡因		本品为白色结晶性粉末；无臭。在水或乙醇中易溶，在三氯甲烷中溶解，在乙醚中不溶。熔点为 75～79℃
	盐酸布比卡因		本品为白色结晶性粉末；无臭。在乙醇中易溶，在水中溶解，在三氯甲烷中微溶，在乙醚中几乎不溶
	盐酸罗哌卡因		本品为白色或类白色结晶或结晶性粉末；无臭。在乙醇中易溶，在水中溶解，在乙醚中几乎不溶。比旋度为–6.5°至–9.0°（20 mg/mL 水溶液）
苯乙胺类	肾上腺素		本品为白色或类白色结晶性粉末；无臭；易氧化变质；在中性或碱性水溶液中不稳定；饱和水溶液显弱碱性反应。在水中极微溶解，在乙醇、三氯甲烷、乙酸、脂肪油或挥发油中不溶；在无机酸或氢氧化钠溶液中易溶，在氨溶液或碳酸钠溶液中不溶。熔点为 206～212℃，熔融时同时分解。比旋度为–50.0°至–53.5° [20 mg/mL 盐酸溶液（9→200）]

类别	药物名称	化学结构	性状
苯乙胺类	盐酸去氧肾上腺素		本品为白色或类白色的结晶性粉末；无臭。在水或乙醇中易溶，在三氯甲烷或乙醚中不溶。熔点为140～145℃。比旋度为−42°至−47°（20 mg/mL 水溶液）
	盐酸异丙肾上腺素		本品为白色或类白色的结晶性粉末；无臭，遇光和空气渐变色，在碱性溶液中更易变色。在水中易溶，在乙醇中略溶，在三氯甲烷或乙醚中不溶。熔点为165.5～170℃，熔融时同时分解
	盐酸多巴胺		本品为白色或类白色有光泽的结晶或结晶性粉末；无臭；露置空气中及遇光色渐变深。在水中易溶，在无水乙醇中微溶，在三氯甲烷或乙醚中极微溶解
	重酒石酸间羟胺		本品为白色结晶性粉末；几乎无臭。在水中易溶，在乙醇中微溶，在三氯甲烷或乙醚中不溶。熔点为171～176℃
	硫酸特布他林		本品为白色或类白色的结晶性粉末；无臭，或微有乙酸味；遇光后渐变色。在水中易溶，在甲醇中微溶，在三氯甲烷中几乎不溶
	硫酸沙丁胺醇		本品为白色或类白色的粉末；无臭。在水中易溶，在乙醇中极微溶解，在三氯甲烷或乙醚中几乎不溶
	盐酸克仑特罗		本品为白色或类白色结晶性粉末；无臭。在水或乙醇中溶解，在三氯甲烷或丙酮中微溶，在乙醚中不溶。熔点为172～176℃，熔融时同时分解
	盐酸甲氧明		本品为白色结晶或结晶性粉末；无臭或几乎无臭。在水中易溶，在乙醇中溶解，在三氯甲烷或乙醚中几乎不溶。290 nm 处吸收系数（$E_{1cm}^{1\%}$）为133～141（30 μg/mL 水溶液）

类别	药物名称	化学结构	性状
苯丙胺类	马来酸依那普利	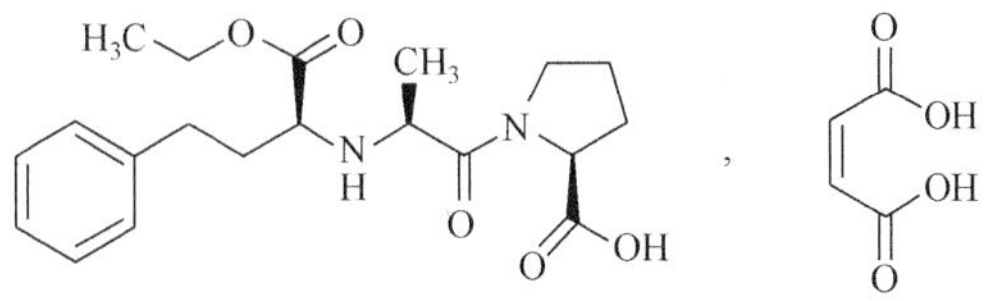	本品为白色或类白色结晶性粉末；无臭，微有引湿性。在甲醇中易溶，在水中略溶，在乙醇或丙酮中微溶，在三氯甲烷中几乎不溶。比旋度为−41.0°至−43.5°(50 mg/mL 甲醇溶液)
	雷米普利	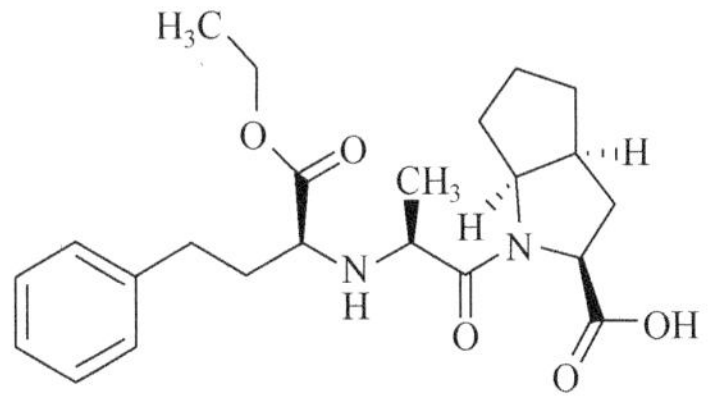	本品为白色或类白色结晶性粉末。在甲醇、乙醇中易溶，在水中微溶；在稀硫酸中易溶。熔点为 105～109℃。比旋度为 ＋32.0°至 ＋38.0°(10 mg/mL 盐酸-甲醇溶液)
	赖诺普利	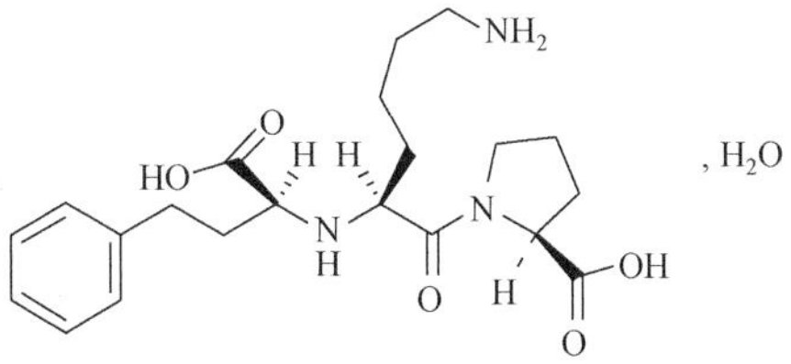	本品为白色或类白色结晶性粉末；无臭，微有引湿性。水中溶解，甲醇中略溶，在乙醇或三氯甲烷中几乎不溶。比旋度为−43.0°至−47.0°(10 mg/mL 乙酸锌溶液配制)
芳氧丙醇胺类	酒石酸美托洛尔	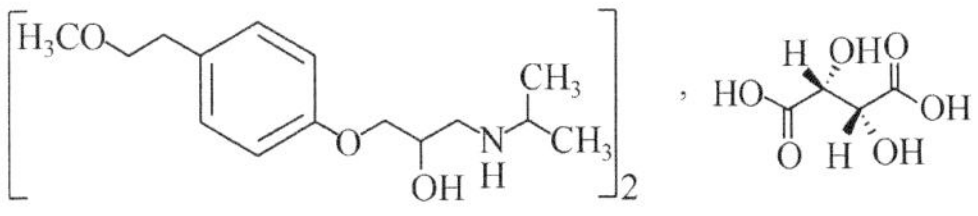	本品为白色或类白色结晶性粉末；无臭。在水中极易溶解，在乙醇或三氯甲烷中易溶，在无水乙醇中略溶，在丙酮中极微溶解，在乙醚中几乎不溶；在冰醋酸中易溶。熔点为 120～124℃。比旋度为 ＋6.5°至 ＋10.5°(20 mg/mL 水溶液)
	阿替洛尔	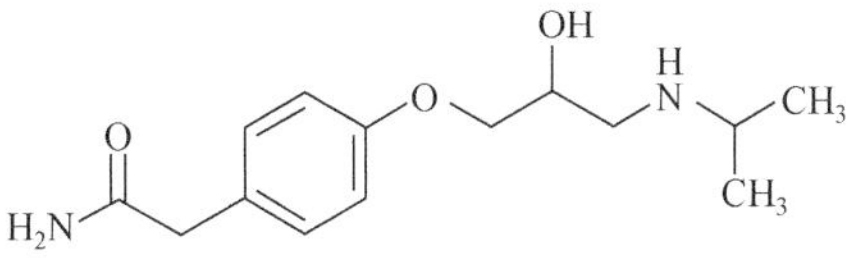	本品为白色粉末；无臭或微臭。在乙醇中溶解，在三氯甲烷或水中微溶，在乙醚中几乎不溶。熔点为 151～155℃
	盐酸普萘洛尔	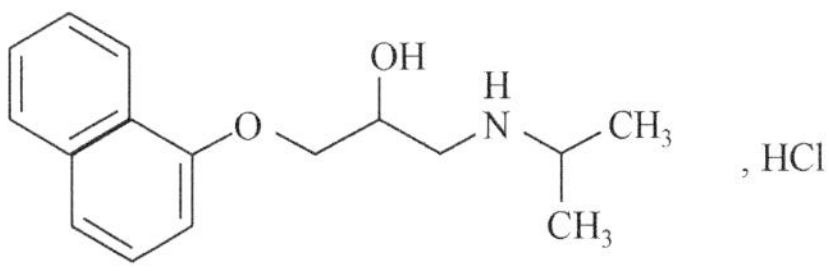	本品为白色或类白色的结晶性粉末；无臭。在水或乙醇中溶解，在三氯甲烷中微溶。熔点为 162～165℃

（5）与重金属离子的反应。盐酸布比卡因、盐酸罗哌卡因和盐酸利多卡因结构中的芳酰胺基团可与钴离子或铜离子发生反应，生成有色的配位化合物沉淀。

延伸阅读 11-1："瘦肉精"简介

任何能够抑制动物脂肪生成，促进瘦肉生长的物质都可以称为"瘦肉精"，因而"瘦肉精"（clenbuterol）是一类药物的统称。其中较常见的有盐酸克伦特罗、沙丁胺醇、莱克多巴胺、西马特罗和硫酸特布他林等。

盐酸克伦特罗的结构与去甲肾上腺素等儿茶酚胺类相似，作为药物可用于治疗支气管哮喘，对心脏有兴奋作用，可扩张支气管平滑肌。然而，当其被不法商贩添加到饲料中，进入牲畜体内后能够促进动物肌肉生长，加速脂肪的转化和分解，提高牲畜的瘦肉率。近年来，因食用含"瘦肉精"的食物导致中毒的事件屡有发生，且后果极其严重，引起了国内外广泛的关注。

为了保证畜产品质量安全，保护人类健康，许多国家都禁止在食源性动物的生产中使用盐酸克伦特罗。FDA 将肉制品中的盐酸克伦特罗残留作为必检项目，欧盟也严禁在饲料中添加"瘦肉精"类药物。我国虽然于 2000 年提出禁止使用"瘦肉精"类药物，但在畜牧业生产中"瘦肉精"的使用仍屡禁不止。近年又出现一些结构相近的新型"瘦肉精"。2021年 3 月 19 日，农业农村部办公厅印发《农业农村部办公厅关于开展"瘦肉精"专项整治行动的通知》，部署在全国范围开展为期三个月的"瘦肉精"专项整治行动，严厉打击违禁使用"瘦肉精"行为。

3. 固有稳定性

（1）盐酸普鲁卡因和盐酸利多卡因的固有稳定性。盐酸普鲁卡因（procaine hydrochloride）和盐酸利多卡因（lidocaine hydrochloride）均属于局麻药，二者的结构区别在于前者为对氨基苯甲酸酯类药物，后者为酰苯胺类药物，分别具有酯键和酰胺键，均可以因水解而发生降解。

从盐酸普鲁卡因的影响因素试验中可知，其在酸、碱、氧化和光照破坏情况下均会发生较严重的降解，主要降解产物为对氨基苯甲酸，因此盐酸普鲁卡因及其注射液均需要遮光、密闭保存。

盐酸利多卡因的酰胺键水解反应活性低于酯键，因为受到共轭效应和离去基团等因素的影响，所以需要在强酸或者强碱的催化下才能进行。同时两个邻位甲基影响了氢氧根的进攻，造成了空间阻碍，使得其在酸性条件下的水解较碱性条件下更容易。

采用高效液相色谱分析盐酸利多卡因的强制降解试验的样品，以其减少量计算降解百分比，结果见表 11-2，从结果可见，盐酸利多卡因原料药的强制降解条件较为剧烈，在酸性条件下的降解程度较大，光和热对其没有影响；酸、碱条件下降解产物主要是 2,6-二甲基苯胺；氧化产物主要为其氮氧化物。因此，在贮存中密封保存即可。

表 11-2　盐酸利多卡因强制降解试验结果

强制降解试验(条件)	时间	降解百分比/%
酸降解*（5 mol/L 盐酸，100℃）	24 h	22.9
碱降解*（5 mol/L 氢氧化钠，100℃）	24 h	2.1
氧化破坏*（10%过氧化氢，40℃）	24 h	18.9
高温（50℃）**	7 d	—
光照（6.0×10^6 lx）**	24 h	—

*2 mg/mL 溶液
**25 mg 固体样品

（2）肾上腺素的固有稳定性。肾上腺素属于急救药品，常被做成注射剂在临床使用。它们容易受到光线、空气中的氧、温度、重金属、碱性条件等影响而发生降解，特别是氧化降解会形成肾上腺素红,使得颜色从粉色变到棕色;在注射剂中它们还有可能与辅料发生相互作用影响稳定性,长期保存还会发生消旋化,这些变化均会影响药物的临床效果。

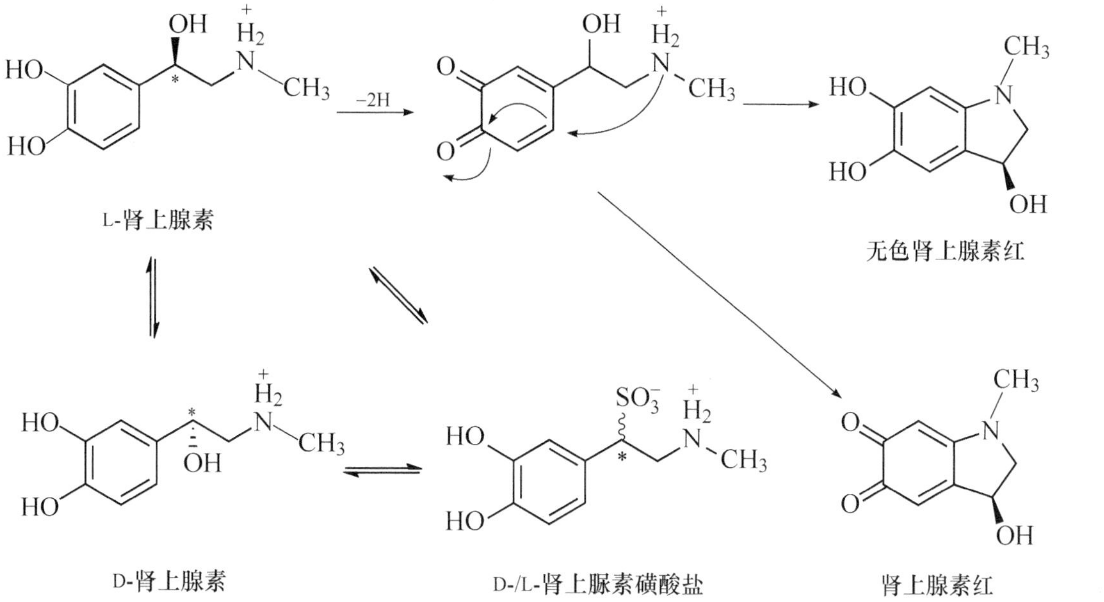

表 11-3 显示,置于自动注射器中的肾上腺素的降解试验结果显示,其容易在碱性环境与氧化状态下发生降解。常温下,肾上腺素在碱性和酸性溶液中保存 90 min,分别降解 46%和26%。市售肾上腺素注射液(0.1 mg/mL)在 65℃条件下连续保存 7 天即完全降解;若每天在65℃保存 8 h 随后降到室温,7 天后有 57%降解。可见随着温度的升高,肾上腺素降解速度加快,并且与溶液的酸碱性有关。

表 11-3 自动注射器*包装中酒石酸肾上腺素(10 mg/mL)降解试验结果

降解试验(条件)	时间/h	降解百分比/%
酸降解(0.6 mol/L 盐酸,60℃)	1	0.3
碱降解(0.25 mol/L 氢氧化钠,60℃)	1	19.6
氧化破坏(1.5%过氧化氢,60℃)	1	2.5
光照(4500 lx)	72	—

*供试品加入破坏试剂后置于自制自动注射器中

另外,光线促进了氧化降解的发生,这种降解在有抗氧剂焦亚硫酸钠存在情况下会加速,所以肾上腺素注射液 pH 应维持弱酸性,避光在阴凉处贮存,无论是在急救包、急救车或者抢救室内,该注射液都应该严格按照规定的温度避光保存,防止降解丧失疗效。

学习与思考 11-1

---

(1)芳胺类药物的结构有何特点? 有何特别的物理和化学性质?

(2)芳胺类药物有何的固有稳定性? 盐酸普鲁卡因、盐酸利多卡因和肾上腺素的固有稳定性各有何特点?

(3)盐酸普鲁卡因、盐酸利多卡因和肾上腺素降解机制有何不同?

11.1.2　生物碱类药物的结构与性质

生物碱是一类存在于生物体内的有机含氮化合物，其种类较多，结构复杂，根据其母核结构不同可分为托烷类、苯烃胺类、吲哚类、喹啉类、异喹啉类和黄嘌呤类。典型药物的结构及性状见表 11-4。

表 11-4　典型生物碱类药物结构及性状

类别	药物名称	化学结构	性状
苯烃胺类	盐酸麻黄碱		本品为白色针状结晶或结晶性粉末；无臭。在水中易溶，在乙醇中溶解，在三氯甲烷或乙醚中不溶。熔点为 217～220℃。比旋度为−33°至−35.5°（50 mg/mL 水溶液）
	盐酸伪麻黄碱		本品为白色结晶性粉末；无臭。在水中极易溶解，在乙醇中易溶，在二氯甲烷中微溶。熔点为 183～186℃。比旋度为 + 61.0°至 + 62.5°（50 mg/mL 水溶液）
托烷类	硫酸阿托品		本品为无色结晶或白色结晶性粉末；无臭。在水中极易溶解，在乙醇中易溶。熔点不得低于 189℃，熔融时同时分解
	氢溴酸东莨菪碱		本品为无色结晶或白色结晶性粉末；无臭；微有风化性。在水中易溶，在乙醇中略溶，在三氯甲烷中极微溶，在乙醚中不溶。熔点为 195～199℃，熔融时同时分解。比旋度为−24°至−27°（50 mg/mL 水溶液）
	氢溴酸山莨菪碱		本品为白色结晶或结晶性粉末；无臭。在水中极易溶解，乙醇中易溶，在丙酮中微溶。熔点为 176～181℃。比旋度应为−9.0°至−11.5°（0.1 g/mL 水溶液）
喹啉类	硫酸奎宁		本品为白色细微的针状结晶，轻柔，易压缩；无臭；遇光渐变色；水溶液显中性反应。在二氯甲烷-无水乙醇（2∶1）中易溶，在水、乙醇、二氯甲烷或乙醚中微溶。比旋度为−237°至−244°（20 mg/mL，0.1 mol/L 盐酸溶液）
	硫酸奎尼丁		本品为白色细针状结晶；无臭；遇光渐变色。在沸水中易溶，在三氯甲烷或乙醇中溶解，在水中微溶，在乙醚中几乎不溶。比旋度应为 + 275°至 + 290°（20 mg/mL，0.1 mol/L 盐酸溶液）

类别	药物名称	化学结构	性状
喹啉类	磷酸氯喹	, 2H₃PO₄	本品为白色结晶性粉末；无臭；遇光渐变色；水溶液显酸性反应。在水中易溶，在乙醇、三氯甲烷、乙醚中几乎不溶。熔点为193～196℃，熔融时同时分解
异喹啉类	盐酸吗啡	, HCl, 3H₂O	本品为白色、有丝光的针状结晶或结晶性粉末；无臭；遇光易变质。在水中溶解，在乙醇中略溶，在三氯甲烷或乙醚中几乎不溶。比旋度为–110.0°至–115.0°（20 mg/mL，水溶液）
	磷酸可待因	, H₃PO₄·$\frac{3}{2}$H₂O	本品为白色细微的针状结晶性粉末；无臭；有风化性；水溶液显酸性反应。在水中易溶，在乙醇中微溶，在三氯甲烷或乙醚中极微溶解
吲哚类	利血平		本品为白色至淡黄褐色的结晶或结晶性粉末；无臭，遇光色渐变深。在三氯甲烷中易溶，在丙酮中微溶，在水、甲醇、乙醇或乙醚中几乎不溶。比旋度为–115°至–131°（10 mg/mL 三氯甲烷溶液）
	马来酸麦角新碱	, HCl, 3H₂O	本品为白色或类白色的结晶性粉末；无臭；微有引湿性；遇光易变质。在水中略溶，在乙醇中微溶，在三氯甲烷或乙醚中不溶。比旋度为 + 53°至 + 56°（10 mg/mL，水溶液）
黄嘌呤类	咖啡因	, nH₂O n=1或0	本品为白色或带极微黄绿色、有丝光的针状结晶或结晶性粉末；无臭；有风化性。在热水或三氯甲烷中易溶，在水、乙醇或丙酮中略溶，在乙醚中极微溶解。熔点为235～238℃
	茶碱	, nH₂O	本品在乙醇或三氯甲烷中微溶，在水中极微溶解，在乙醚中几乎不溶；在氢氧化钾溶液或氨溶液中易溶

(2)光谱特性。该类药物结构中具有苯环或者芳杂环的共轭结构，还具有羰基、羟基等基团，具有紫外和红外特征吸收，可作为鉴别试验的基础；另外利用紫外光谱特征，还可以对本类药物进行含量测定。硫酸奎宁、马来酸麦角新碱具有平面刚性共轭结构，具有荧光特性。

2. 化学特性

(1)碱性。分子结构中氮原子位于脂烃侧链或者脂环上，为仲胺或叔胺的结构，碱性强的氮原子则可以与酸成盐。例如，硫酸奎宁为二元生物碱，结构中的喹啉环和喹核碱各含有一个氮原子，其pK_b分别为 9.7 和 5.1，喹啉环中芳环氮原子碱性弱，不能与硫酸成盐，而喹核碱中的脂环氮原子碱性强可以与硫酸成盐。利用药物的碱性可以在非水溶剂中进行酸碱滴定，测定含量。

(2)水解特性。托烷类生物碱结构中的酯键易水解，可以生成莨菪醇和莨菪烷，利用水解产物特性可以对该类药物进行鉴别。

延伸阅读 11-2：咖啡因、可卡因、海洛因

咖啡因又称咖啡碱，是可可类食品及饮料和茶叶中含有的嘌呤类生物碱，它能促进血液流通，扩张血管，并有利尿、兴奋中枢神经等功能。咖啡因广泛应用于当今许多碳酸饮料和能量饮料中，如可乐、功能饮料等。饮用含咖啡因的饮料可提神、醒脑、抗疲劳等，但大量或长期摄取咖啡因会损人体的健康，如影响骨骼发育，影响生育，引发心脏病，经常饮用会成瘾，大量饮用会出现中毒症状等。

可卡因又称古柯碱，是一种具有局部麻醉作用的天然生物碱，因其毒性大且易成瘾，临床上现已被其他麻药所替代。可卡因也是一种天然的中枢兴奋剂，会对人的中枢神经系统产生强烈的兴奋作用从而导致滥用，1985 年起成为世界性主要毒品之一，在美洲和欧洲使用极多。

海洛因是吗啡类毒品的总称，是以吗啡生物碱作为合成起点得到的半合成毒品，对人类的身心健康危害极大，如果长期注射、吸食海洛因，可能会使人格解体、心理变态和寿命缩减，尤其对人的神经系统产生明显的伤害。

---

3. 固有稳定性

硫酸阿托品(atropine sulfate)为拟胆碱药，能用于拮抗乙酰胆碱的毒蕈碱样作用，临床用于有机磷中毒常用注射液的形式。其结构中含有酯键，因此主要的降解途径为水解反应。

硫酸阿托品在酸性环境中水解生成托品烷和托品酸；在碱性环境中先脱水生成脱水阿托品，再水解生成托品烷和脱水托品酸；脱水阿托品和脱水托品酸还会在碱性条件下继续生成二聚物，在正常贮存条件下，这个反应几乎不发生。酸性环境中(pH 3~4)硫酸阿托品非常稳定，碱性环境会加速其降解。

有研究采用降解动力学分析预测，在 20℃，pH 4.0 条件下，硫酸阿托品溶液的降解半衰期约为 1800 年；30℃时，则降到 473 年。而在 25℃、pH 11.5 条件下，其降解半衰期则为 137 min。

作为中毒解救药物，硫酸阿托品被纳入化学中毒常见解毒药物储备名单，因此根据其固有稳定性，严格其制剂工艺，在规定条件下进行贮存，并合理评价其有效期后的药效，能够有效地延长其使用期限，从而节约生产成本，避免重复采购、更换储备造成的损失。

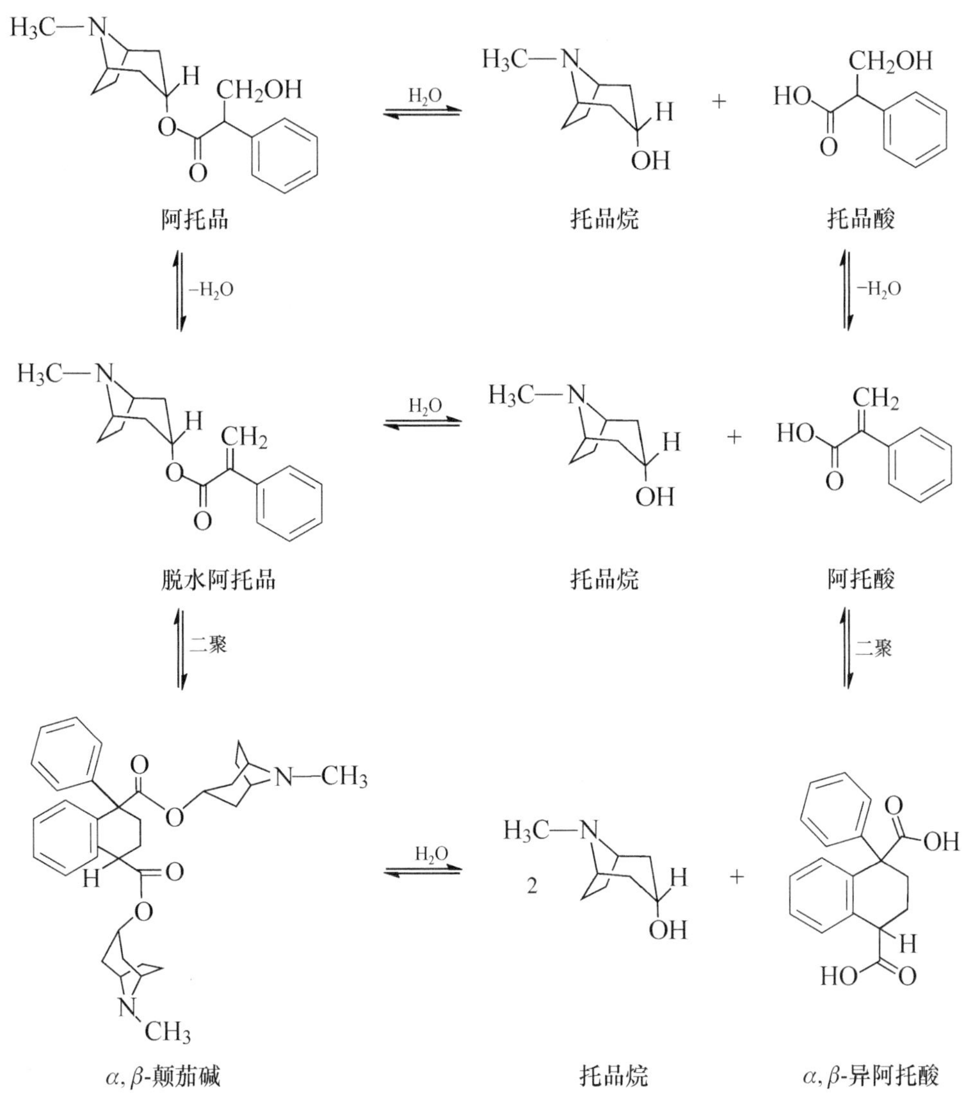

阿托品 托品烷 托品酸

脱水阿托品 托品烷 阿托酸

α,β-颠茄碱 托品烷 α,β-异阿托酸

学习与思考 11-2

(1) 生物碱类药物有哪些类别? 各自有何结构和性质特点?

(2) 生物碱类药物有哪些共同的物理和化学特性? 举例说明。

(3) 与盐酸普鲁卡因、盐酸利多卡因、肾上腺素相比, 硫酸阿托品的固有稳定性有何特点?

11.2 鉴 别 试 验

针对芳胺类和生物碱类药物的结构性质特点, 其化学鉴别法、光谱鉴别法和色谱鉴别法如下。

11.2.1 化学鉴别法

化学鉴别法主要针对药物结构中的芳伯氨基、水解特性、酚羟基等进行化学鉴别; 生物碱还可以与生物碱沉淀试剂和显色试剂反应, 可用于鉴别。

1. 芳香第一胺类鉴别反应

盐酸普鲁卡因、苯佐卡因、盐酸克仑特罗结构中具有芳伯氨基，可以直接与亚硝酸钠进行重氮化-偶合反应。对乙酰氨基酚经过水解生成对氨基酚后可用此法进行鉴别。

2. 维塔利反应

维塔利反应：托烷类生物碱结构中的酯键水解生成莨菪酸，与发烟硝酸共热生成黄色的莨菪酸三硝基衍生物，与氢氧化钾醇溶液或固体氢氧化钾反应生成醌型产物，显深紫色。

该鉴别试验被 ChP2020 收载在四部通则 0301 "一般鉴别试验" 中，硫酸阿托品、氢溴酸山莨菪碱、氢溴酸东莨菪碱等均采用此法进行鉴别。

3. 水解反应

除了托烷类生物碱水解可以发生维塔利反应外，对氨基苯甲酸酯类药物在碱性条件下也可以水解，利用水解产物特性可以对本类药物进行鉴别。

例如，ChP2020 中盐酸普鲁卡因的鉴别步骤是，取本品约 0.1 g，加水 2 mL 溶解后，加 10% 氢氧化钠溶液 1 mL，即生成白色沉淀(普鲁卡因)；加热，变为油状物(普鲁卡因)；继续加热，直至蒸气(普鲁卡因分解生成的二乙氨基乙醇)使湿润的红色石蕊试纸变为蓝色；热至油状物消失后，放冷，加盐酸酸化，即析出白色沉淀(普鲁卡因分解生成的对氨基苯甲酸钠在酸性溶液中析出对氨基苯甲酸)。

4. 与三氯化铁反应

在弱酸性条件下，药物中的酚羟基与三氯化铁配位呈色，加入碱性溶液后，酚羟基被高铁离子氧化而显紫色或紫红色。

ChP2020 中本类药物对乙酰氨基酚、肾上腺素、盐酸去氧肾上腺素、重酒石酸去甲肾上腺素、盐酸异丙肾上腺素、盐酸多巴胺、硫酸沙丁胺醇采用此法进行鉴别。

5. 与重金属离子的反应

ChP2020 中盐酸利多卡因及其注射液都采用与重金属离子反应的方式进行鉴别。具体方法是在盐酸利多卡因水溶液 2 mL 中加硫酸铜试液 0.2 mL 与碳酸钠试液 1 mL，即显蓝紫色；加三氯甲烷 2 mL，振摇后放置，有色物质进入三氯甲烷层显黄色。

6. 氧化反应

酚羟基可以被碘、过氧化氢、铁氰化钾等氧化成不同的颜色，可以用于该类药物的鉴别，应用的时候注意反应的酸碱条件。

例如，ChP2020 收载肾上腺素的鉴别是肾上腺素在盐酸溶液（9→1000）中溶解，加过氧化氢试液经煮沸后，氧化生成肾上腺素红即显血红色。盐酸异丙肾上腺素在盐酸溶液（0.1 mol/L）中，加 0.1 mol/L 碘溶液放置 5 min 后，被氧化成异丙肾上腺素红，需要加 0.1 mol/L 硫代硫酸钠溶液使碘液颜色褪去后，即显淡红色。重酒石酸去氧肾上腺素则是在酒石酸氢钾的饱和溶液中溶解，加 1 mL 碘试液，放置 5 min 后，再加 2 mL 硫代硫酸钠试液，溶液为无色或仅显微红色或淡紫色，可以与肾上腺素或异丙肾上腺素进行区别。

7. 甲醛-硫酸反应

具有酚羟基取代芳胺类的药物，可以和甲醛在硫酸中反应，反应机制较为复杂，涉及氧化、缩合、脱水等步骤，生成具有醌式结构的有色化合物。ChP2020 收载盐酸甲氧明的鉴别方法：本品加甲醛硫酸试液 3 滴，即显紫色，渐变为棕色，最后成绿色。

异喹啉生物碱同样可以与甲醛-硫酸反应，生成具有醌式结构的有色化合物，该反应为此类生物碱的特征反应，称为马奎斯反应。ChP2020 收载盐酸吗啡的鉴别方法：本品加甲醛硫酸试液 1 滴，即显紫堇色。

8. 生物碱沉淀反应

大多数生物碱在酸性溶液中（BH^+）可以与生物碱沉淀试剂反应，生成难溶于水的盐、复盐或者配合物沉淀，如与碘化铋钾试剂（Dragendorff 试剂）反应生成的 $(BH^+)_m(BiI_4^-)_m$。

常用的生物碱沉淀试剂有重金属盐类和大分子酸类，包括碘化汞钾试剂（Mayer 试剂）、碘化铋钾、碘-碘化钾试剂（Wagner 试剂）、二氯化汞、磷钼酸试剂（Sonnenschein 试剂）、硅钨酸试剂（Bertrand 试剂）、苦味酸试剂（Hager 试剂）、鞣酸等。

9. 生物碱显色反应

大多数生物碱可以和酸性显色试剂发生显色反应，可用于鉴别，其原理较为复杂，涉及脱水、缩合、氧化等步骤。常用的生物碱显色试剂包括浓硝酸、浓硫酸、亚硒酸-硫酸、钼酸-硫酸、钒酸-硫酸、甲醛-硫酸、硝酸-硫酸等。

延伸阅读 11-3：化学鉴别法示例

【例 11-1】苯佐卡因鉴别

取本品约 0.1 g，加氢氧化钠试液 5 mL，煮沸，即有乙醇生成；加碘试液，加热，即生成黄色沉淀，并发生碘仿的臭气。

$$H_2N-\!\!\!\!\bigcirc\!\!\!\!-COOC_2H_5 + NaOH \longrightarrow H_2N-\!\!\!\!\bigcirc\!\!\!\!-COONa + C_2H_5OH$$

$$C_2H_5OH + 4I_2 + 6NaOH \longrightarrow CHI_3\downarrow + 5NaI + HCOONa + 5H_2O$$

【例 11-2】对乙酰氨基酚鉴别

本品的水溶液加三氯化铁试液，即显蓝紫色。

【例 11-3】肾上腺素鉴别

取本品约 2 mg，加盐酸溶液（9→1000）2～3 滴溶解后，加水 2 mL 与三氯化铁试液 1 滴，即显翠绿色；再加氨试液 1 滴，即变紫色，最后变成紫红色。

【例 11-4】硫酸沙丁胺醇鉴别

取本品约 10 mg，加 0.4% 硼砂溶液 20 mL 使溶解，加 3% 4-氨基安替比林溶液 1 mL 与 2%铁氰化钾溶液 1 mL，加三氯甲烷 10 mL 振摇，放置使分层，三氯甲烷层显橙红色。

【例 11-5】盐酸吗啡鉴别

取本品约 1 mg，加水 1 mL 溶解后，加稀铁氰化钾试液 1 滴，即显蓝绿色(与可待因的区别)。

硫酸沙丁胺醇在硼砂溶液中被铁氰化钾氧化成醌式结构，再与 4-氨基安替比林缩合，生成易溶于三氯甲烷的橙红色产物。盐酸吗啡被铁氰化钾氧化生成伪吗啡，铁氰化钾则还原成亚铁氰化钾，与试液中的三氯化铁生成普鲁士蓝显蓝绿色。

$$K_3Fe(CN)_6 \xrightarrow{[H]} K_4Fe(CN)_6 \xrightarrow{Fe^{3+}} KFe[Fe(CN)_6]$$

【例 11-6】氢溴酸东莨菪碱鉴别

取本品约 10 mg，加水 1 mL 溶解后，置分液漏斗中，加氨试液使成碱性后，加三氯甲烷 5 mL，振摇，分取三氯甲烷液，置水浴上蒸干，残渣中加二氯化汞的乙醇溶液(取二氯化汞 2 g，加 60%乙醇使成 100 mL)1.5 mL，即生成白色沉淀(与阿托品及后马托品的区别)。

【例 11-7】咖啡因鉴别

取本品的饱和水溶液 5 mL，加碘试液 5 滴，不生成沉淀；再加稀盐酸 3 滴，即生成红棕色的沉淀，并能在稍过量的氢氧化钠试液中溶解。

【例 11-8】磷酸可待因鉴别

取本品约 1 mg，置白瓷板上，加含亚硒酸 2.5 mg 的硫酸 0.5 mL，立即显绿色，渐变蓝色。

10. 酸根的鉴别

芳胺类和生物碱类药物多与硫酸、盐酸、氢溴酸、磷酸或者酒石酸成盐，因此采用一般鉴别试验项下的无机酸根或有机酸盐的鉴别方法对上述药物的酸根进行鉴别。

在氯化物鉴别时候需要注意，滴加硝酸使溶液呈酸性的过程中会生成有机碱的硝酸盐，其溶解度小于有机碱盐酸盐，因此会产生浑浊干扰测定；因此需要先加氨试液使成碱性，将析出的有机碱沉淀滤过除去，再取滤液进行试验。

此外，各药物根据其结构特点不同，一些特殊的鉴别反应见表 11-5。

表 11-5　芳胺类和生物碱类药物专属化学鉴别试验

药物	鉴别试验	特征反应结构	具体方法
盐酸麻黄碱	双缩脲反应	芳环侧链具有氨基醇结构	加硫酸铜试液 2 滴与 20%氢氧化钠溶液 1 mL，即显蓝紫色；加乙醚 1 mL，振摇后，放置，乙醚层即显紫红色，水层变成蓝色
重酒石酸间羟胺	里米尼(Rimini)试验	脂肪伯胺	加亚硝基铁氰化钠试液 2 滴、丙酮 2 滴与碳酸氢钠 0.2 g，在 60℃的水浴中加热 1 min，即显红紫色(丙酮不含甲醛成分)
硫酸奎宁	绿奎宁反应	6-位含氧喹啉衍生物	加溴试液 3 滴与氨试液 1 mL，即显翠绿色
利血平	芳醛缩合	吲哚环上 β-氢原子	1)加新制的香草醛试液 0.2 mL，约 2 min 后显玫瑰红色 2)加对二甲氨基苯甲醛 5 mg、冰醋酸 0.2 mL 与硫酸 0.2 mL，混匀，即显绿色；再加冰醋酸 1 mL，转变为红色
咖啡因	紫脲酸铵反应	黄嘌呤类生物碱	加盐酸 1 mL 与氯酸钾 0.1 g，置水浴上蒸干，残渣遇氨气即显紫色；再加氢氧化钠试液数滴，紫色即消失
硫酸奎尼丁	荧光特性	喹啉环平面刚性共轭结构	加稀硫酸使成酸性，即显蓝色荧光，加几滴盐酸，荧光即消失

11.2.2　光谱鉴别法

芳胺类药物中有苯环等共轭结构，生物碱类药物也具有芳杂环等共轭体系，因此在紫外光区有特征吸收，表 11-6 列举了紫外光谱法鉴别的条件。除此以外，上述药物的原料药也大多采用红外分光光度法进行鉴别。

表 11-6 芳胺类和生物碱类药物紫外光谱法鉴别

药物	溶剂	浓度/(mg/mL)	$(\lambda_{max}/nm)/(吸光度)$
盐酸异丙肾上腺素	水	0.05	280/0.5
盐酸多巴胺	0.5%硫酸溶液	0.03	280
硫酸特布他林	0.1 mol/L 盐酸溶液	0.1	276
重酒石酸间羟胺	水	0.1	272
硫酸沙丁胺醇	水	0.08	274
盐酸克仑特罗	0.1 mol/L 盐酸溶液	0.03	243, 296
盐酸布比卡因	0.1 mol/L 盐酸溶液	0.4	263/0.53～0.58, 271/0.43～0.48
盐酸罗哌卡因	0.1 mol/L 盐酸溶液	0.3	262, 270（肩峰）
阿替洛尔	无水乙醇	0.01	227, 276, 283
盐酸艾司洛尔	水	0.1	222, 274, 245（λ_{min}）
盐酸普萘洛尔	甲醇	0.02	290, 319
酒石酸美托洛尔	乙醇	0.02	224
盐酸伪麻黄碱	水	0.5	251, 257, 263
磷酸氯喹	0.1 mol/L 盐酸溶液	0.01	222, 257, 329, 343

11.2.3 色谱鉴别法

ChP2020 中部分芳胺类和生物碱类药物的原料药及制剂采用薄层色谱法进行鉴别。由于硅胶吸附剂上游离的硅醇基显酸性，易于和碱性药物产生牢固吸附造成斑点拖尾，因此在进行薄层色谱法鉴别时候，需要在展开剂中加入氨、二乙胺等碱性试剂，改善强烈吸附产生的拖尾现象；同时使得碱性药物游离，增大其在展开剂中的分配系数。

碱性药物薄层色谱分离也可以采用中性氧化铝作为固定相，以中性溶剂展开。

延伸阅读 11-4：色谱学鉴别法示例

【例 11-9】消旋山莨菪碱鉴别

取本品与消旋山莨菪碱对照品，分别加甲醇制成每 1 mL 中含 3 mg 的溶液。照薄层色谱法试验，吸取上述两种溶液各 10 μL，分别点于同一硅胶 GF254 薄层板上，用甲苯-丙酮-乙醇-浓氨溶液(4∶5∶0.6∶0.4)为展开剂，展开，晾干，置紫外光灯(254 nm)下检视，供试品溶液所显主斑点的位置和颜色应与对照品溶液的主斑点一致。

【例 11-10】氢溴酸山莨菪碱注射液鉴别

取本品 1 mL 水浴蒸干，取残渣与氢溴酸山莨菪碱对照品，分别加甲醇制成每 1 mL 中含 10 mg 的溶液。照薄层色谱法试验，吸取上述两种溶液各 10 μL，分别点于同一氧化铝(中性，活度Ⅱ～Ⅲ级)薄层板上，用三氯甲烷-无水乙醇(95∶5)为展开剂，展开，晾干，喷以稀碘化铋钾试液-碘化钾碘试液(1：1)。供试品溶液除显一个与对照品溶液主斑点位置相同的灰黑色斑点外，不得显其他斑点。

11.3　特殊杂质检查

芳胺类药物的特殊杂质主要来自于合成过程中的原料或中间体，以及贮存过程中的降解产物；由于部分药物具有手性碳原子，因此需要进行光学纯度的检查。

生物碱类药物大多数由天然产物提取、分离、纯化得到，因此常会有其他生物碱存在；生物碱类药物也多具有光学活性，其异构体杂质通常具有不同的生理活性，为了保证用药的安全、有效，需要对这些特殊杂质进行质量控制。

根据药物与杂质在溶解度、旋光性质、紫外吸收光谱、色谱行为上的差异，对上述药物的光学纯度、苯乙胺类药物中酮体杂质和有关物质、对氨基苯甲酸酯类和酰苯胺类药物中的降解产物、生物碱中的其他生物碱等有关物质进行检查。

11.3.1　光学纯度检查

无论是芳胺类药物还是生物碱类药物，可以通过测定比旋度进行光学纯度检查，控制药品的质量，也可以通过测定旋光度控制消旋体中的对映异构体杂质。

例如，左旋莨菪碱经消旋化后生成阿托品，无旋光性，因此可以通过测定硫酸阿托品的旋光度控制未消旋化的左旋莨菪碱的量，ChP2020 要求 50 mg/mL 的硫酸阿托品水溶液的旋光度不得过-0.40°。

对映异构体杂质还可以采用手性色谱或手性毛细管电泳分离的方法进行控制。例如，ChP2020 采用手性高效液相色谱法对盐酸罗哌卡因中的右旋异构体进行限度检查，以 α-酸糖蛋白柱作为手性固定相，以异丙醇-磷酸盐缓冲液(pH 7.1)(10：90)为流动相，检测波长为 210 nm，利用对映异构体与固定相 α-酸糖蛋白之间的疏水性不同而分离。

11.3.2　酮体和有关物质检查

1. 酮体杂质检查

苯乙胺类药物在生产过程中需将酮体氢化还原成醇，如果氢化过程不完全，则会产生残留的酮体杂质。酮体杂质结构中的羰基与苯环形成共轭，使得其紫外光谱的最大吸收波长长移，因此可以根据在酮体杂质最大吸收波长处的吸光度值大小进行限量控制。

ChP2020 采用比较法进行检查。例如，肾上腺素酮体杂质检查要求，将肾上腺素用盐酸溶液(9→2000)制成 2.0 mg/mL 的溶液，在 310 nm 波长处测定吸光度，要求不得过 0.05。

2. 有关物质检查

苯乙胺类药物中盐酸去氧肾上腺素选择薄层色谱法进行有关物质检查，其余药物都采用高效液相色谱法进行检查。在 ChP2020 收载肾上腺素中有关物质的检查，采用的是不加校正因子的主成分自身对照法，选择了肾上腺素氧化破坏溶液和重酒石酸去甲肾上腺素溶液进行色谱系统适用性试验。

因为肾上腺素的邻二酚羟基容易被氧化，在贮藏过程中容易生成氧化产物，且未经还原的酮体也是其杂质之一，均可以通过氧化破坏产生；而在其合成过程中使用的甲胺中可能混有氨，因此会生成副产物去甲肾上腺素。

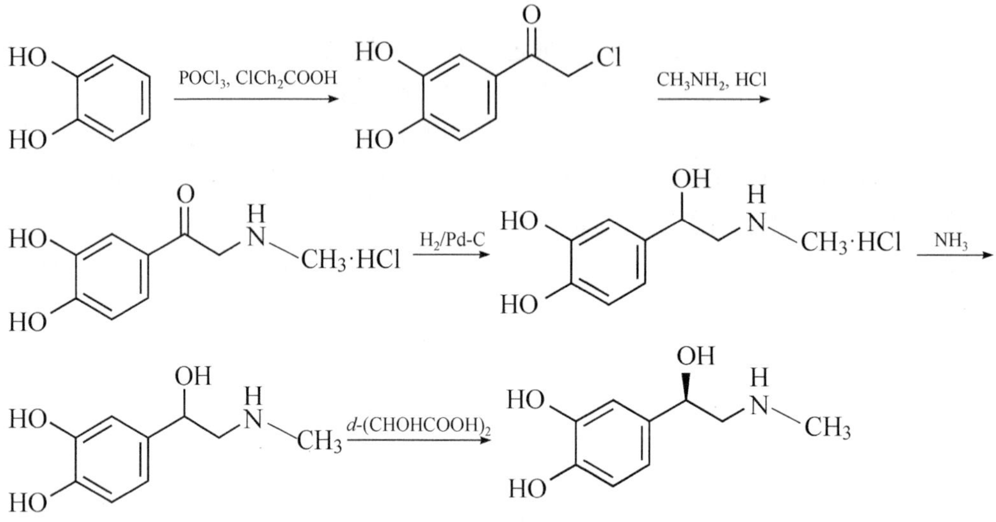

延伸阅读 11-5：光谱鉴别法示例

【例 11-11】盐酸罗哌卡因中右旋异构体的限度检查

方法采用 α-酸糖蛋白柱作为手性固定相，以异丙醇-磷酸盐缓冲液 (pH 7.1)(10∶90) 为流动相，检测波长为 210 nm。供试品用流动相配制为 0.1 mg/mL 的溶液，将其稀释成 1 μg/mL 的浓度作为对照品溶液。色谱系统适用性试验要求右旋盐酸罗哌卡因与盐酸罗哌卡因 (各为 0.05 mg/mL) 的分离度应符合要求，并对二者进行保留时间确认。

进样色谱分析后，供试品溶液色谱图中如有与右旋盐酸罗哌卡因保留时间一致的色谱峰，采用不加校正因子主成分自身对照法进行检查，要求右旋异构体峰面积不得大于对照溶液主峰面积的 0.5 倍 (0.5%)。对映异构体与固定相 α-酸糖蛋白之间的疏水性相互作用不同而分离。

【例 11-12】肾上腺素中有关物质检查

取本品约 10 mg，精密称定，置 10 mL 量瓶中，加盐酸 0.1 mL 使溶解，用流动相稀释至刻度，摇匀，作为供试品溶液；精密量取供试品溶液 1 mL，置 500 mL 量瓶中，用流动相稀释至刻度，摇匀，作为对照溶液；另取本品 50 mg，置 50 mL 量瓶中，加浓过氧化氢溶液 1 mL，放置过夜，加盐酸 0.5 mL，加流动相稀释至刻度，摇匀，作为氧化破坏溶液；取重酒石酸去甲肾上腺素对照品适量，加氧化破坏溶液溶解并稀释制成每 1 mL 中含 20 μg 的溶液，作为系统适用性溶液。

照高效液相色谱法试验，用十八烷基硅烷键合硅胶为填充剂；以硫酸氢四甲基铵溶液 (取硫酸氢四甲基铵 4.0 g，庚烷磺酸钠 1.1 g，0.1 mol/L 乙二胺四乙酸二钠溶液 2 mL，用水溶解并稀释至 950 mL)-甲醇 (95∶5)(用 1 mol/L 氢氧化钠溶液调节 pH 至 3.5) 为流动相；流速为每分钟 2 mL，检测波长为 205 nm。取系统适用性溶液 20 mL，注入液相色谱仪，去甲肾上腺素峰与肾上腺素峰之间应出现两个未知杂质峰，理论板数按去甲肾上腺素峰计算不低于3000，去甲肾上腺素峰、肾上腺素峰与相邻杂质峰的分离度均应符合要求。

精密量取供试品溶液和对照溶液各 20 μL，分别注入液相色谱仪，记录色谱图。供试品溶液色谱图中如有杂质峰，单个杂质峰面积不得大于对照溶液的主峰面积(0.2%)，各杂质峰面积的和不得大于对照溶液主峰面积的 2.5 倍(0.5%)。

11.3.3　降解杂质的检查

1. 对氨基苯甲酸类杂质的检查

对氨基苯甲酸酯类药物结构中含有酯键，可水解生成相应的醇和羧酸。例如，盐酸普鲁卡水解成对氨基苯甲酸和二乙氨基乙醇。临床上该类药物主要剂型为注射液，其在生产过程中需要灭菌，故灭菌时间、温度等会影响药物的稳定性；溶液 pH，贮藏过程中的光线、金属离子等也是药物水解的影响因素。随着贮藏时间延长或加热，对氨基苯甲酸会进一步生成苯胺并被氧化成有色物质，使注射液变黄，疗效降低，毒性增加。

ChP2020 利用离子对高效液相色谱法对盐酸普鲁卡因中的对氨基苯甲酸进行检查，在其原料药和注射用粉末的检查中要求对氨基苯甲酸的限量不得超过 0.5%；而对其注射液则要求对氨基苯甲酸不得过 1.2%，其他有关物质不得过 1.0%。

在其原料药检查中，还特别控制了铁盐的限量(0.001%)，因为高铁盐会促进苯胺的氧化变色，影响药物的稳定性。ChP2020 采用薄层色谱法对盐酸丁卡因中的有关物质进行检查，包括了丁氨基苯甲酸及其他有关物质。

延伸阅读 11-6：对氨基苯甲酸类杂质检查示例

【例 11-13】盐酸普鲁卡因中对氨基苯甲酸检查

取本品，精密称定，加水溶解并定量稀释制成每 1 mL 中含 0.2 mg 的溶液，作为供试品溶液；另取对氨基苯甲酸对照品，精密称定，加水溶解并定量稀释制成每 1 mL 中含 1 μg 的溶液，作为对照品溶液；取供试品溶液 1 mL 与对照品溶液 9 mL 混合均匀，作为系统适用性溶液。

照高效液相色谱法试验，用十八烷基硅烷键合硅胶为填充剂；以含 0.1%庚烷磺酸钠的0.05 mol/L 磷酸二氢钾溶液(用磷酸调节 pH 至 3.0)-甲醇(68∶32)为流动相；检测波长为279 nm。

取系统适用性溶液 10 μL，注入液相色谱仪，理论板数按对氨基苯甲酸峰计算不低于2000，普鲁卡因峰和对氨基苯甲酸峰的分离度应大于 2.0。精密量取对照品溶液与供试品溶液各 10 μL，分别注入液相色谱仪，记录色谱图。供试品溶液色谱图中如有与对氨基苯甲酸峰保留时间一致的色谱峰，按外标法以峰面积计算，不得过 0.5%。

【例 11-14】盐酸丁卡因中有关物质检查

取本品，精密称定，加水溶解并定量稀释制成每 1 mL 中含 50 mg 的溶液，作为供试品溶液；另取对丁氨基苯甲酸对照品，精密称定，加甲醇溶解并定量稀释制成每 1 mL 中含 0.10 mg 的溶液，作为对照品溶液。

照薄层色谱法试验，吸取上述两种溶液各 5 μL，分别点于同一硅胶 GF254 薄层板上，以三氯甲烷-甲醇-异丙胺(98∶7∶2)为展开剂，展开，晾干，置紫外光灯(254 nm)下检视。

供试品溶液如显杂质斑点，其颜色与对照品溶液的主斑点比较，不得更深。

2. 2,6-二甲基苯胺类杂质的检查

酰苯胺类药物的主要降解产物为 2,6-二甲基苯胺，为酰胺键水解后的产物，在其注射液生产和贮藏的过程中均会产生该杂质。

ChP2020 采用高效液相色谱法进行 2,6-二甲基苯胺等有关物质的检查，规定 2,6-二甲基苯胺在盐酸利多卡因原料药中不得过 0.01%，在注射液和凝胶剂中不得过 0.04%；盐酸罗哌卡中 2,6-二甲基苯胺不得过 0.001%，注射液中该杂质不得过 0.01%。

USP40 对盐酸利多卡因有关物质检查中要求其 2,6-二甲基苯胺不得过 0.01%，2-氯-N-(2,6-二甲苯基)-乙酰胺不得过 0.10%，其余单个有关物质不得过 0.10%，总杂质不得过 0.5%。可见 USP40 的有关物质检查更加全面，不仅控制生产和贮藏中产生的主要杂质 2,6-二甲基苯胺，对于中间体 2-氯-N-(2,6-二甲苯基)-乙酰胺也进行了控制。

11.3.4　其他生物碱等有关物质的控制

从天然植物中提取、分离、纯化得到的生物碱类药物，不可避免地会引入其他生物碱类的杂质，这些杂质结构上与主药成分相似，但是碱性强弱有所不同，因此可以根据药物成盐后水溶液的酸度，碱性溶液中的溶解度等进行检查；其他生物碱杂质中有些具有不饱和双键，故可以和碘液或者高锰酸钾溶液发生反应，引起颜色的变化。

1. 酸度

由于生物碱多为有机弱碱，而与其成盐的酸多为强酸，故强酸弱碱盐的水溶液显一定的酸性，当碱性较主药成分强的其他生物碱存在时，生成盐的水溶液酸性减弱，反之增强，因此可以通过控制酸度控制成盐过程中引入的其他生物碱，可以直接测定水溶液 pH，或者采用滴定法控制。

2. 易氧化物检查

东莨菪碱生产过程中会引入阿扑东莨菪碱；吗啡生产过程中会引入阿扑吗啡，均是含有不饱和双键的杂质。

阿扑吗啡在碳酸氢钠的碱性条件下与碘液反应，生成水溶性的绿色化合物，经乙醚萃取后在乙醚层显红色，且水层仍为绿色，若不显该反应则说明盐酸吗啡中的该杂质不超过限量。阿扑东莨菪碱与高锰酸钾发生氧化还原反应使高锰酸钾褪色，如不发生褪色则说明氢溴酸东莨菪碱中该杂质不超过限量。

<hr>

延伸阅读 11-7：生物碱质量控制示例 1

<hr>

【例 11-15】硫酸奎宁酸度检查

取本品 0.20 g，加水 20 mL 溶解后，依法测定，pH 应为 5.7～6.6。

【例 11-16】盐酸吗啡酸度检查

取本品 0.20 g，加水 10 mL 溶解后，加甲基红指示液 1 滴，如显红色，加氢氧化钠滴定液 (0.02 mol/L) 0.20 mL，应变为黄色。

【例 11-17】盐酸吗啡中阿扑吗啡检查

取本品 50 mg，加水 4 mL 溶解后，加碳酸氢钠 0.10 g 与 0.1 mol/L 碘溶液 1 滴，加乙醚 5 mL，振摇提取，静置分层后，乙醚层不得显红色，水层不得显绿色。

【例 11-18】氢溴酸东莨菪碱中易氧化物检查

取本品 0.15 g，加水 5 mL 溶解后，在 15～20℃加高锰酸钾滴定液 (0.02 mol/L) 0.05 mL，10 min 内红色不得完全消失。

3. 其他生物碱

可以利用其他生物碱在碱性溶液中的溶解度进行检查，或者采用色谱法对上述其他生物碱和有关物质进行分离后测定。

ChP2020 规定氢溴酸东莨菪碱中其他生物碱的检查方法：将本品水溶液分成两等份，一份中加氨试液 2～3 滴，不得发生浑浊，这是由于东莨菪碱碱性强于氨试液而不会生成游离碱，只有碱性更弱的其他生物碱才会生成游离碱不溶于水产生浑浊。另一份中加氢氧化钾试液数滴，只许发生瞬即消失的类白色浑浊，因为东莨菪碱在强碱溶液中析出游离碱产生浑浊，但是随即水解生成莨菪酸的钾盐和莨菪醇，浑浊消失。

硫酸奎宁中的其他金鸡纳碱，咖啡因中的有关物质检查均采用薄层色谱法。固定相选择硅胶，展开剂中加入浓氨或二乙胺减少斑点拖尾产生，可用生物碱沉淀试剂显色，或观察斑点的荧光，以主成分自身稀释对照法进行限度检查，硫酸奎宁中其他金鸡纳碱和咖啡因中的杂质均不超过 0.5%。

延伸阅读 11-8：生物碱质量控制示例 2

【例 11-19】硫酸奎宁中其他金鸡纳碱

取本品，用稀乙醇制成每 1 mL 约含 10 mg 的溶液，作为供试品溶液；精密量取适量，用稀乙醇稀释制成每 1 mL 中约含 50 μg 的溶液，作为对照溶液。照薄层色谱法试验，吸取上述两种溶液各 5 μL，分别点于同一硅胶 G 薄层板上，以三氯甲烷-丙酮-二乙胺 (5：4：1.25) 为展开剂，展开，微热使展开剂挥散，喷以碘钴酸钾试液使显色。供试品溶液如显杂质斑点，与对照溶液的主斑点比较，不得更深。

硫酸奎宁中其他金鸡纳碱主要有二氢奎宁和辛可宁，除此以外还有奎尼丁、二氢奎尼丁、二氢辛可宁、辛可尼丁和二氢辛可尼丁等。

USP40 中在通过薄层色谱法进行有关物质检查时，采用对照品法检查硫酸辛克宁不超过 2%，主成分自身对照法检查其他有关物质不超过 1%；并且采用高效液相色谱法检查其中的硫酸二氢奎宁，限度不超过 10%。

EP 9.0 同样采用高效液相色谱法对其他金鸡纳碱进行检查，采用峰面积外标法定量，要求二氢奎宁不超过 10%；采用主成分自身对照法检查，要求保留时间小于奎宁的单个杂质不超过 5%，其他单个杂质不超过 2.5%，小于灵敏度溶液主峰面积 (0.2%) 的杂质忽略。上述检查使得对硫酸奎宁中的其他金鸡纳碱控制更加全面。

11.4　含　量　测　定

芳胺类和生物碱类药物作为有机含氮化合物,均具有碱性,其原料药可以采用酸碱滴定法进行,即在非水溶剂体系中采用高氯酸进行滴定。某些生物碱的共轭酸,即其氢卤酸盐在水溶液中显较强的酸性,可以与强碱发生中和反应,生成游离碱,也可以在水-乙醇溶剂体系中用氢氧化钠进行滴定。

含有芳伯氨基的药物如盐酸克仑特罗和盐酸普鲁卡因采用亚硝酸钠法进行含量测定,含有酚羟基的药物如盐酸去氧肾上腺素和重酒石酸间羟胺选择溴量法进行含量测定。

对于上述药物的制剂,主要采用高效液相色谱法进行含量测定,在消除干扰的前提下,也可以选择提取酸碱滴定法或紫外-可见光光度法、比色法进行含量测定。

11.4.1　非水溶液滴定法

1. 滴定原理

游离碱或者有机碱的盐在水溶液中碱性较弱,因此选择酸性溶剂,通过溶剂化效应使得碱性药物的表观碱度增加,滴定平衡常数增大,使得反应完全发生。

2. 滴定方法

常用溶剂为冰醋酸或冰醋酸与乙酸酐的混合溶剂,滴定剂为高氯酸,采用电位法或结晶紫指示剂指示终点。

肾上腺素为游离碱,可以直接与高氯酸反应;其余有机碱的盐与高氯酸的反应实质为置换滴定,即强酸置换弱酸,因此置换出的酸酸性较强时,则影响滴定反应的完成情况,需要采用相应的测定条件,保证滴定反应定量进行。

氢卤酸在冰醋酸中酸性较强,使反应不能完全进行,故在滴定前可以加入 3～5 mL 乙酸汞试液,使置换出的氢卤酸生成卤化汞的沉淀,消除干扰。但由于乙酸汞试液有一定毒性且对环境有害,应减少使用。目前有一些有机碱的氢卤酸盐测定已经改用了电位滴定法或者在水-乙醇体系中用氢氧化钠滴定。

$$BH^+ \cdot A^- + HClO_4 \longrightarrow BH^+ \cdot ClO_4^- + HA$$

$$2B \cdot HX + Hg(OAc)_2 \longrightarrow 2B \cdot HOAc + HgX_2 \downarrow$$

硫酸在冰醋酸中只能发生一级解离,生成硫酸氢根,为一元强酸,因此有机碱的硫酸盐在冰醋酸中用高氯酸滴定,只能滴定到有机碱的硫酸氢盐。ChP2020 硫酸沙丁胺醇的含量测定中就规定,每 1 mL 高氯酸滴定液(0.1 mol/L)相当于 57.67 mg 的 $(C_{13}H_{21}NO_3)_2 \cdot H_2SO_4$。其中硫酸沙丁胺醇与高氯酸的反应摩尔比为 1:2。

在测定时需注意,生物碱硫酸盐其分子结构中氮原子的强弱。例如,奎宁为二元生物碱,但是其喹啉环上的氮碱性较弱,不与硫酸成盐;但是在冰醋酸中奎宁的碱性增强,喹核碱和喹啉环上的氮都能与高氯酸反应,因此在硫酸奎宁的滴定中,硫酸奎宁与高氯酸的反应摩尔比为 1:3,2 mol 的奎宁结合 4 mol 质子,其中 1 mol 由原来的硫酸提供,1 mol 为高氯酸置换了原来硫酸的质子,2 mol 为高氯酸提供的新结合的质子。

$$(C_{20}H_{24}N_2O_2 \cdot H^+)_2SO_4 + 3HClO_4 \longrightarrow (C_{20}H_{24}N_2O_2 \cdot 2H^+) \cdot 2ClO_4^-$$
$$+ (C_{20}H_{24}N_2O_2 \cdot 2H^+) \cdot HSO_4^- \cdot ClO_4^-$$

冰醋酸中硝酸酸性不强,磷酸酸性极弱,均可以直接用高氯酸进行滴定。但是需要注意被置换出的硝酸可以氧化指示剂使其褪色,因此一般采用电位法指示终点。

有机酸的酸性在冰醋酸中极弱,同样可以直接进行滴定。ChP2020 收载的马来酸麦角新碱、酒石酸美托洛尔、重酒石酸去甲肾上腺素均采用此法。

延伸阅读 11-9：非水滴定法测量芳胺类和生物碱类药物

【例 11-20】盐酸异丙肾上腺素含量测定

取本品约 0.15 g,精密称定,加冰醋酸 30 mL,微温使溶解,放冷,加乙酸汞试液 5 mL 与结晶紫指示液 1 滴,用高氯酸滴定液(0.1 mol/L)滴定至溶液显蓝色,并将滴定的结果用空白试验校正。每 1 mL 高氯酸滴定液(0.1 mol/L)相当于 24.77 mg 的 $C_{11}H_{17}NO_3 \cdot HCl$。

【例 11-21】硫酸奎宁含量测定

取本品约 0.2 g,精密称定,加冰醋酸 10 mL 溶解后,加乙酸酐 5 mL 与结晶紫指示液 1~2 滴,用高氯酸滴定液(0.1 mol/L)滴定至溶液显蓝绿色,并将滴定的结果用空白试验校正。每 1 mL 高氯酸滴定液(0.1 mol/L)相当于 24.90 mg 的 $(C_{20}H_{24}N_2O_2)_2 \cdot H_2SO_4$。

【例 11-22】硝酸毛果芸香碱含量测定

取本品约 0.2 克,精密称定,加冰醋酸 30 mL,微热使溶解,放冷,照电位滴定法,用高氯酸滴定液(0.1 mol/L)滴定,并将滴定的结果用空白试验校正。每 1 mL 高氯酸滴定液(0.1 mol/L)相当于 27.13 mg 的 $C_{11}H_{16}N_2O_2 \cdot HNO_3$。

【例 11-23】磷酸可待因含量测定

取本品约 0.25 g,精密称定,加冰醋酸 10 mL 溶解后,加结晶紫指示液 1 滴,用高氯酸滴定液(0.1 mol/L)滴定至溶液显绿色,并将滴定的结果用空白试验校正。每 1 mL 高氯酸滴定液(0.1 mol/L)相当于 39.74 mg 的 $C_{18}H_{21}NO_3 \cdot H_3PO_4$。

11.4.2　滴定法

1. 直接酸碱滴定法

盐酸阿扑吗啡的水溶液酸性较强,可以与氢氧化钠发生中和反应,生成游离碱阿扑吗啡。由于盐酸阿扑吗啡为有机碱的盐酸盐不溶于有机溶剂,而生成的游离碱又不溶于水,为了保证滴定反应进行完全,可以采用水-乙醇混合溶剂溶解供试品,同时也增大了游离碱的溶解度,保证反应的定量发生。

2. 提取酸碱滴定法

提取酸碱滴定法主要用于生物碱类药物制剂的含量测定。生物碱的盐类易溶于水而其游离碱易溶于有机溶剂,所以可将生物碱盐碱化后用与水不相混溶的有机溶剂进行液液萃取,提取后再进行酸碱滴定,以消除辅料对测定的干扰。

(1)碱化试剂。待测生物碱溶于水后,加入碱化试剂游离。碱化试剂的碱性应强于待测的生物碱，同时也应考虑碱化试剂对生物碱本身和萃取时的影响。

对于含有酯键的药物，如托品烷类生物碱，强碱会引发其水解或分解，应避免使用；对于含有酚羟基的药物，如吗啡，会与强碱生成盐而溶于水，不利于有机溶剂提取；脂肪性物质与生物碱共存时，强碱条件下液液萃取易发生乳化而使得萃取不完全。

最常用的碱化试剂为氨水，其 pK_b 为 4.76，一方面可使 pK_b 为 6～9 的大部分生物碱游离；另一方面又不会使生物碱分解或成盐，同时氨具挥发性，易于除去。其他碱化试剂还有氢氧化钙、氢氧化钠、碳酸氢钠、碳酸钠等。

(2)提取溶剂。游离的生物碱应完全转入有机溶剂中，才能保证测定的准确度；同时有机溶剂也易于除去，不干扰后续酸碱滴定。因此，有机溶剂应与水不相混溶、沸点低；对生物碱具有较大的溶解度；对其他物质不溶或几乎不溶；与待测生物碱不发生化学反应。

最常用的提取溶剂为三氯甲烷，但是提取碱性较强的生物碱不适合此溶剂，因为强碱与三氯甲烷长时间接触或加热会发生分解生成盐酸。为了避免三氯甲烷加热分解，在三氯甲烷提取液加热蒸发近干时，加入酸滴定液后再加热除尽三氯甲烷。

乙醚也是常用的提取溶剂，适合碱化试剂为强碱的情况。但是乙醚与水会发生互溶，故可以在提取时加入氯化钠使水层饱和，减少混入的微量水影响提取效率。加热挥干乙醚前，应先通风或吹入空气赶尽大部分乙醚，再进行加热蒸发，避免乙醚氧化成过氧化物引起爆炸。此外混合溶液也常被用来提取。

一般情况下，为保证提取完全，通常提取 4 次，第一次提取溶剂用量至少为水相体积的一半，以后每次用量为第一次用量的一半。合并所有提取后的有机溶剂，用水洗涤，除去混有的碱化试剂和水溶性杂质，再用无水硫酸钠或西黄蓍胶脱水，滤过，得到游离生物碱的有机溶剂提取液。

(3)测定方法。获得的游离生物碱提取液可以不挥干，直接脱水后加入乙酸酐和指示剂，用高氯酸滴定液直接滴定。ChP2020 收载的硫酸奎宁片就是采用此法。大部分提取液经挥干后，用少量中性乙醇溶解残渣，再用酸滴定液直接滴定，这适用于碱性较强的生物碱，ChP2020 收载的二盐酸奎宁注射液采用此法(例 11-25)。

也可以蒸干有机溶剂，加入定量过量的酸滴定液至游离生物碱残渣中使其成盐溶解，然后用碱滴定液滴定剩余的酸滴定液。对于易挥发或易分解的生物碱如麻黄碱、烟碱，应在溶剂蒸至近干时加入酸滴定液，使生物碱成盐，再继续加热除去有机溶剂后，依法测定，ChP2020 收载的磷酸氯喹注射液的含量测定采用此法(例 11-26)。

不蒸干有机溶剂，直接加入定量过量的酸滴定液后，又生成生物碱盐进入水层，分取水层，有机层再用水分次提取，合并水层后，水层中剩余的酸再用碱滴定液滴定(例 11-27)。

延伸阅读 11-10：酸碱滴定法测量芳胺类和生物碱类药物

【例 11-24】盐酸阿扑吗啡含量测定

取本品约 0.25 g，精密称定，加 0.01 mol/L 盐酸溶液 5 mL 与 50 mL 乙醇使溶解后，照电位滴定法，用氢氧化钠滴定液(0.1 mol/L)滴定，两个突跃点体积的差为滴定体积。每 1 mL 氢氧化钠滴定液(0.1 mol/L)相当于 30.38 mg 的 $C_{17}H_{17}NO_2 \cdot HCl$。

滴定前加入盐酸可以保证所有的阿扑吗啡均为盐酸盐，此时第一个滴定突跃点是过量的盐酸与氢氧化钠完全反应，第二个滴定突跃点则是与阿扑吗啡成盐的盐酸与氢氧化钠完全反应，故两个突跃点体积的差即为滴定体积。

第一个突跃点：
$$H^+ + NaOH \longrightarrow Na^+ + H_2O$$

第二个突跃点：
$$BH^+ + NaOH \longrightarrow B + Na^+ + H_2O$$

【例 11-25】二盐酸奎宁注射液含量测定

精密量取本品适量，用水定量稀释制成每 1 mL 中含 15 mg 的溶液，精密量取 10 mL，置分液漏斗中，加水使成 20 mL，加氨试液使成碱性，用三氯甲烷分次振摇提取，第一次 25 mL，以后每次各 10 mL，至奎宁提尽为止，每次得到的三氯甲烷液均用同一份水洗涤 2 次，每次 5 mL，洗液用三氯甲烷 10 mL 振摇提取。

合并三氯甲烷液，置水浴上蒸去三氯甲烷，加无水乙醇 2 mL，再蒸干，在 105℃干燥 1 h，放冷，加乙酸酐 5 mL 与冰醋酸 10 mL 使溶解，加结晶紫指示液 1 滴，用高氯酸滴定液（0.1 mol/L）滴定至溶液显蓝色，并将滴定的结果用空白试验校正。每 1 mL 高氯酸滴定液（0.1 mol/L）相当于 19.87 mg 的 $C_{20}H_{24}N_2O_2 \cdot 2HCl$。

【例 11-26】磷酸氯喹注射液含量测定

精密量取本品适量（约相当于磷酸氯喹 0.3 g），用水稀释至 30 mL，加 20%氢氧化钠溶液 3 mL，摇匀，用乙醚提取 4 次，每次 20 mL，合并乙醚液，用 10 mL 水洗涤，水洗涤液再用 15 mL 乙醚提取 1 次，合并前后两次的乙醚液，蒸发至近 2～3 mL 时，精密加盐酸滴定液（0.1 mol/L）25 mL，温热蒸去乙醚并使残渣溶解，冷却，加溴甲酚绿指示液数滴，用氢氧化钠滴定液（0.1 mol/L）滴定。每 1 mL 盐酸滴定液（0.1 mol/L）相当于 25.79 mg 的 $C_{18}H_{26}ClN_3 \cdot 2H_3PO_4$。

【例 11-27】盐酸阿扑吗啡注射液含量测定

精密量取本品适量（约相当于盐酸阿扑吗啡 50 mg），置分液漏斗中，用新沸过的冷水稀释使成 25 mL，加碳酸氢钠 0.5 g，振摇溶解后，用无过氧化物的乙醚振摇提取 5 次，第一次 25 mL，以后每次各 15 mL，合并乙醚液，用水洗涤 3 次，每次 5 mL，合并洗液，用无过氧化物的乙醚 5 mL 振摇提取，合并前后两次得到的乙醚液，精密加盐酸滴定液（0.02 mol/L）20 mL，振摇提取，静置俟分层，分取酸层。

乙醚层用水振摇洗涤 2 次，每次 5 mL，洗液并入酸液中，加甲基红指示液 1～2 滴，用氢氧化钠滴定液（0.02 mol/L）进行滴定。每 1 mL 盐酸滴定液（0.02 mol/L）相当于 6.256 mg 的 $C_{17}H_{17}NO_2 \cdot HCl \cdot 1/2H_2O$。

3. 亚硝酸钠滴定法

本法适合具有芳伯氨基的药物进行含量测定。芳伯氨基与亚硝酸钠在酸性条件下发生定量反应，生成重氮盐，可选择电位滴定法或永停滴定法指示终点。ChP2020 收载的苯佐卡因、盐酸普鲁卡因、盐酸克仑特罗采用此法测定。

4. 溴量法

本类药物含苯酚结构，酚羟基邻、对位氢比较活泼，与溴能发生定量溴代反应，可以用溴量法测定含量。ChP2020 收载的盐酸去氧肾上腺素、重酒石酸间羟胺采用此法测定。

延伸阅读 11-11：氧化还原滴定法测量芳胺类和生物碱类药物

【例 11-28】盐酸普鲁卡因含量测定

取本品约 0.6 g，精密称定，照永停滴定法，在 15～25℃，用亚硝酸钠滴定液(0.1 mol/L)滴定。每 1 mL 亚硝酸钠滴定液(0.1 mol/L)相当于 27.28 mg 的 $C_{13}H_{20}N_2O_2 \cdot HCl$。

【例 11-29】盐酸去氧肾上腺素含量测定

取本品约 0.1 g，精密称定，置碘瓶中，加水 20 mL 使溶解，精密加溴滴定液(0.05 mol/L) 50 mL，再加盐酸 5 mL，立即密塞，放置 15 min 并时时振摇，注意微开瓶塞，加碘化钾试液 10 mL，立即密塞，振摇后，用硫代硫酸钠滴定液(0.1 mol/L)滴定，至近终点时，加淀粉指示液，继续滴定至蓝色消失，并将滴定的结果用空白试验校正。每 1 mL 溴滴定液 (0.05 mol/L)相当于 3.395 mg 的 $C_9H_{13}NO_2 \cdot HCl$。

11.4.3　紫外-可见分光光度法与比色法

1. 紫外-可见分光光度法

芳胺类和生物碱类药物均含有共轭结构，因此都具有紫外吸收，可以采用紫外-可见分光光度法进行含量测定。ChP2020 采用此法对对乙酰氨基酚原料药及其片剂、盐酸甲氧明注射液、重酒石酸间羟胺注射液、盐酸普萘洛尔片进行含量测定，吸收系数法定量。磷酸氯喹片、盐酸吗啡片等则是采用此法以对照品比较法定量。

2. 比色法

一些药理活性较强，临床使用剂量较小的制剂，如盐酸克仑特罗栓(60 μg/栓)、硫酸阿托品片(300 μg/片)，在进行含量测定时候，供试品量较小，因此选择灵敏度更高的比色法。

ChP2020 中采用比色法对盐酸克仑特罗栓进行含量测定，通过三氯甲烷溶解、盐酸溶液反萃的方式提取盐酸克仑特罗，消除栓剂基质影响；以结构中的芳伯氨基与亚硝酸钠在酸性溶液中反应生成重氮盐，并进一步与盐酸萘乙二胺偶合显色为测定对象，在 500 nm 处测定吸光度值，对照品比较法定量。为消除亚硝酸钠与偶合试剂反应显色，需在重氮化反应后加入氨基磺酸铵分解剩余的亚硝酸，再加入偶合试剂。

对于托品烷类生物碱，ChP2020 主要采用酸性染料比色法测定硫酸阿托品片及其注射液、氢溴酸山莨菪碱片及其注射液的含量。其基本原理：在一定 pH 条件下，氢离子与生物碱(B)生成阳离子(BH^+)，酸性染料(HIn)解离成阴离子(In^-)，二者定量结合生成电中性的离子对 ($BH^+ \cdot In^-$)，在可见光区具有较强的吸收，再将该离子对完全定量的萃取到有机溶剂中，测定其中离子对的吸光度值，对照品比较法定量即可。

$$B + H^+ \longrightarrow BH^+$$

$$HIn \rightleftharpoons H^+ + In^-$$

$$BH^+ + In^- \longrightarrow (BH^+ \cdot In^-)_{水相} \longrightarrow (BH^+ \cdot In^-)_{有机相}$$

酸性染料比色法的关键首先在于生物碱全部生成有色离子对并被有机溶剂萃取完全。所以水相 pH 最重要，合适的 pH 既要使生物碱定量形成阳离子，又要使酸性染料形成足够的阴离子，从而使二者定量生成有色离子对。其次在于酸性染料的选择，其参与生成的离子对应在有机溶剂中具有足够大的溶解度,且在最大吸收波长处具有较大的吸光度,并且其本身在有机溶剂中溶解度小或不溶,以减少对测定的干扰。常用的酸性染料是磺酸酞类指示剂,包括溴甲酚绿、溴麝香草酚蓝、溴酚紫、溴酚蓝等。再次在于有机溶剂的选择,其与水不相混溶,对离子对提取效率高,常用三氯甲烷、二氯甲烷等。如果水分混入有机溶剂层,则会影响比色,干扰测定,所以需要经干燥滤纸滤过或在有机相中加入脱水剂除去微量水分。另外,对于酸性染料中混入的有色杂质,可以先用有机溶剂萃取除去。

延伸阅读 11-12:紫外-可见分光光度法及比色法测量芳胺类和生物碱类药物

【例 11-30】盐酸克仑特罗栓含量测定

取本品 20 粒,精密称定,切成小片,精密称取适量(约相当于盐酸克仑特罗 0.36 mg),置分液漏斗中,加温热的三氯甲烷 20 mL 使溶解,用盐酸溶液(9→100)振摇提取 3 次(20 mL、15 mL、10 mL),分取酸提取液,置 50 mL 量瓶中,用盐酸溶液(9→100)稀释至刻度,摇匀,滤过,取续滤液,作为供试品溶液;另取盐酸克仑特罗对照品适量,精密称定,加盐酸溶液(9→100)溶解并定量稀释制成每 1 mL 中含 7.2 μg 的溶液,作为对照品溶液。

精密量取对照品溶液与供试品溶液各 15 mL,分别置 25 mL 量瓶中,各加盐酸溶液(9→100)5 mL 与 0.1% 亚硝酸钠溶液 1 mL,摇匀,放置 3 min,各加 0.5% 氨基磺酸铵溶液 1 mL,摇匀,时时振摇 10 min,再各加 0.1%盐酸萘乙二胺溶液 1 mL,摇匀,放置 10 min,用盐酸溶液(9→100)稀释至刻度,摇匀,照紫外-可见分光光度法,在 500 nm 的波长处分别测定吸光度,计算,即得。

【例 11-31】硫酸阿托品片含量测定

取本品 20 片,精密称定,研细,精密称取适量(约相当于硫酸阿托品 2.5 mg),置 50 mL 量瓶中,加水振摇使硫酸阿托品溶解并稀释至刻度,滤过,取续滤液,作为供试品溶液;另取硫酸阿托品对照品约 25 mg,精密称定,置 25 mL 量瓶中,加水溶解并稀释至刻度,摇匀,精密量取 5 mL,置 100 mL 量瓶中,用水稀释至刻度,摇匀,作为对照品溶液。

精密量取供试品溶液与对照品溶液各 2 mL,分别置预先精密加入三氯甲烷 10 mL 的分液漏斗中,各加溴甲酚绿溶液(取溴甲酚绿 50 mg 与邻苯二甲酸氢钾 1.021 g,加 0.2 mol/L 氢氧化钠溶液 6.0 mL 使溶解,再用水稀释至 100 mL,摇匀,必要时滤过)2.0 mL,振摇提取 2 min 后,静置使分层,分取澄清的三氯甲烷液,照紫外-可见分光光度法,在 420 nm 的波长处分别测定吸光度,计算,并将结果乘以 1.027,即得。

11.4.4　高效液相色谱法

采用高效液相色谱法测定芳胺类和生物碱类药物,其固定相主要为十八烷基硅烷键合硅胶,由于受到键合基团空间位阻等因素影响,会存在未被键合的硅醇基。这些硅醇基与碱性药物发生吸收等作用,而使得色谱峰变宽、拖尾,分离效能下降。因此,可以在流动相中加入碱性的扫尾剂,如二乙胺、三乙胺或者氨水等,抑制药物与硅醇基的相互作用,改善峰形。

延伸阅读 11-13:高效液相色谱法测量芳胺类和生物碱类药物

【例 11-32】ChP2015 收载的盐酸麻黄碱滴鼻液含量测定

流动相组成为磷酸盐缓冲液(取 6.8 g 磷酸二氢钾,5 mL 三乙胺,4 mL 磷酸,加水至

1000 mL，用三乙胺或稀磷酸调节 pH 至 3.0 ± 0.1)-乙腈(90∶10)。

或者采用离子对色谱法，在流动相中加入阴离子型离子对试剂，如十二烷基磺酸钠、庚烷磺酸钠等，使碱性药物形成离子对，增加色谱保留。

例如，ChP2020 中盐酸异丙肾上腺素注射液、阿替洛尔及其片剂、硫酸阿托品眼膏、硫酸吗啡注射液、氢溴酸东莨菪碱及其片剂和注射液等均采用此法测定。

芳胺类和生物碱类药物均为含氮有机化合物，具有碱性，因此其含量测定方法主要围绕其碱性进行建立，其他的碱性药物如吡啶类、吩噻嗪类、苯二氮䓬类药物等也可以参考上述方法进行含量测定。

学习与思考 11-3

(1) 芳胺类和生物碱类药物的含量测定，主要依据什么原理？
(2) 为什么芳胺类和生物碱类药物的含量测定可以进行非水滴定？举例说明如何进行滴定。
(3) 举例说明芳胺类和生物碱类药物有哪些谱学测量方法。

11.5　体内芳胺及生物碱类药物分析

11.5.1　体内药物分析的特点

可待因是吗啡 3 位酚羟基烷基化后所得，其镇痛强度是吗啡的 1/10，成瘾性小，临床上主要用作中枢镇咳药，常用磷酸可待因糖浆和磷酸可待因片。口服进入体内后，可待因会在细胞色素 P450 酶(cytochrome P450, CYP450)CYP2D6 的作用下代谢成吗啡。基因型不同的人群对可待因的代谢速率不同，慢代谢者会由于吗啡血药浓度降低而导致镇痛作用不足，而快代谢者则会由于吗啡血药浓度升高而发生一些不良反应。

但是，近年来磷酸可待因尤其是其糖浆剂及相关复方有被滥用的现象，尤其是在 18 周岁以下青少年中，可能导致成瘾，因此国家已经修订说明书严禁 18 周岁以下人群使用磷酸可待因制剂及其他含有阿片类的治疗感冒和镇咳的药物。因此，对于磷酸可待因的体内药物分析需要检测可待因及其代谢物吗啡两种成分。

11.5.2　体内药物测量

可待因和吗啡属于生物碱成分，二者 pK_a 分别为 10.6 和 8.21，因此在进行液液萃取或固相萃取时候，都需要加入适量碱性溶液调节血浆 pH 高于二者的 pK_a 1～2 个单位，使它们成为分子形式，更易被与水不混溶的有机溶剂萃取，或保留在反相固相萃取柱上，从而提高萃取效率，提高检测灵敏度。由于血药浓度较低，所以一般采用气-质联用或者 LC-MS/MS 技术进行测定。

延伸阅读 11-14：体内胺及生物碱类药物分析示例

【例 11-33】人血浆中可待因和吗啡的 LC-MS/MS 测定

精密量取 500 μL 血浆置于离心管内，加入 50 μL 内标溶液(200 ng/mL 多奈哌齐溶液)，

50 μL 甲醇-水(50：50)，以及 1 mol/L 氢氧化钠 100 μL，混匀后加入 3 mL 乙酸乙酯涡旋 1 min，机械振荡 15 min 进行液液萃取。随后将其离心 10 min(3500 r/min)，吸取上层清液置于另一干净离心管中，于 40℃ 下氮气吹干。残渣用 200 μL 流动相复溶后，离心后取 20 μL 进样 LC-MS/MS。

色谱柱为 Aquasil-C18 柱(5 μm，2.1 mm × 150 mm)，保护柱为 Phenomenex C18 柱(5 μm，2.0 × 4.0 mm)；流动相为甲醇-乙腈-1%甲酸(70：10：20)；流速 0.4 mL/min，柱温 25℃。

质谱分析采用电喷雾质谱正离子化多反应监测模式，其中可待因、吗啡和内标的定量离子对分别为 $m/z\ 300\rightarrow165$，$m/z\ 286\rightarrow165$，$m/z\ 380\rightarrow91$；分析周期为 2 min。血浆中可待因和吗啡分别在 0.2～100 ng/mL 和 0.5～250 ng/mL 线性关系良好，各浓度日内和日间精密度相对标准偏差 <13%，准确度在 94.2%～111.5%，基质效应在 82.1%～90.3%，提取回收率均大于 80%。样品分析典型图谱见图 11-1。

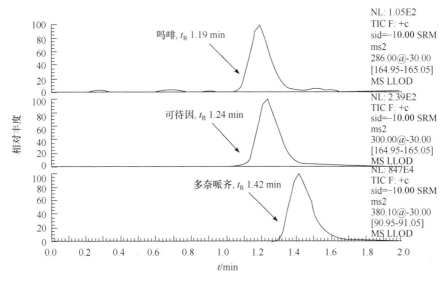

图 11-1　人血浆中可待因和吗啡的 LC-MS/MS 典型图谱

【例 11-34】头发中可待因、吗啡、6-乙酰吗啡、可卡因、苯甲酰爱康宁的 LC-MS/MS 分析

从发根取 4～6 cm 头发，每 20 mg 头发用 1 mL 二氯甲烷清洗 3 次除去表面的污染，在 40℃ 干燥后剪成小段后置于不锈钢小管中，浸在液氮中进行机械粉碎。随后加入 10 μL 内标溶液(为上述测定对象各自的同位素内标，浓度均为 1000 ng/mL)和 990 μL 甲醇溶液，在 40℃ 下超声提取，4 h 后离心，量取 800 μL 上清液置自动进样瓶内，吸取 50 μL 进样 LC-MS/MS 进行分析。

色谱柱为 XBridge 苯基柱(3.5 μm，4.6 × 150 mm)；流动相为甲醇-0.01 mol/L 乙酸铵溶液(pH 4.0)(95：5)，流速 0.5 mL/min，柱温为室温。质谱分析采用电喷雾质谱正离子化多反应监测模式。毛发中上述 5 种原形药物和代谢物在 100～3000 pg/mg 内具有良好的线性，日内和日间精密度相对标准偏差 <12%，准确度在 92.7%～109.7%，可卡因的基质效应为 60% 左右，其余各成分基质效应在 83.9%～89.8%。

　　示例中血浆样品采用 1 mol/L 氢氧化钠溶液碱化，以提高液液萃取的回收率。碱性药物容易在离子化过程中加氢离子，故在正离子模式下进行检测，可以在流动相中加入少量甲酸提高离子化效率。可待因和吗啡结构类似，因此具有相同的碎片离子，在方法验证过程中，需要评价检测通道是否存在"串扰"现象，即分别进样 5 ng/mL 可待因和 11.5 ng/mL 吗啡的质量控制样品，观察另一检测通道是否有信号响应，若无响应则说明无"串扰"现象。

　　针对不同生物样品特点和测定要求，需要选择适合的前处理方法。示例中对头发进行前处理包括两步，先是头发表面污染物清洗，重点是洗去沾染的药物以防止假阳性结果；再进行毛发中药物及代谢产物的提取，采用在 40℃ 下甲醇超声提取，减少酸消化或者碱消化条件下造成待测成分的损失，保证一定的提取回收率。

　　在本例中，之所以检测头发中药物含量，是因为药物和代谢产物能以被动扩散或主动转运的方式从血液向头发蓄积，并在头发中保持以揭示用药信息，特别适合确定药物滥用者滥用药物的种类与服用时间(段)，为临床治疗提供必要的用药史，为法庭提供物证支持。

学习与思考 11-4

---

(1)试用适当的化学方法区分盐酸利多卡因、盐酸丁卡因和盐酸普鲁卡因。

(2)试用理化方法区别阿托品、奎宁、吗啡与咖啡因。

(3)为什么气-质联用和 LC-MS/MS 技术在体内药物分析中应用十分广泛？

内容提要与学习要求

　　芳胺类药物是临床常用的局部麻醉药和解热镇痛药，包括氨基苯甲酸酯类及芳酰胺类两种药物。本类药物中多数具有手性碳原子，具有旋光性；含共轭体系和特征基团，具有紫外和红外特征吸收；分子结构中的脂烃胺侧链为仲胺或叔胺氮原子，具有弱碱性；酰苯胺类和对氨基苯甲酸酯类药物结构中具有可水解的酰胺键和酯键；结构中具有芳伯氨基或者潜在芳伯氨基的药物，可以发生重氮化-偶合反应；还可以与芳醛缩合成席夫碱；易氧化变色；结构中具有邻二酚羟基或者苯酚的药物可以和三氯化铁反应显色；也可以被氧化剂氧化后显色。利用以上性质可以对本类药物进行鉴别或含量测定。

　　生物碱类药物是一类存在于生物体内的含氮有机化合物，种类较多，结构类型也较多，大多数具有特殊而强烈的生理活性，故具有毒性。该类药物多数结构中也具有手性碳原子、紫外和红外特征吸收、碱性等性质；硫酸奎宁、马来酸麦角新碱具有平面刚性共轭结构，具有荧光特性；托烷类生物碱结构中的酯键易水解，可以生成莨菪醇和莨菪烷。利用以上性质也可以对本类药物进行鉴别或含量测定。

　　上述药物需检查光学纯度、苯乙胺类药物中酮体杂质和有关物质、对氨基苯甲酸酯类和酰苯胺类药物中的降解产物、生物碱中的其他生物碱等。

　　本章掌握芳胺及生物碱类药物的结构与性质，代表性药物的鉴别、检查和含量测定原理与方法；熟悉药物杂质的结构、危害与限量检查方法；了解影响药物稳定性的主要因素、药物质量控制意义及体内药物临床检测方法。

练 习 题

一、选择题

1. ChP2020 盐酸去氧肾上腺素含量测定中，1 mL 溴滴定液(0.1 mol/L)相当于( )mg 的盐酸去氧肾上腺素(M=203.67 g/mol)。

A. 6.11　　　　　　　　B. 6.789　　　　　　　　C. 3.395　　　　　　　　D. 20.38

2. 苯乙胺类药物与三氯化铁试剂显深绿色，再滴加碳酸氢钠溶液，即变蓝色，然后变成红色的是( )。

A. 硫酸苯丙胺　　　　B. 盐酸异丙肾上腺素　　C. 盐酸克伦特罗　　　　D. 盐酸甲氧明

3. 可显双缩脲反应的药物是( )。

A.盐酸多巴胺　　　　　B. 盐酸麻黄碱　　　　　C. 苯佐卡因　　　　　　D. 对氨基苯甲酸

4. 用酸性染料比色法测定生物碱类药物，有机溶剂萃取测定的有色药物是( )。

A. 生物碱盐　　　　　B. 游离生物碱　　　　　C. 离子对　　　　　　　D. 指示剂

5. 盐酸普鲁卡因中需检查的特殊杂质是( )。

A. 水杨酸　　　　　　B. 对氨基苯甲酸　　　　C. 对氨基酚　　　　　　D. 酮体

6. 在碱性溶液中加热，可析出白色沉淀，并发生挥发性气体，可使湿润的红色石蕊试纸变蓝的药物是( )。

A. 盐酸布鲁卡因　　　B. 苯佐卡因　　　　　　C. 阿司匹林　　　　　　D. 盐酸利多卡因

7. 下列药物中，可用溴量法定量的是( )。

A. 苯巴比妥　　　　　B. 对氨基水杨酸钠　　　C. 重酒石酸间羟胺　　　D. 戊巴比妥

8. 下列药物中不具有重氮化-偶合反应基团的是( )。

A. 盐酸丁卡因　　　　B. 对乙酰氨基酚　　　　C. 盐酸普鲁卡因　　　　D. 对氨基水杨酸钠

9. 重氮化法测定对乙酰氨基酚含量时须在盐酸酸性溶液中进行，以下说法错误的是( )。

A. 可加速反应　　　　　　　　　　　　　　　B. 胺类的盐酸盐溶解度较大

C. 形成的重氮盐化合物稳定　　　　　　　　　D. 使与芳伯氨基成盐，加速反应进行

10. 能在碳酸钠试液中与硫酸铜反应生成蓝紫色配位化合物的药物是( )。

A. 盐酸利多卡因　　　B. 肾上腺素　　　　　　C. 对乙酰氨基酚　　　　D. 盐酸普鲁卡因

二、简答题

1. 如何用非水溶液滴定法测定生物碱类药物的含量？应注意哪些问题？无机酸盐有什么影响？如何消除这些影响？

2. 以《中国药典》中硫酸阿托品片的测定为例，说明酸性染料比色法操作中的关键问题。为什么？

3. 亚硝酸钠滴定法测定芳胺类药物的原理是什么？在测定中应注意哪些反应条件？

4. 盐酸普鲁卡因注射液为什么会变黄？

5. 盐酸去甲肾上腺素需要检查什么特殊杂质？如何检查？

6. ChP2020 如何区别重酒石酸去甲肾上腺素与盐酸异丙肾上腺素？

7. 简述溴量法的基本原理、应用范围及其注意事项。

8. 盐酸罗哌卡因为什么需要进行光学纯度检查？《中国药典》采用什么方法对其进行限量检查？

三、计算题

1. 称取硫酸沙丁胺醇 0.4135 g，精密称定，加冰醋酸 10 mL，微热使溶解，放冷，加乙酸酐 15 mL 和结晶紫指示液 1 滴，用高氯酸滴定液(0.1 mol/L)滴定至溶液显蓝绿色，并将滴定结果用空白试验校正。消耗高氯酸滴定液(0.1034 mol/L)6.97 mL，空白试剂消耗 0.10 mL，每 1 mL 的高氯酸滴定液(0.1 mol/L)相当于 57.67 mg 的 $(C_{13}H_{21}NO_3)_2 \cdot H_2SO_4$，求本品的百分含量。

2. 盐酸普鲁卡因注射液中对氨基苯甲酸(PABA)的检查：取本品，加乙醇制成 2.5 mg/mL 的溶液，作为供试液，领取 PABA 对照品，加乙醇制成 60 μg/mL 的溶液，作为对照液，取供试液 10 μL，对照液 5 μL，分别点于同一薄层板上，展开，显色，供试液所显杂质斑点颜色，不得比对照液所显斑点颜色深。则 PABA 的限量是多少？

3. 某退热止痛剂为咖啡因、盐酸喹啉和安替比林的混合物，为测定其中咖啡因的含量，称取试样 0.5000 g，移入 50 mL 量瓶中，加入 30 mL 水、10 mL 0.35 mol/L 四碘合汞酸钾溶液和 1 mL 浓盐酸，此时喹啉和安替比林与四碘合汞酸根生成沉淀，以水稀释至刻度，摇匀。将试液干过滤，移取 20.00 mL 滤液于干燥的锥形瓶中，准确加入 5.00 mL 0.3000 mol/L KBiI$_4$ 溶液，此时质子化的咖啡因与 BiI$_4^-$ 反应：

$$C_8H_{10}N_4O_2H^+ + BiI_4^- = (C_8H_{10}N_4O_2)HBiI_4 \downarrow$$

过滤，取 10.00 mL 滤液，在 pH 3～4 的 HAc-NaAc 缓冲液中，以 0.0500 mol/L EDTA 溶液滴至 BiI$_4^-$ 的黄色消失为终点，用去 6.00 mL EDTA 溶液。计算试样中咖啡因($C_8H_{10}N_4O_2$)的质量分数。($M_{咖啡因}$=194.16 g/mol)

第 12 章　甾体激素类药物分析

12.1　结构与性质

12.1.1　特异性结构与性质

甾体激素类药物(steroid hormone drug)属于重要的内分泌激素，具有甾体结构，按照药理作用不同可分为肾上腺皮质激素、雄性激素和蛋白同化激素、雌激素、孕激素，后三种又称为性激素。基本骨架如图 12-1 所示，典型药物的结构及性状见表 12-1。

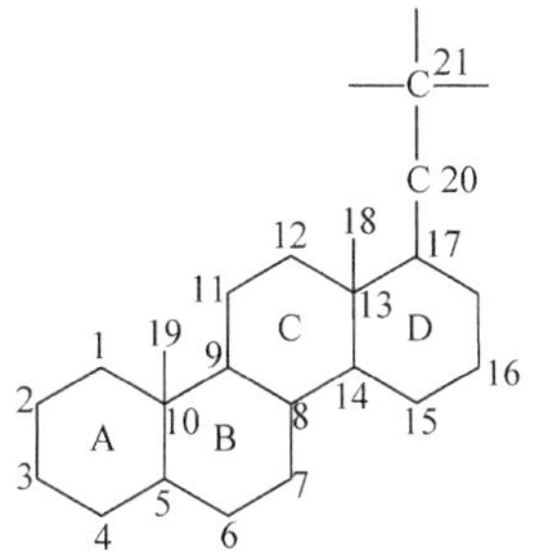

图 12-1　甾体激素类药物的基本结构框架

表 12-1　典型药物的结构及性状

类别	药物名称	化学结构	性状
肾上腺皮质激素	氢化可的松	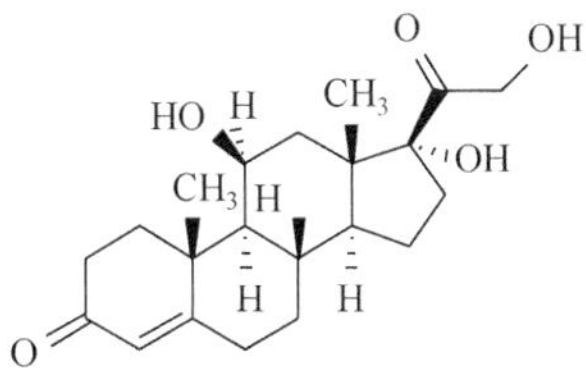	本品为白色或类白色的结晶性粉末；无臭，遇光渐变质。在乙醇或丙酮中略溶，在三氯甲烷中微溶，在乙醚中几乎不溶，在水中不溶。比旋度为 +162°至 +169°(10 mg/mL 无水乙醇溶液)。242 nm 波长处吸收系数($E_{1cm}^{1\%}$)为 422~448(10 μg/mL 无水乙醇溶液)
	醋酸地塞米松	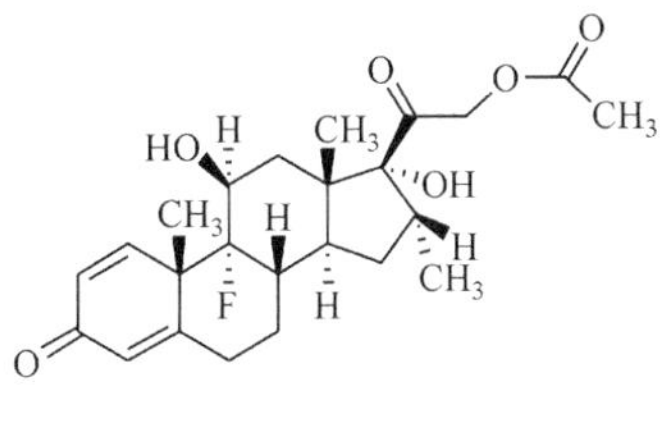	本品为白色或类白色的结晶或结晶性粉末；无臭。本品在丙酮中易溶，在甲醇或无水乙醇中溶解，在乙醇或三氯甲烷中略溶，在乙醚中极微溶解，在水中不溶。比旋度为 +82°至 +88°(10 mg/mL 二氧六环溶液)。240 nm 波长处吸收系数($E_{1cm}^{1\%}$)为 343~371(15 μg/mL 乙醇溶液)
	地塞米松磷酸钠	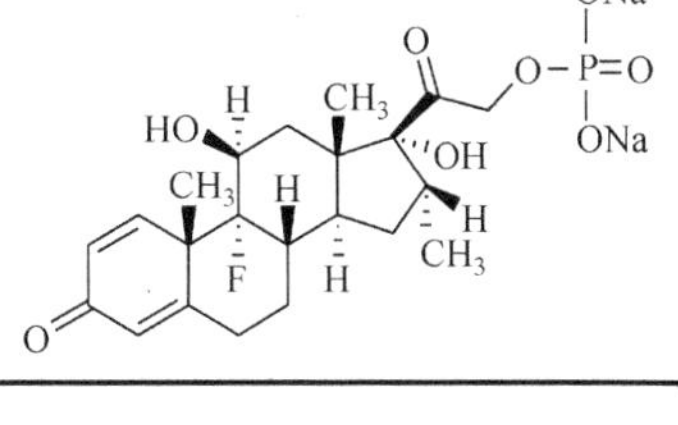	本品为白色至微黄色粉末；无臭；有引湿性。在水或甲醇中溶解，在丙酮或乙醚中几乎不溶。比旋度为 +72°至 +80°(10 mg/mL 水溶液)

类别	药物名称	化学结构	性状
雄性激素与蛋白同化激素	甲睾酮		本品为白色或类白色结晶性粉末；无臭，无味，微有引湿性。在乙醇、丙酮或三氯甲烷中易溶，在乙醚中略溶，在植物油中微溶，在水中不溶。熔点为163～167℃。比旋度为 +79°至 +85°（10 mg/mL 乙醇溶液）
	丙酸睾酮		本品为白色结晶或类白色结晶性粉末；无臭。在三氯甲烷中极易溶解，在甲醇、乙醇或乙醚中易溶，在乙酸乙酯中溶解，在植物油中略溶，在水中不溶。熔点为118～123℃。比旋度为 +84°至 +90°（10 mg/mL 乙醇溶液）
	苯丙酸诺龙		本品为白色或类白色结晶性粉末；有特殊臭。在甲醇或乙醇中溶解，在植物油中略溶，在水中几乎不溶。熔点为93～99℃。比旋度为 +48°至 +51°（10 mg/mL 二氧六环溶液）
孕激素	黄体酮		本品为白色或类白色的结晶性粉末；无臭。在三氯甲烷中极易溶解，在乙醇、乙醚或植物油中溶解，在水中不溶。熔点为128～131℃。比旋度为 +186°至 +198°（10 mg/mL 乙醇溶液）
	醋酸甲地孕酮		本品为白色或类白色的结晶性粉末；无臭。在三氯甲烷中易溶，在丙酮或乙酸乙酯中溶解，在乙醇中略溶，在乙醚中微溶，在水中不溶。熔点为213～220℃。比旋度为 +9°至 +12°（50 mg/mL 三氯甲烷溶液）
	炔诺酮		本品为白色或类白色粉末或结晶性粉末；无臭。在三氯甲烷中溶解，在乙醇中微溶，在丙酮中略溶，在水中不溶。熔点为202～208℃。比旋度为−32°至−37°（10 mg/mL 丙酮溶液）
	左炔诺孕酮		本品为白色或类白色结晶性粉末；无臭。在三氯甲烷中溶解，在甲醇中微溶，在水中不溶。熔点为233～239℃，熔距在5℃以内。比旋度为−30°至−35°（20 mg/mL 三氯甲烷溶液）
雌激素	雌二醇		本品为白色或类白色结晶性粉末；无臭。在丙酮中溶解，在乙醇中略溶，在水中不溶。熔点为175～180℃。比旋度应为 +76°至 +83°（10 mg/mL 乙醇溶液）

续表

类别	药物名称	化学结构	性状
雌激素	炔雌醇		本品为白色或类白色的结晶性粉末；无臭。在乙醇、丙醇或乙醚中易溶，在三氯甲烷中溶解，在水中不溶。熔点为180～186℃。比旋度为−26°至−31°（10 mg/mL 吡啶溶液）

1. 旋光性

本类药物结构中具有手性碳原子，故有旋光性，其性状项下收载了比旋度。

2. 甾体环上官能团性质

甾体环上的各官能团具有的性质可以用来进行鉴别或含量测定。

(1)A 环 α，β-不饱和酮。甾体激素类药物除雌激素外，均具有该结构，形成共轭体系，在紫外区有特征吸收；其中 C_3-酮基可以和羰基试剂反应显色。

(2)A 环苯酚结构。雌激素的 A 环位苯环，3 位为酚羟基，具有共轭体系，在紫外区有特征吸收；C_3-酚羟基可与三氯化铁显色。

(3)D 环 C_{17}-α-醇酮基。肾上腺皮质激素具有该结构，有还原性，可与氧化剂发生显色反应；其中 C_{20}-酮基可以和羰基试剂反应，可用于鉴别。

(4)D 环 C_{17}-甲酮基。部分孕激素具有该结构，可以与亚硝基铁氰化钠反应显色，可用于鉴别。

(5)D 环 C_{17}-乙炔基。部分孕激素和雌激素具有该结构，可与硝酸银反应生成炔银沉淀，可用于鉴别。

3. 酯键的水解性

D 环上 C_{17}-羟基或 C_{21}-羟基，以及雌激素 C_3-酚羟基会与酸成酯，形成酯键，可以在碱性环境中水解生成相应的羧酸与甾体激素，利用水解产物的特性可以进行鉴别。

4. 取代卤素的特性

肾上腺皮质激素结构中 C_6 或 C_9 位有卤素取代，可显有机氟化物或有机氯化物的反应。

延伸阅读 12-1：肾上腺皮质激素简介

肾上腺皮质激素(adrenocal hormone)，可简称为皮质激素，是由于肾上腺皮质受脑垂体前叶分泌的促肾上腺皮质激素刺激所产生，在生命过程中具有十分重要的意义，具有抗炎、抗过敏、增加 β 受体兴奋性、改善毛细血管通透性等药用功能。

根据生理作用行为，肾上腺皮质激素有盐皮质激素(mineralocorticoid)和糖皮质激素(glucocorticoid)两类。其中，盐皮质激素具有调节机体水、盐代谢和维持电解质平衡的功能，本无临床使用价值；糖皮质激素参与糖、脂肪、蛋白质代谢和生长发育等过程，因而临床价值极高，包括有氢化可的松、醋酸地塞米松、地塞米松磷酸钠和曲安奈德等。

肾上腺皮质激素有很大的副作用，主要是促进蛋白质分解和抑制蛋白质的合成，产生负氮平衡，增加钙磷代谢；有抗维生素 D 作用影响钙吸收。如果长期使用会抑制骨细胞活力，使骨质形成发生障碍，导致骨质疏松，严重会引起骨折。另外，肾上腺皮质激素因有抗生长激素的作用而抑制骨骼生长及蛋白质合成。长期、大量使用肾上腺皮质激素会引起库欣综合征（Cushing syndrome），影响儿童生长发育，导致身材矮小等生长问题。

12.1.2　固有稳定性

本类药物的 C_{17}-羟基或 C_{21}-羟基会与酸成酯，因此酯键会发生水解，水解过程中也可能会发生酯键位置转移，该反应随着温度升高而加速。进一步氧化降解发生在 C_{17} 的侧链上，酮醇结构经过烯二醇重排等反应分解得到酮。

在碱性环境中，17 位的醇酮基会氧化成羧基。金属离子会加剧其在碱性环境中的氧化降解。光照会使得分子发生重排，主要是 A 环的裂解、重排与 B 环的扩张。因此，本类药物的应遮光、密封保存。

本类药物除片剂、注射剂外，还有软膏、乳膏等剂型供外用。表 12-2 为倍他米松乳膏剂的降解试验结果。可见，在乳膏剂中倍他米松的稳定性与该类药物一致，最易受到光照和空气中氧的破坏而发生降解。有文献报道本类药物具有一定的光毒性，因此其制剂的包装应严格避光，并且在制剂中加入光保护剂，如二氧化钛、香草醛等，使光发生散射或者吸收光，从而起到保护作用。

表 12-2　倍他米松乳膏剂（0.5 mg/g）降解试验结果

试验（条件）	时间	降解百分比/%
酸降解（1 mol/L 盐酸溶液，取用 1 mL，40℃）	1 h	0.7
碱降解（0.2 mol/L 氢氧化钠溶液，取用 1 mL，室温）	15 min	4.85
氧化降解（50%过氧化氢溶液，取用 1 mL，室温）	20 min	25.38
高温降解（105℃）	6 h	0.38
紫外光降解（200 W·h/m²）	—	49.4
可见光降解（1.2 × 10⁶ lx）	—	89.6

12.2　鉴　别　试　验

12.2.1　化学鉴别法

甾体激素类药物的母核和官能团均具有一些典型的化学反应，可以对本类药物进行鉴别。

1. 与强酸的显色反应

甾体激素母核可以与强酸如硫酸、盐酸、磷酸、高氯酸等反应显色，其中与硫酸的显色反应应用最广，不同的药物会生成不同的颜色或者荧光而相互区别，进行鉴别。

其反应原理是酮基先质子化形成碳正离子后，与硫酸氢根作用显色；加水稀释后由于水解作用，产物结构发生变化，颜色再随之改变。

2. 酮基的显色反应

C_3-酮基和 C_{20}-酮基可以和羰基试剂发生反应，生成腙类衍生物显黄色，可用于鉴别，常用的羰基试剂有硫酸苯肼、2,4-二硝基苯肼、异烟肼。

例如，氢化可的松鉴别方法是，取本品约 2 mg，加硫酸 2 mL 使溶解，放置 5 min，显棕黄色至红色，并显绿色荧光；将此溶液倾入 10 mL 水中，即变成黄色至橙黄色，并微带绿色荧光，同时生成少量絮状沉淀。取本品约 0.1 mg，加乙醇 1 mL 溶解后，加临用新制的硫酸苯肼试液 8 mL，再加热 15 min，即显黄色。

3. C_{17}-α-醇酮基显色反应

肾上腺皮质激素具有该基团，有还原性，可以和氧化剂反应显色，如碱性酒石酸铜试液、氨制硝酸银试液、四氮唑盐试液等，用于鉴别。

例如，ChP2020 利用该法鉴别醋酸地塞米松。其方法是取本品约 10 mg，加甲醇 1 mL，微温溶解后，加热的碱性酒石酸铜试液 1 mL，即生成红色沉淀。

4. 酚羟基的显色反应

雌激素 A 环上的酚羟基可以和三氯化铁反应显色。例如，ChP2020 中雌二醇采用此法鉴别，其方法是取本品约 2 mg，加硫酸 2 mL 溶解，溶液显黄绿色荧光，加三氯化铁试液 2 滴，即显草绿色，再加水稀释，溶液变为红色。

5. C_{17}-甲酮基显色反应

本类药物结构中含有甲酮基或者活泼亚甲基，能与亚硝基铁氰化钠反应显色。例如，ChP2020 就利用该法鉴别黄体酮，其方法是取本品约 5 mg，加甲醇 0.2 mL 溶解后，加亚硝基铁氰化钠细粉约 3 mg、碳酸钠与乙酸铵各约 50 mg，摇匀，放置 10～30 min，应显蓝紫色。该反应为黄体酮的专属、灵敏的鉴别方法，可与其他甾体激素区别。

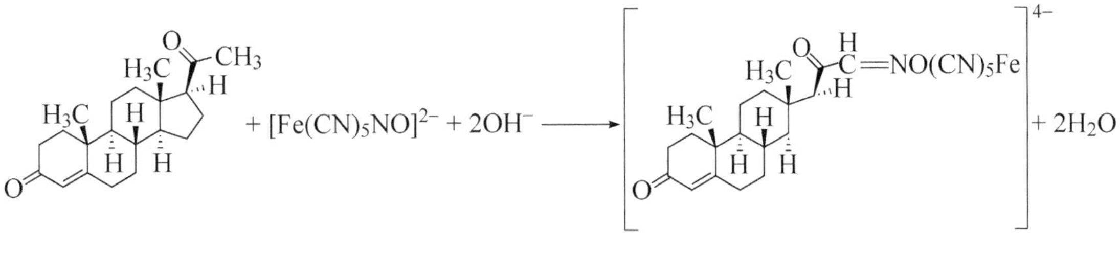

6. 乙炔基沉淀反应

具有乙炔基的本类药物可以和硝酸银试液反应，生成白色的炔银沉淀。例如，ChP2020 中炔雌醇的鉴别即采用此法，取本品 10 mg，加乙醇 1 mL 溶解后，加硝酸银试液 5～6 滴，即生成白色沉淀。

7. 酯的水解反应

本类某些药物的 C_{17} 或 C_{21} 位上有羟基，与有机酸成酯，因此可以在碱性环境中水解成相应羧酸，再根据羧酸的性质进行鉴别。

例如，ChP2020 采用此法鉴别醋酸地塞米松，取本品约 50 mg，加乙醇制氢氧化钾试液 2 mL，置水浴中加热 5 min，放冷，加硫酸溶液（1→2）2 mL，缓缓煮沸 1 min，即发生乙酸乙酯的香气。

8. 卤素的反应

本类某些药物结构中有氯或者氟取代，需要对取代的卤原子进行确认。对于氟取代的药物，需要经过有机破坏，使有机氟变成无机氟后再进行显色反应。例如，ChP2020 就规定了地塞米松磷酸钠等药物"显有机氟化物的鉴别反应"。对于氯取代的药物，如丙酸氯倍他索，氯取代在侧链上，可以直接加热水解生成氯离子，再与硝酸银反应，生成氯化银的白色沉淀。

9. 钠盐或磷酸盐的鉴别

本类药物的钠盐或者磷酸盐，可以按照一般鉴别试验中要求进行鉴别。

12.2.2　光谱鉴别法

本类药物结构中除雌激素外均具有 α, β 不饱和酮，在 240 nm 波长附近有吸收；雌激素具有苯环，在 280 nm 波长附近有吸收。可以根据紫外吸收特征进行鉴别。部分药物的性状项中收载了吸收系数，部分药物采用特定波长处的吸光度值进行鉴别。

例如，ChP2020 中丙酸氯倍米松的鉴别：取本品，精密称定，加乙醇溶解并定量稀释制成每 1 mL 中约含 20 μg 的溶液，照紫外-可见分光光度法（通则 0401）测定，在 239 nm 的波长处有最大吸收，吸光度为 0.57～0.60；在 239 nm 与 263 nm 的波长处的吸光度比值应为 2.25～2.45。

由于本类药物结构较为复杂，药物之间的结构差异很小，需要专属性强的鉴别方法，因此各国药典均将红外分光光度法作为本类药物的主要鉴别手段。除原料药外，部分制剂也采用该法进行鉴别。

例如，ChP2020 中曲安奈德注射液的鉴别，取本品适量（约相当于曲安奈德 40 mg），加水 5 mL 混匀，加乙醚 10 mL，振摇提取后，取水层，水浴蒸干，残渣经减压干燥，依法测定。本品的红外光吸收图谱与对照的图谱（光谱集 603 图）一致。

12.2.3　色谱鉴别法

利用高效液相色谱法定量测定本类药物的原料药或制剂的同时，也可用于鉴别，比较对照品溶液主峰的保留时间与供试品溶液主峰的保留时间是否一致。

本类药物的制剂也可以采用薄层色谱法进行鉴别，操作简便快速。但是需要注意消除辅料的干扰。例如，本类药物的注射液多为油溶液，因此需要用合适的溶剂将药物从注射用油中提取出来，ChP2020 规定用薄层色谱法鉴别苯甲酸雌二醇注射液，采用 10 mL 无水乙醇与其注射液(约相当于苯甲酸雌二醇 1 mg)混合，强力振摇提取后，置冰浴中放置使分层，上层乙醇溶液离心后的上清液，作为供试品溶液。

本类药物的复方制剂也采用薄层色谱法进行鉴别，ChP2020 收载炔诺孕酮炔雌醚片鉴别方法：取本品 1 片，研细，加三氯甲烷 5 mL，充分搅拌后，滤过，取滤液作为供试品溶液；另用三氯甲烷配制炔诺孕酮对照品与炔雌醚对照品溶液(浓度均为 1 mg/mL)，照薄层色谱法试验，吸取上述两种溶液各 30 μL，分别点于同一硅胶 G 薄层板上，以三氯甲烷-甲醇(9∶1)为展开剂，展开，晾干，喷以硫酸-无水乙醇(1∶1)，在 105℃加热使显色，比较供试品溶液和对照品溶液主斑点的位置。该复方片剂的规格显示炔孕酮 12 mg/片，炔雌醇 3 mg/片，薄层色谱法可以满足检测灵敏度要求。

学习与思考 12-1

---

(1)甾体激素类药物有何结构特点？由结构决定的性质又有何特殊性？

(2)影响甾体激素类药物固有稳定性的因素有哪些？

(3)甾体激素类药物有哪些鉴别方法？各自的原理是什么？

12.3　特殊杂质检查

本类药物大多数是从其他甾体化合物经过结构改造而来，其在生产过程中引入的原料、中间体等，都有相似的甾体结构，所以要进行有关物质检查。此外，根据不同的生产工艺和药物的特点，有的药物还需要进行游离磷酸盐、硒、残留溶剂、乙炔基的检查。

12.3.1　有关物质检查

有关物质检查主要采用色谱法进行。ChP2020 和 USP40 都采用薄层色谱法对炔孕酮中的有关物质进行检查，以主成分自身对照法进行限度确认。

例如，ChP2020 中供试品溶液浓度为 10 mg/mL，对照溶液为 50 μg/mL，要求炔孕酮供试品溶液如显杂质斑点，其含量不大于 0.5%；USP40 中供试品溶液浓度为 10 mg/mL，分别制备了梯度对照溶液，浓度分别为 150 μg/mL、50 μg/mL、30 μg/mL、10 μg/mL，要求炔孕酮供试品溶液中如显杂质斑点，其单个杂质斑点小于且强度低于浓度为 50 μg/mL 溶液主斑点(不大于 0.5%)，所有杂质斑点强度和低于浓度为 150 μg/mL 溶液主斑点(不大于 1.5%)。

实际上，高效液相色谱法对有关物质的检查应用更为广泛。

ChP2020 利用不加校正因子的主成分自身对照法对曲安奈德中的有关物质进行检查，检查方法是配制浓度为 0.5 mg/mL 的供试品溶液；从中精密量取 1 mL 稀释成浓度为 0.005 mg/mL 的对照溶液。分别进样 20 μL，记录色谱图至主成分峰保留时间的 3.5 倍。供试品溶液色谱图中如有杂质峰，单个杂质峰面积不得大于对照溶液主峰面积的 0.3 倍(0.3%)，各杂质峰面积的和不得大于对照溶液主峰面积的 0.8 倍(0.8%)。供试品溶液色谱图中小于对照溶液主峰面积 0.01 倍的峰忽略不计。

　　USP40 采用峰面积归一化法对曲安奈德中的有关物质进行检查，具体方法是配制浓度为 0.5 mg/mL 的供试品溶液进样 20 μL，记录色谱图至主成分峰保留时间的 4 倍。供试品溶液色谱图中如有杂质峰，计算杂质峰面积占总峰面积的百分比，单个杂质不超过 0.3%，总杂质不超过 0.8%。

　　EP9.0 通过不加校正因子的主成分自身对照法对曲安奈德中的有关物质进行检查，利用相对保留时间确定了特殊杂质 B（Δ_{14}-曲安奈德）和 C（21-醛酸曲安奈德），要求特殊杂质 B 限度为 0.2%，特殊杂质 C 限度为 0.15%，其他单个杂质不超过 0.1%，总杂质不超过 0.5%。可见 EP9.0 对于有关物质的控制更加严格。

12.3.2　无机杂质检查

1. 游离磷酸盐检查

　　肾上腺皮质激素的磷酸钠盐是其母核结构中 C_{21} 位羟基与磷酸酯化后形成的，因此在其酯化过程中可能会引入磷酸盐，在贮藏过程中也会发生水解生成磷酸盐，故需要进行磷酸盐的检查。

　　例如，ChP2020 通过磷钼酸比色法进行检查，其原理是磷酸盐在硫酸酸性条件下与钼酸铵反应生成磷钼酸铵，再与 1-氨基-2-萘酚-4-磺酸反应生成磷钼酸蓝（钼蓝），该化合物在 740 nm 处有最大吸收，比较供试品与标准磷酸二氢钾溶液（相当于磷酸 0.025 mg/mL）按上述方法处理后的吸光度值大小，控制药物中游离磷酸盐的量。

$$H_3PO_4 + 12(NH_4)_2MoO_4 + 21H^+ \longrightarrow (NH_4)_3[PMo_{12}O_{40}] + 21NH_4^+ + 12H_2O$$

$$(NH_4)_3[PMo_{12}O_{40}] \xrightarrow{\text{还原}} \text{钼蓝}$$

2. 氟的检查

　　含氟的甾体激素类药物需要进行氟的有效性检查。由于氟有机结合在甾体母核上，因此需要对药物进行有机破坏。含氟的甾体激素经氧瓶燃烧法破坏后，被碱性溶液吸收成为无机氟化物，与茜素氟蓝、硝酸亚铈在 pH 4.3 的环境中生成蓝紫色的配位化合物，在 610 nm 处测定吸光度值。ChP2020 中曲安奈德、哈西奈德、醋酸曲安奈德、醋酸氟轻松需要进行有机氟化物检查。

3. 硒的检查

　　有些甾体激素药物在生产过程中需要使用二氧化硒脱氢，可能引入杂质硒。ICHQ3D 中规定硒属于 2A 类杂质，无论是否刻意添加都需要进行限量检查。ChP2020 四部通则中收载了"硒检查法"，其原理为二氨基萘比色法，即样品中的硒经有机破坏后变成 Se^{6+}，由硝酸溶液吸收，随后经氨试液调节 pH 至 2.0 ± 0.2，加入盐酸羟胺使得 Se^{6+} 还原为 Se^{4+}，再与 2,3-二氨基萘反应，生成 4,5-苯并苯硒二唑，用环己烷提取后在 378 nm 波长处测定吸光度，与标准硒溶液（亚硒酸钠溶液，1 μg/mL Se）制得的硒对照溶液相同方法比色后的吸光度值比较。ChP2020 中醋酸地塞米松、醋酸氟轻松、醋酸曲安奈德、曲安奈德进行硒的检查。

$$SeO_3 + H_2O \longrightarrow H_2SeO_4$$

$$H_2SeO_4 + 2NH_2OH \longrightarrow H_2SeO_3 + N_2 + 3H_2O$$

$$Se^{4+} + \text{（萘二胺结构）} \xrightarrow{pH\ 2\pm0.2} \text{（萘并硒二唑结构）}$$

12.3.3 有机杂质检查

1. 乙炔基的检查

甾体激素 C_{17} 位酮与乙炔反应生成含有乙炔基的甾体激素类药物，而反应过程中 C_3 位酮也可能发生此反应，而其他副产物也会发生乙炔化，而造成乙炔基含量过高或者过低，间接表明了药物中其他杂质的存在。

因此，检查甾体激素类药物的乙炔基，有助于控制药物的质量。其原理是利用乙炔基上的活泼氢可以和硝酸银作用，生成炔银沉淀和硝酸，随后用氢氧化钠滴定液滴定硝酸，计算乙炔基的含量，属于置换滴定法。

$$\text{（结构式）} C\equiv CH + AgNO_3 \longrightarrow \text{（结构式）} C\equiv CAg + HNO_3$$

$$HNO_3 + NaOH \longrightarrow NaNO_3 + H_2O$$

USP40 采用同样的方法检查炔诺孕酮的乙炔基，而 EP9.0 则是采用高效液相色谱法直接对 6 种已知杂质进行直接限量测定，未进行乙炔基检查。

延伸阅读 12-2：甾体激素内特殊杂质检查示例

【例 12-1】地塞米松磷酸钠中游离磷酸盐检查

精密称取本品 20 mg，置 25 mL 量瓶中，加水 15 mL 使溶解；另取标准磷酸盐溶液[精密称取经 105℃ 干燥 2 h 的磷酸二氢钾 0.35 g，置 1000 mL 量瓶中，加硫酸溶液(3→10)10 mL 与水适量使溶解，用水稀释至刻度，摇匀；临用时再稀释 10 倍] 4.0 mL，置另一 25 mL 量瓶中，加水 11 mL；各精密加钼酸铵硫酸试液 2.5 mL 与 1-氨基-2-萘酚-4-磺酸溶液(取无水亚硫酸钠 5 g、亚硫酸氢钠 94.3 g 与 1-氨基-2-萘酚-4-磺酸 0.7 g，充分混合，临用时取此混合物 1.5 g 加水 10 mL 使溶解，必要时滤过)1 mL，加水至刻度，摇匀，在 20℃ 放置 30～50 min。

照紫外-可见分光光度法，在 740 nm 的波长处测定吸光度。供试品溶液的吸光度不得大于对照溶液的吸光度。

【例 12-2】炔诺孕酮中乙炔基检查

取本品约 0.2 g，精密称定，置 50 mL 烧杯中，加四氢呋喃 20 mL，搅拌使溶解，加 5% 硝酸银溶液 10 mL，照电位滴定法，以玻璃电极为指示电极，饱和甘汞电极(套管内装硝酸钾饱和溶液)为参比电极，用氢氧化钠滴定液(0.1 mol/L)滴定。每 1 mL 氢氧化钠滴定液(0.1 mol/L) 相当于 2.503 mg 的乙炔基(—$C\equiv CH$)。含乙炔基应为 7.8%～8.2%。

---

2. 残留溶剂检查

本类药物在生产过程中会使用大量的甲醇和丙酮，因此对其原料药需要进行甲醇和丙酮的残留量检查。

ChP2020 采用气相色谱法进行检查，甲醇属于第二类溶剂，其限量为 0.3%；丙酮属于第三类溶剂，其限量为 0.5%。

学习与思考 12-2

(1) 甾体激素类药物的杂质检查涉及哪些内容？需要使用什么分析方法进行检查？

(2) 为什么本类药物需要控制硒的含量？

(3) 二氧化硒脱氢的机制是什么？

(4) 为什么要检查甾体激素类药物中的乙炔基？如何检查？

12.4　含量测定

12.4.1　紫外-可见分光光度法与比色法

雄性激素和蛋白同化激素类、肾上腺皮质激素类、孕激素类药物结构中的 α,β-不饱和酮在 240 nm 波长附近有吸收；雌激素类药物结构的苯环，在 280 nm 波长附近有吸收，可以采用紫外-可见分光光度法进行含量测定，利用吸收系数法或对照品比较法定量。

ChP2020 中氢化可的松片含量测定采用吸收系数法，测定供试品在 242 nm 波长处吸光度值，按吸收系数（$E_{1cm}^{1\%}$）为 435 进行计算含量。为了提高测定方法的专属性，也常采用比色法进行含量测定。

1. 四氮唑比色法

肾上腺皮质激素类药物结构中含有 C_{17}-α-醇酮基，具有还原性，在强碱溶液中可以将四氮唑定量的还原成有色甲䐶，在一定波长处有最大吸收，测定吸光度值，以对照品比较法定量。

例如，ChP2020 中醋酸去氧皮质酮、氢化可的松乳膏、醋酸地塞米松注射液、醋酸泼尼松龙眼膏、醋酸泼尼松龙乳膏、醋酸氢化可的松片等，均采用此法进行含量测定。

常用的四氮唑盐为氯化三苯四氮唑即 2,3,5-三苯四氮唑（TTC），其还原产物为不溶于水的深红色三苯甲䐶，最大吸收波长在 480～490 nm，因此也称为红四氮唑。另一个为蓝四氮唑，即 3,3′-二甲氧苯基-双-4,4′-(3,5-二苯基) 氯化四氮唑（BT），其还原产物为暗蓝色双甲䐶，最大吸收波长在 525 nm 左右。

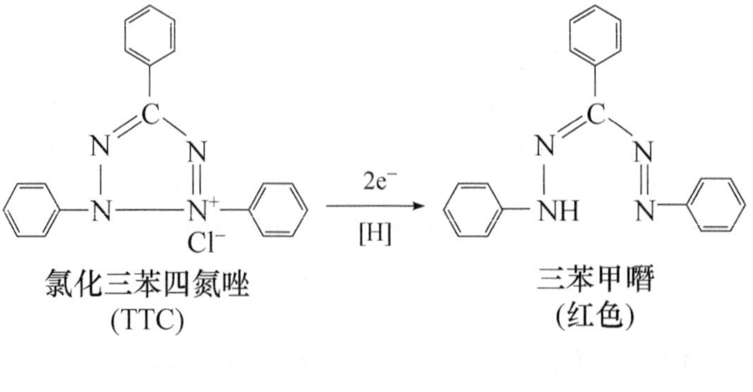

氯化三苯四氮唑　　　　　　　　　三苯甲䐶
（TTC）　　　　　　　　　　　　（红色）

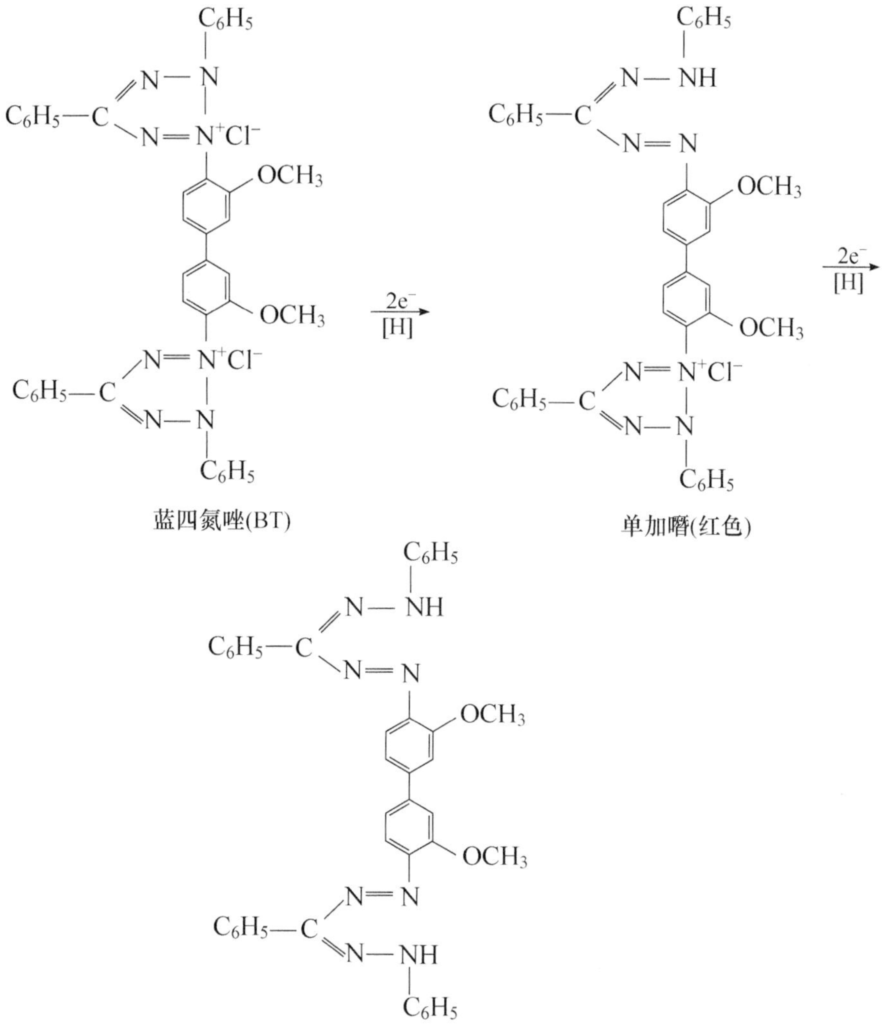

蓝四氮唑(BT)

单加嗪(红色)

双甲嗪(蓝色)

本法测定受到待测药物结构、反应温度、时间、水分、pH、氧、光线等，因此需要严格控制试验条件。待测药物结构对反应速率的影响，一般 C_{11}-羰基 > C_{11}-羟基，C_{21}-羟基 > C_{21}-酯，当酯化了的基团为三甲基乙酸酯、磷酸酯或者琥珀酸酯时，反应速率降低。

最常用的碱为氢氧化四甲基铵，应先加入四氮唑盐，再加入碱，防止碱与药物接触时间太长而分解。水分显色速度减慢，一般控制在 5%以下，使用的溶剂以无水乙醇最佳，且其中应不含醛，防止醛还原四氮唑盐导致吸光度增加。反应应密闭或充氮气置于暗处，防止氧与光线影响显色的稳定性和强度。一般采用红四氮唑，反应条件为 25℃，40～45 min，蓝四氮唑反应条件为 90 min，反应结束后立即测定。

本法可以选择性地测定 C_{17} 位未降解的肾上腺皮质激素类药物的含量，一旦药物降解或者氧化破坏后失去了 C_{17}-α-醇酮基，则不发生上述反应。

2. 科伯反应比色法

该反应是美国科学家 S.科伯(S. Kober)于 1931 年提出来的，是指雌激素与硫酸-乙醇反应，发生脱水重排生成长共轭结构的化合物，在 520 nm 附近有最大吸收，适合低量雌激素类药物的高灵敏度测定。

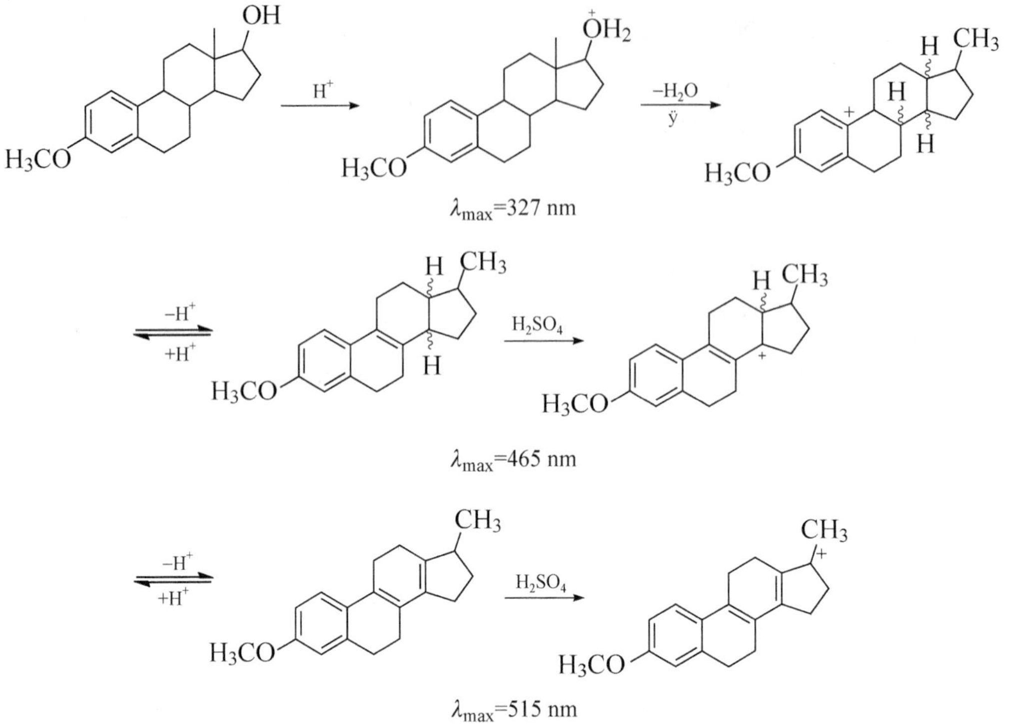

OH
H₃CO
H⁺
$\overset{+}{O}H_2$
$-H_2O$
H CH₃
H
+
λmax=327 nm
−H⁺
+H⁺
H₂SO₄
λmax=465 nm
λmax=515 nm

延伸阅读 12-3：甾体激素类药物的光学测量方法示例

【例 12-3】醋酸去氧皮质酮含量测定

取本品，精密称定，加无醛乙醇溶解并定量稀释制成每 1 mL 中约含 35 μg 的溶液，精密量取 10 mL，置 25 mL 量瓶中，加氯化三苯四氮唑试液 2 mL，在氮气流下，迅速加入氢氧化四甲基铵试液 2 mL，通氮气后，密塞，摇匀，在 30℃水浴中放置 1 h，迅速冷却，用无醛乙醇稀释至刻度，摇匀，照紫外-可见分光光度法，在 485 nm 的波长处测定吸光度；另取醋酸去氧皮质酮对照品，同法测定，即得。

【例 12-4】复方炔诺孕酮滴丸中炔雌醇含量测定

取本品 10 丸，除去包衣后，置 20 mL 量瓶中，加乙醇约 12 mL，微温使炔诺孕酮与炔雌醇溶解，放冷，用乙醇稀释至刻度，摇匀，滤过，取续滤液作为供试品溶液；另取炔诺孕酮与炔雌醇对照品，精密称定，加乙腈溶解并定量稀释制成每 1 mL 中约含炔诺孕酮 0.15 mg 与炔雌醇 15 μg 的溶液，作为对照品溶液。

精密量取供试品溶液与对照品溶液各 2 mL，分置具塞锥形瓶中，置冰浴中冷却 30 s 后，各精密加硫酸-乙醇(4∶1)8 mL(速度必须一致)，随加随振摇，加完后继续冷却 30 s，取出，在室温放置 20 min，照紫外-可见分光光度法，在 530 nm 的波长处分别测定吸光度，计算，即得。

复方炔诺孕酮滴丸中炔雌醇规格为 30 μg/丸，通过比色法提高了待测药物的检测灵敏度。而炔诺孕酮结构中没有苯环，因此加入硫酸-乙醇后反应生成的物质不干扰炔雌醇的测定。而它也通过与碱性三硝基苯酚反应生成有色化合物，进行比色法测定。

12.4.2　高效液相色谱法

甾体激素类药物的含量测定多采用反相高效液相色谱法，除原料药外，本类药物的注射液、片剂和乳膏剂等也用本法测定。

其中，黄体酮注射液基质与本类其他药物注射液一样，均为注射用油，因此在进行前处理时，需要选择内容量移液管进行移取，保证供试品取用准确。随后用甲醇进行萃取，消除注射用油对色谱测定的干扰。

而甾体激素类药物的外用乳膏剂，基质较为复杂，且对测定有影响，因此一般操作为取乳膏剂加入甲醇，加热使得待测成分溶解，随后置于冰浴中冷却使得乳膏基质重新凝固，而药物在甲醇中；过滤后的滤液作为供试品进样分析。由于前处理操作较为复杂，为了提高定量的准确程度，在乳膏加热溶解后即准确加入内标溶液进行后续操作。一般甾体激素类药物可以互为内标。

延伸阅读 12-4：甾体激素类药物的高效液相色谱测量方法示例 1

【例 12-5】地塞米松磷酸钠含量测定

色谱条件与系统适用性试验　用十八烷基硅烷键合硅胶为填充剂；以三乙胺溶液(取三乙胺 7.5 mL，加水稀释至 1000 mL，用磷酸调节 pH 至 3.0±0.05)-甲醇-乙腈(55：40：5)为流动相；检测波长为 242 nm。取地塞米松磷酸钠，加流动相溶解并稀释制成每 1 mL 中约含 1 mg 的溶液，另取地塞米松，加甲醇溶液并稀释制成每 1 mL 中约含 1 mg 的溶液。分别精密量取上述两种溶液适量，加流动相稀释制成每 1 mL 中各约含 10 μg 的混合溶液，取 20 μL 注入液相色谱仪，记录色谱图，理论板数按地塞米松磷酸钠峰计算不低于 7000，地塞米松磷酸钠峰与地塞米松峰的分离度应大于 4.4。

测定法　取本品约 20 mg，精密称定，置 50 mL 量瓶中，加水溶解并稀释至刻度，摇匀，精密量取适量，用流动相定量稀释制成每 1 mL 中约含 40 μg 的溶液，作为供试品溶液，精密量取 20 μL 注入液相色谱仪，记录色谱图；另取地塞米松磷酸酯对照品，同法测定。按外标法以峰面积乘以 1.0931 计算，即得。

地塞米松磷酸钠生产和贮藏过程中会引入地塞米松，因此在测定地塞米松磷酸钠含量时候，色谱系统适用性试验要求它和地塞米松达到基线分离。流动相中的三乙胺在酸性条件下形成阳离子，与解离出的磷酸根形成中性的离子对，利于组分的分离。因为地塞米松磷酸钠具有较高的引湿性，不适宜作为标准物质，所以采用地塞米松磷酸酯作为对照品定量，计算时根据峰面积进行校正。

【例 12-6】黄体酮注射液含量测定

用内容量移液管精密量取本品适量(约相当于黄体酮 50 mg)，置 50 mL 量瓶中，用乙醚分数次洗涤移液管内壁，洗液并入量瓶中，用乙醚稀释至刻度，摇匀，精密量取 5 mL，置具塞离心管中，在温水浴中使乙醚挥散，用甲醇振摇提取 4 次(第 1～3 次每次 5 mL，第 4 次 3 mL)，每次振摇 10 min 后离心 15 min，并将甲醇液移置 25 mL 量瓶中，合并提取液，用甲醇稀释至刻度，摇匀，作为供试品溶液，照黄体酮含量测定项下的方法测定，即得。

【例 12-7】醋酸曲安奈德乳膏含量测定

色谱条件与系统适用性试验　用十八烷基硅烷键合硅胶为填充剂；以甲醇-水(60：40)为流动相；检测波长为 240 nm。理论板数按醋酸曲安奈德峰计算不低于 2500，醋酸曲安奈德峰与内标物质峰的分离度应符合要求。

　　内标溶液的制备　取炔诺酮,加甲醇溶解并稀释制成每 1 mL 中约含 0.15 mg 的溶液,即得。

　　测定法　取本品适量(约相当于醋酸曲安奈德 1.25 mg),精密称定,置 50 mL 量瓶中,加甲醇约 30 mL,置 80℃ 水浴中加热 2 min,振摇使醋酸曲安奈德溶解,放冷,精密加内标溶液 5 mL,用甲醇稀释至刻度,摇匀,置冰浴中冷却 2 h 以上,取出,迅速滤过,取续滤液放至室温,作为供试品溶液,取 20 μL 注入液相色谱仪,记录色谱图;另取醋酸曲安奈德对照品,精密称定,加甲醇溶解并定量稀释制成每 1 mL 中约含 0.125 mg 的溶液,精密量取 10 mL 与内标溶液 5 mL,置 50 mL 量瓶中,用甲醇稀释至刻度,摇匀,同法测定。按内标法以峰面积计算,即得。

12.4.3　置换滴定法

　　EP9.0 采用本法测定炔诺孕酮的含量,其原理同 "乙炔基检查",具体操作:取本品 0.200 g 溶于 40 mL 四氢呋喃中,加入 10 mL 硝酸银溶液(100 g/L),随后用氢氧化钠滴定液(0.1 mol/L)进行滴定,电位法指示终点,每次滴定结束后用丙酮冲洗电极。每 1 mL 氢氧化钠滴定液(0.1 mol/L)相当于 29.84 mg 的炔诺孕酮($C_{20}H_{26}O_2$)。

12.5　体内甾体激素药物分析

　　合成的肾上腺皮质激素类药物广泛应用于临床各科多种疾病的诊断和治疗,主要用于抗毒、抗休克、抗炎和免疫抑制。临床长期使用会造成肾上腺皮质功能受抑制等不良反应。

　　除了口服给药之外,该类药物也常用于局部注射给药或皮肤给药,但是长期使用除了造成局部皮肤的萎缩、毛细血管扩张外,药物缓慢地由局部向全身进行暴露,也同样带来全身不良反应,因此对于长期应用此类药物的患者,监测其血或尿中的肾上腺皮质激素类药物,有助于临床进行合理用药。局部给药后,尿样或血样中的药物浓度较低,可能包含多种同类药物,所以需要高选择性、高灵敏度的分析方法。

延伸阅读 12-5:甾体激素类药物的高效液相色谱测量方法示例 2

　　【例 12-8】人血浆中 16 种合成肾上腺皮质激素的 LC-MS/MS 分析

　　0.5 mL 血浆样品置于玻璃离心管中,加入 25 μL 内标溶液(氘代氢化可的松和氘代曲安奈德,浓度均为 11 μmol/L),加入乙腈 0.5 mL 混匀后,在 1000×g 离心 10 min,取出上清液置于另一干净玻璃离心管中,加入 4 mL 二氯甲烷,涡旋 30 s 后,在 1000×g 离心 5 min,上清液弃去。二氯甲烷层用 0.1 mol/L 氢氧化钠溶液、0.1 mol/L 盐酸溶液和水各 1 mL 先后进行洗涤,洗涤液弃去,将二氯甲烷置于氮气下 45℃ 吹干,残渣用 75 μL 甲醇-水(70:30)复溶(其中含 4 μmol/L 雌三醇)后在 1000×g 离心 5 min,上清液置于自动进样小瓶中,进样 15 μL 进行 LC-MS/MS 分析。

　　色谱柱为 SYNERGI MAX-RP 反相柱(4 μm,4.6 mm×50 mm),保护柱为 Phenomenex 柱(4 mm×2 mm);梯度洗脱,在 0~9.5 min 为 29%乙腈,随后 65%乙腈维持 4 min,最后回到 29%乙腈平衡 0.5 min。质谱分析采用电喷雾质谱正离子化多反应监测模式。17 种药物在 15 min 内完成分析,在各自的工作曲线范围内线性良好,除曲安西龙外,其余肾上腺皮质激素的定量下限（lower limit of quantitation，LLOQ）为 0.3～0.7 ng/mL，批内和批间的精密度相对标准偏差均小于 20%，准确度在 80%～120%，提取回收率在 69%～89%。

　　曲安西龙由于其亲水性较其他药物大，因此提取回收率较低，定量下限为 3 ng/mL，准确度变化较大。样品分析典型图谱见图 12-2。

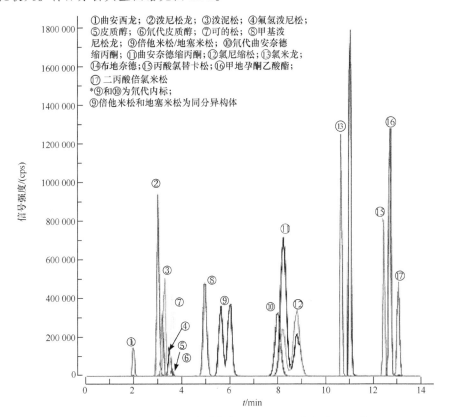

　　①曲安西龙；②泼尼松龙；③泼泥松；④氟氢泼尼松；⑤皮质醇；⑥氘代皮质醇；⑦可的松；⑧甲基泼尼松龙；⑨倍他米松/地塞米松；⑩氘代曲安奈德缩丙酮；⑪曲安奈德缩丙酮；⑫氯尼缩松；⑬氯米龙；⑭布地奈德；⑮丙酸氯替卡松；⑯甲地孕酮乙酸酯；⑰二丙酸倍氯米松
*⑨和⑩为氘代内标；
⑨倍他米松和地塞米松为同分异构体

图 12-2　17 种肾上腺皮质激素 LC-MS/MS 分析典型图谱

　　例如，在图 12-2 中，肾上腺皮质激素都具有较大的脂溶性，在样品前处理过程中首先采用乙腈沉淀蛋白质，破坏药物与蛋白质结合，提高回收率；随后用二氯甲烷液萃取。为了更好地除去生物样品基质对测定的影响，采用碱、酸和水进一步萃取除去极性大的成分。0.5 mL 的血浆最后复溶在 75 μL 甲醇-水（70∶30），实现大比例富集，提高检测灵敏度。复溶液中加入雌三醇是为了减少待测成分与进样玻璃瓶的吸附而造成的损失。倍他米松和地塞米松是同分异构体，有相同的母离子和子离子，所以需要利用色谱法将二者基线分离后才能准确测定。

学习与思考 12-3

（1）甾体激素类药物的定量分析方法都有哪些？所依据的原理是什么？

（2）举例说明甾体激素类药物的光学分析方法有何特点？这些特点与其分子结构有何内在联系？

（3）如何充分利用肾上腺皮质激素类药物结构中含有 C_{17}-α-醇酮基进行其鉴别和定量分析？

（4）举例说明体内甾体激素药物分析中有哪些注意事项？为什么色谱分析法在体内分析中有十分广泛的应用？

内容提要与学习要求

　　甾体激素类药物属于重要的内分泌激素，具有甾体结构，按照药理作用不同可分为肾上腺皮质激素、雄性激素和蛋白同化激素、雌激素、孕激素，后三种又称为性激素。本类药物结构中具有手性碳原子，故有旋光性。甾体环上的各官能团具有的性质可以用来进行鉴别或含量测定，包括 A 环 α，β-不饱和酮、A 环苯酚结构、D 环 C17-α-醇酮基、D 环 C17-α-醇酮基、D 环 C17-甲酮基、D 环 C17-乙炔基等的特殊性质。

　　此外，还可利用部分药物结构上酯键的水解性及取代卤素的特性进行相应的鉴别和含量测定。本类药物大多数是从其他甾体化合物经过结构改造而来，其在生产过程中引入的原料、中间体等，都有相似的甾体结构，所以要进行有关物质检查。此外根据不同的生产工艺和药物的特点，有的药物还需要进行游离磷酸盐、硒、残留溶剂、乙炔基的检查。

　　本章掌握甾体激素类药物的结构与性质，代表性药物的鉴别、检查和含量测定原理与方法；熟悉药物杂质的结构、危害与限量检查方法；了解体内药物临床检测方法。

练 习 题

一、单选题

1. 甾体激素分子中 A 环的 α、β 不饱和酮基，在乙醇溶液中的紫外吸收波长约为（　　）。

　　A. 240 nm　　　　　B. 260 nm　　　　　　　C. 280 nm　　　　　　　D. 300 nm

2. 某药物与硫酸-乙醇共热产生黄色，冷却后加水或稀硫酸稀释，加热显桃红色，此药物是（　　）。

　　A. 睾丸素　　　　　B. 黄体酮　　　　　　　C. 雌二醇　　　　　　　D. 炔诺酮

3. 下列药物具有硫酸苯肼反应的是（　　）。

　　A. 黄体酮　　　　　B. 苯甲酸雌二醇　　　　C. 雌二醇　　　　　　　D. 氢化可的松

4. 下列药物不是肾上腺皮质激素的是（　　）。

　　A. 可的松　　　　　B. 氟轻松　　　　　　　C. 地塞米松　　　　　　D. 苯丙酸诺龙

5. 醋酸可的松属于（　　）类甾体激素。

　　A. 肾上腺皮质激素　B. 雄性激素　　　　　　C. 雌性激素　　　　　　D. 孕激素

6. 异烟肼法测定具有（　　）结构的甾体药物反应速率最高。

　　A. C_{20}-酮基　　　　B. C_{11}-酮基　　　　　　C. Δ^4-3-酮基　　　　　D. C_{17}-酮基

7. 下列药物中 A 环为苯环的是（　　）。

　　A. 炔诺酮　　　　　B. 黄体酮　　　　　　　C. 可的松　　　　　　　D. 炔雌醇

8. （　　）类甾体激素分子中具有 α-醇酮基而具有还原性。

　　A. 肾上腺皮质激素　B. 孕激素　　　　　　　C. 雌激素　　　　　　　D. 雄激素和蛋白同化激素

9. 四氮唑比色法适用于（　　）药物的测定。

　　A. 肾上腺皮质激素　B. 雌激素　　　　　　　C. 雄激素　　　　　　　D. 孕激素

10. 四氮唑比色法测定甾体激素时，下列基团有特异反应的是（　　）。

　　A. Δ^4-3-酮　　　　B. C_{17}-α-醇酮基　　　C. 17,21-二羟基-20-酮　　D. C_{17}-甲酮基

11. 四氮唑比色法中多采用（　　）为溶剂。

　　A. 50%乙醇溶液　　B. 无醛乙醇　　　　　　C. 甲醛　　　　　　　　D. 甲苯

12. 四氮唑比色法中常采用的碱是（　　）。

　　A. 氢氧化四甲基铵　B. 氢氧化钠　　　　　　C. 碳酸氢钠　　　　　　D. 氢氧化钾

13. 四氮唑比色法对氧气和光线敏感，不宜采取（　　）。

　　A. 用避光容器，置于暗处　　　　　　　　　B. 达到最大显色时间，立即测其吸光度

　　C. 使容器中充氮　　　　　　　　　　　　　D. 尽可能延长反应时间，使反应充分

14. 科伯反应用于定量测定的药物为（　　）。
A. 口服避孕药　　　　　　　　B. 雌激素　　　　　　　　C. 雄性激素　　　　　　　　D. 肾上腺皮质激素

15. 下面说法中不正确的是（　　）。
A. 科伯反应用于雌激素测定
B. 紫外光谱法用于所有甾体激素测定
C. 四氮唑法用于肾上腺皮质激素测定
D. 异烟肼法用于所有甾体激素测定

16. 异烟肼比色法测定甾体激素类药物的含量时，对（　　）更有专属性。
A. Δ^4-3-酮基　　　　　B. C_{11}-酮基　　　　　C. C_{17}-酮基　　　　　D. C_{20}-酮基

17. 采用 TCL 法检查甾体激素类药物中"其他甾体"使用的显色剂为（　　）。
A. 异烟肼　　　　　　　　B. 铁酚试液　　　　　　　C. 硫酸　　　　　　　　D. 四氮唑盐

二、多选题

1. 炔诺酮的分子具有下列特征（　　）。
A. Δ^4-3 酮结构　　　　　　　　　　B. C_{17}-CO-CH$_2$OH 结构
C. 乙炔基　　　　　　　　　　　　　　D. C_{17}-COCH$_3$ 结构

2. 在酸性溶液中能与异烟肼试剂产生黄色化合物的甾体激素有（　　）。
A. 黄体酮　　　　　　　B. 睾丸素　　　　　　　C. 可的松　　　　　　　D. 地塞米松

3. 在强碱性溶液中能与四氮唑盐反应生成有色化合物的甾体激素有（　　）。
A. 黄体酮　　　　　　　B. 醋酸可的松　　　　　C. 氢化可的松　　　　　D. 地塞米松

4. 可用于氢化可的松的鉴别反应有（　　）。
A. 与浓硫酸的呈色反应　　　　　　　　B. 重氮化-偶合反应
C. 与四氮唑盐的呈色反应　　　　　　　D. 与 2，4-二硝基苯肼的呈色反应

5. 其他甾体检查通常采用（　　）。
A. 薄层色谱法测定　　　　　　　　　　B. 比色法测定
C. 以高低浓度法控制杂质含量　　　　　D. 多采用硫酸-乙醇或四氮唑盐显色

6. 四氮唑比色法（　　）。
A. 是 Δ^4-3 酮结构的特征反应　　　　B. 在氢氧化四甲基铵溶液中进行
C. 避光暗处保存　　　　　　　　　　　D. 生成红色或蓝色

7. 影响四氮唑盐比色法的因素有（　　）。
A. 溶剂与水分　　　　　　　　　　　　B. 空气和光线
C. 温度与时间　　　　　　　　　　　　D. 溶液酸碱度

8. 根据可的松的分子结构与性质可用下列哪些方法进行含量测定（　　）。
A. 四氮唑盐比色法　　　　　　　　　　B. 异烟肼比色法
C. 紫外分光光度法　　　　　　　　　　D. 铁-酚试剂比色法

三、简答题

1. 甾体激素类药物有哪些鉴别方法？
2. 甾体激素类药物可能含有哪些特殊杂质？各采用什么方法检查？
3. 影响四氮唑比色法的因素主要有哪些？
4. 四氮唑比色法的反应原理、适用范围各是什么？
5. 什么是科伯反应？

第13章　维生素类药物分析

13.1　概　　述

维生素是一类有机化合物，是人体必需的微量营养物质，仅需少量就可以支持有机生命体的正常功能活动。维生素在人体内无法自行合成，需要通过饮食获得，一旦缺乏则会产生相关的疾病引起健康损害，所以需要通过必要的药物进行治疗。

按溶解度不同，临床上常用的维生素可分为水溶性维生素和脂溶性维生素，水溶性维生素主要包括 B 族维生素、维生素 C、叶酸、烟酸、泛酸等，脂溶性维生素主要包含维生素 A、维生素 D、维生素 E、维生素 K 等。考虑到维生素类药物结构各不相同，所以本章将主要介绍脂溶性维生素中的维生素 A、维生素 D 和维生素 E，以及水溶性维生素中的维生素 B_1 和维生素 C 的质量分析。

13.1.1　脂溶性维生素的特点

1. 结构特征

脂溶性维生素结构中绝大多数具有较长的脂肪碳链，有的还具有共轭多烯的结构，因此在水中不溶，在三氯甲烷、乙醚、丙酮等溶剂中溶解度较好。

脂溶性维生素有多种异构体和存在形式。例如，维生素 A 的共轭多烯侧链就具有多种顺反异构体，每种异构体还有醇及其酯两种形式；维生素 D 类物质有 10 多种，药典收载维生素 D_2 和维生素 D_3 两种，结构上只差了一个双键；维生素 E 则分为天然型和合成型两种；维生素 K_1 则是其顺式和反式异构体的混合物。

2. 性质特征

(1)稳定性。脂溶性维生素结构中的不饱和双键预示着其不稳定性，容易被空气中的氧和一些氧化剂氧化而造成质量下降，产生杂质，使得效价降低，因此在贮存过程中需要密封、避免暴露在空气和光线中。

(2)光学性质。分子结构中的共轭体系使得上述维生素具有紫外吸收，可以用于鉴别和含量测定。

3. 分析测量

由于其不稳定性会造成杂质的存在，因此在进行含量测定的时候需要考虑消除杂质对测定的影响；同时为了避免复合维生素中脂溶性维生素的相互干扰，需要采用皂化法并进一步经色谱系统纯化后进行分析。

13.1.2 水溶性维生素的特点

1. 结构特征

水溶性维生素主要包括 B 族维生素和维生素 C，其中 B 族维生素的结构差别较大。维生素 B_3(烟酸)的结构最简单，为吡啶-3-羧酸；维生素 B_1(硫胺素)、维生素 B_2(核黄素)较复杂，结构最复杂的是维生素 B_{12}(钴胺素)。

部分 B 族维生素具有相同母核而取代基不同，如维生素 B_6 有吡哆醇、吡哆醛和吡哆胺三种形式；维生素 B_{12} 有腺苷钴胺、羟钴胺、氰钴胺和甲钴胺四种形式。

不同形式具有不同的化学结构，属于不同的药物，临床使用也有所不同。ChP2020 中收载的维生素 B_6 为盐酸吡哆醇，维生素 B_{12} 为氰钴胺；腺苷钴胺和甲钴胺以各自通用名分别收载于其中。

2. 性质特征

(1)溶解性。由于结构不同，它们各自溶解度变化较大，如维生素 B_2 几乎不溶于水，但在稀氢氧化钠溶液中溶解；而维生素 C 则易溶于水。

(2)光学性质。分子结构中的共轭体系使得上述维生素具有紫外吸收，可以用于鉴别和含量测定。

例如，维生素 B_{12} 的鉴别，采用最大吸收波长和规定吸收波长处吸光度比值法。具体方法：取含量测定项下的供试品溶液，照紫外-可见分光光度法测定，在 278 nm、361 nm 与 550 nm 的波长处有最大吸收。361 nm 波长处的吸光度与 278 nm 波长处的吸光度的比值应为 1.70～1.88。361 nm 波长处的吸光度与 550 nm 波长处的吸光度的比值应为 3.15～3.45。

(3)稳定性。该类维生素由于结构不同，因此其稳定性影响因素也各不相同，容易受到酸、碱、温度、光线、空气中氧等一个或几个因素的影响而发生降解，故需要按照要求进行贮存，多是在遮光、密闭环境中保存。

13.2 维生素 A 的质量分析

13.2.1 基本结构

维生素 A 包括维生素 A_1(视黄醇)、维生素 A_2(脱氢维生素 A)和维生素 A_3(脱水维生素 A)，其中维生素 A_1 的生物活性最高，维生素 A_2 和维生素 A_3 的生物活性分别是维生素 A_1 活性的 30%～40%和 0.4%，所以通常所说的维生素 A 指维生素 A_1。

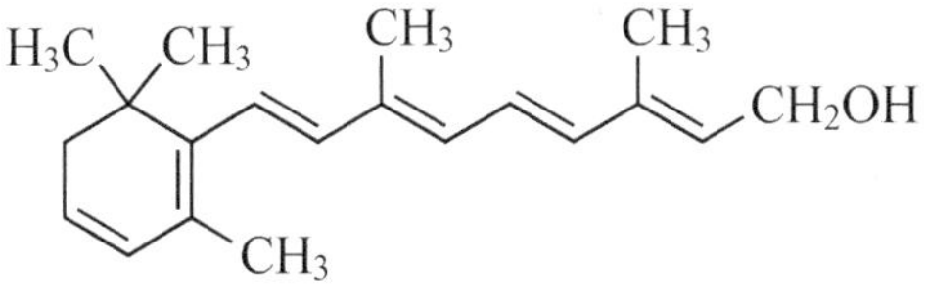

脱氢维生素A 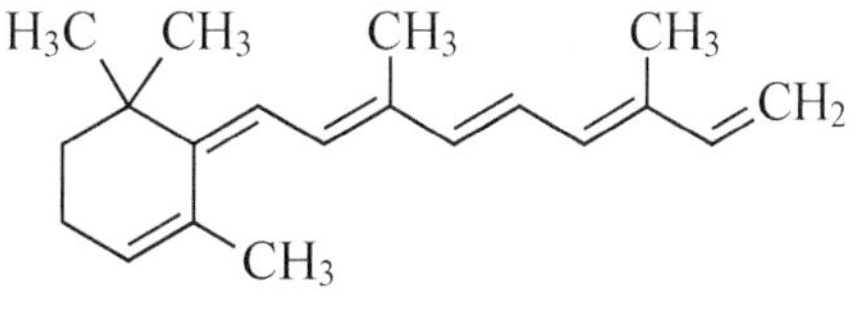　　　　　　　　　　　脱水维生素A

如图 13-1 所示，维生素 A 基本结构为具有共轭多烯醇侧链的环己烯。天然维生素 A 为全反式结构，此外还有多种其他异构体。例如，新维生素 A_a(2-顺式)、异维生素 A_a(6-顺式)、异维生素 A_b(2，6-二顺式)、新维生素 A_b(4-顺式)、新维生素 A_c(2，4-二顺式)。

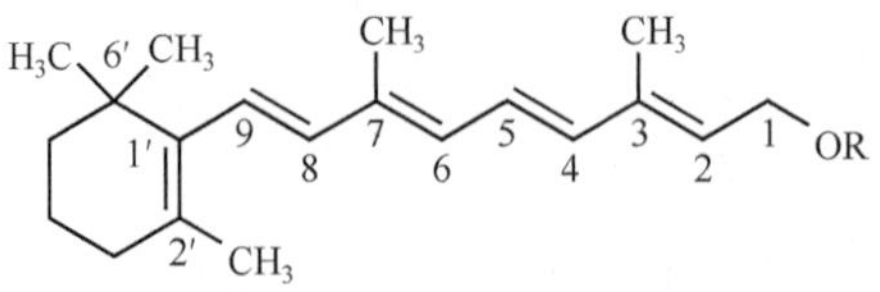

图 13-1　维生素 A 结构通式

根据维生素 A 多烯醇侧链上羟基的存在形式，又分为醇式和酯式状态。表 13-1 列出了维生素 A 醇及酯的基本结构。维生素 A 及其异构体具有相似的化学性质，但是光谱特征和生物效价均有所不同，因此在进行含量(效价)测定时候，需要考虑上述干扰成分的存在。

表 13-1　维生素 A 醇及酯

名称	—R	分子式	分子量	晶型及熔点
维生素 A 醇	—H	$C_{20}H_{30}O$	286.5	黄色菱形结晶，62～64℃
维生素 A 乙酸酯	—COCH₃	$C_{22}H_{32}O_2$	328.5	淡黄色菱形结晶，57～58℃
维生素 A 棕榈酸酯	—COC₁₅H₃₁	$C_{36}H_{60}O_2$	524.9	无定型或结晶，28～29℃
维生素 A 丙酸酯	—COC₂H₅	$C_{23}H_{34}O_2$	342.5	红褐色油状液体

ChP2020 收载的维生素 A 是人工合成的维生素 A 乙酸酯结晶加精制植物油制成的油溶液，USP40 收载的是维生素 A 及其乙酸酯、棕榈酸酯混合物的食用油溶液，EP9.0 收载的是人工合成的维生素 A 乙酸酯、丙酸酯和棕榈酸酯混合物的食用油溶液。

13.2.2　基本性质

1. 溶解性

维生素 A 与三氯甲烷、环己烷、乙醚或石油醚能任意混合，在乙醇中微溶，在水中不溶。

2. 不稳定性

维生素 A 的不稳定性主要体现在多个不饱和双键被空气中的氧或者其他氧化剂氧化，受紫外光影响发生裂解，特别是在加热和金属离子存在时更容易发生氧化变质，生成无活性的维生素 A 酸、维生素 A 醛或环氧化物。

维生素 A 在酸性条件下不稳定，如在无水氯化氢乙醇液中可发生脱水反应，生成脱水维生素 A。因此，在维生素 A 及其制剂的贮藏过程中要注意密封放在凉暗处保存，并充入氮气或加入抗氧剂提高药物的稳定性。另外，维生素 A 的酯较其醇稳定，一般多用其乙酸酯或棕榈酸酯。

3. 紫外光谱特征

维生素 A 结构中的共轭多烯醇的侧链结构，使其在 325～328 nm 附近有最大吸收，可以用于鉴别和含量测定；维生素 A 杂质同样具有紫外吸收，根据紫外吸收特性的不同，可以用于有关物质检查。

13.2.3　鉴别试验

1. 与三氯化锑反应

维生素 A 在饱和无水三氯化锑的无醇三氯甲烷溶液中显蓝色，渐变成紫红色。其原理是维生素 A 与氯化锑（Ⅲ）中存在的亲电试剂氯化高锑（Ⅴ）作用形成不稳定的蓝色碳正离子，通过互变异构而稳定。该法也可以用于维生素 A 的比色法含量测定。

ChP2020 利用该法鉴别维生素 A 及其制剂。取维生素 A 油溶液 1 滴，加入三氯甲烷 10 mL 溶解后，取 2 滴，加入三氯甲烷 2 mL 和 25%三氯化锑的三氯甲烷溶液 0.5 mL 即可。该反应需要在无水、无醇条件下进行，防止水使三氯化锑水解成氯化氧锑，而乙醇则使得碳正离子正电荷消失，所以试验中的仪器和试剂必须无水、三氯甲烷中必须无醇。

2. 紫外-可见分光光度法光谱法

维生素 A 分子中有 5 个共轭双键，其无水乙醇溶液在 326 nm 处有最大吸收。在盐酸催化下加热，维生素 A 会发生脱水反应生成脱水维生素 A，共轭双键增加 1 个，最大吸收峰位长移，且在 350～390 nm 波长处出现 3 个吸收峰，以此为鉴别方法（图 13-2）。

BP2017 用该法鉴别天然维生素 A 酯浓缩物，具体方法是取约相当于 10 IU 的维生素 A 供试品，加无水乙醇-盐酸（100∶1）溶液溶解，立即测定其在 300～400 nm 波长处的吸收光谱，在 326 nm 波长处有单一的吸收峰。将此溶液水浴加热 30 s，迅速冷却，照上法测定，应在 348 nm、367 nm 和 389 nm 波长处有三个尖锐的吸收峰，且在 332 nm 波长处有较低的吸收峰或拐点。

3. 薄层色谱法

采用硅胶 G 为固定相，环己烷-乙醚（4∶1）为展开剂对维生素 A 进行薄层鉴别。采用维生素 A 各酯对照品为混合对照，进行点样、展开。

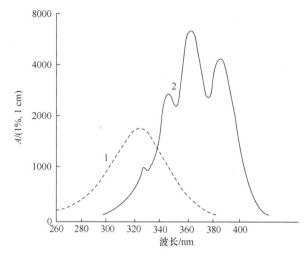

图 13-2　维生素 A(1)和脱水维生素 A(2)的紫外光谱图

EP9.0 中规定从点样点开始向溶剂前沿依次为维生素 A 乙酸酯、维生素 A 丙酸酯、维生素 A 棕榈酸酯，在紫外灯(254 nm)下检视，要求供试品溶液所显主斑点或其他斑点的位置和颜色应与对照品溶液的各斑点一致。

USP40 规定维生素 A 乙酸酯和维生素 A 棕榈酸酯的比移植分别为 0.45 ± 0.10 和 0.7 ± 0.1，磷钼酸显色后，显蓝绿色斑点，要求维生素 A 酯供试品溶液主斑点与对照溶液中两个斑点中的一个具有相同的位置和颜色，维生素 A 醇显示的主斑点比移值约为 0.1。

13.2.4　杂质检查

维生素 A 的主要杂质包括脱氢维生素 A、脱水维生素 A，以及其环氧化物、维生素 A 酸和维生素 A 醛，此外维生素 A 在光照条件下会生成无活性的聚合物鲸醇等。

ChP2020 通过控制酸度和过氧化值间接控制其中杂质的量。

USP40 和 EP9.0 采用紫外光谱法对其中有关物质进行控制。具体方法是配制维生素 A 的 10～15 IU/mL 异丙醇溶液，测定其紫外吸收光谱，在 325～327 nm 有最大吸收，分别测定 300 nm、350 nm 和 370 nm 处的吸光度值，计算吸光度比值要求 $A_{300}/A_{326} < 0.60$，$A_{300}/A_{326} < 0.54$，$A_{300}/A_{326} < 0.14$。

13.2.5　含量(效价)测定

1. 紫外-可见分光光度法

紫外-可见分光光度法校正公式采用三点法，其基本原理是基于维生素 A 在 325～328 nm 波长内有最大吸收，可以用于含量测定，但是其中混有的杂质同样具有紫外吸收，会干扰其测定，因此需要消除其他杂质引起的误差。

ChP2020 四部通则中收载了维生素 A 测定法，其中第一法采用紫外-可见分光光度法，在规定条件下，非维生素 A 物质的无关吸收所引入的误差可以用校正公式校正，从而得到正确结果。

　　采用校正公式是基于杂质的无关吸收在 310～340 nm 波长范围几乎呈一条直线，随着波长增大吸光度下降。根据物质对光的吸收具有加和性，吸收曲线则是维生素 A 和杂质的吸收叠加。因此，选择维生素 A 最大吸收波长(λ_1)处为一点，在其左右各选择一点(λ_2 和 λ_3)进行校正。使用的方法包括两个，一是等波长差法，即 $\lambda_3 - \lambda_1 = \lambda_1 - \lambda_2$，ChP2020 规定 $\lambda_1 = 328$ nm、$\lambda_2 = 316$ nm，$\lambda_3 = 340$ nm，$\Delta\lambda = 12$ nm。二是等吸收比法，即 $A_{\lambda_2} = A_{\lambda_3} = 6/7A_{\lambda_1}$。ChP2020 规定 $\lambda_1 = 325$ nm，$\lambda_2 = 310$ nm，$\lambda_3 = 334$ nm。

　　本法中一点是在吸收峰波长处测定，其他两点分别在吸收峰两侧的波长处测定，因此测定前要求对仪器波长进行校正，避免波长不准确引起的较大误差。

　　当测定纯度较高的维生素 A 乙酸酯时，按照 ChP2020 四部通则 0721 "维生素 A 测定法"要求，利用直接测定法，取维生素 A 乙酸酯适量，用环己烷配制后测定其紫外光谱并进行比较，确定直接使用 328 nm 波长处吸光度值还是校正值，A_{328}(校正) $= 3.52(2A_{328} - A_{316} - A_{340})$。根据公式 $A = E_{1\,cm}^{1\%}cl$，求算校正或不校正吸光度相应的 $E_{1\,cm}^{1\%}$ (328 nm)，求算效价(IU/g) $= E_{1\,cm}^{1\%}$ (328 nm) $\times 1900$。

　　如果结果判定不适合使用 328 nm 波长处吸光度值计算，则应用皂化法进行测定，使得干扰的油脂成为脂肪酸盐，而维生素 A 酯变成了维生素 A 醇，所以皂化法适合维生素 A 醇的测定。皂化后产物用乙醚提取挥干，用异丙醇配制成适宜浓度测定其紫外光谱并进行判断，确定直接使用 325 nm 波长处吸光度值还是校正值，A_{325}(校正) $= 6.815A_{325} - 2.555A_{310} - 4.260A_{334}$。根据公式 $A = E_{1\,cm}^{1\%}cl$，求算校正或不校正吸光度相应的 $E_{1\,cm}^{1\%}$ (325 nm)，求算效价(IU/g) $= E_{1\,cm}^{1\%}$ (325 nm) $\times 1830$。

　　如果结果判定不适合使用 325 nm 吸光度值计算，则需要按要求采用维生素 D 测定法(通则 0722)第二法项下的净化用色谱系统分离纯化后再测定。

　　作为生物活性物质，维生素 A 的含量以效价(U，单位为 IU/g)表示。维生素 A 的国际单位有如下规定，即 1 IU = 0.344 μg 全反式维生素 A 乙酸酯；1 IU = 0.300 μg 全反式维生素 A 醇。

　　如果测定的维生素 A 乙酸酯或者醇是纯品，那么可以直接根据吸收系数计算相应浓度及国际单位。如果存在杂质，测定对象纯度有限，就以吸收系数计算效价，求算相应的换算因子(f)。全反式维生素 A 乙酸酯在环己烷中最大吸收波长 328 nm 处的 $E_{1\,cm}^{1\%}$ 为 1530；全反式维生素 A 醇在异丙醇中最大吸收波长 325 nm 处的 $E_{1\,cm}^{1\%}$ 为 1820。

$$f = \frac{U}{E_{1\,cm}^{1\%}(\lambda_{max})} \tag{13-1}$$

式中，f 为效价的换算因子；U 为效价，单位为(IU/g)。由此可得全反式维生素 A 乙酸酯的换算因子为

$$f = \frac{1 \times 10^6 / 0.344}{1530} = 1900$$

而全反式维生素 A 醇的换算因子为

$$f = \frac{1 \times 10^6 / 0.300}{1820} = 1830^①$$

---

① 参考教材中 $U = 1 \times 10^6/0.300 = 3.33 \times 10^6$，按此计算 $f = 1830$。

2. 高效液相色谱法

可利用本法测定维生素 A 乙酸酯原料及制剂中维生素 A 的含量。因维生素 A 脂溶性很强，故采用正相色谱法对其进行色谱分离，可改善其维生素 A 各异构体的分离效果。

色谱条件与系统适用性试验规定，采用硅胶为填充剂；以正己烷-异丙醇(997∶3)为流动相；检测波长为 325 nm。系统适用性试验溶液是将适量维生素 A 对照品(约相当于维生素 A 乙酸酯 300 mg)进行破坏，采用碘试液 0.2 mL 与其混匀放置约 10 min 制得，从而使得部分维生素 A 成为顺式异构体，考察维生素 A 乙酸酯峰与其顺式异构体峰的分离度应大于 3.0，同时对照品溶液的进样重复性小于 3.0%。测定采用对照品比较法，外标法以峰面积计算。

ChP2020 中维生素 AD 软胶囊和维生素 AD 滴剂都采用此法测定其中维生素 A 的量。

学习与思考 13-1

(1) 维生素 A 类药物有哪些结构特点？
(2) 如何进行维生素 A 的质量测量？
(3) 简述维生素 A 效价三点法测量原理，画出原理示意图，并给予适当推导。

13.3　维生素 D 的质量分析

13.3.1　基本结构

维生素 D 是一类脂溶性类固醇，其结构如图 13-3 所示。维生素 D 缺乏会导致骨软化症，或在儿童时期造成佝偻病。维生素 D_2(麦角骨化醇)和维生素 D_3(胆骨化醇)是比较重要的维生素，ChP2020 收载了维生素 D_2 和维生素 D_3 的原料药及相关制剂。

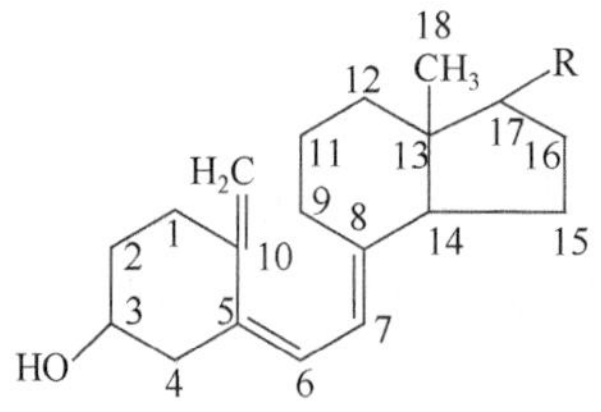

维生素D通式

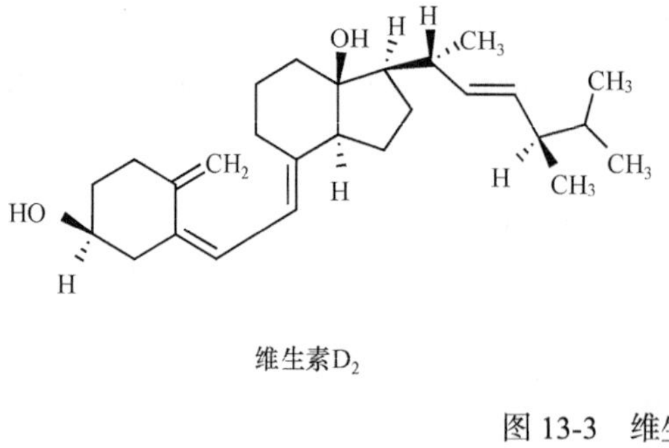

维生素D_2

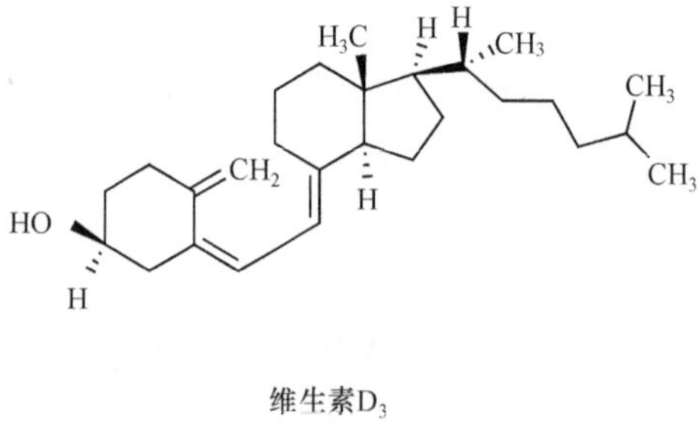

维生素D_3

图 13-3　维生素 D 的结构

维生素 D_2 为 9，10-开环麦角甾-5，7，10(19)，22-四烯-3β-醇，结构如图 13-3 所示。维

生素 D_3 为 9，10-开环胆甾-5，7，10(19)-三烯-3β醇。二者结构相似，维生素 D_2 在 C_{24} 位上比维生素 D_3 多了一个甲基，且 C_{22} 位和 C_{23} 位为双键。

13.3.2　基本性质

1. 溶解性

维生素 D_2 在三氯甲烷中极易溶解，在乙醇、丙酮或乙醚中易溶；维生素 D_3 在乙醇、丙酮、三氯甲烷或乙醚中极易溶解，二者在植物油中略溶，在水中不溶。

2. 旋光性

维生素 D_2 和维生素 D_3 分别有 6 个和 5 个手性碳原子，因此具有旋光性，二者通过性状项下的比旋度测定控制光学纯度。

3. 稳定性

维生素 D_2 和维生素 D_3 中的多个不饱和双键性质不稳定，易被空气中的氧或其他氧化剂氧化而变质，导致效价降低。因此，其原料药和制剂均需要遮光、充氮、密封，在冷处保存。

4. 光学特征

维生素 D_2 和维生素 D_3 中的共轭多烯结构具有紫外吸收特性，二者的无水乙醇溶液在 265 nm 处具有最大吸收。

13.3.3　鉴别试验

1. 显色反应鉴别

维生素 D_2 或维生素 D_3 在三氯甲烷中可以和乙酸酐、浓硫酸反应而显色，可能的机制是 3 位上的羟基脱水形成共轭结构，最初均显黄色，渐变为红色，迅即为紫色，最后变为绿色，其中维生素 D_3 中间会显蓝绿色，再变成绿色。

ChP2020、USP40、JP17 收载乙酸酐-浓硫酸的反应作为二者的鉴别反应。维生素 D 还可以与三氯化锑在 1，2-二氯乙烷中反应，溶液显橙红色，逐渐变成粉红色。维生素 D 与三氯化铁反应显橙黄色；与二氯丙醇和乙酰氯反应显绿色，也可以用于鉴别。

维生素 D_2 和维生素 D_3 在乙醇中与硫酸反应可以进行区别，方法是取维生素 D 10 mg，溶于 10 mL 96%乙醇中，取此液 0.1 mL 加入乙醇 1 mL 和 85%硫酸 5 mL。维生素 D_2 显红色，最大吸收为 570 nm；维生素 D_3 显黄色，最大吸收 495 nm。该反应可以作为比色法含量测定的原理。

2. 光谱法鉴别

各国药典均采用红外分光光度法鉴别维生素 D；其中 USP40 也采用紫外光谱法对维生素 D 进行鉴别，维生素 D 用乙醇配制成浓度为 10 μg/mL 溶液，在 265 nm 波长处测定吸光度值，其与标准物质的吸光度相差不超过 3%。

3. 色谱法鉴别

薄层色谱法和高效液相色谱法均可以对维生素 D 进行鉴别。USP40 采用薄层色谱法对维生素 D 进行鉴别，固定相为硅胶，展开剂为环己烷-乙醚(1:1)，三氯化锑显色。色谱条件需要维生素 D_2 与其前体麦角甾醇，维生素 D_3 与其前体 7-脱氢胆固醇能够实现分离。

13.3.4 杂质检查

1. 麦角固醇和 7-脱氢胆固醇的检查

麦角固醇和 7-脱氢胆固醇在紫外线照射下开环，分别得到维生素 D_2 和维生素 D_3，故在维生素 D_2 和维生素 D_3 中就可能存在各自的 5，7-二烯固醇前体。固醇结构中的 3β 羟基与洋地黄皂苷可以发生反应，生成 1:1 的不溶性复合物，因此该反应可用于上述杂质的检查。

ChP2020 中维生素 D_2 中麦角固醇的检查方法是取本品 10 mg，加 90%乙醇溶液 2 mL 溶解后，加洋地黄皂苷溶液(取洋地黄皂苷 20 mg，加 90%乙醇溶液 2 mL，加热溶解制成)2 mL，混合，放置 18 h，不得发生浑浊或沉淀。JP17 中维生素 D_2 和维生素 D_3 均采用此法进行检查。

麦角固醇

7-脱氢麦角固醇

2. 有关物质检查

维生素 D_2 和维生素 D_3 不稳定会产生异构化维生素 D,其固醇前体会产生类似的异构化产物，因此采用高效液相色谱法对有关物质进行检查。色谱条件同维生素 D 含量测定方法，采用正相色谱法进行，要求除前维生素 D 外，其余单个杂质限度为 0.5%，杂质总和不大于 1.0%。

13.3.5 含量测定

维生素 D 的含量测定方法主要是高效液相色谱法，以硅胶为固定相，以正己烷-正戊醇(997:3)为流动相。通过破坏试验使溶液中含有反式维生素 D_3、前维生素 D_3、维生素 D_3 和速甾醇 D_3，进行色谱系统适用性试验并符合要求。由于前维生素 D 和维生素 D 在加热条件下可以互相发生顺反异构化，因此前维生素 D 的含量也需要进行计算。

ChP2020 四部通则收载了 0722 "维生素 D 测定法" 对上述要求进行了详细规定，另外规定无维生素 A 醇及其他杂质干扰的供试品可用第一法，即直接测定，否则应按第二法处理后测定，即皂化后分离纯化再测定；如果按第二法处理后，前维生素 D 峰仍受杂质干扰，仅有维生素 D 峰可以分离时，则应按第三法测定，即将维生素 D 在加热条件下转变为前维生素 D 后再行测定。测定应在半暗室中及避免氧化的情况下进行。

维生素 D 国际单位规定，1 IU 相当于 0.025 μg 维生素 D。

延伸阅读 13-1：佝偻病

佝偻病(rickets)是维生素 D 摄入不足，吸收不全或代谢障碍等原因引起的钙、磷代谢异常所产生的骨骼发育异常、畸形的疾病。

佝偻病分为维生素 D 缺乏性佝偻病(用维生素 D 治疗有效)和抗维生素 D 性佝偻病(用一般剂量的维生素 D 无疗效)。

佝偻病多见于婴幼儿，尤其是 0.5～1 岁的婴儿。

13.4　维生素 E 的质量分析

13.4.1　基本结构

维生素 E 是一类具有抗氧化活性的脂溶性维生素，如图 13-4 所示，为苯并二氢吡喃醇衍生物，因为有手性碳，故而有 8 种天然形式，包括 4 种生育酚和 4 种生育三烯酚。

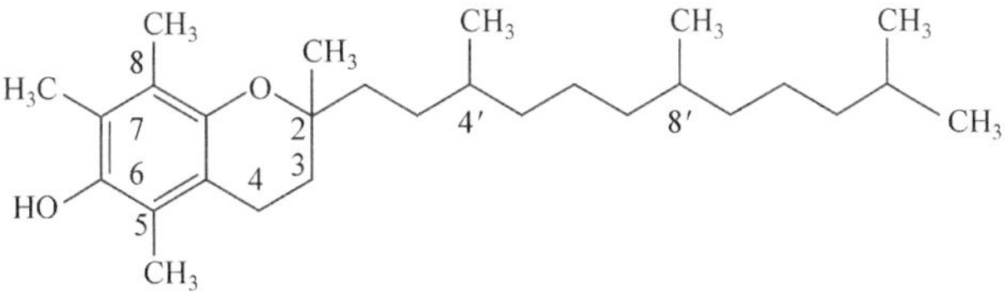

图 13-4　维生素 E 的分子结构

如表 13-2 所示，吡喃环上 C_2 位有一条十三烷基的侧链，在侧链的 $C_{4'}$、$C_{8'}$、和 $C_{12'}$ 位分别各有 1 个甲基。吡喃环 C_2、侧链 $C_{4'}$ 和 $C_{8'}$ 为手性碳原子，天然维生素 E 的三个手性碳原子均为 R 构型，其中 RRR-α-生育酚{(2R)-2，5，7，8-四甲基-2-[(4R，8R)-4，8，12-三甲基十三烷基]-6-苯并二氢吡喃醇}，即 d-α-生育酚，生物活性最强。另外苯环上的酚羟基可以与有机酸成酯。

表 13-2　维生素 E 结构

名称	结构
d-α-生育酚	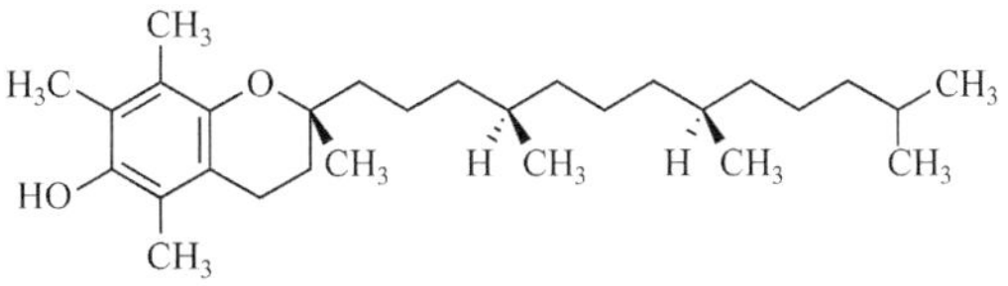
dl-α-生育酚	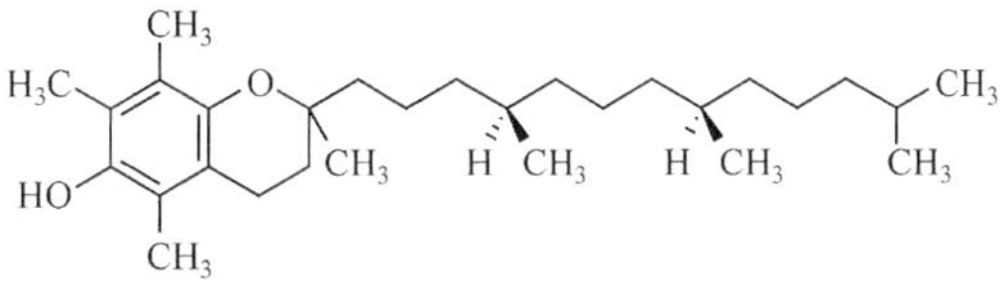
d-α-生育酚乙酸酯	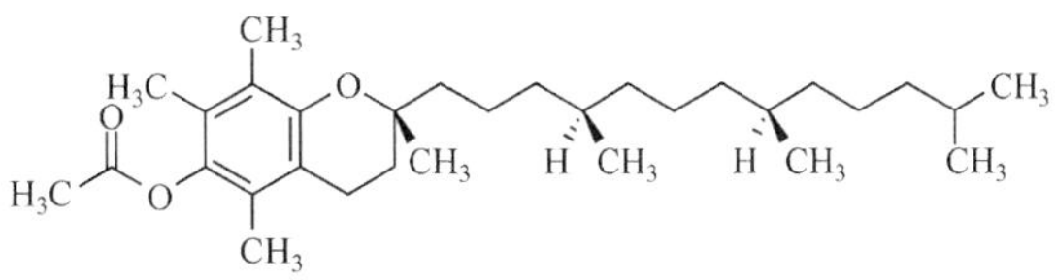

续表

名称	结构
dl-α-生育酚乙酸酯	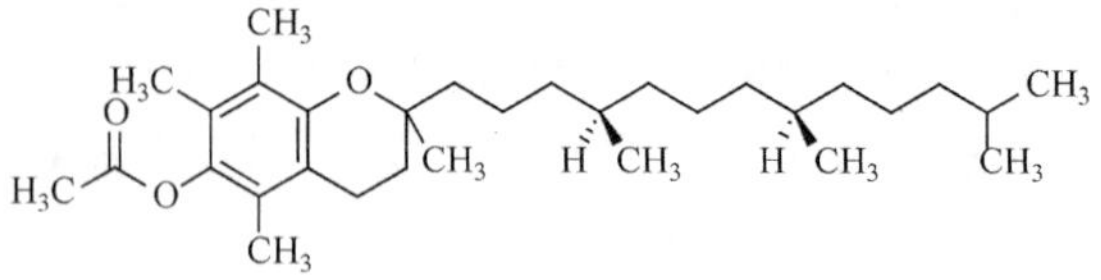

ChP2020 收载的维生素 E 包括天然型与合成型，天然型为 *RRR-α*-生育酚乙酸酯，也称 *d-α*-生育酚乙酸酯；合成型则为外消旋体，称 *dl-α*-生育酚乙酸酯，在 $C_{4'}$、$C_{8'}$ 位为天然构型，而在 C_2 位两种构型都有。

USP 40 收载的维生素 E 则为 *d-α*-生育酚及其乙酸酯、琥珀酸酯，以及 *dl-α*-生育酚及其乙酸酯、琥珀酸酯。

JP 17 收载 *dl-α*-生育酚及其乙酸酯、烟酸酯。

EP 9.0 则收载 *RRR-α*-生育酚及其乙酸酯，以及全外消旋-*α*-生育酚及其乙酸酯，后者为 4 对对映异构体的混合物。

13.4.2 性质特征

1. 溶解性

维生素 E 为微黄色至黄色或黄绿色的澄清黏稠液体，在无水乙醇、丙酮、乙醚或植物油中易溶，在水中不溶。

2. 旋光性

维生素 E 结构中有 3 个手性碳原子，天然型维生素 E 具有旋光性，外消旋体则没有光学活性。

3. 稳定性

维生素 E 在无氧条件下对热稳定。但是在有氧条件下，维生素 E 会被氧化，生成 *α*-生育醌和 *α*-生育酚的二聚体。结构中的酯键会发生水解，生成游离生育酚，其会进一步受到空气中的氧或者其他氧化剂影响生成有色醌型化合物。因此，其原料药和制剂均需要遮光、密封保存。

4. 光学特性

维生素 E 结构中苯环上有酚羟基，具有紫外吸收，其无水乙醇溶液在 284 nm 波长处有最大吸收，吸收系数 $(E_{1\,cm}^{1\%})$ 为 41.0～45.0。

13.4.3 鉴别试验

1. 与硝酸反应

在硝酸酸性条件下维生素 E 水解生成生育酚，进一步被硝酸氧化为具有邻醌结构的生育红，从而显橙红色。

ChP2020 和 JP17 都采用此法对维生素 E 进行鉴别：取本品约 30 mg，加无水乙醇 10 mL 溶解后，加硝酸 2 mL，摇匀，在 75℃加热约 15 min，溶液显橙红色。

维生素 E　　　　　　　　　　　　生育红(橙红色)

2. 红外光谱鉴别

ChP2020、JP17 和 EP9.0 均采用红外分光光度法对维生素 E 进行鉴别，比较供试品图谱与标准图谱，或者供试品与标准品的图谱。

3. 色谱鉴别法

EP9.0 采用薄层色谱法鉴别维生素 E,固定相为硅胶 GF254 板,展开剂是乙醚-环己烷(20：80)，在 254 nm 紫外灯下检视，对照品和供试品的主斑点位置和大小一致。另外也可以采用与含量测定相同的气相色谱法进行鉴别。

13.4.4　杂质检查

1. 酸度检查

α-生育酚乙酸酯的生产过程中需要加入乙酸进行乙酰化，因此 ChP2020 采用酸度检查控制维生素 E 制备过程中引入的游离乙酸，具体方法是取乙醇与乙醚各 15 mL，置锥形瓶中，加酚酞指示液 0.5 mL，滴加氢氧化钠滴定液(0.1 mol/L)至微显粉红色，加本品 1.0 g，溶解后，用氢氧化钠滴定液(0.1 mol/L)滴定，消耗的氢氧化钠滴定液(0.1 mol/L)不得过 0.5 mL。

USP40 也采用酸碱滴定法检查酸度，除 α-生育酚乙酸酯外，还规定了 1.0 g 的 α-生育酚琥珀酸酯在 25 mL 的乙醇-乙醚(1：1)混合液(对酚酞指示液显中性)中消耗的氢氧化钠滴定液(0.1 mol/L)应为 18.0～19.3 mL，这是由于琥珀酸为二元酸，仅一个羧基与 α-生育酚成酯，另一个羧基参与酸碱反应，故消耗氢氧化钠更多。

2. 生育酚(天然型)

天然型维生素 E 的酯一般多为天然型生育酚进行酯化得来，所以未酯化的生育酚会存在于产品中，ChP2020 采用氧化还原滴定法对天然型维生素 E 中的游离生育酚进行测定。

生育酚具有还原性，可以在一定条件下与硫酸铈发生氧化还原反应，因此可以通过测定消耗的硫酸铈滴定液(0.1 mol/L)的体积来控制游离生育酚的限量。游离生育酚与硫酸铈的反应摩尔比为 1：2。具体做法：取本品 0.10 g，加无水乙醇 5 mL 溶解后，加二苯胺试液 1 滴，用硫酸铈滴定液(0.01 mol/L)滴定，消耗的硫酸铈滴定液(0.01 mol/L)不得过 1.0 mL。

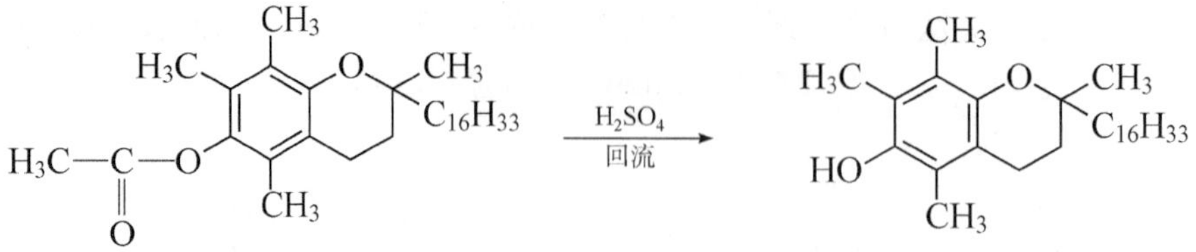

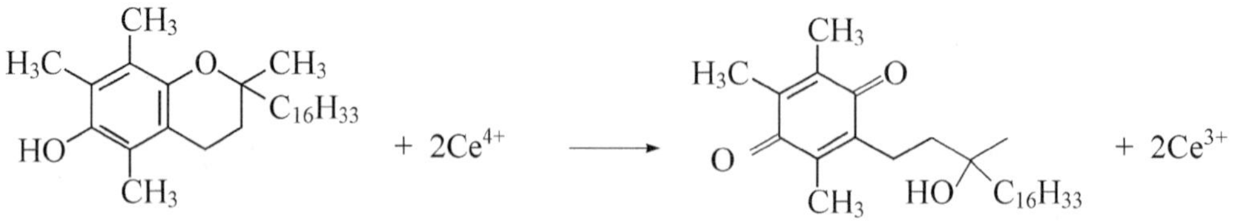

3. 有关物质(合成型)

对于合成型维生素 E，其引入的杂质较多，ChP2020 采用气相色谱法对其进行有关物质检查。供试品用正己烷稀释制成每 1 mL 中约含 2.5 mg 的溶液；精密量取适量，用正己烷定量稀释制成每 1 mL 中含 25 μg 的对照溶液。

照含量测定项下的色谱条件，精密量取供试品溶液与对照溶液各 1 μL，分别注入气相色谱仪，记录色谱图至主成分峰保留时间的 2 倍，供试品溶液的色谱图中如有杂质峰，α-生育酚(相对保留时间约为 0.87)的峰面积不得大于对照溶液主峰面积(1.0%)，其他单个杂质峰面积不得大于对照溶液主峰面积的 1.5 倍(1.5%)，各杂质峰面积的和不得大于对照溶液主峰面积的 2.5 倍(2.5%)。

EP9.0 采用不加校正因子的气相色谱法对全外消旋-α-生育酚乙酸酯进行有关物质检查，列出了包括全外消旋-α-生育酚在内的 5 种杂质的结构，并对单个杂质和总杂质进行了限度规定，其中全外消旋-α-生育酚不超过 0.5%，其余已知杂质限度在 0.5%到 1.5%以下，其他杂质不超过 0.25%，总杂质不超过 2.5%。同样 EP9.0 采用同法测定了 RRR-α-生育酚乙酸酯中的有关物质，主要为三个手性碳原子均为 R 构型的 α，β，γ，δ-生育酚，总和不超过 4.0%。

4. 残留溶剂

在天然维生素 E 的制备过程中需要用到正己烷进行提取，因此需要进行正己烷的残留检查，ChP2020 采用气相色谱法以峰面积外标法定量，正己烷属于第二类溶剂，应限制使用，天然维生素 E 中的正己烷应小于 0.029%。

13.4.5 含量测定

1. 气相色谱法

维生素 E 可以不进行衍生化直接应用气相色谱法进行分析，将生育酚及其他有关物质与主药成分分开。

ChP2020、USP40 和 EP9.0 采用此法测定维生素 E 及其制剂的含量。ChP2020 中采用溶液直接进样，火焰离子化检测器检测，以正三十二烷为内标，内标校正因子法定量(如例 13-1 所示)。

2. 高效液相色谱法

JP17 利用高效液相色谱法测定 *dl-α-*生育酚及其乙酸酯、烟酸酯的含量，通过峰高外标法定量(如例 13-2 所示)。

延伸阅读 13-2：脂溶性维生素的色谱分析示例

【例 13-1】维生素 E 含量测定

色谱条件与系统适用性试验　用硅酮(OV-17)为固定液，涂布浓度为 2%的填充柱，或用 100%二甲基聚硅氧烷为固定液的毛细管柱；柱温为 265℃。理论板数按维生素 E 峰计算不低于 500(填充柱)或 5000(毛细管柱)，维生素 E 峰与内标物质峰的分离度应符合要求。

校正因子的测定　取正三十二烷适量，加正己烷溶解并稀释成每 1 mL 中含 1.0 mg 的溶液，作为内标溶液。另取维生素 E 对照品约 20 mg，精密称定，置棕色具塞瓶中，精密加内标溶液 10 mL，密塞，振摇使溶解，作为对照品溶液，取 1~3 μL 注入气相色谱仪，计算校正因子。

测定法　取本品约 20 mg，精密称定，置棕色具塞瓶中，精密加内标溶液 10 mL，密塞，振摇使溶解，作为供试品溶液；取 1~3 μL 注入气相色谱仪，测定，计算，即得。

【例 13-2】*dl-α-*生育酚乙酸酯测定

使用色谱柱为十八烷基硅烷键合硅胶柱(4.6 mm × 150 mm，5 μm)，流动相为甲醇-水(49∶1)，紫外检测波长 284 nm，柱温 35℃，调整流速使得生育酚乙酸酯保留时间为 12 min。分别称取生育酚及其乙酸酯各 0.05 g，用 99.5%乙醇溶液定容至 50 mL，进样 20 μL 分析，生育酚先出峰而其乙酸酯后出峰，二者的分离度不小于 2.6。

取生育酚乙酸酯对照品连续进样 5 次，以峰高计其重复性不大于 0.8%。分别配制 50 mL 浓度为 1 mg/mL 的生育酚乙酸酯对照品和供试品溶液，在上述色谱条件下分别进样 20 μL，记录对照品和供试品溶液中生育酚乙酸酯的峰高，按峰高外标法进行定量。

学习与思考 13-2

(1)维生素 D 和维生素 E 类药物各有哪些结构特点？
(2)如何进行维生素 D 和维生素 E 的鉴别和杂质检查？
(3)如何进行维生素 D 和维生素 E 的质量测量？

13.5　维生素 B_1 的质量分析

13.5.1　维生素 B_1 的来源与生物功能

维生素 B_1 又称为硫胺素，食物中的维生素 B_1 主要来源于坚果、全麦谷物、动物内脏及猪肉中，在细胞中作为辅酶参与糖代谢，维持神经传导和消化的正常功能。

体内维生素 B_1 的活性形式为硫胺焦磷酸盐，ChP2020 收载的维生素 B_1 为盐酸硫胺。

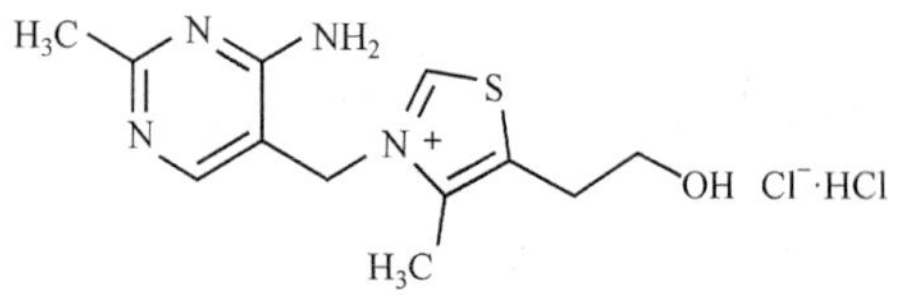

图 13-5　维生素 B₁ 的分子结构

13.5.2　基本结构

　　维生素 B_1 的结构如图 13-5 所示，化学名全称是氯化 4-甲基-3-[(2-甲基-4-氨基-5-嘧啶基)甲基]-5-(2-羟基乙基)噻唑鎓盐酸盐，是由氨基嘧啶环通过亚甲基连接噻唑环而成，其中嘧啶环上的甲基和噻唑环上的季铵具有碱性，与盐酸成盐。

13.5.3　基本性质

　　1. 溶解性

　　维生素 B_1 在水中易溶，在乙醇中微溶，在乙醚中不溶。水溶液显酸性。

　　2. 与生物碱沉淀试剂反应

　　分子结构中含噻唑和嘧啶两个杂环，可以和某些生物碱试剂反应生成组成恒定的沉淀，用来进行鉴别，或利用重量法进行含量测定。

　　3. 硫色素反应

　　由于其结构中的噻唑环在碱性介质中开环，可以与嘧啶环上的氨基环合，可以被氧化剂氧化成具有荧光的硫色素，在正丁醇中显蓝色荧光，可以进行鉴别或含量测定。

　　4. 氯化物与硫元素的特性

　　维生素 B_1 为盐酸盐，因此其水溶液显氯化物的鉴别反应。噻唑环含有硫元素，与碱共热后生成硫化钠，可以与铅离子反应生成硫化铅黑色沉淀。

　　5. 光学特性

　　维生素 B_1 具有紫外吸收，将其用盐酸溶液(9→1000)配制成浓度为 12.5 μg/mL 供试品，在 246 nm 波长处有最大紫外吸收，其吸收系数($E_{1\,cm}^{1\%}$)为 406～436。

　　6. 稳定性

　　维生素 B_1 在中性或碱性溶液中，吡啶环与噻唑环会发生开环，但是在酸性溶液中 120℃半小时内稳定。其干燥品不发生氧化，但是干燥品在空气中迅即吸收约 4%的水分而影响稳定性；在亚硫酸盐存在时其降解较快，临床配制全肠外营养液时，其中的抗氧剂焦亚硫酸钠就会导致维生素 B_1 的降解，降解程度随着焦亚硫酸钠浓度增加而变大。

13.5.4　鉴别试验

　　1. 硫色素荧光反应

　　在碱性溶液中维生素 B_1 可以被铁氰化钾氧化成硫色素。硫色素溶于正丁醇(或异丁醇)中显蓝色荧光。该反应为维生素 B_1 特有的专属反应。

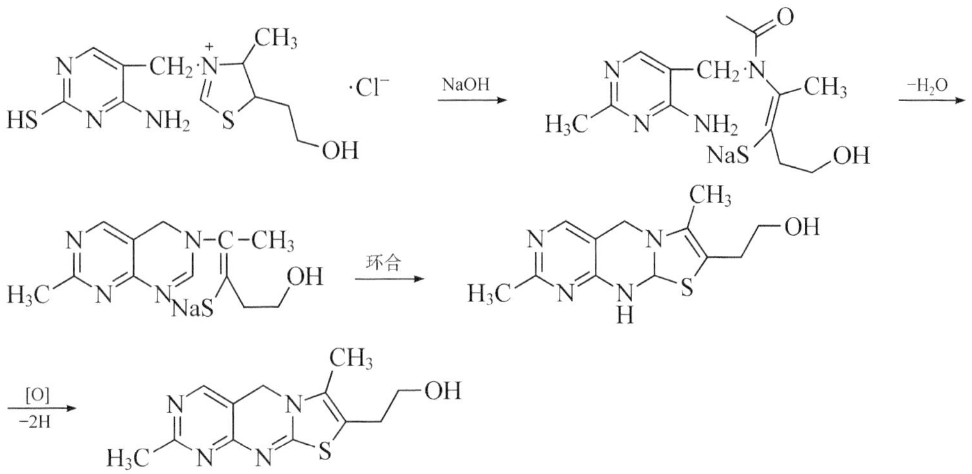

ChP2020 利用该法鉴别维生素 B_1，具体方法是取本品约 5 mg，加氢氧化钠试液 2.5 mL 溶解后，加铁氰化钾试液 0.5 mL 与正丁醇 5 mL，强力振摇 2 min，放置使分层，上面的醇层显强烈的蓝色荧光；加酸使成酸性，荧光即消失；再加碱使成碱性，荧光又显出。EP9.0 和 JP17 同样采用此法进行鉴别，要求在 365 nm 荧光下观察所显蓝紫色荧光。

2. 沉淀反应

利用维生素 B_1 与生物碱沉淀试剂的反应，可以对本药物进行鉴别。维生素 B_1 与二氯化汞反应生成白色沉淀，与碘反应生成棕红色沉淀，与碘化汞钾反应生成淡黄色沉淀，与苦味酸生成扇形白色结晶，与硅钨酸生成白色沉淀。

USP40 采用与二氯化汞、碘化汞钾、碘和苦味酸试液的沉淀反应鉴别维生素 B_1 注射液；采用与二氯化汞和碘试液的反应鉴别维生素 B_1 片。

3. 硫元素反应

USP40 利用硫元素的特性进行鉴别，具体方法是取浓度为 1 mg/mL 的维生素 B_1 供试品溶液，加入 1 mL 乙酸铅试液和 1 mL 2.5 mol/L 的氢氧化钠溶液后产生黄色，加热几分钟后颜色变为棕色，静置后分离出硫化铅沉淀。

4. 氯化物鉴别

本品的水溶液显氯化物的鉴别反应。

5. 紫外光谱法与红外分光光度法鉴别

JP17 采用紫外光谱法鉴别维生素 B_1，配制 10 μg/mL 的维生素 B_1 溶液，比较供试品与对照光谱或用对照品采集到的标准图谱，要求两种光谱在相同波长下表现出相似的吸收强度。除此以外，ChP2020、USP40、EP9.0 和 JP17 均采用红外分光光度法鉴别维生素 B_1。

13.5.5 杂质检查

1. 有关物质

ChP2020、USP40、EP9.0 和 JP17 均采用高效液相色谱法检查维生素 B_1 中的有关物质。其中，USP40 采用峰面积归一化法测定维生素 B_1 中的有关物质，要求各杂质峰面积占总峰面积比值不大于 1.0%。

延伸阅读 13-3：水溶性维生素的色谱分析示例

【例 13-3】ChP2020 维生素 B_1 的有关物质检查

用十八烷基硅烷键合硅胶为填充剂，以甲醇-乙腈-0.02 mol/L 庚烷磺酸钠溶液（含 1%三乙胺，用磷酸调节 pH 至 5.5）（9∶9∶82）为流动相，检测波长为 254 nm。将维生素 B_1 用流动相溶解并稀释制成 1 mg/mL 的供试品溶液；精密量取 1 mL，置 100 mL 量瓶中，用流动相稀释至刻度，摇匀，作为对照溶液。

色谱系统适用性试验要求理论板数按维生素 B_1 峰计算不低于 2000，维生素 B_1 峰与相邻峰的分离度均应符合要求。精密量取供试品溶液与对照溶液各 20 μL，分别注入液相色谱仪，记录色谱图至主峰保留时间的 3 倍。

供试品溶液色谱图中如有杂质峰，各杂质峰面积的和不得大于对照溶液主峰面积的 0.5 倍（0.5%）。

---

2. 总氯量

维生素 B_1 结构中噻唑镓盐的阴离子为氯离子,同时嘧啶环上的氨基具有碱性与盐酸成盐，因此分子中含有 2 个氯离子。

在其生产过程中，使用的氯磺酸可能会造成总氯量波动，故 ChP2020 采用银量法测定维生素 B_1 的总氯量，具体方法是取本品约 0.2 g，精密称定，加水 20 mL 溶解后，加稀乙酸 2 mL 与溴酚蓝指示液 8～10 滴，用硝酸银滴定液（0.1 mol/L）滴定至显蓝紫色。每 1 mL 硝酸银滴定液（0.1 mol/L）相当于 3.54 mg 的氯（Cl）。按干燥品计算，含总氯量应为 20.6%～21.2%。

13.5.6 含量测定

1. 非水滴定法

维生素 B_1 分子中有 2 个碱性基团，分别是噻唑环上的季铵基团和嘧啶环上的伯胺基团，可以在冰醋酸中与高氯酸反应，反应摩尔比为 1∶2。具体方法：取本品约 0.12 g，精密称定，加冰醋酸 20 mL 微热使溶解，放冷，加乙酸酐 30 mL，照电位滴定法，用高氯酸滴定液（0.1 mol/L）滴定，并将滴定的结果用空白试验校正。每 1 mL 高氯酸滴定液（0.1 mol/L）相当于 13.86 mg 的 $C_{12}H_{17}ClN_4OS \cdot HCl$。EP9.0 采用同样的方法测定维生素 B_1 的含量，溶剂为无水甲酸-乙酸酐（5∶50）。

2. 紫外光谱法

维生素 B_1 中结构中的共轭体系，具有紫外吸收特性，可以测定最大吸收波长处的吸光度值进行计算（参阅例 13-4）。

维生素 B_1 的紫外吸收随着溶液的 pH 变化而变化，在 pH 2.0（0.1 mol/L 盐酸溶液）中，其吸收在 246 nm，吸收系数（$E_{1cm}^{1\%}$）为 421；在 pH 7.0（磷酸盐缓冲液）中，其有两个吸收峰，在 232～233 nm 和 266 nm 处，其吸收系数（$E_{1cm}^{1\%}$）分别为 345 和 255。所以可利用差示分光光度法，在不同的 pH 环境中扫描维生素 B_1 的紫外光谱，寻找吸光度差最大的波长为测定波长，根据吸光度差进行定量；而药物制剂中的辅料的吸收不会随着 pH 改变而变化，从而消除了辅料对测定的干扰。

3. 硫色素荧光法

该法的原理是维生素 B_1 在碱性溶液中被铁氰化钾氧化成硫色素，被异丁醇萃取后进行荧光检测，激发波长 365 nm，发射波长 435 nm，通过比较供试品和对照品处理后在 435 nm 处的荧光强度进行计算，获得含量(参阅例 13-5)。

本法中使用的氧化试剂，还可以选择氯化汞或者溴化氰。在方法应用中需要注意，反应体系的碱性影响硫色素的生成、异丁醇的萃取效率和硫色素的荧光强度。加入氧化试剂和氢氧化钠溶液间隔要短，保证在适宜的 pH 环境中生成硫色素；在 pH 8.0～10.0，异丁醇的萃取效率最高，pH < 7.0 导致萃取效率降低；随着 pH 增加，硫色素荧光强度会变大。最后加入乙醇是为了提高硫色素的得率，减少其竞争性产物硫胺素二硫化物的生成。

本法测定时候不受氧化破坏产物的干扰，但是测定的样本中存在抗氧剂等还原性物质则会消耗铁氰化钾，因此在进行临床体液样本分析时候，需要注意消除这些干扰。该反应也可作为衍生化反应应用于高效液相色谱中，在分离干扰物质的同时，提高检测灵敏度。

4. 高效液相色谱法

USP40、JP17 利用高效液相色谱法测定维生素 B_1 原料药及其制剂的含量，采用内标法定量(参阅例 13-6)。

延伸阅读 13-4：维生素 B_1 的谱学分析示例

【例 13-4】维生素 B_1 片的紫外-可见分光光度法测量

ChP2020 维生素 B_1 片测定方法。取本品 20 片，精密称定，研细，精密称取适量(约相当于维生素 B_1 25 mg)，置 100 mL 量瓶中，加盐酸溶液(9→1000)约 70 mL，振摇 15 min 使维生素 B_1 溶解，用上述溶剂稀释至刻度，摇匀，用干燥滤纸滤过，精密量取续滤液 5 mL，置另一100 mL 量瓶中，再加上述溶剂稀释至刻度，摇匀，照紫外-可见分光光度法，在 246 nm 的波长处测定吸光度。按 $C_{12}H_{17}ClN_4OS \cdot HCl$ 的吸收系数 $(E_{1cm}^{1\%})$ 为 421 计算，即得。

【例 13-5】维生素 B_1 片的荧光分光光度法测量

USP40 采用此法对维生素 B_1 片进行含量测定，具体方法：取新鲜配制的 1.0% 的铁氰化钾溶液 4 mL，加 3.5 mol/L 氢氧化钠溶液成 100 mL，得到氧化试剂，应于 4 h 内使用。

精密称取维生素 B_1 对照品约 25 mg 置于 1000 mL 量瓶中，加入 300 mL 稀乙醇(1→5)溶液(用 3 mol/L 盐酸调 pH 为 4.0)溶解，并用该稀乙醇稀释至刻度，得维生素 B_1 对照品贮备液，置于冰箱避光保存，每月新鲜配制。精密量取贮备液适量，用 0.2 mol/L 的盐酸逐步定量稀释成浓度约为 0.2 μg/mL 的对照品溶液。

取维生素 B_1 片 20 片，置于适宜大小烧瓶中，加入一定量的 0.2 mol/L 盐酸溶液(约为烧瓶体积一半)，蒸气浴加热并搅拌使片剂崩解而分散均匀。冷却后，如溶液不澄清，用不吸附维生素 B_1 的滤纸过滤或离心，精密量取一定量滤液用 0.2 mol/L 盐酸稀释成浓度约为 0.2 μg/mL 的供试品溶液。

取 40 mL 的具塞试管 3 支或 3 支以上，精密加入 5 mL 维生素 B_1 对照品溶液，在其中 2 支或 2 支以上试管中各迅速(1～2 s 内)加入 3.0 mL 氧化试剂混合，再在 30 s 内加入 20.0 mL 异丁醇，密塞，剧烈振摇混合 90 s，或通入空气进行混合，制备对照品。在另 1 试管中加入 3.5 mol/L 的盐酸溶液 3.0 mL 代替氧化试剂，并按照前述相同方法进行操作，制备对照品测定用试剂空白。另取 3 支或 3 支以上试管，精密加入供试品溶液 5 mL，按前述对照品溶液相同操作处理得到供试品和供试品测定用试剂空白。

在上述各试管中，分别加入 2 mL 无水乙醇，旋摇数秒，分层后取上层澄清的异丁醇 10 mL 置于标准比色杯中，设定输入和输出波长分别为 365 nm 和 435 nm，测定荧光强度，按下式计算 5 mL 中维生素 B_1 的质量。

$$维生素 B_1 质量(\mu g) = (A - b)/(S - d) \qquad (13-2)$$

式中，A 为供试品的平均荧光强度值；b 为供试品测定用试剂空白值；S 为对照品的平均荧光强度值；d 为对照品测定用试剂空白值。

【例 13-6】维生素 B_1 片的色谱测量

USP40 的具体方法：以苯甲酸甲酯为内标，配制浓度为 2%(V/V)的甲醇溶液；用流动相配制浓度为 1 mg/mL 的维生素 B_1 对照品贮备液，准确量取 20 mL 维生素 B_1 对照品贮备液和 5 mL 内标溶液置 50 mL 量瓶中，用流动相稀释到刻度，得浓度为 400 μg/mL 的维生素 B_1 对照品溶液；用流动相配制浓度为 2 mg/mL 的维生素 B_1 供试品贮备液，准确量取 10 mL 维生素 B_1 供试品贮备液和 5 mL 内标溶液置 50 mL 量瓶中，用流动相稀释到刻度得供试品溶液。色谱柱为 L1 柱(4 mm × 30 cm)，检测波长为 254 nm，流速 1 mL/min(应调节至维生素 B_1 保留时间约 12 min)，进样量 10 μL。

色谱系统适用性试验要求理论板数按维生素 B_1 计不小于 1500，维生素 B_1 和内标苯甲酸甲酯分离度不小于 4.0，拖尾因子不大于 2.0，重复性按维生素 B_1 与内标的峰面积比值计不大于 2.0%。分别进样供试品和对照品溶液，记录色谱图，按内标法以峰面积计算，即得。

13.6　维生素 C 的质量分析

13.6.1　来源与生物功能

维生素 C 主要来源于一些水果、蔬菜，在体内的活性形式为 L-抗坏血酸或 L-脱氢抗坏血酸，临床上被用来防治坏血病，另外还可以预防心血管疾病等。

各国药典收载的维生素 C 均为 L-抗坏血酸，包括其原料药及片剂、口服液、注射剂等。

13.6.2　基本结构

维生素 C 具有与糖类相似的化学结构，如图 13-6 所示。结构中含有一个内酯环，其 C_2 和 C_3 位之间具有双键，且均取代了羟基，形成烯醇式的结构；C_4 和 C_5 为手性碳原子。

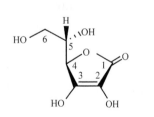

图 13-6　维生素 C 的分子结构式

13.6.3　基本性质

1. 溶解性

维生素 C 在三氯甲烷或乙醚中不溶，在乙醇中略溶，在水中易溶。

2. 酸性

结构中的烯二醇基(C_2 和 C_3 位)可以发生二级电离，C_3-OH 受共轭效应影响，酸性较强；

而 C_4-OH 由于形成分子内氢键，酸性较弱，pK_a 分别为 4.17 和 11.57，因此一般维生素 C 表现为一元酸，可呈钠盐或钙盐。

3. 旋光性

由于在分子结构中 C_4 和 C_5 为手性碳原子，因而具有旋光性，共有 4 个光学异构体，其中 L-抗坏血酸活性最强，其水溶液的比旋度为 +20.5°～+21.5°。D-抗坏血酸、D-/L-异抗坏血酸活性均小于 L-抗坏血酸；异抗坏血酸的活性仅为 L-抗坏血酸的 5%，主要在食品工业中被用作抗氧剂。

4. 还原性

分子结构中的烯二醇基具有较强的还原性，能被氧化成二酮基。该反应是由抗坏血酸通过 2 次可逆的单电子氧化，经过自由基中间体(脱氢抗坏血酸负离子自由基)完成的，形成 L-脱氢抗坏血酸，二者都具有生物活性。

由于未配对电子的共振稳定，脱氢抗坏血酸负离子自由基较稳定。随着反应体系 pH 增大，氧化反应程度增大。维生素 C 还可以还原金属离子，如将 Fe^{3+} 还原为 Fe^{2+}，自身发生氧化。利用其还原性可以进行鉴别或含量测定。

5. 水解性

强碱性环境下，维生素 C 分子结构中的内酯环发生水解反应，不可逆生成 L-二酮古洛糖酸，失去生理活性；并进一步发生氧化、脱羧、脱水等反应，生成一系列的降解产物，多为含 5 个或更少 C 数的糖或酸，以及环状的呋喃甲醛等化合物，产生颜色变化。

在热的无机酸条件下，维生素 C 同样发生水解、脱羧等反应，环化成呋喃衍生物，显示出与还原糖相似的性质，可以利用产物的呈色反应进行鉴别。维生素 C 的还原性和水解特性也是其产生不稳定性的因素，从而在贮存过程中产生杂质。

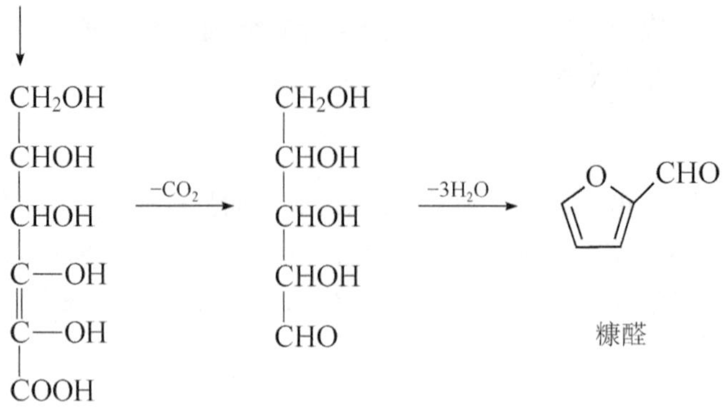

6. 光学特性

维生素 C 具有紫外吸收,其稀盐酸溶液在 243 nm 波长处有最大紫外吸收,吸收系数($E_{1\,cm}^{1\%}$)为 560,可用于鉴别和含量测定。

如果在中性或碱性条件下,由于烯醇式变成酮式,共轭结构延长,最大吸收红移到 265 nm 处。

延伸阅读 13-5：纳米维生素 C

维生素 C 是一种水溶性维生素,是化妆品中最为经典和有效的活性物质之一。

作为一种高效的抗氧化剂,维生素 C 在体内参与了多种反应,具有促进胶原蛋白合成、清除氧自由基、缓解炎症反应和防止皮肤老化等功能。然而由于维生素 C 自身不稳定,脂溶性差等因素限制了其使用。

纳米脂质体包裹维生素 C(nano liposomal vitamin C)是一种新型的维生素 C 纳米脂质体制剂,是基于纳米递送系统开发的平均粒径小于 30 nm 的维生素 C 纳米复合物,不仅有效解决了维生素 C 的溶解性和稳定性问题,而且让维生素 C 包裹于纳米载体中,能够大幅增加其吸收率及生物利用度,扩展了其应用范围。

13.6.4　鉴别试验

1. 利用还原性反应

维生素 C 结构中的烯二醇基的还原性使得其可以被氧化剂氧化,生成脱氢维生素 C,氧化剂产生颜色的变化,或者生成沉淀,以此进行鉴别。

ChP2020 采用两个反应进行鉴别,一是硝酸银试液和维生素 C 生成黑色银沉淀;二是二氯靛酚钠试液与维生素 C 生成无色的酚亚胺,产生褪色。

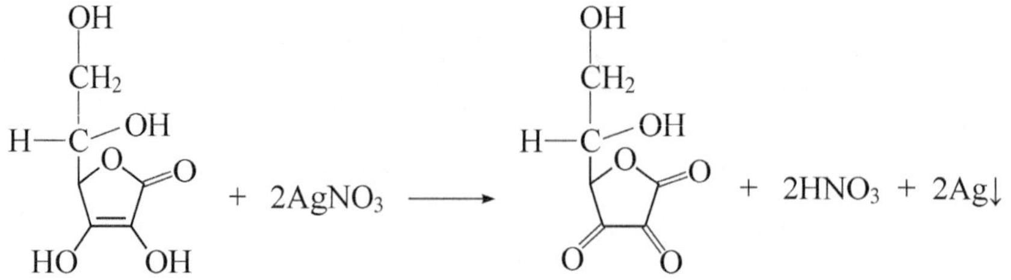

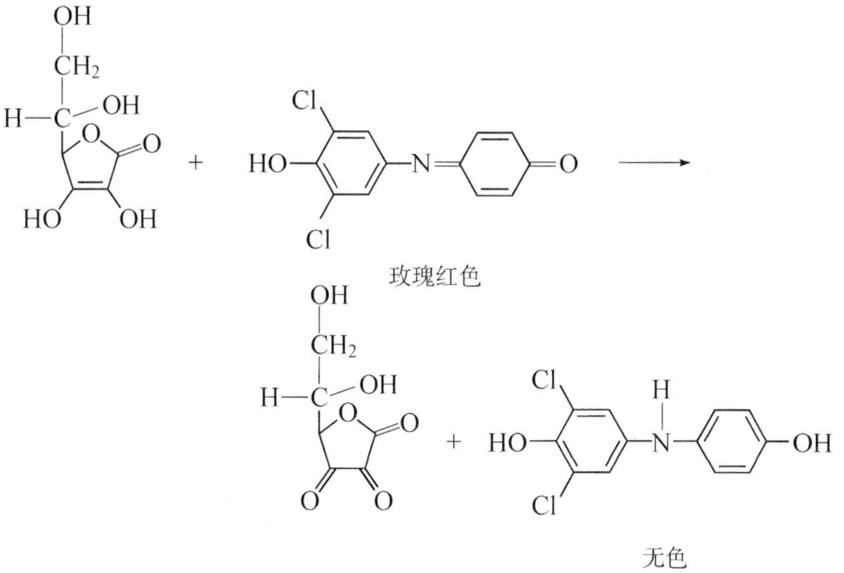

玫瑰红色

无色

其他的氧化剂如亚甲蓝、高锰酸钾、碱性酒石酸铜试液等均可以与维生素 C 发生氧化还原反应进行鉴别。

ChP2020 中采用亚甲蓝乙醇溶液与维生素 C 注射液在 40℃水浴加热，颜色在 3 min 内从深蓝色变成浅蓝色或完全褪色；USP40 采用同法鉴别维生素 C 注射液和口服液。USP40 采用碱性酒石酸铜试液鉴别维生素 C 原料药和片剂，在室温下缓慢生成红色的氧化亚铜沉淀，加热后反应速率提高。

2. 紫外光谱法与红外分光光度法鉴别

EP9.0 采用紫外光谱法鉴别维生素 C，将 1 mL 浓度为 1 mg/mL 的维生素 C 供试品置于 100 mL 量瓶，加入 10.3 g/L 的盐酸溶液 10 mL，用水稀释至刻度，立即测定其紫外吸收光谱，在 243 nm 处有最大吸收，吸收系数 ($E_{1cm}^{1\%}$) 为 545～585。除此以外，ChP2020、USP40、EP9.0 均采用红外分光光度法鉴别维生素 C。

13.6.5 杂质检查

由于维生素 C 的还原性，以及其受空气中氧、光线、温度、酸碱性等影响，使得其原料药和制剂在贮存期间会发生降解，生成一系列降解产物。其中生成的糠醛聚合后会呈色，随着贮存时间延长而逐渐加深；生成的草酸会与体内钙离子生成草酸钙沉淀，为注射剂的使用带来不安全因素；金属离子也会加速抗维生素 C 的氧化。因此各国药典设置了相应的检查项目进行杂质的检查。

1. 溶液的澄清度与颜色

ChP2020 对维生素 C 进行溶液的澄清度与颜色的检查，具体方法是取本品 3.0 g，加水 15 mL，振摇使溶解，溶液应澄清无色；如显色，将溶液经 4 号垂熔玻璃漏斗滤过，取滤液，照紫外-可见分光光度法，在 420 nm 的波长处测定吸光度，不得过 0.03。EP9.0 中规定浓度为 50 mg/mL 的维生素 C 溶液(用不含二氧化碳的水配制)应澄清，且颜色不得深于 BY7(棕黄色对照溶液 7 号)。

维生素 C 的制剂在生产过程中有色杂质增加，其限量较原料药稍宽一些；片剂中所含有色杂质的吸收峰与原料药略有不同，故测定波长也有所不同，ChP2020 规定维生素 C 片的溶液颜色检查具体方法是：取本品细粉适量（相当于维生素 C 1.0 g），加水 20 mL，振摇使维生素 C 溶解，滤过，滤液照紫外-可见分光光度法，在 440 nm 的波长处测定吸光度，不得过 0.07。

2. 草酸根限量

ChP2020 采用对照法检查草酸限量，具体方法是：取维生素 C 0.25 g，加水 4.5 mL 后振摇溶解，加氢氧化钠试液 0.5 mL、稀乙酸 1 mL 与氯化钙试液 0.5 mL，摇匀，放置 1 h，作为供试品溶液；另用水配制浓度约为 0.15 mg/mL 草酸对照品贮备液，从中精密量取 5 mL，加稀乙酸 1 mL 与氯化钙试液 0.5 mL，摇匀，放置 1 h，作为对照溶液。要求供试品溶液产生的浑浊不得浓于对照溶液（0.3%）。ChP2020 中维生素 C 注射液的草酸检查方法参照上述方法进行。

EP9.0 采用同法进行维生素 C 中草酸限量检查，其限度值为 0.2%。

USP40 采用灵敏度法检查维生素 C 注射液中的草酸，取相当于 50 mg 维生素 C 的注射液，加水至 5 mL，加入 0.2 mL 乙酸和 0.5 mL 氯化钙试液，1 min 内不产生浑浊即检查合格。

3. 有关物质

EP9.0 采用高效液相色谱法对维生素 C 中的有关物质进行检查。供试品溶液为 50 mg/mL 的维生素 C；对照品溶液为混合溶液，其中含有 0.05 mg/mL 维生素 C、L-山梨糖酸甲酯和 L-山梨糖酸；系统适用性溶液由浓度为 0.125 mg/mL 维生素 C 和 1 mg/mL L-山梨糖酸组成，上述溶液均由流动相配制。

4. 铁、铜离子

ChP2020、USP40、EP9.0 均采用原子吸收分光光度法检查维生素 C 中的铁、铜离子。

延伸阅读 13-6：维生素 C 检查示例

【例 13-7】EP9.0 高效液相色谱法检查维生素 C 中的有关物质

色谱分析的固定相为氨丙基硅烷键合硅胶，流动相为磷酸盐缓冲液-乙腈（25：75），流速 1 mL/min，柱温 45℃，检测波长 210 nm。色谱系统适用性试验要求维生素 C 保留时间约为 11 min，L-山梨糖酸甲酯和 L-山梨糖酸的相对保留时间分别为 0.4 和 1.7，维生素 C 和 L-山梨糖酸之间的分离度不小于 3.0，对照溶液中 L-山梨糖酸信噪比不小于 20。分别进样对照品溶液和供试品溶液 20 μL，记录色谱图至主峰保留时间的 2.5 倍，其中供试品中 L-山梨糖酸甲酯和 L-山梨糖酸的峰面积不大于对照溶液中相应峰面积的 1.5 倍（0.15%），其余未知杂质单个峰面积不大于对照溶液中主峰面积（0.10%），除 L-山梨糖酸甲酯和 L-山梨糖酸外的杂质峰面积和不大于对照溶液中主峰面积的 2 倍（0.20%），小于对照溶液中主峰面积一半的色谱峰忽略不计。

【例 13-8】维生素 C 中铁检查

ChP2020 规定维生素 C 中铁检查具体方法：取本品 5.0 g 两份，分别置 25 mL 量瓶中，一份中加 0.1 mol/L 硝酸溶液溶解并稀释至刻度，摇匀，作为供试品溶液（B）；另一份中加标准铁溶液(精密称取硫酸铁铵 863 mg, 置 1000 mL 量瓶中, 加 1 mol/L 硫酸溶液 25 mL, 用水稀释至刻度, 摇匀, 精密量取 10 mL, 置 100 mL 量瓶中, 用水稀释至刻度, 摇匀)1.0 mL, 加 0.1 mol/L 硝酸溶液溶解并稀释至刻度, 摇匀, 作为对照溶液(A)。照原子吸收分光光度法, 在 248.3 nm 的波长处分别测定, 应符合规定。

EP9.0 利用标准加入法进行定量检查, 配制 0.2 g/mL 维生素 C 的供试品溶液, 以及含有供试品 0.2 g/mL 维生素 C 的对照溶液 3 份, 其中铁元素浓度分别为 0.2 ppm、0.4 ppm 和 0.6 ppm, 分别测定供试品和 3 个对照溶液的吸光度值, 将吸光度读数与相应的铁元素加入量进行最小二乘法线性拟合, 由此计算得出供试品中铁元素的含量。

13.6.6　含量测定

维生素 C 原料药的含量测定主要基于其还原性, 通过氧化还原滴定法测定。对于其制剂, 采用容量分析法测定需要消除辅料干扰, 或者采用高效液相色谱法测定。

1. 碘量法

维生素 C 在酸性条件下能被碘定量氧化, 化学计量关系为 1∶1, 根据消耗的碘滴定液的体积计算维生素 C 的含量。

ChP2020、USP40、EP9.0 和 JP17 均采用此法测定维生素 C 原料药的含量。

ChP2020 中具体操作是取本品约 0.2 g,精密称定,加新沸过的冷水 100 mL 与稀乙酸 10 mL 使溶解, 加淀粉指示液 1 mL, 立即用碘滴定液(0.05 mol/L)滴定, 至溶液显蓝色并在 30 s 内不褪。每 1 mL 碘滴定液(0.05 mol/L)相当于 8.806 mg 的 $C_6H_8O_6$。

维生素 C 在酸性介质中受空气中氧的氧化速度减慢, 所以滴定的时候需要加入乙酸使得其在酸性环境中进行测定。

USP40、EP9.0 和 JP17 则分别加入 2 mol/L 的硫酸、稀硫酸和偏磷酸(1→50)进行酸性环境调节。新沸过的冷水是为了减少水中溶解氧对测定的影响。

ChP2020 还采用该法对维生素 C 片剂、泡腾片、颗粒剂和注射剂的含量测定, 滴定前制剂的辅料需要除去, 以减少对测定的干扰。由于注射剂中加入了亚硫酸氢钠作为抗氧剂, 在氧化还原滴定中同样会消耗碘滴定液而影响测定;因此在测定前需要加入丙酮 2 mL, 使得亚硫酸氢钠与丙酮生成加成物而消除其对测定的影响。

2. 二氯靛酚滴定法

2, 6-二氯靛酚是一种染料, 其在酸性溶液中为氧化型, 显红色, 在碱性溶液中则显蓝色。在酸性溶液中, 维生素 C 将其还原为无色的酚亚胺, 可以通过其自身颜色变化判断终点。

当过量的氧化型 2, 6-二氯靛酚在溶液中显玫瑰红色时，即为滴定终点，可根据消耗的 2, 6-二氯靛酚滴定液的体积计算维生素 C 的含量。

本法测定维生素 C 的专属性不强，其他还原性物质也会产生干扰，但由于维生素 C 的氧化速度比干扰物质快很多，故通过快速滴定能减少干扰物质的影响。JP17 采用此法测定维生素 C 注射剂的含量，测定前加入弱氧化剂过氧化氢以消除抗氧剂的干扰。

3. 高效液相色谱法

由于维生素 C 具有较好的水溶性，在反相色谱上保留较弱，因此该法采用亲水色谱柱，以增强待分析物质与固定相的相互作用，增强色谱保留。

延伸阅读 13-7：维生素 C 含量测定示例

【例 13-9】USP40 滴定法测定维生素 C 口服液含量

精密量取一定量的维生素 C 口服液（约相当于维生素 C 50 mg）置于 100 mL 量瓶中，加入 20 mL 偏磷酸-乙酸试液，用水稀释至刻度，混匀。精密量取该溶液适量（相当于维生素 C 2 mg），置于 50 mL 锥形瓶中，加入 5 mL 偏磷酸-乙酸试液，用 2, 6-二氯靛酚滴定液滴定至溶液显玫瑰红色，并持续 5 s 不褪色。另取 5.5 mL 偏磷酸-乙酸试液，加水 15 mL，用 2, 6-二氯靛酚滴定液滴定，进行空白试验校正。

由于 2, 6-二氯靛酚滴定液不够稳定，需要临用新制并标定，所以其滴定度也为标定后计算。配制时将 42 mg 碳酸氢化钠溶于 50 mL 水中，加入 0.5 g 2, 6-二氯靛酚钠二水合物，制成 200 mL，过滤后即得。

标定方法为精密称取约 50 mg 的维生素 C 对照品（预先在硅胶干燥器中干燥 24 h）照上述含量测定方法操作，计算 2, 6-二氯靛酚滴定液对维生素 C 的滴定度。

【例 13-10】USP40 高效液相色谱法测定维生素 C 注射剂含量

将维生素 C 注射液用流动相配制成浓度为 0.5 mg/mL 的供试品溶液；另取维生素 C 对照品适量用流动相配制成浓度为 0.5 mg/mL 的对照品溶液。固定相为 L39 色谱柱，流动相为磷酸盐缓冲液（将 15.6 g 磷酸氢二钠和 12.2 g 磷酸二氢钾溶于 2000 mL 水中，并用磷酸调节至 pH 至 2.5±0.05），流速为 0.6 mL/min，检测波长是 245 nm，进样量为 4 μL。色谱系统适用性试验要求理论板数按维生素 C 峰计不小于 3500，进样重复性不大于 1.5%，拖尾因子不大于 1.6。分别进样供试品与对照品溶液，按峰面积外标法定量。

13.7　体内维生素 C 分析

维生素 C 容易发生氧化降解，在其体内样品分析过程中需要注意防止其在样品处理过程中所发生的变化。

在例 13-11 中，通过比较蛋白质沉淀剂，发现偏磷酸和高氯酸沉淀蛋白质可以获得更好的稳定性；这是因为酸性环境降低了维生素 C 的氧化降解。甲醇、乙腈或者二者加酸后进行蛋白质沉淀，维生素 C 依然发生较为严重的降解，影响分析稳定性。

延伸阅读 13-8：体内维生素 C 分析示例

【例 13-11】人血浆中维生素 C 的高效液相色谱分析

在 200 μL 血浆中，加入 10% 偏磷酸 400 μL，振荡 10 min 沉淀蛋白质，随后在 22 000 × g 离心 15 min，整个过程维持在 4℃ 环境。离心后的上清液通过 0.20 μm 微孔滤膜后，置于棕色自动进样小瓶中，充氮气 10 s 后旋紧瓶盖，置于自动进样器，进样 10 μL 进行高效液相色谱分析。色谱柱为 Discovery C18 柱 (5 μm, 4 × 250 mm)，保护柱为 Supelo 柱 (5 μm, 4 mm × 20 mm)；流动相为甲醇-25 mmol/L 磷酸二氢钠溶液 (pH 4.8) (5 : 95)；流速为 0.5 mL/min，柱温 25℃，紫外检测波长 265 nm。人血浆中维生素 C 的浓度在 2～250 μmol/L 线性良好，批内批间精密度相对标准偏差 <10%，准确度符合要求。

图 13-7 为人血浆中维生素 C 测定的典型图谱。

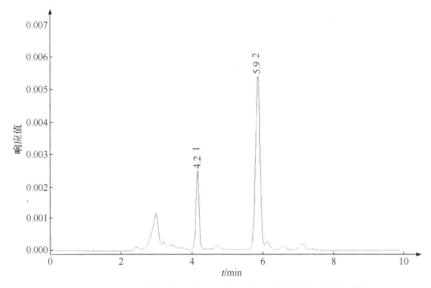

图 13-7　人血浆中维生素 C 测定的典型高效液相色谱图谱

学习与思考 13-3

(1) 维生素在癌症研究、治疗中的情况如何？

(2) 非水溶液滴定法适用于哪类药物的分析？原理、反应条件是什么？

(3) 维生素 C 在纳米材料制备中有哪些应用？

内容提要与学习要求

维生素是维持人体机体正常代谢功能所必需的一类活性物质。从化学结构上看，维生素类均属有机化合物，其中有些是醇、酯，有些是酸、胺，还有些是酚和醛类，各具不同的理化性质和生理作用。ChP2020 收载了维生素 A、维生素 B₁、维生素 B₂、维生素 B₆、维生素 B₁₂、维生素 C、维生素 D₂、维生素 D₃、维生素 E、维生素 K₁、叶酸、烟酸、烟酰胺等原料及制剂共 40 多个品种，按其溶解度可分为脂溶性维生素(如维生素 A、维生素 D、维生素 E、维生素 K 等)和水溶性维生素(如维生素 B₁、维生素 B₂、维生素 C、烟酸、泛酸和叶酸等)两大类。

脂溶性维生素有多种异构体和存在形式,结构中基本都具有较长的脂肪碳链,有的还具有共轭多烯的结构,分子结构中的共轭体系使得上述维生素具有紫外吸收,可以用于鉴别和含量测定,由于其不稳定性会造成杂质的存在,因此在进行含量测定的时候需要考虑消除杂质对测定的影响。本章重点介绍维生素 A、维生素 D、维生素 E 的分析。

水溶性维生素由于结构不同,它们各自溶解度变化较大,如维生素 B₂ 几乎不溶于水,但在稀氢氧化钠溶液中溶解;而维生素 C 则易溶于水;分子结构中的共轭体系使得本类维生素具有紫外吸收,可以用于鉴别和含量测定。该类维生素稳定性影响因素各不相同,容易受到酸、碱、温度、光线、空气中氧等一个或几个因素的影响而发生降解,需按照要求进行贮存,多是在遮光、密闭环境中保存。本章重点介绍维生素 B₁ 及维生素 C 的分析。

本章应掌握维生素类药物的结构特征、理化性质及与分析方法间的关系,熟悉维生素类药物的专属鉴别试验、杂质检查和含量测定的方法原理与结果计算,了解维生素类药物分析方法的操作要点。

练 习 题

一、选择题

1. 维生素 A 具有易被紫外光裂解、易被空气中氧或氧化剂氧化等性质,是由于分子中含有(　　)。

A. 环己烯基　　　　　B. 共轭多烯醇侧链　　　　　C. 伯醇基　　　　　D. 乙醇基

2. 可与 2,6-二氯靛酚钠试液反应的药物是(　　)。

A. 维生素 A　　　　　B. 维生素 B₁　　　　　C. 维生素 C　　　　　D. 维生素 D

3. 下列药物的碱性溶液,加入铁氰化钾后,再加正丁醇,显蓝色荧光的是(　　)。

A. 维生素 A　　　　　B. 维生素 B₁　　　　　C. 维生素 D　　　　　D. 维生素 E

4. ChP2020 收载的维生素 B₁ 原料药的含量测定方法是(　　)。

A. 碘量法　　　　B. 酸性染料比色法　　　　C. 酸碱滴定法　　　D. 非水溶液滴定法

5. 非水滴定法测定维生素 B₁ 时,维生素 B₁ 与高氯酸的摩尔比是(　　)。

A. 1∶1　　　　　　　B. 1∶2　　　　　　　C. 1∶3　　　　　　　D. 1∶4

6. 需检查游离生育酚杂质的药物是(　　)。

A. 维生素 E　　　　　B. 异烟肼　　　　　C. 地西泮　　　　　D. 甲芬那酸

7. 三点校正紫外-可见分光光度法测定维生素 A 乙酸酯含量时,采用的溶剂是(　　)。

A. 甲醇　　　　　　　B. 丙酮　　　　　　　C. 乙醚　　　　　　　D. 环己烷

8. 测定维生素 C 注射液的含量时,在操作过程中要加入丙酮,这是为了(　　)。

A. 保持维生素 C 的稳定　　　　　　　　　B. 增加维生素 C 的溶解度

C. 提高反应速率　　　　　　　　　　　　D. 消除注射液中抗氧剂的干扰

9. 需要检查麦角固醇杂质的药物是(　　)。

A. 维生素 E　　　　B. 维生素 D₂　　　　C. 维生素 D₃　　　　D. 维生素 A

10. 对维生素 E 鉴别实验叙述正确的是(　　)。

A. 硝酸反应中维生素 E 水解生成 α-生育酚显橙红色

B. 硝酸反应中维生素 E 水解后,又被氧化为生育酚而显橙红色

C. 维生素 E 0.01%无水乙醇溶液无紫外吸收

D. FeCl₃-联吡啶反应中,Fe³⁺ 与联吡啶生成红色配离子

二、简答题

1. 三点校正紫外-可见分光光度法测定维生素 A 含量的原理是什么?

2. 维生素 A 可能含有的杂质有哪些?

3. 简述维生素 B_1 的硫色素反应。

4. 简述碘量法测定维生素 C 的原理。为什么要采用酸性介质和新煮沸的蒸馏水？如何消除维生素 C 注射液中稳定剂的影响？

5. ChP2020 收载的维生素 D 测定法分第一、二、三法，应用时如何进行选择？

6. 简述非水溶液滴定法测定维生素 B_1 含量的原理。摩尔比为多少？如何计算其滴定度？写出含量的计算式。

7. 维生素 E 中游离生育酚的检查方法及原理是什么？

8. 何谓三氯化锑反应？

三、计算题

1. 维生素 C 含量测定方法如下：精密称取维生素 C 0.2020 g，加新沸过的冷水 100 mL 和稀乙酸 10 mL 使溶解，加 1 mL 淀粉指示液，立即用碘滴定液(0.1020 mol/L)进行滴定，消耗 22.49 mL。已知 1 mL 碘滴定液(0.1 mol/L)相当于 8.806 mg 的维生素 C。求维生素 C 的含量。

2. 用高氯酸滴定液(0.1 mol/L)滴定维生素 B_1($M = 337.27$ g/mol)，求滴定度。

3. 用气相色谱法中的内标法测定维生素 E 注射液的含量方法：取正三十二烷(内标物)适量，加正己烷溶解，并稀释成 1 mL 中含 1.0 mg 的溶液，摇匀，作为内标溶液。另取维生素 E 对照品约 20 mg，精密称定，置棕色具塞锥形瓶中，精密加入内标溶液 10 mL，密塞，振摇使溶解，作为对照溶液。精密量取本品(规格 1 mL：50 mg)2 mL，置棕色具塞锥形瓶中，精密加入内标溶液 50 mL，密塞，摇匀，作为供试品。各取对照品溶液及供试品溶液 2 μL，分别注入气相色谱仪，测定峰面积如下。

进样液	正三十二烷峰面积	维生素 E 峰面积
对照品	512 987	639 675
供试品	538 736	675 867

计算维生素 E 的含量。

4. 维生素 AD 胶丸中维生素 A 乙酸酯的测定方法如下：取内容物 0.0410 g，加环己烷溶解并稀释至 50 mL，摇匀。取出 2 mL，加环己烷溶解并稀释至 25 mL，摇匀，在下列 5 个波长处测定吸光度值如下：

λ/nm	A	药典规定的吸光度比值
300	0.212	0.555
316	0.309	0.907
328	0.337	1.000
340	0.273	0.811
360	0.116	0.299

已知：平均丸重(平均内容物重) = 0.0910 g，标示量 = 10 000 IU。计算维生素 A 乙酸酯的标示量%。

第14章 β-内酰胺抗生素类药物分析

抗生素是一类由微生物发酵产生的化学物质，在较低浓度时对细菌或者其他微生物有选择性杀灭、抑制生长的作用，用于治疗感染性疾病。目前临床上使用的抗生素有来源于生物体再经过纯化、精制的天然抗生素；也有经过结构改造、修饰的人工合成抗生素。

与化学药物相比，抗生素有其自身的特点。首先抗生素同系物多，如庆大霉素就具有不同的组分，每个组分的效价不同；异构体多，β-内酰胺类抗生素就具有旋光性，存在光学异构体。其次抗生素活性组分易发生改变，当微生物的菌株、发酵条件等改变后，都会导致抗生素各组分组成、比例的改变，从而改变药物的质量。再次抗生素稳定性差，结构分子中的一些活泼基团容易受到水分、酸、碱、金属离子等影响而发生降解，如β-内酰胺类抗生素中的β-内酰胺环是药物的抗菌活性基团，容易受到一些外界因素影响而发生开环降解；其降解所产生的杂质是抗生素中杂质的主要来源。

抗生素的质量控制方法与一般化学药品一致，但是在其质量控制过程中，还需要有针对性地进行鉴别、检查、含量（效价）测定。除了纯度检查外，针对其不稳定因素，需要对结晶型、水分、酸碱度等进行检查；针对有效性，对多组分抗生素需要进行组分的分析；针对安全性，对供注射用的原料药要进行细菌内毒素、无菌检查，对β-内酰胺类抗生素要进行高分子聚合物检查等。在含量（效价）测定时，除了常用的理化方法外，针对部分结构复杂，组分多的抗生素，或者缺乏有效对照品的抗生素，采用微生物检定法进行含量（效价）测定。

本章主要针对β-内酰胺类抗生素进行讨论。

14.1 结构与性质

14.1.1 结构特征

β-内酰胺类抗生素（β-lactam antibiotic）包括青霉素类（penicillins）和头孢菌素类（cephalosporins）。如图14-1所示，结构中都含有β-内酰胺环，其中青霉素母核为β-内酰胺环骈合氢化噻唑环，称为6-氨基青霉烷酸；头孢菌素母核为β-内酰胺环骈合氢化噻嗪环，称为7-氨基头孢烷酸。在β-内酰胺环上有一个酰胺侧链，其骈合的杂环上有一个游离羧基。不同

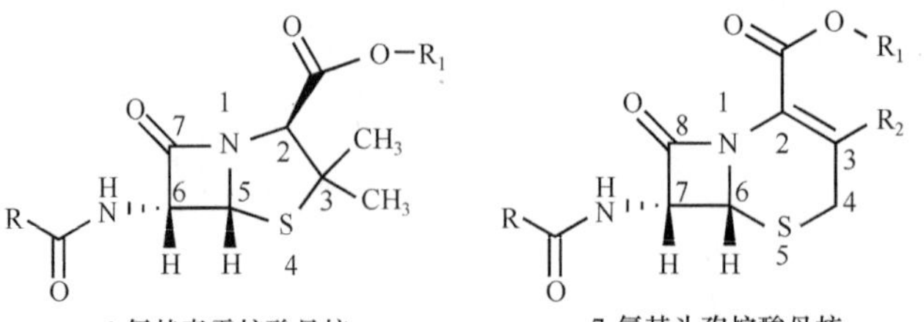

6-氨基青霉烷酸母核　　　　　　7-氨基头孢烷酸母核

图14-1 β-内酰胺类抗生素的结构特征

的β-内酰胺类抗生素的主要区别在于其酰胺侧链上不同的取代基,以及游离羧基是否成酯,典型药物的结构见表 14-1。

表 14-1 典型药物的结构及性状

类别	药物名称	化学结构	性状
	青霉素钠		本品为白色结晶性粉末;无臭或微有特异性臭;有引湿性;遇酸、碱或氧化剂等即迅速失效,水溶液在室温放置易失效。在水中极易溶解,在乙醇中溶解,在脂肪油或液状石蜡中不溶
	青霉素 V 钾		本品为白色结晶或结晶性粉末;无臭或微臭。在水中易溶,在乙醚或液状石蜡中几乎不溶。比旋度为 +215°至 +230°(10 mg/mL 水溶液)
	氨苄西林		本品在水中微溶,在乙醇、乙醚或不挥发油中不溶;在稀酸溶液或稀碱溶液中溶解。比旋度为 +280°至 +305°(2.5 mg/mL 水溶液)
青霉素类	阿莫西林		本品为白色或类白色结晶性粉末。在水中微溶,在乙醇中几乎不溶。比旋度为 +290°至 +315°(2 mg/mL 水溶液)
	阿莫西林钠		本品为白色或类白色粉末或结晶;无臭或微臭;有引湿性。在水中易溶,在乙醇中略溶,在乙醚中不溶。比旋度为 +240°至 +290°(2.5 mg/mL 水溶液)
	羧苄西林钠		本品为白色或类白色粉末,极具引湿性。在水中易溶,在甲醇或冰醋酸中溶解,在乙醚中不溶。比旋度为 +182°至 +196°(10 mg/mL 水溶液)
	磺苄西林钠		本品为白色或淡黄色粉末;无臭;有引湿性。本品在水中极易溶解,在甲醇中易溶,在乙醇中略溶,在无水乙醇中极微溶解,在丙酮或苯中不溶。比旋度应为 +167°至 +182°(50 mg/mL 水溶液)
头孢菌素类	头孢唑林钠		本品为白色或类白色粉末或结晶性粉末;无臭;易引湿。在水中易溶,在甲醇中微溶,在乙醇、丙酮中几乎不溶。比旋度为 −15°至 −24°(50 mg/mL 水溶液)。272 nm 吸收系数($E_{1cm}^{1\%}$)为 264~292(16 μg/mL 水溶液)

类别	药物名称	化学结构	性状
头孢菌素类	头孢氨苄		本品为白色至微黄色结晶性粉末；微臭。在水中微溶，在乙醇或乙醚中不溶。比旋度为 + 149°至 + 158°(5 mg/mL 水溶液)。262 nm 的波长处吸收系数 ($E_{1cm}^{1\%}$) 为 220～245(20 μg/mL 水溶液)
	头孢羟氨苄		本品为白色或类白色结晶性粉末，有特异性臭味。在水中微溶，在乙醇或乙醚中几乎不溶。比旋度为 + 165°至 + 178°(6 mg/mL 水溶液)
	头孢拉定		本品为白色或类白色结晶性粉末；微臭。在水中略溶，在乙醇或乙醚中几乎不溶。比旋度为 + 80°至 + 90°(10 mg/mL 乙酸钠缓冲液)
	头孢呋辛酯		本品为白色或类白色粉末；几乎无臭。在丙酮中易溶，在甲醇或乙醇中略溶，在乙醚中微溶，在水中不溶。276 nm 吸收系数 ($E_{1cm}^{1\%}$) 为 390～420(15 μg/mL 水溶液)
	头孢丙烯		本品为类白色至淡黄色结晶性粉末。在水中微溶；在甲醇或 N, N-二甲基甲酰胺中极易溶；在丙酮或乙醚中几乎不溶
	头孢曲松		本品为白色或类白色结晶性粉末；无臭。在水中易溶，在甲醇中微溶，在乙醚中几乎不溶。比旋度为 −153°至−170°(10 mg/mL 水溶液)
	头孢哌酮		本品为白色或类白色结晶性粉末；无臭；有引湿性。在丙酮或二甲基砜中溶解，在甲醇或乙醇中微溶，在水或乙酸乙酯中极微溶解。比旋度为−30°至−38°(30 mg/mL，磷酸盐缓冲液-乙腈)
	头孢地尼		本品为微黄色至黄色结晶性粉末；有微臭。在水、乙醇或乙醚中不溶，在 0.1 mol/L 磷酸盐缓冲液[0.1 mol/L 磷酸氢二钠溶液 −0.1 mol/L 磷酸二氢钾溶液(2：1)]中略溶。比旋度为−58°至−66° (10 mg/mL，0.1mol/L 磷酸盐缓冲液)。287 nm 波长吸收系数 ($E_{1cm}^{1\%}$) 为 570～610(10 μg/mL，0.1 mol/L 磷酸盐缓冲液)

14.1.2　性质特征

1. 酸性

青霉素类和头孢菌素类药物结构中的游离羧基具有较强的酸性，大多数青霉素类药物的 pK_a 为 2.5～2.8，能与无机碱成盐如青霉素钠、青霉素 V 钾，或与某些有机碱成盐如普鲁卡因青霉素、苄星青霉素，也可以成酯，如头孢呋辛酯、头孢他美酯等。

2. 溶解性

当结构中羧基游离时，*β*-内酰胺类抗生素不溶于水；当其成碱金属盐时则易溶于水，再遇酸则析出游离酸的沉淀；当其成有机碱盐时则难溶于水，易溶于有机溶剂。

3. 旋光性

青霉素类母核结构中含有 3 个手性碳原子(C_2、C_5、C_6)，头孢菌素类母核结构中含有 2 个手性碳原子(C_6、C_7)，所以具有旋光性。另外，其酰胺侧链上的取代基也可能引入手性碳原子。利用分子的旋光性，可以用于定性或定量分析。

4. *β*-内酰胺环的不稳定性

青霉素类和头孢菌素类的双环系统本身就有较大环张力，而其中*β*-内酰胺环上的羰基和氮上的未共用电子对不能共轭，造成了它有较高的化学反应活性，容易发生开环反应，失去抗菌活性，并产生杂质。

β-内酰胺环在酸、碱条件下，或者*β*-内酰胺酶存在情况下，容易发生水解和分子重排，含水量与稳定性有很大关系，氧化剂、金属离子及温度会催化它的分解反应。因此，对于可能造成稳定性改变的酸、碱、水分等应进行必要的质量控制；产生的杂质不应超过限量值。另外可以利用开环后生成的降解产物特性进行鉴别或者含量测定(图 14-2，图 14-3)。

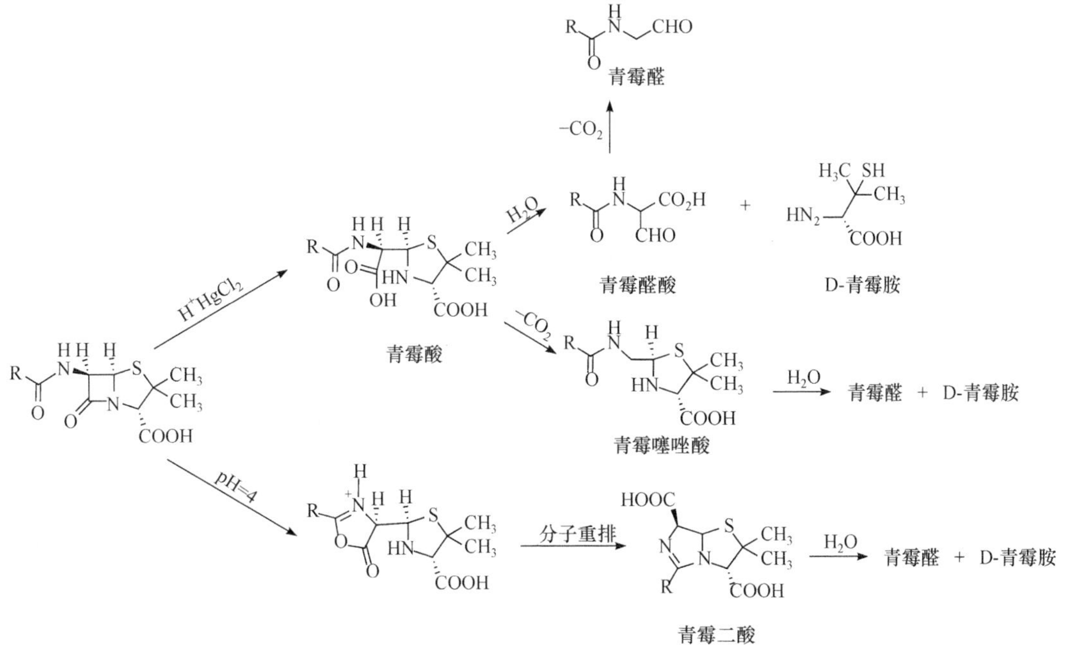

图 14-2　青霉素类药物酸性条件下降解

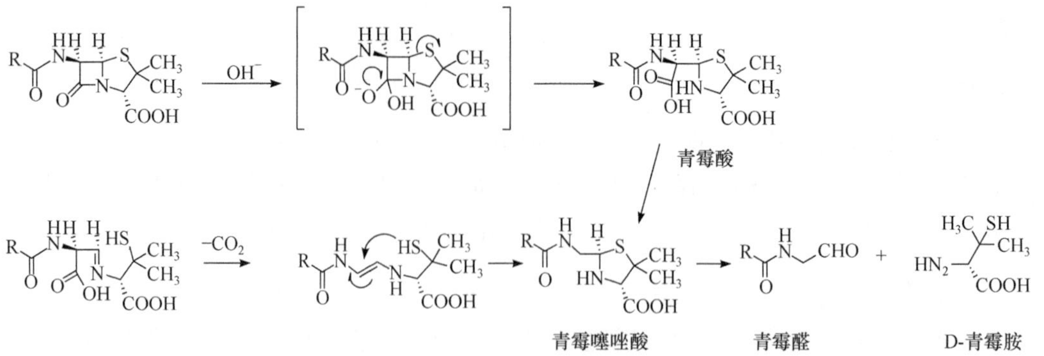

图 14-3　青霉素类药物碱性条件下降解

青霉素和头孢菌素在干燥条件下较为稳定，室温下密封保存可以贮存 3 年以上；但是其水溶液较不稳定，随着 pH、温度等发生变化，青霉素的水溶液在 pH 6～6.8 时较为稳定。所以此类药物多制成注射用粉针剂，临用前用 0.9% 氯化钠注射液配制后使用，使用中应注意配伍用药对 β-内酰胺类抗生素稳定性的影响。

5. 侧链酰胺结构的性质

本类药物的酰胺侧链具有类似肽键的结构，因此具有与之相似的性质，可以发生双缩脲反应显色；酰胺侧链的 α 位上若为氨基取代，则形成类似 α-氨基酸的结构，可以和茚三酮发生显色反应，上述性质可以用于鉴别或比色法含量测定。

6. 取代基特征

本类药物除母核结构外，其酰胺侧链取代基也具有其自身的特点。例如，阿莫西林和头孢丙烯结构中的苯酚取代基显酚羟基的性质；氨苄西林、头孢氨苄酰胺侧链羰基 α 位具有氨基，类似于 α-氨基酸的结构，可以和茚三酮发生显色反应，可以用来进行鉴别或者比色法定量分析。

与有机碱呈盐的本类药物如普鲁卡因青霉素、苄星青霉素的有机碱部分具有相应的性质；而其碱金属盐则显相应的离子反应。

7. 光谱性质

β-内酰胺类抗生素的红外吸收光谱图与特定的功能基团的伸缩振动或弯曲振动程度密切相关，各类药物既有相似的红外吸收谱带，也具有自己独特的官能团特征吸收，可以用来对药物进行鉴别。

青霉素母核没有共轭体系，但是其侧链一般含有共轭体系；头孢菌素母核和其侧链均具有共轭体系，因此都具有紫外吸收特性，可以用来进行鉴别或含量测定。

14.2　性 状 观 测

可见性状中的晶型、外观、颜色等外在的直观描述，与药物的内在性质具有一定的关系。所以，对于 β-内酰胺类抗生素的质量控制，也要从性状观测开始，充分考虑外观、颜色变化与其质量之间的关系，为其质量的均一、稳定，以及临床使用的有效、安全提供可靠的贮存条件。

β-内酰胺类抗生素具有不同的晶型，所以药典收载的性状描述中，本类药物一般为粉末或结晶性粉末，即无定型或结晶型，颜色有白色、类白色至微黄色。有的药物如青霉素钠、头孢唑林钠具有引湿性；青霉素钠遇酸、碱或氧化剂等即发生 β-内酰胺环开环从而失效，水溶液在室温放置易失效。

不同晶型的稳定性也不同，如头孢哌酮钠的无定型粉末稳定性较结晶型差，结晶型药物中三斜晶的稳定性优于单斜晶。结晶型样品还可能由于工艺条件不同而形成含不同量结晶水的各种晶型，如氨苄西林就有无水物结晶、一分子水或三分子水结晶三种不同的晶型，因此同一药物含水量的变化可以从侧面反映其晶型的变化。而结晶水的失去使得水分从晶格释放，造成药物部分溶解而产生"板结"现象。晶体结构不同的化合物，分子排列有序性具有差异，就会因为溶解热不同导致不同晶型在溶解度上的差异，从而也会影响药物的稳定性。

药物的颜色可能来源于有颜色的副产物或中间体，也可能来自于药物在贮存过程中的降解、氧化产物，因此可以反映药物的纯度。例如，头孢呋辛钠颜色为白色到微黄色，随着贮存温度的升高，其黄色加深，其中残留的头孢呋辛酸是导致其颜色变化的主要因素，溶液的颜色检查也可以表明这个结果。

学习与思考 14-1

---

(1) β-内酰胺类抗生素有些什么类别？各自有何结构和性质特征？

(2) 青霉素在酸碱性环境中是如何降解的？应该如何贮藏青霉素药剂？

(3) β-内酰胺类抗生素为什么有很好的旋光性？

(4) β-内酰胺类抗生素在性状和外观上有何特点？

14.3　鉴　别　试　验

本类药物的鉴别包括化学鉴别、光谱鉴别和色谱鉴别。早期 β-内酰胺类抗生素多采用化学鉴别和光谱鉴别，由于其不稳定，生成的降解产物也具有相似的结构，影响了化学鉴别的专属性，所以随着药物分析技术的不断发展，更多的本类药物采用更为专属的色谱法结合光谱法进行鉴别试验。

14.3.1　化学鉴别法

1. 异羟肟酸铁反应

青霉素类与头孢菌素类药物中 β-内酰胺环上的羰基较活泼，与盐酸羟胺反应，会受到羟胺氮上的孤对电子进攻发生开环，生成异羟肟酸，在稀酸条件下与 Fe^{3+} 形成有色配合物，显红、棕、褐色。

ChP2020 中哌拉西林(钠)、头孢哌酮、磺苄西林钠、拉氧头孢钠采用此法进行鉴别。例如，头孢哌酮鉴别方法为取本品约 10 mg，加水 2 mL 与盐酸羟胺乙醇试液 3 mL，振摇溶解后，放置 5 min，加酸性硫酸铁铵试液 1 mL，摇匀，显红棕色。使用时，用碱性试剂中和盐酸羟胺生成羟胺，上述盐酸羟胺乙醇试液也就是盐酸羟胺溶液与乙酸钠-氢氧化钠溶液与乙醇混合而成；也可以用氢氧化钠与盐酸羟胺混合。由于配制后的溶液稳定性较差，应在配制后几小时内使用。

2. 类似肽键的反应

酰胺侧链类似肽键的结构，可以发生双缩脲反应，即在碱性条件下铜离子与酰胺上的氮发生配位显色。

例如，阿莫西林与碱性酒石酸铜试液反应显紫色，头孢氨苄在氢氧化钠碱性条件下与硫酸铜反应显橄榄绿色。酰胺侧链若具有 α-氨基，可以与茚三酮反应显蓝紫色。

3. 与三氯化铁反应

分子结构中具有羟基的 β-内酰胺类抗生素，可以与三氯化铁反应显色。例如，ChP2020 收载头孢羟氨苄的鉴别方法：取本品适量，加水超声使溶解并稀释制成每 1 mL 中约含 12.5 mg 的溶液，取溶液 1 mL 加三氯化铁试液 3 滴，即显棕黄色。

4. 其他显色反应

本类药物可以和甲醛-硫酸、变色酸-硫酸发生显色反应用于鉴别。例如，EP9.0 收载阿莫西林的鉴别方法：取本品 2 mg，置于试管中，加水润湿后，加入甲醛-硫酸试液 2 mL 旋转，溶液几乎无色，水浴加热 1 min 后，显深黄色。

5. 有机碱反应

普鲁卡因青霉素水溶液酸化后，其中普鲁卡因的芳伯氨基可显芳香第一胺反应。苄星青霉素用氢氧化钠碱化，经乙醚提取后挥干乙醚，得到的残渣含二苄基乙二胺；将其加稀乙醇溶解，再加三硝基苯酚的饱和溶液，加热后放冷，即析出二苄基乙二胺苦味酸结晶。

6. 钾、钠盐焰色反应

本类药物中部分以钾盐或钠盐的形式供临床使用，因此可以利用钾、钠离子的焰色反应进行鉴别。

14.3.2　光谱鉴别法

1. 紫外-可见分光光度法

头孢菌素类药物具有较为明显的紫外吸收峰，因而各个国家都采用了相关的紫外-可见分光光度法进行鉴别。

ChP2020 在性状项下规定了部分头孢菌素的吸收系数，如规定 20 μg/mL 头孢克洛水溶液在 264 nm 处的吸收系数 ($E_{1cm}^{1\%}$) 为 230～255。在鉴别项下，则是采用最大吸收波长法进行鉴别，如头孢唑林钠的鉴别，配制 16 μg/mL 本品，照紫外-可见分光光度法测定，在 272 nm 的波长处有最大吸收。

JP17 则是采用紫外标准图谱比对的方法进行本类药物的鉴别，包括青霉素类药物中的青霉素钾、氯唑西林钠等，以及头孢菌素类药物中的头孢噻吩钠、头孢氨苄等。例如，头孢唑林钠的鉴别，配制 20 μg/mL 本品水溶液，测定其紫外光谱图，与对照图谱比较，要求二者在相同吸收波长处的吸光度类似。

2. 红外分光光度法

各国药典对收载的 β-内酰胺类抗生素几乎都采用了本法进行鉴别。该类药物的共有特征吸收峰包括 β-内酰胺环上羰基的伸缩振动、仲酰胺上的羰基和氨基伸缩振动、羧酸离子的伸缩振动等。图 14-4 为阿莫西林三水合物红外吸收图谱，表 14-2 为各特征峰归属。

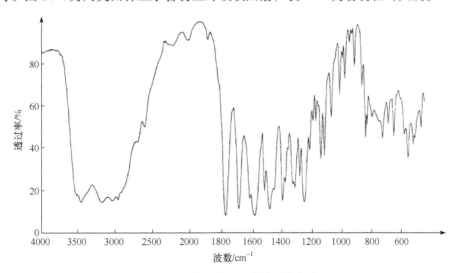

图 14-4　阿莫西林三水合物红外光谱图

表 14-2　阿莫西林红外吸收特征峰归属

峰位/cm^{-1}	归属	峰位/cm^{-1}	归属
3458，3175	酰胺 NH 和酚羟基	1580	羧酸离子和铵离子
1775	β-内酰胺环羰基	1327	羧酸离子对称伸缩
1686	酰胺羰基	1250	苯酚碳氧

β-内酰胺环羰基由于环张力较大而具有较高的伸缩振动频率($1750\sim1800$ cm^{-1})，酰胺羰基伸缩振动频率较低(1680 cm^{-1})。

除此以外，JP17 还采用核磁共振波谱法对本类药物进行鉴别，提高鉴别的专属性。如对头孢唑林钠的鉴别，采用重水配制浓度约为 0.1 g/mL 的供试品溶液，以氘代三甲基硅烷丙酸钠为内标，测定其核磁共振氢谱，应在化学位移 2.7 ppm 和 9.3 ppm 处表现出两个单一信号，积分强度比约为 3：1。上述两个信号分别为 7-氨基头孢菌烷酸的 3 位侧链上噻二唑环上的取代甲基氢(C_{24})及酰胺侧链上四氮唑环上的碳氢(C_{16})。

14.3.3　色谱鉴别法

色谱法可以实现待测药物与其他有关物质的分离，因此其鉴别专属性更强。各国药典均收载了对本类药物的薄层色谱和高效液相色谱鉴别方法。ChP2020 中规定，在同一个品种的鉴别项下，同时有薄层色谱法和高效液相色谱法时，选择一种进行鉴别即可。

1. 薄层色谱法

在薄层色谱分离后，需要灵敏而专属的显色剂进行显色。一般常用有碘蒸气、碘-淀粉试剂、硫酸-甲醛等，如酰胺侧链含有α-氨基的本类药物就采用茚三酮进行显色。

ChP2020 中采用薄层色谱法鉴别氨苄西林，用磷酸盐缓冲液分别配制氨苄西林供试品和对照品溶液，浓度均约为 1 mg/mL，另取上述两种溶液等量混合，作为混合溶液。照薄层色谱法试验，吸取上述三种溶液各 2 μL，分别点于同一硅胶 G 薄层板上，以丙酮-水-甲苯-冰醋酸($65：10：10：2.5$)为展开剂，展开，晾干，喷以 0.3%茚三酮乙醇显色液，在 90℃加热至出现斑点。混合溶液所显主斑点应为单一斑点，供试品溶液和对照品溶液应显相同比移值和颜色的主斑点。混合溶液展开是为了增强鉴别的专属性，解决由于薄层板质量、边缘效应等因素而引起的供试品和对照品的比移值不同的情况。

2. 高效液相色谱法

一般要求鉴别用色谱条件与含量测定相同，色谱系统适用性试验应按照要求与其有关物质或者其他同类抗生素达到基线分离，供试品溶液的主峰应与对照品溶液主峰的保留时间一致。

例如，ChP2020 对青霉素钠、阿莫西林等的色谱分离，就要求用相应的系统适用性对照品进行分析，满足要求后的色谱条件即可使用。

学习与思考 14-2

(1) β-内酰胺类抗生素在分子结构上有哪些活性官能团能用于其鉴别？

(2)鉴别β-内酰胺类抗生素有哪些方法？都是如何鉴别的？

(3)举例说明如何使用谱学分析法来鉴别β-内酰胺类抗生素。

14.4 杂 质 检 查

β-内酰胺类抗生素是由微生物发酵产生，或在此基础上经过半合成得到，也有部分全合成的抗生素。由于其生产工艺复杂，稳定性差，所以产品中可能存在的杂质包括与β-内酰胺类抗生素结构相近的中间体或降解产物，也包括多肽类杂质和聚合物杂质等高分子杂质，以及残留的有机溶剂，同时还包括异构体，不同异构体可能具有不同的生物活性或毒性反应，以及影响药物稳定性的水分、干燥失重、重金属等。另外在性状观测中已经提及，本类药物的不同的晶型会影响其稳定性，并且对其溶解度和体内生物利用度产生影响，所以还需要进行结晶性的检查。本部分重点讨论影响药物稳定性和药物纯度的检查内容。

14.4.1 结晶性检查

ChP2020 对本类药物中的青霉素钠、青霉素钾、氟氯西林钠、头孢羟氨苄、头孢曲松钠、头孢呋辛酯等规定需要进行结晶性检查。其方法通则 0981 结晶性检查法收载在 ChP2020 四部中，主要为偏光显微镜法、X 射线衍射法和差示扫描量热法。USP40 对本类中部分药物也规定需要检查结晶性，方法收载在 USP40 通则 625 中。

14.4.2 酸碱度、溶液澄清度和颜色检查

1. 酸碱度

将本类药物按照规定溶解在规定的溶剂中后，进行检查。β-内酰胺环受酸、碱影响发生降解，因此酸碱度超过规定要求，会引起药物的降解。例如，ChP2020 中规定青霉素钠加水制成每 1 mL 中含 30 mg 的溶液，pH 应为 5.0~7.5；头孢呋辛钠加水制成每 1 mL 中含 0.1 g 的溶液，pH 应为 6.0~8.5。

2. 溶液澄清度

本类药物临床使用注射剂较多，且多为注射用粉末，其澄清度与临床使用安全性密切相关。所以 ChP2020 规定对本类药物及其注射液粉末进行溶液澄清度检查，按照各品种项下的操作后检查，不得浓于规定的浊度液。

近年研究发现头孢菌素类药物与胶塞的相容性是引起澄清度不合格的主要因素，胶塞中的抗氧剂 2,6-二叔丁基对甲酚迁移到头孢菌素中，并且随着贮存时间延长和温度升高逐渐增加，从而使得头孢菌素溶解后迅速变浑浊。因此，在本类药物的生产和贮存过程中需要特别注意药物与包材的相容性问题，如采用覆膜丁基胶塞以杜绝药物与包材的相互作用。

3. 颜色

在检查澄清度的同时，一并检查颜色。目前还未完全弄清楚本类药物的有色杂质，如将注射用头孢曲松钠进行加速试验，当其颜色已经超出标准要求时，其有关物质、聚合物、含

量等依然符合药典要求，因此溶液的颜色，特别是在临床使用中，可以帮助判断药品的质量问题。

ChP2020 中规定头孢曲松钠溶液的澄清度与颜色检查方法为取本品 5 份，各 0.6 g，分别加水 5 mL 溶解后，溶液应澄清无色；如显浑浊，与 1 号浊度标准液比较，均不得更浓；如显色，与黄色、黄绿色或橙黄色 7 号标准比色液比较，均不得更深。

14.4.3 有关物质和异构体

本类药物中的杂质主要来源于生产的原料、中间体、β-内酰胺环开环产生的降解产物等，具有相似的母核结构，主要采用高效液相色谱法进行有关物质的控制。在本类药物的半合成过程中，在其母核上引入的基团可能使得药物具有不同异构体，也采用高效液相色谱法进行异构体检查。

1. 有关物质检查

随着 β-内酰胺类抗生素有关物质检查的高效液相色谱法复杂程度的增加，为了保证药典方法在具体应用过程中可以被较好地掌握，确保不同实验室都能够采用同一方法获得一致的结果，通常都需要在其首次应用时，判定色谱系统适用性是否符合分析要求。

ChP2020 主要采用混合杂质对照品进行系统适用性试验，对色谱条件进行确认；还在正文品种部分品种项中下收载了该品种特定杂质的参考色谱图，更方便地帮助使用者确认是否较好地掌握了药典方法。另外根据药物降解反应机制制备混合对照溶液用来评价色谱系统适用性，利用相对保留时间或与参考图谱比较的方法确定供试品中含有的特定杂质。

例如，在 ChP2020 中阿莫西林有关物质检查，要求将阿莫西林系统适用性对照品配制成浓度约 2.0 mg/mL 的溶液，进样后得到的图谱应与其标准图谱一致(图 14-5)。对于青霉素钠有关物质检查，要求青霉素钠系统适用性对照品所得色谱图与正文收载的参考图谱一致(图 14-6)，相应的杂质结构也收载在正文中。头孢呋辛酯中主要的有关物质为 Δ^3-异构体与 E 异构体，因此将头孢呋辛酯对照品溶液分别在 60℃水浴加热制备 Δ^3-异构体，在紫外线下照射 24 h 制备 E 异构体，进行色谱系统适用性试验，通过相对保留时间确定各自归属(图 14-7)。

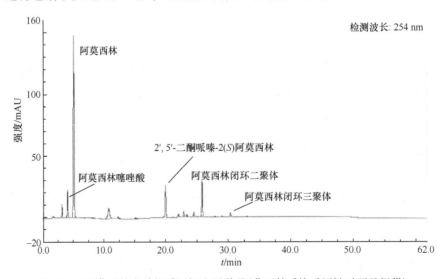

图 14-5　阿莫西林有关物质用标准图谱(阿莫西林系统适用性对照品提供)

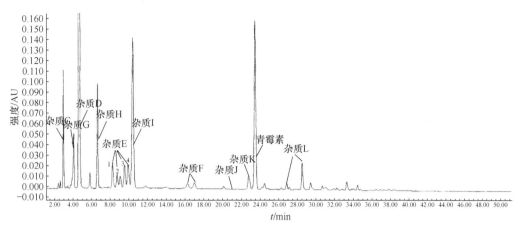

图 14-6　青霉素钠有关物质参考图谱(ChP2020 二部青霉素钠中收载)

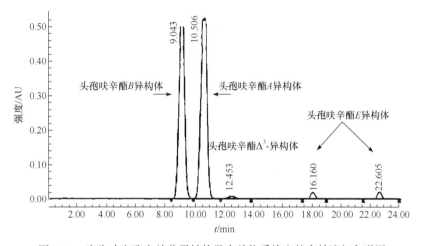

图 14-7　头孢呋辛酯有关分子结构及有关物质检查的高效液相色谱图

2. 异构体

本类药物存在不同的异构体,异构体在抗菌活性、生物利用度上有所不同,因此需要进行异构体检查。

头孢呋辛酯、头孢泊肟酯其头孢菌素母核上 2-羧酸成酯会引入不对称碳的 R 和 S 构型。头孢丙烯 3 位丙烯基的碳碳双键,头孢呋辛酯 7-氨基侧链上的甲氧亚氨基的碳氮双键,会导致存在 Z 或 E 异构体等,而 E 异构体为非活性异构体,需要控制其限量。

头孢呋辛酯A、B异构体　　　　　　　　　　　　　头孢呋辛酯E异构体

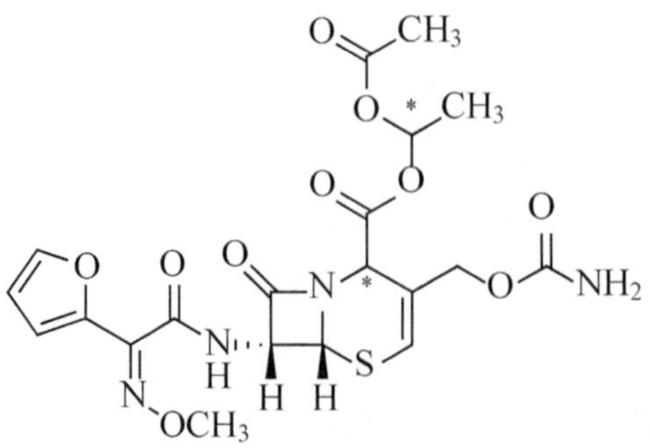

头孢呋辛酯 Δ³-异构体

ChP2020 在头孢丙烯、头孢呋辛酯、头孢泊肟酯和拉氧头孢钠中规定了"异构体"检查的方法及相应的要求。图 14-7 为头孢呋辛酯有关物质、异构体检查的色谱图。

延伸阅读 14-1：有关物质检查示例

【例 14-1】头孢呋辛酯有关物质和异构体检查

色谱条件与系统适用性试验　用十八烷基硅烷键合硅胶为填充剂；以 0.2 mol/L 磷酸二氢铵溶液-甲醇(62：38)为流动相；检测波长为 278 nm。取头孢呋辛酯对照品适量，加流动相溶解并稀释制成每 1 mL 中约含 0.2 mg 的溶液，在 60℃ 水浴中加热至少 1 h，冷却，得含头孢呋辛酯 Δ³-异构体的溶液；另取头孢呋辛酯对照品适量，加流动相溶解并稀释制成每 1 mL 中约含 0.2 mg 的溶液，经紫外光照射 24 h，得含头孢呋辛酯两个 E 异构体的溶液。取上述两种溶液各 20 μL，分别注入液相色谱仪，记录色谱图。头孢呋辛酯 A、B 异构体、Δ³-异构体与两个 E 异构体峰的相对保留时间分别约为 1.0、0.9、1.2 与 1.7 和 2.1。头孢呋辛酯 A、B 异构体之间，头孢呋辛酯 A 异构体与 Δ³-异构体之间的分离度均应符合要求。

有关物质测定法　取本品适量(约相当于头孢呋辛 50 mg)，置 100 mL 量瓶中，加甲醇 10 mL，强力振摇使溶解，再用流动相稀释至刻度，摇匀，作为供试品溶液；精密量取供试品溶液 1 mL，置 100 mL 量瓶中，用流动相稀释至刻度，摇匀，作为对照溶液。照含量测定项下的色谱条件，立即精密量取供试品溶液与对照溶液各 20 μL，分别注入液相色谱仪，记录色谱图至头孢呋辛酯 A 异构体峰保留时间的 3.5 倍。供试品溶液色谱图中如有杂质峰，两个 E 异构体峰面积和不得大于对照溶液两个主峰面积和(1.0%)，Δ³-异构体峰面积不得大于对照溶液两个主峰面积和的 1.5 倍(1.5%)，其他单个杂质峰面积不得大于对照溶液两个主峰面积和的 0.5 倍(0.5%)，各杂质峰面积的和不得大于对照溶液两个主峰面积和的 3 倍(3.0%)，供试品溶液色谱图中小于对照溶液两个主峰面积和 0.05 倍的峰忽略不计。

异构体测定法　取本品适量，精密称定(约相当于头孢呋辛 25 mg)，置 100 mL 量瓶中，加甲醇 5 mL 溶解，再用流动相稀释至刻度，摇匀，作为供试品溶液，立即精密量取 20 μL 注入液相色谱仪，记录色谱图，头孢呋辛酯 A 异构体峰面积与头孢呋辛酯 A、B 异构体峰面积和之比应为 0.48～0.55。

头孢呋辛酯是头孢呋辛的前药，在体内被酯酶水解后生成头孢呋辛从而具有抗菌活性。头孢呋辛酯主要由头孢呋辛酸 C₁ 位羧酸酯化成乙酰氧基乙酯结构，酯化过程引入的基团使得头孢呋辛酯具有两种非对映异构体，经液相色谱质谱联用研究确证 A 异构体为 (6R，7R，1S)

构型，B 异构体为(6R，7R，1R)。A 异构体在体内更容易经酯酶代谢，因此二者生物利用度上存在一定差异，需要控制二者的比例。因为头孢呋辛酯的主成分为 2 个色谱峰，所以在进行主成分自身对照法检查时，需用对照溶液中两个主成分的峰面积和作为对照进行比较。在进行 E 异构体检查时候，也需控制 E 异构体的 2 个非对映异构体，用两个 E 异构体峰面积与对照溶液两个主峰面积比较。

14.4.4　聚合物检查

ChP2020 规定对部分本类药物进行聚合物检查。聚合物是本类药物的高分子杂质，它的存在是导致临床应用中产生过敏反应的主要原因。抗生素的高分子杂质是药品中分子量大于药物本身的杂质总称，其分子质量一般在 1000～5000 Da，个别可达 10 000 Da。

按照其来源主要可以分为外源性杂质和内源性杂质。其中外源性杂质包括蛋白质、多肽、多糖等源自发酵工艺。随着现在生产工艺不断提高和改进，产品中的外源性杂质逐渐减少。内源性杂质主要指在生产、贮存及使用过程中产生的抗生素自身聚合产物，包括寡聚物和多聚物。这些内源性聚合物控制是当前 β-内酰胺抗生素高分子杂质质量控制的重点。

1. 聚合物杂质特点

青霉素和头孢菌素主要发生两类聚合反应，分别与母核和侧链有关。各药物中的聚合物不仅聚合度有所不同，其形成的机制也可能同时包含上述两种机制，从而造成众多不同结构的聚合物。

各类聚合物的结构不稳定，在放置过程中可发生不同程度的降解或分解反应，从而使其结构更加复杂。不同的生产工艺产生的聚合物的数量和种类不同，引发的过敏反应特性也有所不同，因此在制定限度时候需要综合考虑生产工艺和动物试验的结果。

有研究表明，聚合物经过胃肠道吸收后仍然可以发生过敏反应，如高效液相色谱分析表明，豚鼠口服青霉素 V 聚合物 45 min 后，血清中即可检测到，因此对于口服 β-内酰胺类抗生素也需要进行聚合物检查，防止原料药在制剂过程中引发的聚合。

与母核有关的聚合　　　　　　　　　　　　　与侧链有关的聚合

2. 高效液相色谱聚合物杂质控制方法

高效液相色谱法是检查本类药物中聚合物的主要方法，因为聚合物分子量大，与主成分具有较大的差异，所以 ChP2020 采用分子排阻色谱法对其进行检查，常选用的固定相是葡聚糖凝胶 Sephadex G-10, 其排阻分子量在 1000 左右, 流动相为水溶液或缓冲溶液。

理论上, β-内酰胺类抗生素三聚体以上的高分子杂质在固定相中不保留, 应在有效分配系数 (K_{av}) 为 0 的色谱峰中出现; 药物分子量小, 可以进入凝胶空穴, 而后洗脱下来, 达到与聚合物分离的目的。

因为本类药物的聚合物杂质具有不确定性和不均一性, 所以无法制备和标定其聚合物对照品, 难以用峰面积外标法进行定量; 同时凝胶色谱柱柱效较低, 主成分的色谱峰较宽, 聚合物和主成分的分离度较低, 也难以采用峰面积归一化法和主成分自身对照法定量。所以, 需要发展新的定量方法, 如自身对照外标法 (self-control external standard method)。

自身对照外标法选择特定的条件, 将 β-内酰胺类抗生素自身缔合成表观分子量较大的缔合物, 该缔合物与聚合物杂质具有类似色谱行为, 在 $K_{av} = 0$ 的位置表现为单一色谱峰, 以此作为外标法定量的 "聚合物" 对照。

延伸阅读 14-2: 聚合物杂质控制方法示例 1

【例 14-2】阿莫西林聚合物检查

色谱条件与系统适用性试验　用葡聚糖凝胶 G-10 (40~120 μm) 为填充剂, 玻璃柱内径 1.0~1.4 cm, 柱长 30~40 cm, 流动相 A 为 pH 8.0 的 0.05 mol/L 磷酸盐缓冲液 [0.05 mol/L 磷酸氢二钠溶液 -0.05 mol/L 磷酸二氢钠溶液 (95 : 5)], 流动相 B 为水, 流速为每分钟 1.5 mL, 检测波长为 254 nm。量取 0.2 mg/mL 蓝色葡聚糖 2000 溶液 100~200 μL 注入液相色谱仪, 分别以流动相 A、B 为流动相进行测定, 记录色谱图。

按蓝色葡聚糖 2000 峰计算理论板数均不低于 500, 拖尾因子均应小于 2.0。在两种流动相系统中蓝色葡聚糖 2000 峰保留时间的比值应在 0.93~1.07, 对照溶液主峰和供试品溶液中聚合物峰与相应色谱系统中蓝色葡聚糖 2000 峰的保留时间的比值均应在 0.93~1.07。称取阿莫西林约 0.2 g 置 10 mL 量瓶中, 加 2% 无水碳酸钠溶液 4 mL 使溶解后, 用 0.3 mg/mL 的蓝色葡聚糖 2000 溶液稀释至刻度, 摇匀。量取 100~200 μL 注入液相色谱仪, 用流动相 A 进行测定, 记录色谱图。

高聚体的峰高与单体和高聚体之间的谷高比应大于 2.0。另以流动相 B 为流动相, 精密量取对照溶液 100~200 μL, 连续进样 5 次, 峰面积的变异系数应不大于 5.0%。

对照溶液的制备　取青霉素对照品适量, 精密称定, 加水溶解并定量稀释制成每 1 mL 中约含 0.2 mg 的溶液。

测定法　取本品约 0.2 g, 精密称定, 置 10 mL 量瓶中, 加 2% 无水碳酸钠溶液 4 mL 使溶解, 用水稀释至刻度, 摇匀, 立即精密量取 100~200 μL 注入色谱仪, 以流动相 A 为流动相进行测定, 记录色谱图。另精密量取对照溶液 100~200 μL 注入色谱仪, 以流动相 B 为流动相, 同法测定。按外标法以青霉素峰面积计算, 并乘以校正因子 0.2, 阿莫西林聚合物的量不得过 0.15%。

阿莫西林的聚合物主要有阿莫西林闭环二聚体、阿莫西林开环二聚体和阿莫西林三聚体。在例 14-2 中, 流动相 A 测定供试品, 在 $K_{av} = 0$ 处为阿莫西林中的聚合物杂质峰。流动相 B 测定对照溶液, 在纯水环境中对照品青霉素缔合成表观分子量增大的缔合物, 在上述色谱系统中 $K_{av} < 0.1$, 并且其进样重复性应满足要求。

由于阿莫西林自身缔合后容易发生变化，造成连续进样后峰面积降低、峰展宽，因此选择结构类似的青霉素为对照品，定量时乘以相应的校正因子。在色谱系统适用性试验中，首先用蓝色葡聚糖2000确认两个流动相条件下的 $K_{av} = 0$ 的出峰位置，评价理论板数和拖尾因子；其次在流动相 A 条件下，采用峰高与谷高比确认聚合物峰与主成分之间分离度达到要求；最后在流动相 B 条件下，对照溶液重复性达到要求。

3. 高效凝胶色谱聚合物杂质控制方法

由于葡聚糖凝胶色谱柱柱效低，色谱峰展宽，且在某些条件下β-内酰胺类抗生素不能完全缔合，所以 ChP2020 对某些本类药物采用高效凝胶色谱系统进行聚合物检查。

延伸阅读 14-3：聚合物杂质控制方法示例 2

【例 14-3】头孢米诺钠中有关物质 II 的检查（图 14-8）

用球状亲水改性硅胶（分子量适用范围为聚合物 500～15000）为填充剂（TSK-GE1 G2000swx1，7.8 mm × 30 cm，5 μm 或效能相当的色谱柱）；以磷酸盐缓冲液（pH 7.0）[0.005 mol/L 磷酸氢二钠溶液-0.005 mol/L 磷酸二氢钠溶液（61：39）]-乙腈（95：5）为流动相，流速为每分钟 0.8 mL，检测波长为 254 nm。

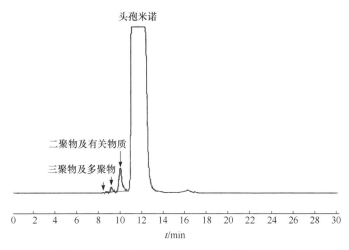

图 14-8　头孢米诺钠有关物质 II 检测 HPLC 图

色谱系统适用性溶液为供试品为 0.1 mol/L 氢氧化钠破坏后溶液，进样后要求头孢米诺峰保留时间约为 12 min，头孢米诺峰与其前相邻降解杂质峰间的分离度应符合要求。分别进样供试品（1.0 mg/mL 头孢米诺）和对照品溶液（5 μg/mL 头孢米诺），记录色谱图，供试品溶液色谱图中如有杂质峰，相对保留时间在 0.82～1.0 的杂质峰为其二聚物和有关物质，面积不得大于对照溶液主峰面积（0.5%）。

相对保留时间小于 0.82 的杂质峰为其三聚物和多聚物，面积的和不得大于对照溶液主峰面积的 0.6 倍（0.3%），供试品溶液色谱图中小于灵敏度溶液主峰面积（0.02%）的峰忽略不计。

目前将高效凝胶色谱系统和反相色谱系统结合起来，不断提高分析方法的专属性、灵敏度和分析速度，对β-内酰胺类抗生素进行有关物质和聚合物杂质检查，可以更好地实现有效的杂质控制，保证药物的质量。本法也逐渐开始应用在一些复方抗生素制剂的聚合物杂质检查，提高产品的质量标准。

14.4.5　其他特殊杂质的检查

本类药物在生产过程中还会引入一些其他特殊杂质，作为特定的项目收载在各品种检查项下。

1. 2-乙基己酸

半合成 β-内酰胺类抗生素在制备过程中，一般采用游离酸与 2-乙基己酸钠反应生成钠盐，并且直接析出钠盐结晶，因为需要对产品中残留的 2-乙基己酸进行检查。

ChP2020 采用气相色谱法进行检查，内标法定量，具体方法收载在四部通则 0873。ChP2020 规定阿莫西林钠、氨苄西林钠、苯唑西林钠、头孢呋辛钠、头孢地嗪钠、头孢噻吩钠等需要进行检查。

2. 2-萘酚

在头孢氨苄和头孢拉定的分离纯化中，有可能采用 2-萘酚作为沉淀剂，该化合物对皮肤、黏膜具有较强刺激性，进入人体会造成伤害。

ChP2020 规定对头孢氨苄和头孢拉定中的 2-萘酚进行检查，通过高效液相色谱法，峰面积外标法进行定量。供口服制剂和注射用的原料药中 2-萘酚分别不得超过 0.05% 和 0.0025%。该项目国外药典未有收载。

3. N, N-二甲基苯胺

该杂质是青霉素 G 裂解产生的，ChP2020 采用气相色谱法检查。氨苄西林中该杂质的限量是百万分之二十。

4. N-甲基吡咯烷

盐酸头孢吡肟 3-(1-甲基吡咯烷基)甲基脱落生成该杂质，因此在盐酸头孢吡肟中需要对该杂质进行检查，ChP2020 采用高效液相色谱法检测，其限量为 0.3%。

14.4.6　残留溶剂

β-内酰胺类抗生素在其半合成中，特别是产物结晶过程中，需要使用一系列有机溶剂，这些有机溶剂与抗生素形成复合体时，采用常规干燥法不容易除干净，因而成品中会有残留溶剂。这些残留溶剂不仅使得药物带有溶剂的臭味，还可能加速药物质量的变化，因此各国药典均采用气相色谱法检查残留溶剂。

14.4.7　水分和干燥失重

对本类药物稳定性影响较大的水分主要是自由水，可以直接参与β-内酰胺类抗生素的降解，并且还可能导致其发生聚合。因此本类药物需要进行水分或干燥失重检查，严格控制水分含量。

14.4.8　吸光度变化

本类抗生素在生产或贮存过程中产生的杂质会在特定的波长处具有吸光度值，因此可以通过规定波长的吸光度来进行控制。

ChP2020 中青霉素钠吸光度测定方法为精密称定并用水配制每 1 mL 中约含 1.80 mg 的青霉素钠溶液，照紫外-可见分光光度法，在 280 nm 与 325 nm 波长处测定，吸光度均不得大于 0.10；在 264 nm 波长处有最大吸收，吸光度应为 0.80～0.88。青霉素钠的最大吸收波长为 264 nm、280 nm 和 325 nm 显示的是其降解杂质的吸收。

学习与思考 14-3

---

(1) β-内酰胺类抗生素中有哪些杂质？如何检查？

(2) β-内酰胺类抗生素中的特殊杂质是因为哪些原因产生的？产生了哪些杂质？如何检查？

(3) 色谱分析法在 β-内酰胺类抗生素的杂质检查中有哪些应用？举例说明。

14.5　含量(效价)测定

14.5.1　抗生素活性的表示方法

抗生素的抗菌活性以效价单位表示，在抗生素产品研发早期，采用效价单位计量抗生素的含量是一种习惯的计量方法。一般单组分抗生素的效价单位确定主要包括三种。

1. 以活性成分的质量计

例如，硫酸链霉素的活性成分是链霉素碱，链霉素的效价单位为链霉素碱 1 μg = 1 U(单位)，相应硫酸链霉素的效价理论值按照其分子组成计算，就为 789 mg/U。

2. 以纯抗生素制品盐的质量计

例如，四环素的效价单位为盐酸四环素 1 μg = 1 U。

3. 特定的效价单位

在早期研发过程中还无法用质量单位来计量其效价而采用，如青霉素单位定义为"50 mL 肉汤培养基中，能抑制标准金葡菌生长的最少青霉素量为 1 个青霉素单位"，获得青霉素 G 纯品后，证明青霉素 G 钠 0.5988 μg = 1 U。

效价的表示在研究和临床使用中较为常用，对于一些抗生素的盐或者酯，效价均以其活性成分 1 μg = 1 U 的方法计量，也就是上述第一种情况。

14.5.2　抗生素主要含量(效价)测定方法

抗生素含量(效价)测定方法主要有微生物检定法和理化方法两种。

1. 微生物检定法

本法是在适宜条件下，根据量反应平行原理设计，通过检测抗生素对微生物的抑制作用从而计算抗生素含量(效价)，主要包括浊度法和管碟法。

微生物检定法的测定原理与临床应用的要求一致，可以直观地确定抗生素的活性；检测供试品用量小，灵敏度高；不仅适用于纯度较高的抗生素精制品，还适用于纯度较差的产品，也能测定已知或新发现的抗生素的效价，其结果表征的总效价，即所测定抗生素中所有组分的抗菌活性。因此微生物检定法是抗生素效价测定的最基本方法。

但是其操作步骤较为烦琐、测定时间长、误差大，所以随着现代药物分析方法的不断发展，各国药典委员会研究、寻找抗生素纯品与其效价之间的关系，逐渐采用理化法代替微生物法。

2. 理化方法

本法是根据抗生素的分子结构特点，利用其特有的化学或者物理化学性质而建立的分析方法，适用于提纯、精制的及化学结构明确的抗生素，具有较高的专属性和灵敏度，操作方便。测定结果代表药物的质量，当其效价单位与质量的关系已知时，可以明确其效价。

例如，注射用青霉素钠的规格按 $C_{16}H_{17}N_2NaO_4S$ 计 0.24 g(40 万 U)，即每 1 mg 的 $C_{16}H_{17}N_2NaO_4S$ 相当于 1670 青霉素单位，以测定出的青霉素钠的含量并计算其效价。由于高效液相色谱法强大的分离分析能力，可以有效地分离供试品中可能存在的杂质，具有较高的专属性，目前各国药典主要采用该法测定抗生素的含量。

14.5.3 β-内酰胺类抗生素的含量测定方法

ChP2020 收载的本类抗生素中，磺苄西林钠和注射用磺苄西林钠通过微生物检定法测定效价，其余都利用理化法测定含量。

利用 β-内酰胺环能和氢氧化钠滴定液定量发生水解的原理，可用盐酸进行剩余滴定，通过水解反应消耗的氢氧化钠滴定液计算含量。青霉素类抗生素在碱性溶液中水解成青霉噻唑酸，在 pH 4.5 缓冲液中可以与碘定量的发生氧化还原反应，因此可用碘量法进行测定。但是由于容量法专属性不高，不适用于含有较多结构类似杂质的本类药物，目前 ChP2020 中仅羧苄西林钠和注射用羧苄西林钠采用酸碱滴定法测定含量。

利用 β-内酰胺环的异羟肟酸铁反应，或其他显色反应，可使本类药物生成有色物质，从而可采用比色法进行定量。由于显色单元与杂质的结构也较为类似，因此同样无法很好地消除杂质对测定的干扰，也逐渐不被用于本类药物原料药的测定。

ChP2020 除磺苄西林钠和羧苄西林钠外，均采用高效液相色谱法测定含量，适用于原料药和制剂的测定。

延伸阅读 14-4：β-内酰胺类抗生素的含量测定示例

【例 14-4】头孢呋辛酯含量测定

测定法　取本品适量，精密称定(约相当于头孢呋辛 25 mg)，置 100 mL 量瓶中，加甲醇 5 mL 溶解，再用流动相稀释至刻度，摇匀，作为供试品溶液，立即精密量取 20 μL 注入液相色谱仪，记录色谱图；另取头孢呋辛酯对照品适量，同法测定。利用外标法以头孢呋辛酯两主峰面积计算供试品中 $C_{16}H_{16}N_4O_8S$ 的含量。含量要求按无水物计算，含头孢呋辛 ($C_{16}H_{16}N_4O_8S$) 应不得少于 75.0%。

头孢呋辛酯中的活性成分为头孢呋辛，因此含量按照活性成分进行计算。由于头孢呋辛酯有 A、B 异构体，其代表的色谱峰面积和代表了头孢呋辛酯的量，因此在峰面积外标法计算时候，需要将两个主峰面积相加。

14.6 体内β-内酰胺类抗生素分析

青霉素类和头孢菌素类抗生素属于时间依赖性抗生素,在最低抑菌浓度(MIC)以上维持的时间越长,其抗菌效果越好。

目前临床给药此类抗生素,主要根据其体内半衰期确定。大多数青霉素类药物半衰期为 30~60 min,所以每日应多于 3 次给药,维持血药浓度大于最低抑菌浓度。由于抗生素耐药性,以及当前感染性疾病日益增多,患者情况复杂,因此需要对β-内酰胺类抗生素进行治疗药物监测,根据血药浓度及时调整剂量,实现最佳治疗效果。β-内酰胺类抗生素的药效依赖于其体内游离的血药浓度,特别是对于一些低白蛋白血症的患者,游离药物浓度对调整治疗方案更加有效。

延伸阅读 14-5:体内β-内酰胺类抗生素的含量测定示例

【例 14-5】高效液相色谱法测定人血浆中 10 种β-内酰胺类抗生素

精密量取 200 μL 血浆样品,置于超滤管中(截留分子量 30 000),在 16 200 × g 离心 10 min,精密量取 100 μL 超滤液和 10 μL 2-吗啉乙磺酸(pH 6.6,1 mol/L)混合 30 s,随后进行高效液相色谱分析。

色谱柱为 XBridge C18 柱 (4.6 mm × 30 mm,2.5 μm),保护柱为 Phenomenex C18 柱 (4.0 mm× 30 mm);流速为 1.0 mL/min,进样量为 25 μL,室温下进行分析。流动相体系、检测波长及各抗生素保留时间见表 14-3,典型图谱见图 14-9。10 种β-内酰胺类抗生素的线性范围为 0.1~50 μg/mL,线性相关系数均大于 0.999,各浓度的批内批间精密度相对标准偏差 <10%,4 个月临床样品分析质控样品的精密度相对标准偏差 <10%。

表 14-3 10 种β-内酰胺类抗生素的高效液相色谱法条件

抗生素	流动相体系	检测波长/nm	保留时间/min
氨苄西林		210	6.7
头孢曲松	乙腈-磷酸盐缓冲液(50 mmol/L,pH 2.4)(8∶92)	260	5.9
美罗培南		304	3.1
头孢唑林		260	4.4
厄他培南	乙腈-磷酸盐缓冲液(50 mmol/L,pH 2.4)(12∶88)	304	6.0
哌拉西林		210	2.7
苄星青霉素	乙腈-磷酸盐缓冲液(100 mmol/L,pH 3.4)(25∶75)	210	3.2
头孢噻吩		260	2.1
氟氯西林		210	1.9
双氯西林	乙腈-磷酸盐缓冲液(100 mmol/L,pH 3.4)(40∶60)	210	2.4

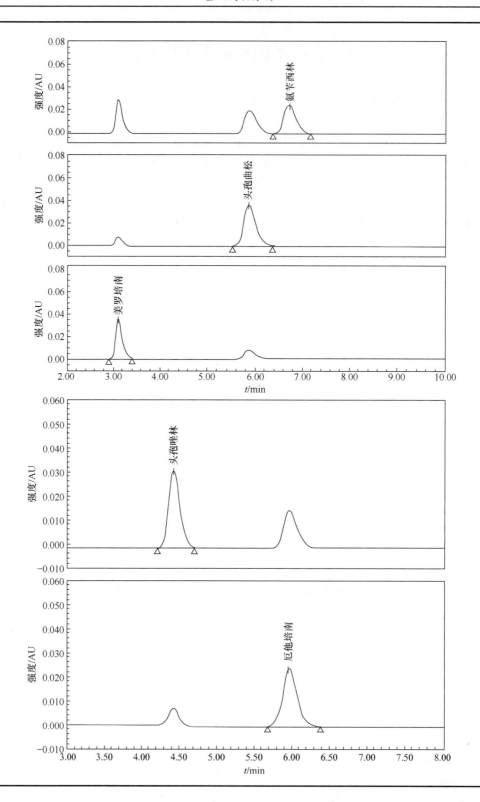

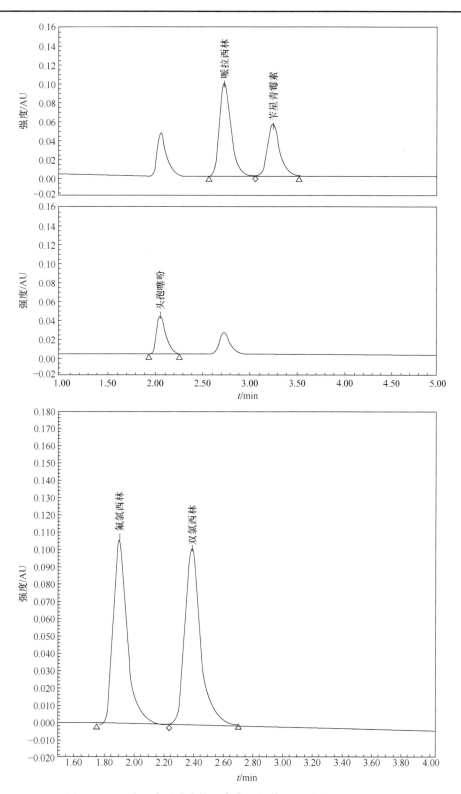

图 14-9 10种β-内酰胺类抗生素典型色谱图(浓度均为 10 μg/mL)

在例 14-5 中，样品前处理采用超滤法，分离出游离药物进行检测。超滤液中加入的 2-吗啉乙磺酸帮助稳定待测抗生素，使得超滤液在 12 h 内保持稳定。小颗粒的色谱填料可以增加柱效，超滤法可以减少内源性物质的干扰，综合考虑方法专属性和分析周期，选择了 4 种流动相体系和 3 种检测波长分别对上述 10 种抗生素进行测定。

在临床分析中发现，血浆蛋白结合率达 95%的头孢曲松，在不同患者体内的蛋白结合率具有非常大的变异，表明本法适合监测临床常用的 10 种 β-内酰胺类抗生素。

学习与思考 14-4

---

(1) 如何表示抗生素活性？如何测定抗生素的活性？

(2) 抗生素主要含量(效价)测定方法有哪些？各自有什么应用范围和前景？

(3) 如何开展体内 β-内酰胺类抗生素的分析？举例说明。

(4) 体内 β-内酰胺类抗生素的分析有哪些注意事项？举例说明

内容提要与学习要求

β-内酰胺类抗生素包括青霉素类和头孢菌素类两种，二者结构中都含有 β-内酰胺环，其中青霉素母核为 β-内酰胺环骈合氢化噻唑环；头孢菌素母核为 β-内酰胺环骈合氢化噻嗪环。在 β-内酰胺环上有一个酰胺侧链，其骈合的杂环上有一个游离羧基。不同的 β-内酰胺类抗生素的主要区别在于其酰胺侧链上不同的取代基，以及游离羧基是否成酯。

青霉素类和头孢菌素类药物结构中的游离羧基具有较强的酸性。青霉素类母核结构中含 3 个手性碳原子，头孢菌素类母核结构中含 2 个手性碳原子，所以具有旋光性。另外其酰胺侧链上的取代基也可能引入手性碳原子。利用分子的旋光性，可以用于定性或定量分析。本类药物结构中的 β-内酰胺环不稳定，非常容易发生开环反应，失去抗菌活性，并产生杂质，应严格控制。本类药物的酰胺侧链具有类似肽键的结构，因此具有与之相似的性质，可以用于鉴别或比色法含量测定。还可以利用酰胺侧链取代基的特征进行鉴别或含量测定；本类药物也具有特征的红外或紫外吸收特性，可以用来进行鉴别或含量测定。基于此，本章重点介绍了 β-内酰胺类抗生素的鉴别、杂质检查、含量(效价)测定方法及体内 β-内酰胺类抗生素分析方法。

本章学习要求掌握 β-内酰胺类抗生素的基本结构特点与性质，以及根据性质选择相应的分析方法进行鉴别、检查和含量测定；了解影响各类药物的稳定性因素和可能的杂质及其分析方法。

练 习 题

一、选择题

1. 青霉素族药物在 pH = 4 条件下，易发生分子重排，其产物是(　　)。

A. 青霉胺　　　　　　　　B. 青霉醛　　　　　　　　C. 青霉酸　　　　　　　　D. 青霉烯酸

2. 能发生异羟肟酸铁反应的抗生素类药物有(　　)。

A. 青霉素钾　　　　　　　B. 硫酸链霉素　　　　　　C. 盐酸四环素　　　　　　D. 硫酸庆大霉素

3. ChP2020 对 β-内酰胺类抗生素进行聚合物检查，采用的是(　　)。

A. 离子对色谱法　　　　　B. 离子抑制色谱法　　　　C. 分子排阻色谱法　　　　D. 正相色谱法

4. 下列需要检查的项目可能影响 β-内酰胺类抗生素稳定性的是(　　)。

A. 异构体　　　　　　　　B. 结晶性　　　　　　　　C. 聚合物　　　　　　　　D. 残留溶剂

5. ChP2020 中下列药物需要进行异构体检查的是(　　)。

A. 青霉素钠   B. 阿莫西林   C. 头孢呋辛酯   D. 氨苄西林

二、填空题

1. β-内酰胺类药物结构中都含有β-内酰胺环，包括_____和_____。

2. 微生物检定法用于计算抗生素含量(效价)，主要包括_____和_____。

3. 基于β-内酰胺类抗生素的内酰胺结构进行化学鉴别的方法是_____。

4. β-内酰胺类抗生素除_____和_____外，均采用高效液相色谱法测定含量。

5. 采用高效液相色谱法测定含量时，由于_____有 A、B 异构体，因此采用外标法计算时，需要将两个主峰面积相加。

6. 相较于化学鉴别法而言，_____有更好的专属性，更多地用于β-内酰胺类抗生素的鉴别。

7. 抗生素的抗菌活性以_____表示。

8. β-内酰胺类抗生素可以发生双缩脲反应，是基于其_____。

三、简答题

1. 简述青霉素钠的结构特点和性质，并根据相应的性质设计其鉴别的方法。

2. ChP2020 中青霉素钠吸光度检查的原理是什么？

3. 简单介绍β-内酰胺类抗生素中的聚合物杂质。

4. 请简述β-内酰胺类抗生素中的聚合物检查采用自身对照外标法的原因和原理。

5. 什么是抗生素的效价？建立理化方法测定抗生素含量(效价)需要注意哪些问题？

6. 简述生物检定法及其在药物分析中的应用。

7. 试分析生物鉴定法与理化法进行药物含量(效价)测定的优缺点。

第15章　药物制剂分析

药物制剂是原料药物或与辅料制成一定的剂型，并经包装而成。将原料药物制成药物制剂时，不同的原料药物常可以制成同一剂型，如阿司匹林和维生素 C 都可以制成片剂；另外，同一原料药物有时可以制成不同的剂型，如醋酸氢化可的松可以制成片剂和注射液。

药物制剂分析是药物分析的重要组成部分，因为药物制剂是活性药物成分 (active pharmaceutical ingredient，API) 的临床使用形式。《中国药典》、EP、USP 和 JP 均收载了常用的剂型，如片剂、胶囊剂、注射剂和软膏剂。ChP2020 通则 "0100 制剂通则" 分别收载了不同剂型的基本质量要求。

15.1　药物制剂分析的特点

药物制剂分析通常比原料药物分析困难，主要原因如下。①药物制剂的组成复杂，不但有活性药物成分，还有辅料，有时甚至需要考虑药包材的成分迁移。因此，待测样品一般需要进行分离预处理以排除辅料等对分析的干扰，并使用专属性强的分析方法。②药物制剂的活性药物成分含量 (按质量计算) 较低，待测样品一般需要进行富集预处理和 (或) 使用灵敏度高的分析方法。③药物制剂的剂型检查项目繁多。不同剂型因其主要辅料、制备工艺及质量要求不同，剂型检查的项目、方法与限度各有不同。即使是相同剂型，若活性药物成分的性质和 (或) 剂量不同，剂型检查的项目等也可能不同。

如表 15-1 所示，醋酸氢化可的松的制剂分析与其原料药物分析相比，在性状、鉴别、检查和含量测定方面均存在一定的差异。另外，不同剂型的分析也存在以下差异：①质量控制强度不同；②剂型检查项目不同；③样品预处理方法不同。

表 15-1　ChP2020 醋酸氢化可的松及其制剂的分析

药品	性状	鉴别	检查	含量测定		
				分析方法	预处理方法	限度
醋酸氢化可的松	白色或类白色的结晶性粉末，无臭；在甲醇、乙醇或三氯甲烷中微溶，在水中不溶；在二氧六环中比旋度为 +158°至 +165°；在无水乙醇中，241 nm 处的 $E_{1cm}^{1\%}$ 为 383~407	(1) 与硫酸苯肼试液反应显色 (2) 与硫酸反应显色，并带荧光 (3) 高效液相色谱法 (4) 红外分光光度法	(1) 有关物质 (2) 干燥失重	高效液相色谱法	无	97.0%~102.0% (按干燥品计)

药品	性状	鉴别	检查	含量测定		限度
				分析方法	预处理方法	
醋酸氢化可的松片	白色片	本品细粉用三氯甲烷提取，滤过，滤液蒸干，残渣照醋酸氢化可的松项下的鉴别(1)、(2)项试验，显相同的反应	(1)含量均匀度 (2)片剂项下崩解时限	UV-Vis 法	研细，加无水乙醇振摇使醋酸氢化可的松溶解，滤过，取续滤液	标示量的90.0%～110.0%
醋酸氢化可的松注射液	微细颗粒的混悬液。静置后微细颗粒下沉，振摇后成均匀的乳白色混悬液	(1)本品用三氯甲烷提取，滤过，滤液蒸干，残渣照醋酸氢化可的松项下的鉴别(1)、(2)项试验，显相同的反应 (2)高效液相色谱法	(1) pH (2)有关物质 (3)细菌内毒素 (4)注射剂项下 ① 装量 ② 可见异物 ③ 无菌	高效液相色谱法	加甲醇振摇使醋酸氢化可的松溶解	标示量的90.0%～110.0%
醋酸氢化可的松眼膏	黄色软膏	(1)本品加石油醚振摇使基质溶解，滤过，滤渣用石油醚洗涤，加无水乙醇，加热并搅拌使醋酸氢化可的松溶解，冰浴冷却，滤过，滤液蒸干，残渣按醋酸氢化可的松项下的鉴别(1)、(2)项试验，显相同的反应 (2)高效液相色谱法	眼用制剂项下 ① 粒度 ② 金属性异物 ③ 最低装量 ④ 无菌	高效液相色谱法	加甲醇，加热并振摇使基质融化，冰浴冷却，滤过，取续滤液	标示量的90.0%～110.0%

15.1.1　药物制剂性状观测

　　药物制剂的性状观测比其原料药物简单。原料药物的性状项下包括感观、溶解度与物理常数共两项；药物制剂的性状项下通常仅有感观一项，见表 15-1。

　　药物制剂的感观能够在一定程度上综合表征药品质量，而且该项观测不需要特殊的设施和设备，不但能够由药品质量控制人员实施，在药物制剂的使用环节也能够由临床药师、医生、护士及患者等实施。因此，药物制剂的性状观测是药物制剂质量控制不可缺少的重要组成部分。

15.1.2 药物制剂鉴别

药物制剂的鉴别与其原料药物的鉴别相比，常被弱化(如取消其原料药物的某个受辅料干扰的鉴别试验)，因为药物制剂所使用的原料药物已鉴别且符合规定。

由于药物制剂与其原料药物所鉴别的成分相同，药物制剂的鉴别方法通常以其原料药物的鉴别方法为基础，即经样品预处理排除辅料干扰后采用其原料药物的鉴别方法(如红外分光光度法)。若药物制剂的辅料无干扰，则可直接采用其原料药物的鉴别方法。但是，药物制剂有时也采用其原料药物未采用的其他鉴别方法(如高效液相色谱法)。

延伸阅读 15-1：药物制剂鉴别举例

【例 15-1】ChP2020 甲苯磺丁脲及其片剂的鉴别

甲苯磺丁脲的鉴别：①取本品约 0.3 g，加硫酸溶液(1→3) 12 mL，加热回流 30 min，放冷，即析出白色沉淀，滤过，沉淀用少量水重结晶后，依法测定(通则 0612)，熔点约为 138℃。②取上述滤液，加 20%氢氧化钠溶液使成碱性后，加热，即发生正丁胺的特臭。③本品的红外光吸收图谱应与对照的图谱(光谱集 102 图)一致。

甲苯磺丁脲片的鉴别：①取本品细粉适量(约相当于甲苯磺丁脲 0.5 g)，加丙酮 8 mL，振摇使甲苯磺丁脲溶解，滤过，滤液置水浴上蒸干；取残渣 0.2 g，加硫酸溶液(1→3) 12 mL，加热回流 30 min，放冷，即析出白色沉淀，滤过，滤液加 20%氢氧化钠溶液使成碱性后，加热，即发生正丁胺的特臭。②上述残渣的红外光吸收图谱应与对照的图谱(光谱集 102 图)一致。

本例中，甲苯磺丁脲片的鉴别取消了其原料药物三个鉴别试验中烦琐的鉴别试验①；样品预处理后，采用其原料药物的鉴别试验②和③共两个鉴别试验。

【例 15-2】ChP2020 阿司匹林及其片剂的鉴别

阿司匹林的鉴别：①取本品约 0.1 g，加水 10 mL，煮沸，放冷，加三氯化铁试液 1 滴，即显紫堇色。②取本品约 0.5 g，加碳酸钠试液 10 mL，煮沸 2 min 后，放冷，加过量的稀硫酸，即析出白色沉淀，并发生乙酸的臭气。③本品的红外光吸收图谱应与对照的图谱(光谱集 5 图)一致。

阿司匹林片的鉴别：①取本品的细粉适量(约相当于阿司匹林 0.1 g)，加水 10 mL，煮沸，放冷，加三氯化铁试液 1 滴，即显紫堇色。②在含量测定项下记录的色谱图中，供试品溶液主峰的保留时间应与对照品溶液主峰的保留时间一致。

本例中，阿司匹林片的鉴别直接采用其原料药物的鉴别试验①，取消了其原料药物的受辅料干扰的鉴别试验②和③，增加了利用含量测定高效液相色谱结果的鉴别试验。阿司匹林片的鉴别比其原料药物的鉴别少一个试验。

15.1.3 药物制剂检查

药物制剂的检查与其原料药物的检查相比，不但包括杂质检查，而且包括其特有的剂型检查。

1. 剂型检查

药物制剂的剂型检查收载于 ChP2020 通则"0100 制剂通则"项下，涉及药物制剂的均一性(如片剂的"重量差异")、有效性(如片剂的"崩解时限")和安全性(如注射剂的"无菌")。不同剂型的剂型检查要求分别收载于"0100 制剂通则"项下的"0101 片剂""0102 注射剂"等通则中。

2. 杂质检查

药物制剂的杂质检查通常不重复其原料药物的一般杂质(如氯化物)检查,因为一般杂质在制剂的生产和贮藏中多无明显增加,而药物制剂所使用的原料药物已检查杂质且符合规定。药物制剂的杂质检查主要包括:①制剂生产和贮藏中可能产生的杂质(原料药物未控制的杂质,如薄膜包衣片的残留溶剂);②制剂生产和贮藏中可能增加的降解产物(原料药物已控制的杂质,如阿司匹林片的游离水杨酸);③毒性杂质(如重金属)。需要注意的是,药物制剂的杂质检查一般需经样品预处理排除辅料的干扰。

延伸阅读 15-2:药物制剂检查举例

【例 15-3】ChP2020 葡萄糖及其注射液的检查

葡萄糖的检查项目:酸度、溶液的澄清度与颜色、乙醇溶液的澄清度、氯化物、硫酸盐、亚硫酸盐与可溶性淀粉、干燥失重、炽灼残渣、蛋白质、钡盐、钙盐、铁盐、重金属、砷盐和微生物限度。

葡萄糖注射液的检查项目:pH、5-羟甲基糠醛、重金属、细菌内毒素、无菌、其他(注射剂项下有关的各项规定,通则 0102)。

本例中,葡萄糖主要进行杂质检查;由于易滋生微生物,还需要进行微生物限度检查。葡萄糖注射液则需要进行:①杂质检查(pH 的测定比原料药物的酸度检查更准确;5-羟甲基糠醛是注射液生产中葡萄糖在高温等条件下脱水产生的杂质,需要检查;重金属虽原料药物已检查且符合规定,但属于制剂中可能引入的毒性杂质,需要检查);②剂型检查(细菌内毒素、无菌、其他注射剂项下有关的各项规定)。

【例 15-4】ChP2020 阿司匹林及其制剂的游离水杨酸检查

阿司匹林及其制剂的游离水杨酸检查均采用高效液相色谱法,原料药物该降解杂质的限量为 0.1%,不同剂型制剂该降解杂质的限量分别为普通片(阿司匹林标示量的)0.3%、肠溶胶囊(阿司匹林标示量的)1.0%、肠溶片(阿司匹林标示量的)1.5%、泡腾片和栓剂(阿司匹林标示量的)3.0%。

本例中,依据制备工艺和给药途径不同,阿司匹林及其不同剂型制剂的降解杂质游离水杨酸的限量不完全相同,以原料药物的限量为最低。

15.1.4　药物制剂含量测定

药物制剂的含量测定与其原料药物的含量测定相比,虽所测成分相同,但测定方法各不相同,主要原因如下。①药物制剂的含量测定一般需经样品预处理排除辅料的干扰。例如,缓、控释制剂多采用超声法等促使药物释放完全,滤过,再测定含量。辅料无干扰(如部分注射液)时,则直接测定药物制剂含量。②药物制剂的活性药物成分含量(按质量计算)一般较低,其原料药物的含量测定方法(如滴定法)常不能满足药物制剂含量测定对灵敏度的要求。对于小剂量(每一个单剂标示量小于 25 mg 或主药含量小于每一个单剂质量的 25%)制剂,其至需进行浓缩等样品预处理，或改用灵敏度更高的含量测定方法（如 UV-VIS 法、高效液相色谱法）。

延伸阅读 15-3：药物制剂含量测定举例

【例 15-5】ChP2020 硫酸沙丁胺醇及其制剂的含量测定

硫酸沙丁胺醇的含量测定：非水溶液滴定法。

硫酸沙丁胺醇胶囊（2 mg/粒）的含量测定：高效液相色谱法。内容物加流动相，振摇使硫酸沙丁胺醇溶解，滤过，取续滤液作为供试品溶液。

硫酸沙丁胺醇缓释胶囊（4 mg/粒；8 mg/粒）的含量测定：高效液相色谱法。内容物加 0.1 mol/L 盐酸溶液，超声使硫酸沙丁胺醇溶解，滤过，取续滤液作为供试品溶液。

本例中，硫酸沙丁胺醇制剂的含量测定方法与其原料药物含量测定所用的非水溶液滴定法不同，在滤除辅料后，采用灵敏度高的高效液相色谱法测定制剂的含量。缓释胶囊的药物定量释放采用了较普通胶囊所用的振摇操作更剧烈的超声助溶。

15.2　药用辅料分析的特点

药用辅料系指药物制剂处方中除活性药物成分以外的其他成分。药用辅料作为药物制剂的组成部分，且也进入体内代谢，其质量直接影响药物制剂的安全性和有效性，因此药用辅料的分析是药物制剂分析的组成部分。

ChP2020 四部收载了药用辅料各品种的质量标准及通则"0251 药用辅料"。由于同一药用辅料可用于不同给药途径、不同剂型的制剂，可采用其不同的功能，所以其质量标准须设置相应的质量控制项目与限度。

药用辅料与原料药物在性质和含量方面具有相似的特点，因此两者的性状、鉴别、检查（功能性检查除外）、含量测定均具有相似的特点。其中，药用辅料的检查主要为杂质检查，用于高风险制剂的辅料还需进行与制剂风险相适应的安全性检查。

值得注意的是，ChP2020 指导原则"9601 药用辅料功能性相关指标指导原则"列举了十九种功能类别药用辅料的功能性相关指标（functionality-related characteristics，FRCs）。按照药用辅料的功能性相关指标，为适应不同用途，同一品种药用辅料可有不同的规格。若药用辅料的功能性相关指标属于理化常数（如熔点），则列于性状项下，见例 10-7。当药用辅料的特定功能难以采用一般的理化方法评价时，需进行功能性检查。

延伸阅读 15-4：药用辅料分析举例

【例 15-6】ChP2020 羊毛脂的性状

本品为淡黄色至棕黄色的蜡状物；有黏性而滑腻；臭微弱而特异。

本品在三氯甲烷或乙醚中易溶，在热乙醇中溶解，在乙醇中极微溶解，在水中不溶；但能与约 2 倍量的水均匀混合。

熔点　本品的熔点（通则 0612 第二法）应为 36～42℃。

酸值　本品的酸值(通则 0713)应不大于 1.5。

碘值　本品的碘值(通则 0713)应为 18～35(测定时在暗处放置时间为 4 h)。

皂化值　本品的皂化值(通则 0713)应为 92～106(测定时加热回流时间为 2 h)。

本例中，羊毛脂的性状包括感观、溶解度与理化常数共两项，与原料药物的性状具有相似的特点。

【例 15-7】ChP2020 乙基纤维素的鉴别

本品的红外光吸收图谱应与对照品的图谱一致(通则 0402)。

本例中，乙基纤维素具有红外吸收特性，故采用红外分光光度法鉴别，与原料药物的鉴别具有相似的特点。

【例 15-8】ChP2020 注射用水的检查

pH　取本品 100 mL，加饱和氯化钾溶液 0.3 mL，依法测定(通则 0631)，pH 应为 5.0～7.0。

氨　取本品 50 mL，照纯化水项下的方法检查，其中对照用氯化铵溶液改为 1.0 mL，应符合规定(0.000 02%)。

硝酸盐与亚硝酸盐、电导率、总有机碳、不挥发物与重金属　照纯化水项下的方法检查，应符合规定。

细菌内毒素　取本品，依法检查(通则 1143)，每 1 mL 中含内毒素的量应小于 0.25 EU。

微生物限度　取本品不少于 100 mL，经薄膜过滤法处理，采用 R2A 琼脂培养基，30～35℃培养不少于 5 天，依法检查(通则 1105)，100 mL 供试品中需氧菌总数不得过 10 cfu。

R2A 琼脂培养基处方、制备及适用性检查试验　照纯化水项下的方法检查，应符合规定。

本例中，注射用水(注射剂最常用的溶剂和稀释剂)的检查包括杂质检查和安全性检查。一方面，注射用水的杂质检查与原料药物的相似。另一方面，注射用水需进行与注射剂风险相适应的安全性检查细菌内毒素和微生物限度。因为注射剂进入体内不经过胃肠道，且注射用水易与药包材和活性药物成分等发生相互作用，对注射剂质量影响大，所以注射用水的质量控制严格。

【例 15-9】ChP2020 甲基纤维素的黏度检查

(1)对于标示黏度低于 600 mPa·s 的供试品，取本品 4.0 g(按干燥品计)，加 90℃的水 196 g，充分搅拌约 10 min，置冰浴中冷却，冷却过程中继续搅拌，再保持 40 min，加冷水至总重为 200 g，搅拌均匀，调节温度至 20℃±0.1℃，如有必要可减压或离心除去溶液中的气泡，选择适合毛细管内径的平式黏度计，依法测定(通则 0633 第一法)，黏度应为标示黏度的 80%～120%。

(2)对于标示黏度不低于 600 mPa·s 的供试品，取本品 10.0 g(按干燥品计)，加 90℃的水 490 g，充分搅拌约 10 min，置冰浴中冷却，冷却过程中继续搅拌，再保持 40 min，加冷水至总质量为 500 g，搅拌均匀，调节温度至 20℃±0.1℃，用适宜的单柱型旋转黏度计，按表 15-2 选择合适的转子和转速，依法测定(通则 0633 第三法)，旋转后 2 min 读数，停止 2 min，再重复实验 2 次，取 3 次试验的平均值；若测量标示黏度 ≥9500 mPa·s 的供试品，则于黏度计开启旋转后 5 min 再读数，停止 2 min，再重复试验 2 次，取 3 次试验的平均值。黏度应为标示黏度的 75%～140%。

表 15-2　转子和转速选择表

标示黏度/（mPa·s）	转子型号	转速/（r/min）	系数
600 ≤ 标示黏度 ＜1400	3	60	20
1400 ≤ 标示黏度 ＜3500	3	12	100
3500 ≤ 标示黏度 ＜9500	4	60	100
9500 ≤ 标示黏度	4	6	1000

本例中，甲基纤维素的黏度检查属于药用辅料的一种功能性检查。

【例 15-10】ChP2020 乳糖的含量测定

照高效液相色谱法（通则 0512）测定。

色谱条件与系统适用性试验　用氨基键合硅胶（或氨基键合聚合物）为填充剂；以乙腈-水（70：30）为流动相；示差折光检测器；参考条件（柱温为 30℃，检测器温度为 30℃）。取乳糖对照品与蔗糖对照品各适量，精密称定，加水溶解并稀释制成每 1 mL 各含 5 mg 的溶液，取 10 μL，注入液相色谱仪，乳糖峰与蔗糖峰的分离度应符合要求。

测定法　取本品适量，精密称定，加水溶解并定量稀释制成每 1 mL 约含乳糖 5 mg 的溶液，精密量取 10 μL，注入液相色谱仪，记录色谱图；另取乳糖对照品适量，同法测定，按外标法以峰面积计算，即得。

本例中，乳糖的含量测定采用高效液相色谱法，与原料药物的含量测定相似。

15.3　药包材分析的特点

药用包装材料简称药包材，系指药品生产企业生产的药品和医疗机构配制的制剂所使用的、直接与药品接触的包装材料和容器，由包装组件（由一种或多种材料制成，如铝塑组合盖）组合而成，在药品的包装、贮藏、运输和使用过程中起到保护药品、方便用药或实现给药（如气雾剂的药包材）的作用。因此，药包材的质量影响药物制剂的稳定性、安全性、有效性和均一性，其生产工艺及质量标准应与所包装药物制剂的剂型及质量要求相适应。药包材分析是药物制剂分析的组成部分。

ChP2020 指导原则 "9621 药包材通用要求指导原则" 中，药包材的分类如下：①按照材质分为塑料类、金属类、玻璃类、陶瓷类、橡胶类、其他类（如纸、干燥剂）等。我国《直接接触药品的包装材料和容器标准》（简称 YBB）2015 年版按照药包材的材质分类收载。②按照用途和形制分为输液瓶（袋、膜及配件）、安瓿、药用（注射剂、口服或外用剂型）瓶（管、盖）、药用胶塞、药用预灌封注射器、药用滴眼（鼻、耳）剂瓶、药用硬片（膜）、药用铝箔、药用软膏管（盒）、药用喷（气）雾剂泵（阀门、罐、筒）、药用干燥剂等。药包材按其用途、材质和形制的顺序命名，如口服固体药用聚丙烯瓶。

在药包材的各种材质中，玻璃对人体无毒，且具有稳定的化学性质（最稳定的材料之一）和一定的机械强度，广泛用于药物制剂的包装。ChP2020 指导原则 "9622 药用玻璃材料和容器指导原则" 中，药用玻璃材料和容器的分类如下。

（1）按照化学成分和性能分为高硼硅玻璃、中硼硅玻璃、低硼硅玻璃和钠钙玻璃共四类。

（2）按照耐水性能[《玻璃颗粒在121℃耐水性测定法和分级》（YBB00252003—2015）]分为高耐水性的Ⅰ类（硼硅类）玻璃和中等耐水性的Ⅲ类（钠钙类）玻璃，Ⅲ类玻璃容器的内表面经中性化处理达到高耐水性时称为Ⅱ类玻璃容器。

（3）按照成型方法分为模制瓶和管制瓶。模制瓶包括大容量注射液包装用的输液瓶，小容量注射剂包装用的模制注射剂瓶（或称西林瓶），口服制剂包装用的模制药瓶。管制瓶包括小容量注射剂包装用的安瓿、管制注射剂瓶（或称西林瓶）、预灌封注射器玻璃针管、笔式注射器玻璃套筒（或称卡氏瓶），口服制剂包装用的管制药瓶等。注意，不同成型工艺对玻璃容器质量的影响不同，管制瓶热加工部位较未受热部位的内表面化学耐受性低，即同一种玻璃管加工成型的产品质量可能不同。

药包材的材质、结构和功能与药品相比均具有其特殊性，所以药包材分析具有与药品分析不同的特点（如无"含量测定"项）。

延伸阅读 15-5：药包材分析举例

【例 15-11】口服固体药用聚丙烯瓶的分析

口服固体药用聚丙烯瓶(YBB00112002—2015)

本标准适用于以聚丙烯（PP）为主要原料，采用注吹成型工艺生产的口服固体制剂用塑料瓶。

【外观】 取本品适量，在自然光线明亮处，正视目测。应具有均匀一致的色泽，不得有明显色差。瓶的表面应光洁、平整，不得有变形和明显的擦痕。不得有沙眼、油污、气泡。瓶口应平整、光滑。

【鉴别】

(1)红外光谱：取本品适量，照包装材料红外光谱测定法（YBB00262004-2015）第四法测定，应与对照图谱基本一致。

(2)密度：取本品 2 g，加 100 mL 水，回流 2 h，放冷，80℃干燥 2 h 后，照密度测定法（YBB00132003—2015）测定，应为 0.900～0.915 g/cm^3。

【密封性】 取本品适量，于每个瓶内装入适量玻璃球，盖紧瓶盖（带有螺旋盖的试瓶用测力扳手将瓶与盖旋紧，扭矩见表 15-3），置于带抽气装置的容器中，用水浸没，抽真空至真空度为 27 kPa，维持 2 min，瓶内不得有进水或冒泡现象。

表 15-3 瓶与盖的扭矩

盖直径/mm	扭矩/（N·cm）
15～22	59～78
23～48	98～118
49～70	147～176

【振荡试验】 取本品适量，于每个瓶内装入酸性水为标示剂，盖紧瓶盖（带有螺旋盖的试瓶用测力扳手将瓶与盖旋紧，扭矩见表 15-3），用溴酚蓝试纸（将滤纸浸入稀释 5 倍的溴酚蓝试液，浸透后取出干燥）紧包瓶的颈部，置振荡器（振荡频率为每分钟 200 次±10 次）振荡

30 min 后，溴酚蓝试纸应不变色。

【水蒸气透过量】　取本品适量，照水蒸气透过量测定法（YBB0002003—2015）第三法（2）在温度 25℃±2℃，相对湿度 95%±5% 的条件下测定，不得过 100 mg/（24 h·L）。

【炽灼残渣】　取本品 2.0 g，依法检查（通则 0841），遗留残渣不得过 0.1%（含遮光剂的瓶遗留残渣不得过 3.0%）。

【溶出物试验】

供试液的制备　分别取本品内表面积 600 cm²（分割成长 5 cm，宽 0.3 cm 的小片）3 份，分别置具塞锥形瓶中，加水适量，振摇洗涤小片，弃去水，重复操作 2 次。在 30～40℃ 干燥后，分别用水（70℃±2℃）、65% 乙醇（70℃±2℃）、正己烷（58℃±2℃）200 mL 浸泡 24 h 后，取出放冷至室温，用同批试验用溶剂补充至原体积作为供试液，以同批水、65% 乙醇、正己烷为空白液，进行下列试验。

易氧化物　精密量取水供试液 20 mL，精密加入高锰酸钾滴定液（0.002 mol/L）20 mL 与稀硫酸 1 mL，煮沸 3 min，迅速冷却，加入碘化钾 0.1 g，在暗处放置 5 min，用硫代硫酸钠滴定液（0.01 mol/L）滴定，滴定至近终点时，加入淀粉指示液 5 滴，继续滴定至无色，另取水空白液同法操作，二者消耗硫代硫酸钠滴定液（0.01 mol/L）之差不得过 1.5 mL。

不挥发物　分别取水、65% 乙醇、正己烷供试液与空白液各 50 mL 置于已恒量的蒸发皿中，水浴蒸干，105℃ 干燥 2 h，冷却后精密称定，水供试液不挥发物残渣与其空白液残渣之差不得过 12.0 mg；65% 乙醇供试液不挥发物残渣与其空白液残渣之差不得过 50.0 mg；正己烷不挥发物残渣与其空白液残渣之差不得过 75.0 mg。

重金属　精密量取水供试液 20 mL，加乙酸盐缓冲液（pH 3.5）2 mL，依法检查（通则 0821 第一法），含重金属不得过百万分之一。

【微生物限度】　取本品数只，加入标示容量 1/3 的氯化钠注射液，将盖盖紧，振摇 1 min，即得供试液。供试液进行薄膜过滤后，依法检查（通则 1105、1106），细菌数每瓶不得过 1000 cfu，霉菌和酵母菌数每瓶不得过 100 cfu，大肠埃希菌每瓶不得检出。

【异常毒性】　取本品数只，用水清洗干净后，剪碎，取 500 cm²（以内表面积计），加入氯化钠注射液 50 mL，置高压蒸气灭菌器 110℃ 保持 30 min 后取出，冷却后备用，以同批氯化钠注射液做空白，静脉注射，依法检查（通则 1141），应符合规定。

【贮藏】　固体瓶的内包装用药用聚乙烯塑料袋密封，保存于干燥、清洁处。

【例 15-12】低硼硅玻璃安瓿的分析

低硼硅玻璃安瓿（YBB00332002—2015）

本标准适用于色环和点刻痕易折低硼硅玻璃安瓿。

【外观】　取本品适量，在自然光线明亮处，正视目测。应无色透明或棕色透明；不应有明显的玻璃缺陷；任何部位不得有裂纹；点刻痕易折安瓿的色点应标记在刻痕上方中心，与中心线的偏差不得过 ±1.0 mm。

【鉴别】　（1）线热膨胀系数：取本品适量，照平均线热膨胀系数测定法（YBB00202003—2015）或线热膨胀系数测定法（YBB00212003—2015）测定，应为（6.2～7.5）×10⁻⁶K⁻¹（20～300℃）。

（2）三氧化二硼含量：取本品适量，照三氧化二硼测定法（YBB00232003—2015）测定，含三氧化二硼应不得小于 5%。

【121℃颗粒耐水性】 取本品适量,照玻璃颗粒在 121℃耐水性测定法和分级
(YBB00252003—2015)测定,应符合 1 级。

【内表面耐水性】 取本品适量,照 121℃内表面耐水性测定法和分级
(YBB00242003—2015)测定,应符合 HC 1 级。

【内应力】 取本品适量,照内应力测定法(YBB00162003—2015)测定,退火后的最大永
久应力造成的光程差不得过 40 nm/mm。

【圆跳动】 取本品适量,照垂直轴偏差测定法(YBB00192003—2015)测定,应符合规定。

【折断力】 取本品适量,照规定的方法检测,安瓿折断力应符合规定值,安瓿折断后,
断面应平整(断面不得有尖锐凸起、豁口及长度超过肩部的裂纹)。

【砷、锑、铅、镉浸出量】取本品适量,照砷、锑、铅、镉浸出量测定法(YBB00372004—2015)
测定,每升浸出液中砷不得过 0.2 mg、锑不得过 0.7 mg、铅不得过 1.0 mg、镉不得过 0.25 mg。

15.3.1 药包材外观观测

药包材的外观项下一般包括形制和色泽等要求。例 15-12 中,低硼硅玻璃安瓿应足够透明,
以便检视内容物。

15.3.2 药包材鉴别

药包材的鉴别主要依据其所用材料的理化等特性,采用化学法、物理法等进行鉴别。

例 15-11 中,口服固体药用聚丙烯瓶主要依据其所用材料聚丙烯的性质进行鉴别。由于聚
丙烯为有机化合物,具有红外吸收特性,所以采用红外分光光度法鉴别(与药物鉴别相似);
另外,聚合物的密度是其重要的物理特性,所以还采用密度测定法鉴别。

例 15-12 中,低硼硅玻璃安瓿主要依据其所用材料低硼硅玻璃的性质进行鉴别,即测定其
线热膨胀系数和三氧化二硼含量。

15.3.3 药包材检查

药包材的检查是药包材分析的重要组成部分。ChP2020 指导原则"9621 药包材通用要求
指导原则"将药包材的检查分为物理性能检查、化学性能检查和生物性能检查。

例 15-11 中,口服固体药用聚丙烯瓶的检查项目密封性、振荡试验、水蒸气透过量为物理
性能检查,控制药包材在贮藏和运输中的密封性能;炽灼残渣、溶出物试验为化学性能检查,
控制药包材的非挥发性无机杂质和化学稳定性;微生物限度、异常毒性为生物性能检查,控
制药包材的安全性。

例 15-12 中,低硼硅玻璃安瓿检查砷、锑、铅、镉浸出量以控制其相容性,检查折断力以
控制其临床易用性。

15.4 药物制剂的稳定性

药物制剂的稳定性系指在一定的温度、湿度、光照等条件下,在有效期内,药物制剂保
持其物理学、化学、微生物学、药理学及毒理学特性的能力,以这些特性的变化率表示。特性

变化率越小，稳定性越高。药物制剂的稳定性直接影响其安全性、有效性和均一性。

药物制剂的稳定性主要由其活性药物成分的固有稳定性及药物制剂的相容性决定，并且受到生产工艺和贮藏条件的影响，见图 15-1。

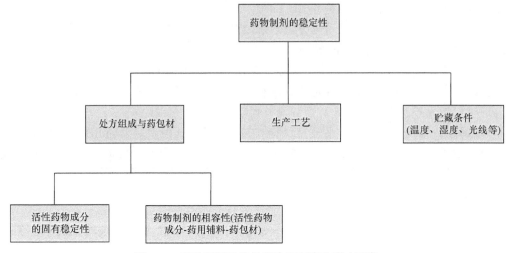

图 15-1　药物制剂稳定性的决定因素和影响因素

15.4.1　药物制剂的稳定性试验

ChP2020 指导原则"9001 原料药物与制剂稳定性试验指导原则"指出，稳定性试验的目的是考察原料药物或药物制剂在温度、湿度、光线的影响下随时间变化的规律，为药品的生产、包装、贮藏、运输条件提供科学依据，并建立药品的有效期。

药物制剂质量的"显著变化"通常被定义为：①含量与初始值相差 5%；或采用生物法或免疫法测定的效价不符合规定。②降解产物超过限度。③外观、物理常数、功能试验(如颜色、相分离、再分散性、黏结、硬度、每揿剂量)等不符合规定。④pH 不符合规定。⑤12 个制剂单位的溶出度不符合规定。

15.4.2　药物制剂的相容性试验

药物制剂的相容性系指药物制剂的各个组成部分(活性药物成分、药用辅料、药包材)之间相互兼容，不发生物理学、化学和微生物学的相互作用，不影响活性药物成分的质量。

ChP2020 指导原则"9621 药包材通用要求指导原则"指出，药物制剂与药包材的相容性应考虑剂型的风险程度和药物制剂与药包材发生相互作用的可能性，见表 15-4。

表 15-4　ChP2020 药包材风险程度分类

不同用途药包材的风险程度	药物制剂与药包材发生相互作用的可能性		
	高	中	低
最高	(1) 吸入气雾剂及喷雾剂 (2) 注射液、冲洗剂	(1) 注射用无菌粉末 (2) 吸入粉雾剂 (3) 植入剂	—

续表

不同用途药包材的风险程度	药物制剂与药包材发生相互作用的可能性		
	高	中	低
高	（1）眼用液体制剂 （2）鼻吸入气雾剂及喷雾剂 （3）软膏剂、乳膏剂、糊剂、凝胶剂及贴膏剂、膜剂	—	—
低	（1）外用液体制剂 （2）外用及舌下给药用气雾剂 （3）栓剂 （4）口服液体制剂	散剂、颗粒剂、丸剂	口服片剂、胶囊剂

药物制剂的相容性试验按照《药品包装材料与药物相容性试验指导原则》（YBB00142002—2015）进行。

15.5 片 剂 分 析

片剂（tablet）系指原料药物或与适宜的辅料混匀压制而成的片状固体制剂。片剂以口服普通片为主，另有含片、舌下片、口腔贴片、咀嚼片、分散片、可溶片、泡腾片、阴道片、阴道泡腾片、缓释片、控释片、肠溶片与口崩片等。

ChP2020 通则"0101 片剂"项下收载了片剂的基本质量要求。

15.5.1 片剂性状观测

ChP2020 通则"0101 片剂"项下规定，片剂为圆形或异形的片状固体制剂，其外观应完整光洁、色泽均匀。与此同时，片剂的性状还应符合正文各品种项下的描述。

15.5.2 片剂鉴别

片剂的鉴别一般采用提取、过滤、取续滤液制备供试品溶液的方法排除其辅料的干扰，参考其原料药物的鉴别试验，从化学法、光谱法、色谱法和其他方法中选择 2～4 种不同原理的鉴别方法，组成一组专属性强的、简便的鉴别试验，见例 15-1 中甲苯磺丁脲片的鉴别和例 15-2 中阿司匹林片的鉴别。

15.5.3 片剂剂型检查

ChP2020 通则"0101 片剂"项下规定，除另有规定外，口服普通片应检查重量差异和崩解时限。若片剂的原料药物与辅料难以混合均匀，应检查含量均匀度以替代检查重量差异；若片剂的原料药物难溶于水，应检查溶出度以替代检查崩解时限。此外，若为非包衣片，还应检查脆碎度。

1. 重量差异或含量均匀度

片剂各片的活性药物成分含量常由于制剂生产中颗粒的均匀性和流动性较差、生产设备的性能未达到要求等原因而产生差异，影响片剂的均一性。因此，片剂需控制剂量单位均匀度(uniformity of dosage units)，即剂量单位含活性药物成分的均匀程度。片剂的剂量单位均匀度主要以重量差异或含量均匀度表示。

重量差异(uniformity of mass，weight variation，or mass variation)系指按规定方法称量片剂时，片重与平均片重之间的差异。值得注意的是，简便地以重量差异表示片剂剂量单位均匀度的前提条件是片剂的原料药物与辅料混合均匀(按质量计算)，此时 USP 用式(15-1)描述各片的活性药物成分含量与其片重的正比关系：

$$C_i = W_i \times A / \overline{W} \tag{15-1}$$

式中，C_i 为片 i 的活性药物成分含量；W_i 为片 i 的片重；A 为片剂的活性药物成分含量；$\overline{W}$ 为片剂的平均片重。

ChP2020 通则"0101 片剂"重量差异检查法：取供试品 20 片，精密称定总质量，求得平均片重后，再分别精密称定每片的质量，每片质量与平均片重比较(凡无含量测定的片剂，每片质量应与标示片重比较)，按表 15-5 中的规定，超出重量差异限度的不得多于 2 片，并不得有 1 片超出限度 1 倍。薄膜衣片应在包薄膜衣后检查重量差异并符合规定。糖衣片的片芯应检查重量差异并符合规定，包糖衣后不再检查重量差异。

表 15-5　ChP2020 片剂的重量差异检查

平均片重或标示片重	重量差异限度
0.30 g 以下	± 7.5%
0.30 g 及 0.30 g 以上	± 5%

含量均匀度(uniformity of content，or content uniformity)系指单剂量的固体、半固体和非均相液体制剂，其含量符合标示量的程度。ChP2020 通则"0941 含量均匀度检查法"规定，除另有规定外，单剂标示量小于 25 mg 或主药含量小于单剂质量 25%的片剂应检查含量均匀度。检查时，取供试品 10 片，照各品种项下规定的方法分别测定每片的含量，依法计算的结果应符合规定。由于这些小剂量片剂的原料药物与辅料难以混合均匀(按质量计算)，重量差异不能表示片剂的剂量单位均匀度。

2. 崩解时限或溶出度

口服片剂在胃肠道中崩解是其活性药物成分溶出、被机体吸收继而发挥药理作用的前提。而且，由于胃肠道的蠕动和排空，口服片剂在胃肠道中崩解须在一定时间限度内完成，否则影响口服片剂的有效性。为了检查口服片剂在胃肠道中于规定时间内的崩解、溶出情况，各国药典主要以体外模拟试验崩解时限或溶出度进行检查。

ChP2020 通则"0921 崩解时限检查法"中，崩解时限(disintegration time)系指口服固体制剂于规定时间内，在规定条件下，全部崩解溶散或成碎粒，除不溶性包衣材料(或破碎的胶囊壳)外，全部通过筛网。如有少量不能通过筛网，应已软化或轻质上漂且无硬心。检查时，除另有规定外，取供试品 6 片，用崩解仪进行检查，各片均应在 15 min 内全部崩解。值得注意的是，口服片剂检查崩解时限的前提条件是其活性药物成分易溶于水。这类口服片剂一旦崩解，其活性药物成分随即溶解，便于吸收。

ChP2020 通则 "0931 溶出度与释放度测定法"中，溶出度(dissolution)系指片剂(或胶囊剂等普通固体制剂)的活性药物成分在规定条件下溶出的速率和程度。缓释制剂、控释制剂、肠溶制剂等的溶出度也称为释放度(release rate)。检查时，除另有规定外，取供试品 6 片，用溶出仪进行检查，各片的溶出量按标示量计算，均不低于限度。溶出度检查适用于难溶药物的口服片剂，因为这类口服片剂崩解后其活性药物成分不能随即溶解完全。

延伸阅读 15-6：片剂剂型检查举例

【例 15-13】ChP2020 苯巴比妥片的剂型检查

【含量均匀度】 取本品 1 片，置 50 mL (30 mg 规格)或 25 mL(15 mg 规格)量瓶中，加流动相适量，照含量测定项下的方法，自"超声 20 min"起，依法测定，应符合规定(通则 0941)。

【溶出度】 照溶出度与释放度测定法(通则 0931 第二法)测定。

溶出条件 以水 900 mL 为溶出介质，转速为每分钟 50 转，依法操作，经 45 min 时取样。

供试品溶液 取溶出液滤过，精密量取续滤液适量，加硼酸氯化钾缓冲液(pH 9.6)定量稀释制成每 1 mL 中约含 5 μg 的溶液，摇匀。

对照品溶液 取苯巴比妥对照品，精密称定，加硼酸氯化钾缓冲液(pH 9.6)溶解并定量稀释制成每 1 mL 中约含 5 μg 的溶液。

测定法 取供试品溶液与对照品溶液，照紫外-可见分光光度法(通则 0401)，在 240 nm 的波长处分别测定吸光度，计算每片的溶出量。

限度 标示量的 75%，应符合规定。

【其他】 应符合片剂项下有关的各项规定(通则 0101)。

本例中，苯巴比妥片的剂型检查包括含量均匀度、溶出度和其他共三项。其中，涉及均一性的剂型检查包括含量均匀度和重量差异[含于"其他"(通则 0101)中]。具体地，苯巴比妥片的"规格 (1)15 mg (2)30 mg (3)50 mg (4)100 mg"中，15 mg 和 30 mg 两种规格依通则 0941 需检查含量均匀度，其余规格依通则 0101 需检查重量差异。也就是说，即使是相同活性药物成分的相同剂型，若活性药物成分的剂量不同，剂型检查的项目也可能不同。此外，尽管苯巴比妥片含量均匀度项下仅描述了 1 片的检查操作，但是通则 0941 已规定检查含量均匀度需取供试品 10 片分别测定其含量，所以苯巴比妥片需按其含量均匀度项下的描述测定共 10 片。另外，涉及有效性的剂型检查仅有溶出度。因为苯巴比妥的"性状本品在乙醇或乙醚中溶解，在三氯甲烷中略溶，在水中极微溶解；在氢氧化钠或碳酸钠溶液中溶解"已明示苯巴比妥片属于难溶药物片剂，所以需检查溶出度，而不是崩解时限 (通则 0101)。

15.5.4 片剂含量测定

片剂的含量测定常需经样品预处理排除辅料干扰。现以排除糖类稀释剂和硬脂酸镁润滑剂的干扰为例，讨论片剂的含量测定。

1. 糖类稀释剂的干扰及其排除

片剂的糖类稀释剂主要有淀粉、糊精、蔗糖、乳糖等。其中，淀粉、糊精、蔗糖水解产生的葡萄糖具有还原性，乳糖是还原糖，所以这些糖类稀释剂可能干扰基于氧化还原反应的片剂含量测定方法。

含有糖类稀释剂的还原性药物片剂，其含量测定应避免使用以强氧化性物质为滴定剂的氧化还原滴定法（如高锰酸钾法、溴酸钾法）；同时，应采用阴性对照品（空白辅料）进行阴性对照试验。若阴性对照品消耗滴定剂，须改用其他方法测定片剂含量。

2. 硬脂酸镁润滑剂的干扰及其排除

片剂常用的润滑剂硬脂酸镁中，镁离子（Mg^{2+}）可能干扰基于配位反应的片剂含量测定方法，而硬脂酸根离子（$C_{17}H_{35}COO^-$）可能干扰基于酸碱中和反应的片剂含量测定方法。

含有硬脂酸镁润滑剂的含金属药物片剂使用配位滴定法测定含量时，在 pH 约为 10 的条件下，Mg^{2+} 与 EDTA 可形成稳定的配合物 EDTA-Mg（lgK_{MY} 为 8.64）；若被测金属离子与 EDTA 形成的配合物比 EDTA-Mg 更稳定，Mg^{2+} 对含量测定的干扰可忽略。否则，Mg^{2+} 消耗的 EDTA 滴定剂使含量测定结果偏高，可加入掩蔽剂排除 Mg^{2+} 的干扰。例如，pH 6.0～7.5 时，掩蔽剂酒石酸与 Mg^{2+} 形成稳定的配合物，排除了硬脂酸镁润滑剂对配位滴定法测定含金属药物片剂含量的干扰。

含有硬脂酸镁润滑剂的弱碱性药物片剂使用非水溶液滴定法测定含量时，$C_{17}H_{35}COO^-$ 消耗的高氯酸滴定剂使含量测定结果偏高。若主药的含量显著高于硬脂酸镁的含量，则 $C_{17}H_{35}COO^-$ 的干扰可忽略；弱碱性有机药物可用有机溶剂提取，再用非水溶液滴定法测定含量，或改用其他方法。

延伸阅读 15-7：片剂含量测定举例

【例 15-14】ChP2020 硫酸亚铁及其片剂的含量测定

硫酸亚铁的含量测定：取本品约 0.5 g，精密称定，加稀硫酸与新沸过的冷水各 15 mL 溶解后，立即用高锰酸钾滴定液（0.02 mol/L）滴定至溶液显持续的粉红色。每 1 mL 高锰酸钾滴定液（0.02 mol/L）相当于 27.80 mg 的 $FeSO_4 \cdot 7H_2O$。

硫酸亚铁片（0.3 g/片）的含量测定：取本品 10 片，置 200 mL 量瓶中，加稀硫酸 60 mL 与新沸过的冷水适量，振摇使硫酸亚铁溶解，用新沸过的冷水稀释至刻度，摇匀，用干燥滤纸迅速滤过，精密量取续滤液 30 mL，加邻二氮菲指示液数滴，立即用硫酸铈滴定液（0.1 mol/L）滴定。每 1 mL 硫酸铈滴定液（0.1 mol/L）相当于 27.80 mg 的 $FeSO_4 \cdot 7H_2O$。

本例中，硫酸亚铁采用高锰酸钾滴定剂测定含量；但是，硫酸亚铁片需过滤除去还原性辅料后，再采用氧化性较弱的硫酸铈滴定剂测定含量。

【例 15-15】ChP2020 硫酸奎宁及其片剂的含量测定

硫酸奎宁的含量测定：取本品约 0.2 g，精密称定，加冰醋酸 10 mL 溶解后，加乙酸酐 5 mL 与结晶紫指示液 1～2 滴，用高氯酸滴定液（0.1 mol/L）滴定至溶液显蓝绿色，并将滴定的结果用空白试验校正。每 1 mL 高氯酸滴定液（0.1 mol/L）相当于 24.90 mg 的 $(C_{20}H_{24}N_2O_2)_2 \cdot H_2SO_4$。

硫酸奎宁片（0.3 g/片）的含量测定：取本品 20 片，除去包衣后，精密称定，研细，精密称取适量（约相当于硫酸奎宁 0.3 g），置分液漏斗中，加氯化钠 0.5 g 与 0.1 mol/L 氢氧化钠溶液 10 mL，混匀，精密加三氯甲烷 50 mL，振摇 10 min，静置，分取三氯甲烷液，用干燥滤纸滤过，精密量取续滤液 25 mL，加乙酸酐 5 mL 与二甲基黄指示液 2 滴，用高氯酸滴定液（0.1 mol/L）滴定至溶液显玫瑰红色，并将滴定的结果用空白试验校正。每 1 mL 高氯酸滴

定液 (0.1 mol/L) 相当于 19.57 mg 的 $(C_{20}H_{24}N_2O_2)_2 \cdot H_2SO_4 \cdot 2H_2O$。

本例中，硫酸奎宁采用非水溶液滴定法测定含量；但是，硫酸奎宁片需在氢氧化钠碱性条件下，加氯化钠盐析，采用三氯甲烷提取，得奎宁三氯甲烷溶液，排除辅料中硬脂酸根离子的干扰，再采用非水溶液滴定法测定含量。

15.5.5 复方片剂分析

复方片剂是含有 2 种或 2 种以上活性药物成分的片剂，其待测成分多且体系更复杂，所以复方片剂的分析比单方片剂的分析更困难。分离分析方法(如高效液相色谱法)是复方片剂分析的首选方法，化学计量学技术可实现复方片剂的多组分同时分析，计算分光光度法在一定条件下也可用于活性药物成分相互干扰的复方片剂含量测定。

复方片剂的剂型检查项目需依据其活性药物成分的剂量和溶解性进行选择。若复方片剂某个活性药物成分的剂量符合检查含量均匀度的要求(多种维生素或微量元素一般不检查含量均匀度)，依法检查；若复方片剂某个活性药物成分的溶解性符合检查溶出度的要求，依法检查；其余均检查重量差异和崩解时限。

延伸阅读 15-8：复方片剂分析举例

【例 15-16】ChP2020 复方磺胺甲噁唑片的分析

本品含磺胺甲噁唑 $(C_{10}H_{11}N_3O_3S)$ 和甲氧苄啶 $(C_{14}H_{18}N_4O_3)$ 均应为标示量的 90.0%～110.0%。

【处方】 磺胺甲噁唑 400 g，甲氧苄啶 80 g，辅料适量，制成 1000 片。

磺胺甲噁唑(SMZ)　　　　　甲氧苄啶(TMP)

【性状】 本品为白色片。

【鉴别】

(1) 取本品的细粉适量(约相当于甲氧苄啶 50 mg)，加稀硫酸 10 mL，微热使甲氧苄啶溶解后，放冷，滤过，滤液加碘试液 0.5 mL，即生成棕褐色沉淀。

(2) 照薄层色谱法(通则 0502)试验。

供试品溶液 取本品的细粉适量(约相当于磺胺甲噁唑 0.2 g)，加甲醇 10 mL，振摇，滤过，取滤液。

对照品溶液 取磺胺甲噁唑对照品 0.2 g 和甲氧苄啶对照品 40 mg，加甲醇 10 mL 溶解。

色谱条件 采用硅胶 GF_{254} 薄层板，以三氯甲烷-甲醇-N, N-二甲基甲酰胺(20∶2∶1)为展开剂。

测定法 吸取供试品溶液与对照品溶液各 5 μL，分别点于同一薄层板上，展开，晾干，置紫外光灯(254 nm)下检视。

结果判定 供试品溶液所显两种成分的主斑点的位置和颜色应与对照品溶液的两个主斑点相同。

(3)在含量测定项下记录的色谱图中,供试品溶液两主峰的保留时间应与对照品溶液相应的两主峰的保留时间一致。

(4)取本品的细粉适量(约相当于磺胺甲噁唑 50 mg),显芳香第一胺类的鉴别反应(通则 0301)。

以上(2)、(3)两项可选做一项。

【检查】

溶出度 照溶出度与释放度测定法(通则 0931 第二法)测定。

溶出条件 以 0.1 mol/L 盐酸溶液 900 mL 为溶出介质,转速为每分钟 75 转,依法操作,经 30 min 时取样。

供试品溶液 取溶出液适量,滤过,取续滤液。

对照品溶液、色谱条件与系统适用性要求 见含量测定项下。

测定法 见含量测定项下。计算每片中磺胺甲噁唑和甲氧苄啶的溶出量。

限度 标示量的 70%,均应符合规定。

其他 应符合片剂项下有关的各项规定(通则 0101)。

【含量测定】 照高效液相色谱法(通则 0512)测定。

供试品溶液 取本品 10 片,精密称定,研细,精密称取适量(约相当于磺胺甲噁唑 44 mg),置 100 mL 量瓶中,加 0.1 mol/L 盐酸溶液适量,超声使两成分溶解,用 0.1 mol/L 盐酸溶液稀释至刻度,摇匀,滤过,取续滤液。

对照品溶液 取磺胺甲噁唑对照品和甲氧苄啶对照品各适量,精密称定,加 0.1 mol/L 盐酸溶液溶解并定量稀释制成每 1 mL 中含磺胺甲噁唑 0.44 mg 和甲氧苄啶 89 μg 的溶液,摇匀。

色谱条件 用十八烷基硅烷键合硅胶为填充剂;以乙腈-水-三乙胺(200 : 799 : 1)(用氢氧化钠试液或冰醋酸调节 pH 至 5.9)为流动相;检测波长为 240 nm;进样体积 10 μL。

系统适用性要求 理论板数按甲氧苄啶峰计算不低于 4000,磺胺甲噁唑峰与甲氧苄啶峰间的分离度应符合要求。

测定法 精密量取供试品溶液和对照品溶液,分别注入液相色谱仪,记录色谱图。按外标法以峰面积计算。

【类别】 磺胺类抗菌药。

【贮藏】 遮光,密封保存。

本例中,复方磺胺甲噁唑片的鉴别包括其两种活性药物成分磺胺甲噁唑和甲氧苄啶的鉴别。鉴别试验(1)和(4)采用不同的化学试验分别鉴别复方磺胺甲噁唑片中的磺胺甲噁唑和甲氧苄啶;鉴别试验(2)和(3)分别采用薄层色谱法和高效液相色谱法(可选做一项)分离并同时鉴别复方磺胺甲噁唑片中的磺胺甲噁唑和甲氧苄啶。

复方磺胺甲噁唑片的检查包括两项剂型检查。一方面,由复方磺胺甲噁唑片的处方可知,甲氧苄啶的含量 <25%,检查含量均匀度;磺胺甲噁唑的含量 >25%,检查重量差异(通则 0101)。另一方面,由磺胺甲噁唑和甲氧苄啶的性状可知,两者在水中均几乎不溶,故均检查溶出度。

复方磺胺甲噁唑片的含量测定采用具有分离分析功能的、灵敏的高效液相色谱法同时测定磺胺甲噁唑和甲氧苄啶的含量。

15.6　注射剂分析

注射剂(injection)系指原料药物或与适宜的辅料制成的、供注入体内的无菌制剂。注射剂可分为注射液、注射用无菌粉末和注射用浓溶液等。其中，注射液(一般由原料药物和适宜的辅料经配制、过滤、灌封、灭菌等工艺制备)包括溶液型、乳状液型和混悬型等，可用于皮下注射、皮内注射、肌内注射、静脉注射(溶液型和乳状液型注射液)、静脉滴注(除另有规定外，≥100 mL 的注射液可称为输液)、鞘内注射、椎管内注射(溶液型注射液)等。

ChP2020 通则"0102 注射剂"项下收载了注射剂的基本质量要求。因为注射剂进入体内不经过胃肠道，风险比片剂高，其质量控制比片剂严格。

15.6.1　注射剂性状观测

注射液的性状，ChP2020 通则"0102 注射剂"项下规定：①溶液型注射液应澄清；②乳状液型注射液不得有相分离现象；③混悬型注射液中，除另有规定外，若有可见沉淀，振摇时应容易分散均匀。与此同时，注射液的性状还应符合正文各品种项下的描述。

注射用无菌粉末的性状与原料药物的相似，如注射用青霉素钠"【性状】本品为白色结晶性粉末"。

注射用浓溶液的性状，如乳果糖浓溶液"【性状】本品为无色至浅棕黄色的澄清黏稠液体"。

15.6.2　注射剂鉴别

以水为溶剂的注射剂的鉴别一般不受辅料干扰，参考其原料药物的鉴别试验，从化学法、光谱法、色谱法和其他方法中选择 2～4 种不同原理的鉴别方法，组成一组专属性强的、简便的鉴别试验。

延伸阅读 15-9：注射剂鉴别举例

【例 15-17】ChP2020 盐酸氯丙嗪及其注射液的鉴别

盐酸氯丙嗪的鉴别：①氧化显色反应；②紫外-可见分光光度法；③红外分光光度法；④氯化物的鉴别反应。

盐酸氯丙嗪注射液的鉴别：①取本品适量(约相当于盐酸氯丙嗪 10 mg)，照盐酸氯丙嗪项下的鉴别①项试验，显相同的反应。②取含量测定项下的溶液，照盐酸氯丙嗪项下的鉴别②项试验，显相同的结果。

本例中，盐酸氯丙嗪共有四个鉴别试验。盐酸氯丙嗪注射液的辅料对盐酸氯丙嗪的鉴别试验①和②均无干扰，故直接用这两个试验鉴别盐酸氯丙嗪注射液。

15.6.3 注射剂剂型检查

ChP2020 通则 "0102 注射剂" 项下规定，除另有规定外，注射剂应检查装量或装量差异、渗透压摩尔浓度、可见异物、不溶性微粒、无菌、细菌内毒素或热原。

1. 装量或装量差异

注射剂的装量或装量差异符合规定是临床按剂量使用注射剂的基础。

(1)装量：注射液和注射用浓溶液的活性药物成分在制剂过程中已被配制成处方规定的均一浓度，即注射液和注射用浓溶液的剂量与其体积成正比关系。因此，注射液和注射用浓溶液的装量不得少于其标示装量，以保证用注射器可抽取得到标示装量的注射液和注射用浓溶液。

装量也可采用质量除以相对密度进行计算。

(2)装量差异：注射用无菌粉末的装量差异与片剂的重量差异相似。

延伸阅读 15-10：注射剂的装量和装量差异检查法

(1)ChP2020 通则 "0102 注射剂" 装量检查法。

供试品标示装量不大于 2 mL 者，取供试品 5 支(瓶)；2 mL 以上至 50 mL 者[50 mL 以上者，检查最低装量 (通则 0942)]，取供试品 3 支(瓶)。开启时，注意避免损失，将内容物分别用相应体积的干燥注射器及注射针头抽尽,然后缓慢连续地注入经标化的量入式量筒内(量筒的大小应使待测体积至少占其额定体积的 40%，不排尽针头中的液体)，在室温下检视。测定油溶液、乳状液或混悬液时，应先加温(如有必要)摇匀，再用干燥注射器及注射针头抽尽后，同前法操作，放冷(加温后)，检视。每支(瓶)的装量均不得少于其标示装量。

(2)ChP2020 通则 "0102 注射剂" 装量差异检查法。

取供试品 5 瓶(支)，除去标签、铝盖，容器外壁用乙醇擦净，干燥，开启时注意避免玻璃屑等异物落入容器中，分别迅速精密称定；容器为玻璃瓶的注射用无菌粉末，首先小心开启内塞，使容器内外气压平衡，盖紧后精密称定。然后倾出内容物，容器用水或乙醇洗净，在适宜条件下干燥后，再分别精密称定每一容器的质量，求出每瓶(支)的装量与平均装量。每瓶(支)装量与平均装量相比较(如有标示装量，则与标示装量相比较)，应符合下列规定，如有 1 瓶(支)不符合规定，应另取 10 瓶(支)复试，应符合规定(表 15-6)。凡规定检查含量均匀度的注射用无菌粉末，一般不再进行装量差异检查。

表 15-6 注射剂的装量差异检查

标示装量或平均装量	装量差异限度
0.05 g 及 0.05 g 以下	±15%
0.05 g 以上至 0.15 g	±10%
0.15 g 以上至 0.50 g	±7%
0.50 g 以上	±5%

---

2. 渗透压摩尔浓度

注射液注入人体后，由于细胞膜具有半透膜的性质，注射液的渗透压与体液的渗透压(正常人体血液的渗透压摩尔浓度范围为 285～310 mOsmol/kg) 不相等时, 可能导致细胞失水皱缩或吸水涨破。除另有规定外, 静脉输液和椎管内注射用注射液(高风险)应按各品种项下的规定, 照 ChP2020 通则 "0632 渗透压摩尔浓度测定法" 检查渗透压摩尔浓度。

3. 可见异物

可见异物(foreign insoluble matter) 系指存在于注射剂等之中, 在规定条件下目视可观测到的不溶性物质, 其粒径或长度通常 > 50 μm。注射剂的可见异物进入体内可引起静脉炎、堵塞毛细血管等。除另有规定外, 照 ChP2020 通则 "0904 可见异物检查法" 检查, 应符合规定。此外, 注射剂出厂前, 逐一检查, 剔除不合格品; 注射剂临用前, 在自然光下(避免阳光直射)目视检查, 不得有可见异物。

4. 不溶性微粒

不溶性微粒(sub-visible particles 或 insoluble particulate matter) 系指比可见异物小的不溶性微粒。除另有规定外, 用于静脉注射、静脉滴注、鞘内注射、椎管内注射的溶液型注射液、注射用无菌粉末和注射用浓溶液(高风险), 照 ChP2020 通则 "0903 不溶性微粒检查法" 检查不溶性微粒的大小及数量, 均应符合规定。

5. 无菌

无菌(asepsis) 系指没有活的微生物。注射剂照 ChP2020 通则 "1101 无菌检查法" 检查, 应符合规定。此时, 仅表明供试品在该检查条件下未发现活的微生物污染。

此外, ChP2020 指导原则收载了 "9206 无菌检查用隔离系统验证和应用指导原则"。

6. 细菌内毒素或热原

热原(pyrogen) 系指能引起恒温动物体温异常升高的物质, 包含细菌内毒素(bacterial endotoxin)。热原超过限量的注射剂, 注入体内可引发热原反应而造成严重的不良后果。除另有规定外, 静脉用注射剂(高风险)按各品种项下的规定, 照 ChP2020 通则 "1143 细菌内毒素检查法" 或 "1142 热原检查法" 检查, 应符合规定。

此外, ChP2020 指导原则 "9251 细菌内毒素检查法应用指导原则" 对细菌内毒素检查法的内容及应用做了进一步说明; "9301 注射剂安全性检查法应用指导原则" 涉及注射剂临床使用的安全性和制剂质量可控性。

15.6.4　注射剂含量测定

注射剂的含量测定有时需经样品预处理排除辅料干扰。现以排除溶剂和抗氧剂的干扰为例, 讨论注射剂的含量测定。

1. 水的干扰及其排除

注射液的溶剂水干扰非水溶液滴定法。碱性药物及其盐类的注射液, 可经碱化、有机溶剂提取游离碱药物、挥干有机溶剂, 排除水的干扰后, 再采用非水溶液滴定法测定含量。

2. 油的干扰及其排除

脂溶性药物(如己酸羟孕酮)注射液的常用溶剂是注射用植物油(主要为大豆油)。油干扰部分使用含水溶剂的分析方法(如反相高效液相色谱法),可用有机溶剂稀释法(注射液的含量较高、其含量测定所需的供试品溶液浓度较低时)或萃取法(溶剂可选择性萃取药物时)排除干扰。

3. 抗氧剂的干扰及其排除

还原性药物的注射剂中常添加抗氧剂以提高稳定性。注射剂常用的抗氧剂包括亚硫酸钠、亚硫酸氢钠和焦亚硫酸钠等,浓度一般为 0.1%~0.2%。采用氧化还原滴定法测定注射剂中还原性药物的含量时,由于抗氧剂比药物还原性强,优先消耗滴定剂,使含量测定结果偏高。可用以下方法排除抗氧剂的干扰。

(1)加掩蔽剂:掩蔽剂丙酮或甲醛(具弱还原性,滴定剂的氧化性强时不宜使用)与注射剂中的抗氧剂亚硫酸氢钠等发生亲核加成反应,排除了抗氧剂的干扰。

$$NaHSO_3 + O=C \begin{smallmatrix} CH_3 \\ CH_3 \end{smallmatrix} \longrightarrow \begin{smallmatrix} HO \\ NaO_3S \end{smallmatrix} C \begin{smallmatrix} CH_3 \\ CH_3 \end{smallmatrix}$$

$$NaHSO_3 + HCHO \longrightarrow \begin{smallmatrix} HO \\ NaO_3S \end{smallmatrix} C \begin{smallmatrix} H \\ H \end{smallmatrix}$$

(2)加酸分解:加强酸可使注射剂中的抗氧剂亚硫酸钠、亚硫酸氢钠或焦亚硫酸钠等分解,产生的二氧化硫气体经加热可全部逸出。

$$NaHSO_3 + HCl \longrightarrow NaCl + H_2O + SO_2$$

(3)加弱氧化剂:加弱氧化剂过氧化氢或硝酸,可选择性氧化注射剂中还原性强于活性药物成分的抗氧剂亚硫酸钠、亚硫酸氢钠或焦亚硫酸钠等,排除抗氧剂的干扰。

$$Na_2SO_3 + H_2O_2 \longrightarrow Na_2SO_4 + H_2O$$

$$NaHSO_3 + H_2O_2 \longrightarrow NaHSO_4 + H_2O$$

$$Na_2SO_3 + 2HNO_3 \longrightarrow Na_2SO_4 + H_2O + 2NO_2 \uparrow$$

$$2NaHSO_3 + 4HNO_3 \longrightarrow Na_2SO_4 + 2H_2O + H_2SO_4 + 4NO_2 \uparrow$$

延伸阅读 15-11:注射剂含量测定举例

【例 15-18】ChP2020 己酸羟孕酮注射液的含量测定

照高效液相色谱法(通则 0512)测定。

供试品溶液 用内容量移液管精密量取本品适量,用甲醇定量稀释制成每 1 mL 中约含 20 μg 的溶液。

对照品溶液 取己酸羟孕酮对照品适量,精密称定,加甲醇溶解并定量稀释制成每 1 mL 中约含 20 μg 的溶液。

系统适用性溶液　取己酸羟孕酮对照品和戊酸雌二醇对照品适量，加甲醇溶解并稀释制成每 1 mL 中各约含 20 μg 的混合溶液。

色谱条件　用十八烷基硅烷键合硅胶为填充剂；以甲醇-水(85∶15)为流动相；检测波长为 254 nm；进样体积 10 μL。

系统适用性要求　系统适用性溶液色谱图中，己酸羟孕酮峰与戊酸雌二醇峰的分离度应符合要求。

测定法　精密量取供试品溶液和对照品溶液，分别注入液相色谱仪，记录色谱图。按外标法以峰面积计算。

本例中，己酸羟孕酮注射液(0.125～0.25 g/mL)的描述为"本品为己酸羟孕酮的灭菌油溶液"。己酸羟孕酮注射液的含量较高，可用甲醇稀释制成较低浓度(约 20 μg/mL)的供试品溶液，使油的干扰可忽略，再用灵敏度高的、具有分离能力(甾体激素类药物中常含有其他甾体)的反相高效液相色谱法测定含量。

【例 15-19】ChP2020 维生素 C 注射液的含量测定

精密量取本品适量(约相当于维生素 C 0.2 g)，加水 15 mL 与丙酮 2 mL，摇匀，放置 5 min，加稀乙酸 4 mL 与淀粉指示液 1 mL，用碘滴定液(0.05 mol/L)滴定，至溶液显蓝色并持续 30 s 不褪。每 1 mL 碘滴定液(0.05 mol/L)相当于 8.806 mg 的 $C_6H_8O_6$。

本例中，维生素 C 注射液(0.05～0.5 g/mL)的活性药物成分维生素 C 具有还原性，易被氧化变质，所以添加还原性更强的抗氧剂亚硫酸氢钠。采用碘量法测定维生素 C 注射液的含量时，由于抗氧剂亚硫酸氢钠的还原性更强，优先消耗碘滴定液，使含量测定结果偏高。在滴定前加掩蔽剂丙酮，排除了抗氧剂亚硫酸氢钠的干扰。

内容提要与学习要求

本章是药物分析的重要内容之一，分别以药物分析的四个分析项目性状观测、鉴别、检查和含量测定为线索介绍了药物制剂分析及其与原料药物分析的异同，同时介绍了药用辅料分析的特点和药包材分析的特点，还介绍了药物制剂的稳定性和相容性。此外，本章以常见药物制剂片剂和注射剂的分析为例，分别详细讨论了不同剂型药物制剂的分析中辅料干扰的排除方法、基本的剂型检查项目和剂型检查方法。本章以复方片剂的分析为例，讨论了复方制剂分析的特点及其剂型检查项目。

掌握药物制剂性状观测、鉴别、检查和含量测定的特点，掌握药物制剂分析与其相应原料药物分析的联系与区别，掌握片剂分析和注射剂分析中辅料干扰的排除方法、基本剂型检查项目和检查方法；熟悉复方制剂分析的特点及其剂型检查项目；了解常见药用辅料分析和常见药包材分析的特点，了解药物制剂的稳定性影响因素和相容性影响因素，了解药物制剂的稳定性试验和相容性试验。

练 习 题

一、简答题

1. 药物制剂的性状观测有何特点？
2. 药物制剂的鉴别有何特点？
3. 药物制剂的杂质检查有何特点？
4. 药物制剂的剂型检查有何特点？
5. 药物制剂的含量测定有何特点？
6. 药用辅料分析有何特点？

7. 药包材分析有何特点?

8. 片剂的剂型检查包括哪些项目?

9. 片剂重量差异检查的意义是什么?

10. 片剂崩解时限检查的意义是什么?

11. 片剂含量均匀度检查适用于什么情况?

12. 片剂溶出度检查适用于什么情况?

13. 注射剂的剂型检查包括哪些项目?

14. 复方片剂分析有何特点?

15. 复方片剂的剂型检查项目怎样确定?

16. 药物制剂的稳定性取决于哪些因素?

17. 什么是药物制剂的相容性?

二、论述题

1. 药物制剂分析与原料药物分析有何异同?

2. 片剂辅料的干扰排除方法主要包括哪些?

3. 注射剂辅料的干扰排除方法主要包括哪些?

第 16 章　体内及临床药物分析

体内药物分析(in vivo pharmaceutical analysis)是运用现代分析技术研究生物机体内药物及其代谢物、内源性物质、涉及生物体的有毒物质的质与量变化规律的新兴领域。实际上，在前面各类药物分析的学习中已经涉及体内药物分析。体内药物分析在临床上的应用，也就是临床药物分析(clinical pharmaceutical analysis)。所以，临床药物分析探讨的是临床药学中的分析测量问题，是以临床药学为基础、以药物与机体相互作用为核心，以提高临床用药质量为目的、获取药物临床数据方法与技术的学科。

随着社会需求发展和新技术的涌现，新药用于临床的数量也不断增加，为了解决药物的使用和选择等复杂问题，临床药物分析在治疗药物监测、提高药物疗效、个体化给药、降低不良反应发生率等方面发挥着举足轻重的作用。

无论是体内药物分析还是临床药物分析，都与药物研制、药物临床试验与使用、药物质量评价、药物作用机制探讨等各阶段工作密切相关，尤其是药物质量控制已由静态控制进入全面质量控制阶段，其主要任务是针对临床疗效的"化学等效而生物学不等效"等问题进行研究。因此，本书将临床药物分析和体内药物分析一起讲述。

16.1　体内与临床药物分析的研究范围

体内与临床药物分析和临床药动学、临床药效学、临床药理及毒理学有着紧密的联系。其研究内容都是通过建立合适的方法评价新药等药物的疗效与毒性，研究新药研发过程中不同时期的临床评价、新药与新剂型的药效和药动学评估、药品质量控制、不良反应监测等，也针对临床已经使用的药品在具体应用中涉及的药动学和药效学研究、药物利用和评价、药品质量监控、不良反应监测及药品上市后再评价等，以提高用药水平，保障药品质量。

体内与临床药物分析具体的研究内容有以下几个方面。

16.1.1　药动学和药效学研究

药动学(pharmacokinetics，PK)是以体内药物分析方法为手段，研究药物在生物体内的吸收、分布、代谢和排泄的量变规律，特别是血药浓度随时间的变化规律。药效学(pharmacodynamics，PD)是研究药物对机体的作用，即药物随时间和浓度变化对机体生理功能及细胞代谢活动等影响。

临床上，通常是药动学和药效学相结合，探讨体内药物的动力学过程与药效量化指标的动力学过程，也就是研究药量与效应之间的转化过程。以抗生素研究为例，药动学研究抗生素在体内的时程关系，而药效学研究抗生素与其抗菌活性之间的关系。

利用各种体内药物分析手段进行血药浓度的监测，在临床上不仅可以提高药物治疗的有效性和安全性，有助于个体化给药，还对指导新药设计、改进剂型等方面具有重要的临床价值。

16.1.2 治疗药物监测

治疗药物监测(therapeutic drug monitoring，TDM)是指临床运用现代分析手段测定血液或其他生物样本中的药物浓度，使给药方案合理化、个体化，以提高疗效，避免或减少毒性、发挥最佳治疗效果，也可以为药物过量中毒的诊断和处理提供有价值的实验室依据，将临床用药从传统的经验模式向科学监测转变。

现在临床使用药物种类繁多，药物的治疗效果和不良反应主要取决于血药浓度，对血药浓度进行监测是提高疗效、减少不良反应的有效手段。然而，并非所有临床应用的药物都必须监测血药浓度，因为血液或者其他生物样本中药物浓度含量很低(μg/mL、ng/mL 级别)，所以治疗药物监测需要采用高灵敏、高专属性的微量及超微量分析方法，耗费时间和经费。

为了避免浪费，仅将在某些特定生理病理状态下应加强监测的少部分药物列入治疗药物监测范围，按其作用类别分为治疗心脏类、治疗精神病类、抗癫痫类、抗哮喘类、抗生素类、抗肿瘤类及免疫抑制剂类等。这些药物可能是治疗窗窄易致不良反应；患有胃肠道、肝脏、肾脏等疾病时影响药动学参数；患者联合用药，药物的相互作用有潜在影响；药物的不良反应表现和某些疾病本身的症状类似，而临床不能明确判别引发原因；某些需长期使用的药物，或者长期使用产生耐药性的药物，以防药物蓄积过量；诊断常规剂量或药物过量导致的毒性反应等情况需要进行血药浓度监测。

16.1.3 药物的相互作用与药物不良反应监测

药物相互作用(drug-drug interactions，DDI)是指某一种药物的作用在其他药物或化学物质存在的情况下被干扰，使该药的疗效发生变化或产生药物不良反应。药物相互作用有体内药物相互作用和体外药物相互作用。

体内药物相互作用主要指的是药动学方面的药物相互作用和药效学方面的药物相互作用，影响药物在吸收、分布、代谢和排泄过程中的相互作用都可能会影响药物在作用靶位的浓度和作用强度，产生协同或拮抗作用。

体外相互作用常指药物配伍禁忌，即两种或两种以上的药物直接发生物理或化学性质变化从而影响药物疗效或发生毒性反应，一般在患者用药之前发生。药物相互作用在临床表现上可以分为不良的药物相互作用(毒性)和临床期望得到的相互作用(疗效)。

广义上来说，药品不良反应(adverse drug reaction，ADR)是指因用药引起的任何不良情况，包括合格药品在正常用法用量下出现的与用药目的无关的有害反应；由于药品质量问题或用药不当，如超剂量给药、意外给药、蓄意给药、药物滥用、药物相互作用所引起的各种不良后果。

药品不良反应按其药理作用强度与用药剂量有关和无关分为两种。和剂量有关的药品不良反应临床上有毒性反应、首剂效应、后遗效应、药物依赖性等，可以通过临床分析技术查明是药品质量、剂量、剂型、用法、药物的相互作用还是机体原因导致不良反应发生，达到预防和治疗的目的。

16.1.4 药物的临床评价

药物的临床评价包括上市新药在临床应用中的有效性及安全性评价，其中以Ⅱ、Ⅲ、Ⅳ期临床试验评价为主要内容，同时也包括药品上市后再评价，特别是近年来的真实世界的评价方法与体内药物分析紧密相关。

由于药品上市前的临床研究有很多限制，如试验例数少，试验对象范围局限（Ⅰ期为健康人，Ⅱ和Ⅲ期为特定病种的患者），用药条件严格（器官功能异常，妊娠，精神异常等不能参加），试验目的单纯（只考虑疗效和试验的观察指标），研究时间短等。一些发生频率低于 1% 的药品不良反应和需要较长时间应用才能发现或迟发的药品不良反应未能发现，而且临床使用的患者身体和用药情况都复杂。药品获得批准上市后，对其评价进入了社会范围内更深入、广泛的研究。

有些医院在有条件时会设立制剂室，新药物、新剂型及新制剂不断进入临床，中药现代化和中西药联用研究中临床与体内药物分析在全面质量控制中发挥重要作用。开展药品上市后再评价包括药品的有效性研究（疗效评价），药品不良反应研究（安全性评价）和药品的质量评价，有助于提高药品监管水平，促进临床合理用药，保障人民用药安全。

16.1.5　药品滥用与毒物分析

毒物分析（toxicological analysis）是运用化学、药学、医学等学科的理论、技术和方法对危害人体健康生存的物质进行分析研究的一门应用学科。毒物是指进入生物体后通过物理、化学作用损害生命正常活动引发功能性或器质性病变甚至造成死亡的化学物质。药物与毒物本质上有相通的地方，存在辩证关系。麻醉药品和精神药品已经成为全世界关注的问题，药物滥用、体内毒品含量和运动员体内兴奋剂检测等都要依据临床与体内药物分析手段及技术完成。

16.2　临床与体内药物分析的特点

从上述可见，无论是在新药开发中药动学/药效学参数研究、治疗药物监测或是临床治疗药物上市后再评价，都依赖于临床药物分析方法提供准确、可靠的数据结果。可通过对生物样品中的药物、代谢物或内源性物质进行定量测定，从而评估药物的安全性和有效性、给药的合理性。因为大多数药物进入血液循环后产生全身治疗效果，测定血液循环中的药物浓度作为评价指标，对预测药物制剂的临床治疗效果有借鉴性，所以我们经常说血药浓度的监测，其实生物样品不局限于血液。为适应临床需求，建立快速、简便、准确的分析方法以获得患者用药后的药物浓度非常重要。

16.2.1　生物样品的特点

一般生物样品具有以下显著特点。

（1）采样量少。生物样品采样量一般为几十微升至几毫升，在特定条件下采集，不易重新获得。

（2）待测物浓度低。生物体液中待测物的浓度通常是在μg/mL～ng/mL 级，有的甚至低至 pg/mL 级。

（3）干扰物质多。除了代谢产物，生物样品中所含有的蛋白质、脂肪、尿素、钠、钾等大量内源性物质及随食物摄入的各种外源性物质等均有可能产生干扰。

这些因素决定了临床与体内药物分析具有如下特点。

（1）分析前样品须经适当的分离、浓集或衍生化处理。

(2)测定方法灵敏度高、选择性高。

(3)测定、数据处理及结果阐述工作量大。

临床与体内药物分析常用色谱分析法和免疫分析法进行测定。小分子药物一般采用色谱法，包括气相色谱法、高效液相色谱法、高效毛细管电泳及各种色-质联用法，而免疫分析法多用于大分子药物和生物药物等测定。

16.2.2　生物样品的种类

体内药物分析常用的样品包括人或动物的各种体液或组织，如血液、尿液、唾液、头发、乳汁、脑脊液、胆汁、粪便及脏器组织等。

(1)血液可以较好地体现药物浓度与临床治疗之间的关系，因此最为常用。

(2)尿液为药物排出体外的最主要途径，具有取样方便的特点，当药物或其代谢物大量排泄至尿中时，可利用尿液进行分析测定代谢物、尿药排泄量、生物利用度等，目前的研究热点代谢组学也多选用尿样进行检测。

(3)唾液浓度与游离血样浓度相关性较好的药物，可选用唾液进行分析，尤其是在临床治疗药物监测中。

(4)头发作为生物样品可用于药物滥用和微量元素的测定。

在进行临床前动物药动学的吸收、组织分布或药物过量中毒死亡及法医毒物分析中，也会采用肝、肾、心脏、脾、肺、脑、胃、肌肉组织等作为生物样品。分析样品的一般选取原则：①能够准确反映出药物浓度与药效之间的关系；②获取方式越简单越好；③样品处理及分析测定方式易行；④试验的特殊目的和要求易满足。

16.3　生物样品的采集与制备

16.3.1　血样

血药浓度常用的是血浆(plasma)或血清(serum)中的药物浓度。用药后体内药物浓度达到稳态时，血浆或血清中药物浓度与药物在靶器官即作用部位的浓度密切相关，对于某些药物可与红细胞结合致使血浆浓度与全血浓度差别较大时，宜采用全血测定更准确。

1. 血样的采集

为保证供测定用的血样能反映药物在生物体内的真实情况，血样采集必须待药物在体内分布均匀后进行。通常从静脉采集血样，单次采集量需根据试验对象、血药浓度和分析灵敏度的要求进行综合考虑，一般为 0.2～5.0 mL。动物单次采血量不能超过动物总血量的 15%～20%，整个试验周期的采血总量需不影响动物的正常生理功能和血流动力学，采血方式需兼顾动物福利。临床化验有时亦会从毛细血管采血。

2. 血样的制备

血样包括血浆、血清和全血。血液采集后一般 2 h 内制备成血样。

(1)血浆的制备。将采集的静脉血置于含有抗凝剂的离心管中，混匀，以 2500～3000 r/min 离心 5～10 min，上层淡黄色液体即为血浆。抗凝剂可以选用肝素、肝素钠、肝素锂、EDTA-2K、

EDTA-3K、枸橼酸盐和草酸等，其中肝素因为是体内的正常生理成分，不会改变血样的化学组成或引起药物的化学变化，因而最为常用。

（2）血清的制备。将采集的静脉血置于不含抗凝剂的离心管中，放置 30 min～1 h，以 2500～3000 r/min 离心 5～10 min，上层淡黄色液体即为血清。血清只比血浆少一种纤维蛋白原，而药物与纤维蛋白几乎不结合，所以血浆与血清中的药物浓度基本相同，血样浓度测定可任选血浆或血清。但无论选用血浆还是血清，如无特别说明，血药浓度均为游离型药物与结合型药物的总浓度。

血浆的获取比血清快，而且制取的量（为全血的 50%～60%）较血清（为全血的 20%～40%）多，因此多数研究选用血浆进行。若血浆中的抗凝剂对药物测定有干扰，则应使用血清或更换抗凝剂。

（3）全血的制备。将采集的静脉血置含有抗凝剂的离心管，轻摇混匀即为全血。全血中血浆和血细胞处于均相状态，但室温或冰箱冷藏放置后均会分为明显的上下两层，轻摇可恢复。

3. 血样的应用

全血样品中含有血细胞，药物在血细胞与血浆中的浓度比受各种因素影响较大，同时细胞膜与红细胞中的血红蛋白影响药物浓度的测定，因此血药浓度测定较少选用全血。若需测定平均分布于血细胞内外的药物浓度，应使用全血样品。

当血浆药物浓度波动大且难以控制或者血浆药物浓度很低影响测定时，也可以考虑采用全血样品。例如，大环内酯类抗生素西罗莫司在血液中大部分与红细胞结合，少部分与全血中脂蛋白结合，因此选用全血更为合适。

药动学参数、毒代动力学参数、生物利用度、临床治疗药物监测等大多测定的是血样中原型药物的总量。

16.3.2　尿样

体内药物主要通过肾脏经由尿液排出而清除。尿药测定主要用于研究药物的排泄途径、尿清除率及药物的物质平衡等。

1. 尿样的特点

尿液中药物的存在形式种类更多，包括原型药物、代谢物、原型药物的缀合物及代谢物的缀合物等，而缀合物又包括葡萄糖醛酸缀合物、硫酸酯缀合物、谷胱甘肽缀合物等；药物浓度相对较高；采集方便，收集量大，无损伤。但由于受食物、饮水、活动情况等因素影响，尿药浓度波动较大，应用较血样少。

2. 尿样的采集

尿样包括随时尿、晨尿、白天尿、夜间尿、时间尿几种。因尿药浓度波动大，所以通常测定一定时间间隔内排入尿中的药物总量，即测定在规定时间段内药物的总量（如 8 h，12 h，24 h 内的累计量）。因此，采集时需要记录各时间段排出的尿液总体积，然后留取适量贮存备测。

3. 尿样的制备

健康人排出的尿液呈淡黄色或黄褐色，成人一日排尿量为 1～5 L，pH 在 4.8～8.0。尿液久置会析出盐类，并有细菌繁殖而变浑浊，因此尿液必须加入适当防腐剂后保存。

常用的防腐剂包括甲苯、二甲苯、三氯甲烷、乙酸等，有机溶剂可以在尿液表面形成薄膜；乙酸可以改变尿液的酸碱性而抑制细菌生长。

4. 尿样的应用

尿样主要用于药物的剂量回收、排泄途径、肾清除率及药物的代谢过程和代谢类型等研究。当药物在血中浓度过低难以准确测定时，尿样有时也用于药物的生物利用度测定。

16.3.3 唾液样品

一些药物在唾液中的浓度与血浆中的游离药物浓度密切相关。因此，可以选用唾液代替血浆进行临床治疗药物监测，尤其是针对婴幼儿患者。此外，唾液也可用于药动学的研究。

唾液样品的采集与尿液一样属于无损伤性采样，不受时间、地点的限制。血药浓度的测定方法直接或稍加改进即可进行唾液中药物浓度的测定。

1. 唾液的组成

唾液是由腮腺、舌下腺和颌下腺三个主要唾液腺分泌汇集而成的液体。不同唾液腺分泌的唾液受饮食、年龄、性别、时辰及分泌速度等因素影响，组成略有不同。

健康成年人唾液分泌量每天大约 1200 mL，与细胞外液所含电解质相同，含有钾、钠、碳酸氢钠、蛋白质等，其中蛋白质约为血浆蛋白含量的 1/10。唾液 pH 范围一般在 6.2～7.4，当分泌增加时碳酸氢钠含量增高，pH 会有所升高。

2. 唾液的采集

唾液的采集一般在漱口后约 15 min 进行，尽量采集在安静状态下自然流出的唾液。采集混合唾液时，若需要在短时间内得到较大量的唾液，可采用物理（嚼石蜡片或橡皮条）或化学（舌尖放维生素 C 或枸橼酸）方法刺激，化学刺激法采样前应弃去少量初始唾液。

目前商品化的唾液采集装置较多，如棉花卷、专用的唾液收集管及口腔标本采集装置等。需要指出的是化学刺激法对于某些药物不适用。例如，可待因的平均唾液浓度在非刺激条件下比酸刺激条件下高 3.6 倍，比机械性刺激条件下低 50%，是商品化采集装置的 77%。而且非刺激条件下所测得的唾液浓度与血药浓度相关性更高。又如，地西泮唾液浓度的测定，如果采用维生素 C 刺激连续数天后唾液中地西泮将无法检出。

3. 唾液样品的制备

唾液采集后，以 3000 r/min 离心 5～10 min，上清液作为药物浓度测定的样品。离心不仅可以除去唾液中的黏蛋白，同时也可以除去唾液中存在的残渣或沉淀。

16.3.4 组织样品

动物试验或临床上由于过量服用药物而导致中毒死亡，需要考察药物在脏器中的分布情况时，需采用组织样本进行药物分析。常用的脏器组织有肝、肾、肺、胃、脑及其他组织等。

组织样品测定前首先需要制成匀浆，然后采用合适方法进行提取。定量称取一定量的脏器组织按比例加入适量的水、缓冲液或水溶性有机溶剂，在刀片式匀浆机中打成匀浆，离心后的上清液即为组织样品。组织样品测定前常需进行蛋白质沉淀或水解等前处理过程。

16.3.5　头发样品

1. 头发样品的特点

头发样品取样方便、无伤害，可用于体内微量元素的含量测定，可以获得长期用药史信息，可以有效区分临床合理用药与药物滥用等。但有效成分含量低、前处理繁杂、干扰多。

头发中含有的氨基酸、蛋白质及各种配位离子，能结合几乎所有的金属元素，具有明显的广谱性。头发的生长速度为 0.2～0.3 mm/天，生长缓慢，平均寿命 4 年。在如此长的时间内头发可以充分富集药物及各种代谢成分，具有明显的累积性。

头发样品中特定元素的含量与其体内该元素的含量密切相关，如贫血者体内铁、锌、铜等含量明显低于健康人。另外，头发稳定性好，可以反映体内药物或某种微量元素随时间变化情况的信息等。因此，头发样品越来越受到体内药物分析工作者的重视。

延伸阅读 16-1：现代检测技术明确光绪皇帝的死因

1908 年 11 月 14 日，清朝第十一位皇帝清德宗爱新觉罗·载湉(1871—1908)即光绪皇帝突然暴毙于中南海瀛台寝宫。光绪皇帝身体羸弱，患病多年，比慈禧皇太后(1835—1908)早一天去世(1908 年 11 月 15 日)，因而其死因引来多种猜测，并且一直是中外清史学家心中的谜团。尽管"中毒说"甚嚣尘上，但直到光绪皇帝驾崩 100 年后的 2008 年，"光绪之死"疑案在通过一系列现代测量技术手段后才得以确证。

由于光绪皇帝在清西陵的崇陵曾被盗和清理过，清西陵文物管理处留下了光绪皇帝若干头发、遗骨和衣服等。2003 年开始，中央电视台、清西陵文物管理处、中国原子能科学研究院、北京市公安局法医检验鉴定中心等单位组成了"清光绪帝死因"专题研究课题组。

专家们历时五年，由光绪帝头发入手，利用中子活化分析、X 射线荧光分析、原子荧光光度等一系列分析测试手段，通过使用对比、模拟、双向图例等手段，对清西陵文物管理处提供的光绪遗体的头发、遗骨、衣服及墓内外环境样品进行了反复检测，并经过缜密分析和测算，确证光绪的头发和衣物上都含有剧毒的砒霜，而其腐败尸体仅沾染在部分衣物和头发上的砒霜总量就已高达约 201 mg，明显比常人口服砒霜中毒身亡的量 60～200 mg 高。其胃腹部衣物上的砷是其含毒尸体腐败后直接侵蚀遗留所致，而其衣领部位及头发上的大量砷，则由其腐败尸体溢流侵蚀所致，给出了光绪皇帝是"急性胃肠性砒霜中毒而亡"的结论。

结论不仅为光绪皇帝的死因给了一个说法，而且为大清王朝错综复杂的政治斗争及其灭亡做了一个很好的诠释。

---

2. 头发的采集

头发样品必须有代表性和同一性，其中代表性反映体内的真实情况，同一性便于数据的比较。微量元素及吗啡等滥用药物在前额部位含量最低，枕部含量最高，所以一般以枕部取样最佳。多数取枕后发根部(离头皮约 1 cm)0.5～1.0 g 的头发，或理发后随机收集的短发作为样品。

3. 头发样品的制备

头发表面常有外源性物质如洗发剂、汗液和环境污垢等污染物，测定前必须进行清洗。国际原子能委员会推荐的洗涤方式为丙酮—水—丙酮，丙酮浸泡搅拌 10 min，自来水漂洗 3 次；再用丙酮浸泡，自来水漂洗，循环 3 次。亦可采用表面活性剂和清水反复清洗的方法。测定时头发样品常用甲醇浸提或酸解、碱解及酶解等方法制备。

学习与思考 16-1

(1)什么是体内药物分析？体内药物分析的内容有哪些？

(2)生物药品分析有何特点？如何进行生物样品分析？

(3)举例说明生物药品分析有哪些仪器分析方法。

16.4　生物样品的贮存与贮存前处理

体内药物分析有时需要在短时间内采集大量的血样，如药动学研究或生物等效性研究时的血药浓度-时间曲线(简称药时曲线)测定等，受分析速度的限制，需要将部分样本保存在合适的环境下。

16.4.1　生物样品的贮存

冷藏(-4℃)或冷冻(-20℃、-80℃)是保存生物样品的常用方式。冷藏一般只适用于不超过 2 天的短期保存或不适合冷冻保存的样品。

血浆或血清需要全血采集后 2 h 内及时分离，分离后置硬质玻璃或聚乙烯塑料离心管中于冰箱或冷冻柜中密塞保存。采集的尿液若不立即测定需加入防腐剂(法医毒物分析的检材一般不允许添加防腐剂)。冷冻保存的唾液在分析时需充分搅拌均匀，否则会对分析结果产生影响。如果冷冻的样品不能一次性测定完毕，最好以小体积分装贮存，以免反复冻融影响结果的准确性。

16.4.2　生物样品的贮存前处理

血样中由于酶的存在可能会引起样本中待测组分的进一步代谢，因此血样采集后必须立即终止酶的活性。常用的去活方法包括血样中加入酶活性阻断剂(如氟化钠、三氯乙酸、四氢尿苷)、液氮中快速冷冻、调节 pH、微波照射等。

对于含有酚羟基、巯基等官能团的还原性药物为防止药物在生物基质或制备过程发生氧化还原反应，需加入抗氧剂并低温分离血浆(或血清)。例如，卡托普利取血时常会加入一定量维生素 C 和 EDTA、维生素 C 取血时加入偏磷酸以保证药物的稳定。对于见光不稳定的药物需避光保存及制备等。

16.5　常用生物样品前处理方法

　　样品前处理(sample pretreatment)是将待测样品进行适当的物理或化学处理，制成可供直接分析的样本。样品前处理是体内药物分析极为重要也是极为烦琐和困难的一个环节，直接关系到最终结果的准确性和可靠性。

　　由于药物结构不同、体内存在形式不同、浓度不同、基质不同，因而前处理方法很难采用固定的程序和模式，必须结合后续定量方法的具体情况，采取适当的分离、净化、浓集或化学改性等处理步骤，最终达到分析要求。

16.5.1　样品前处理的目的

1. 使待测药物游离

　　生物样品中的药物以多种形式存在，包括游离型的原型药物、代谢物；原型药物或代谢物与蛋白质形成的结合物；原型药物或代谢物与内源性物质共价结合形成的缀合物等。因此，必须先将待测药物或代谢物从结合物或缀合物中释放出来，以便测定药物或代谢物的总浓度。

2. 待测组分的纯化、富集

　　生物样品基质组成复杂，如血浆中既含有蛋白质、糖类、脂肪、尿素等有机物，又含有钠、钾、氯等无机物，干扰较大；且待测组分的浓度很低(一般为μg/mL 或 ng/mL 水平)，因此需要适当净化或浓集样品，从而除去生物基质中内源性及外源性干扰物质，富集低浓度的待测组分，满足分析方法的要求。

3. 改善分析环境

　　生物样品基质中的蛋白质、脂肪等内源性物质可污染仪器，如高效液相色谱法中蛋白质会堵塞色谱柱及管路系统，使柱效快速下降，仪器超压。因此，生物样品必须进行前处理，一方面改善方法的选择性，排除干扰；另一方面提高待测组分的可测性。

16.5.2　常用生物样品前处理

　　对于绝大多数体内药物分析而言，生物样品的分析分两步进行，即样品前处理及样品定量测定。

　　样品前处理方法较多，在设计或选择时应综合考虑五个问题，一是待测物的理化性质、浓度范围；二是生物样品的种类与基质干扰情况；三是测定的目的；四是前处理方法对药物稳定性的影响；五是药物定量选用的测定方法等。

　　常用生物样品前处理方法大致分为去蛋白质、分离与浓集、缀合物水解、化学衍生化及各种在线处理技术等。

延伸阅读 16-2：几种新兴的样品处理技术

（1）微透析技术。

微透析(microdialysis)技术是一种将灌流取样和透析技术结合起来，对生物体细胞液进行流动性连续采样的新技术，其本质是一种膜分离技术。将由膜制成的长度为 1～10 cm 的微透析探针插入到需要取样的部位，用与细胞间液非常接近的生理溶液以缓慢的速度(0.5～5 μL/min)进行灌流，待测物沿浓度梯度穿过膜扩散进入透析管，被灌流液带出，从而达到活体组织取样的目的。

与传统的取样方法相比，微透析技术最大的优点是可在基本上不干扰体内正常生命过程的情况下进行在体、实时和在线取样，具有如下特点：可提供作用部位的药物浓度及其代谢变化的信息；所取样品不含蛋白质等大分子物质，可直接测定游离药物浓度；可连续取样、多部位同时取样等。

微透析技术由于取样量少及透析过程中不可避免的样品稀释，因此要求定量方法灵敏度高、分析速度快，并可在线分析。目前常用的有微透析-高效液相在线分析和微透析-高效毛细管电泳在线分析。

（2）分子印迹固相萃取技术。

分子印迹技术(molecular imprinted-based solid-phase extraction)是将要分离的目标分子与功能单体通过共价或非共价作用进行预组装，与交联剂共聚制备得到聚合物。目标分子除去后，聚合物中形成的"空穴"，对目标分子的空间结构具有"记忆"效应，能够高选择性识别复杂样品中的印迹分子。根据模板分子和聚合物单体之间形成多重作用点的方式不同，分子印迹法可分为共价键法和非共价键法两类。分子印迹聚合物(molecular imprinted polymer，MIP)制备简单，稳定性好，机械强度较高，能够反复使用，因此它非常适合用作固相萃取的填充剂来分离富集复杂样品中的分析物，以达到分离净化和富集的目的。但该技术受上样溶剂的影响较大，尤其是在水溶液中的选择性较差。另外分子印迹的种类有限也限制了方法的应用。

（3）磁性固相萃取技术。

磁性固相萃取(magnetic-solid phase extraction，M-SPE)被认为是 21 世纪在分离富集领域的革命性技术。它是以磁性或可磁化的纳米材料作为吸附剂的一种分散固相萃取技术。其作用原理为磁性微球吸附目标物，然后通过磁分离器进行分离，之后选择合适的溶剂将目标物子微球洗脱下来，以达到纯化目的。与常规固相萃取(SPE)填料相比，磁性固相萃取纳米颗粒材料的比表面积大，扩散距离短，能在较短的时间内而且只需很少量的吸附剂就能实现低浓度的微量萃取，萃取能力和萃取效率非常高。因此 M-SPE 技术在酶的固定化、有机小分子药物的吸附-分离、基因组学、蛋白质组学等领域都展示了极高的应用前景。

16.5.3 蛋白质的去除

1. 蛋白质沉淀法

血浆、血清或组织匀浆测定前应先除去蛋白质，以使结合型的药物释放。常用的蛋白质沉淀法有溶剂沉淀法、盐析法、强酸沉淀法和热凝固法等四种。

(1)溶剂沉淀法。生物样品中加入与水混溶的有机溶剂，溶液的介电常数下降，使蛋白质分子间的静电引力增加而产生聚集；同时有机溶剂的水合作用使蛋白质的水化膜脱水，引起蛋白质析出沉降，与蛋白质结合的药物被释放出来。

常用的与水混溶的亲水性有机溶剂包括乙腈、甲醇、乙醇、丙酮、四氢呋喃等。血样或组织匀浆与亲水性有机溶剂的体积比为 1：(2~3)时，可以将样品中 90%以上的蛋白质沉淀，适当加大有机溶剂的用量可以增加蛋白质沉淀的程度。有机溶剂不同，上清液的 pH 稍有不同，一般 pH 在 8.5~10。

在具体操作时，按比例定量移取一定量与水混溶的有机溶剂加入血样中，涡旋混合，10 000 r/min 高速离心约 2 min，上清液即为供试样品。离心速度不可过长，否则由于摩擦温度升高会引起蛋白质溶解度增加。

(2)盐析法。生物样品中加入中性盐，溶液的离子强度发生变化，部分蛋白质的电性被中和，蛋白质因分子间电排斥作用减弱而发生凝聚；同时中性盐的亲水性使蛋白质的水化膜脱水，引起蛋白质析出沉降，药物被释放。

常用的中性盐有硫酸钠、硫酸铵、氯化钠、磷酸钠等。操作时，按血样与中性盐饱和溶液 1：(2~3)的比例混合，高速离心约 2 min，即可除去 90%以上的蛋白质。上清液 pH 为 7.0~7.7。

(3)强酸沉淀法。溶液 pH 低于蛋白质的等电点时，蛋白质以阳离子形式存在，当血样或组织样本中加入强酸后，蛋白质遇酸根阴离子形成不溶性盐而沉淀析出。常用的强酸包括三氯乙酸(10%)、高氯酸(6%或 12%)和偏磷酸(5%)。

操作时，按血样与强酸溶液 1：0.6 的比例混合，高速离心约 2 min，即可除去 90%以上的蛋白。上清液 pH 为 0~4，因此在酸性条件下分解的药物不宜采用此法前处理。此法最大的优势在于药物浓度稀释的程度最低。

(4)热凝固法。热稳定性好的药物，可采用加热的方法将一些热变性蛋白质除去。加热温度取决于待测组分的热稳定性，一般可加热至 90℃，蛋白质沉淀后可离心或过滤除去。这种方法简单，但因只能除去热变性蛋白质因此较少使用。

延伸阅读 16-3：人血浆中伏立康唑测量的前处理

【例 16-1】 高效液相色谱法测定人血浆中伏立康唑的浓度

伏立康唑(voriconazole)是一种广谱三唑类抗真菌药物，临床应用广泛。但该药药动学呈现非线性特征，年龄、肝功能、基因多态性等均会影响其体内过程，因此临床上常需进行血药浓度监测。

血浆样品处理。精密移取血浆样品 200 μL，加入 100 mg/L 的氯唑沙宗内标溶液 50 μL，加入 400 μL 甲醇溶液，涡旋混匀 1 min 后于 14 000 r/min 及 4℃条件下离心 10 min，取上清液 15 μL 进行色谱测定，结果如图 16-1 所示。

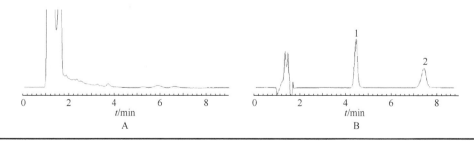

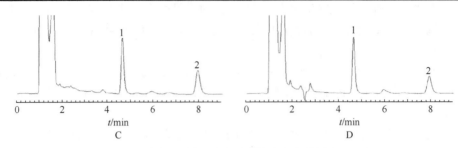

图 16-1　伏立康唑的高效液相色谱图
A. 空白血浆；B. 标准对照；C. 空白加标；D. 实际样品
1. 内标氯唑沙宗；2. 伏立康唑

2. 超滤法

超滤法(ultrafiltration)是利用半透膜原理，以多孔性半透膜为分离基质的一种膜分离技术。即在一定的压力下，小分子溶质和溶剂穿过一定孔径特制的薄膜，而大分子物质不能透过，留在膜的一边，大分子物质和小分子物质因此相互分离，是一种加压膜分离技术。

通过选用不同孔径的不对称性微孔膜，按照截留分子量的大小，可分离 300～1000 kD 的可溶性生物大分子。超滤法的主要优点是操作简便，成本低廉，不需要添加任何化学试剂，破坏有效成分的可能性小。

通常血样中游离药物浓度的测定可采用分子截留量在 5 万左右的超滤膜，用高速离心法将血样中游离药物或代谢物与蛋白质结合物分离，从离心液中得到游离型的目标化合物，然后直接或经浓缩后定量测定。需要注意的是离心速度对试验结果的准确与否存在较大影响，速度太大可能破坏蛋白质与药物的结合力，速度太慢游离药物透过不完全。

由于本法操作简单快捷，所需血样量少，已成为游离药物测定的首先处理方法，尤其适用于治疗药物监测的血样分析。

3. 酶解法

酶解法主要用于组织匀浆、头发等生物样品的去蛋白质处理。生物样品中加入一定量的酶和缓冲液，于一定温度下孵育，待蛋白质水解后，过滤或离心，取上清液待进一步处理或测定。

常用的蛋白水解酶为枯草菌溶素，这是一种细菌性碱性蛋白水解酶，可在 50～60℃及较宽的 pH 范围(7.0～11.0)内将蛋白质的肽键水解。相比于酸水解，酶解条件较为温和，可避免药物在酸及高温下降解，能显著提高与蛋白质结合牢固型药物的提取回收率；而且酶解后的生物样品用有机溶剂提取时也不易发生乳化现象。但对碱性条件下易水解的药物此法不适用。

16.5.4　分离与浓集

生物样品前处理最主要的目的是除去生物介质中含有的大量内源性及外源性干扰物质，提取出低浓度的待测组分。若样品浓度达不到检查灵敏度要求，还需进行浓集。其中，液液萃取法是最为常用的分离、浓集方法。随着分析技术的不断提高，新技术、新方法不断涌现，如液相微萃取技术、固相萃取法、固相微萃取技术、微透析技术等。

1. 液液萃取法

液液萃取法(liquid-liquid extraction,LLE)是利用待测药物与内源性干扰物的分配系数不同而进行的液相分离技术。多数药物在有机溶剂中的溶解度大于在水中的溶解度,而生物样品中大多数内源性物质是强极性的水溶性物质,因而用合适的有机溶剂萃取即可除去大部分内源性干扰物质。

影响液液萃取因素包括有机溶剂的选择、水相的 pH 及有机溶剂的用量和提取次数。

(1)有机溶剂的选择。合适的溶剂是液液萃取能否成功的关键,既决定了方法的提取效率与选择性,又与操作的便捷程度密切相关。

溶剂选择的基本原则是相似相溶,同时注意以下六个方面。

第一,所选溶剂对药物的未电离形式可溶,对电离形式不可溶。

第二,沸点低,易挥发。

第三,水中溶解度小。例如,常用溶剂乙醚萃取能力强,易挥发,但乙醚萃取后会混入约 1.2% 的水分,因此会带入一些水溶性的干扰物质。可在提取前在生物样品中加入适量固体氯化钠或提取后在乙醚中加入少量脱水剂。

第四,不易乳化。

第五,具有较高的化学稳定性和较低的毒性。

第六,不影响紫外检测。

液液萃取常用有机溶剂见表 16-1。

表 16-1 液液萃取常用有机溶剂

溶剂 (从上到下极性增加)	极性	黏度(Pa·s)	沸点(℃)	吸收波长(nm)
正己烷	0.06	0.33	69	210
环己烷	0.1	1.00	81	210
甲基叔丁基醚	0.23	0.36	55	220
甲苯	2.4	0.59	111	285
乙醚	2.9	0.23	35	220
二氯甲烷	3.4	0.44	40	245
正丁醇	3.9	2.95	118	215
乙酸乙酯	4.3	0.45	77	260
三氯甲烷	4.4	0.57	61	245

(2)水相的 pH。液液萃取时水相的 pH 对提取率影响非常大。pH 的选择取决于药物的 pK_a。对于酸性药物 pH 应低于 pK_a 1~2 个单位;碱性药物则应高 1~2 个 pH 单位,这样可使 90% 的待测组分以非电离方式存在从而更易溶于有机溶剂。

一般而言,碱性药物在碱性条件、酸性药物在酸性条件下提取。由于内源性物质以酸性居多,在提取回收能满足测定灵敏度要求的前提下,尽量选择在碱性条件下提取可减少内源性物质的干扰。

（3）有机溶剂的用量。提取时有机溶剂的用量要适当。一般生物体液与有机溶剂的体积比为 1 :（1~5），需根据方法的提取回收率和定量方法的灵敏度确定提取溶剂的最佳用量。

（4）提取次数。一般只提取一次。当提取率较低（低于 50%）时，可适当增加提取次数。若干扰物质不宜除去，也可将提取液再用一定 pH 的水溶液反提取，反提取后再用有机溶剂提取，以进行进一步的纯化。

延伸阅读 16-4：抗癫痫药的同时测定

【例 16-2】反相高效液相色谱法同时测定苯巴比妥、苯妥英钠、卡马西平的血药浓度

苯巴比妥（phenobarbital，PPB）、苯妥英钠（phenytoin，PHT）、卡马西平（carbamazepine，CBZ）是临床上常用的抗癫痫药。上述药物治疗浓度范围窄，且个体差异较大，易发生毒性反应。因此，需常规监测其血药浓度以减少不良反应的发生。

血清样品的处理。精密量取血清样品 200 μL，置于 10 mL 具塞离心管中，加入内标溶液 20 μL 与甲醇 20 μL，涡旋 1 min，加入 pH 8.0 的磷酸盐缓冲液 200 μL，混匀。加入二氯甲烷 5 mL，2800 r/min 转速下涡旋 2 min，3500 r/min 转速下离心 5 min，定量移取下层二氯甲烷液 2 mL 置于 5 mL 试管中，于 40℃下氮气流吹干，残留物加初始流动相 100 μL 复溶，2800 r/min 转速下涡旋混合 1 min，4000 r/min 转速下离心 5 min，取上清液 20 μL 进样测定，结果如图 16-2 所示。

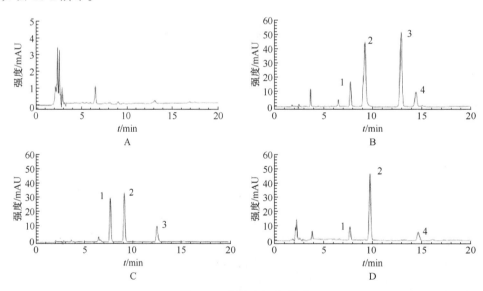

图 16-2　高效液相色谱图

A. 空白血清样品；B. 模拟血清样品(空白血清加苯巴比妥、苯妥英钠、卡马西平)；C. 癫痫患者血样 1(服用苯巴比妥、苯妥英钠)；
D. 癫痫患者血样 2(服用苯巴比妥、卡马西平)
1. 苯巴比妥；2. 内标；3. 苯妥英钠；4. 卡马西平

液液萃取选择性好、成本低廉，药物可与多数内源性物质分离，但提取过程中容易产生乳化，导致回收率降低和精密度变差。乳化的发生一般认为与萃取液的酸碱度及萃取液的黏度等有关，提取前在生物体液中加入适当固体氯化钠，可减轻乳化程度；已发生轻微乳化时，可适当离心破乳；若严重乳化，可置低温冰箱快速冷冻，破坏乳化层。

延伸阅读 16-5：液相微萃取技术

液相微萃取技术(liquid phase microextraction，LPME)是 1996 年加拿大学者弗雷德里克·F. 坎特韦尔(Frederick F. Cantwell)等开发出的一种新型绿色环保的样品前处理技术。将与水不互溶的有机溶剂液滴吸入微型注射器，插入盛有样品和磁搅拌子的样品瓶中，以直接单滴微萃取或顶空单滴微萃取模式进行提取。方法操作简单、快速、高效，但液滴稳定性较差。

为了提高液相微萃取的稳定性，斯蒂·佩德森-比耶高(Stig Pedersen-Bjergaard)等于 1999 年提出了中空纤维膜液相微萃取技术(hollow fiber liquid phase microextraction，HF-LPME)，采用商品化的聚丙烯中空纤维膜作为萃取液的载体。多孔性的中空纤维大大增加了萃取液与样品溶液的接触面积，同时可以有效减少有机溶剂的损失，阻止样品溶液中大分子物质进入接收相，使提取稳定性和提取率大大提高。

穆罕默德·雷扎伊(Mohammad Rezaee)等于 2006 年又提出了分散液相微萃取(dispersive liquid phase microextraction，DLMME)，将有机溶剂及能与水互溶的分散剂混合后注入样品溶液中，分散剂和有机溶剂在溶液中快速分散并对目标分子进行萃取。在萃取完成后，通过离心等手段使其分层，将萃取相引入后续的仪器进行检测。液相微萃取整个过程集采样、萃取和浓缩于一体，具有富集倍数大，萃取效率高的特点，而且方便实现自动化。

2. 固相萃取法

固相萃取(solid-phase extraction，SPE)法是从 20 世纪 80 年代中期开始发展起来的一项样品前处理技术。由液固萃取和液相色谱技术互相结合发展而来，其分离原理是选择性吸附(分配)与选择性洗脱。

(1)固相萃取法的原理。将不同性质填料装入微型小柱作为固定相，含有待测药物的生物体液通过小柱时，受到来自固体填料的"分配""吸附""离子交换"或其他亲和力的作用，药物或干扰物质被保留在固定相上，选用适当强度溶剂洗去干扰物，然后用少量溶剂洗脱被测物质，从而达到快速分离净化与浓缩的目的。组分的保留或洗脱取决于待测组分与固定相表面的活性基团及药物与溶剂之间的分子间作用力。

固相萃取法有两种洗脱模式，一种是待测药物与固定相的亲和力强于干扰物质，在用淋洗溶剂去除干扰物质时待测组分被保留，之后选用对待测组分亲和力更强的溶剂洗脱药物；另一种是干扰物质与固定相的亲和力强于待测组分，干扰物质被保留，药物选用合适的溶剂直接洗脱。通常第一种模式使用更多。市场上商品化的固相萃取小柱有多种填料及多种容量规格可供选择。

操作时生物样品加载到微型柱上方，下端负压使样品、淋洗溶剂及洗脱溶剂通过固相萃取柱，柱下方放置收集管。

(2)固相萃取柱填料的选择。固相萃取柱的填料种类繁多，可分为亲脂型(大孔吸附树脂、亲脂性键合硅胶)、亲水型(硅胶、硅藻土)及离子交换型三大类。亲脂性键合硅胶与生物体液中的弱极性物质结合能力较强，易被有机溶剂洗脱，特别适合萃取水性基质中的疏水性药物，因而应用最多。烷基、苯基和氰基键合硅胶都可用作亲脂性固相萃取填料，而其中尤以十八烷基硅烷键合硅胶最为常用。

使用亲脂性键合硅胶柱进行固相萃取的一般操作步骤如下。

第一步：填料活化。用适量甲醇润湿固相萃取柱，使固定相表面和待测组分易于发生分子间相互作用，同时除去填料中可能存在的杂质；然后用水或适当的缓冲液冲洗固相萃取柱，去除过多的甲醇，以便待测组分与固相填料表面发生作用，但冲洗不宜过度，否则甲醇含量过低会导致润湿度不足，造成回收率降低。

第二步：上样。使生物样品通过固相萃取柱，弃去收集管废液。

第三步：清洗。用水或适当缓冲液清洗固相萃取柱，去除吸附在固定相上的较强极性内源性物质或干扰物质。

第四步：洗脱。选择合适的有机溶剂洗脱待测组分，收集洗脱液，直接测定或挥干溶剂备测。

使用亲脂性固相萃取柱时体液可直接上样，但样品体积不宜过大，萃取时的流速控制在 $1\sim2$ mL/min；淋洗液、洗脱剂的强度及用量要适当，以免造成待测物损失或洗脱选择性下降。

萃取碱性药物时可在洗脱剂中加入适量有机胺、乙酸铵或离子对试剂以提高提取回收率。由于甲醇和乙腈具有较强的洗脱能力，又可与水互溶，小体积洗脱时无须蒸干可直接测定，因此在亲脂性固相萃取法中应用最为普遍。

延伸阅读 16-6：固相微萃取技术

固相微萃取（solid-phase microextraction，SPME）是 1990 年由加拿大滑铁卢大学雅努什·保林申（Janusz Pawliszyn）等提出，由美国 Supelco 公司 1994 年商品化的一项高效分离技术。该技术以熔融石英光导纤维或其他材料为基体支持物，采取"相似相溶"的特点，在其表面涂渍不同性质的高分子固定相薄层，通过直接或顶空方式，对待测物进行提取、富集，然后将富集了待测物的纤维直接转移到仪器中，通过一定方式解吸附，然后进行分离分析。

装置类似于一支气相色谱的微量进样器，萃取头为涂有固相微萃取涂层的石英纤维，外套细不锈钢管以保护石英纤维不被折断，纤维头可在钢管内伸缩。将纤维头浸入样品溶液或顶空气体一段时间，同时搅拌溶液以加速两相间达到动态平衡，待平衡后将纤维头取出转移至气相色谱气化室或液相色谱进样器，通过一定的方式解吸附（热解吸或溶剂解吸），完成提取、分离、浓缩的全过程。

与固相萃取不同，固相微萃取不是将待测物全部萃取出来，而是建立在待测物在固定相和水相之间达成平衡分配基础上，通过测定达到动态平衡时提取出的药物的量，间接测定出生物样品中待测物的含量。

固相微萃取由萃取过程和解吸过程两步组成，萃取方法可分为直接萃取和顶空微萃取两种。影响萃取效率的因素包括纤维涂层的种类、萃取时间、涂层厚度、溶液离子强度和 pH、搅拌强度和温度等。

【例 16-3】固相萃取-高效液相色谱法测定大鼠体内咖啡因、氨苯砜和氯唑沙宗的血药浓度及药动学研究

血浆样品处理。采用固相萃取法处理，将 C18 固相萃取柱加 2 mL 甲醇活化后，再用 2 mL 水预处理后待用。取内标溶液 50 μL 加至 1.5 mL 离心试管内，空气流吹干，再加入血浆样品 150 μL 涡旋 2 min，于 10 000 r/min 离心 2 min。吸取 100 μL 上于固相萃取柱，用 1 mL 水洗涤后，再用 2 mL 甲醇洗脱，收集洗脱液，空气流吹干。残渣加甲醇 100 μL，涡旋 2 min，10 000 r/min 离心 2 min，吸取 15 μL 上清液进样测定，结果如图 16-3 所示。

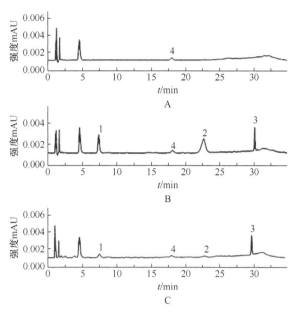

图 16-3　咖啡因、氨苯砜和氯唑沙宗的高效液相色谱图

A. 空白血浆 + 内标；B. 空白血样 + 标准混合液 + 加标；C. 实际样品 + 内标
1. 咖啡因；2. 氨苯砜；3. 氯唑沙宗；4. 内标

生物样品分离和富集的选取原则涉及三种情况。对于较亲脂的药物，可采用液相提取法，或用亲脂性键合硅胶的固相萃取法。对于碱性较强的药物由于亲脂性键合硅胶对药物会产生较强的保留，推荐选用大孔吸附树脂型固相萃取柱进行处理；对于较亲水且具有酸碱性和可解离的药物，可采用离子交换固相萃取或离子对液相提取法；对于亲水但不能解离的药物不宜萃取，可沉淀蛋白质后直接进样测定。

几种制备方法中蛋白质沉淀法快速、简便，回收率高，但不适用待测物浓度过低时的样品前处理。液相萃取法属于两相间的分配过程，达到平衡需要较长的时间，而且需要通过振摇加快传质因此容易产生乳化。固相萃取法萃取填料种类多，适用范围广；填料与样品接触面大，可以在较短的时间内达到有效萃取，样品处理时间大大缩短，同时可避免乳化现象，便于自动化操作。但相对而言固相萃取法成本较高。

16.5.5　缀合物水解

药物或其 Ⅰ 相代谢物与体内的内源性物质共价结合发生 Ⅱ 相代谢反应，生成极性更大的代谢物排出体外。这些内源性化合物主要有葡萄糖醛酸、硫酸、甘氨酸、谷胱甘肽、S-腺苷甲硫氨酸等。其中，与葡萄糖醛酸或硫酸结合而产生的葡萄糖醛酸缀合物或硫酸酯缀合物最为常见。缀合物，又称共轭化合物，是一种或几种结构单元通过共价键连接起来的化合物。与原型药物相比，缀合物极性大，不易被有机溶剂提取。

尿中药物多数呈缀合状态，因此尿液样品测定之前，常需进行水解，将药物从缀合状态释放出来。另外，组织或头发中难以通过蛋白质沉淀或液相提取释放的药物，同样可采用水解法处理。

常见的水解方法有酸(碱)水解法和酶水解法。

1. 酸(碱)水解法

酸(碱)水解法是将适量的盐酸溶液(氢氧化钠溶液)加入生物样品中，在一定温度下放置一段时间进行水解。至于酸(碱)的浓度和用量、水解的温度和时间，需依药物的结构而定。

酸(碱)水解法简单、快速，但不适用于水解时可能发生分解的药物。

2. 酶水解法

遇酸或受热不稳定的药物，可以采用酶水解法。酶水解法常使用 β-葡萄糖醛酸酶或芳基硫酸酯酶，实际应用中最常采用两种酶的混合酶。一般控制 pH 为 4.5～5.5，温度为 37℃，水解数小时。

酶水解条件温和，不会引起待测物分解，且重复性好，药物回收率高，但酶解反应时间较长，酶制剂中的黏蛋白可能会引起乳化或阻塞色谱柱等。尽管如此，仍然优选酶解法，需要注意的是尿液酶解前应先除去尿样中会抑制酶活性的阳离子。

目前，对缀合物的分析逐渐趋向于不经水解直接测定，以了解体内缀合物的种类、缀合物形式存在的量及缀合物占药物总排出量的比例，为研究药物代谢提供更多的信息。

学习与思考 16-2

(1) 生物样品如何贮存？贮存前需要做什么样的前处理？为什么？

(2) 生物样品分析为什么要进行前处理？如何前处理？

(3) 什么是微萃取？有些什么类别？各有何特点和应用前景？

16.5.6　化学衍生化

有些药物或者代谢物极性大、挥发性低或产生的信号不够强以至于检测器检测不到，特别是采用常规的液相色谱或气相色谱难以有效测定时，就需要进行衍生化，通过测定衍生物的量实现对目标化合物的准确分析。

药物分子结构中含有活泼氢者均可被化学衍生化，如 R—COOH、R—NH₂、R—OH 等。

1. 气相色谱化学衍生化

气相色谱化学衍生化有三个目的，一是使极性药物转化为非极性易于挥发的物质；二是增加药物稳定性；三是衍生为非对映异构体。而衍生化的方法主要包括硅烷化、酰基化、烷基化及生成非对映异构体。

(1) 硅烷化。此法常用于具有 R—COOH、R—NH—R′、R—OH 等极性基团药物的衍生化。以三甲基硅烷化试剂取代药物分子极性基团上的活泼氢，生成挥发性的三甲基硅烷化衍生物。常用的三甲基硅烷化试剂有三甲基氯硅烷(TMCS)、双-三甲基硅烷三氟乙酰胺(BSTFA)、双-三甲基硅烷乙酰胺(BSA)等。

(2) 酰基化。此法常用于具有 R—NH₂、R—NH—R′、R—OH 等极性基团药物的衍生化。常用的酰基化试剂为三氟乙酸酐(TFAA)、五氟丙酸酐(PFPA)和五氟苯甲酰氯(PFBC)等。

(3) 烷基化。此法主要用于具有 R—COOH、R—NH—R′、R—OH 等极性基团药物的衍生化。常用的烷基化试剂有重氮甲烷(CH_2N_2)、碘庚烷($C_7H_{15}I$)和氢氧化三甲基苯胺(TMAH)等。

(4)手性衍生化。光学异构体药物使用不对称试剂使其生成非对映异构体衍生物，然后采用气相色谱法进行分析测定。常用的不对称试剂有(S)-N-三氟乙酰脯氨酰氯和(S)-N-五氟乙酰脯氨酰氯。含氟的衍生化试剂不仅可以提高药物的挥发性，同时可以提高气相色谱电子捕获检测器的灵敏度。

2. 液相色谱化学衍生化

液相色谱化学衍生化的目的是提高检测灵敏度并改善色谱分离效果，因而要求衍生化反应简单且能迅速定量完成、反应产率高且有好的重现性、副产物及衍生化试剂不干扰检测、衍生化试剂方便易得且有好的通用性。

液相色谱衍生化方法又分为柱前衍生和柱后衍生。柱前衍生是将待测物转化为结构不同的衍生物进行色谱分离；而柱后衍生是将待测物先行分离，然后再进行衍生化。柱后衍生化操作简单适合连续的自动化操作，但由于衍生化反应发生在色谱系统的管路中，因此对衍生化试剂、衍生化条件及衍生化时间等有诸多限制，因而应用相对较少。

液相色谱衍生化方法主要有五种，包括紫外衍生化反应、荧光衍生化反应、电化学衍生化反应、质谱衍生化反应及非对映衍生化反应。

(1)紫外衍生化反应。对于在紫外区无吸收的药物，可将其与具有紫外吸收基团的衍生化试剂在一定条件下反应，生成可被紫外检测器检测的衍生化产物。

(2)荧光衍生化反应。对于在紫外区无吸收或紫外吸收灵敏度不够的药物，如氨基酸、脂肪酸或甾体激素类药物等，可将其与荧光衍生化试剂反应，生成可被荧光检测器检测的衍生化产物，以达到痕量检测的目的。常用的荧光衍生化试剂如邻苯二甲醛、单酰氯、荧胺等。

(3)电化学衍生化反应。电化学衍生化是将待测物与某些试剂反应，生成具有电化学活性的衍生物，以便药物在电化学检测器上检测。电化学检测器灵敏度高、专属性强。常用的电化学衍生化试剂主要是含硝基的化合物，如 2，4-二硝基苯肼、2，4-二硝基氟苯等。

(4)质谱衍生化反应。液-质联用已成为最常规的生物样品分析测定方法，但有些化合物在质谱正离子或负离子模式下均不宜电离，导致灵敏度较低。可通过在其结构上引进易电离官能团的衍生化反应，提高质谱检测的灵敏度。

(5)非对映衍生化反应。使用不对称试剂将光学活性药物转化成相应的非对映异构体，然后采用常规高效液相色谱法进行分析测定。液相色谱常用的手性衍生化试剂有针对伯胺或仲胺的邻-甲基苯乙酰胺、针对伯醇或仲醇的苄酯基-L-脯氨酸及针对羧基的 R-(−)/S-(−)-α-甲基-对硝基苯胺等。

延伸阅读 16-7：衍生化色谱分析

【例 16-4】衍生化气相色谱法测定冠心病患者血清中游离脂肪酸

游离脂肪酸(free fatty acids，FFA)是类脂代谢物的重要组成部分，其分子组成的改变及含量的变化与多种疾病的发生、发展密切相关。目前，生物样品中游离脂肪酸主要通过衍生化后气相色谱法测定。

样品制备方法：取 3.0 mg 血清冻干粉，加入 300 μL 甲醇和 100 μL 三氯甲烷，超声 10 min

后 1500×g 离心 10 min，取上清液，氮气吹干，加入 30 μL BSTFA（N，O-双三甲基硅烷基三氟乙酰胺）于 70℃反应 1 h，取 1 μL 反应液直接进样进行气相色谱分析，结果如图 16-4 所示。

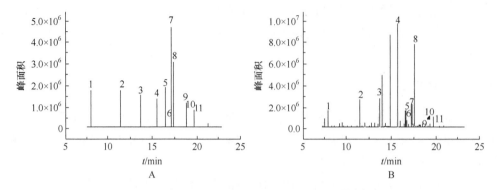

图 16-4　标准样品和血清加标样品衍生化后色谱图

A. 标准样品色谱图；B. 血清加标样品衍生化后色谱图

1. 壬酸；2. 十二烷酸；3. 十四烷酸；4. 十六烷酸；5. 十七烷酸；
6. 亚油酸；7. 油酸；8. 十八烷酸；9. 花生四烯酸；10. 花生五烯酸；11. 二十烷酸

【例 16-5】家兔体内白消安药动学参数的柱前衍生-高效液相色谱测定

白消安化学名为 1，4-丁二醇二甲磺酸酯，是一种双功能烷化剂，为肿瘤治疗中常用的一类药物。白消安无紫外吸收，直接检测困难。文献中多以二乙基二硫代氨基甲酸钠（DDTC）为衍生化试剂衍生化后高效液相色谱法测定。

血清样品的处理：吸取血清样品 200 μL，加入内标溶液 50 μL，涡旋 10 s，混匀后加入乙腈 400 μL，涡旋 20 s，加入新鲜配制的衍生化试剂 DDTC 200 μL，涡旋 1 min，在 30℃、150 r/min 的恒温摇床中反应 30 min，立即加入冰水 400 μL，涡旋 10 s，随后加入乙醚 3.5 mL，涡旋混合 2 min，4000 r/min 离心 10 min。所涉及的衍生化反应为

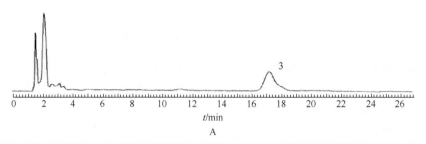

然后定量取乙醚（上层）3 mL，置于 30℃氮吹仪下吹干，用甲醇 150 μL 复溶，取 25 μL 进样，测量结果如图 16-5 所示。

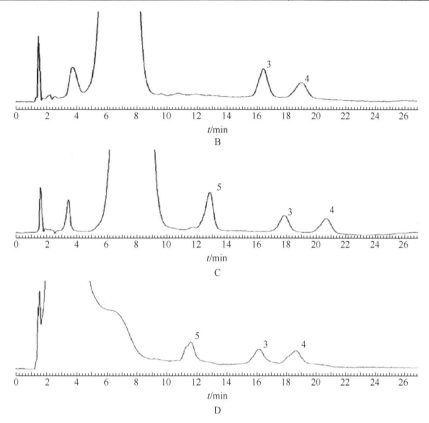

图 16-5　白消安、内标衍生化色谱图

A. 空白血清(含 DDTC)；B. 空白血清 + 内标标准液；C. 空白血清 + 白消安标准液 + 内标标准液；D. 家兔口服给药后 1 h 的血清样品
3. DDTC；4. 内标衍生化产物；5. 白消安衍生化产物

16.6　生物样品分析方法的建立

　　无论是获得新药研究中药动学参数、再评价已上市药物，还是监测临床治疗药物，均依赖于准确、可靠的生物样品中药物或活性代谢物的浓度数据。这些数据的获得则取决于准确、可靠的生物样品分析方法。因此，建立可靠的生物样品中微量药物及其活性代谢物的分析方法是体内药物分析的首要任务。

16.6.1　生物样品分析方法的选择

　　生物样品浓度低、干扰大，因此要求体内药物分析方法灵敏度高、专属性强。目前，体内药物分析应用最多的方法主要是色谱分析法、免疫分析法及生物学法。

1. 色谱分析法

　　色谱分析法包括气相色谱法、高效液相色谱法、高效毛细管电泳等。近年来随着高效液相色谱质谱检测器尤其是多级质谱检测器的普及，高效液相色谱法除了可以测定大多数小分子药物，已逐步应用于蛋白质、多肽等生物大分子类药物及内源性物质的检测与分析。

2. 免疫分析法

免疫分析法主要有放射免疫分析法、荧光免疫分析法、酶联免疫分析法、化学发光免疫分析法等，多用于蛋白质、多肽等生物大分子药物的检测。免疫分析法特异性好、灵敏度高、样品前处理简单，或不经前处理直接测定。但小分子药物由于原型药物与代谢物结构相似常存在交叉免疫反应，限制了本法的应用。

3. 生物学法

生物学法主要用于抗生素类药物的体内测定。但由于方法特异性较差，常需采用特异性高的方法(如色谱分析法)进行平行监测，故而目前较少采用。

由于色谱分析法选择性强、准确度好、灵敏度高，能满足绝大多数药物的检测需要，其已经成为体内药物分析的首选方法。免疫分析法主要用于临床治疗药物监测和大分子药物的相关研究。生物学法则主要用于抗生素类药物的体内检测。

16.6.2 建立生物样品分析方法的一般步骤

生物样品采用何种方法进行分析测定主要依据待测物的浓度水平、基质种类及实验室的仪器设备情况。

鉴于体内药物分析中色谱法应用最为广泛，本书以色谱法为例进行讨论。依据药物性质、浓度及存在状态初步拟定分析方法后，进行一系列的试验工作，以确定最佳的分析条件，并对方法进行系统的方法学验证。

1. 色谱条件的筛选

取待测药物(或及代谢物)、内标的标准物质，配制成一定浓度的纯溶液，按拟定的分析方法筛选和优化色谱条件，调整色谱柱的型号(填料的种类、粒径、色谱柱的内径和长度)、流动相组成(组分及其配比、pH)、流速、柱温、进样量及内标的加入量等条件，使待测物与内标物分离完全、峰形良好(理论板数高、对称性好)、待测物与内标峰面积比合理，检测器具足够的灵敏度等。

2. 色谱条件的优化

(1)试剂和溶剂试验。取待测药物的非生物基质溶液，按照拟定的衍生化方法进行反应，并经萃取分离等样品处理后，进样分析，考察反应试剂对色谱测定的干扰以排除衍生化试剂对定量测定的影响。

本步骤主要考察须经衍生化处理的样品测定，不经衍生化直接测定的药物可忽略此步。

(2)生物基质试验。取空白生物基质(空白生物基质必须与实际测定基质一致)，按照拟定的前处理方法和色谱分析方法进行操作，考察生物基质是否存在对待测物的干扰。

通过条件优化使待测药物、特定活性代谢物或内标的信号窗内不出现内源性物质的信号，或其响应在分析方法的可接受范围之内。

(3)质控样品试验。取空白生物基质，根据实际生物样品中待测物的浓度水平，加入一定量待测物的标准溶液，配制成一系列预期浓度的校正标样和质量控制样品(简称质控样品)。

按照"生物基质试验"优化的方法进行试验，建立分析方法的定量范围和标准曲线，并进行方法的精密度、准确度、灵敏度，以及质控样品稳定性、内标稳定性等各项指标的验证。

3. 实际生物样品的测定

通过空白基质试验和质控样品试验确定的方法，尚不能完全确定是否能满足实际样品测定的需要。因为药物在体内除了原型药物，还同时有多种代谢物存在，实际生物样品的组成更加复杂；而且代谢物与药物结构相近，对分离的要求更高。因此，分析方法建立后，还需进行实际生物样品的测定，考察代谢产物对药物、内标的干扰情况，以进一步验证方法的可行性。

16.7 生物样品分析方法的验证

16.7.1 生物样品分析方法验证概述

生物样品分析方法验证的主要目的是为证明所建立的方法对于生物基质中待测物浓度测定的可靠性。ChP2020 四部通则中收载了"生物样品定量分析方法验证指导原则"，该指导原则分别对色谱分析和配体结合分析这两种方法在生物样品测定过程中必须进行的验证内容、需要满足的要求等进行了规定和约束。每种方法验证的内容又分为完整验证(full validation)、部分验证(partial validation)和交叉验证(cross validation)三种情况。

1. 完整验证

对于首次建立的生物样品分析方法或者新的药物、新增代谢产物的定量分析，需进行方法的完整验证。

完整验证内容包括选择性、定量下线、标准曲线性能、准确度、精密度、基质效应、分析物在前处理过程及测定过程中的稳定性等。

2. 部分验证

欲对已验证方法进行小幅改变时，需要根据改变的实质内容进行方法的部分验证。

可能的改变包括分析方法转移，改变仪器、校正浓度范围、样品体积，其他基质或物种，改变抗凝剂、贮存条件等。所有的改变均需报告并对重新验证的内容进行说明。

3. 交叉验证

如果数据需要应用不同方法从一项或多项试验中获得，或者是同一方法从不同试验地点获得，数据需要进行相互比较，就必须进行交叉验证。

交叉验证对数据是否具有可比性至关重要，因此交叉验证最好在分析测定之前进行。需用两种方法对同一系列质控样品或试验样品分别测定，要求质控样品以不同方法获得的平均准确度应在±15%范围内(如果需要放宽必须说明理由)；对于试验样品，至少67%样品的两组试验数值差异在两者均值的±20%之内。

16.7.2　色谱分析方法的完整验证

1. 选择性

方法的选择性系指在各种内源性物质、代谢产物或其他组分的存在下，该分析方法测量和区分目标分析物和内标物的能力，即可能存在的杂质不得干扰对样品的测定或干扰在分析方法的可接受范围内。验证分析方法选择性，通常应着重考虑以下几点。

(1)内源性物质的干扰。利用建立的色谱方法测定待测药物或特定活性代谢物及内标的对照标准物质、至少 6 个不同个体的空白基质和质控样品，比较各个样品色谱响应信号，通过保留时间、理论板数、拖尾因子等信息确定色谱峰的归属，判断待测物与内源性物质的分离程度，确证内源性物质对分析方法是否存在干扰。

(2)未知代谢产物的干扰。测定并比较质控样品和至少 6 个不同个体用药后的生物样品的检测信号，根据色谱保留时间、理论板数和峰形，判断待测物与未知代谢产物的分离程度，确证代谢产物对分析方法是否存在干扰。

(3)同时服用药物的干扰。临床治疗药物监测时，还需要考虑患者可能同时服用的其他药物的干扰。可通过测定并比较待测物、同时服用药物、质控样品及添加待测物和同时服用药物的模拟生物样品的检测信号，确证同时服用药物对分析方法是否存在干扰。

2. 残留

残留是指在高浓度样品测定后，如果进样空白样品，色谱图中会出现待测物的信号峰。

体内药物分析常是批量分析，残留较大可能会对最终结果产生较大影响，因此应该在方法建立时考察残留并使之最小。具体可通过在注射高浓度样品之后，注射空白样品来估算残留，要求空白样品中的残留应不超过定量下限的 20%，并且不超过内标物的 5%。如果残留超标，则需要通过高浓度样品后注射空白进行去除。

3. 定量下限

定量下限是能够被可靠定量的生物样品中分析物的最低浓度，具有可接受的准确度和精密度。一般为标准曲线中的最低浓度点，属于方法灵敏度的指标。其数值应适用于预期的浓度，满足实际样品最低浓度的测定要求。

4. 标准曲线和线性范围

标准曲线是在指定的浓度范围内生物样品中分析物的浓度与仪器响应值(峰面积)的关系，一般采用最小二乘法或加权最小二乘法进行线性回归获得标准曲线，当线性范围较宽时尤其推荐采用加权最小二乘法进行计算。回归方程的自变量为生物样品中分析物的浓度，因变量为分析物的响应或分析物响应与内标响应的比值。

在方法验证之前，需要先了解待测物预期的浓度范围。标准曲线应尽量覆盖全部待测生物样品的浓度范围，不得以外推的方式求算未知样品的浓度。标准曲线的定量范围取决于分析物的定量下限和定量上限。

(1)标准曲线的建立。将已知浓度的分析物(及内标物)加到空白基质(与实际样品基质相同)中制成校正标样(calibration standard)，通过测定校正标样的响应建立标准曲线。测定不同基质的生物样品时，需要建立各自不同基质的标准曲线。需要指出的是，建立标准曲线时应随行测定空白生物基质样品，但回归方程不得包含零点，空白样品仅用于评价方法的干扰情况。

建立标准曲线一般有如下四步。

第一步是制备系列标准溶液。精密称取待测物对照品适量，用甲醇或其他合适溶剂溶解并定量稀释制成一定浓度的标准贮备液；精密量取标准贮备液适量，用合适溶剂定量稀释制成系列标准溶液，冰箱贮存备用。线性模式的标准曲线应包含至少 6 个浓度点，不包括不含分析物和内标物的空白生物样品及仅含内标物的零浓度生物样品。非线性模式的浓度点应适当增加。

第二步是制备内标溶液。精密称取内标物适量，用甲醇或其他合适溶剂溶解并定量稀释制成一定浓度的内标贮备液，精密量取内标贮备液适量，用合适溶剂定量稀释制成内标标准溶液，冰箱贮存备用。

第三步是制备系列校正标样。取空白生物基质数份，分别加入不同浓度待测物系列标准溶液及内标适量，制成各浓度的校正标样。同时配制空白生物样品和零浓度生物样品。制备校正标样时，空白基质中标准溶液的加入量应低于校正标样总体积的 5%，以免因大量溶剂的加入而导致校正标样与实际生物样品之间出现较大差异；也可在制备校正标样时吹干溶剂后再加入空白生物基质。否则样品制备时应加入等体积的相同溶剂涡旋混匀后再依法操作，以排除溶剂的影响。

第四步是制备标准曲线。取系列校正标样，按拟定的方法进行样品预处理后色谱分析，以待测物的峰面积或与内标峰面积的比值对校正标样中待测物浓度进行线性回归，求得回归方程及相关系数，并绘制标准曲线。

(2)限度要求。验证结果中应该提交标准曲线参数(包括斜率、截距及相关系数)，以及测定校正标样后回算的浓度。在方法验证中，至少应该评价 3 条标准曲线。校正标样回算的浓度一般应该在±15%之内，定量下限应在±20%之内。在所有浓度的有效校正标样中，至少 75%样本符合标准限度要求。如果某个浓度的校正标样结果不符合标准，此浓度标样应该被拒绝，不含这一标样的标准曲线及回归方程均需重新评价。

5. 准确度

准确度是指方法测得值与分析物标示浓度的接近程度，用 $E(\%)$ 表示，

$$E(\%) = \frac{c_X}{c_0} \times 100 \tag{16-1}$$

式中，c_X 为方法测得值；c_0 为分析物标示浓度。通常采用质控样品的实测浓度与标示浓度的百分比表示。关于质控样品的配制，推荐采用另行配制的贮备液，最好是由第三方独立完成。

体内药物分析无论是药动学参数的测定还是治疗药物检测，通常一个分析批(analytical run)难以完成全部样品的测定。而不同分析批间的试验条件如仪器性能、试验温度、湿度等的微小改变都有可能对分析结果产生影响，因此在进行方法准确度验证时，应通过单一分析批(批内准确度，within-run or within-batch)和不同分析批(批间准确度，between-run or inter-batch)进行准确度的评价。

（1）批内准确度。选择高、中、低、定量下限 4 个浓度质控样品进行准确度考察。4 个浓度分别为定量下限、不高于定量下限 3 倍浓度的低浓度质控样品、标准曲线范围中部附近的中浓度质控样品及标准曲线上限约 75%处的高浓度质控样品，每个浓度至少用 5 个样品。与随行标准曲线同法操作，每个样品测定一次，根据标准曲线计算质控样品的实测浓度，与配制浓度比计算准确度。

（2）批间准确度。通过至少 3 个分析批，而且至少是在 2 天内进行，每批均选择高、中、低、定量下限 4 个浓度，每个浓度 5 个质控样品进行考察。

无论批内精密度抑或批间精密度，准确度均值一般应在质控样品标示量的±15%之内，定量下限准确度应在标示量的±20%之内。

6. 精密度

精密度用于评价分析方法对分析物重复测定结果的接近程度。考察在相同的生物基质中相同浓度的样品在预定的试验条件下一系列测定值的分散程度，以质控样品的相对标准偏差表示。

选择与准确度试验相同的 4 个浓度进行精密度考察，获得批内、批间精密度数据。要求批内、批间相对标准偏差一般不得超过±15%，定量下限相对标准偏差不得超过±20%。

7. 稀释可靠性

体内药物分析时当个别生物样品中的待测物浓度超出标准曲线范围时，需要将样品稀释后复测，但稀释不能影响方法的准确度和精密度，所以需要对样品的稀释影响进行考察，以证明稀释的可靠性。

向空白生物基质中加入分析物至高于标准曲线上限，然后以空白基质稀释，每个稀释因子至少 5 个样品，将稀释后的样品依法测定，并计算结果的准确度和精密度，要求准确度和精密度均应在±15%之内。

8. 基质效应

基质效应（matrix effect，ME）是指生物样品中存在的其他各种成分对待测物响应的影响。当采用质谱检测器检测样品时，基质中的组分可能会对待测物的电离产生干扰，使待测物的离子化效率抑制或增强，影响方法的准确度，因此当采用质谱方法时，应该考虑基质效应。

使用至少 6 批来自不同个体的空白基质（不应使用合并的基质），如果基质难以获得，可少于 6 批，但需要说明理由。测定空白基质提取后加入分析物和内标物的响应值及不含基质的分析物与内标的响应值，分别计算比值，得到分析物和内标物的绝对基质因子（matrix factor）；分析物的基质因子除以内标的基质因子得到经内标归一化的相对基质因子。测定应在定量下限 3 倍以内的低浓度和接近定量上限的高浓度 2 个浓度下进行，要求 6 批基质的内标归一化基质因子的变异系数不得大于±15%。

9. 稳定性

必须在分析方法的每一个步骤确保稳定性，用于评价稳定性的条件包括样品基质、抗凝剂、容器材料、贮存和分析条件等。

首先，体内药物分析中，生物样品由临床实验室采集后转移至分析实验室进行测试，转移过程及大量的样本量，使测定在短时间内无法完成，因此样品需要冷藏或冷冻；其次，随着自动进样器及大通量前处理方法的应用，已完成前处理的样品置于自动进样器中等待进样；再次，尽管生物样品一般只需测定一次，但特殊情况发生时可能需要复测。此外，整个分析周期内，分析物、内标物的贮备液和标准溶液的稳定性也至关重要。

稳定性试验一般采用低和高浓度质控样品，按拟定的方法预处理，以所评价的条件贮存后立即分析。由新制备的校正标样建立标准曲线并计算质控样品浓度，与配制浓度相比，计算偏差。

(1)稳定性试验丰富，内容主要包括如下 6 个方面。

第一，分析物和内标物贮备液和标准溶液稳定性试验。

第二，从冰箱到室温或样品处理温度，基质中分析物的冷冻和冻融稳定性。

第三，基质中分析物在冰箱贮存的长期稳定性试验(时间尺度应不小于试验样品贮存的时间)。

第四，冻融循环(3 次)稳定性试验。

第五，处理过的样品在室温或在试验过程贮存条件下的稳定性。

第六，处理过的样品在自动进样器温度下的稳定性。

(2)稳定性试验限度要求。每一浓度的均值与标示浓度的偏差应在±15%范围之内。

10. 提取回收率

提取回收率是指从生物样品中提取出待测物的响应值与空白基质提取后加入相同浓度标准溶液产生响应值的比值，通常以%表示。

提取回收率主要评价样品前处理方法对生物样品中待测物的提取能力。由于生物样品样本量大，样品量少，不宜进行多步骤操作，要求样品处理方法尽量简便、快速。所以，样品全处理方法的评价重点在于结果的精密可重现，而非提取是否完全。

具体测定方法为取空白生物基质配制成低、中、高 3 个浓度的质控样品，每个浓度 5 个样本，按照拟定的方法进行分析，每个样品测定 1 次。同时取空白生物基质同法处理后加入待测物及内标(如果内标法定量，内标仅需一种浓度)，配制低、中、高浓度的对照样本，同法测定。比较两种样本中待测物及内标的峰面积，计算各自的提取回收率。

在药动学和生物利用度研究中，低、中、高 3 个浓度及内标的提取回收率应一致、精密和可重现。

16.7.3 试验样品分析

分析方法验证完成并符合限度规定后，可以进行试验样品的分析测定。分析时所有的样品包括校正标样和质控样品均必须采用已验证的方法进行前处理及测定，以保证分析批被接受。

1. 分析批

每个分析批均包括空白生物样品、零浓度样品、至少 6 个浓度水平的校正标样、3 个浓度的质控样品及需要分析的试验样品。一个分析批的所有样品应同一批被处理和分析，使用的试剂和测定条件保持一致。

质控样品每个浓度双样本或数量不少于试验样品总数的 5%(两者中取数目多者)，均匀分散至整个批内，其结果偏差应不大于±15%，以保证整个分析批的准确度和精密度。如果是生物等效性试验，同一名受试者的全部样品应在一批内完成，以减少结果的变异。

2. 分析批的接受标准

校正标样的回算浓度应在标示浓度的±15%范围内，定量下限的回算浓度在±20%之内，不少于6个的校正标样中至少75%标样应符合规定。

质控样品的准确度应在85%～115%；至少67%的质控样品，且每一浓度至少50%样品准确度符合这一标准。

如果校正标样或质控样品结果不符合上述规定，则该分析批样品测试结果作废。

在进行体内药物分析时，实验室应当预先制订实验室标准操作规程，并严格遵照执行。

3. 试验样品再分析

方法验证中采用的校正标样和质控样品无法真正模拟实际生物样品，如蛋白质结合、代谢物的回复转化、同服药物等可能会影响测定结果的准确度和精密度。因此，推荐在后续分析批中重新分析前期已分析的试验样品用来评价实际样品测定的准确度。建议样品采用峰浓度附近样品和消除相样品进行评价，再分析的样本量为总样本量的 10%，如果样本量超过1000，则超出部分再分析 5%。

学习与思考 16-3

(1) 临床与体内分析方法主要有哪些？举例说明各自的应用。

(2) 临床与体内分析方法的验证包括哪些步骤？各步骤有些什么要求？

(3) 生物样品分析一般都要经历哪些步骤？为什么？

16.8　体内药物分析示例

为了说明体内药物分析的复杂性，本书在此以超高效液相色谱-质谱快速检测索非布韦及其代谢物在大鼠体内的生物等效性分析进行说明。

索非布韦是一种核苷酸前药，对多种类型的丙肝疗效显著。索非布韦口服后被迅速吸收代谢为具有药理活性的三磷酸尿苷类似物（GS-461203），此代谢物短暂驻留后去磷酸化形成没有抗病毒活性的代谢物（GS-331007）。因此，单用索非布韦测定的药时曲线与时效曲线相差甚远，寻找合适方式反映索非布韦的药物代谢过程是索非布韦临床监测的重要内容。

16.8.1　仪器条件

1. 液相色谱条件

色谱柱为 Waters Acquiity UPLC BEH C18（2.1 mm × 100 mm，1.7μm）；流动相为乙腈（A）-0.1%甲酸溶液（B），梯度洗脱（0～0.2 min，90%→90%A；0.2～1.5 min，90%→10%B；1.5～

1.8 min，10%→10%B；1.8～2.0 min，10%→90%B；2.0～3.5 min，90%→90%B）；流速为 0.4 mL/min；柱温为 30℃；进样量为 5 μL；分析时间为 3.5 min。

2. 质谱条件

Waters 三重四级杆串联质谱仪（TQD），电喷雾离子源，正离子扫描，多级反应监测（MRM）。质谱参数：毛细管电压为 3.5 kV，脱溶剂温度为 350℃。索非布韦检测离子 m/z 530.0→242.9，代谢物 GS-331007 检测离子 m/z 261.5→113.1，内标利血平检测离子 m/z 609.1→195.0。

16.8.2 溶液配制及样品前处理

1. 溶液配制

精密称取索非布韦对照品，活性代谢物对照品和利血平（内标物，60℃减压干燥 3 h）分别约 10 mg，以乙腈溶解并稀释制成不同浓度标准溶液、内标溶液。取空白血浆 1.8 mL 分别加入一定量不同浓度标准溶液及内标溶液制成标准曲线样品及质控样品，具体配制方法如表 16-2 所示。

表 16-2　索非布韦测量的溶液配制

样品	200 μL 储备液		空白血浆/μL	总体积/μL	标准溶液	
	索非布韦/（ng/mL）	GS-331007/（ng/mL）			索非布韦/（ng/mL）	CS-331007/（ng/mL）
标准曲线	1	50	1800	2000	0.1	5
	10	100			1	10
	100	500			10	50
	1000	2000			100	200
	10 000	10 000			1000	1000
	20 000	20 000			2000	2000
质量控制	30	100	1800	2000	3	10
	7500	7500			750	750
	17 500	15 700			1750	1750

2. 样品前处理

精密移取血浆 100 μL，加内标物利血平（2.0 μg/mL）20 μL，涡旋混匀 5 min，12 000 r/min 离心 1 min，加乙腈 500 μL，涡旋混匀 5 min，12 000 r/min 离心 10 min，精密吸取上清液 50 μL，加水 450 μL，涡旋混匀 2 min，12 000 r/min 离心 10 min，采用 UPLC-MS/MS 法进样 5 μL 进行检测。

16.8.3 方法学验证

1. 选择性

在试验条件下 6 份不同大鼠空白血浆中内源性物质不干扰测定，色谱图见图 16-6。

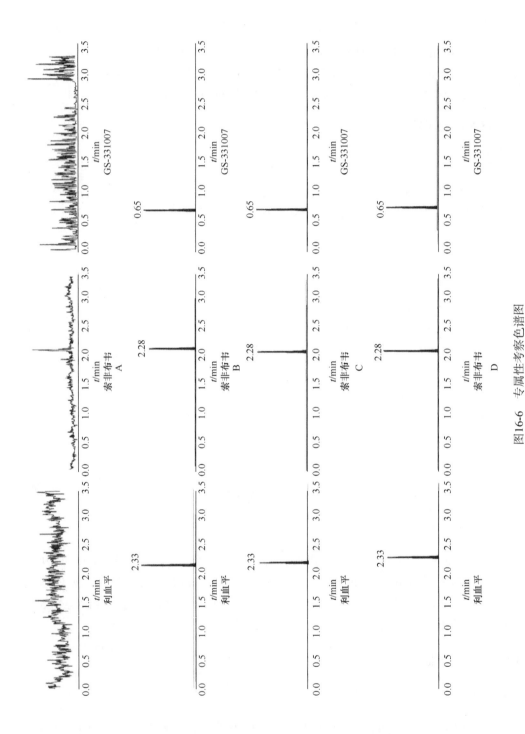

图16-6　专属性考察色谱图

A. 空白血浆；B. 定量限血浆样品；C. 原研药对大鼠36 mg/kg灌胃0.75 h后血浆样品；D. 原研药对大鼠36 mg/kg灌胃4 h后血浆样品

2. 线性范围、检测限、准确度和精密度

索非布韦在 $0.1\sim2000$ ng/mL 范围内线性良好 ($r=0.9997$)，定量下限为 0.1 ng/mL ($S/N>10$)；代谢物 GS-331007 在 $5\sim2000$ ng/mL 范围线性良好 ($r=0.9998$)，定量下限为 5 ng/ mL ($S/N>10$)；两组分低、中、高浓度质控样品的精密度和准确度数值见表 16-3。

表 16-3 索非布韦及代谢物测量的精密度和准确度

样品	浓度/(ng/mL)	日内		日间	
		精密度/%	准确度/%	精密度/%	准确度/%
索非布韦	3	1.00	104.47	4.40	95.00
	750	1.97	104.29	1.76	103.31
	1750	3.56	103.37	3.25	97.08
GS-331007	10	3.79	98.00	4.02	95.67
	750	1.08	102.6	2.04	102.33
	1750	1.74	101.20	5.09	97.62

两种组分回收率在 $95.67\%\sim104.47\%$，各项精密度试验结果的相对标准偏差均小于 5.09%；低、中、高 3 个浓度质控样品中索非布韦基质效应为 $93.03\%\sim107.41\%$，代谢物 GS-331007 基质效应为 $92.61\%\sim109.36\%$；分别考察样品处理前室温放置 2 h、4℃放置 24 h、冻融 4 次循环、-20℃冻存 7 天索非布韦和代谢物 GS-331007 的稳定性。

结果表明索非布韦准确度在 $89.13\%\sim103.22\%$，GS-331007 准确度在 $88.94\%\sim105.02\%$；索非布韦和 GS-331007 三个质控浓度的提取回收率分别为 $90.22\%\sim98.37\%$ 和 $94.51\%\sim97.50\%$。

16.8.4 样品测定

随机分组的 24 只 SD 大鼠灌胃原研药和仿制药 (给药剂量 36 mg/kg)。分别于给药前后 $0\sim24$ h 对各组大鼠分别经颈眼眶采血约 0.3 mL，立即置于肝素抗凝管中。12 000 r/min 离心 10 min，分离上层血浆于 -20℃冷冻保存，按上述样品处理方法处理后进行血药浓度测定。药时曲线如图 16-7 所示。

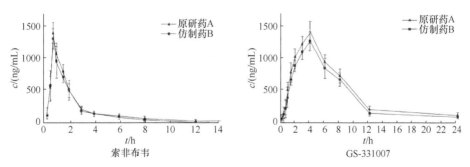

图 16-7 大鼠血浆中索非布韦和 GS-331007 的药时曲线

16.8.5 药动学参数

用 DAS2.1.1 软件按非房室模型计算药动学参数，并对药动学参数采用 SPSS16.0 统计软件分析，结果见表 16-4 所示。

表 16-4　索非布韦及代谢物的药动学参数

药动学参数	索非布韦		GS-331007	
	原研药 A	仿制药 B	原研药 A	仿制药 B
c_{max}/(ng/mL)	1376.08±174.95	1297.58±164.93	1302.52±163.73	1430.88±107.52
T_{max}/h	0.75±0.08	0.72±0.16	3.97±0.74	3.95±1.38
$t_{1/2}$/h	1.57±0.20	1.73±0.45	5.56±2.55	5.44±1.38
$AUC_{(0\sim t)}$/(h·ng/mL)	2691.67±280.85	2851.20±199.54	9723.24±170.38	9032.31±1037.76
$AUC_{(0\sim\infty)}$/(h·ng/mL)	2748.51±258.91	3007.75±364.02	9893.26±1251.89	9316.90±1293.44

试验结果显示原研药 A 和仿制药 B 在大鼠体内的药动学具有一致性($p > 0.05$)。但代谢产物 GS-331007 能更直观反映索非布韦在体内代谢后的药动学过程。

延伸阅读 16-8：配体结合分析方法验证

配体结合分析主要是指大分子生物药物的分析。大分子药物(macromolecules)也称生物制品(biological product)，是指以基因工程、发酵工程等生物技术获得的微生物、细胞及各种动物和人源组织与液体等生物材料制备的用于人类疾病预防、治疗和诊断的药品，分子质量一般大于 5000 Da。

大分子药物的测定常采用酶联免疫分析、放射免疫分析和时间分辨荧光免疫分析等配体结合分析法。这类分析方法与小分子药物的色谱分析法存在明显差异，如标准曲线通常非线性且浓度范围窄、精密度差、无须复杂样品前处理、不需要内标等。小分子药物的验证原则及对试验样品分析的考虑同样适用。但由于大分子药物的结构复杂性，验证内容存在一定差异。

ChP2015 中首次增加了配体结合分析的验证指导原则。验证指标包括标准曲线与定量范围、特异性、选择性、精密度与准确度、稀释线性、平行性、样品稳定性等。

欧洲药品管理局于 2012 年发布并正式实施《生物分析方法验证指南(草案)》，首次全面、明确提出了生物大分子药物分析方法验证的指标和接受标准。与《中国药典》要求相比，此草案中还包括残留和基质选择等内容。

内容提要与学习要求

体内药物分析是研究生物机体内药物、代谢物及内源性物质质与量变化规律的学科，在新药研发、临床治疗等方面具有非常重要的作用。与常规药物分析不同，体内药物分析测定的对象是血样、尿样、头发或者唾液等生物样品。血液可以较好地体现药物浓度与临床治疗之间的关系，因此最为常用。样品测定前通常需要进行分离、净化、浓集等前处理过程。常用的样品前处理方法包括去除蛋白质、缀合物水解、化学衍生化、分离浓集等方法。体内药物分析目前最常采用的分析方法为色谱法、免疫分析法和生物学方法。可靠的分析方法是进行体内药物分析的基础，因此生物样品测定前需要进行系统的方法学验证。体内药物分析方法验证的内容分为完整验证、部分验证和交叉验证三种情况。其中，完整验证内容包括：选择性、定量下限、标准曲线性能、准确度、精密度、基质效应、分析物在前处理过程及测定过程中的稳定性等。

本章要求掌握体内药物分析常用的体内样品、常用的生物样品前处理方法及生物样品分析方法验证等相关内容。熟悉体内样品与体内药物分析的特点、生物样品的采集与制备方法、体内样品分析方法验证及要求。

了解体内药物分析的性质、任务和意义。

练 习 题

一、单选题

1. 用于体内药物分析的色谱分析方法进行稳定性试验验证时，其限度要求是每一浓度的均值与标示浓度的偏差范围应在（   ）。

A. ±10% B. ±15% C. ±5% D. ±20%

2. 血浆占全血量的比例是（   ）。

A. 30%～40% B. 20%～30% C. 50%～60% D. 60%～70%

3. 去蛋白质常用的试剂是（   ）。

A. 甲醇 B. 盐酸 C. 硫酸 D. 乙酸

4. 下列研究目的中，体内分析使用毛发样品的是（   ）。

A. 药物清除率 B. 生物利用度 C. 体内微量元素测定 D. 以上均不是

5. 当采用液液萃取法测定血浆中碱性药物（$pK_a = 8$）时，血浆最佳 pH 是（   ）。

A. pH 4 B. pH 6 C. pH 8 D. pH 10

6. 目前的研究热点代谢组学多选用（   ）进行检测。

A. 血样 B. 尿样 C. 粪便 D. 头发

二、多选题

1. 血浆、血清或组织匀浆测定前应先除去蛋白质，以使结合型的药物释放。常用的蛋白质沉淀方法有（   ）等。

A. 溶剂沉淀法 B. 盐析法 C. 强酸沉淀法 D. 热凝固法

2. 生物样品前处理的目的有（   ）。

A. 使药物从结合物中释放 B. 使药物从缀合物中释放

C. 提高检测灵敏度 D. 改善方法选择性

3. 在体内药物的高效液相色谱分析法中，确定方法特异性时要考虑的干扰物质包括（   ）。

A. 药用制剂的辅料 B. 内源性物质 C. 代谢产物 D. 同时服用的药物

三、简答题

1. 临床与体内药物分析常用的样品包括哪些？

2. 生物样品前处理最主要的目的是什么？

3. 选择生物样品前处理方法时，最主要需要考虑哪些因素？

4. 血浆和血清有何区别？如何制备血浆或血清样品？

5. 血浆去蛋白质法有哪几种？每种方法各有什么特点？

6. 液液萃取法、固相萃取法各自的特点是什么？

7. 为什么体内药物分析最常采用色谱法或免疫分析法进行测定？

8. 体内药物分析方法验证的指标有哪些？与体外药物分析相比，有何异同？为什么？

9. 体内药物分析法中标准曲线范围如何确定？

10. 简述体内样品前处理的新方法、新技术。

第17章　生物药物分析

17.1　概　　述

17.1.1　生物药物的分类

生物药物(biopharmaceutic)是指利用生物体、生物组织或组成生物体的各种组分，综合应用生物学、微生物学、免疫学、物理化学和药学原理与方法制得的用于预防、治疗和诊断疾病的药物。生物药物的原料来源于人体、动植物和微生物等天然生物材料。

根据来源与制备方法，生物药物可分为生化药物(biochemical drug)和生物制品(biological product)。根据临床用途，生物药物可以分为预防类、治疗类和诊断类。当然，生物药物也可以根据其化学本质进行分类。不过，由于生物药物结构复杂、功能多样，任何一种分类方法都会有一些不足。

1. 生化药物

生化药物是指从动植物和微生物中提取的，或用现代生物学技术与生物化学半合成的生命基本物质。收载于ChP2020二部的生化药物分类及举例见表17-1。

表 17-1　ChP2020 二部收载的生化药物举例

分类	举例
氨基酸及其衍生物类	组氨酸、丝氨酸、苯丙氨酸、异亮氨酸、谷氨酸钠等
多肽和蛋白质类	醋酸去氨加压素、五肽胃泌素、胰岛素、硫酸鱼精蛋白、尿促性素、甲状腺粉等
酶类与辅酶类	胰蛋白酶、糜蛋白酶、尿激酶、甲硫氨酸酶抑肽酶、辅酶 Q10 等
多糖类	肝素钠、硫酸软骨素钠、右旋糖酐 20、阿卡波糖、硫酸核糖霉素等
脂质类	多烯酸乙酯、鱼肝油酸钠注射液、鱼石脂等
核酸及其降解物和衍生物类	氟尿嘧啶、硫鸟嘌呤、硫唑嘌呤、三磷酸腺苷二钠、肌苷、环磷腺苷、胞磷胆碱钠、碘苷等

2. 生物制品

ChP2020三部规定生物制品是以微生物、细胞、动物或人源组织和体液等为起始原材料，用生物学技术制成，用于预防、治疗和诊断人类疾病的制剂，如疫苗、血液制品、生物技术药物、微生态制剂、免疫调节剂、诊断制品等。

17.1.2　生物药物分析的特点

与化学药物相比，生物药物的化学性质和结构与人体正常生理物质更接近，是作为外源活性物质来调控生理功能以达到治疗疾病的目的。因此，其生化机制更为合理，特异性治疗更加有效。

　　然而，生物药物有别于普通的药物，它们主要由蛋白质、生物组织等成分复杂、结构不明确的物质组成，而且有效含量低，易发生不良反应，稳定性差，批间差异大。

　　生物药物的以上特点使得其质量控制要求更加严格、分析方法种类和检测项目多，其分析内容具有以下特点。

　　1. 需要进行分子量测定

　　蛋白质、核酸、多糖等大分子生物药物的分子量不固定，在几千至几十万之间变化。大分子药物分子量变化会使其产生不同的生理活性，因此有必要对其分子量进行测量。例如，人促红素注射液(CHO 细胞)通常为 165 个氨基酸，但糖基化程度不同使其分子质量在 36～45 kDa。

　　2. 需要用生化法确证结构

　　部分生物药物的结构或分子量尚未完全确定，仅使用常用的仪器分析方法难以证实其结构，还需联合肽图检查、氨基酸序列测定等生物化学分析法加以证实。例如，ChP2020 三部收载的尼妥珠单抗注射液在原液的检定中要求按规定进行肽图检查，同时至少每年测定一次产品 N 端氨基酸序列。

　　3. 需要进行生物活性检查

　　蛋白质类、糖类等具有活性的生物药物结构较为特殊，如蛋白质类药物具有二级、三级结构或某些活性位点，外界环境的改变易影响这类药物的药效。除理化分析外，这些药物的生物活性还需要通过生物测定进行检测。例如，外用人表皮生长因子、尼妥珠单抗注射液等药物均需进行生物活性检查。

　　4. 需要进行安全性检查

　　生物药物的结构与成分复杂、制备工艺复杂并且易受温度、贮存等条件影响，极易引入特殊杂质。因此，对生物药物除了进行常规检查外，还需进行热原检查、过敏试验、细菌内毒素检查和异常毒性试验等安全性检查。

　　例如，ChP2020 二部收载的乌司他丁溶液，除了需要进行分子量和有关物质等常规项目检查外，还需进行激肽原酶物质等检查；而在三部收载的人血白蛋白，在制备过程中涉及的安全性检查项目亦包括无菌检查、异常毒性检查、热原检查。

　　5. 需要进行含量(效价)测定

　　含量测定可以检测出大部分生物药物的主要含量，却不能表示其生理活性。因此，常结合一般的理化分析方法和根据药物特殊性质拟定的效价测定方法来检测药物中生物活性成分的含量，如门冬酰胺酶、抑肽酶、玻璃酸酶等酶类药物需要进行效价测定。

17.1.3　生物药物检验的基本程序

　　生物药物检验的基本程序一般为取样、鉴别、检查、含量(效价)测定、给出检验报告。

　　1. 取样

　　分析任何药物首先需取样。取样方法应当科学、合理，以保证样品的代表性。

2. 鉴别

鉴别指依据生物药物的理化性质，采用专属性强、重复性好的化学法、物理法及生物学方法判断并确证生物药物的真伪。通常情况下，一项鉴别试验只能反映药物的某一种特征，需要同时使用多种鉴别试验全面评价药物，使结论准确无误，如 ChP2020 二部中辅酶 Q10 鉴别项下使用化学法、高效液相色谱法、红外光吸收法三种方法鉴定该药物的化学成分。

3. 检查

指根据药典规定的检查项目，对药物在生产、贮藏过程中可能引入的一般杂质和特殊杂质进行杂质限量检查。

4. 含量（效价）测定

含量（效价）测定指测定药品有效成分的含量或生物学活性是否符合规定的标准。药典及相关规定对每种药品有效成分的含量均有明确要求。

总的来说，药物的鉴别、检查和含量（效价）测定分别是用来鉴定药物的真伪和判断药物质量的是否达标，只有当这三方面的检验结果均合格时，药品的质量才符合标准。

5. 给出检验报告

药物的检验流程及其结果必须进行完整记录并确保数据真实，避免涂改。在完成全部检定项目后，需根据检验结果做出明确的结论，给出检验报告。

药物分析工作人员在完成药品检验工作后应提供书面报告，对不合格的药品提出处理意见，以便供有关部门参考，并尽快地使药品的质量符合要求。

学习与思考 17-1

（1）生物药物分为哪些类别？举例说明各类别有何特点。

（2）与普通药物相比，各类生物药物分析有何特点？

（3）生物药物分析有哪些基本程序？

（4）怎样完成药物分析报告？

17.2　生物药物质量控制

生物药物不同于一般的化学药物，它的结构相对复杂，具有生物活性，易受多种因素影响，因此生物药物的质量分析不能仅用常规的化学分析法。生化药物的质量控制内容和方法收载于 ChP2020 二部的正文中。

除部分结构明确、分子量确定的生化药物的质量控制内容与化学药物相同外，大分子生物药物的质量控制要求更为严格，对成品的鉴别、理化性质、安全检查、含量（效价）测定等方面的检测项目更多。生物制品的质量控制称为检定，上述问题对生物制品质量的影响更为显著。因此，药典规定生物制品必须进行全过程质量控制，包括原液、半成品及成品的检定。

生物药物的质量控制内容分为鉴别试验、理化检查、安全检查和含量（效价）测定这几方面。

17.2.1　鉴别试验

生物药物的成分复杂，常规的理化鉴别法难以准确鉴别生物制品是否为目标物质。因此，生物药物的鉴别试验会结合理化法、生化法和生物法。

1. 理化鉴别法

(1)化学法。药物的一些特征反应可以用来鉴别药物，某些药物能与特定试剂发生反应生成有色产物或沉淀，如还原性糖类在碱性加热条件下可与 Cu^{2+} 产生砖红色沉淀；肽和蛋白质类药物能在碱性条件下与 Cu^{2+} 反应形成紫红色配合物；氨基酸与茚三酮在加热条件下溶液呈蓝紫色。

(2)光谱法。不同药物的化学结构特异，可以利用药物光谱的特异性来鉴别药物。ChP2020通则收载的光谱法常用的技术包括紫外-可见分光光度法、红外分光光度法、荧光分光光度法和原子吸收分光光度法等，如乙酰半胱氨酸、门冬氨酸等氨基酸类药物和腺嘌呤、肌苷、去氧氟尿苷等核苷酸类药物多数采用红外光吸收图谱对照法进行鉴别。

(3)色谱法。根据分离原理可分为吸附色谱法、分配色谱法、离子交换色谱法与排阻色谱法等；根据分离方法分为纸色谱法、薄层色谱法、柱色谱法、气相色谱法、高效液相色谱法等，如乙酰半胱氨酸颗粒、乙酰螺旋霉素等药物可通过薄层色谱法或高效液相色谱法进行鉴别。

2. 生化鉴别法

(1)免疫印迹法或免疫斑点法：指以供试品与特异性抗体结合后，抗体与酶标抗体特异性结合，通过酶学反应显色，对供试品的抗原特异性进行检查。

两者的区别在于免疫印迹法首先需要进行供试品的 SDS-聚丙烯酰胺凝胶电泳，然后将相应斑点从电泳凝胶转移至膜上，而免疫斑点法则直接在膜上进行酶学反应。例如，人干扰素α1b 注射液、人白介素-2 注射液等药物均需按照该法进行鉴别。

(2)免疫双扩散法：系在琼脂糖凝胶板上按一定距离打数个小孔，在相邻的两孔内分别加入抗原与抗体，若抗原、抗体互相对应，浓度、比例适当，则一定时间后，在抗原与抗体孔之间形成免疫复合物的沉淀线，以此对供试品的特异性进行检查。ChP2020 收载的伤寒 Vi 多糖疫苗、重组 B 亚单位/菌体霍乱疫苗(肠溶胶囊)、冻干抗眼镜蛇毒血清等均采用该方法进行鉴别。

(3)免疫电泳法：系将供试品通过电泳分离成区带的各抗原，然后与相应的抗体进行双向免疫扩散，当两者比例合适时形成可见的沉淀弧。将沉淀弧与已知标准抗原、抗体生成的沉淀弧的位置和形状进行比较，即可分析供试品中的成分及其性质。ChP2020 三部收载的抗人T 细胞兔免疫球蛋白等药物采用该方法进行鉴别。

3. 生物鉴别法

生物鉴别法指对比标准品与供试品在同一条件下对生物体的药效来鉴别药物。例如，绒促性素(chorionic gonadotropin)是一种能够促进性腺活动的糖蛋白激素，其鉴别方法是利用其使未成年雌性小鼠的子宫增重来进行；玻璃酸酶(hyaluronidase)则是利用该药物能够水解动物皮下结缔组织基质中黏度较大的玻璃酸，加速亚甲蓝染料的扩散，根据扩散作用来对其进行鉴别的。

17.2.2 理化检查

理化检查主要分为物理检查和化学检查，下面对生物药物涉及的理化检查进行介绍。

1. 物理检查

(1)外观。通过在特定的人工光源下进行目测，可直观、初步反映生物制品的质量，如药典规定，人干扰素α1b注射液应为澄明液体。

(2)渗透压摩尔浓度。在涉及溶质的扩散或通过生物膜的液体转运各种生物过程中，渗透压起着极其重要的作用。因此，在制备注射剂、眼用液体制剂等药物制剂时，必须关注其渗透压。处方中添加了渗透压调节剂的制剂，均应控制其渗透压摩尔浓度。静脉输液、营养液、电解质或渗透利尿药(如甘露醇注射液)等制剂，应在药品说明书上标明其渗透压摩尔浓度，以便临床医生根据实际需要对所用制剂进行适当的处置(如稀释)。

处方中添加了渗透压调节剂的制剂，均应控制其渗透压摩尔浓度。静脉输液、营养液、电解质或渗透利尿药(如甘露醇注射液)等制剂，应在药品说明书上标明其渗透压摩尔浓度，以便临床医生根据实际需要对所用制剂进行适当的处置(如稀释)。

(3)可见异物。指存在于注射剂、眼用液体制剂和无菌原料药中，在规定条件下目视可以观测到的不溶性物质，其粒径或长度通常大于50 μm。

可见异物检查法有灯检法和光散射法。一般常用灯检法，也可采用光散射法。灯检法不适用的品种，如用深色透明容器包装或液体色泽较深(一般深于各标准比色液 7 号)的品种可选用光散射法；混悬型、乳状液型注射液和滴眼液不能使用光散射法。

(4)不溶性微粒。本法用以检查溶液型注射液、注射用无菌粉末、注射用浓溶液等静脉用注射剂及供静脉注射用无菌原料药中不溶性微粒的大小及数量，包括光阻法(photoresist method)和显微计数法(microscopic counting method)。当光阻法测定结果不符合规定或供试品不适于用光阻法测定时，应采用显微计数法进行测定，并以显微计数法的测定结果作为判定依据。

光阻法不适用于黏度过高和易析出结晶的制剂，也不适用于进入传感器时容易产生气泡的注射剂。对于黏度过高，采用上述两种方法都无法直接测定的注射液，可用适宜的溶剂稀释后测定。

2. 化学检查

(1)酸碱度。ChP2020通则0631规定，溶液的pH使用酸度计测定。水溶液的pH通常以玻璃电极为指示电极、饱和甘汞电极或银-氯化银电极为参比电极进行测定。例如，乙酰半胱氨酸：取本品0.1 g，加水20 mL溶解后，依法测定，pH应为1.5～2.5。注射用人干扰素α1b，pH应为6.5～7.5。

(2)纯度。通常采用电泳法和高效液相色谱法测定。例如，人血白蛋白、抗人T细胞猪免疫蛋白和抗人T细胞兔免疫蛋白等采用电泳法进行纯度分析；重组乙型肝炎疫苗(酿酒酵母)等药物使用高效液相色谱法及排阻色谱柱进行纯度测定。

(3)分子量分布。部分大分子药物的分子量不固定，然而药物的生理活性常与其分子质量息息相关。因此，需要对这类药物进行分子质量测定，常用方法有排阻色谱法、电泳法等。

例如，乌司他丁溶液、注射用人干扰素α1b 等药物使用电泳法测定分子量，右旋糖酐 20、肝素钠等药物使用分子排阻色谱法测定分子量。

17.2.3　安全检查

生物药物常为大分子药物，具有较高的生物活性，在制造、贮藏过程中有许多潜在的危险因素。安全检查为生物药物质量提供了保障，是质量标准中不可或缺的检查项目。

生物药物的检查对象主要是成品；而生物制品的检查对象包括原材料、原液、半成品和成品，涉及生物制品制备的全过程。

生物药物常需进行异常毒性、热原、细菌内毒素、无菌、过敏物质等多项安全检查；而对于制备过程更加复杂的基因工程药物，其安全检查项更多，需进行药物外源性 DNA 残留量测定和宿主细胞(菌)蛋白残留量测定。

下面列举出了安全检查项目的主要内容。

1. 异常毒性检查

有别于药物本身所具有的毒性特征，异常毒性是指由生产过程中引入或其他原因所致的毒性。本法系给予动物一定剂量的供试品溶液，在规定时间内观察动物出现的异常反应或死亡情况，检查供试品中是否污染外源性毒性物质及是否存在意外的不安全因素。

延伸阅读 17-1：异常毒性检查方法

1）非生物制品试验

除另有规定外，取小鼠 5 只，体重 18～22 g，每只小鼠分别静脉给予供试品溶液 0.5 mL。应在 4～5 s 匀速注射完毕。规定缓慢注射的品种可延长至 30 s。除另有规定外，全部小鼠在给药后 48 h 内不得有死亡；如有死亡时，应另取体重 19～21 g 的小鼠 10 只复试，全部小鼠在 48 h 内不得有死亡。

2）生物制品试验

除另有规定外，异常毒性试验应包括小鼠试验和豚鼠试验，试验中应设同批动物空白对照，观察期内，动物全部健存，且无异常反应，到期每只动物体重应增加，则判定试验成立。按照规定的给药途径缓慢注入动物体内。

（1）小鼠试验法。除另有规定外，取小鼠 5 只，注射前每只小鼠称体重，应为 18～22 g。每只小鼠腹腔注射供试品溶液 0.5 mL，观察 7 天。观察期内，小鼠应全部健存，且无异常反应，到期时每只小鼠体重应增加，判定供试品符合规定。如不符合上述要求，应另取体重 19～21 g 的小鼠 10 只复试 1 次，判定标准同前。

（2）豚鼠试验法。除另有规定外，取豚鼠 2 只，注射前每只小鼠称体重，应为 250～350 g。每只豚鼠腹腔注射供试品溶液 5.0 mL，观察 7 天。观察期内，豚鼠应全部健存，且无异常反应，到期每只豚鼠体重应增加，判定供试品符合规定。如不符合上述要求，可用 4 只豚鼠复试 1 次，判定标准同前。

---

2. 热原检查

这是将一定剂量的供试品，静脉注入家兔体内，在规定时间内，观察家兔体温升高的情况，以判定供试品中所含热原的限度是否符合规定。

延伸阅读 17-2：热原检查方法

1）检查法

取适用的家兔 3 只，测定其正常体温后 15 min 以内，自耳静脉缓缓注入规定并温热至约 38℃的供试品溶液，然后每隔 30 min 按前法测量其体温 1 次，共测 6 次，以 6 次体温中最高的一次减去正常体温，即为家兔体温的升高度数（℃）。如 3 只家兔中有 1 只体温升高 0.6℃或高于 0.6℃，或 3 只家兔体温升高的总和达 1.3℃或高于 1.3℃，应另取 5 只家兔复试，检查方法同上。

2）结果判断

在初试 3 只家兔中，体温升高均低于 0.6℃，并且 3 只家兔体温升高总和低于 1.3℃；或在复试的 5 只家兔中，体温升高 0.6℃或高于 0.6℃的家兔不超过 1 只，并且初试、复试合并 8 只家兔的体温升高总和为 3.5℃或低于 3.5℃，均判定供试品的热原检查符合规定。

在初试 3 只家兔中，体温升高 0.6℃或高于 0.6℃的家兔超过 1 只；或在复试的 5 只家兔体温升高 0.6℃或高于 0.6℃的家兔超过 1 只；或在初试、复试合并 8 只家兔的体温升高总和超过 3.5℃，均判定供试品的热原检查不符合规定。

---

3. 细菌内毒素检查

利用鲎试剂来检测或量化由革兰氏阴性菌产生的细菌内毒素，以判断供试品中细菌内毒素的限量是否符合规定的一种方法。

细菌内毒素检查包括凝胶法和光度测定法两种方法，后者包括浊度法和显色基质法。供试品检测时，可使用其中任何一种方法进行试验。当测定结果有争议时，除另有规定外，以凝胶法结果为准。

生物药物的质量标准要求检查细菌内毒素和热原。对于生物活性高的细胞因子类生物制品，如人干扰素α1b、人干扰素α2a、人干扰素α2b、人干扰素 γ 和人白介素–2 等，在家兔热原法常出现难以判定的结果，药典采用细菌内毒素检查代替热原检查。

4. 无菌检查

由于要求无菌的生物药物一般是在无菌（生产用菌种除外）条件下制造、纯化的，且多采用杀菌剂、加热、过滤等方法除菌，而不能高温灭菌，生物药物质量标准中无菌检查项目就显得十分重要。

无菌检查法包括薄膜过滤法和直接接种法。只要供试品性质允许，应采用薄膜过滤法。供试品无菌检查所采用的检查方法和检验条件，应与方法适用性试验确认的方法相同。

（1）薄膜过滤法。一般采用封闭式的薄膜过滤器。无菌检查用的滤膜孔径应不大于 0.45 μm，滤膜直径约为 50 mm。根据供试品性质及其溶剂的特征选择滤膜材质。使用时，应保证滤膜在抽滤前后的完整性。

（2）直接接种法。适用于无法用薄膜过滤法进行无菌检查的供试品，检查品种包括混悬液等非澄清水溶液供试品、固体供试品、非水溶性供试品、敷料供试品、肠线、缝合线、灭菌医用器具供试品、放射性药品等。

5. 支原体检查

主细胞库、工作细胞库、病毒种子批、对照细胞及临床治疗用细胞进行支原体检查时，应同时进行培养法和指示细胞法(DNA 染色法)。病毒类疫苗的病毒收获液、原液采用培养法检查支原体，必要时，也可采用指示细胞法筛选培养基，也可采用经国家药品检定机构认可的其他方法。

6. 过敏物质检查

过敏物质检查检查药物中的异性蛋白。药物中的异性蛋白可能使用药患者产生多种过敏反应。其基本内容是将一定量的供试品溶液注入豚鼠体内，间隔一定时间后静脉注射供试品溶液，观察动物的过敏反应情况，以判定供试品是否引起动物全身过敏反应。

7. 残余抗生素检查

在生物制品的生产过程中，应尽可能避免使用抗生素，必须使用时，应选择安全性风险相对较低的抗生素，使用抗生素的种类不得超过 1 种，且产品的后续工艺应保证可有效去除制品中的抗生素，去除工艺应经验证。

8. 宿主细胞(菌)蛋白质残留量检查

基因工程药物及病毒性疫苗中宿主细胞(菌)或培养基中的残留蛋白质或多肽是生物药物中可能存在的特殊杂质，需对其进行检查。宿主细胞(菌)蛋白质残留量的测定方法均为酶联免疫法，对于不同的菌株或细胞生产的药物，使用药典规定的相应方法进行检查，如重组乙型肝炎疫苗(汉逊酵母)采用酵母工程菌菌体蛋白质残留量测定法进行测定。

9. 外源性 DNA 残留量检查

许多生物药物中残存的杂质包含外源性 DNA，ChP2020 通则 3407 收载了外源性 DNA 残留量测定法，分为三法，在进行外源性 DNA 残留量测定时，可根据供试品具体情况选择下列任何一种方法进行测定。

(1)DNA 探针杂交法。供试品中的外源性 DNA 经变性为单链后吸附于固相膜上，在一定条件下可与相匹配的单链 DNA 复性而重新结合成为双链 DNA，称为杂交。

将特异性单链 DNA 探针标记后，与吸附在固相膜上的供试品单链 DNA 杂交，并使用与标记物相应的显示系统显示杂交结果，与已知含量的阳性 DNA 对照比对后，可测定供试品中外源性 DNA 残留量。

(2)荧光染色法。应用双链 DNA 荧光染料与双链 DNA 特异结合形成复合物，在波长 480 nm 激发下产生超强荧光信号，可用荧光酶标仪在波长 520 nm 处进行检测，在一定的 DNA 浓度范围内及在该荧光染料过量的情况下，荧光强度与 DNA 浓度成正比，根据供试品的荧光强度，计算供试品中的 DNA 残留量。

(3)定量聚合酶链反应(PCR)法。聚合酶链反应过程中可通过荧光标记的特异性探针或荧光染料掺入而检测聚合酶链反应产物量，通过连续监测反应体系中荧光数值的变化，可即时反映特异性扩增产物量的变化。在反应过程中所释放的荧光强度达到预设的阈值时，体系的聚合酶链反应循环数(Ct 值)与该体系所含的起始 DNA 模板量的对数值呈线性关系。采用已知浓度的 DNA 标准品，依据以上关系，构建标准曲线，对特定模板进行定量分析，测定供试品中的外源 DNA 残留量。

17.2.4　含量（效价）测定

含量（效价）测定是指测定药品中有效成分的含量或生物学活性是否符合规定标准。小分子药物（如氨基酸）或经水解后变成小分子药物等结构明确的药物（如核酸），常采用化学分析法或仪器分析法进行含量测定，用百分含量表示。大分子生物药物具有生物活性，理化方法不能完全反映药物的质量，还需进行效价测定，常用生物效价或酶活力单位表示含量。

1. 含量测定

对于化学结构明确的生物药物，如氨基酸、核酸类药物，通常采用化学分析法或仪器分析法进行含量测定，如药典常采用非水溶液滴定法测定氨基酸含量。而结构复杂的生物药物主要采用仪器法进行含量测定，其中高效液相色谱法最为常用。例如，注射用人促红素注射液等药物采用高效液相色谱法进行纯度测定。

2. 效价测定

对于具有生物活性的制剂，需进行活性测定。根据化学性质和药效学特点，药物的生物学活性测定可分为生化法和生物检定法，其中生化法包括酶分析法和电泳法，生物检定法包括病毒滴定、免疫力试验和血清学试验等。

（1）生化法。包括酶分析法和电泳分析法两种。

酶分析法主要包括酶活力测定法和酶法分析。酶的效价用酶的单位表示，其含义是指 1 min 将 1 μmol 的底物转化为产物的酶量为 1 个单位。

酶活力测定法是以酶为分析对象，测定样品中的酶的含量或活性。酶类药物常使用酶活力测定法，如门冬酰胺酶（埃希）、抑肽酶等药物。

酶法分析是以酶为分析工具或分析试剂，测定样品中酶以外其他物质的含量。例如，甲状腺粉是利用链霉蛋白酶与供试品在一定条件下反应，然后用高效液相色谱检测酶分解后的产物来进行含量测定。

电泳法是指利用溶液中带有不同量电荷的阳离子或阴离子，在外加电场中使供试品组分以不同的迁移速度向对应的电极移动，实现分离并通过适宜的检测方法记录或计算，达到测定目的的分析方法。ChP2020 通则 0541 规定，电泳指溶解或悬浮于电解液中的带电荷的蛋白质、胶体、大分子或其他粒子，在电流作用下向其自身所带电荷相反的电极方向迁移。电泳法一般可分为两大类：一类为自由溶液电泳或移动界面电泳；另一类为区带电泳，如伤寒 Vi 多糖疫苗通过电泳法测定其中多糖含量。

（2）生物检定法。利用生物体，包括整体动物、离体组织、器官、细胞和微生物等检定药物效价或活性的方法称为生物检定法。由于生物药物的结构复杂，生物活性各异，生物检定法是其效价测定最常用的方法。

生物检定法包括整体和体外测定两类，各自特点如表 17-2 所示。

表 17-2　整体测定与体外测定对比

生物检定类型	优点	缺点	常用方法
整体测定	药物对动物的综合作用	需要使用动物，供试品用量多，试验耗时长，精密度、灵敏度差	免疫力试验，病毒滴度测定
体外测定	个体差异小，试验时间较短，精密度和灵敏度较高，部分保留药理作用的特性	结果不一定能反映药物对动物的作用情况	血清学试验，细胞法

　　整体测定主要有病毒滴度测定和免疫力试验。病毒滴度测定是指测定病毒的毒力或毒价，可将系列病毒悬液注射到事先已经腹腔免疫森林脑炎灭活疫苗供试品小鼠的腹腔，按要求观察对照组一定时间内的死亡情况，然后计算药物的病毒滴度；而免疫力试验是指用相应药物（活菌、病毒或毒素）攻击生物体，从而判断制品的保护力强弱。例如，药典依据狂犬病病毒会攻击机体而产生抗体的原理，将人用狂犬病疫苗供试品免疫小鼠，通过检测小鼠体内相应抗体水平的变化来测定疫苗的活性。

　　体外测定主要有血清学试验和细胞法。血清学试验是以抗体抗原反应为原理在体外检查抗原或抗体活性，包括沉淀试验、凝集试验、间接血凝抑制试验等，如人凝血因子Ⅶ的效价测定。细胞法是指用细胞对药物的反应测定药物的效价，如在补体的存在下，基于抗人 T 细胞免疫球蛋白对人淋巴细胞的致死率分析该药物效价；依据尼妥珠单抗注射液对人肺癌淋巴结转移细胞(H292)增殖的抑制作用测定该药物的生物学活性。

学习与思考 17-2

(1)生物药物质量控制都有哪些内容？回顾各内容的要点。

(2)生物药物的安全性检查与普通药物检查有何不同？为什么？

(3)何为生物药物的效价？如何测量？

17.2.5　生物药物分析信息获取

　　生物药物分析信息获取是至关重要的步骤。现在获取信息的途径很多，可以通过传统型文献信息源，但更多的是通过电子型文献信息源获取相关信息。

延伸阅读 17-3：生物药物分析信息的获取方式

(1)传统型文献信息源。

传统型文献信息源主要包括各种生物药物分析相关参考书目和核心期刊。

《中国药典》是生物药物分析最权威的参考书。除查阅《中国药典》外，还可参考其他地区的药典，如 USP、EP 等。对比不同药典中药物的分析方法能够获得更多的信息。此外，也可通过查阅经典书籍获取信息，如《生物药物分析》《中国国家处方集》《药物色谱分析》等。

与已出版的各类书籍不同，生物药物分析核心期刊上常报道一些前沿的分析方法，其中有对以往分析方法的改进，也有根据现有技术创建的新方法。常用的中文核心期刊有《分析化学》《药物分析杂志》《中国药师》《中国新药杂志》等，常用的外文核心期刊有 *Analytical*

Chemistry、*Journal of Pharmaceutical and Biomedical Analysis* 等。

(2)电子型文献信息源。

电子型文献信息源主要是通过在数据库中检索所需要的内容来获取生物药物分析相关内容。与传统型文献信息源不同，电子型文献信息源的数据库提供布尔逻辑运算、位置检索、字段限定检索等多种检索方法，能够快速、准确地检索出所需结果。根据检索内容，电子型文献信息源主要分为期刊数据库、专利数据库、搜索引擎。常用的中文期刊数据库有中国知网、维普数据库等。涉及生物药物分析的外文数据库有 ACS、Elsevier、PubMed、BIOSIS Previews 数据库等。

国内外专利数据库也能提供很多生物药物分析相关的新题，常用的有中国专利数据库、日本专利数据库、IBN 知识产权信息网等。除上述途径外，还可直接利用搜索引擎访问生物药物相关的网站和在论坛进行交流获取信息。

17.3　预防类生物药物分析

17.3.1　预防类生物药物

预防类生物药物的功能是预防、控制疾病发生和流行，主要有疫苗类生物制品。

ChP2020 规定，疫苗(vaccine)是以病原微生物或其组成成分、代谢产物为起始材料，采用生物技术制备而成，用于预防、治疗人类相应疾病的生物制品。

疫苗接种到人体后可刺激免疫系统，产生特异性体液免疫和(或)细胞免疫应答，使人体获得对相应病原微生物的免疫力。

17.3.2　疫苗分类

根据来源，疫苗可以分为细菌类疫苗、病毒类疫苗和联合疫苗。按其组成成分和制备工艺可分为以下类型。

1. 灭活疫苗

灭活疫苗指病原微生物经培养、增殖，用物理化学方法灭活以去除其增殖能力后制成的疫苗，如钩端螺旋体疫苗、甲型肝炎灭活疫苗等。

2. 减毒活疫苗

减毒活疫苗为采用病原微生物的自然弱毒株或经培养传代等方法减毒处理后获得致病力减弱、免疫原性良好的病原微生物减毒株制成的疫苗，如皮内注射用卡介苗、麻疹减毒活疫苗等。

3. 亚单位疫苗

亚单位疫苗指病原微生物经培养后，提取、纯化其主要保护性抗原成分制成的疫苗，如 A 群脑膜炎球菌多糖疫苗、流感亚单位疫苗等。

4. 基因工程重组蛋白疫苗

基因工程重组蛋白疫苗指采用基因重组技术将编码病原微生物保护性抗原的基因重组到细菌(如大肠埃希杆菌)、酵母或细胞,经培养、增殖后,提取、纯化所表达的保护性抗原制成的疫苗,如重组乙型肝炎疫苗等。

5. 结合疫苗

结合疫苗指由病原微生物的保护性抗原成分与蛋白质载体结合制成的疫苗,如 A 群 C 群脑膜炎球菌多糖结合疫苗。

6. 联合疫苗

联合疫苗是指由两个或以上活的、灭活的病原微生物或抗原成分联合配制而成的疫苗,用于预防不同病原微生物或同一种病原微生物的不同血清型/株引起的疾病。联合疫苗包括多联疫苗和多价疫苗。多联疫苗用于预防不同病原微生物引起的疾病,如吸附百白破联合疫苗、麻腮风联合减毒活疫苗;多价疫苗用于预防同一种病原微生物的不同血清型/株引起的疾病,如 23 价肺炎球菌多糖疫苗、流感病毒裂解疫苗。

17.3.3　疫苗的副作用

疫苗的广泛应用使得许多传染性疾病发病率和死亡率都大大降低,尤其根除了天花、控制了麻疹等的传播,是目前全世界公认最有效的疾病预防手段。然而在疫苗研发和使用历史中,由于对疫苗原料来源及生产过程中安全质量控制的认识不够全面与深刻,曾经历多次灾难性事故。

例如,1901 年,美国一批源自破伤风感染的马血清制备的白喉抗毒素导致 13 名儿童注射该疫苗后死亡;1902 年,在印度破伤风杆菌污染的鼠疫死疫苗造成了 19 人死亡;1955 年,病毒灭活不够彻底的脊髓灰质炎疫苗最终导致 12 万名接种该疫苗中的 4 万人发生小儿麻痹症。疫苗类药物种类繁多,涉及活的减毒病原体、灭活病原体、蛋白质、多肽、多糖等单独存在或负载于载体的疫苗及基于重组病毒或重组质粒 DNA 制备的疫苗。

为保证效力,疫苗中还常添加其他的化学物质、佐剂等,使得疫苗的组分更为复杂,也使得疫苗制品的质量控制更具复杂性、挑战性。除须满足生物药物常规的质量控制(如全过程质量控制)要求外,还须进行疫苗批间一致性、疫苗中非目标成分的控制。

17.4　治疗类生物药物

17.4.1　治疗类生化药物

治疗类生物药物包括生化药物和生物制品两类。其中,治疗类生化药物种类繁多(表17-1),如属于氨基酸及其衍生物类的组氨酸、丝氨酸、苯丙氨酸、异亮氨酸、谷氨酸钠,属于多肽和蛋白质类的醋酸去氨加压素、五肽胃泌素、胰岛素、硫酸鱼精蛋白、甲状腺粉,属于酶类与辅酶类药物的胰蛋白酶、糜蛋白酶、尿激酶、甲硫氨酸酶抑肽酶、辅酶 Q10,属于多糖类药物的肝素钠、硫酸软骨素钠、右旋糖酐 20、阿卡波糖、硫酸核糖霉素等,属于脂质类的多烯酸乙酯、鱼肝油酸钠注射液、鱼石脂等，以及属于核酸及其降解物和衍生物类药物的氟尿嘧啶、硫鸟嘌呤、硫唑嘌呤、三磷酸腺苷二钠、肌苷、环磷腺苷、胞磷胆碱钠、碘苷等。

17.4.2 治疗类生物制品

治疗类生物制品包括抗毒素及抗血清、血液制品、重组 DNA 制品和微生态活菌制品。

1. 抗毒素及抗血清

用细菌类毒素或毒素免疫马或其他大型动物得到的免疫血清为抗毒素(antitoxin)，如白喉抗毒素；用细菌或病毒本身免疫马或其他大型动物所得到的免疫血清为抗血清，分为抗菌血清(antibacterial serum)和抗病毒血清(antiviral serum)，如抗蝮蛇毒血清。

抗毒素及抗血清按照来源属于动物来源抗体，按照构成、组成成分、制备原理属于多克隆抗体，因此这类药物具有多克隆抗体抗原识别谱广、亲和力高等特点，多年来一直受到人们的重视。

目前收载于药典中的抗毒素及抗血清药物共有 19 种，它们能对某些中毒性疾病表现出快速良好的治疗效果，已被广泛用于临床治疗。由于抗毒素及抗血清是从马或者其他大型动物的血液中分离而得到的，除组分复杂外，药物的准确成分、含量及其作用机制仍不清楚，还极可能存在异变物质，给药物质量控制和贮存带来了巨大的挑战。

此外，受供血动物性别、年龄等因素的影响，血清来源批间差异大，因此需要全过程对抗毒素及抗血清药物进行质量控制来确保药物的质量符合规定。

2. 血液制品

ChP2020 三部规定血液制品是源自人类血浆的血液制品，经分离纯化或生物工程技术制备的治疗产品，如人免疫球蛋白、人凝血因子等。血液制品按其组成成分分为全血、血液有形成分制品、血浆和血浆蛋白制品。目前最常用的是血浆蛋白制品。

血液制品因其具有特殊的临床药用和医用价值，已被现代医学广泛研究开发并积极应用于疾病的预防与治疗。据统计，目前已有 20 余种用于临床的血液制品，如最为常见的人血白蛋白、人用凝血因子等。此外，血液制品的研发与储备具有国家战略意义，在应对突发重大灾难或战争时，安全、充足的血液制品是保障人们生命安全和社会稳定的重要物质基础。

由于血液制品是将多人的血浆混合再经过工艺提纯后获得，血源性传播有害微生物(如巨细胞病毒、人类疱疹病毒、人类免疫缺陷病毒、乙型肝炎病毒等)污染对血液制品安全的影响不容忽视。此外，因不同来源的混合血液本身存在多种异体抗原性蛋白，低纯度血液制品的输入会使得用药患者的免疫系统异常甚至破坏。因此需从原料血浆、生产过程、成品多方面来加强血液制品的质量控制，建立严格的质控标准，同时还需制定与配备相应的血液制品的国家标物质或参考品。

3. 重组 DNA 制品

重组 DNA 制品指采用重组 DNA 技术，对编码所需蛋白质的基因进行遗传修饰，利用质粒或病毒载体将目的基因导入适当的宿主细胞，基因通过表达和翻译成蛋白质后，再经过提取和纯化等步骤制备的生物制品，主要包括重组 DNA 蛋白制品和重组单克隆抗体制品。其中重组单克隆抗体制品指采用各种单克隆抗体筛选技术、重组 DNA 技术及细胞培养技术制备的单克隆抗体治疗药物，包括完整免疫球蛋白、具有特异性靶点的免疫球蛋白片段、基于抗体结构的融合蛋白、抗体偶联药物等。其作用机制是通过与相应抗原的特异性结合，从而直接发挥中和或阻断作用，或者间接通过 Fc 效应发挥包括抗体依赖和补体依赖细胞毒作用等生物学功能。按照化学和生物学本质分类，重组 DNA 制品包括细胞因子类、生长因子类、激素类、酶类、疫苗类和单克隆抗体类。

重组 DNA 制品多是利用活细胞或活细菌制备得到的蛋白质类大分子药物，具有复杂的结构，其高级结构由一级结构决定。因此，重组 DNA 制品一级结构的质量控制如含量、分子量、氨基酸序列等是关键；而重组 DNA 制品的高级结构具有多样、复杂的特点，目前这一部分工作还处于探索中。同时在重组 DNA 制品制备所涉及的细胞、细菌的培养、产品分离纯化等复杂过程中，常容易引起蛋白质变性，因此需对细胞、细菌等原材料及其培养过程、产物的提取工艺进行全面质量控制。

4. 微生态活菌制品

ChP2020 三部规定，微生态活菌制品系由人体内正常菌群成员或具有促进正常菌群生长和活性作用的无害外籍细菌，经培养、收集菌体、干燥成菌粉后，加入适宜辅料混合制成，用于预防和治疗因菌群失调引起的相关症状和疾病。目前已经有 22 种微生态活菌制品批准上市，如双歧杆菌活菌胶囊、地衣芽孢杆菌胶囊等。

延伸阅读 17-4：治疗类生物药物分析示例

注射用胰蛋白酶(ChP2020 二部)

本品为胰蛋白酶的无菌冻干品。含胰蛋白酶的活力单位应为标示量的 90.0%～120.0%。

【性状】　本品为白色或类白色冻干块状物或粉末。

【鉴别】　取本品约 5000 单位，照胰蛋白酶项下的鉴别试验(即取本品约 2 mg，置白色点滴板上，加对甲苯磺酰-L-精氨酸甲酯盐酸盐试液 0.2 mL，搅匀，即显紫色)，显相同的反应。

【检查】

酸度　取本品，加水溶解并稀释制成每 1 mL 中含 5000 单位的溶液，依法测定(通则 0631)，pH 应为 5.0～7.0。

溶液的颜色　取本品，加 0.9%氯化钠溶液溶解并稀释制成每 1 mL 中含 2.5 万单位的溶液，应无色；如显色，与黄色 2 号标准比色液(通则 0901 第一法)比较，不得更深。

干燥失重　取本品约 0.20 g，以五氧化二磷为干燥剂，在 60℃减压干燥 4 h，减失质量不得过 8.0%(通则 0831)。

异常毒性　取本品，加灭菌注射用水溶解并稀释制成每 1 mL 中含 125 单位的溶液，依法检查(通则 1141)，应符合规定。

无菌　取本品，用适宜溶剂溶解后，经薄膜过滤法处理，依法检查(通则 1101)，应符合规定。

其他　应符合注射剂项下有关的各项规定(通则 0102)。

【效价测定】　取本品 5 支，分别加适量 0.001 mol/L 盐酸溶液溶解，并全量转移至同一

100 mL 量瓶中，用上述盐酸溶液稀释至刻度，摇匀，精密量取适量，用上述盐酸溶液定量稀释制成每 1 mL 中含 50～60 单位的溶液。照胰蛋白酶项下的方法测定。

【类别】 同胰蛋白酶。

【规格】 ①1.25 万单位；②2.5 万单位；③5 万单位；④10 万单位。

【贮藏】 密闭，在凉暗处保存。

17.5 诊断类生物药物

诊断药品(diagnostic drugs)是指用于造影、器官功能检查及其他疾病诊断用的制剂，包含化学类、放射性类、生化类和生物制品类诊断药品，根据用药途径又可分为体内诊断药物和体外诊断药物。

生化类诊断药物数量较少，目前主要是用于体内诊断的药物，如五肽胃泌素，临床用于胃分泌功能检查和胰功能检查。

生物制品类诊断药物的生化性质与人体内的生物活性物质接近，具有诊断特异性强、速度快、灵敏度和准确度高等优点。其中，体内诊断制品是用变态反应原或有关抗原制成的。药典收载了 4 种体内诊断生物制品，主要用于疾病的临床诊断和疫苗接种对象选择，包括卡介菌纯蛋白衍生物等。体外诊断制品是用特定抗原、抗体或有关生物物质制成的，如检测乙型肝炎病毒表面抗原和人类免疫缺陷病毒抗体等 7 种体外诊断试剂。

延伸阅读 17-5：诊断类生物药物示例

五肽胃泌素注射液(ChP2020 二部)

本品为五肽胃泌素的灭菌水溶液。含五肽胃泌素($C_{37}H_{49}N_7O_9S$)应为标示量的 90.0%～110.0%。

【性状】 本品为无色澄明液体。

【鉴别】 取本品，照五肽胃泌素项下的鉴别(1)试验[即取含量测定项下的溶液，照紫外-可见分光光度法(通则 0401)，在 230～350 nm 的波长范围内测定吸光度，在 280 nm 与 288 nm 的波长处有最大吸收，在 275 nm 的波长处有转折点]，显相同的结果。

【检查】

pH 应为 7.0～8.0(通则 0631)。

有关物质 取本品作为供试品溶液，精密量取适量，用水稀释制成每 1 mL 中含 40 μg 的溶液，作为对照溶液。吸取供试品溶液 20 μL(分 4 次点样)和对照溶液 5 μL，分别点于同一薄层板上，展开、晾干在 100℃干燥 2 min，喷以对二甲氨基苯甲醛溶液[取对二甲氨基苯甲醛 1 g，加甲醇-盐酸(3：1)混合溶液使溶解]，在 100℃加热至显色。供试品溶液如显杂质斑点，与对照溶液的主斑点比较，不得更深(5%)。

热原 取本品，依法检查(通则 1142)，剂量按家兔体重每 1 kg 注射 2 mL，应符合规定。

其他 应符合注射剂项下有关的各项规定(通则 0102)。

【含量测定】 精密量取本品适量(约相当于五肽胃泌素 0.75 mg)，用 0.01 mol/L 氨溶液定量稀释制成每 1 mL 中约含 50μg 的溶液，照五肽胃泌素含量测定项下的方法测定，即得。

【类别】 同五肽胃泌素。

【规格】 2 mL：400 μg。

【贮藏】 遮光，密闭，在冷处保存。

学习与思考 17-3

(1) 什么是预防类生物药物分析？什么是治疗类生物药物？什么是诊断类生物药物？请从结构、组成、性质和功能上予以辨析。

(2) 为什么抗毒素及抗血清、血液制品、重组 DNA 制品和微生态活菌制品等治疗类生物制品特别强调质量控制？如何做好质量控制？

(3) 试分析为什么目前生化类诊断药物数量还较少。

内容提要与学习要求

生物药物是指利用生物体、生物组织或组成生物体的各种组分，综合应用生物学、微生物学、免疫学、物理化学和药学原理与方法制得的用于预防、治疗和诊断疾病的药物。根据来源与制备方法，生物药物可分为生化药物和生物制品。根据临床用途，生物药物可以分为预防类、治疗类和诊断类。

本章主要介绍了生化药物和生物制品的相关分析方法。生物药物分析具有自身的特点，需要进行分子量测定、需要用生化法确证结构、需要进行生物活性检查、需要进行安全性检查、需要进行效价(含量)测定。

生物药物的质量控制内容分为鉴别试验、理化检查、安全检查和含量(效价)测定。鉴别试验包括理化鉴别法(化学法、光谱法、色谱法)、生化鉴别法(免疫印迹法或免疫斑点法、免疫双扩散法、免疫电泳法)和生物鉴别法；理化检查包括(外观、渗透压摩尔浓度、可见异物、不溶性微粒)和化学检查(酸碱度、纯度、分子量分布)；安全性检查包括异常毒性检查、热原检查、无菌检查、细菌内毒素检查、支原体检查、过敏物质检查、残余抗生素检查、宿主细胞(菌)蛋白残留量检查、外源性 DNA 残留量检查。

疫苗是以病原微生物或其组成成分、代谢产物为起始材料，采用生物技术制备而成，用于预防、治疗人类相应疾病的生物制品，包括灭活疫苗、减毒活疫苗、亚单位疫苗、基因工程重组蛋白疫苗、结合疫苗、联合疫苗；治疗类生物药物有生化药物和生物制品两类，治疗类生化药物种类繁多，治疗类生物制品包括抗毒素及抗血清、血液制品、重组 DNA 制品和微生态活菌制品；诊断药品是指用于造影、器官功能检查及其他疾病诊断用的制剂，包含化学类、放射性类、生化类和生物制品类诊断药品，根据用药途径又可分为体内诊断药物和体外诊断药物。生化类诊断药物数量较少，目前主要是用于体内诊断的药物。

本章要求掌握生化药物和生物制品的特点及相关分析方法；结合药典，了解生化药物和生物制品在临床的应用情况。

练习题

一、名词解释

生物药物　生物制品　异常毒性　效价测定　电泳法　疫苗　诊断药品

二、多选题

1. 生物药物不包括（　　）。

A. 预防类　　　B. 治疗类　　　　　C.诊断类　　　　　　　　D. 标准品

2. 辅酶 Q10 的检测方法不包括（　　）。

A. 化学法　　　B. 高效液相色谱法　　　C.红外光吸收法　　　　D.紫外-可见分光光度

3. 理化鉴别法不包括(　　)。

A. 化学法　　　B. 光谱法　　　　　C. 色谱法　　　　　D. 质谱法

4. 生化鉴别法不包括(　　)。

A. 免疫印迹法或免疫斑点法　　　　B. 免疫双扩散法

C. 免疫电泳法　　　　　　　　　　D. 基因编辑

5. 生物药物的化学检查内容不包括(　　)。

A. 酸碱度　　　B. 纯度　　　　　　C. 分子量分布　　D. 吸光度

6. 外源性 DNA 残留量检查方法不包括(　　)。

A. DNA 探针杂交法　　　　　　　　B. 荧光染色法

C. 定量聚合酶链式反应法　　　　　D. 色谱法

7. 结构复杂的生物药物含量测定最常用的仪器方法(　　)。

A. 波谱法　　　B. 荧光法　　　　　C. 质谱法　　　　　D. 高效液相色谱法

8. 治疗类生物制品不包括(　　)。

A. 抗毒素及抗血清　　　　　　　　B. 血液制品

C. 微生态活菌制品　　　　　　　　D. 抗生素

三、简答题

1. 简述生物药物分析的特点。

2. 乌司他丁溶液需要做哪些检查?

3. 简述生物药物检验的基本程序。

4. 简述生物药物的质量控制内容。

5. 生物药物的物理检查主要包括哪些内容?

6. 生物药物的安全性检查主要包括哪几方面的内容?

7. 比较整体和体外生物检定法的优缺点。

8. 疫苗分为哪几类? 有哪些副作用?

第18章 中药分析

18.1 概　述

中药(traditional Chinese medicine，TCM)是指依据中医药理论和临床经验，用于预防、治疗、诊断疾病并具有康复和保健作用的物质，包括中药材、饮片、中药提取物和中药制剂。

中药分析(TCM analysis)是运用现代分析测量的理论和方法，研究中药材、饮片、中药提取物和中药制剂中的有效成分含量、质量控制方法与标准制定的一门学科，是药物分析的重要内容之一。

中药分析具有组成成分复杂、杂质来源多样、不同产品形式或同一产品形式的不同产品之间多变性等特点，其检验标准和检验内容有很大差异。

18.1.1　中药材

中药材(TCM raw material)是指在传统医术指导下用于治病和保健的原生药材。以中药材为原料制作而成的制品称中成药。一般传统中药材具有道地性(genuineness)特点。

道地药材(genunine regional drug)是指在某一特定自然条件、生态环境的地域内所产的药材。道地药材因其生产地域较为集中，且栽培技术及采收加工方法较为讲究，较同种药材在其他地区的产品质量佳、疗效好。

中药材质量的优劣直接影响中药饮片和中成药的质量，进而影响临床用药效果。故中药材分析，包括组成成分及其含量、质量标准研究是中药质量保证的基础，具有以下特点。

(1)中药材鉴别方法具有专属性。由于历史原因，中药材同名异物、同物异名及多基源现象比较普遍。因此，在对中药材进行鉴别时应注重基源鉴别，选择符合中药材特点的专属鉴别方法，如显微鉴别法和薄层色谱法，以保证结果的准确性。

(2)中药材质量需要严格的杂质限量指标。中药来源于自然，水质、土壤、大气等环境因素及生产过程中的人为因素都可能对其品质造成影响，如有害元素及农药残留超标等。因此，应加大中药材重金属、农药残留的检查力度，提高检查技术水平，制定严格的限量指标。

(3)中药材较为稳定的组成成分和含量是其有效性的根本保证。选择与药材质量密切相关、能体现中医临床有效性的指标成分，采用简便易行、专属性强的含量测定方法，制定客观、科学的质量控制标准成为中药材含量测定的关键问题。

18.1.2　饮片

中药饮片(TCM ready-to-use forms)简称饮片，是中药材按照中医药理论经加工炮制后所得，可直接用于中医临床或制剂生产的处方药。中药炮制是将中草药原料制成药物的过程，其目的是提高药效、减少不良反应、便于贮藏和服用，包括火制、水制或水火共制等方法。

饮片的加工炮制会不同程度地改变中药材原有的形态、理化性质及化学成分，也可能引入某些杂质。因此，中药饮片在质量评价有以下特点。

(1)要明确炮制方法。即使是同一药材，使用不同的炮制方法所得到的饮片性状也不同，如根据临床需求半夏可炮制为姜半夏、清半夏、法半夏等；附子可炮制为黑顺片、白顺片、盐附片及淡附片等，其形色气味等性状的差异大，易于鉴别。

(2)鉴别特征需要随加工炮制工艺而发生改变。炮制过程改变了原药材的组织结构和(或)化学成分，使得鉴别特征发生改变。因此，在进行中药饮片的鉴别时应注意与原药材进行区别，并优先选择专属性较强的显微鉴别、色谱鉴别等方法。

(3)要有明确的有效成分含量和有毒成分限量指标。炮制药材可改变药材的化学成分含量、化学成分结构和溶解度等，以达到减毒增效的效果。因此，在进行有效成分含量测定或有毒成分的限量检查时，应基于传统的中医药理论，结合炮制机制，制定客观科学的有效成分含量指标或有毒成分限量指标。

(4)制定辅料限量标准。中药加工炮制过程中为了防腐、防虫需要使用一定的辅料，从而导致辅料残留，并且可能产生一定的不良反应。因此，针对某些饮片应增加辅料残留的限量检查，并制定相应的限量标准，如应严格控制制天南星中白矾的含量。

18.1.3　中药提取物

中药提取物(CTM extract)是指从中药中制得的挥发油、油脂、有效部位或有效成分，包括以水或醇为溶剂经提取制得的流浸膏和浸膏、含有一类或数类有效成分的有效部位，以及含量达到90%以上的单一有效成分。

中药提取物的质量控制方面具有以下特点。

(1)有机溶剂、辅料残留和毒性检查。其源于在有效成分或有效部位提取、富集纯化等生产过程可能使用的有机溶剂及其他辅料。此外，还需要根据中药提取物作为注射剂原料药的特殊用途，有时需进行必要的相关物质检查，如热原、过敏反应、异常毒性等。

(2)建立指纹图谱。中药提取物的化学成分是多种药理活性物质按特定比例组成的集合，建立特征图谱或指纹图谱加指标成分定量结合的质量控制模式有助于全面客观控制中药提取物的质量。

18.1.4　中药制剂

中药制剂(CTM preparation)是指在中医药理论指导下，以中药饮片为原料、按规定的处方和制法，将其加工制成具有一定规格、可直接用于临床的药品。

中药制剂的质量控制具有以下特点。

(1)根据中医药理论建立中药制剂的质量标准。君、臣、佐、使是中医复方组方配伍所遵循的基本原则。在制定制剂质量标准时，主要检测对象应选择中药制剂中起主要作用的君药或臣药，或贵重药品，或有毒成分；在指标成分的选择上力求与中药功能主治密切相关，充分体现质量标准的可控性和有效性。

(2)科学建立复方制剂的质量评价模式。由于中药复方成分的复杂性及有效成分的非单一性，在建立复方制剂质量标准时，应在现代分离分析技术发展的基础上，加强中药复方药效物质基础研究，建立符合中药复方多成分、多层次、多靶点作用特点的客观、科学、有效的中药复方制剂的质量评价新模式。

(3)严格全面质量控制。制剂原辅料、包装、贮存、保管等都可能影响制剂的质量，因此要加强中药原辅料的分析控制，加强生产过程中的全面质量管理，严格制剂操作规程，并针对不同制剂特点，选择适合其自身特点的包装、贮存、保管方式和条件。

延伸阅读 18-1：根据典故命名的中药

以典故传说为命名依据，形象地表示出某种药物的一定功能或形态特征，可增强其传奇色彩与神秘性。

例如，使君子，俗传潘州郭使君疗小儿多用此物，后医家因号为使君子。又如徐长卿，人名，常以此药治邪病，故名。再如刘寄奴，为宋武帝刘裕所发明，因其讳裕，小字名寄奴，故名。其他诸如何首乌、杜仲、当归、杠板归、禹余粮、御米壳、牵牛子、罗汉果、女贞子、墓头回、车前草等。

18.2　中药分析的样品制备

中药具有固体、半固体和液体等形态，大多需制成溶液才能进一步用于化学湿法分析。中药样品的化学成分复杂，但待测成分含量往往较低，因此需对样品进行提取、纯化、浓缩等前处理，以制备得到较纯净的、符合分析方法要求的样品溶液进行分析检测。

中药分析样品的前处理包括样品的粉碎、取样、提取、分离纯化、浓缩及衍生化等过程。经前处理的样品溶液，待测成分被有效地从样品中释放出来并转化为分析检测所需形式，降低杂质的干扰，更适应分析检测方法的需要，提高方法的准确度、重现性、灵敏度及选择性。

样品溶液的制备需根据样品的组成、待测成分与干扰成分性质的差异、分析目的及分析方法的要求选择合适的方法；中药制剂形式多样，生产工艺和所用辅料对样品溶液的制备也有一定的影响。因此，需根据不同剂型的特点来选择相应的样品前处理方法。

18.2.1　粉碎

中药材、饮片及丸剂、片剂等形式的样品均需经粉碎后才可取样检验。粉碎样品既可确保所取样品均匀而有代表性，又可以使样品中的待测成分能更快、更充分地被提取出来。在粉碎样品时，既要尽量避免由于设备磨损或不洁净等原因污染样品，又要避免粉尘飞散或挥发性成分的损失。过筛时，绝不能丢弃不能通过筛孔的颗粒，应反复碾磨或粉碎，让其全部通过筛孔。但样品粉碎得过细，在提取时，会造成过滤困难，因此可视实际情况进行粉碎过筛。

粉碎设备目前主要有粉碎机、铜冲、研钵、匀浆机等，其中植物类药材一般用粉碎机，片剂和丸剂等制剂可用研钵研碎，动物组织需用匀浆机搅碎。

18.2.2　取样

中药及其制剂的分析检验一般采取估计取样法，即在整批中药抽出一部分具有代表性的供试品进行观察和分析，得出规律性"估计"的一种方法。随后对检验结果进行数据处理和分析，最后做出科学的评价。取样时应注意代表性及应严格按照规定的取样方法进行取样。

延伸阅读 18-2：中药分析的取样

1) 中药材和饮片取样法

抽取样品前，应对品名、产地、规格等级及包件式样进行核对，检查包装的完整性、清洁程度及有无水迹、霉变或其他物质污染等情况，并详细记录。凡有异常情况的包件，应单独检验并拍照。

(1) 同批药材包件抽取供检验用样品的原则：药材总包件数不足 5 件，逐件取样；5～99件，随机抽取 5 件取样；100～1000 件，按 5% 的比例取样；药材超过 1000 件时，超过部分按 1% 的比例取样；贵重药材，不论包件多少均逐件取样。

(2) 每一包件至少在 2～3 个不同部位各取样品 1 份；包件大的应从 10 cm 以下的深处在不同部位分别抽取；对破碎、粉末状的或大小在 1 cm 以下的药材和饮片，可用采样器(探子)抽取样品；对包件较大或个体较大的药材，可根据实际情况抽取有代表性的样品。每一包件的取样量：一般药材和饮片抽取 100～500 g；粉末状药材和饮片抽取 25～50 g；贵重药材和饮片抽取 5～10 g。

(3) 将抽取的样品混合均匀即得到抽取样品总量。抽取样品总量超过检验用量数倍时，可按四分法再取样。

(4) 最终抽取的供检验用样品量至少为检验所需用量的 3 倍，其中 1/3 供实验室分析用，1/3 供复核用，其余 1/3 留样保存。

2) 中药制剂取样法

(1) 各类中药制剂的取样量一般不少于检测用量的 3 倍，贵重药可酌情取样。

(2) 粉末状制剂(散剂或颗粒剂)。一般取样 100 g，将取出的供试品混匀后按四分法从中取出所需的供试量。

(3) 液体中药制剂(口服液、酊剂、酒剂、糖浆)。一般取样量为 200 mL，同时须注意容器底是否有沉渣，应彻底摇匀，均匀取样。

(4) 固体中成药(丸剂、片剂、胶囊)。一般片剂取样 200 片，未成片前已制成颗粒者可取100 g，丸剂一般取 10 丸，胶囊按药典规定取样不得少于 20 粒。

(5) 注射剂。取样要经过 2 次，配制后在灌注、熔封、灭菌前进行一次取样，经灭菌后的注射剂按原方法进行，分析检验合格者后方可供药用。已封好的安瓿取样量一般为 200 支。

(6) 其他剂型的中药制剂。可根据具体情况随意抽取一定数量作为随机抽样。

18.2.3　提取

对于中药材、饮片及固体制剂样品，在粉碎后，首先用溶剂进行提取，使被测组分和某些共存组分溶解出来，与滤渣分离后，再对被测组分进行分析。液体样品由于其组分已溶解于制剂溶媒中(一般为水或含乙醇水溶液)，无须提取，可直接纯化处理或直接分析检测，也可将制剂溶媒蒸干，按固体样品提取处理。

提取方法有浸渍法、超声提取法、回流提取法、连续回流提取法、水蒸气蒸馏法、消化法、超临界流体萃取法、微波辅助萃取法和加压液体萃取法等。

延伸阅读 18-3：中药提取方法

(1)浸渍法。

样品置于具塞容器内，加入适量溶剂，摇匀，放置，浸泡一段时间。溶剂用量一般为样品质量的 10～50 倍。浸泡时间可根据样品质地及检验要求确定。浸泡期间应注意经常振摇，浸泡后再称量，补足溶剂充分摇匀，浸泡后的溶液可取部分测定，也可全部测定。浸渍法适用于对热不稳定的样品，具有操作简单、提取杂质较少的优点，但目前多用于鉴别，较少用于含量测定。

(2)超声提取法。

将样品置于具塞容器中，加入适量的溶剂，浸泡一段时间，放入超声振荡器中进行提取。一般样品提取 30 min 内即可完成，最多不超过 1 h。超声波能使样品粉末更好地分散于提取溶剂中，并且其振动产生的机械作用可大大提高待测成分的提取速度和提取效率。超声提取法简便，无须加热，提取时间短，适用于固体制剂中待测组分的提取。

(3)回流提取法。

将样品置于烧瓶中，加入一定量合适溶剂，装上冷凝管，水浴或电热套加热回流提取。一般情况下每次提取 0.5～2 h，直至样品中待测成分提取完全。回流提取法具有提取效率高、提取时间短的优点，但提取物杂质较多、具有挥发性或对热不稳定的成分不宜采用该法。

(4)连续回流提取法。

将样品用滤纸包好后置于索氏提取器中，利用挥发性溶剂在索氏提取器中的不断循环对样品进行反复提取，样品中的待测成分经多次新鲜溶剂提取完全后，收集提取液进行定容、检测；或回收溶剂，再用适宜溶剂溶解、定容、测定。该方法通常需提取数小时，才能使待测成分提取完全。连续回流提取法具有操作简便、提取效率高、所需溶剂量少、提取杂质少等优点，但具有受热易分解的成分不宜使用该法。

(5)水蒸气蒸馏法。

适用于部分具有挥发性且可随水蒸气流出的待测成分，如中药中的挥发油成分、某些小分子生物碱(如麻黄碱、槟榔碱)等成分。该法可实现待测物质与杂质的分离。水蒸气蒸馏法具有操作简便、提取杂质少等特点，但被提取组分应对热稳定。

(6)消化法。

中药样品中的金属离子常以共价键的有机态存在，进行重金属检查和元素定量分析时，需采用适合的方法对这些有机物质进行破坏，将金属元素转化成无机金属离子状态，常用的破坏方法包括湿法消化和干法消化。湿法消化包括硝酸-高氯酸法、硝酸-硫酸法、硫酸-硫酸盐法，利用强酸破坏中药和血、尿、组织等生物样品，然后进行分析；干法消化采用灼烧的方法使有机物灰化以使其分解再进一步进行分析。

(7)超临界流体萃取法。

以超临界流体作为提取溶剂的样品前处理方法。该法具有保持有效成分的活性、无残留溶剂、产品质量高等优点，可克服传统提取方法的诸多缺点。目前最常用的是超临界二氧化碳流体，其性质稳定，使用安全，临界点低($T_c = 31℃$，$P_c = 7.4$ MPa)，易于操作，价格低廉。

(8)微波辅助萃取法。

微波辅助萃取法是微波萃取法与传统萃取法相结合的一种方法。将样品放置于不吸收微波的容器中，加入萃取液后，用微波加热萃取。该法具有提高中药有效成分的提取率、降低生产成本、改善生产条件等特点。

(9)加压液体萃取法。

加压液体萃取法是在较高温度(50~200℃)和压力(10.3~18.6 MPa)下用有机溶剂对固体或半固体样品进行萃取的方法。该法将样品置于密闭容器中，加热至高于溶剂沸点的温度，引起容器中压力升高，再施加一定的压力，使溶剂不气化，从而大大提高萃取的速度。本法提取过程自动化，缩短了萃取的时间，显著降低萃取液的使用量，且本法在封闭容器中进行，可减少溶剂挥发，降低对环境的污染，从而降低对人体的危害。

由此可见，中药提取是中药研发和生产过程中十分重要的环节，有关工艺方法、工艺流程的选择和设备配置直接关系到中药产品质量，因而中药有效成分在提取以后往往还需要进一步加以分离、纯化，得到有效单体。所以，中药提取是中药研发的重要研究内容。

延伸阅读 18-4：中药提取实例

【例 18-1】微波萃取法提取木兰花中的木脂素

仪器：CW-2000 开放式微波萃取系统；常压回流反应器；Dionex HPLC 系统。

微波萃取：将约 60 g 干燥的木兰花切碎，在 85℃下用 400 mL 水采用微波萃取 2 次，每次持续 5 min，然后过滤提取物。在 76℃下，依次用 400 mL 60%～95%乙醇溶液提取残余物，每次 5 min。过滤后，合并萃取液，并在 40℃减压下通过旋转蒸发器蒸发至干燥。

回流提取：将约 60 g 干燥的木兰花切碎，第一次用 1000 mL 75%乙醇溶液回流提取 2 h，第二次用 80%的乙醇溶液回流提取 2 h，过滤后，合并提取液，并在 40℃减压下通过旋转蒸发器蒸发至干燥。

微波萃取法获得的木脂素和回流提取法获得的木脂素的高效液相色谱图如图 18-1 所示。

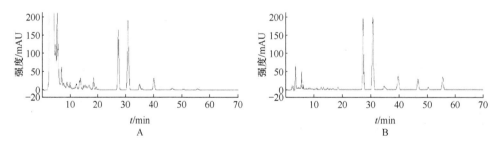

图 18-1　不同提取技术获得木兰花中木脂素的高效液相色谱图
A. 回流提取法；B. 微波萃取法

18.2.4　分离纯化

中药材粉末或中药制剂经提取后，得到的常是含有较多杂质的混合物，需经过分离纯化后才能分析测定。分离纯化方法既要能除去干扰杂质，又不损失待测成分。分离纯化方法设计主要根据待测成分和杂质在理化性质上的差异。

1. 沉淀法

基于某些试剂与被测成分或杂质可生成沉淀，分离沉淀或保留溶液以达到精制的目的。

采用沉淀法纯化样品时应注意如下几点。

（1）沉淀除去杂质时，待测成分应避免与之同时沉淀或被沉淀包埋而损失。

（2）沉淀对象为待测组分时，则将沉淀分离，直接用重量法测定或用适合的溶剂重新溶解后测定，并保证被测成分不因沉淀而损失。

（3）若过量的试剂干扰待测成分的测定，应设法在测定前除去。

2. 液液萃取法

常用的液液萃取法有直接萃取法和离子对萃取法。

（1）直接萃取法。利用试样中被测成分与干扰成分在有机溶剂和水中的分配系数不同，通过多次抽提来达到分离纯化的目的。常用的溶剂有三氯甲烷、二氯甲烷、乙酸乙酯、正丁醇和乙醚等。根据被测成分疏水性的强弱来选择适当极性的溶剂，既能保证充分提取被测成分，又有很好的选择性。

（2）离子对萃取法。其原理是在适当的 pH 介质中，某些有机弱酸（碱）性物质形成的离子与带相反电荷的离子（也称离子对试剂）定量地结合成为弱极性的离子对，而易溶于有机溶剂，使之提取分离。对于高度电离的有机酸（碱）化合物如季铵碱，直接法难以实现分离纯化，特别适合于用离子对萃取法。

3. 色谱法

色谱法在中药分析工作中最为常用，主要依据待分离物质的吸附性差异及在固定相与流动相分配比例不同进行分离，包括柱色谱法和平面色谱法，其中柱色谱法较为常用。利用柱色谱法分离纯化样品时，需先将色谱柱进行预处理，随后将粗提液上样于色谱柱，并用适当的溶剂将杂质洗脱出来，再选择合适的溶剂将待测成分洗脱下来；也可以采用合适溶剂先将待测成分洗脱下来再将杂质保留于色谱柱上。

4. 固相萃取法

固相萃取法利用选择性吸附与选择性洗脱的液相色谱分离原理实现样品的分离和纯化，是一种应用广泛的样品前处理技术。根据相似相溶原理，可分为反相固相萃取法、正向固相萃取法、离子交换固相萃取法和吸附固相萃取法。

5. 微萃取技术

微萃取技术（microextraction）分为固相微萃取技术和液相微萃取技术。

固相微萃取技术是在固相萃取技术基础上发展起来，是一种集萃取、富集、进样功能于一体的新型样品前处理方法。其原理是待测成分在萃取涂层（萃取头）与样品之间的吸附或溶解-解吸达平衡时，待测成分在固定相上有较高的分配系数，从而可以将其定量萃取出来。其优点是样品用量小、选择性好、重现性好、灵敏度高、对环境污染小等，不足之处是萃取头使用寿命短、成本较高。

液相微萃取技术是根据液液萃取的原理，用微量（几微升或几十微升）有机溶剂对目标化合物进行富集和纯化，大大降低了液液萃取中有机溶剂的用量，且其所用材料易得，无须反复使用，与固相微萃取技术相比不仅降低了成本，还能很好地避免不同萃取过程产生的残留物之间的相互干扰。

18.2.5　浓缩

浓缩是指通过减少样品溶液中溶剂的量而提高待测成分浓度的操作。在中药分析中，有时经过提取、纯化后的待测成分在溶液中浓度过低，无法满足分析方法灵敏度的要求，或者待测成分的溶剂与仪器测定的规定不符，这就必须对样品溶液进行浓缩。

常用的浓缩方法有水浴蒸发法、自然挥散法、减压浓缩法、气流吹蒸法和冷冻干燥法等5种。

1. 水浴蒸发法

该法是将样品提取液置于蒸发皿中，在水浴上蒸干，所得残渣加适宜溶剂使溶解。该法只适用于对热稳定的非挥发性成分。

2. 自然挥散法

该法适用于极易挥发的溶剂或小体积提取液，如样品的乙醚提取液可在室温下自然挥干除去乙醚。

3. 减压浓缩法

减压浓缩法常用的装置为旋转蒸发器，在低于大气压的环境下进行加热蒸发，除去样品溶液中部分或全部溶剂。该法具有温度低、速度快的特点，适用于对热不稳定的成分，并可同时回收溶剂，是残留分析中最常用的分析方法。

4. 气流吹蒸法

在加热条件下，利用氮气或空气流将溶剂带离样品，常用于少量液体的浓缩。氮气流可以防止氧化，所以氮吹法特别适用于结构不稳定、易氧化的化学成分的浓缩。

5. 冷冻干燥法

冷冻干燥法是指将干燥物快速冻结后，再在高真空条件下将其中的冰升华为水蒸气而去除的干燥方法。该法使样品呈低温冻结状态，有利于保留一些生物样品(如蛋白质)的活性，主要用于热不稳定的生物样品。

18.2.6　衍生化

高效液相色谱法和气相色谱法在中药分析中应用广泛，但由于受到方法的限制，一些极性大、挥发性差或不能被检测器灵敏检测的中药成分，难以直接进行含量测定，需将样品进行衍生化处理。

含有活泼氢的化学成分，如含有 $R—COOH$、$ROH/R—NH—R'$、RNH_2 等官能团的化学成分，可进行衍生化处理。常用的衍生化方法有甲酯化、酰化、硅烷化、不对称衍生化、荧光衍生化、紫外衍生化、电化学衍生化等。值得注意的是，衍生化在建立药品质量标准时不提倡使用。

18.3 中药鉴别

中药鉴别(TCM identification)通过对形态组织学特征，以及药材、饮片或制剂中所含化学成分的结构特征、理化性质、光谱特征或色谱特征及某些物理常数进行定性分析，做出真伪的判断。

鉴别是中药分析的首要任务，只有在鉴别项合格的情况下，再进行检查与含量测定等分析才有意义。目前，中药的鉴别主要包括性状鉴别、显微鉴别、理化鉴别、光谱鉴别、色谱鉴别和分子生物学鉴别等，各鉴别方法之间相互补充、相互佐证。

中药及其制剂的鉴别药味的选取原则如下。

(1)单味制剂选取单一药味进行鉴别，复方制剂按照君、臣、佐、使依次选择药味。

(2)当药味较多时，应首选君药、臣药、贵重药、毒性药进行鉴别研究。

(3)凡有原粉入药者，应该做显微鉴别，也可同时进行其他方法的鉴别。

(4)原则上处方中的每一药味均应进行鉴别研究，标准制定时应选择尽量多的药味，至少需超过处方的1/3药味。

18.3.1 性状鉴别

性状是指中药的外观、质地、断面、气味、溶解度及其他物理常数等。外观性状是药品质量的外在表现，不仅具有鉴别的意义，在一定程度上也反映了药品的内在质量。药材和饮片的性状鉴别属于经验鉴别，即通过感官等途径，观察其外观性状特征来鉴别的方法，主要包括形状、大小、表面、断面、色泽、质地、气味等内容。

中药提取物除了需要依据颜色、气味等性状特征鉴别外，还常通过测定某些物理常数作为鉴别的依据，如相对密度、馏程、熔点、凝固点、旋光度或比旋度、折射率、黏度、吸收系数、碘值、皂化值和酸值等。其测定结果不仅对药品具有鉴别意义，也可反映药品的纯度，是评价药品质量的重要指标。

中药制剂的性状鉴别主要包括制剂的外观及内容物的形态、颜色、气味等。药品内在质量发生变化往往也会引起其外观性状改变，性状鉴别可以初步判断中药制剂的真伪。不同剂型的药品性状鉴别的主要特征不同，一般按照《中国药典》制剂通则项下对应剂型的要求及质量标准相关内容进行检验。

18.3.2 显微鉴别

显微鉴别(mcroscopic identification)用显微镜对药材或饮片的切片、粉末、解离组织或表面制片及含饮片粉末的制剂中饮片的组织、细胞或内含物等特征进行鉴别的一种方法。鉴别时选择具有代表性的供试品，根据各品种鉴别项的规定制片。制剂根据不同剂型做适当处理后制片。

中药材和中药饮片均具有较为稳定的显微结构，且特征性较强。因此，显微鉴别常用于鉴别仅凭性状鉴别不易识别或性状相似不易区别的多来源中药材或饮片及以粉末入药的中药制剂。尤其是以粉末入药制成的制剂中主要药味及化学成分不清楚或尚无化学鉴别方法的药味，应做显微鉴别。

显微鉴别的主要仪器为光学显微镜，也可用电子显微镜等。

18.3.3　理化鉴别

理化鉴别系指利用中药化学成分的理化性质，通过物理、化学或物理化学的方法来判断其真伪，可测定其理化常数和观察理化性质，也可选择适当的化学反应来检验。目前用于中药鉴别的理化方法主要有微量升华法（micro-sublimation）、化学反应法、光谱法和色谱法。

1. 微量升华法

当中药中存在具有升华性质的化学成分时，可利用中药中微量升华物的理化性质对其进行鉴别的方法。通常将制备的升华物在显微镜下观察晶型，在可见光下观察颜色，在紫外灯下观察荧光，或加入合适的试液或试剂与其发生显色反应或荧光反应等。此法简单、操作迅速，需要的样品和试剂量少。

2. 化学反应法

化学反应法是利用中药中的化学成分（有效成分或指标性成分）与某些试剂发生化学反应，根据所产生的颜色变化或生成沉淀等现象，来判断该药味或成分的存在，以此鉴别中药的真伪。例如，醌类成分的费林反应，在碱性条件下醌类衍生物经加热能迅速与醛类及邻二硝基苯反应，生成紫色化合物。

3. 光谱法

光谱法是指利用中药样品特定的光学性质，来判断中药真伪的分析方法。目前用于中药鉴别的光谱法主要有紫外-可见分光光度法、红外分光光度法、荧光分光光度法、核磁共振波谱法、X 射线衍射法等。应用光谱法对中药进行鉴别避免了单一成分鉴定的片面性，反映了中药的综合信息特征。

由于混合物光学性质的专属性和特征性不强，经典光谱鉴别法在中药鉴别中的应用受到限制，但随着新的光学技术和化学计量学的应用，光谱鉴别法将日臻完善。

4. 色谱法

色谱法是根据不同化学成分在色谱中的保留行为差异，通过与对照物（对照品、对照药材和对照提取物）相比较，来判断中药真伪的鉴别方法，主要有薄层色谱法、纸色谱法、高效液相色谱法和气相色谱法等。

近年来，随着联用技术的发展，液-质联用、气-质联用技术在中药鉴别中的应用也日益广泛。目前色谱鉴别法已成为中药鉴别的主要方法。

18.3.4　分子生物学鉴别

分子生物学鉴别（molecular biology identification）是利用药效学和分子生物学等有关技术来鉴定中药品质的方法。分子生物学鉴别法为中药质量控制手段现代化和质量标准规范化的研究提供了新思路，具有专属性强、准确性高等特点。

根据鉴别的目的和对象不同，分子生物学鉴别法可分为免疫鉴定法、细胞生物学鉴定法、生物效价测定法、纯指标测定法、DNA 遗传标记鉴定法、mRNA 差异显示鉴定法等。

1. 免疫鉴定法

不同的动植物药中含有不同的特异蛋白，免疫鉴定法即利用该蛋白的特异抗体与待检品中的特异抗原结合产生沉淀反应来鉴别中药的真伪，是以特异抗原-抗体反应为基础的鉴别方法。

2. 细胞生物学鉴定法

中药某个特定种群的生物体细胞中染色体的形态、组型是稳定不变的，细胞生物学鉴定法就是利用染色体的分类技术对中药进行鉴别的一种方法，适用于果实和种子类中药的鉴定。

3. 生物效价测定法

生物效价测定法是测定药物对生物机体某方面的强度指标的生物效价的鉴定方法，常采用动物试验法。

4. 纯指标测定法

纯指标测定法是测定某药物或某类药物某一特性(或药理作用)的强弱达到对中药鉴别的目的的一种方法。

5. DNA 遗传标记鉴定法

DNA 遗传标记鉴定法运用分子遗传学技术，利用微量 DNA 提取方法，从测试中药中提取 DNA，进行 DNA 碱基序列测定，最后鉴别其真伪。

6. mRNA 差异显示鉴定法

mRNA 差异显示鉴定法是利用中药不同组织或细胞在基因表达上的差异进行鉴定的方法。该法将总 RNA 反转录成单链 cDNA，然后进行聚合酶链扩增反应，分离出不同分子大小的 DNA，挑选出有差异的表达基因进行序列分析。该法可找出道地和普通、栽培和野生中药之间的特征，可望广泛用于中药品种鉴定。

18.4 中药检查

中药检查的对象是指药品或在加工、生产和贮藏过程中可能含有并需要控制的物质或物理参数，包括安全性、有效性、均一性和纯度四个方面的检查要求，主要包括中药的有效性检查、纯度检查、制剂通则检查和安全性检查四方面。

中药的有效性检查是针对某些药物的特殊药效进行的特定检查项目；纯度检查即杂质检查，包括常规物质检查、内源性和外源性有害物质检查等；制剂通则检查是指检查药物制剂是否达到制剂方面的有关要求，如重量差异、崩解时限等；安全性检查是指某些药物需要进行异常毒性、热原、降压物质和无菌等项目的检查。在这里，我们主要讨论中药的杂质检查。

18.4.1 常规杂质检查

1. 中药材和饮片中混存杂质检查

混存杂质指来源与规定相同，但性状或部位不同；来源与规定不同的物质；无机杂质，如砂石、泥块、尘土等。可采用物理方法对药材中混存杂质进行检出或筛分。

2. 氯化物检查

氯化物与硝酸银试液作用，生成氯化银白色浑浊液，在相同条件下通过与一定量标准氯化钠溶液生成的氯化银浑浊液比较，检查供试品中氯化物限量。

3. 铁盐检查

硫氰酸盐与三价铁在酸性溶液中生成可溶性红色硫氰酸铁的配位离子，比较供试品溶液与标准对照溶液在同一条件下所显硫氰酸铁颜色的深浅，检查供试品中铁盐的限量。

4. 干燥失重检查

干燥失重即药物在规定的条件下，经干燥至恒量后所减失的质量，通常以百分率表示。干燥失重主要是检查药物中的水分和其他挥发性物质，适用于受热稳定的供试品。

干燥失重检查法主要有常温干燥法、减压干燥法、干燥剂干燥法，分别适用于受热稳定且水分易除去的药物、熔点低或受热不稳定且难除去水分的药物、受热易分解或挥发的药物。

5. 水分测定

水分含量过高可引起中药及其制剂结块、霉变或有效成分的分解，因此中药及其制剂、提取物都要检查水分。可用于中药制剂水分测定的方法有烘干法、减压干燥法、甲苯法和气相色谱法。

6. 灰分测定

总灰分系指药材或制剂经加热炽灼灰化后残留的无机物，包括药物本身所含的无机盐(生理灰分)，以及泥土、砂石等药材外表黏附的无机杂质。测定总灰分的主要目的是控制泥土、砂石等外来杂质的含量，且可反映药材生理灰分的量。测定方法包括总灰分测定法和酸不溶性灰分测定法。

总灰分测定法可同时测量生理灰分和外来杂质的含量，但由于有些中药材的生理灰分含量差异较大，尤其是组织中含草酸钙较多的药材，由于生长条件不同总灰分含量可达 8%～20%，因此总灰分不能用于衡量外来杂质的含量。酸不溶性灰分测定法中，加入盐酸可溶解碳酸盐等生理灰分，而不能溶解泥土、砂石等外来杂质，故能更准确地反映外来杂质的含量。

具体的测定方法见 ChP2020 通则 2302。

7. 膨胀度测定法

膨胀度是衡量药品膨胀性质的指标，指每 1 g 药品在水或其他溶剂中，在一定的温度与时间条件下膨胀后的体积，主要用于含黏液质、胶质和半纤维素类的天然药品的检查。

18.4.2 中药的有害物质检查

中药的有害物质可来源于某些中药材中特有的毒性成分，如乌头类药材中的二萜类双酯型生物碱、马钱子中含有的士的宁和马钱子碱等，称为内源性有害物质；也可能是中药原药材在生长或生产过程中由外界引入的重金属、砷盐、农药残留、溶剂残留等有害物质，称为外源性有害物质。两者都是中药质量评价中的重要方面，因此都应该进行检查。

1. 内源性有害物质检查

(1) 乌头双酯型生物碱类成分检查。乌头类中药中含有乌头碱、次乌头碱及新乌头碱等二萜类双酯型生物碱，其毒性较大，经过炮制加工或煎煮后，双酯型生物碱的乙酰酯键水解后产生的单酯型生物碱毒性减小而活性保留。在本类药材的饮片(如制川乌、附子)及制剂的检查项下，均要求检查双酯型生物碱，常用的方法有薄层色谱法、高效液相色谱法和比色法等。

延伸阅读 18-5：中药中内源性有害物质检查实例

【例 18-2】附子中双酯型生物碱的检查

检查 双酯型生物碱照含量测定项下色谱条件、供试品溶液的制备方法试验。

对照品溶液的制备 取新乌头碱对照品、次乌头碱对照品、乌头碱对照品适量，精密称定，加异丙醇-二氯甲烷(1:1)混合溶液制成每 1 mL 各含 5 μg 的混合溶液，即得。

测定法 分别精密吸取上述对照品溶液与含量测定项下供试品溶液各 10 μL，注入液相色谱仪，测定，即得。本品含双酯型生物碱以新乌头碱次乌头碱($C_{33}H_{45}NO_{10}$)和乌头碱($C_{34}H_{47}NO_{11}$)的总量计，不得过 0.020%。

---

(2) 马钱子碱类成分检查。马钱子中含有的士的宁和马钱子碱均为主要有效成分。药材中士的宁含量较高但安全范围较小，含量过高可能引起中枢和脊椎神经的强烈兴奋和惊厥，严重时会导致因呼吸麻痹而死亡。ChP2020 采用高效液相色谱法对马钱子、马钱子粉及含马钱子的部分制剂在含量测定项下对士的宁含量范围进行了规定。

(3) 马兜铃酸类成分的检查。马兜铃科的马兜铃、天仙藤、细辛等中的马兜铃酸可能引起肾损害等不良反应，同时还是一种潜在的致癌物质，导致癌症或肾衰竭。ChP2020 一部采用高效液相色谱法对细辛中毒性最强的马兜铃酸I进行限量检查，含量不得过 0.001%。

2. 外源性有害物质检查

外源性有害物质包括农药残留、重金属、砷盐、溶剂残留及黄曲霉素等，其中重金属、砷盐检查同化学药，在此重点介绍农药残留检查、残留溶剂检查、二氧化硫残留检查及黄曲霉素检查。

(1) 农药残留检查。农药残留是使用农药后一个时期内农药未被分解而残留于生物体、收获物、环境中的微量农药原体、有毒代谢物、降解物和杂质的总称。在中药材的生产过程中，不合理地使用农药及环境污染均容易造成农药残留，对人体产生危害。

常用的农药主要有有机氯类、有机磷类和拟除虫菊酯类农药，其中有机氯类与有机磷类农药具有性质稳定、不易降解、毒性较大等特点，在人体内易蓄积，因此必须测定中药及制剂中的农药残留量。

ChP2020 收载了五种农药残留量测定法，第一法是关于有机氯类农药残留量测定法(色谱法)，第二法是关于有机磷类农药残留量测定法(色谱法)，第三法是关于拟除虫菊酯类农药残留量测定法(色谱法)，第四法是关于农药多残留量测定法(色谱法)，第五法是关于药材及饮片(植物类)中禁用农药多残留测定法(色谱-质谱联用法)。

(2)残留溶剂检查。药品中的残留溶剂指在原料药或辅料的生产中，以及在制剂制备过程中使用的，但在工艺过程中未能完全去除的有机溶剂。

ChP2020 对药品中常见的残留溶剂及限度进行了规定；对其他溶剂，也要求根据生产工艺的特点制定相应的限度，使其符合产品规范、GMP 或其他基本的质量要求。ChP2020 采用气相色谱法检查残留溶剂。

(3)二氧化硫残留检查。加工中药时用硫黄熏蒸，有防虫蛀、防霉、防腐、改善药材外观性状等作用。但硫黄熏制过的药材中可能会残留大量的二氧化硫和少量的硫，长期服用会在人体内蓄积危害身体健康。

ChP2020 采用酸碱滴定法、气相色谱法、离子色谱法测定经硫黄熏蒸处理过的药材或饮片中二氧化硫的残留量。具体可根据情况选择适宜方法进行二氧化硫残留量测定。

(4)黄曲霉毒素检查。黄曲霉毒素是黄曲霉和寄生曲霉代谢产生的一组化学结构类似的产物，对人及动物肝脏组织都有破坏作用，是一类毒性较强、致癌性也很强的剧毒物质。其中以黄曲霉毒素 B_1 最为多见，毒性和致癌性也最强。

ChP2020 采用高效液相色谱法、高效液相色谱-质谱联用法、酶联免疫法对柏子仁、使君子、莲子、麦芽、槟榔、决明子、肉蔻、薏苡仁、远志、地龙、大枣、全蝎、水蛭等 14 味药材及其饮片进行黄曲霉毒素检查，规定每 1000 g 药材中含黄曲霉毒素 B_1 的量不得超过 5 μg，含黄曲霉毒素 G_2、黄曲霉毒素 G_1、黄曲霉毒素 B_2 及黄曲霉毒素 B_1 的总量不得超过 10 μg。

18.5 中药含量测定

18.5.1 指标成分的选择原则

1. 中药成方制剂

应首选君药及贵重药(人参、三七、熊胆等)建立含量测定方法；若上述药物无法进行特征成分的含量测定，也可依次选臣药或其他药味的特征成分进行含量测定。中药和化学药品组成的复方制剂不仅要求建立中药君药的含量测定项目，也必须建立所含化学药品的含量测定项目。

2. 有毒药物必测项目

马钱子、川乌、草乌、蟾酥、斑蝥等有毒药物必须建立含量测定项目。含量太低无法测定时，应在检查项下规定限度检查项，或应制定含量限度范围。

3. 专属成分含量测定

应选择专属性强的中药有效成分进行含量测定。有效成分类别清楚的，可测定某一类总成分的含量，如总黄酮、总皂苷、总生物碱、总有机酸和总挥发油等。例如，山楂在制剂中若以消食健胃功能为主,应测定其有机酸含量;若以治疗心血管疾病为主,则应测定其黄酮类成分。

4. 测定成分应与生产工艺和功效相关

对于在制备、炮制、加工及贮藏过程中易破坏或损失的成分,应进行含量测定或限量检查,以控制药品质量稳定,保证疗效可靠。例如,含何首乌的中药制剂,以水提工艺制成的制剂中大黄素含量较低,因而以含量较高的二苯乙烯苷类成分为含量测定指标较好。

5. 测定成分应专属于单一药味

两味或两味以上药材均含有的成分不宜选作定量指标,如处方中同时含有黄柏和黄连,不应仅选小檗碱作为定量指标成分。

6. 含量无法测定的,可测定药物总固体量

例如,测定水溶性浸出物、醇溶性浸出物和挥发性醚浸出物等物质含量以间接控制其质量。溶剂的选择应具有针对性,如挥发油和脂溶性成分可测定挥发性醚浸出物含量,皂苷类成分可用正丁醇为溶剂测定浸出物含量。

18.5.2 中药原药材及饮片的含量测定

中药中有效成分、浸出物或挥发油的含量是评价中药材品质优良的主要依据,对于有效成分(或主要成分)明确的中药,药典一般都规定了含量测定方法和测定指标,对有效成分尚不清楚或尚无精确定量方法的中药,一般可根据已知成分的溶解性质进行浸出物的测定。对于含有挥发油的中药一般规定了挥发油的含量测定,少数中药中有效成分尚无适当的理化分析方法或理化分析结果不能真实反映其药效的,如洋地黄叶,则规定用生物学方法测定其药理作用强度(效价)。

1. 浸出物测定

通常,中药材在一定溶剂和条件下浸出物的含量有一定的范围,常用的溶剂是水或不同浓度的乙醇,少数用挥发性醚等,测定时根据 ChP2020 一部浸出物测定法选用溶剂。

(1)水溶性浸出物的测定。测定用的供试品需粉碎,二号筛过筛,并混合均匀。浸出方法包括冷浸法和热浸法。二者浸出的温度不同,适应对象也不同。

(2)醇溶性浸出物的测定。照水溶性浸出物测定法测定,除另有规定外,以各品种项下规定浓度的乙醇代替水为溶剂。

(3)醚溶性浸出物的测定。取供试品精密称定,置五氧化二磷干燥器中干燥后,置索氏提取器中,加乙醚适量,除另有规定外,加热回流 8 h,取乙醚液,置蒸发皿中干燥至恒量,放置,挥去乙醚,干燥至恒量,其减失质量即为挥发性醚浸出物的质量。

2. 挥发油含量测定

药材中的挥发油常含有一定的药理活性,是药材质量评价的指标之一。在 ChP2020 中,

有关挥发油测定收载了两种方法，是在挥发油测定器中进行的，并利用药材中所含挥发性成分能与水蒸气同时蒸馏出来进行测定。除另有规外，供试品须粉碎使能通过二号至三号筛，并混合均匀。

3. 有效成分含量测定

中药材成分复杂，多数化学成分尤其是有效成分尚不清楚，在实际分析工作中应根据实际情况，选择较为合适或特征性成分进行分析，对于有效成分明确的中药材，应进行有效成分的含量测定以保证质量。

对于能明确主要活性物质种类的中药材，可进行有效部位的测定，如总皂苷、总黄酮、总生物碱等。有效成分不明确的中药材测定，可选择一个或几个可能的有效成分或主要成分（指标性成分）进行测定，也可测定药物浸出物的量来间接控制质量。贵重药材或含剧毒成分的测定，尽可能测定其中的有效成分或剧毒成分的含量，测定方法主要根据待测成分的性质进行选择。

目前在中药材分析中应用最多的是色谱法和光谱法，电化学方法、化学分析法、生物化学方法等也有应用。

延伸阅读 18-6：中药有效成分含量测定实例

【例 18-3】槐花中总黄酮的含量测定

【含量测定】

总黄酮　对照品溶液的制备　取芦丁对照品 50 mg，精密称定，置 25 mL 量瓶中，加甲醇适量，置水浴上微热使溶解，放冷，加甲醇至刻度，摇匀。精密量取 10 mL，置 100 mL 量瓶中，加水至刻度，摇匀，即得（每 1 mL 中含芦丁 0.2 mg）。

标准曲线的制备　精密量取对照品溶液 1 mL、2 mL、3 mL、4 mL、5 mL 与 6 mL，分别置 25 mL 量瓶中，各加水至 6.0 mL，加 5%亚硝酸钠溶液 1 mL，混匀，放置 6 min，加 10%硝酸铝溶液 1 mL，摇匀，放置 6 min，加氢氧化钠试液 10 mL，再加水至刻度，摇匀，放置 15 min，以相应的试剂为空白，照紫外-可见分光光度法（通则 0401），在 500 nm 波长处测定吸光度，以吸光度为纵坐标，浓度为横坐标，绘制标准曲线。

测定法　取本品粗粉约 1 g，精密称定，置索氏提取器中，加乙醚适量，加热回流至提取液无色，放冷，弃去乙醚液。再加甲醇 90 mL，加热回流至提取液无色，转移至 100 mL 量瓶中，用甲醇少量洗涤容器，洗液并入同一量瓶中，加甲醇至刻度，摇匀。精密量取 10 mL，置 100 mL 量瓶中，加水至刻度，摇匀。精密量取 3 mL，置 25 mL 量瓶中，照标准曲线制备项下的方法，自"加水至 6.0 mL"起，依法测定吸光度，从标准曲线上读出供试品溶液中含芦丁的质量（μg），计算，即得。

本品按干燥品计算，含总黄酮以芦丁（$C_{27}H_{30}O_{16}$）计，槐花不得少于 8.0%，槐米不得少于 20.0%。

18.5.3　中药提取物的含量测定

中药提取物的含量测定可采用化学分析法、光谱法和色谱法对有效分或指标成分进行含量测定。由于中药提取物大多要求控制一类物质的含量，如大豆提取物中的总黄酮、人参提取物中的总皂苷等，采用分光光度法和高效液相色谱法即可准确测量。

分光光度法是检测某类物质的经典的方法，如总多酚的盐酸香草醛法、总黄酮的芦丁比色法等，但该方法不能检测出是否添加了化工合成产品，受提取物中其他杂质含量分析受到诸多限制。

相比之下，高效液相色谱法作为一种高效、快速的分离分析技术，在中药提取物检测上的应用已成为主流手段，特别是随着指纹图谱概念的兴起，制定了高效液相色谱法指纹图谱，高效液相色谱法作为中药提取物含量测定的主要手段，从定性和定量两个角度解释导致植物提取物中功效成分含量差异的原因。

延伸阅读 18-7：中药提取物含量测定实例

【例 18-4】大黄浸膏中有效成分的含量测定

对照品溶液的制备　取大黄素对照品和大黄酚对照品适量，精密称定，加甲醇制成每 1 mL 各含大黄素和大黄酚 5 µg 的溶液，即得。

供试品溶液的制备　取本品约 0.1 g，精密称定，置锥形瓶中，精密加甲醇 25 mL，称定质量，超声处理（功率 120 W，频率 45 kHz）5～10 min，使分散均匀，加热回流 30 min，放冷，再称定质量，用甲醇补足减失的质量，摇匀，滤过。精密量取续滤液 3 mL，置圆底烧瓶中，挥去甲醇，加 2.5 mol/L 硫酸溶液 10 mL，超声处理（功率 120 W，频率 45 kHz）5 min，再加三氯甲烷 10 mL，加热回流 1 h，冷却，移至分液漏斗中，用少量三氯甲烷洗涤容器，并入分液漏斗中，分取三氯甲烷层，酸液用三氯甲烷提取 2 次，每次 10 mL。三氯甲烷液依次以铺有无水硫酸钠 2 g 的漏斗滤过，合并三氯甲烷液，回收溶剂至干，残渣精密加入甲醇 25 mL，称定质量，置水浴中微热溶解残渣，放冷，再称定质量，用甲醇补足减失的质量，滤过，取续滤液，即得。

测定法　分别精密吸取对照品溶液与供试品溶液各 20 µL，注入液相色谱仪，测定，即得。本品含大黄素（$C_{15}H_{10}O_5$）和大黄酚（$C_{15}H_{10}O_4$）的总量不得少于 0.8%。

18.5.4　中药制剂的含量测定

含量测定是中药制剂质量控制的重要方面，测定对象应该是制剂中起主要作用的有效成分或毒性成分，以此保证临床用药的有效性和安全性。中药制剂组成杂、成分多，疗效的产生往往是多种成分协同作用的结果，很难用一种成分作为疗效指标。尽管如此，选择具有生物活性的主要化学成分建立含量测定项目，对中药制剂的质量控制仍然具有重要意义。测定含量一般有四个步骤，简述如下。

1. 药味的选定

中药制剂大多为复方，根据中医理论每味药在方中所起作用不同，应按照中医理论的组方原则，选取起主要治疗作用的药物建立含量测定项目，同时也应考虑对贵重药、毒性药的质量控制。

2. 测定成分的选定

每味药所含成分众多，当确定制剂中被测药味后，确定被测成分时，应综合考虑各方面因素，使测定指标既有实际意义，又能达到控制产品质量的目的。

对有效成分明确的中药制剂，应建立有效成分的含量测定方法及含量限度，以保证成品质量。某些药味及其制剂，其主要活性物质是一类成分，如总黄酮、总生物碱、总皂苷等，可针对这些成分进行有效部位的测定。

对有效成分不明确的中药制剂，可选择一个或多个可能的有效成分或主要成分进行测定，也可测定药物的总固体量，如水浸出物含量、乙醚浸出物含量等，间接控制质量，以药材的质量合格、配方用量准确、严格遵守工艺操作规程为前提。

3. 测定方法及条件的选定

可用于中药制剂分析的测定方法很多，在选用分析方法时，要根据被测成分的性质、含量、干扰成分的性质等因素进行综合考虑，另外还要考虑方法的灵敏性、准确度及普及性。

化学分析法包括滴定法和重量法，可用于目标成分清楚、杂质较少的中药制剂中总提取物及含有矿物药的中药制剂的含量测定。

光谱法简便、灵敏，在中药制剂分析中也有应用，但由于中药制剂成分复杂，不同成分的光谱往往彼此重叠相互干扰，因此在测定前必须进行提取、纯化等步骤，以排除干扰。同时应取阴性对照品在相同条件下测定。

色谱法在中药制剂分析中应用最为广泛的是气相色谱法、高效液相色谱法、薄层扫描法及高效毛细管电泳法等，这些方法都具有分离和分析的双重功能，特别适用于像中药制剂这样混合物的分析，并且都具备高灵敏度的检测器，对于微量成分的检测也很方便。

4. 方法学考察

在研究制定中药制剂质量标准时，对于所选定的定量方法要进行方法学考察以确证测定结果准确可靠。其主要内容包括线性范围、稳定性、精密度、重复性、空白试验、加样回收率等。在这些试验内容符合定量要求的前提下最终确定分析结果。

延伸阅读 18-8：中药中有效成分含量测定实例

【例 18-5】三九胃泰胶囊中黄芩苷的含量测定

【含量测定】

色谱条件与系统适用性试验　以十八烷基硅烷键合硅胶为填充剂；以甲醇-磷酸盐缓冲溶液[0.05 mol/L 磷酸二氢钾溶液-0.05 mol/L 磷酸溶液（2：3）]（45：55）为流动相；检测波长为 280 nm。理论板数按黄芩苷峰计算应不低于 2500。

对照品溶液的制备　取黄芩苷对照品适量，精密称定，加甲醇制成每 1 mL 含 0.1 mg 的溶液，即得。

供试品溶液的制备　取装量差异项下的本品内容物，混匀，研细，取约 0.5 g，精密称定，加水 60 mL，加热使溶解，放冷，转移至 100 mL 量瓶中，加水稀释至刻度，摇匀，精密量取 10 mL，加 1 mol/L 盐酸溶液调节 pH 至 3，加乙酸乙酯振摇提取 4 次，每次 30 mL，合并乙酸乙酯溶液，回收乙酸乙酯，蒸干，残渣加甲醇使溶解，转移至 10 mL 量瓶中，加甲醇至刻度，摇匀，滤过，取续滤液，即得。

测定法　分别精密吸取对照品溶液与供试品溶液各 10 μL，注入液相色谱仪，测定，即得。

本品每粒含黄芩以黄芩苷($C_{21}H_{18}O_{11}$)计，不得少于 7.5 mg。

18.6　中药指纹图谱和质量整体控制

18.6.1　中药指纹图谱分类

很多情况下，往往把中药指纹图谱狭义地认为是中药化学指纹图谱。实际上，中药指纹图谱可按分析对象和测定手段分类。

1. 按分析对象分类

中药指纹图谱按分析对象可分为中药材(原料药材)指纹图谱、中成药原料药(饮片、配伍颗粒)指纹图谱和中药制剂指纹图谱。中药制剂指纹图谱还包含用于中药制剂研究及生产过程中间产物的指纹图谱。

2. 按测定手段分类

中药指纹图谱按测定手段可分为中药生物指纹图谱和中药化学指纹图谱。

(1)中药生物指纹图谱。包括中药材 DNA 指纹图谱和中药基因组学及蛋白质指纹图谱。中药材 DNA 指纹图谱主要是测定各种中药材的 DNA 图谱。由于每个物种的遗传性，中药材 DNA 指纹图谱可用于中药材的品种鉴定、植物分析及栽培研究。中药基因组学指纹图谱和蛋白质指纹图谱指用中药或中药制剂作用于某特定细胞或动物后，引起的基因和蛋白质的变化情况，这两种指纹图谱亦可称为生物效应指纹图谱。

(2)中药化学指纹图谱。指采用光谱、色谱和其他分析方法建立的用于表达中药复杂化学成分特征的指纹图谱。虽然中药的化学成分易受环境等因素的影响，但由于物种具有遗传性，在化学成分上表现出相似性，因此可用化学成分谱图来建立指纹图谱。

18.6.2　中药化学指纹图谱的特征

由于不同物质或同种物质在不同条件下都有不同的光谱、波谱和色谱行为，因而就有各种各样的中药化学指纹图谱，列举如下。

1. 薄层色谱指纹图谱

薄层色谱指纹图谱(TLC fingerprint)是利用薄层色谱法鉴定中药材或中药制剂。该方法的优点是简便、快速、灵敏、经济，缺点是分离效能有限，难以反映中药化学成分复杂的体系，影响分离效果的因素多，重现性差。

2. 高效液相指纹图谱

高效液相指纹图谱(HPLC fingerprint)是利用高效液相色谱仪分离、鉴定中药材及其制剂的样品溶液而建立的指纹图谱及鉴定参数。高效液相指纹图谱常采用的一些鉴别参数有共有峰、非共有峰、特征峰、参比峰、保留时间、相对保留时间、峰面积、相对峰面积等。

3. 气相色谱指纹图谱

气相色谱指纹图谱(GC fingerprint)是指利用气相色谱仪分离、鉴定中药材及其制剂样品溶液得到的图谱,主要适用于含有挥发性成分的中药材及其制剂的分析。气相指纹图谱常与气-质联用分析相结合,以解决图谱中多数峰的归属。

4. 高效毛细管电泳指纹图谱

高效毛细管电泳指纹图谱(HPCE fingerprint)的分析对象包括从无机离子到高分子聚合物,也包括从带电粒子到中性分子,因而分析对象众多。其中,毛细管区带电泳和胶束电动毛细管带电泳在中药分析中应用较多,具有高分离效能、快速、进样体积小、抗污染能力强等优点,特别适用于水溶性样品如注射剂、汤剂的指纹图谱分析。

5. 红外光谱指纹图谱

红外光谱指纹图谱(IR fingerprint)是指利用红外光谱仪分析并测定中药及其制剂所得到的光谱图,通过比较光谱图中各吸收峰的位置和强度来鉴定中药材及其制剂。

中药材及其制剂的化合物复杂,因此其红外光谱是多种化合物的红外光谱的叠加;只要中药材及其制剂组成的化合物和其含量相对恒定,则此混合物的光谱也是一致的。因此,该法可用于中药材及其制剂的真伪及均一性鉴定。

6. 紫外光谱指纹图谱

紫外光谱指纹图谱(UV fingerprint)是指利用紫外检测器对中药材及其制剂样品溶液进行紫外扫描得到的光谱图。

通过分析紫外光谱指纹图谱的峰位、峰形及强度,可以得到被测样品的化学信息。但该方法能提供的指纹信息有限且专属性差,仅适用于中药材的真伪鉴别,较少用于中药制剂的质量控制。

7. 核磁共振谱指纹图谱

核磁共振谱指纹图谱(NMR fingerprint)是指应用核磁共振光谱仪分析、测定中药材及其制剂样品所得到的图谱。中药材及其制剂的核磁共振谱也是多种化合物的叠加。

与红外光谱和紫外光谱相比较,核磁共振谱信息量较大,重现性较好,但也不能反映样品组成物质的数量。因此,该法也仅用于中药材及其制剂的真伪鉴定。

8. 质谱指纹图谱

质谱指纹图谱(MS fingerprint)是指将中药材或中药制剂的样品溶液置于质谱仪中进行电离和裂解分析,获得供试液中化学成分的分子和碎片离子图谱。

不同中药材或制剂图谱中的分子离子峰及碎片峰不同，可作为鉴别中药材及其制剂真伪的依据，也可以借助该中药已有的化学成分研究资料，确定该中药的主要成分。

9. X 射线衍射指纹图谱

X 射线衍射指纹图谱(X-ray fingerprint)是指利用 X 射线衍射法测定中药材及其制剂而得到的衍射图谱。该法主要反映样品中晶体的衍射信息，可用于中药材及其制剂的真伪鉴定。该法具有快速、简便、图谱稳定、指纹性强等特点。

10. DNA-指纹图谱

DNA-指纹图谱(DNA fingerprint)是运用 DNA 分子标记技术及测序技术对中药材与其原植物及含原生药的中药制剂进行真伪鉴定，常用于珍贵品种、动物药材、陈旧药材、破碎药材、腐烂药材及样品量极为有限的植物模式标本、中药出土标本、古化石标本等珍贵样品的鉴定。

该法能从分子水平反映植(动)物的遗传特征及差异，可用于鉴定品种、药材道地性、亲缘关系，其主要优点是适用于未知序列的几组 DNA 的检测。该方法比形态学、组织学及化学的检测更具有特征性和专属性。

18.6.3 中药指纹图谱的建立与分析评价

1. 技术要求

建立中药指纹图谱，必须遵循系统性、专属性和稳定性的要求。

(1)系统性。系统性是指指纹图谱中所反映的化学成分群应包括该中药中的大部分药效物质，并与临床疗效相关联，以真正起到控制质量的目的。

(2)专属性。中药指纹图谱必须能体现该中药的特征，即能用于区分中药的真伪与优劣，中药制剂的指纹图谱除能鉴定处方中各药味的存在及其质量外，有的还应能反映加工过程的某些改变，以鉴别同一品种不同生产厂家的产品。

(3)稳定性。稳定性指同一样品在相同操作条件下的指纹图谱重现性好。指纹图谱主要用于表现并评价中药化学成分的整体，故要求具有较好的稳定性及通用性。

2. 研究程序

中药指纹图谱研究的基本程序包括样品收集、供试品溶液制备、对照品溶液制备、指纹图谱试验研究、方法学验证、对照指纹图谱的建立、指纹图谱的辨认和评价等。

(1)样品的收集。是研究中药指纹图谱最关键的步骤，收集的样品应具有真实性和代表性。研究指纹图谱用的各类型中药的收集量均应不少于 10 个批次，每批供试品取样量应不少于 3 次检验量，并留有充足的观察样品，以保证所建立的指纹图谱的统计学意义。

(2)供试品溶液制备。其基本原则是整体性和专属性，必须既能保证待测样品所含特性的完整性，又能保证充分反映出样品的特征性。

制备过程中应考察不同的提取溶剂、提取方法、分离纯化方法等，力求最大限度地保留供试品中的化学成分，保证该中药中的主要化学成分或有效成分体现在指纹图谱中。

若制剂中不同类型化合物成分性质差异较大，较难在同一张图谱中体现，则应制备不同的供试品溶液，以获得不同类型成分的图谱。建立中药指纹图谱的目的是控制最终产品中的成分，保持不同批次中药之间的稳定性，以保证其产品的质量。

(3)对照品溶液制备，包括对照品的选择和对照品溶液的制备两个方面。

对照品的选择。建立指纹图谱必须选择参照物，应根据样品中所含成分的性质选择一个或几个主要的活性成分或指标成分作为参照物，以其作为对照品制备参照溶液；如果没有适宜的对照品，也可选择指纹图谱中结构已知、稳定的色谱峰作为参照峰或选择适当的内标物作为参照物。

对照品溶液的制备。各精密称参照物对照品适量，以适宜的方法制成标示浓度的参照物溶液(g/mL，mg/mL)

(4)指纹图谱试验研究。应以指纹图谱的需要为目的进行实验条件的优化选择，不可直接照搬含量测定方法。采用色谱法建立指纹图谱时，需对色谱柱、流动相和检测器进行比较试验，优选最佳条件。建立的最佳色谱条件应使供试品中所含成分尽可能地分离，即分离得到的色谱峰越多越好，使中药的内在特征尽可能体现出来，为中药的鉴别及指纹图谱评价提供足够的信息。

(5)方法学验证。为了所建立方法的准确性及可靠性，必须进行严格的方法学验证。中药指纹图谱方法学验证包含精密度、重复性及稳定性等。

稳定性试验主要考察供试品溶液的稳定性。取同一供试品溶液，分别在不同时间点检测，考察色谱峰相对保留时间与相对峰面积的一致性，确定检测时间。

精密度试验主要考察仪器的精密度。取同一供试品溶液，连续进样 5 次以上，考察各共有峰的相对峰面积和相对保留时间的相对标准偏差。

重复性试验主要考察试验方法的重复性。取 5 份以上同一批号的样品，分别按照建立的方法制备供试品溶液并进行检测，考察色谱峰相对保留时间和相对峰面积的一致性。当采用高效液相色谱法或者气相色谱法建立制定指纹图谱时，规定其各共有峰面积比值的色谱峰相对峰面积的相对标准偏差应 ≤3%，其他方法的相对标准偏差应 ≤5%，各色谱峰的保留时间应在平均保留时间的 ±1 min 内。

(6)对照指纹图谱的建立。根据已确定的试验方法和条件，对所有供试品(10 批次以上)进行测定，根据检测结果，标定共有指纹峰。

指纹图谱研究中，主要特征峰要求与相邻峰分离度不小于 1.2，其他特征峰也应达到一定的分离度，峰尖到峰谷的距离大于该峰的 2/3。未达到基线分离的色谱峰，以该组峰的总峰面积作为一个峰面积，同时标定该组各峰的相对保留时间。

同样，根据参照物的保留时间计算各共有峰的相对保留时间。根据 10 批次以上供试品的检测结果及相关参数，建立对照指纹图谱。可选择相似度评价软件中生成的共有模式图谱作为对照指纹图谱，也可选择相似度最高的指纹图谱作为对照指纹图谱。

(7)指纹图谱的辨认和评价。指纹图谱的辨认应注意指纹特征的整体性，辨认和比较时应从整体的角度综合考虑，如各个共有峰的位置(保留时间或比移值)、峰的大小或高低(峰面积或峰高)、各峰之间的相对比例等。

指纹图谱的评价是指将样品的指纹图谱与该品种建立的对照指纹图谱(共有模式)进行相似性比较。指纹图谱的相似性主要考虑两方面，一是色谱的整体"面貌"，即各共有峰的数目、保留时间、各峰之间的大致比例等是否相似。二是样品与对照样品或与所建立的对照指纹图谱之间及不同批次样品指纹图谱之间总积分值进行量化比较，可以用"相似度"表达。

除个别品种外，一般情况下相似度大于 0.9 即认为符合要求。采用相似度评价软件计算相似度时，若峰数多于 10 个，且最大峰面积超过总峰面积的 70%；或峰数多于 20 个，且最大峰面积超过总峰面积的 60%，计算相似度时应考虑除去该色谱峰。

相似度小于 0.9，但直观比较难以否定的样品，可采用主成分分析法等模式识别方法进一步检查原因。对于复方制剂而言，应同时建立原料药、半成品(或提取物)和成品的指纹图谱，半成品的指纹图谱与原料药的指纹图谱应有一定的相关性，而原料药的某些特征峰在提取指纹图谱中允许因为生产工艺等而有规律地丢失。制剂中各特征峰均应能够在原料药及中间体的指纹图谱中得到追溯。

延伸阅读 18-9：中药指纹图谱应用实例

【例 18-6】感冒清片中药指纹图谱研究

仪器 Agilent1200 液相色谱仪，G1314 可变波长紫外检测器及工作站；Milli-Q 型超纯水仪；KQ-300DE 型超声波清洗器，CP225D 型十万分之一电子天平。

试药 绿原酸、原儿茶酸、穿心莲内酯、脱水穿心莲内酯对照品；去氧穿心莲内酯；新穿心莲内酯；乙腈为色谱纯；甲酸、磷酸、甲醇均为分析纯；水为自制超纯水；感冒清片 22 批。

色谱条件与系统适应性条件 色谱柱为 Thermo Hypersil GOLD C18(250 mm × 4.6 mm，5 μm)；流动相为乙腈(A)-0.2%磷酸(B)，梯度洗脱(0～10 min，5% A；10～35 min，5%～16% A；35～50 min，16%～22% A；流速为 1.0 mL/min；柱温 25℃；检测波长为 220 nm；进样量为 10 μL。

对照品溶液配制 精密称取绿原酸、原儿茶酸、穿心莲内酯、新穿心莲内酯、去氧穿心莲内酯、脱水穿心莲内酯对照品适量，加甲醇溶解并稀释成浓度分别为 9.13 μg/mL、30.36 μg/mL、25.42 μg/mL、13.13 μg/mL、10.75 μg/mL、25.13 μg/mL 的混合对照品溶液。

供试品溶液配制 取本品 10 片,除去包衣,研细,精密称取感冒清片粉末适量(约 0.44 g),置锥形瓶中，精密吸取 50%甲醇 10 mL，称量，超声(功率 300 W，频率 40 kHz)处理 30 min，取出，放置至室温，加 50%甲醇补足减失的质量，摇匀，滤过，弃去初滤液，取续滤液，备用。

检测波长的选择 试验比较了样品溶液在 220 nm、240 nm、260 nm、280 nm、300 nm、320 nm 这 6 种不同波长处的色谱图，结果表明采用检测波长 220 nm 处效果最佳。

精密度试验 分别取感冒清制备供试品溶液，连续进样 6 次。结果，相似度为 0.999～1.000；20 个共有峰的相对保留时间相对标准偏差 <1%和相对峰面积相对标准偏差 <5%，表明仪器的精密度良好。

稳定性试验 分别取感冒清片制备供试品溶液，分别于 0 h、2 h、4 h、8 h、12 h、24 h 进样分析。结果，相似度为 0.999～1.000；20 个共有峰的相对保留时间相对标准偏差 < 1%和相对峰面积相对标准偏差 <5%，表明样品室温放置 24 h 内稳定。

重复性试验 分别取感冒清片药品平行 6 份制备供试品溶液，进样分析。结果，相似度为 0.999～1.000；20 个共有峰的相对保留时间相对标准偏差 < 1%和相对峰面积相对标准偏差 <5%，表明方法的精密度良好。

共有峰的确认 按上述条件共测定了 22 批样品的指纹图谱，将各个色谱图分别导入"中药色谱指纹图谱相似度评价系统"，综合考虑色谱峰共有情况、分离情况和色谱峰面积及方法学考察的结果,最后确定了 20 个共有峰。

参照峰的选择　参照峰要求峰面积相对较大、较稳定,本试验选择 20 号峰(脱水穿心莲内酯)为参照峰。感冒清片对照指纹图谱的辨识 分别吸取对照品溶液和供试品溶液各 10 μL,注入液相色谱仪。

相似度评价　将 22 批感冒清片色谱图导入中药色谱指纹图谱相似度评价系统建立感冒清片指纹图谱(图 18-2),计算相似度,其相似度在 0.885～0.967。

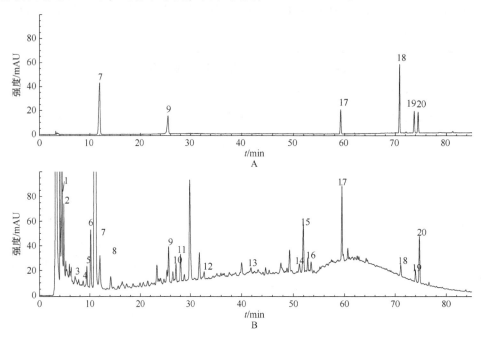

图 18-2　感冒清的高效液相色谱指纹图谱的辨识
A. 对照品;B. 感冒清片样品
7. 原儿茶酸;9. 绿原酸;17. 穿心莲内酯;18. 新穿心莲内酯;19. 去氧穿心莲内酯;20. 脱水穿心莲内酯

18.7　中药分析新技术

由于中药化学成分的复杂性,色谱和光谱分析及联用技术已成为中药质量控制中最基本和最重要的研究方法。本部分就国内外近版药典附录中新增补及具应用前景的现代分析方法与技术作简介。

18.7.1　色谱分析新技术与新方法

1. 超高效液相色谱法

超高效液相色谱法是在高效液相色谱法基础上发展起来的一种新方法,采用粒径仅为 1.7 μm 的新型固定相,色谱仪提供的压力差高达 140 kPa,可使在普通高效液相色谱法上需要的分析时间 30 min 缩短为 5 min,且柱效很高$(n > 10^5/m)$。该法不仅全面提高了液相色谱的分离效能,而且使检测灵敏度和分析速度得到大幅度提高,从而大大拓宽了液相色谱的应用范围,使其在复杂试样的分离上凸显优势。

2. 超临界流体色谱法

超临界流体色谱法是以超临界流体为流动相的色谱技术，可通过控制压力调节流动相的密度，实现对物质溶解度的调节，从而使不同成分分别溶解与分离。该法能分离分析一些热敏性、低挥发性的化合物。同时，由于超临界流体的高扩散性和低黏度特性，该法分离速度快，样品前处理过程更简单。此外，超临界流体色谱法还易实现与各种大型分析仪器如质谱仪、傅里叶变换红外光谱仪和核磁共振仪等的联用，使其成为复杂试样分析的有效手段。

3. 高速逆流色谱法

高速逆流色谱法(high speed countercurrent chromatography，HSCCC)应用特殊的流体动力学原理，利用螺旋柱在行星式运动时产生的离心力，使互不相溶的两相不断混合，同时保留其中的一相(固定相)，利用恒流泵连续输入另一相(流动相)，随流动相进入螺旋柱的溶质在两相之间反复分配，按分配系数由小到大，被依次洗脱，在流动相中溶解度大的先被洗脱，溶解度小的后被洗脱，可高效地、自动连续地完成溶剂萃取过程。

18.7.2 色谱联用技术

色谱联用技术(chromatographic hyphenation technology)是指两种或两种以上色谱或一种色谱与其他光谱、质谱、毛细管电泳等分析技术联用的方法。两种或多种技术联用，可充分发挥各自的长处，获得单一技术所无法得到的信息，是分离复杂混合物的有效手段。

18.7.3 电感耦合等离子体质谱法

电感耦合等离子体质谱法(inductively coupled plasma mass spectrometry，ICP-MS)是将被测样品用电感耦合等离子体离子化后，按离子的质荷比分离，用于元素和同位素分析及元素价态分析的一种新方法，主要用于中药中重金属及有害元素的检查。

18.7.4 近红外分光光谱法

近红外分光光谱法是指通过测定被测物质在近红外区的特征光谱并利用相应的化学计算方法处理有关信息后，对被测物质进行定性、定量分析的一种方法，广泛用于药物质量控制与评价。

延伸阅读 18-10：高速逆流色谱法应用实例

【例 18-7】高速逆流色谱法用于从栀子中分离和纯化栀子苷

仪器 TBE-60A 型分析型高速平衡色谱仪；TBE-1000A 型制备型高速逆流色谱仪；8823A 型紫外线监测仪；Dionex HPLC 系统；Milli-Q 型超纯水仪。

样品的制备 将 500 g 栀子药材粉碎，用 4000 mL 50%乙醇溶液回流提取 3 次，每次 2 h。过滤后，合并滤液，在 60℃减压下旋转蒸发，蒸发至干，再溶于水。然后利用 D101 大孔树脂色谱柱分离粗提物，用水洗去水溶性杂质，然后用 20%乙醇溶液洗脱目标产物。

高速逆流色谱法分离程序 溶剂体系由乙酸乙酯-正丁醇-水(2：1.5：3，*V/V/V*)组成，样品体积为 50 mL(含 1 g 20%乙醇洗脱物)，流速为 5.0 mL /min，转速为 550 r/min。其结果如图 18-3 所示。

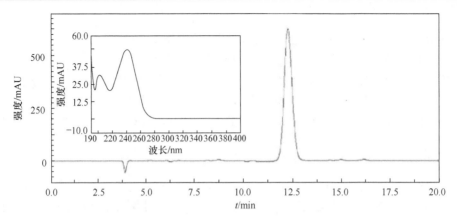

图 18-3   高速逆流色谱法分离纯化栀子中栀子苷的高效液相色谱图和紫外光谱

18.8 中药稳定性与相容性

18.8.1 中药稳定性

中药稳定性是指中药的化学、物理及生物学特性发生变化的程度。通过稳定性试验，考察中药在湿度、温度、光线等不同的环境条件下，其化学、物理及生物特性随时间变化的规律，认识和预测中药的稳定趋势，为确定中药生产、包装、贮存、运输条件和建立有效期提供科学依据。

稳定性研究是评价药品质量的主要内容之一。根据不同的研究目的和条件，稳定性研究分为影响因素试验、加速试验和长期试验等。

影响因素试验的条件最为苛刻，目的是探讨药物的稳定性并了解影响其稳定性的因素及可能的降解途径和降解产物，为制剂生产工艺、包装材料和容器的选择、贮存条件的确定等提供依据，为加速试验和长期试验应采用的温度和湿度等条件提供参考。

加速试验是在加速条件下进行的稳定性试验，其目的是在短时间内了解原料或制剂的化学、物理和生物学方面的变化，为制剂的设计、质量评价和包装、运输、贮存条件等提供依据，并初步预测样品的稳定性。

长期试验是在接近药物的实际贮存条件下进行的稳定性试验，可为制定药物的有效期提供依据。

18.8.2 中药相容性

包装材料和容器是中药作为药品不可分割的一部分。为合理选择药品包装材料，需要对药品包装材料与药物进行相容性试验，以评价药品包装材料性能及质量的优劣。

目前，我国药品包装材料主要有玻璃、塑料、橡胶、陶瓷和金属五大类，针对不同的药品包装材料，应设计相应的相容性试验。

玻璃容器应重点考察玻璃中碱性离子的释放对液体制剂 pH 的影响、有害金属元素的释放、有色玻璃瓶中着色剂的溶出、玻璃的脱片等。

橡胶包装材料通常用作容器的垫圈和塞，应重点考察胶塞中添加物的溶出对药物理化性质的影响、橡胶对药物的吸附等，在考察液体制剂和粉针剂时，倒置容器以使药物与胶塞充分接触。

塑料包装容器应重点考察水蒸气和氧气的渗透、密封性、溶出物等。

金属包装材料应重点考察金属离子对药物稳定性的影响、药物对金属材质的腐蚀等。

陶瓷为了表面光泽度会在生产过程中添加一些含铅、镉类的颜料或色釉料，由于加工工艺水平的不同情况，容易引起铅、镉等重金属的超标。因此，需要关注药用陶瓷容器中的铅、镉浸出限度，一般对于容量小于 0.5 L 的陶瓷容器，铅和镉浸出量应分别小于 3.0 mg/L 和 0.50 mg/L，对于大于 0.5 L 小于 1.1 L 的陶瓷容器，铅和镉的浸出量则应分别小于 2.0 mg/L 和 0.30 mg/L。另外，药用陶瓷的吸水率也需要进行测定，防止吸水率过高造成容器本身霉变，进而影响药物的贮存。

18.9　中药制剂分析

中药制剂分析是根据中医药理论，运用化学、物理学、生物学、数学和计算机科学等现代科学技术方法，对中药制剂质量进行评价和控制，以保证中药制剂质量稳定、可控、安全、有效的一门学科，是中药分析学科的重要分支之一。

中药制剂分析的一般程序包括取样、供试品溶液的制备、鉴别、检查、含量测定等。其中鉴别方法包括性状鉴别、理化鉴别、显微鉴别等，其鉴别较中药材及其饮片、提取物的鉴别复杂得多；常用于中药制剂分析含量测定的方法主要有比色法、分光光度法、薄层扫描法、气相色谱法和高效液相色谱法等。

18.9.1　固体中药制剂质量分析

固体中药制剂主要包括丸剂、片剂、胶囊剂和颗粒剂等。ChP2020 通则对各类固体中药制剂的质量要求和检验方法均作了相应规定，主要包括外观性状、水分、重量差异、装量差异、崩解时限、溶散时限和微生物限度等。下面将常用主要固体中药制剂的质量分析要求、分析方法进行阐述。

1. 丸剂质量分析

丸剂系指在饮片细粉或提取物中加适宜的黏合剂或其他辅料而制成的球形或类球形制剂，分为蜜丸、水蜜丸、水丸、糊丸、蜡丸和浓缩丸等。由于丸剂成分复杂，除药效成分外一般还存在其他杂质，而杂质的存在会影响中药制剂分析，因此在分析前需经过预处理、提取和纯化等步骤。

丸剂的一般质量要求如下：

(1)性状。外观应圆整均匀，色泽一致。蜜丸应细腻滋润，软硬适中。蜡丸表面应光滑无裂纹，丸内不得有蜡点和颗粒。

(2)水分。除另有规定外，蜜丸和浓缩蜜丸中水分含量不得超过 15%，水蜜丸和浓缩水蜜丸不得超过 12%，水丸、糊丸和浓缩水丸不得超过 9%，蜡丸不检查水分。

(3)重量差异。除另有规定外，滴丸和糖丸取 20 丸，精密称定总质量，求得平均丸重后，再分别精密称定每丸的质量。每丸质量与标示丸重相比较(无标示丸重的，与平均丸重比较)，超出重量差异限度的不得多于 2 丸，并不得有 1 丸超出限度 1 倍。其他丸剂以 10 丸为 1 份（丸重 1.5g 及 1.5g 以上的以 1 丸为 1 份），取供试品 10 份，分别称定质量，再与每份标示质量相比较（无标示质量的丸剂，与平均质量比较），超出 ChP2020 通则重量差异规定限度的不得多于 2 份，并不得有 1 份超出限度 1 倍。

（4）装量差异。除糖丸外，单剂量包装的丸剂取供试品 10 袋（瓶），分别称定每袋（瓶）内容物的质量，每袋（瓶）装量与标示装量相比较，超出 ChP2020 通则装量差异规定限度的不得多于 2 袋（瓶），并不得有 1 袋（瓶）超出限度 1 倍。

（5）溶散时限。除另有规定外，取供试品 6 丸，选择适当孔径筛网的吊篮，照 ChP2020 通则崩解时限检查法（通则 0921）片剂项下的方法加挡板进行检查。一般地，小蜜丸、水蜜丸和水丸应在 1 h 内全部溶散；浓缩丸和糊丸应在 2 h 内全部溶散。蜡丸照崩解时限检查法（通则 0921）片剂下的肠溶衣片检查法检查应符合规定。除另有规定外。大蜜丸经研磨、嚼碎后或用开水、黄酒等分散后服用的丸剂不检查溶散时限。

（6）微生物限度。除另有规定外，照 ChP2020 通则微生物限度检查法检查，应符合规定。

2. 片剂质量分析

中药片剂系指中药提取物、提取物加饮片细粉或饮片细粉与适宜辅料混匀压制或以其他适宜方法制成的圆片状或异形片状的制剂，包括浸膏片、半浸膏片和全粉片等。由于片剂制备过程中常需加入一些辅料，因此在分析时应注意排除辅料的干扰。

（1）性状。片剂应外观完整光洁、色泽均匀，硬度适宜以避免药品在包装和储运过程中发生磨损或破碎。

（2）重量差异和含量均匀度。取供试品 20 片，精密称定总质量，求得平均片重，再分别精密称定每片的片重，每片质量与标示片重进行比较，超出 ChP2020 通则重量差异规定限度的不得多于 2 片，并不得有 1 片超出规定限度的 1 倍。有些药品剂量小、辅料含量多，主药与辅料不易混合均匀，应进行含量均匀度检查，即每片含量偏离标示量的程度。检查含量均匀度的制剂不再进行重量差异检查。

（3）崩解时限和溶出度。除另有规定外，按照 ChP2020 通则崩解时限检查法进行检查，应符合规定。难溶性药物一般应做溶出度检查，即药物在规定溶剂从片剂中溶出的速度和程度。检查溶出度的制剂不再进行崩解时限检查。

（4）微生物限度。除另有规定外，照 ChP2020 通则微生物限度检查法检查，应符合规定。

3. 胶囊剂质量分析

胶囊剂系指将中药饮片经适宜方法加工后，加入适宜的辅料填充于空心胶囊或密封于软质囊材中的制剂，主要包括硬胶囊、软胶囊和肠溶胶囊等。

（1）性状。胶囊剂应整洁，不得有黏结、渗漏、变形或囊壳破裂等现象，应无异臭。

（2）水分。取供试品内容物，照 ChP2020 通则水分测定法测定，除另有规定外，水分不得超过 9.0%。

（3）装量差异。除另有规定外，取供试品 10 粒，分别精密称定质量，倾出内容物，拭净囊壳，内容物为半固体或液体的胶囊用乙醚等易挥发性溶剂洗净，而后置于通风处使溶剂挥净，再分别精密称定囊壳质量，计算每粒内容物的装量。每粒装量与标示装量比较，装量差异限度应在标示量的±10%以内，超出装量差异限度的不得多于 2 粒，并不得有 1 粒超出限度1倍。

(4)崩解时限。除另有规定外，照ChP2020通则崩解时限检查法检查，应符合规定。

(5)微生物限度。除另有规定外，照ChP2020通则微生物限度检查法检查，应符合规定。

4. 颗粒剂质量分析

颗粒剂系指提取物与适宜的辅料或饮片细粉制成具有一定粒度的颗粒状制剂，主要包括可溶性颗粒、混悬颗粒和泡腾颗粒等。

(1)性状。颗粒剂应干燥，颗粒均匀，色泽一致，无结块、吸潮和潮解等现象。

(2)粒度。除另有规定外，照ChP2020通则双筛法测定，不能通过1号筛与能通过5号筛的颗粒总和不得超过15%。

(3)水分。除另有规定外，照ChP2020通则水分测定法测定，不得超过8.0%。

(4)溶化性。取供试品1袋，加热水200 mL，搅拌5 min后可溶颗粒应全部溶化，混悬颗粒应混悬均匀。

(5)装量差异。取单剂量包装的颗粒剂10袋(瓶)，分别称定每袋(瓶)内容物的质量，每袋(瓶)装量与标示装量比较，超出ChP2020通则装量差异限度的不得多于2袋(瓶)，并不得有1袋(瓶)超出限度1倍。

(6)微生物限度。除另有规定外，照ChP2020通则微生物限度检查法检查，应符合规定。

18.9.2 半固体中药制剂质量分析

半固体制剂主要包括流浸膏剂、浸膏剂、糖浆剂等。ChP2020通则对各类半固体中药制剂的质量要求和检验方法均作了相应规定，主要包括乙醇量、甲醇量、不溶物、装量和微生物限度等。其中，装量是指单位容器内药品制剂的容量。

1. 流浸膏剂、浸膏剂质量分析

流浸膏剂、浸膏剂系指用适量的溶剂提取中药饮片，蒸去部分或全部溶剂，调整至规定浓度而制成的制剂。其一般质量要求如下。

(1)甲醇量。除另有规定外，含乙醇的流浸膏照甲醇量检查法(通则0871)检查，应符合各品种项下的规定。

(2)乙醇量。除另有规定外，含乙醇的浸流膏照乙醇量测定法(通则0711)测定，应符合规定。

(3)装量。除另有规定外，照ChP2020通则(0942)最低装量检查法检查，应符合规定。

(4)微生物限度检查。除另有规定外，照ChP2020通则微生物限度检查法检查，应符合规定。

2. 糖浆剂质量分析

糖浆剂系指含有提取物的浓蔗糖水溶液，添加的浓蔗糖水溶液较为黏稠使分析更加困难，因此样品通常需要经过分离净化后才可进行分析。其一般质量要求如下。

(1)性状。除另有规定外，糖浆剂外观应澄清，不得有发霉、酸败、产生气体或其他变质现象，允许有少量摇之即散的沉淀。

(2)含糖量。含糖量应不低于45%(g/mL)。

(3)pH。糖浆剂的pH与制剂本身的稳定性及防腐剂的抑菌能力密切相关，因此一般应对其做出规定。

(4)相对密度。相对密度与制剂中的含糖量有关，因此一般应对糖浆剂的相对密度做出规定。

(5)装量。取单剂量灌装的糖浆剂 5 支，将内容物分别倒入经标化的量入式量筒内，尽量倾净。在室温下检视，每支装量与标示装量比较，少于标示装量的不得多于 1 支，并不得少于标示装量的 95%。

(6)微生物限度检查。除另有规定外，照 ChP2020 通则微生物限度检查法检查，应符合规定。

18.9.3 液体中药制剂质量分析

液体中药制剂主要包括口服液、酊剂和注射剂等。ChP2020 通则对各类液体中药制剂的质量要求和检验方法均作了相应规定，主要包括外观性状、相对密度和总固体含量、pH、乙醇量、甲醇量、防腐剂量、装量和微生物限度等。下面将常用主要半固体中药制剂的质量分析要求、分析方法和分析实例进行阐述。

1. 合剂质量分析

合剂(mixture)系指采用适宜的方法提取饮片，用水或其他溶剂制成的口服液体制剂，单剂量罐装的合剂也称口服液(oral liquid)，其一般质量要求如下。

(1)性状。除另有规定外，合剂外观应澄清，不得有发霉、异物、腐败、变色、产生气体或其他变质现象，允许有少量摇之即散的沉淀。

(2)相对密度。合剂的相对密度与溶液中可溶性物质的总量有关，检查相对密度可一定程度上反映其内在质量。因此，合剂一般应规定相对密度。

(3)pH。合剂的 pH 与溶液稳定性有关，对微生物的生长及防腐剂在合剂中的抑菌能力也有一定影响，因此合剂一般应规定 pH。

(4)装量。取单剂量罐装的合剂 5 支，将内容物分别倒入经标化的量入式量筒内，在室温下检视，每支装量与标示装量比较，少于标示装量的不得多于 1 支，并不得少于标示装量的 95%。多剂量罐装的合剂照 ChP2020 通则最低装量检查法检查，应符合规定。

(5)抑菌剂量。水分适宜微生物的生长，为抑制其生长通常需在合剂中加入一定量的苯甲酸、山梨酸等抑菌剂。抑菌剂在规定限量下使用是安全的，但大量摄入是有害的，因此必须对中药制剂中的抑菌剂的量做出规定，必要时进行抑菌剂的含量测定。

(6)微生物限度。除另有规定外，照 ChP2020 通则微生物限度检查法检查，应符合规定。

2. 酊剂质量分析

酊剂系指将原料药物用规定浓度的乙醇提取或溶解而制成的澄清液体制剂，也可用流浸膏稀释制成，供口服或外用。其一般质量要求如下。

(1)性状。酊剂因含有高浓度的乙醇而不易发酵腐败。久置产生沉淀时，在乙醇量和有效成分含量符合各品种项下规定时可滤过除去沉淀。

(2)装量。除另有规定外，照 ChP2020 通则最低装量检查法检查，应符合规定。

(3)乙醇量。不同浓度大小的乙醇对药材中各类化学成分的溶解能力不同，因此制剂中乙醇含量的高低对有效成分的含量及所含杂质的数量和类型、制剂的稳定性等有影响。因此，酊剂应检查乙醇量，测定方法见 ChP2020 通则。

(4)甲醇量。乙醇作为酊剂的溶剂，里面或多或多含有一定量的甲醇，当含量超过一定限度时，甲醇对人体有害，因此酊剂必须规定甲醇含量。照 ChP2020 通则甲醇含量检查法检查，应符合规定。

(5)微生物限度。除另有规定外，照 ChP2020 通则微生物限度检查法检查，应符合规定。

3. 注射剂质量分析

注射剂(injection)系指中药饮片经提取、纯化后制成的供注入体内的溶液、乳状液及临用前配制成溶液的粉末或浓溶液的无菌制剂，包括注射液、注射用浓溶液和注射用无菌粉末。由于注射剂是直接注入人体的制剂，其质量要求必须十分严格，要求有效、安全、稳定。其一般检查项目包括澄明度、pH、草酸盐、鞣质、不溶性微粒、蛋白质、重金属、砷盐、钾离子、树脂、炽灼残渣、水分、色泽、装量差异和总固体量等，除此以外还有安全检查项目，包括无菌检查、热原检查、刺激性试验、过敏反应、溶血试验和异常毒性试验等，ChP2020对一般检查及安全检查项目都有明确的规定和检查方法。

18.9.4 外用中药制剂质量分析

外用制剂(topical preparation)是指采用适宜的基质将药物制成专供外用的半固体或近似固体的一类剂型。外用中药制剂主要包括膏剂、气雾剂和喷雾剂、栓剂等。ChP2020 通则对各类外用中药制剂的质量要求和检验方法均作了相应规定，主要包括粒度、无菌、装量和微生物限度等。下面将常用主要半固体中药制剂的质量分析要求、分析特点、分析方法和分析实例进行阐述。

1. 膏剂质量分析

常用的膏剂包括软膏剂、凝胶剂、贴膏剂、膏药等，其一般质量要求如下。

(1)性状。软膏剂应均匀、细腻，黏稠性适当，易涂布于皮肤或黏膜上且无刺激性，无酸败、变色、变硬、油水分离等变质现象。凝胶剂应细腻、均匀，常温下保持凝胶状而不干涸或液化。贴膏剂膏料应涂布均匀，膏面光洁，色泽一致，无脱膏、失黏等现象；背面应平整、洁净、无漏膏现象。膏药的膏体应油润细腻、光亮、摊涂均匀、无飞边缺口，加温后能黏于干皮肤上而不移动。

(2)酸碱度。某些软膏的基质在制备过程中会用酸或碱进行处理，为避免其在使用中对皮肤产生刺激性，应测定软膏剂的酸碱度。

(3)细腻性。样品涂布于皮肤或黏膜上应分散均匀，细腻，稠度适宜。

(4)刺激性。样品涂布于皮肤或黏膜上后不得引起疼痛、红肿等不良反应。

(5)微生物限度。除另有规定外，照 ChP2020 通则微生物限度检查法检查，应符合规定。

2. 气雾剂和喷雾剂质量分析

气雾剂(aerosol)是指提取物、饮片细粉与适宜的抛射剂(propellant)共同封装在具有特制阀门装置的耐压容器中，使用时借助抛射剂的压力间接将内容物喷出呈雾状、泡沫状或其他形态的制剂；而喷雾剂（spray）是指不含抛射剂而直接借助手动泵的压力或其他方法将内容物以雾状等形态喷出的制剂。

气雾剂和喷雾剂的一般质量要求包括性状、喷出剂量、装量、泄漏和压力检查、喷射速率和喷出总量检查、粒度检查、喷射试验和装量检查、微生物限度等。

3. 栓剂质量分析

栓剂（suppository）是指提取物或饮片细粉与适宜的基质制成供腔道给药的固体制剂。其一般质量要求包括性状、重量差异、融变时限和微生物限度等。

延伸阅读 18-11：中药命名拾趣

中药经过加工制作，一般有丸（pill）、汤（decoction）、散（powder）、膏（electuary）、丹（sublimed preparation）等不同剂型。若欲考究丸之为丸、散之为散的奥义，其中还真有些趣闻。原来"丸"的读音，在方言中与"缓慢"的"缓"十分相近，所以，大凡丸药，药效来得迟缓，却能久存体内，慢慢作用；相反，"汤"的读音与"涤荡"的"荡"颇为近似，所以与丸药相比，药效来得迅猛。

至于"散"在中药剂型中，皆示散化之意，常用来治疗痼疾；而"膏"这类中药剂型，则独含膏滋之意，用于内服，有养身、强体的功能。何以为"丹"？朱丹原是一种矿物，而用矿物炼制的中药，也就常被称为丹了。

18.10　动物类药材分析

高等动物药中所含的某些化学成分与人体中的某些物质相似，因此可以直接用于改善和调节人体的生理功能，具有较强的生理活性。动物类药物在我国的应用历史悠久。早在三千多年前，我国就开始使用蜂蜜。麝香、阿胶、鹿茸等的使用历史也长达两三千年之久。

动物类药材的主要成分与植物类不同，含有大量的蛋白质及其水解产物，且大多都是其主要有效成分，因此其分析方法也与植物类药材有所不同。本节主要介绍动物类药材中主要活性成分分析，结合常用动物类药材分析实例，对动物类药材的主要活性成分分析进行阐述。

18.10.1　动物类药材中蛋白质及其水解产物分析

动物类药材中的主要活性成分包括氨基酸、动物肽、酶、糖蛋白等，利用蛋白质、氨基酸等的组成和性质不同可对动物类药材进行鉴别和鉴定。

1. 蛋白质提取

蛋白质提取是将破碎的细胞或组织置于一定条件下和溶剂中，使蛋白质以溶解状态充分释放出来，并尽可能保持原来的天然状态，不丢失生物活性。动物类药材在提取前应洗净、除去杂质，应用物理方法破碎后再提取蛋白质。

以肌肉组织和器官等为主的动物药如蛇类等，可用稀盐和缓冲系统的水溶液直接提取蛋白质。以角、甲、胶类等为主的动物药，主要含角蛋白、胶原蛋白等不溶于水、盐、稀酸或稀碱的硬蛋白。胶原蛋白一般需进行加热处理后才能有效提取。

角蛋白的提取方法有机械法和化学法。机械法是通过加热、加压使角蛋白结构改变而溶解；化学法包括酸碱水解法、化学还原法和化学氧化法等，主要是利用化学试剂破坏角蛋白的结构而使其溶解性增大。

2. 蛋白质分离

蛋白质及其水解产物的分离原理和方法主要有以下几种情况：①根据蛋白质电离性质的差异进行分离，如电泳法、离子交换法、等点聚焦法等；②根据蛋白质分子形状和大小不同进行分离，如差速离心法、超速离心法、膜分离（透析、电渗析、超滤法）、凝胶过滤法等；③根据蛋白质分子极性大小及溶解度差异进行分离，如溶剂提取法、盐析法、逆流分配法、分配层析法等；④根据吸附性质的不同进行分离，如吸附层析法；⑤根据配体特异性进行分离，如亲和层析法。

动物药材中的蛋白质分子因受到遗传基因控制而各具特点，不同品种动物药的蛋白质表征对于其鉴定具有重要意义。

3. 蛋白质定量分析

目前常应用于蛋白质定量分析的方法包括有凯氏定氮法（Kjeldahl method）、紫外分光光度法、劳里法、二喹啉甲酸（bicinchoninic acid，BCA）法等。

(1)凯氏定氮法。首先将一定量蛋白质用浓硫酸消化分解，使氮变成铵盐，再与浓氢氧化钠作用，放出的氨气用标准酸溶液吸收，最后用反滴定法滴定残余的酸，或用硼酸吸收后再用标准酸溶液进行滴定，最后根据得到的含氮量计算样品中的蛋白质含量。

(2)紫外分光光度法。主要依据色氨酸和酪氨酸分子结构中有芳香环，并在 280 nm 左右有吸收高峰，因此可以利用紫外分光光度法测定其含量。

(3)劳里(Lowry)法又称福林(Folin)酚法。由两组试剂组成，一组包括碳酸钠、氢氧化钠、硫酸铜及酒石酸钾钠，可使蛋白质中的肽键在碱性条件下与酒石酸钾钠-铜溶液作用，生成铜-蛋白质配合物，另一组试剂包括磷钼酸、磷钨酸、硫酸、溴等，在碱性条件下易被蛋白质中酪氨酸的酚基还原呈蓝色，其颜色深浅与蛋白质含量($25\sim250\ \mu g/mL$)成正比。

该法操作简便、迅速，无须使用特殊仪器设备，灵敏度高，但反应易受多种因素（如去垢剂）干扰，测定之前应排除干扰因素或做空白试验去除。

(4)二喹啉甲酸法。在碱性条件下，蛋白质分子中的肽键与 Cu^{2+} 生成配合物，同时将 Cu^{2+} 还原成 Cu^+，后者可特异地与二喹啉甲酸结合生成在 562 nm 处具有最大光吸收的紫色复合物，复合物的光吸收强度与蛋白质浓度($10\sim1200\ \mu g/mL$)成正比。

18.10.2　动物类药材中糖类成分分析

1. 糖类成分提取

单糖、双糖和寡糖即可溶于水又能溶于醇类，其提取方法与小分子化合物相似。常用的多糖提取方法有浸渍法（热水、稀碱或稀酸）、酶辅助提取法、微波辅助提取法、超声辅助提取法、加压溶剂提取法。

目前大都采用碱提取法或蛋白酶水解法，以尽可能在多糖不被显著降解的条件下去除结合的蛋白质。

2. 糖类成分分离

糖类化合物的分离可采用色谱法，如薄层色谱法、液相色谱法、气相色谱法；电泳法，如凝胶电泳、毛细管电泳；根据其溶解性、分子量和带电性等，分别采用分级沉淀，超滤、超速离心或分子筛及离子交换色谱法等。

3. 糖类成分定量分析

糖类成分定量分析方法主要有比色法和色谱法。

18.10.3 动物类药材中胆汁酸类成分分析

1. 胆汁酸鉴别

胆汁酸鉴别有化学法和薄层色谱法两种方法。

化学法包括彭科费尔（Penkofer）反应和格雷戈里·帕斯科（Gregory Pascoe）反应。前者的反应原理是蔗糖经浓硫酸作用生成羟甲基糠醛，后者是胆汁在硫酸及糠醛作用下，振摇均匀后，在 65℃放置 30 min，生成蓝紫色物质，用于胆汁酸的定性和定量分析。

硅胶薄层色谱法广泛用于动物胆汁中胆汁酸的分离和鉴定。分离游离胆汁酸和结合胆汁酸的展开剂不同，应视情况而定，显色剂主要有 30%硫酸试剂、10%磷钼酸乙醇试剂、苯甲酸试剂、茴香醛试剂、三氯化铁试剂、三氯化锑试剂、重铬酸钾饱和的 80%硫酸试剂等。

2. 胆汁酸的含量测定

胆汁酸的含量测定可使用紫外分光光度法、气相色谱法和高效液相色谱法。

紫外分光光度法测量首先将样品用甲醇-丙酮提取，用酶水解，使成为游离胆酸类，配成乙醇溶液，然后在硅胶 G 薄层板上点样，刮下不喷显色剂的相应于去氧胆酸与鹅去氧胆酸位置的吸附剂，加 65%硫酸溶液置 60℃水浴加热 60 min，离心 60 min，取上清液于 385 nm、380 nm 分别测去氧胆酸和鹅去氧胆酸的吸光度。

气相色谱法测量需要先将胆酸类样品做成乙酰基衍生物的甲酯，用气相色谱法测定。

高效液相色谱法测量需要先将样品用 10 倍量甲醇加热提取，提取液蒸干，残渣溶于甲醇，然后进行测量。

18.11 矿物类药材分析

中药中矿物类药材的种类虽然比动、植物类药材少，现在临床常用的矿物药只有 60 余种，但是其在医疗上却很有价值，其应用历史也十分悠久。因为矿物类药材独特的性质，其分析与动、植物类药材的分析有所不同，除了常用的分析方法外，还需要矿物学、晶体化学等地质学科的理论基础和技术。

矿物类药材分析的一般程序是取样、试样分解、定性分析和定量分析。矿物药取样法是指选取供检定用的矿物药药材样品的方法，需要有代表性。试样的分解是将待测组分转入溶液中，常用的分解方法有溶解法和熔融法。

本节主要介绍矿物药定性和定量分析中常用的分析方法，结合常用矿物类药材分析实例，对矿物类药材的分析进行简述。

1. 容量分析法

该法是矿物药分析方法中最常见的方法,包括配位滴定法、酸碱滴定法、氧化还原滴定法等,其原理和操作与化学药物分析中对应的原理和操作相同。

2. 重量分析法

根据被测组分性质的不同,可分为挥发重量法、萃取重量法、沉淀重量法和电解重量法,其中沉淀重量法在中药分析中最为常用,其原理和操作与化学药物分析中对应的原理和操作相同。

3. 红外分光光度法

该法要求的样品数量很少,检测方法简便迅速,能提供矿物的成分和结构等大量信息,常用于矿物药的定性分析。在进行分析时,一般先将样品粉碎,过 200 目筛,然后用石蜡或溴化钾压片法测定。

在解析图谱时,应注意吸收水的干扰;由于杂质的存在、样品晶体在光路中的方向不同、多晶异构水合类型的不同、离子交换等现象,常使测得的光谱与标准图谱不一致。红外光谱可鉴别不同品种的矿物药及矿物药的炮制品,还可用于鉴别矿物药的真伪、优劣。

4. 热分析法

该法是在程序控制温度下,测定物质的物理、化学性质随温度变化关系的一类仪器分析方法。该方法可测定物质的物理常数,如熔点、沸点,可作为矿物药鉴别和纯度检查的方法。根据测定物理量的不同,热分析法又分为差(示)热分析法(DTA)、热重量法(TG)、导数热重量法(DTG)、差示扫描量热法(DSC)、热机械分析法(TMA)及动态热机械分析法(DMA)。

5. X 射线衍射分析法

该法可用于单一物质和混合样品的定性物像分析、物质存在状态鉴别、两种物质的异同鉴别、化合物的晶型鉴别等。粉末 X 射线衍射分析法应用更为广泛,其一般流程为样品制备,进样,测试参数设定,粉末衍射图谱数据分析。

6. 其他理化分析方法

现代分析方法,如电感耦合等离子体质谱法、扫描电镜法、近红外光谱法、半光谱半定量分析法等在矿物药的未知成分及微量元素分析方面已得到了较广泛的应用。

延伸阅读 18-12:雄黄和雌黄

雄黄的化学成分是 As_2S_2,晶体属单斜晶系的硫化物矿物,又称鸡冠石。单晶体通常细小,呈短柱状,少见,一般以粒状或块状集合体产出。长期暴露于日光下会变为粉末状。板状解理良好。雄黄常呈橘红色,条痕呈淡橘红色,与辰砂相似,但辰砂的条痕颜色鲜红,呈油脂光泽。本品莫氏硬度低,为 1.5~2,相对密度为 3.48,在中医上是制作砒霜、颜料的原料。

雌黄的化学成分是 As_2S_3,单斜晶系。晶体呈柱状,且往往带有弯曲的晶石。常呈叶片

状、粒状、放射状、葡萄状、肾状及球状块体。颜色呈柠檬黄色，有时微带浅褐色。其条痕与矿物本色相同，唯色彩更为鲜明，半透明。其光泽因矿物的方向不同而有变化，由金刚光泽至半金属光泽。本品硬度为1.5～2，相对密度为3.4～3.5，具柔性，薄片能弯曲，但无弹性。

雄黄与雌黄、辰砂和辉锑矿紧密共生于低温热液矿床中。雄黄与雌黄是提取砷及制造砷化物的主要矿物原料。雄黄是中国传统中药材，具杀菌、解毒功效。民间用它做雄黄酒，在端午节时饮用。

雄黄为硫化物类矿物雄黄族雄黄，主含二硫化二砷（As_2S_2）。采挖后，除去杂质。

【性状】 本品为块状或粒状集合体，呈不规则块状。深红色或橙红色，条痕淡橘红色，晶面有金刚石样光泽。质脆，易碎，断面具树脂样光泽。微有特异的臭气，味淡。精矿粉为粉末状或粉末集合体，质松脆，手捏即成粉，橙黄色，无光泽。

【鉴别】

(1)取本品粉末10 mg，加水润湿后，加氯酸钾饱和的硝酸溶液2 mL，溶解后，加氯化钡试液，生成大量白色沉淀。放置后，倾出上层酸液，再加水2 mL，振摇，沉淀不溶解。

(2)取本品粉末0.2 g，置坩埚内，加热熔融，产生白色或黄白色火焰，伴有白色浓烟。取玻片覆盖后，有白色冷凝物，刮取少量，置试管内加水煮沸使溶解，必要时滤过，溶液加硫化氢试液数滴，即显黄色，加稀盐酸后生成黄色絮状沉淀，再加碳酸铵试液，沉淀复溶解。

【检查】 三价砷和五价砷 照汞、砷元素形态及价态测定法（通则 2322）中砷形态及其价态测定法测定。

对照品贮备溶液的制备 分别精密量取亚砷酸根溶液标准物质、砷酸根溶液标准物质适量，加水制成每1 mL含2 μg（均以砷计）的混合溶液，即得。标准曲线溶液的制备精密吸取对照品贮备溶液适量，加0.02 mol/L乙二胺四乙酸二钠溶液分别制成每1 mL含两种价态砷各5 ng、20 ng、50 ng、100 ng、200 ng、500 ng、1000 ng（均以砷计）的系列溶液，即得。

供试品溶液的制备 取本品粉末（过五号筛）约30 mg，精密称定，置250 mL塑料量瓶中，加人工肠液约200 mL，摇匀，置37℃水浴中超声处理（功率300 W，频率45 kHz）2 h（每隔15 min充分摇匀一次），放冷，用人工肠液稀释至刻度，摇匀，取适量置50 mL塑料离心管中，静置20～24 h，用洗耳球轻轻吹去上层表面溶液，吸取中层溶液约15 mL（吸取时应避免带入颗粒），用微孔滤膜（10 μm）滤过，精密量取续滤液5 mL，置50 mL（塑料量瓶中，加0.02 mol/L乙二胺四乙酸二钠溶液稀释至刻度，摇匀，即得。同法制备试剂空白溶液。

测定法 分别精密吸取标准曲线溶液与供试品溶液各20 μL，注入液相色谱-电感耦合等离子体质谱联用仪，测定。以标准曲线溶液测得不同价态砷的峰面积为纵坐标，相应浓度为横坐标，绘制标准曲线，计算供试品中价态砷含量，即得。

本品含三价砷和五价砷的总量以砷（As）计，不得过7.0%。

【含量测定】 取本品粉末约0.1 g，精密称定，置锥形瓶中，加硫酸钾1 g、硫酸铵2 g与硫酸8 mL，用直火加热至溶液澄明，放冷，缓缓加水50 mL，加热微沸3～5 min，放冷，加酚酞指示液2滴，用氢氧化钠溶液（40→100）中和至显微红色，放冷，用0.25 mol/L硫酸溶液中和至褪色，加碳酸氢钠5 g，摇匀后，用碘滴定液（0.05 mol/L）滴定，至近终点时，加淀粉指示液2 mL，滴定至溶液显紫蓝色。每1 mL碘滴定液（0.05 mol/L）相当于5.348 mg的二硫化二砷（As_2S_2）。

本品含砷量以三硫化五砷（As_2S_2）计，不得少于90.0%。

内容提要与学习要求

中药分析学是以中医药理论为指导，运用现代分析理论和方法，研究中药材、饮片、中药提取物和中药制剂质量控制方法与标准的一门学科，是药物分析学科中的一个重要的组成部分。

中药材具有道地、成分复杂等特点，且待测成分含量往往较低，因此需对样品进行提取、纯化、浓缩等前处理，以制备得到较纯净的、符合分析方法要求的样品。中药的鉴别是利用药材或饮片的形态组织学特征及药材、饮片或制剂中所含化学成分的结构特征、理化性质、光谱特征或色谱特征及某些物理常数进行定性分析，做出真伪的判断。目前，中药的鉴别主要包括性状鉴别、显微鉴别、理化鉴别、光谱鉴别、色谱鉴别和分子生物学鉴别等方面。中药的检查需满足安全性、有效性、均一性和纯度等要求，主要包括中药的有效性检查、纯度检查、制剂通则检查和安全性检查四方面。含量测定是中药质量控制的重要方面，应根据不同的中药材选择合适的方法。

要求构建比较完整的中药质量概念，掌握常用中药鉴别、杂质检查与含量测定的原理与方法，能够从中药的特点及其化学成分的结构出发，根据其理化性质，归纳出其与分析方法之间的关系，并能综合运用所学知识，选取合适的分析方法并进行评价，了解中药多组分给药机体后的过程与分析方法，树立强烈的中药质量观。

练 习 题

一、选择题

1. 下列关于中药制剂特点的说法，不正确的是（　　）。

A. 是严格按照中医理论和用药原则组方的　　　　　B. 化学成分单一，结构简单

C. 各种成分的含量高低不一　　　　　　　　　　　D. 有效成分难以确定

2. 中药制剂分析的主要对象为（　　）。

A. 中药制剂中的毒性成分　　　　　　　　　　　　B. 中药制剂中的指标性成分

C. 影响中药制剂疗效和质量的化学成分　　　　　　D. 中药制剂中的有效成分

3. 下列属于中药制剂分析的特点是（　　）。

A. 制剂工艺的复杂性　　　　　　　　　　　　　　B. 化学成分的多样性和复杂性

C. 有效成分的单一性　　　　　　　　　　　　　　D. 多由大复方组成

4. 中药分析的任务是（　　）。

A. 对中药制剂的原料药进行分析　　　　　　　　　B. 对中药制剂的半成品进行质量分析

C. 对中药制剂的成品进行质量分析　　　　　　　　D. 对中药制剂的各个环节进行质量分析

5. 连续回流提取法与回流提取法比较，其优越性是（　　）。

A. 提取量较大　　　　　　　　　　　　　　　　　B. 节省溶剂且效率高

C. 提取装置简单　　　　　　　　　　　　　　　　D. 受热时间短

6. 显微鉴别法适用于鉴别（　　）。

A. 合剂　　　　　　　　　　　　　　　　　　　　B. 注射剂

C. 含药材原粉的制剂　　　　　　　　　　　　　　D. 药材提取物制成的固体制剂

7. 为了控制生理灰分本身差异较大的中药中的泥土、砂石等外来物质，应进行的检查是（　　）。

A. 总灰分的测定　　　　　　　　　　　　　　　　B. 酸不溶性灰分测定

C. 炽灼残渣　　　　　　　　　　　　　　　　　　D. 干燥失重测定

8. 中药分析中最常用的分析方法是（　　）。

A. 光谱分析法　　　　　　　　　　　　　　　　　B. 色谱分析法

C. 化学分析法　　　　　　　　　　　　　　　　　D. 联用分析法

9. 可用于中药制剂中总生物碱的含量测定方法的是（　　）。

A. 气相色谱法　　　　　　　　　　　　　　　　　B. 薄层色谱法

C. 分光光度法 D. 高效液相色谱法

10. 需进行甲醇量检查的剂型是( )。

A. 口服液 B. 酊剂 C. 合剂 D. 蜜丸

11. 下列对中药制剂分析的项目叙述中错误的是( )。

A. 合剂、口服液一般检查项目有相对密度、pH 测定等

B. 丸剂的一般检查项目主要有溶散时限和含糖量等

C. 散剂的一般检查项目有均匀度和水分等

D. 颗粒剂的一般检查项目有粒度、水分、硬度等

12. 中药及其制剂分析的一般步骤为( )。

A. 取样→鉴别→检查→含量测定→写出分析报告

B. 取样→检查→鉴别→含量测定→写出分析报告

C. 取样→含量测定→鉴别→检查→写出分析报告

D. 取样→检查→含量测定→鉴别→写出分析报告

13. 中药制剂分析中农药残留量定性、定量分析最常用的方法为( )。

A. IR B. HPLC C. GC D. TLC

14. 对热稳定的小分子生物碱组分的提取应采用( )。

A. 萃取法 B. 冷浸法 C. 水蒸气蒸馏法 D. 连续回流提取法

15. ChP2020 中收载的重金属检查法有( )。

A. 古蔡氏法 B. 氯化钡法 C. 硫代乙酰胺法 D. 硫酸钠法

二、填空题

1. 中药制剂按物态可分_____。

2. 中药制剂分析常用的提取方法有_____。

3. 中药制剂中杂质的一般检查项目有_____等。

4. 中药制剂杂质检查中，水分测定的方法有_____。

5. 中药指纹图谱按测定手段可分_____。

三、简答题

1. 简述中药及其制剂分析的特点。

2. 中药及其制剂的鉴别方法有哪些？简述各法的应用条件。

3. 中药制剂分析中常用的提取方法有哪些？简述各法的优缺点。

4. 简述中药及其制剂分析中含量测定时药味和成分的选择原则。

5. 中药制剂常用的定量分析方法有哪些？

6. 中药制剂分析的一般程序是什么？

第19章 新药分析

19.1 概　述

药物研发(drug discovery and development，R&D)是药学学科的重要任务。如第1章所述，药物研发包括新药发现、临床前研究、临床研究和上市后研究，需要药学、化学、生物学、临床医学、材料学和行政管理等多领域的共同参与和紧密合作。

新药是未曾在中国境内外上市销售的药品的药物，特指化学结构、药品组分和药理作用不同于现有药品的药物。所以，新药研发中的药物分析既是重要组成部分，又是研发各个单元互相衔接与紧密合作的重要纽带。从药物研发过程来看，药物分析在新药研发中的任务包括四个方面。

第一，通过对活性化合物(active compounds)的结构鉴定，为新药发现提供技术保障。

第二，对活性化合物进行理化性质、药动学/毒理学特性研究，为药物筛选、成药性评价提供技术支持。

第三，对原料药及制剂进行质量分析和稳定性研究，制定新药质量标准，确保新药稳定且质量可控。

第四，研究新药及其代谢物在体内数量和质量的变化，以揭示药物在体内的吸收、分布、代谢、排泄特征和机制，为保障临床用药合理及新药研发提供科学依据。

19.2　组合化学方法

19.2.1　新药发现与组合化学

在新药或新化学实体(new chemical entity，NCE)的开发研究中，寻找先导化合物(lead compound)是关键的一步。其中，新化学实体是指具有医疗保健作用的化学物质，包括药物、保健食品、诊断试剂和其他医用材料，而先导化合物是指具有特定分子骨架和一定活性或药效基团(pharmacophore)且具有特定生物活性的一类化合物，是潜在的药物或候选药物。

发现先导化合物的成功率取决于化合物来源(数量和种类)和生物筛选模型。近年来信息技术和遗传工程技术的发展，特别是后基因组和蛋白质组时代的到来，许多新的药物筛选靶点、模型和筛选技术正朝着"超高通量"的方向发展，特别是对多样性小分子化合物的需求愈加迫切。因此，药学领域的小分子化合物库(small molecule libraries)成为国际风险投资的热点。

组合化学(combinatorial chemistry)是通过平行、系统、反复地共价连接不同结构的"构建单元"(building block)得到大量化合物，进而实现高通量药效筛选的一类策略与方法。该方法之所以能一次性或批量地获得大量的类似化合物——化学库(chemical library)，离不开先导化合物的发现和优化阶段，包括多样性化合物化学库的合成和药物先导化合物的优化。

组合化学有机整合了药物先导化合物的发现和优化过程中各个相关的学科及技术，即组合合成、群集筛选和结构认证三部分，是多样性化合物的组合合成与筛选的整合，因此并不是一个纯粹化学的概念，也不是单纯的一项技术。组合化学的目标是从多样性的化学库中将最期望得到的分子(包括小分子和生物大分子)筛选出来，并且所有的步骤在现有技术条件下都应当是最有效的有机整合，最快、最省和最具实际意义。

延伸阅读 19-1：组合化学的研究内容及噁唑烷酮类新型抗生素的发现

组合化学的主要研究内容十分丰富，包括了以下十几项。

(1)高产率、高纯度的化学库的组合合成。

(2)新催化剂的研究(包括酶、无机、金属有机催化剂及它们的固载化研究等)。

(3)化学库质量分析及鉴定(定性与定量)。

(4)化学库筛选方法的确立和使用，包括混合物化学库、单一化合物化学库筛选的研究策略及其实用性。

(5)组合化学中的数据收集、贮存、分析、推断，以及化合物的构效关系研究。

(6)化学库解析策略和方法，包括编码、解码、筛选和合成方式等。

(7)计算机辅助的分子骨架的设计、虚拟筛选。

(8)化学库分子模板、骨架及构建单元的设计及合成。

(9)对由组合化学产生的大量体外活性分子的毒性、口服性、代谢稳定性、分布、排泄、吸收等的预测。

(10)组合动物研究，蛋白质组之间相互作用及调控的研究等。

(11)新型材料的研究与应用，包括载体(如树脂、棉花、玻璃、合成多聚体、芯片及传感器)、清洁树脂、功能连接桥、化学稳定的功能化深孔反应板等。

(12)自动化系统的研究及应用，如有机适用的溶剂自动传递系统等。

(13)新的雏形技术理论的发展等。

噁唑烷酮于 20 世纪 70 年代后期由杜邦公司(E. I. du Pont de Nemours & Co.)首次发现，因有耐甲氧西林微生物的活性而引起了极大兴趣，因其会产生肝毒性，研发一度停顿。20 世纪 90 年代法玛西亚普强公司(Pharmacia & Upjohn，现为辉瑞公司分公司部分)在深入研究过程中发现了利奈唑胺。

利奈唑胺(linezolid，zyvox)是第一个完全采用组合化学技术发现和优化的噁唑烷酮类新型抗生素，已于 2001 年 4 月获得 FDA 批准上市，研发过程前后共花了约 9 年时间。与传统开发新药的平均时间(13~15 年)相比，节约了 4~6 年的时间。

近年来，由于细菌对所有现有类别的耐药性不断出现，这在世界范围内引起了严重的治疗问题，因此发现和开发具有独特作用机制的新型结构抗生素变得尤为重要。

19.2.2 液相组合合成法

原则上，所有有机反应都能在液相中进行，因而对已知反应条件的反应可直接进行液相组合合成，无须附加固定化和从载体上解脱的步骤，对产物的量也没有限制，但分离纯化难以实现自动化。

为此，人们提出了在液相中化合物进行组合的合成方法，即液相组合合成法(liquid-phase

combinatorial synthesis)。其关键步骤液相筛选是将化合物从载体如高分子或玻璃小珠(bead)上解离后再在溶液中进行筛选,其优点如下。

(1)易于操作、成本低,可用现成的方法。

(2)在溶液中进行筛选比较灵活,可选用多种筛选方法,也可以多种方法合用,这样在对任何一种显示活性的化合物结构测定以前就可以进行一系列的活性验证性试验。

但液相筛选的缺点也很明显,如下所示。

(1)组合库中化合物浓度往往较低,不足以进行一次高浓度试验。

(2)连接物设计和合成是技术难关,因为液相筛选必须要在化合物及载体之间有连接物,而连接物要与合成过程相适应,且解离条件对生物活性无影响。

(3)速度慢,一个人一天只可筛选几十万个化合物。

19.2.3 固相组合合成法

固相组合合成法(state-phase combinatorial synthesis)是把反应物固定在交联的高分子载体上,并在载体上进行合成化合物库的方法。其关键的步骤就是固相筛选(solid phase screening)。

固相筛选是对连接在珠子或固相载体上的化合物进行活性筛选,使用过量的试剂没有后续的分离问题,能将反应进行完全。通过洗涤载体的方法来纯化产物,并能够进行一珠一化合物的合成,因而绝大部分小分子化合物库都可以在固相载体上进行。其优点如下。

(1)高效。采用机器人技术并结合各种高效生物筛选方法可在几小时内检测几百万个化合物,而用传统的筛选方法是不可能完成的。

(2)简便。利用化合物库即可将活性化合物筛选出来。

(3)可直接推测活性结构。例如,将蛋白质测序中非常重要的埃德曼(Edman)降解反应和聚合酶链反应技术结合,可鉴定肽库和寡核苷酸库中化合物结构;也可以用编码技术把合成、筛选与结构测定结合起来推测化合物结构。

(4)经济。组合库中的化合物含量很少,生物检测方法高度敏感,可以检测纯度低、含量少的化合物,并且组合库经处理后可再利用。

其缺点如下。

(1)增加了附加的固定化和从载体上解脱的过程。

(2)有可能发生非特异型相互作用。

(3)有些受体具有高脱离率,不易与珠子保持结合状态。

(4)初筛时需可溶性蛋白质,但大多数天然蛋白质溶解性差,必须在初筛后将显示阳性结果的化合物再进行特异性试验。

19.2.4 组合化学法中的分析化学

组合化学能否成功取决于与相关领域技术的有效结合,如合成化学、自动化、化学库、质量控制、生物筛选、活性化合物结构确认及建立构效关系等。

其中,分析技术在整个过程中起着非常重要的作用。因为,无论混合-均分法还是平行合成法都需要快速地确认所产生的化合物。此外,在特定的筛选模型上发现一个天然组成的样品具有活性时,如何确定活性单体是一项费时费力且具有挑战性的工作,也是有赖于分析技术的进步。

19.3　高通量筛选

先导化合物发现的数目和速度无疑是高效研发新药的前提,因而发展新的高通量筛选方法、方式是制约效率瓶颈的关键。高通量筛选(high throughput screening,HTS)是以分子水平和(或)细胞水平的实验方法为基础,以微孔板为试验载体,配备自动化样品处理的工作站、灵敏高速的检测仪器和强大的计算机控制系统等,同一时间对海量样品进行生物活性测定、试验数据采集和数字化分析处理,并以相应的信息管理软件支持整个系统正常运转的技术体系。

高通量筛选涉及自动化、信息管理和微量检测技术。一般而言,日筛选能力在 1 万次以上方可称为高通量筛选。目前,高通量筛选常见的检测信号有颜色、发光和放射活性等,通常用于测定酶学反应、受体结合能力和细胞功能状态(如钙流、pH、膜电位等)。

延伸阅读 19-2:新药的高通量筛选

药物发现是药物研究的最初始阶段,是寻找和认识各种药物的医用价值的过程。发现药物,不仅需要获得这些药物,而且要研究其内在药用属性。药物发现的基本方式分为偶然发现(chance discovery)和筛选发现(screening discovery)。药物的偶然发现是不可控的,具有很大的随机性。药物筛选是指对可能作为药用的物质进行初步药理活性的检测和试验。

神农尝百草的药物发现是偶然的,过程不可控,虽有一定的经验积累,但并无规律可循,效率较低。传统的药理实验耗时长,劳动强度大,不能适应大量样品的同时筛选,无法满足现代药品筛选的要求。随着医学、计算机和组合化学等相关学科的发展,药物高通量筛选由于具有微量、快速、灵敏和准确的特点,已成为药物筛选的重要方式。高通量药物筛选是应用分子细胞水平的药物活性评价方法,通过自动化手段对大量样品进行生物活性或者药理作用检测而发现新药,其筛选的规模至少为每日数千个样品,大幅度地缩短了新药发现的时间,提高筛选频率,增加高特异性高生物活性药物的发现率。

与古代的药物筛选方法相比,现代的药物筛选借助先进的技术,有利于发挥研究人员的主观能动性,有目的地筛选治疗特种疾病的药物。当然,应用高通量药物筛选方法发现创新药物,也存在许多尚未解决的问题,如体外模型的筛选结果与整体药理作用的关系、高通量药物筛选模型的评价标准、筛选模型的新颖性和实用性的统一性、新的药物作用靶点的研究和发现等。这些仍然是目前药物筛选领域研究的重要课题。

19.3.1　高通量筛选流程

高通量筛选的工作流程主要包括样品制备、模型建立和自动化操作及相关数据处理三个部分,详述如下。

1. 样品制备

随着人类基因组学、蛋白质组学和生物信息学研究的发展,人们发现和阐明了越来越多与疾病密切相关的分子靶点。其中,相当一部分已经被开发成了药物筛选的新模型。新靶点和相应药物筛选模型的不断涌现,产生了大量样品,对传统的化学合成提出了挑战,急需化学合成和药物化学进行革命。组合化学的出现，改变了单个合成、分离纯化的传统方法，大大提高了化学合成的速率和效率。

除了组合化学，大自然宝库也成了一个能够提供具有结构多样性小分子有机化合物的主要来源。大自然宝库产生在组合化学之前，直至今天有许多成功的例子，这就是天然产物（natural product）。天然产物包括动物、植物提取物或微生物的体内组成成分或其代谢产物的内源化学成分。经典获取天然产物的方法是按照分离纯化、结构鉴定、活性测试的模式进行的，非常费时，且效率低，远远不能满足高通量筛选的需要。

从结构多样性的角度考虑，大自然创造的结构多样性远高于组合化学，因此天然产物与组合化学两种来源都很重要。试验证明，细菌和高等植物可以生物合成具有明显结构多样性的二级代谢产物，通过组合化学策略修饰即可产生大量更具多样性的化合物库供高通量筛选。

延伸阅读 19-3：天然化合物库与高通量筛选

尽管许多天然产物在一些特定的生物模型上被筛选过，但至今还没有多少化合物在所有现有模型上被广谱筛选过。这提示我们，随着新的药物筛选模型的不断发掘，一些已知具有某些活性的天然化合物，可能会展示出全新的生物活性。所以结合高通量筛选，建立系统的天然化合物库（natural product pool）同样重要。

高通量筛选能够在短时间内处理大量的样品，这一特质也适用于植物粗提物中提取物库的建立。第一步运用特定的标准程序进行简单的层析分配，将粗提物中可能造成假阳性或假阴性的成分（如鞣酸类物质）除去；第二步采用与纯化合物类似的微孔板分配模式，在各种筛选模型上进行生物活性的初步筛选，确认活性部位；第三步集中对某一个活性部位进行分离并筛选出活性的单体化合物。在这一过程中，高通量筛选将大大提高发现活性单体的效率和概率。

---

2. 模型建立

建立药物筛选模型需要明确针对特定的靶点如受体、酶、离子通道等，然后设计一种生物活性的检测方法，并使之适用于高通量筛选。检测方法要求准确、重现性好，最重要的是能够自动化。

20 世纪 90 年代，药物筛选针对的分子靶点不超过 500 个，但随着功能基因组学、蛋白质组学、生物学和药理学的发展，越来越多的新靶点被发掘。然而，将一个疾病靶点转变为体外筛选模型，需要深入了解的不仅是疾病和筛选结果相关性的生物学及生物化学基础，还有在实现高通量筛选过程时涉及的程序方法，如自动化、工程学及海量数据的获取与分析等。二者着眼点不同，但缺一不可。

延伸阅读 19-4：高通量筛选靶点的发现

高通量筛选的靶点来源于基础科学对于一种疾病或症候表现出来的细节进行细致研究后的理解和发现。根据这些结果，我们可以选择其中关键的生物效应环节进行干预。这些靶点通常是酶、相互作用的蛋白质及细胞信号转导和转录过程中起作用的受体等。

如今，越来越多的靶点未经确定生物学特性就已经建立起相关的筛选模型，这些通过基因组技术发现的靶点可能与疾病有着非常好的相关性，虽然先导化合物发现进程已经开始的时候，除了基因序列外，我们对它的功能还是一无所知，但筛选工作仍然可以进行，所发现的活性化合物可以成为一种用于阐明这些靶点结构甚至功能的工具。

由此可见，高通量筛选是一种双重工具，既可以发现成熟靶点的先导分子，又能够通过化学分子阐明新的疾病靶点药理学作用。

3. 自动化操作及相关数据处理

对于医药和生物技术来说，要保持高的产品市场竞争力必须不断提高新药开发的效率、缩短新药产出周期。所以，在工作站和自动化系统方面给予重点投入，不仅仅省下了劳动力成本，还缩短了新药开发周期，进而产生了巨大的商业效益。所以，现代大型制药公司都不断更新、发展实验室的自动化系统，装备样品制备技术，包括自动称量、液体转移、分离、仪器硬件的转移等。

延伸阅读 19-5：药物筛选的自动化

早期的医药研究主要使用一些离体的动物器官、组织甚至整体动物，难以适应自动化系统。随着分子生物学、细胞生物学技术的快速发展，酶、受体等成为常见药物靶点，测量过程通过酶标仪或计数器即可实现，自动化程度大大提高。

早期的自动化筛选系统主要基于自动化样品制备技术集成，将人工操作变成机器执行。例如，由机械臂加样、用单通道或多通道加样器点板，甚至镊取用于过滤的计数滤纸。但是，这些仪器的可变性和通量往往受限于机械手的灵巧度和速度，难以应对多重任务。经过十几年的发展，如今自动化筛选系统的功能已经变得强大且可靠。

对于所有开发的仪器而言，筛选所用容器具有统一的标准有助于全自动化的实现。如前所述，微孔板的应用使多个反应管能够以平行方式同时处理，目前 96 孔板与 384 孔板都有了相应的标准（society of biomolecular screening task force "standard" in automation and instrumentation）。但是其他的高密度板，如 864 孔板、1536 孔板、3456 孔板，甚至 9600 孔板，因微孔密度大，孔之间的距离过小，使得对每个孔中心的定位变得十分困难，尚没有统一的标准，同时精准定位恰巧也是一套高通量加液和高质量读取信号的系统所必需的。

一般地，一个自动化筛选系统的大多数组件是围绕微孔板工作的，包括独立单元（stand-alone）、工作站（workstation）和自动化系统（automated robotic system）。独立单元指洗板器、液体分配器（liquid distributor 和酶标仪等。工作站指能执行多重功能（通常指围绕多孔板）的部分，如液体转移装置（liquid handling）。自动化系统是指独立单元、工作站于一个特定的功能环境，由一种总系统软件控制，由 1～2 个机械臂完成微孔板在独立单元和工作站之间的转移工作。

随着高密度板的使用，人们已经提出了超高通量筛选（ultra high-throughput screening，UHTS）技术，其通量可达到 10 万次/天。相关仪器已经逐渐商品化，如基于冷却电荷耦合元件（cooled charge-coupled device，CCD）的照相机和美谷分子仪器公司（Molecular Device）基于焦阑透镜发展起来的化学发光成像读板机（chemiluminescence plate reader，CLPR）。

如何处理高通量筛选后在短时间内产生的大量数据是关键之处，甚至可以认为挖掘数据背后的信息才是高通量筛选的意义所在。对于如此大批量的数据，常用的工具软件无法有效处理，因此一般需要专业的软件人员开发适合于自己特点的软件处理系统。针对不同的高通量筛选系统，发展一套功能完整的软件系统，并且这套软件要求允许各个子系统之间都能实现有效的连接和对话，因此有诸多因素须要考虑，这需要数据产生者、使用者及设计者的相互配合和沟通。

代表性的高通量操作流程中的软件系统应按照以下流程执行。

(1)登记样品信息。

(2)测试样品分配及相关信息，仪器收集初始筛选数据。

(3)进行数据计算。

(4)导入数据库并进行数据分析。

延伸阅读 19-6：生物工作站

世界上第一台工作站是由 Zymark 公司开发的 BenchmateTM 系统，它集成了精密天平、单通道加液头、移液装置、振荡器和高效液相色谱进样器等。通过一个机械臂可以将不同的容器从一个工作台移至另一个工作台，但这一系统主要是针对管形反应器而设计的，并不适用于如今的微孔板。

现在商品化的工作站一般有单通道或多通道液体转移装置，通常为平台结构，有 1~2 个机械手臂完成各种操作，同时还有 96 和 384 通道的一次性或固定的吸液器等。Biomark2000 在使用可变换工具后变得更加灵活，如不同的吸收器、分配器等。其特点是可以针对不同的需要设计不同的操作程序。但与此同时，Biomark2000 工作站也丧失了一些其他功能，如针对非微孔板形式的加样功能。近期出现的 BiomekFX 则集成了更强大的功能，如多通道可同时执行不同的任务，双手臂操作则更提高了有效性和操作速度。

SAGIAN™ 核心系统是以沿轨道运行灵巧的机械臂 ORAC System 为核心，将液体转移装置、各种检测器、微孔板贮存装置等外围设备有机地结合为一个整体，控制软件操作简单，可根据不同模型设计不同的运行方法。

19.3.2 检测方法

高通量筛选有体外生化和细胞水平两种基本的检测方法。

1. 体外生化检测方法

体外生化检测方法(in vitro biochemical detection)进行筛选的靶点通常包括酶、受体、蛋白质-蛋白质相互作用等，可分为异相检测(heterogeneous detection)和均相检测(homogeneous detection)两种手段。

异相检测为多步检测，包括放射活性和非放射性检测两种，其中前者包括过滤方法检测、吸收方法检测、沉淀方法检测、放射免疫检测，而后者主要是 ELISA 检测，相对费时费力，难以实现自动化和配合高通量筛选系统。

均相反应系统的特点是操作步骤少、反应速率高，以及对大分子底物构象影响小等，并且能够在高密度孔板中进行，因此易于实现自动化，适合高通量筛选系统。均相检测同样可以分为放射性检测[触发闪烁分析(scintiuation proximity assay，SPA)微粒、SPA 微孔板]与非放射性检测（显色反应检测、吸收光检测、荧光检测、微粒方法检测）。

2. 细胞水平检测法

细胞水平检测法（cell level detection）通常用于信号转导通路相关的靶点（如受体、离子通道等）及抗生素筛选模型。其检测环境非常接近于活细胞的环境，因此被广泛用于验证经初级体外生化检测得到的先导化合物，也应用于暂时无法通过体外生化方法进行检测的高通量筛选靶点。早期的细胞水平检测通常有操作步骤烦琐的问题。随着分子技术、检测技术和仪器水平的提高，目前均相细胞水平的筛选已经进入高通量时代。

细胞水平的筛选不仅可以揭示细胞膜的通透性、细胞毒性及靶点作用机制与假说之间的相关性，同时也可以得到有关细胞和化合物相互作用及化合物稳定性的信息。由于细胞表面或细胞中有成百上千个药物作用的潜在靶点，它们与不同疾病具有多层次的相关度，因此经过细胞水平筛选得到的活性化合物对目标靶点具有一定程度的选择性。可见细胞水平筛选系统得到的化合物较体外筛选系统获得的化合物能更快地开发成药物。

细胞水平检测也分为均相检测与异相检测，均相检测又可细分为微生物检测和哺乳动物细胞检测，前者包括存活检测、生长/生长抑制检测、双杂交检测、报告基因检测，后者包括放射性检测、非放射性功能检测、报告基因检测、混合检测。相对而言，异相检测应用比较局限，但可细分为放射性检测和非放射检测，前者包括放射免疫检测、过滤方法检测、细胞毒性和细胞增殖检测，而后者主要是 ELISA 检测。

均相检测体系中，除了一些试剂需要事先吸附于固相表面，其他所有的反应成分均可以共存于溶液中，经一定时间孵育后，可由检测仪直接读取信号而无须其他步骤。近年来，纳米技术的迅猛发展推动了 DNA 微阵列芯片、量子点、纳米颗粒等新材料的出现，也为建立一些以荧光、化学发光、放射性同位素为基础的新的均相检测方法提供了机遇。

19.3.3　新药含量测定

新原料含量测定应选专属性强且能反映产品稳定性能的方法。在许多情况下可以使用同样的方法（如高效液相色谱法）测定新原料药含量和杂质含量。当采用非专属的方法进行含量测定时，应该用另一种分析方法对其专属性进行补充完善。例如，若用滴定法测定新原料药含量，同时应选用适当的方法测定杂质。

学习与思考 19-1

---

(1) 什么是组合化学？组合化学与高通量筛选有何关系？

(2) 如何实现高通量筛选？主要步骤有哪些？

(3) 高通量筛选可能使用到哪些测量方法？举例说明。

(4) 如何测量高通量筛选出来的新药？有些什么方法可供选择？

19.4　高通量筛选中的荧光测量

目前已经发展了许多基于荧光、化学发光或放射活性检测高通量筛选技术。化学发光检测进行高通量筛选所涉及的检测技术主要包括电化学发光检测法、荧光素酶报告基因检测法及 Alpha 筛选检测法。放射活性检测技术主要包括亲近闪烁检测、FlashPlate™ 闪烁检测法和 LEAD seeker 均相成像检测法。由于荧光信号十分灵敏、易于检测、适于微量化，并且荧光检测对环境和人体友好，因此目前大多数均相检测方法都是建立在荧光标记技术基础上。下面将主要对荧光分析法进行详细介绍。

在基础仪器分析中已经知道，荧光基团大致可以分为内在固有的荧光基团和外源性结合的荧光基团两类。许多生物分子带有天然的荧光基团，在适当条件下可以直接使用光激发进行测量。例如，包括色氨酸(Try)、酪氨酸(Tyr)和苯丙氨酸(Phe)等含有芳香族氨基酸残基的蛋白质在 280 nm 激发下会发射出 320~350 nm 的荧光，不过灵敏度不高。

当待测大分子本身的荧光团发射光太弱而无法检测时，可结合一些荧光染料，形成发强荧光的配合物。广泛用于标记蛋白质和核酸的荧光染料主要有荧光素、罗丹明、德克萨斯红、氟硼二吡咯染料(boron-dipyrromethene，BODIPY)等。这些荧光染料的激发光及发射光的波长都比较长，可以最大程度降低本底荧光干扰。所以，大多数生物大分子，包括蛋白质，尽管带有天然的荧光基团，因为灵敏度低而大多采用外源荧光法。

直接测量荧光强度来进行定量的分析方法很多，比较典型的有荧光生成分析法(fluorescence generation analysis)、荧光猝灭分析法(fluorescence quenching analysis)及荧光偏振分析法(fluorescence polarization，FP)等。其中，在荧光生成分析法中，反应后荧光强度增加；在荧光猝灭分析法中，荧光强度减弱；而在荧光偏振分析法中，荧光偏振会发生变化。该类方法操作简便，适于微量化。但是由于测定的是整体荧光强度，待测化合物的自身荧光和内滤效应可能会对结果带来难以消除的干扰。

19.4.1 荧光生成分析法

反应试剂如甲基伞形酮(methylumbelliferyl)、8-苯胺基萘-1-磺酸(8-anilino-1-naphthalenesulfonic acid，ANS)及 4,4′-双(苯基氨基)-[1,1′-联萘]-5,5′-二磺酸(4,4′-bis(phenylamino)-[1,1′-binaphthalene]-5,5′-disulfonic acid，bis-ANS)、核酸特异性染料等，当发生反应后生成能发射荧光的产物，以荧光强度增加的程度作为定量依据。通过使用机械手、液体处理系统及酶标仪可使荧光检测完全实现自动化，日筛选能力可达 5 万~10 万次(图 19-1)。

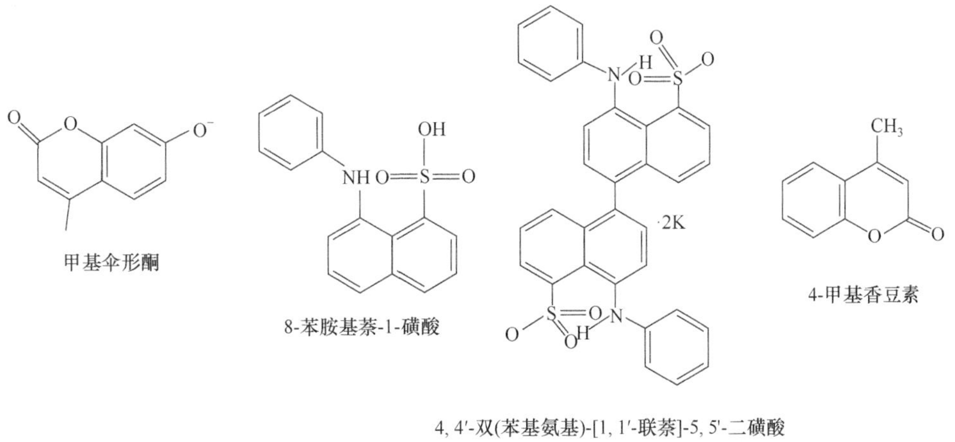

图 19-1　一些典型荧光染料结构

延伸阅读 19-7：荧光生成法在药物分析中的应用实例

【例 19-1】β-葡萄糖醛酸酶的测定

底物 4-甲基伞形酮-D-葡糖苷酸（4-methylumbellifery-D-glucuronide，MUG）在 β-葡萄糖醛酸酶的作用下水解生成 4-甲基香豆素（4-methylcoumarin，4-MeU），产物只有在其羟基基团电离后才能发射荧光，而羟基的 pK_a 为 8～9。因此当 pH 大于 10 时，产物 4-MeU 便可发射荧光，信号强度正比于酶活性的大小。使用微孔板荧光酶标仪读取数据，激发光波长为 355 nm，发射光波长为 465 nm。该法的灵敏度较目前的比色法高 100 倍。使用 384 孔板也能取得与 96 孔板相似的检测效果。β-葡萄糖醛酸酶的荧光检测法步骤简单，无须洗涤分离，并且在均相系统中反应，达到终点速度快，适用于微量化，可在 384 孔甚至 1536 孔等高密度微孔板中进行筛选。

【例 19-2】核酸酶活性测定

核酸酶和聚合酶的活性检测就是利用特异性核酸结合荧光染料来进行的。随着分子探针技术（molecular probe technology）的发展，荧光探针应用范围越来越广，使不能发射荧光或荧光很弱的一些物质都能实现荧光测量。

一些荧光探针与双链脱氧核糖核酸（dsDNA）、单链脱氧核糖核酸（ssDNA）或核糖核酸（RNA）特异性结合后，荧光量子产率增加，荧光信号加强。微微绿（picogreen）是一种极为灵敏的荧光核酸染料，能与 dsDNA 特异性结合，发射荧光，信号强度不受溶液中同时存在的 ssDNA、RNA 影响，因而常用于皮克级水平的 dsDNA 的定量检测。油绿（oilgreen）则可特异性结合 ssDNA 及寡核苷酸，发射荧光信号。RNA 荧光（RiboGreen）可与 RNA 特异性结合，用于溶液中 RNA 的定量检测。核糖核酸酶 H（RNase H）能将 RNA 单链从 RNA-DNA 杂交链中水解下来，进而利用微微绿能实现 RNase H 均相检测。

19.4.2　荧光猝灭分析法

猝灭剂与荧光物质共价结合，使荧光强度减弱或消失；若后续反应能去除共价结合的基团，则可以重新释放出游离的荧光物质，再次发射荧光，信号增强，即荧光猝灭作用被解除。

延伸阅读 19-8：荧光猝灭法在药物分析中的应用实例

【例 19-3】肽酶的测定

许多胺类荧光染料，如 7-氨基-4-甲基香豆素、7-氨基-4-氯甲基香豆素、6-氨基喹啉、罗丹明 110（R-110）、N-(4-氨甲基)苯基-罗丹明 110、5-(或 6-)氯甲基罗丹明 110 和 6-氨基-6-去氧荧光素，作为分子探针可与氨基酸或多肽共价结合，但结合后自身的光谱特性被改变，发生荧光猝灭。

例如，罗丹明双胺类衍生物作为蛋白酶的特异性底物，已经被广泛用于液相及活细胞水平的酶活性检测。其机制是将多肽分别共价结合到 R-110 两端的氨基，R-110 的光吸收和荧光发射都受到抑制而发生荧光猝灭，但如果有肽酶分别切去两端的多肽，重新产生荧光物质 R-110。在 pH = 3 及 pH = 9 的条件下，由于分别产生了 R-110 单胺衍生物及 R-110，产生稳定的荧光信号。

19.4.3 荧光偏振分析法

荧光偏振分析法是一种均相检测技术，在研究溶液中分子间相互作用时非常有效。

当荧光物质被偏振光激发后，也会发射出偏振光。荧光基团的偏振是由于分子发生了定向极化，且与激发光的偏振方向有关。溶液中的荧光分子受偏振光激发后，发射光偏振的程度与荧光基团在光的吸收和发射间隙的旋转程度相关，即其定量依据是在特定的条件下，荧光偏振信号与荧光分子的大小成正相关。

荧光偏振检测法有三类，分别如下。

第一类，将带有荧光基团的小分子与一个大分子(空间体积或质量，不一定有荧光)结合，生成一个更大的带有荧光基团的复合物，荧光偏振信号增强，如抗原-抗体、DNA-DNA、DNA-RNA、蛋白质-DNA、蛋白质-蛋白质间的相互作用及受体-配体的特异性结合、荧光小分子与石墨烯或碳纳米管结合等。

第二类，将一个相对较大的带荧光基团的大分子剪切成一个较小的荧光分子，荧光偏振信号减弱，如核酸酶、解旋酶和蛋白酶活性检测法。

第三类，异化(简接)检测法，即荧光分子与抗体偶联使荧光偏振信号增强或减弱。

荧光偏振分析法作为一种均相检测方法，具有读数方便、反应试剂简单、反应速率高、易于自动化、很快能达到平衡等优点。用于共价标记的荧光染料衍生物中最常用的是荧光素衍生物，具有较高的荧光效率和优异的荧光发出效果，水溶性好，最大激发波长接近氩离子谱线中的 488 nm。其他常用的荧光试剂，包括氟硼二吡咯染料、德克萨斯红(Texas red)、俄勒冈绿(Oregon green)、罗丹明类等。目前已有市售商品作为生物分子共价结合试剂。

延伸阅读 19-9：荧光偏振分析法在药物分析中的应用实例

【例 19-4】蛋白酪氨酸激酶活性的荧光偏振测量

蛋白酪氨酸激酶(protein tyrosine kinase，PTK)活性的荧光偏振测量的基本原理是利用磷酸化荧光素-多肽(fl-phos-peptide)与抗磷酸化酪氨酸抗体结合形成免疫复合物，引起荧光偏振信号加强。

FP-PTK 直接活性测量法只能使用一种多肽底物，且需要大量的抗磷酸酪氨酸抗体(PY 抗体)。为了克服这些问题，人们已经发展了 FP-PTK 竞争免疫活性测量法，其基本原理是使用激酶反应产生磷酸化的多肽或蛋白，与带荧光基团的磷酸肽示踪物(fl-磷酸肽)竞争 PY 抗体。

在这类测量方法中，激酶的活性导致了荧光偏振信号的丧失。在 FP-PTK 竞争免疫活性测量法中，多肽底物与 PTK、ATP、fl-磷酸肽、PY-54 磷酸酪氨酸抗体共同置于反应缓冲液中，室温孵育后，通过荧光偏振酶标仪可直接读取荧光偏振值。

与常规的激酶活性测量法如 $^{32}PO_4$ 转移法、ELISA、解离增强镧系元素荧光免疫检测(dissociation-enhanced lanthanide fluorescence immunoassay, DELFIA)相比，FP-PTK 竞争免疫活性测量法具有方法简单、无放射性、高灵敏度、无须分离底物和产物的优点，并且稍加改变就能适用于磷酸酯酶活性检测。

由于简便快速，FP-PTK 和 FP-磷酸酯酶活性测量法很适合高通量筛选。

19.4.4 荧光共振能量转移光谱分析法

当一个荧光分子(供体)的荧光发射光谱与另一个荧光分子(受体)的激发光谱相重叠时，

受光激发产生的供体激发态分子与受体基态荧光分子发生偶极-偶极相互作用(dipole-dipole interaction)，使得受体分子发出荧光，供体荧光减弱。这一现象称为荧光共振能量转移(fluorescence resonance energy transfer，FRET)，是由德国化学家西奥马·福斯特(Theodor Förster)在 20 世纪 40 年代中晚期发现的，故而又称福斯特共振能量转移(Förster resonance energy transfer)。

如图 19-2 所示，发生 FRET 需要满足三个条件，即荧光供体(donor，D)和受体(acceptor，A)之间的距离缩短，一般不超过 10 nm，最好是 7～10 nm；供体的发射光谱与受体的激发光谱必须有重叠，一般不低于 30%；供体和受体之间迁移偶极子的方向必须平行(供受体之间分子取向)。例如，荧光素与四甲基罗丹明之间发生 50%有效能量转移所需距离为 5.5 nm。

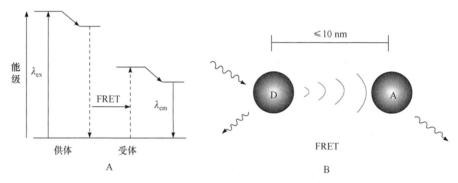

图 19-2　FRET 能级 A 及过程 B 示意图

荧光共振能量转移效率(resonance energy transfer efficiency)E 如式 19-1 所示，与供受体之间的距离密切相关：

$$E(\%) = \frac{1}{1 + (R/R_0)^6} \times 100 \tag{19-1}$$

式中，R 为供受体之间的距离；R_0 为福斯特半径，其大小与供受体的光谱性能、分子取向及所处的环境有关。

当一个荧光分子的斯托克斯位移不是很大或者其激发和发射谱带重叠比较多时，FRET 会发生于同种分子之间，称为同质荧光共振能量转移(homogeneous FRET，homo-FRET)。大多数情况下，供受体是不同的，发生异质荧光共振能量转移(Heterogeneous FRET，hetero-FRET)。

共振能量转移光谱分析已成为新的研究分支，应用十分广泛。在本节的后续学习中，我们会有大量的实例说明 FRET 的应用。此外，随着发光技术的发展和新型纳米光谱探针的研发，衍生了一系列新的共振能量转移光谱分析方法，如化学发光共振能量转移(chemiluminescence RET，CRET)、生物发光共振能量转移(bioluminescence RET，BRET)、等离激元共振能量转移(plasmon RET，PRET)、长程共振能量转移(long range RET，LrRET)等新的研究领域，有兴趣的读者可参阅相关专著。

学习与思考 19-2

---

(1)荧光分析法中会使用到大量的荧光试剂，举例说明你曾经使用过哪些荧光试剂，其结构如何，其荧光发光特性都有什么特点。

---

(2) 如何实现高通量筛选? 主要步骤有哪些?

(3) 荧光猝灭分为动态猝灭和静态猝灭, 各有什么特性? 猝灭程度如何表示?

(4) 共振能量转移的原理是什么? 查阅文献, 明确影响共振能量转移效率的影响因素有哪些。

19.4.5　均相时间分辨荧光分析法

时间分辨荧光(time-resolved fluorescence, TRF)分析法, 简言之就是指依据荧光激发态分子的寿命不同而建立起来的分析方法。大多数荧光物质的荧光寿命一般为几微秒, 非常短, 而一些来自分析组分、酶标板、光散射、生物样品或化合物的干扰也是一些短暂的荧光。有些荧光分子, 特别是镧系元素如铕(Eu)、钐(Sm)、铽(Tb)、镝(Dy)化合物有较长的荧光寿命, 因而可以通过测量寿命的差别来实现高选择性测量。

结合 FRET 光谱分析法, 可以选择荧光寿命较长(100~1000 μs)的镧系螯合物作为荧光能量供体, 以别藻蓝蛋白(allophycocyanin)或荧光素修饰受体, 使得受体也具有较长的荧光寿命, 降低短暂荧光所引起的干扰背景。

Eu^{3+}、Sm^{3+}、Tb^{3+}、Dy^{3+}等稀土元素自身的荧光团很少。为便于检测, 需要与其他物质形成复合物。例如, 铕可以通过形成巨多环(macropolycyclic, Euk)来增加荧光强度并防止荧光猝灭, 而 Euk 有很合适的结合臂可与肽、蛋白质、核酸形成共价复合物, 因而进一步可建立起镧系元素螯合物均相时间分辨荧光法(lanthanide chelate homogeneous time-resolved fluorescence, HTRF/LANCE)。利用 LANCE 技术, 荧光共振能量在发射光为 613 nm 时从铕螯合物转移到发射波长更长的受体如别藻蓝蛋白 XL665 或 Cy5 上或在发射光为 492 nm 和 545 nm 时从铽螯合物转移到不同受体上, 如四甲基罗丹明、黄嘌呤或荧光素等。

在 HTRF/LANCE 分析中, 有直接法、间接法、半直接法等三种标记方法。

(1) 与标记荧光偏振类似, 在直接标记法中, 镧系螯合物供体和别藻蓝蛋白、罗丹明或荧光素受体被直接标记到参与反应的分子上。

(2) 在间接标记法中, 供体与受体荧光团被标记到参与第二反应的大分子上, 如互相作用的抗体-二抗或生物素-抗生物素链菌素。

(3) 半直接标记法是直接标记法和间接标记法的结合。HTRF/LANCE 分析可用于很多方面, 如 DNA-DNA、RNA-DNA、DNA-蛋白质、蛋白质-蛋白质、受体-配体之间的相互作用、核酸酶或蛋白酶的水解反应、聚合酶的合成反应及一些蛋白的修饰反应(如激酶)等。

延伸阅读 19-10: 均相时间分辨荧光检测法在药物分析中的应用实例

【例 19-5】HTRF/LANCE 分析

HTRF/LANCE 分析是一种无放射、均相、敏感且无须分离步骤的分析方法。通过控制合适的检测时间, 可以降低背景干扰, 供体激发过程中受体发射光可以排除, 因此可以检测到全部的能量转移信号。当镧系供体与别藻蓝蛋白受体距离很近时能量发生转移, 受体发射光持续时间较长, 信号可用于识别生物分子反应。

若受体(如 XL665)与供体 Euk 或其他镧系螯合物靠得不够近, 在 665 nm 处发出短暂的荧光信号, 会受到其他荧光化合物的干扰。但如果有 HTRF, 测量特异的受体信号与供体 Euk 等镧系螯合物之间的信号比能很好地消除干扰信号。

HTRF/LANCE 方法所用的试剂安全、稳定，可用 96 孔、384 孔或 1536 孔板检测，且易于自动化，所以非常适合高通量筛选和超高通量筛选。但也有局限：①相互作用的两个生物分子需要直接结合到供体和受体上，无法使用常规标记试剂；②供体和受体的选择范围有限；③操作复杂。

【例 19-6】酪氨酸激酶测量

生物素标记的肽底物被 PTK 磷酸化,再分别与铕标记的磷酸化酪氨酸抗体及抗生物素链菌素标记的 XL665 或 Cy5(APC-抗生物素链菌素)相结合。由于两个荧光团距离非常近，发生从 Eu^{3+} 转移到复合物的 FRET。

一般情况下，如果磷酸化酪氨酸抗体(PY 抗体)很好,信噪比可以达到 20 倍或更高。在间接标记法中，PY 抗体(未被 Eu^{3+} 标记)与生物素标记的磷酸化的肽底物相结合,此复合物再与常规试剂如 Eu 标记的蛋白 G 或 Eu 标记的蛋白 A 结合,FRET 就从 Eu^{3+} 转移到结合了抗生物素链菌素的 APC 上。

尽管这种方法的信号要比直接法低很多(信噪比约为 10),但因使用常规试剂且比较简单,所以很实用。

19.4.6　荧光相关光谱

荧光相关光谱(fluorescence correlation spectroscopy, FCS)是近年来才兴起的一种统计物理分析技术，是从分子复合物中处于不规则运动状态的荧光分子中获取定量信息。FCS 可以监测纳升级体积中微小浓度分子间的相互作用，而均相技术可以在纳米范围内检测溶液中细胞表面或细胞内分子间相互作用，因而是最具潜力的检测技术之一。

在 FCS 中，单束汇聚激光照在很小体积(一般是纳升)的溶液。处于布朗运动中的单一分子在扩散通过受照射区域过程中会发射出荧光光子，每一光子可以被高灵敏度的单光子检测器以时间分辨的形式记录下来。通过自动关联技术进行分析，可获得诸如浓度、每一分子的扩散时间(与分子的大小和形状相关)及每个分子的亮度等信息。因此，这些时间依赖性荧光信号间的自动关联可以区别扩散快慢不同的粒子，并借助通过扩散时间和快慢分子间的比率可以直接计算相互作用情况。

学习与思考 19-3

---

(1)查阅文献，思考人眼的空间分辨和时间分辨能力。

(2)如何理解时间分辨荧光光谱？举例说明时间分辨光谱的应用。

(3)查阅文献，思考什么是相关性，如何进行相关分析。你是如何理解 FCS 的？

(4)为什么时间相关光谱分析要在纳升级体积中进行测量？

19.4.7　荧光素酶报告基因检测

在药物开发的研究中，报告基因被用于转录、受体功能及代谢规律的研究。基因融合技术能便捷地检测到受体或配体门控性离子通道的激活和影响基因在转录水平上的变化。报告基因构件中含有可诱导控制报告基因表达的反应元件。一般情况下，一个通常无活性的强启动子受到受体激活调控反应元件的控制，并被融合到报告蛋白的编码区。

常用的报告蛋白有绿色荧光蛋白(green fluorescent protein, GFP)、β 内酰胺酶(β-lactamase)、荧光素酶(luciferase)、β-半乳糖苷酶(β-galactosidase)、氯霉素乙酰转移酶(chloramphenicol acetyltransferase)和碱性磷酸酯酶(alkaline phosphatase)等。

延伸阅读 19-11：荧光报告检测在药物分析中的应用实例

【例 19-7】GFP

GFP 是一种含有 238 个氨基酸残基的荧光蛋白,自发发出稳定的荧光。天然的 GFP 荧光强度较低,有多种光吸收,并且从蛋白质表达到获得全部荧光需要延迟 4 h。

经改良后的新型 GFP 突变体具有不同的特性,荧光亮度也得到增强,适用于哺乳动物细胞的克隆载体。如果在同一细胞中使用两种 GFP,基于 FRET 测量就可以探讨蛋白质与蛋白质之间的相互作用。

在两个不同 GFP 之间近距离发生 FRET 还可以用于蛋白酶活性测量。例如,红移 GFP 异变体(RSGFP4)的 C 端融合到含有 Factor Xa 蛋白酶切割位点蛋白链的 N 端,蓝移 GFP 异变体(BFP5)的 N 端融合到该蛋白链的 C 端,以 450 nm 的光激发,能量便从 BFP5 转移到 RSGFP4,发射出 505 nm 的光。但如果使用蛋白酶 Factor Xa 切割将蛋白链成两个 GFP,FRET 降低,RSGF4(505 nm)的发射光随蛋白酶活性的增加而增加。

【例 19-8】β-内酰胺酶报告分析系统

源于大肠杆菌的 β-内酰胺酶的分子质量为 29 kD,是氨苄抗性基因 Amp 的表达产物,能水解青霉素和头孢菌素。通透细胞膜的酯衍生物 CCF2/AM 可作为 β-内酰胺酶的底物,用于定量检测基因的转录,并用作报告基因进行转录活性的均相高通量筛选检测。如果香豆素与荧光素之间发射 FRET,则在 409 nm 处激发香豆素时便发出荧光素的 520 nm 绿色荧光。但是,如果 β-内酰胺酶在 3′位置切割荧光素,FRET 的作用将终止,香豆素近发射自身的 447 nm 荧光,即 β-内酰胺酶切割底物终止 FRET,使荧光发射从荧光素的绿色变为香豆素的蓝色。

Jurkatx 细胞能稳定转染 M_1 受体和具有细胞巨化病毒启动子的活化 T-细胞核因子-β-内酰胺酶报告基因。加入能通透细胞膜的 β-内酰胺酶底物 CCF2/AM 后,能通过绿色荧光到蓝色荧光的改变检测 β-内酰胺酶的活性。β-内酰胺酶活性依赖于乙酰胆碱的浓度及时间。通过 450/530 nm 的发射光强之比,可提高测量 β-内酰胺酶活性的精确度。

此外,已有报道用 β-内酰胺酶报告基因系统在 3546 孔检测板上做细胞水平 G 蛋白偶联受体筛选研究。因此,利用 β-内酰胺酶报告基因活性分析的方法对受体和配体门控离子通道的筛选具有重要意义。

19.4.8 荧光成像分析

荧光成像(fluorescence imaging)技术不像一般的酶标仪那样一次只读一个孔,酶标板上所有孔(96 孔、384 孔、1536 孔)的数值能够被 CCD 照相机同时读取,在亚秒时间范围内就可以记录动态变化,这是成像技术的特点。

1. 高容量筛选

高容量筛选(high content screening, HCS)产生的信息对先导结构的优化有重要的指导作用。目前主要有两种筛选方法:①使用固定细胞与荧光抗体、配体或核酸探针;②使用活细胞与多色荧光指示剂和生物传感器。

高容量筛选已经成功地应用于研究药物诱导的细胞内组分动态分布。例如，在转染了带有人源糖皮质激素受体的绿色荧光蛋白（GFR-hGR）的细胞中，可以用高容量筛选研究 GFR-hGR 由于药物诱导从细胞质转移到细胞核的过程，并可定量地检测每个细胞的转移情况。

高容量筛选是一项很有前途的技术，可以应用到分子水平检测，信号转导途径和细胞的功效研究，固定细胞终点反应测量，活细胞动态活性的持续检测，亚细胞检测等，是获得区域内单个细胞数据的强大工具。

2. 荧光共聚焦显微镜成像分析

共聚焦显微技术（confocal microscopy through focusing，CMTF）是近十几年才发展起来的成像分析技术，具有清晰成像、获得三维图像、多标记观察、实时记录、定性定量分析等功能，可以应用于亚细胞水平的细胞生理活动、细胞形态及运动变化等前沿研究。

按照显微镜构造原理，CMTF 可分为激光扫描共聚焦显微技术（laser scanning confocal microscopy，图 19-3）和数字共聚焦显微技术（digital confocal microscopy）两种。随着激光扫描共聚焦显微镜、激光扫描技术、数字成像方法和可成像荧光染料技术的发展，除可进行固定的荧光标记生物样本的成像外，还可以进行单波长或多波长下的多荧光标记、活细胞成像及多维显微等。激光扫描共聚焦显微镜、多荧光标记、免疫荧光和原位杂交荧光已作为成熟的技术应用于基因表达图谱及 DNA、RNA 与蛋白质表达的筛选中。

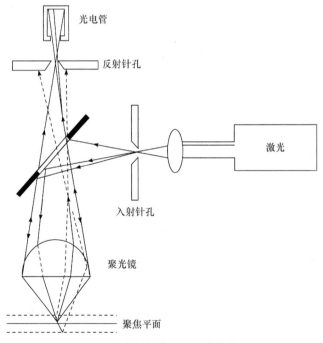

图 19-3　激光扫描共聚焦显微技术原理

适用于均相细胞水平检测的快速荧光共聚焦显微镜，可以同时激发出双色激光并且检测三色图像。例如，就贴在板底的细胞（如表达所需受体的细胞）与标记了荧光染料如荧光素和 LDS751（一种非特异性的核酸染料）的配体相互作用研究，可将 LDS571 发射光产生的影像用于单个细胞的结合活性分析，构建活性成像与第二成像的重叠的受体活性假色图，进一步进行图像分析，即可获得实时数据。

3. 荧光成像酶标仪

荧光成像酶标仪 (fluorescence imaging plate reader，FLIPR) 可进行细胞荧光分析的高通量筛选。FLIPR 可以在亚秒时间内同时读取酶标板上所有孔荧光信号的动态变化，可以测量很短暂的信号。由于 FLIPR 可同时稳定读取板上所有孔，因而可以做实时动态分析。

实时动态数据可以检测功能反应，提供药物亲和性、有效性及功能等相关信息，同时还可区分完全激动剂、部分激动剂和拮抗剂，因而为药物开发提供了有意义的药理学信息，也为药物-受体相互作用提供了动力学信息。

延伸阅读 19-12：荧光微孔分析技术

荧光微孔分析技术 (fluorometric microvolume assay technology，FMAT) 使用 Cy5 为荧光标记物，用红色 633 氦/氖激光激发。激光聚焦到板上每一个孔的底部，除了没有结合的微粒和背景荧光，每个细胞或微粒的荧光都可以被检测到，而背景荧光干扰则在最后的数据处理中除去。FMAT 适用于完整细胞或基于微粒的均相检测系统，无须洗脱未结合的部分。

FMAT 可以用两个 PMT 以双色方式检测单一细胞或多标记细胞及微粒。FMAT 使用无放射性的荧光标记，可用于检测细胞毒性、共轭能分析 (如细胞因子控制的 ICAM-1 检测)、G 蛋白偶联受体 (GPCR) 相关试验、激素核受体检测、丝氨酸/苏氨酸激酶/酪氨酸激酶活性的检测、蛋白质与核酸相互作用、蛋白质与蛋白质相互作用等。

由于有较多的洗涤和孵育步骤，ELISA4 试验不能适用于高通量筛选，但可以通过 FMAT 改为基于微粒的均相检测方法。在典型的 IL-8 荧光酶联免疫吸附试验中 (fluorescence-linked immunosorbent assay，FLISA)，包被微粒的二抗与单克隆抗-IL-8 抗体复合，并与样品、生物素标记的多克隆抗-IL-8 抗体、修饰了 Cy5 的链霉亲和素 (Cy5-SA) 一起孵育。样品中 IL-8 被互相配对的抗体对夹住，Cy5-SA 结合到多克隆抗体的生物素上。微粒复合物的荧光 (排除了未结合的 Cy5-SA 和背景荧光) 由 FMAT 系统检测。

FLISA 仅使用 ELISA (包被在板上) 中 1% 的抗体量，节省了大量试剂。与 ELISA 多步洗涤和孵育步骤相比，FLISA 是通过一步孵育进行分析的，而且它与 ELISA 有相同的敏感度。FMAT 还可应用于在单孔内进行不同微粒大小或荧光团的复合检测 (同时进行多个检测)。虽然 FMAT 属于均相检测系统，但由于成像系统一次只读一个细胞，读取 384 孔或 1536 孔高密度往往需要几分钟，限制了通量。

19.5 高通量筛选中的色谱、质谱及其联用技术

由于组合化学具有高灵敏和高通量的特点，与核磁共振谱、红外光谱、紫外光谱 (UV) 等技术结合，虽然可以提供关于化合物结构的互补信息，但这些单项技术一般较适用于分析单一化合物，难以实现高通量。

　　液相色谱和质谱技术及它们的联用技术已广泛用于复杂组合化学或者自动合成仪合成的化合物中确定化学结构，其优点在于效率和灵敏度都很高。在短时间内，从极其微量的样品中收集尽可能多的结构信息，再与由已知结构的化合物组成的数据库进行对比，从而快速确定活性单体的化学结构。

19.5.1　高通量液-质联用方法

　　如果给定了构建单元和化学反应的组合，得到的化合物数目通常是有限的。因此，只要能够测得产物的质量，往往可以直接无误地确定化学反应是否成功。目前质谱已经成为追踪在化学库中合成过程中信息的首选，包括追踪化学反应信息和化学库质量信息。由于在没有高效液相色谱柱的情况下可能更快速的分析，连续流动进样质谱分析(flow-injection mass spectrometric，FIA-MS)是否能得到与液-质联用相同的结果是个重要问题。

　　例如，有些有机溶剂如二甲基亚砜(DMSO)可能干扰待测物的离子化过程，包括电喷雾离子化(ESI)、常压化学离子化(APCI)和基质辅助激光气化离子化(MALDI)等，有时甚至无法使用常规离子化方法对化合物进行分析。此外，在反应混合物中，由于不同组分具有不同离子化特性(如对质子的亲和性)，而某个组分的存在可能抑制另外一个组分离子化，从而影响质谱分析结果。

　　在连续流动进样的一级质谱分析中，离子碎片不易确认，特别是当这个离子碎片可能来自于多种原生离子时更难识别。这些现象在采用混合-均分组合化学法合成混合物，且具有统一基本骨架结构的化学库中最常见。

　　上述所有问题，使用液-质联用能很好解决。在选择了恰当的色谱柱和色谱条件后，待分析混合物中的大部分有机溶剂都能从梯度洗脱中分离，反应混合物中的大部分组分都能被分开。

19.5.2　高通量液-质联用系统

　　药物先导化合物的发现和组合化学的发展同时也大大地加速了质谱及联用技术的发展。下面重点介绍高通量的液-质联用技术，以及一些最新质谱技术在组合化学领域的各个阶段的应用。

　　图 19-4 描述的是一个色谱柱转换系统，通过它可以提高样品分析通量。例如，当一个色谱柱工作时，另一个色谱柱可以暂时脱离工作系统，单独用第三个液泵高速清洗色谱柱并重新平衡洗脱条件。在 ESI-MS 之前，一般都需装上一个色谱柱的变通阀和一个紫外检测器。

　　在质谱系统中，离子源与质谱的连接处装有喷嘴-锥形分离器(nozzle-skimmer)。由于 Turbo V™ 离子源一方面利用加热和快速气流除去色谱洗脱液中的溶剂，因而常用带有 Turbo V™ 离子源的 API150 或 API100 装置。由于系统能够与高流速的高效液相色谱匹配，而无须使用分流阀，一般也无须经常清洗分离器。

　　使用"Analyst"软件操作系统，可以完全控制高效液相色谱泵和自动进样器。分析结果可以很方便地通过多个视窗显示在计算机屏幕上。

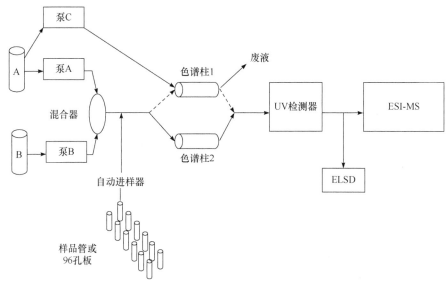

图 19-4 色谱柱转换系统

泵可选用 Shimudzu VP 系列、Gilson 或其他高效液相色谱泵；通常选用 Gilson215 的液体操作系统作为自动进样装置，
因为可容纳 12 个 96 孔样品板，也可更换不同种类的样品瓶

学习与思考 19-4

---

(1) 药物高通量筛选中荧光分析法和色谱-质谱连用技术都有何应用？

(2) 高通量筛选和高容量筛选有何异同？

(3) 如何理解荧光成像分析与高通量筛选之间的关系？

(4) 如何实现色谱和质谱系统的联用？

19.6 成药性过程评价

由于新药研发涉及上游基础研究、发现研究、开发研究和上市四个阶段，因而是一个耗资巨大的系统工程。按照新药研发规律，四个阶段的目标传递过程如图 1-1 所示，基本可概况如下。

(1) 上游基础研究阶段：通过研究功能基因组、疾病病理机制等为新药发现提供新的靶标和理论。

(2) 发现研究阶段：利用新靶标和理论，同时结合现有技术，形成专利并发现候选化合物。

(3) 开发研究阶段：这是成药性综合评价的阶段，包括对候选药物开展临床前综合评价、临床评价、产业化工艺研究等相对独立的三项内容。

(4) 上市阶段：完成前面几个阶段后，药物经注册即上市。新药的销售对专业性要求高，特别是国际化销售需依托跨国公司展开。

从图 1-1 可以看出，新药开发阶段实际就是成药性综合评价阶段，主要包括临床前综合评价、临床评价和产业化研究三个方面，而目前我国临床前成药性综合评价的不足限制了新药创制的效率。

19.6.1　临床前综合评价

　　无论是合成药、天然药物还是基因工程药物都要经过临床前综合评价，以确定其安全、有效和质量可控，因此是所有药物开发的共同通路。临床前综合评价可以分为两大类：生物学评价和药学评价。生物学评价包括药效评价、毒理学评价和药动学评价等，主要是明确候选药物的药效、作用机制、毒理学反应、药动学特点及药物相互作用等。而药学评价则是为了确定合适的制备工艺路线，并建立可靠、稳定和简便的质控标准及方法，尤其需要注意未来工业化时小试制备与工业化规模生产的区别。在这里，我们主要就生物评价做一个介绍。

　　1. 药效评价

　　药效评价主要是根据将来的临床适应证，选择合理的动物疾病模型进行评价。而对于缓控释、透皮、黏膜制剂等特殊的剂型，还需要设计适当模型来体现制剂的作用特点。临床前药效学评价的目的是证实已经发现的新药的预期疗效，还应阐明其作用原理，并阐释新药主要药理作用的性质、强度、开始和持续时间等特点，明确新药有什么不良作用，主要发生在哪些组织或器官，应如何识别和处理，与现有同类典型药物相比，有何优缺点。

　　评价的内容主要包括如下两个方面。

　　第一，特殊药效学评价。研究新药预期用于临床治疗的特征药理作用。如果可能，还应阐明其主要药理作用的作用部位和作用机制。

　　第二，一般药效学评价。研究新药的其他药理作用或称作用谱，通常是在各个主要器官进行系统研究，以发现新药的治疗作用及副作用等。

　　临床前药效学评价要注意如下四个事项。

　　第一，选择合适的试验方法。实验室研究应和临床疾病密切相关，所选用的动物试验模型能尽量反映临床疾病的病理生理过程，选用的试验方法与临床疾病相关性越大，药效学评价的价值就越大。

　　第二，选择恰当的对照。治疗作用的有无、强弱，副作用大小都是相对的，比较出来的。选择一个对照首先要依据现有典型同类药物，比较新药的优点和缺点。另外，在试验中要同时设计阴性对照(如溶剂)和阳性对照(典型有效药物)，使新药作用的评定更确切。在试验设计中还要尽可能安排"内在检查"，用以排除试验中变异因素的影响。

　　第三，科学使用统计方法。试验一般是以有限的少量动物试验数据来说明普遍作用。由于存在生物个体差异，少数试验结果扩大为普遍作用会存在一定的问题。故需要科学使用统计学方法，最好由生物学工作者和统计学工作者一起商议制订试验方案。

　　第四，考虑种属差异。不同动物对同一药物的反应有共同性，也有差异性，这对临床前药效学评价结果延伸到临床使用是很重要的。药理学试验中往往会使用多种动物做试验来解决共性和个性的问题。通常情况下，一个药物在多种动物中的效应都一致，则说明该药的共性大，进而将动物试验的结果移用到人体时，结果的一致性大。反之，一个药物对几种动物的作用差异很大，则说明该药的共性小，预期对人作用的一致性小。当然动物是动物，人是人，动物并不能完全代替人。在药效学评价中对种属差异要给予重视，需恰当掌握。

2. 毒理学评价

在新药研究过程中，许多待选化合物（包括小分子和大分子）由于安全性问题无法进入临床试验。因此，严格按《药物非临床研究质量管理规范》（GLP）要求对新药进行毒理学评价，阐明候选药物潜在的毒性作用及毒性靶器官，有助于降低临床试验安全性风险和缩短药物研发周期。

毒代动力学（toxicokinetics）研究作为常规毒理学研究的重要组成部分，是新药安全性评价的重要手段之一。在急性毒性试验、长期毒性试验、安全药理试验等新药非临床研究阶段，都可能涉及毒代动力学研究，为临床上可能的不良反应提供参考。

毒代动力学试验的研究重点是解释毒性试验的结果，预测药物的安全性，因而研究目的不能简单归结为得到受试物基本动力学参数特征，而是要掌握药物在体内的暴露量情况，具体情况因不同试验而异。

毒代动力学试验涉及的参数分析如下。

单次给药试验：通常不进行毒代动力学监测，特殊情况可以进行附加毒代动力学研究，分析剂量与暴露量[曲线下面积（area under the curve，AUC）]的关系，有利于确定剂型、预测暴露速率和持续时间。

多次给药试验（2 周到 3 个月）：如果药动学过程较复杂，对全身暴露量难以预测，可考虑在长期毒性试验开始之前做两周左右的多次给药毒代动力学试验来观察稳态浓度（steady state concentration，c_{ss}）和 AUC 变化情况。一般要在给药的首末次采集血样，比较其药物的动力学变化情况。必要时可以在给药期监测 1～2 个时间点的血药浓度。

长期毒性试验（6～9 个月）：可对首末次和中期给药后的血药浓度进行监测，测定多时间点血药浓度，计算 AUC、峰浓度（c_{max}）和达峰时间（T_{max}）等动力学参数，获得稳态浓度的变化趋势，有利于获取全身暴露情况、剂量相关性和肝药酶的诱导抑制作用等有用信息。

生殖毒性试验：由于致畸敏感期毒性试验（Ⅱ段）中的药物暴露量与母体毒性息息相关，该阶段开展毒代动力学监测具有一定意义。

遗传毒性试验：当体内遗传毒性出现阴性结果时，进行毒代动力学试验可以较好地描述所用动物种属的药物暴露水平和特定组织的药物暴露情况。

致癌试验：应在不同剂量水平和不同阶段对全身暴露量进行评价，根据得到的暴露量结果预测药物在动物和人体内的差异。

剂量探索试验：每一次剂量递增都应记录 c_{max}，当受试物被给予最大耐受剂量并持续一定时间，应监测血药浓度并计算 AUC，从而定量评价毒性反应和血药浓度的关系。

总之，毒代动力学试验有利于毒性反应的分析及综合评价临床前药效学、毒理学、药动学等研究结果，能为临床前研究提供足够的信息支持，从而提高毒理学评价能力。

延伸阅读 19-13：毒代动力学发展

在 20 世纪 80 年代前，多数药物的临床前毒理安全性评价主要是观察受试动物在药物作用下的行为和存活情况，以及观察动物器官功能和组织形态学的变化，并没有测定相应的全身暴露量。

从 20 世纪 80 年代后期起，国外大医药公司逐渐将临床前毒理安全性评价列为新药研究开发的重要内容。1984 年，经济合作与发展组织（Organization for Economic Co-operation and

Development，OECD)颁布了《化学品毒代动力学研究指导原则》，并于 2010 年进行了全面修改，对受试物、剂量、体内过程、毒代动力学模型及报告格式等做了细致要求。1994 年，ICH 提出了毒代动力学研究指导原则，统一要求在药物毒理学试验中进行毒代动力学的研究。

我国药物毒代动力学研究起步较晚，2005 年我国建议将毒代动力学研究列入新药研究内容，直到 2014 年才颁布了《药物毒代动力学研究技术指导原则》。

3. 药动学评价

药动学评价是为临床给药方案提供参考数据，其主要通过临床前药动学试验来测定一系列药动学参数，如吸收速率常数(k_a)、总消除速率常数(k)、尿药排泄速率常数、生物半衰期$(t_{1/2})$及清除率(CL)。

进行临床前药动学研究的目的是阐明药物吸收、分布、代谢和排泄等过程的动力学特征，揭示新药在动物体内的动态变化规律，并根据数学模型提供重要的动力学参数，评价进一步开发研究的必要程度，参与先导化合物的初步筛选，为药效学、药理学、毒理学、临床试验和临床合理用药提供依据。

临床前药动学试验在新药筛选过程中通常选用与药效试验及毒性试验相同的动物(啮齿类动物大鼠或者小鼠)作为试验对象，可以很好地反映药物体内特点。随着样品前处理技术及色谱分析技术的发展，使用较少量的体液样品即可进行血药浓度分析。

按照选定的给药剂量和给药途径对试验动物进行给药，可用于组织分布和排泄的研究。在组织分布研究中，给药后分别在吸收相、分布相和消除相各选一个时间点，每个时间点测定至少 5 只动物组织内的药物浓度，了解药物在体内分布的主要器官，特别是效应器官和毒性靶器官的分布特征。在排泄研究中，将动物置于代谢笼内，在一定时间内收集分离后的尿液和粪便进行测定。胆汁排泄试验时，一般在麻醉状态下对大鼠进行胆管插管引流，待动物清醒后给药，再分段收集胆汁进行测定。

延伸阅读 19-14：毒代动力学与药动学异同

1)毒代动力学与药动学的相同点

毒代动力学与药动学研究的内容均为药物在体内吸收、分布、代谢、排泄随时间的动态变化。二者的试验原理和分析方法是基本相同的，技术可以共享或相互借鉴。已获取的药动学研究结果可以为毒代动力学和毒性试验设计提供重要的参考价值。药物组织分布研究结果可为评价药物毒性靶器官提供依据。

药物与血浆蛋白结合试验的结果对估算血药浓度与毒性反应关系具有重要价值，生物转化研究所提供的代谢产物数据，也有助于分析可能引起毒性反应的成分和毒代动力学研究应检测的成分。

2)毒代动力学与药动学不同点

(1)研究对象不同。毒代动力学仅涉及动物，而药动学可涉及动物与人。

(2)研究内容不同。毒代动力学主要研究药物在毒性剂量下体内处置的时间过程，可引起不可逆的严重疾病甚至死亡，而药动学并没有毒性反应动力学特征。

(3)研究重点不同。毒代动力学重点在于解释毒理学发现，而药动学侧重于描述药动学参数。

---

(4)研究剂量不同。毒代动力学通常需要使用高于药理剂量或人体治疗剂量，有时甚至高于药效剂量几个数量级进行研究，而药动学仅仅是在药理剂量或人体治疗剂量进行。

(5)动力学特性不同。毒代动力学研究增加剂量可能出现非线性动力学(但并不表示剂量不可以递增或毒性反应无效)，而药动学药理学剂量的药物处置通常符合线性动力学。

19.6.2 临床评价

临床评价是新药开发至关重要的阶段，由各大医院按 GCP 要求进行。同时，新药开发单位也需要具备相应的临床专业人才，不能被动地依赖临床单位。

临床评价的核心内容主要是研究方案的合理性、研究数据的完整性、客观性及规范性。对于与预期目标不一致的结果不要轻易放弃，应进行细致的分析，可能会发现意想不到的结果。例如，带着治疗心血管疾病的目的开发的西地那非(sildenafi)，竟意外成了治疗男性性功能障碍的理想药物。

19.6.3 产业化研究

产业化研究是指对新药进行规模化生产工艺的研究，环保、成本和质量是其核心目标。对新药进行产业化研究应该贯穿新药研发的整个过程，但目前在我国大部分的新药产业化研究推进不够，以至于许多获得生产批文的药物难以转化成合格的商品药物。

学习与思考 19-5

---

(1)新药研发都分为哪几个阶段？各有什么特点？

(2)药物成药性评价包括哪些内容？如何做好这些评价？

(3)什么是药物暴露量？

(4)如何推动药物研发成果的转移转化？

19.7 新剂型分析

19.7.1 我国药物新剂型的发展

药物通常是以制剂的形式用于预防、治疗或诊断疾病，而制剂的有效性、安全性和合理性等对用药效果影响极大。药物新剂型和新技术的发展对提高药物疗效、降低不良反应和减少药源性疾病具有重要意义。

随着科学技术进步和人们对药物的有效性与安全性的需求，各学科之间相互融合促进，不断涌现出新辅料、新工艺和新设备，研发出的新剂型药物，对药物制剂的研究与生产起到了促进作用。近几十年来，剂型品种数量猛增，产品纯度质量、稳定性有了很大提高，已经具备了长效、高效、低毒和控释等性能，对进一步延长药物作用时间、提高药物的有效性和对作用部位的选择性意义十分重大。

我国药物剂型的发展经历了五个阶段：第一阶段为传统剂型，如丸、丹、散和膏等；第二阶段为常规剂型，如机械化生产的普通制剂(如片剂和胶囊型)；第三阶段为缓控释剂型，如缓释制剂和控释制剂；第四阶段为靶向剂型，如靶向给药系统；第五阶段为时间定时释药剂型，如脉冲式给药系统。其中，后三个阶段可统称为控释给药系统，是近年来才发展起来的药物新剂型，其根本目的是提高药物的安全性、有效性和临床疗效，降低药物不良反应。

19.7.2　药物的新剂型

药物的新剂型目前主要有以下几种。

1. 脂质体

脂质体(liposome)又称为类脂小球(lipid globules)，是将药物包封于类似脂质双分子层形成的薄膜中间，制成一种类似生物膜结构的双分子层微小囊泡制剂。

由于脂质体应用重要而广泛，将在下面进行专节讨论，在此不再赘述。

2. 微型胶囊剂

微型胶囊剂(microcapsule)简称微囊剂，是指用天然或合成的高分子材料将药物(固体或液体)包裹成直径为1～500 μm的微小胶囊。微囊剂外层覆盖高分子膜，由此带来了诸多优点，既可以减少药物与外界的接触、避免遇空气易氧化变质，又能掩盖药物的不良气味，还降低了药物在消化道中被消化液溶解的概率。

由于有了外覆盖层，微囊剂的释放是体液先渗入微囊溶解其中的药物，随后顺着囊膜内外的浓度差向外扩散，直到内外浓度达到平衡，因而延长药物的作用时间。

由于微囊剂十分重要，将在后续内容中进行专节讨论。

3. 透皮给药系统

透皮给药系统(transdermal drug delivery system)是指将药物制成可贴于皮肤的控释剂型，药物直接经皮肤吸收而起到治疗作用。

该系统的优点是给药方便，并可随时终止给药，而且不受胃肠道因素的影响，药物的吸收代谢个体差异较小，有利于设计给药剂量。

4. 气雾剂

气雾剂(aerosol)是将药物制成液体、混悬剂或乳浊液，并与合适的压缩气体如氟利昂、二氧化碳及氮气等装于具有阀门系统的耐压密闭容器中，使用时借助气体压力将内容物呈雾粒喷出的制剂。

气雾剂使用方便。例如，治疗哮喘的硫酸沙丁胺醇吸入气雾剂，使用时只需将喷射口对准口腔，吸气时按动阀门，药物即可被吸入气道。

气雾剂应贮存于凉暗处，避免暴晒、撞击等。

5. 膜剂

膜剂(film)是将药物溶解或均匀分散在成膜材料中，并经一定工艺制成薄膜状剂型。

膜剂可经口服、口含、舌下给药，或眼结膜囊内给药及体内植入给药，多用于皮肤及黏膜创伤、烧伤或炎症表面的覆盖等。

膜剂的特点是药物含量准确、稳定性好、质量轻、体积小、使用方便，且适合多种给药途径。

6. 磁性药物制剂

磁性药物制剂(magnetic pharmaceutical preparation)是将药物和铁磁性物质共同包裹于高分子聚合物载体中的给药制剂，主要用作抗癌药物载体。

磁性药物制剂的优点是能利用体外磁场效应控制药物在体内的定向移动和定位集中，实现远程控释。

此外，除了上述的新剂型，还有复合型乳剂、单克隆抗体、固体分散体、毫微型胶囊、包合物、红细胞载体、病毒载体等。

19.7.3 脂质体

如图 19-5 所示，脂质体通常是由磷脂和胆固醇构成的双分子层环形封闭囊泡。在囊泡内，水相和双分子膜可以包封药物，形成超微球形载体制剂。

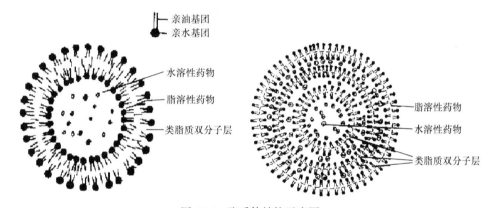

图 19-5 脂质体结构示意图

通常，水溶性药物包含在水性隔室中，而亲脂性药物则包含在脂质双分子层中。当加入聚乙二醇和(或)胆固醇或其他潜在脂质体添加剂时，药物可能从脂质体制剂中释放出来。

通常亲脂性药物或亲水性药物较易制成脂质体。脂质体具有靶向性、淋巴定向性、药物缓释、降低药物毒性及提高稳定性等优点。

脂质体常使用其包封率与载药量、脂质体的形态与大小、表面电荷、泄漏性能和含量等指标进行评价

1. 包封率

包封率(entrapped efficiency)系指在脂质体悬液中被包封的药物占药物总量的百分量。一般采用质量包封率，反映药物被脂质体包封的程度。

ChP2020 在 "9014 微粒制剂指导原则" 中规定，若得到的是分散在液体介质中的微囊、微球和脂质体，应通过如凝胶柱色谱法、离心法或透析法等适当方法进行分离后分别测定，并计算包封率。

包封率按式(19-2)计算：

$$R_E(\%) = \frac{W_1}{W} \times 100 \tag{19-2}$$

式中，$R_E(\%)$ 为包封率；W 为脂质体中包封与未包封药物量的总和；W_1 为脂质体中包封的药

量。通常情况下，脂质体的药物包封率要到达 80%以上。

2. 载药量

载药量(drug loading content，DL)是指单位体积或质量的脂质体中所负载的药物量。载药量大小与药物性质有关。

载药量对药物的临床应用剂量影响甚大。载药量大小由载药率(drug loading ratio) R_{DL} 来表示，大小可根据式(19-3)测量并计算。一般而言，载药量越大，越能满足临床需要。

$$R_{DL}(\%) = \frac{W_1}{L} \times 100 \tag{19-3}$$

式中，L 为载体即脂质体总量。

3. 形态、粒径及分布

脂质体的形态、粒径大小及其分布状况对药物装载与释放的性能密切相关。粒径要求随给药途径不同而不同。例如，注射给药脂质体的粒径应小于 200 nm，且呈正态均匀分布，跨距宜小。

为了获得较为准确的形态、粒径及分布情况，通常采用扫描电镜、动态光散射法来测量测定。前者给出非水状态下的形态和粒径，而后者得到的是水合直径。同一批脂质体都不是绝对均匀的，总有一个形貌和大小的分布范围。例如，理想脂质体是球形，但很多情况下是类球形。

4. 表面电荷

通常情况下，含磷脂酸等酸性物质的脂质体带负电荷，含十八胺等碱性物质的脂质体带正电荷，而不含离子的脂质体显电中性。由于细胞表面及细胞器都带有一定的电荷，因而脂质体表面电荷除了影响其本身包封率、稳定性外，还直接影响其与靶器官、靶细胞的作用机制等。

因此，脂质体的表面电荷是一个十分重要的指标，可采用显微电泳法、荧光法及粒度仪测定 Zeta 电位的方法进行测量。

5. 渗漏率

渗漏率(leakage ratio)是指脂质体贮存期间因药物渗漏导致包封率的变化情况。渗漏率是评价脂质体稳定性的重要参数，可用式(19-4)计算：

$$L(\%) = \frac{L_1}{L_0} \times 100 \tag{19-4}$$

式中，$L(\%)$是渗漏率；L_0是贮存前包封的药量；L_1是贮存后泄漏到介质中的药量。

6. 含量测定

脂质体含量测定方法的回收率验证原则与其他普通制剂一样，通过将主药和高、中、低三种比例的辅料直接混合，也可将辅料制成空白脂质体后与药物混合。重点考察辅料的存在是否干扰药物的提取及含量测定。

在测定过程中，需用适当的方法观察所用脂质体破坏溶液能否完全破坏脂质体，药物是否能完全释放出来，这将影响含量测定的结果。

19.7.4 微囊与微球

微囊是以天然或合成高分子材料作为囊膜壁壳将固态或液态药物包裹起来的一种结构，其中天然的或合成高分子材料称囊材（capsule wall material）。微球（microsphere）是将药物溶解和（或）分散在高分子材料中形成的骨架型微小球状实体。通常微囊/球的粒径为 1～250 μm，亚微囊/球的粒径为 0.1～1 μm，而纳米囊/球的粒径为 10～100 nm。显然，微囊和微球有相近的大小分布，但具有完全不同的结构。

将药物制成微囊或微球有很多优点，包括掩盖药物的不良气味及口味、提高药物稳定性、减少药物对胃的刺激，固化液态药物以方便其使用，减少复方药物的配伍变化。

目前，应用最多的是通过微囊化方法形成缓控释制剂和靶向制剂。有些微囊还可将活细胞或者生物活性物质包裹在内。近年来，多种药物如多肽、抗生素、维生素、解热镇痛药及抗癌药等都采用了微囊化技术。

评价微囊与微球通常涉及其形态、粒径及其分布，载药量与包封率，药物释放速率，体内分布等几个方面。

1. 形态、粒径及其分布

可通过光学显微镜、扫描或投射电子显微镜观察微球和微囊的形态、粒径及其分布。微囊形态一般为圆球形或椭圆形的封闭物，而微球应为圆球形或椭圆形的实体。

2. 载药量与包封率

微囊和微球的包封率与载药量与脂质体的类似。二者的计算分别按式（19-5）和式（19-6）进行：

$$R_E(\%) = \frac{W_1}{W} \times 100 \tag{19-5}$$

$$R_{DL}(\%) = \frac{W_1}{L} \times 100 \tag{19-6}$$

式中，W_1 为微囊或微球中所携带的含药量；W 为微囊或微球中所携带和未携带的药量总和；L 是微囊或微球的总质量；$R_E(\%)$ 为包封率；$R_{DL}(\%)$ 为载药率。

《中国药典》规定包封率不得低于 80%.

3. 药物释放速率

微囊和微球的药物释放速率可采用 ChP2020 释放度测定方法进行测定。在体外释放试验中，表面吸附的药物会快速释放，称为突释效应（burst effect）。突释效应是指在短时间内释放出大量药物使体内的血药水平陡然升高，进而产生不良反应的一种现象。为此，要求药物开始在半小时内的释放量不超过 40%。

如果微囊和微球产品贮藏在液体介质中，需要按式（19-7）测量渗漏率：

$$L(\%) = \frac{L_1}{L_0} \times 100 \tag{19-7}$$

式中，L_1 是产品在贮藏一定时间后渗漏到介质中的药量；L_0 是产品在贮藏前包封的药量。

4. 体内分布

药物作用的强度与药物在血浆中的浓度成正比，因而可通过测量血药浓度来评价药物在体内的分布。血药浓度是指药物被吸收以后在血浆游离的和与血浆蛋白结合的药物总浓度。血药浓度是一个即时概念，是随着时间而变化的。

血药浓度有时泛指药物在全血中的浓度。可通过高效液相色谱法、液-质联用法或放射免疫法(RIA)测量动物血清中的药物浓度。

5. 有机溶剂残留

凡工艺中涉及有机溶剂的使用，都应按 ChP2020 规定的残留溶剂测定法测定残留量。残留量要符合规定的限度。凡未规定者，应根据生产工艺的特点制定相应的限度。

学习与思考 19-6

---

(1) 简要介绍我国药物剂型的发展阶段。

(2) 药物的新剂型有哪几种？举例说明。

(3) 如何对脂质体进行质量评价？如何对微囊和微球进行质量评价？

(4) 如何计算脂质体、微囊和微球的包封率、载药量和渗漏率？

19.8　递释系统与药动学参数测定

随着越来越多的药物被发现，新型化学实体药物的研发难度逐年加大，研发周期和成本逐年上升。许多新发现的小分子化学实体药物属于生物药剂学分类系统(biopharmaceutics classification system，BCS) Ⅱ 或 Ⅳ 类，其溶解性或膜穿透性差、生物利用度低，很大程度上影响其成药性；而生物药物(如蛋白质、多肽和核酸等)则存在体内外稳定性差、应用困难等问题。

新型药物递释系统的研发有助于克服药物自身的问题，提高溶解度、稳定性和靶向性；相对而言，其研发周期短、投入低，且具有一定的普适性。随着医学、药学、材料科学等学科的快速发展及人民生活水平的不断提高，传统药物制剂难以满足高效化、个性化的用药需求，新型药物递释系统得到广泛关注，成为药物研发领域的热点，并有多种新型递药系统上市。新型药物递释系统可以在不改变药物化学结构的前提下，通过递药系统的合理选择和设计可提高药物的治疗效果，降低不良反应，改善用药的顺应性，具有很高的临床意义和发展前景。新型药物递释系统根据药效特点主要分为速效递药系统、长效递药系统和高效递药系统。

延伸阅读 19-15：生物药剂学分类系统

1995 年，戈登·L. 阿米东(Gordon L. Amidon)等在 *Pharm. Res.* 刊物上发表论文(*Pharm. Res.* 1995，12，413-420)提出了生物药剂学分类系统，构建了按照药物的水溶性和肠道渗透性将药品分类的一个科学的框架系统，到现在已成为药品管理中一个非常重要的工具。

FDA 制定的生物药剂学分类系统评价指南，主要包括药物的生物渗透能力（permeability）、药物的溶解能力（solubility）、制剂的快速溶出能力（immediate release）三个方面。这些性质符合要求的药物/制剂可以在药审时得到生物豁免。

根据在体外的溶解性和肠道渗透性的高低，人们将药物分为四类，其中Ⅰ类有高水溶性/高渗透性、Ⅱ类有低水溶性/高渗透性、Ⅲ类有高水溶性/低渗透性、Ⅳ类有低水溶性/低渗透性。

溶解性的测定是通过将最高剂量单位的药物溶解于 250 mL 溶出介质（pH 1.0～6.8）中而得。一般情况下，当药物的剂量除以介质中的药物浓度 ≤ 250 mL 时，即为高溶解性药物。在胃肠道内稳定且吸收程度 >85%，或有其他证据表明药物渗透性良好，可认为是高渗透性药物。该分类原则能为制定体外溶出度质量标准提供依据，也能用于预测是否能建立良好的体内外相关性（*in vitro-in vivo* correlation，IVIVC）。

19.8.1　速效递药系统

普通药物制剂如片剂、胶囊口服后起效较慢，无法满足一些疾病的急性发作，由此，科学家研发了速效递药系统（quick-acting drug delivery system）。代表性速效递药系统包括口崩片（orally disintegrating tablets）、鼻喷雾剂（nasal spray）等。

1. 口崩片

口崩片依靠口腔中的少许唾液即可迅速崩解，进而吸收达到快速发挥疗效的目的，适用于心绞痛、哮喘和偏头痛的急性发作，如硝酸甘油口腔崩解片。

口崩片不需整片吞咽，适于吞咽困难的患者、老人和儿童使用，顺应性良好。因而理想的口崩片应无须饮水协助、进入口腔后几秒钟即可分散、有较高的载药量和适宜的口感。目前国家药品监督管理局受理了相关药品，正在进行各期临床试验，更值得一提的是口崩片已被载入 ChP2020，如利培酮口崩片。

口崩片的评价指标主要有崩解时限和溶出度（对难溶性药物）。由于需要在口腔中直接崩解，口感也是其质量评价的重要指标。溶出度检查所用仪器、方法与普通片剂一致。

口崩片有一个重要的指标是崩解时限。口崩片与普通片剂主要的质量控制指标区别即为崩解时限。目前还没有统一的方法测量崩解时限。有些国家要求口崩片的崩解时限在 15 s，我国要求应在 1 min 内完全崩解，并能通过内径为 710 μm 的筛网。USP 和 EP 均未明确规定口崩片的崩解试验方法，因此只能参照分散片和泡腾片的崩解性做出评价。

由于制剂的处方与制备工艺等因素能影响药物的疗效，所以含有等量相同药物的口崩片与常规片剂在临床试验中一般需要进行生物利用度的比较，有关物质的测定及含量测定主要采用高效液相色谱法测定。

2. 鼻喷雾剂

鼻喷雾剂主要指通过鼻黏膜吸收发挥全身性治疗作用的制剂。由于鼻腔的黏膜层较薄，黏膜下有丰富的毛细血管和淋巴管，能促进吸收，且经鼻黏膜吸收后直接入血，可避免肝脏的首过效应（first-pass effect），有利于提高药物的生物利用度。由于鼻腔具有鼻脑通路，部分药物可经嗅黏膜、三叉神经吸收直接入脑，适用于脑部疾病和神经系统疾病的治疗。例如，FDA 于 2015 年通过快速通道批准了纳洛酮鼻喷雾剂（naloxone nasal spray）用于救治阿片类（opioid）药物中毒，是世界上第一个非注射的纳洛酮制剂。

由于鼻纤毛的清除作用，鼻喷雾剂在鼻腔的滞留半衰期仅 30 min，一定程度上影响了药物的吸收，而很多药物或辅料都存在不同程度的纤毛毒性，且鼻腔体积较小，因此只适合于低剂量药物使用。此外，鼻喷雾剂给药的个体差异很大，因此不适于治疗窗窄的药物。

19.8.2　长效递药系统

某些药物的生物半衰期短，血药浓度存在明显的峰谷现象。为此，科学家研发了长效递药系统（long-acting drug delivery system），可使药物缓慢、持续甚至智能化释放，使血药浓度能够保持平稳，延长药物作用时间，减少药物毒性并提高患者顺应性。目前应用的长效递药系统主要为口服缓控释系统（oral controlled release drug delivery system，OCRDDS）、脉冲释药系统（pulsatile drug delivery system，PDDS）和经皮递药系统（transdermal drug delivery system，TDDDS）等。

1. 口服缓控释系统

口服缓控释系统在如片剂、胶囊剂、颗粒剂及溶液剂等常规剂型基础上，采用缓控释制备技术控制药物的释放，使药物能缓慢甚至接近恒速释放，避免了药物浓度波动，延长了药物作用时间，具有提高疗效、降低不良反应、延长给药间隔、提高患者服药顺应性等特点，因而是近年来发展十分迅速的一类新型给药系统。

口服缓控释系统的质量评价涉及体外评价、体内评价、体内药效学和药动学，以及体内外相关性四个方面，现分别给予简述。

（1）体外评价。体外释放度通常是缓控释制剂最重要的体外评价指标。根据 ChP2020 四部规定，缓控释制剂的体外释放度试验可采用溶出度测定仪进行。溶出度测定仪有多种，《中国药典》目前仅有转篮法、浆法及小杯法三种。通常水溶性药物制剂适宜用转篮法，难溶性药物制剂常用浆法，而小剂量药物则选用小杯法。

（2）体内评价。缓控释制剂的体内评价主要目的在于评价体外试验方法的可靠性，并通过体内试验进行制剂的体内动力学研究，计算各动力学参数，验证制剂在体内的控制释放性能的优劣，以此进行安全性和有效性评价，为临床用药提供可靠的依据。主要包括生物利用度与生物等效性评价两个方面。

（3）体内药效学和药动学。药物的药效学性质反映出在足够广泛的剂量范围内药物浓度与临床响应值（治疗效果或副作用）之间的关系，还应对血药浓度和临床响应值之间的平衡时间特性进行研究。药动学性质应进行单剂量和多剂量人体药动学试验，以证实制剂的缓控释特征符合设计要求。

（4）体内外相关性。将药物剂型体外的释药情况与其体内相应的应答（AUC、c_{max} 和 T_{max}）关联起来，用数学模型描述药物溶出的速率或程度等体外性质与其血药浓度或药物吸收量等体内特性的关系。只有当体内外具有相关性，才能通过体外释放曲线预测体内情况。缓释、控释制剂要求进行体内外相关性试验，主要反映整个体外释放曲线与药时曲线之间的关系。

ChP2020 将体内外相关性归纳为一级相关、二级相关和三级相关三种。一级相关是体外释放与体内吸收两条曲线上对应的各个时间点应分别相关，简称点对点相关。二级相关是应用统计矩分析(statistical moment analysis)原理建立起来的体外释放平均时间与体内平均滞留时间之间的相关。由于产生相似的平均滞留时间可有很多不同的体内曲线，因而体内平均滞留时间不能代表体内完整的药时曲线。三级相关是一个释放时间点($t_{50\%}$、$t_{100\%}$)与一个药动学参数(AUC、c_{max} 或 T_{max})之间的单点相关，但只能说明部分相关性。

2. 脉冲释药系统

脉冲释药系统是在给药一定时间后，能够单次或多次以脉冲的形式快速释药，主要有外因刺激和制剂本身触发两种机制，前者包括生物化学信号和物理信号刺激，后者如溶蚀或膨胀爆破释药。由于某些疾病的发病呈明显的时间节律性和周期性，如哮喘容易在深夜发作，心绞痛容易在凌晨发作，而脉冲释药系统可满足这些疾病的用药需求。

3. 经皮递药系统

经皮递药系统是指药物经由皮肤吸收，进入体血液循环达到局部或全身治疗作用的一类给药途径。与传统递药系统相比，经皮递药系统的独特的优势体现在避免了药物口服后肝脏和胃肠道的首过效应、缓慢释放药物、防止药物吸收过快而造成的过高血药浓度。所以，经皮递药系统既能维持较长时间的疗效，又可减少不良反应的发生等。

经皮递药系统质量评价涉及体外评价、体内药动学评价等方面。其中，体外评价是体外经皮透过性研究，其目的是预测药物经皮吸收特性，研究方法通常是将剥离的皮肤或高分子材料膜夹在扩散池中进行测定。体内药动学评价涉及经皮递药制剂的生物利用度。

生物利用度的测量主要有血药法、尿药法和血药加尿药法三种，其中血药法是对受试者分别给予经皮递药制剂和静脉注射剂，测定相应血药浓度，根据药时曲线求算的 AUC 计算生物利用度。

19.8.3　高效递药系统

高效递药系统包括生物药物递送系统(biopharmaceutical delivery system，BPDS)和靶向给药系统(targeting drug delivery system，TDDS)，简要介绍如下。

1. 生物药物递送系统

生物药物主要指抗体、蛋白质、多肽、疫苗与核酸等，常用于治疗癌症、艾滋病、心脑血管疾病和神经退行性疾病等重大疾病。生物药物以其作用的高度专属性和多样性，在重大疾病治疗中发挥极其重要的作用，被全球公认为 21 世纪药物研发最具前景的高端领域之一。

尽管生物药物具有显著优势，但发挥药效的前提是递药系统能够将其高效递送至作用靶点。另外，生物药物的生物活性依赖于特定的三维结构和结晶性能等因素，且其体内外稳定性极差，如何保持生物药物的活性并将其高效递送至靶细胞与靶细胞器是发挥药物作用的关键。

生物药物递送系统的研究重点主要集中于提高体内外稳定性和生物利用度及提高靶向性。目前较为成熟的策略有两种，第一种是改变生物药物的序列，从药物的氨基酸或核酸组成出发，通过修饰等方法，提高药物自身的稳定性和安全性，如人源化抗体及对生物药物进行化学修饰，如聚乙二醇修饰(即 PEG 化)；另一种是使用药物载体包裹方式以提高生物药物的稳定性和生物利用度，如聚乳酸羟基乙酸(PLGA)已作为促黄体激素释放激素(LHPH)类似物和人体生长激素(HGH)等蛋白多肽类药物的载体成功上市。

2. 靶向给药系统

靶向给药系统有两个优点，一是可改变药物的体内行为，依靠递药系统本身的性质，将药物递送至特定靶部位，达到增效减毒的作用；二是提高药物透过组织屏障和跨细胞膜转运的能力，甚至提高药物在特定细胞器的分布，从而有效增强药物疗效。

近年来，依靠纳米载体的靶向给药系统越来越受到关注，即将药物通过物理包封或化学修饰的方法负载到纳米载体上，基于纳米载体的理化性质将药物递送至肿瘤区域。一般地，靶向分为被动靶向(passive targeting)和主动靶向(active targeting)两种，前者主要是依靠靶部位的生理、病理特点及纳米递药系统自身的性质，使纳米递药系统有效蓄积在靶部位，而后者则是通过在纳米递药系统表面修饰特定靶向配体分子，通过与靶部位受体的主动识别而结合，使药物富集在靶组织或细胞。

靶向制剂的评价应该根据靶向的目标来确定。例如，对于组织靶向的制剂，需要测定组织中的药物浓度；对于细胞靶向的制剂，需要测定特定细胞内药物的浓度；对于细胞器靶向的制剂，则需要测定细胞器中的药物浓度。根据测定的结果，可以通过计算相对摄取率(r_e)、靶向效率(t_e)和峰浓度比(c_e)三个参数来进行定量分析。

相对摄取率是表示药物靶向性能的一个重要参数，其大小可根据式(19-8)计算。

$$r_e = \frac{(\mathrm{AUC}_i)_p}{(\mathrm{AUC}_i)_s} \tag{19-8}$$

式中，AUC_i是由药时曲线求得的第 i 个器官或组织的药时曲线下面积；脚标 p 和 s 分别表示药物制剂及药物溶液。相对摄取率大于 1 表示药物制剂在该器官或组织有靶向性，相对摄取率越大靶向效果越好，等于或小于 1 表示无靶向性。

靶向效率是表示药物制剂或药物溶液对靶器官选择性的一个参数，其大小可根据式(19-9)计算。

$$t_e = \frac{(\mathrm{AUC})_t}{(\mathrm{AUC})_{nt}} \tag{19-9}$$

式中，t 表示靶向；nt 表示非靶向。靶向效率值大于 1 表示药物制剂对靶器官比某非靶器官更有选择性；靶向效率值越大，选择性越强；药物制剂的靶向效率值与药物溶液的靶向效率值相比，说明药物制剂靶向性增强的倍数。

峰浓度比是表明药物分布情况的一个参数，其大小可根据式(19-10)计算。

$$c_e = \frac{(c_{max})_p}{(c_{max})_s} \tag{19-10}$$

式中，c_{max} 为峰浓度。每个组织或器官中的峰浓度比值表明药物制剂改变药物分布的效果，峰浓度比值越大，表明改变药物分布的效果越明显。

学习与思考 19-7

---

(1)速效递药系统、长效递药系统和高效递药系统各有何特点？如何对这些系统进行质量评价？

(2)如何评价口崩片和鼻喷雾剂的质量？

---

(3)口服缓控释系统的质量评价涉及哪些内容？

(4)靶向给药系统有何特点？这些特点用什么指标加以体现？

19.9　中药新药分析

19.9.1　药材和饮片

1. 鉴别

(1)经验鉴别。用传统的实践经验，对药材、饮片的某些特征采用直观的方法进行真伪鉴别。

(2)显微鉴别。组织构造特殊或有明显特征的药材和饮片可以通过显微鉴别区别类似品或伪品，外观相似或破碎不易识别的、某些常以粉末入药的毒性或贵重药材和饮片应尽量进行显微鉴别。

(3)理化鉴别。包括一般理化鉴别、光谱鉴别和色谱鉴别，由于中药材成分复杂、干扰物质多，一般理化鉴别方法很难达到专属性的要求，因此除矿物药材及炮制品外，原则上不予采用。

2. 检查

需根据药材和饮片的具体情况规定检查项目，选择具有代表性的样品，制定切实可行的指标和限度，以确保药物安全与有效。常见的检查项目包括杂质、水分、灰分、有害元素、膨胀度、酸败度、农药残留量等。

3. 含量测定

(1)测定成分的选定。需首选有效成分、专属成分或特征性成分，若药材或饮片中含有多种活性成分，应尽可能选择与用药功能主治相关的成分，不宜采用无专属性的指标成分或微量成分(含量低于万分之二的成分)。

(2)含量测定方法。优先选用高效液相色谱法、气相色谱法等方法，也可采用化学分析方法(重量法、容量法)、分光光度法、薄层色谱法及生物测定法等。定量方式上可采用外标法、一测多评等。

(3)含量测定方法验证。含量测定方法应进行验证，以确保其可行性，验证方法按 ChP2020 四部通则 9101 执行。

(4)含量限度的制定。一般应根据大于等于 10 批样品的测定数据，按照其平均值的 ±20% 作为限度的制定幅度，以干燥品来计算含量；毒性药材和饮片要制定限度范围，根据毒理学研究结果及中医临床常用剂量，确定合理的上下限数值。

含量限度规定包括以下几种方式：只规定下限，用于所测成分为有效成分时；只规定上限，用于所测成分为有毒成分的限量检查时；规定幅度，用于所测成分既为有毒成分又为有效成分时。

19.9.2　中药提取物

1. 鉴别

中药提取物鉴别要求同药材和饮片，但提取物不具备原药材形态鉴别的特征。

2. 检查

应根据原药材中可能存在的有毒成分、生产过程中可能造成的污染情况、贮藏条件等建立检查项目，应能真实反映中药提取物质量，并确保安全有效。提取物的检查项应视具体情况按相应制剂通则要求进行，对有效成分提取物，应对主成分以外的其他成分进行系统研究，并设相关物质检查，其要求同化学原料药。作为注射剂原料的提取物检查项除一般检查项外，还需对其安全性等的检查项进行研究，按照相应注射剂品种项下的规定选择检查项目，并列出控制限度。

3. 含量测定

中药提取物含量测定要求同药材和饮片。需进行相关成分的含量测定并制定限度；对于有效部位、组分提取物必须建立成分类别的含量测定方法并制定限度。

19.9.3　中药制剂

1. 鉴别

(1)鉴别项目。原则上处方中所有药味都需进行鉴别，首选处方中君药、贵重药、毒性药列入质量标准中，再选择其他药味，未列入标准的药味应说明理由。

(2)鉴别方法。制剂中各药味的鉴别方法应尽量与其饮片质量标准的鉴别方法相对应，如其他成分干扰或制剂的提取方法不同，不能采用与饮片相同的鉴别方法时可采用其他鉴别方法。经饮片粉末直接制成制剂或添加部分饮片粉末的制剂，可选用显微鉴别。在选取处方各药味显微特征时要考虑到其在该处方中的专一性并尽可能排除处方外的饮片，且范围越大越好。

化学鉴别反应专属性较差，一般用于制剂中的矿物药或某一化学成分的鉴别，尽量避免用于中药复方制剂中共性成分的鉴别。处方中多种药味含挥发性成分时，可选用气相色谱法鉴别，应尽可能在同一色谱条件下进行鉴别，若采用挥发油对照提取物对照，相关组分峰应达到良好分离，保证结果的重现性。必要时可选择高效液相色谱-质谱联用技术作为鉴别方法。

2. 检查

(1)明确该制剂需检查的项目及规定的限度值。按照 ChP2020 制剂通则(0100)各剂型规定，明确该制剂需检查的项目及规定的限度值。药典附录收载的部分检查方法根据药品的不同情况会按序排多个方法，制定各品种质量标准时，应考察每种办法对所测品种的适用性，一般应明确规定使用第几法并说明使用该方法的理由。药典未收载的剂型根据剂型和用药需要制订相应的检查目录。

(2)均匀度检查。单一成分的制剂或中西药复方制剂中的化学药需检查含量均匀度。

(3)有明确毒性成分检查项目。含毒性成分的制剂，原则上需制定有关毒性成分的检查项目，规定限度指标，以确保用药安全。

（4）重金属和砷盐限量检查。在生产过程中可能造成重金属和砷盐污染的中药制剂，或使用含矿物药、海洋药物、地龙等动物药及可能被重金属和砷盐污染的中药饮片生产的中药制剂，需进行重金属和砷盐的限量检查。

（5）残留有机溶剂限量与检查。使用乙酸乙酯、甲醇、三氯甲烷等有机溶剂萃取、分离、重结晶等工艺制成的中药制剂需检查溶剂残留量，规定残留溶剂的限量。工艺中使用非药用吸附树脂进行分离纯化的制剂，应控制树脂中残留致孔剂和降解产物。根据吸附树脂的种类和型号规定检查项目，主要有苯、二甲苯、甲苯、苯乙烯、二乙基苯等，检测方法按 ChP2020 四部"残留溶剂测定法"（通则 0861）检查。

3. 含量测定

（1）测定药味的选定。按照中医药理论，选择药理作用与功能主治一致的药味，首选处方中君药、贵重药、毒剧药制定含量测定项目。在上述药味基础研究薄弱或无法进行含量测定时，也可选择臣药及其他药味进行测定。

（2）测定成分的选定。测定成分尽量与中医理论中的药理作用和功能主治一致，优先选择有效成分、专属成分或特征性成分。

首选中药制剂中的君药、贵重药及毒性药中的有效成分进行含量测定，若制剂中的君药、贵重药及毒性药中的有效成分不明确或无专属性方法进行测定时，也可选择制剂中佐药、使药或其他能反映药品内在质量的成分进行含量测定；为了更全面地控制中药制剂质量，可对多药味、多成分进行定量分析；尽量与饮片含量测定成分对应，以便更有效地控制质量；系列品种的质量标准应尽可能统一，如选择相同的检测方法及指标等；测定成分应注意避免选择分解产物、不稳定成分、无专属性成分或微量成分。

（3）测定方法的选定。根据"准确、灵敏、简便、快速"的原则，并结合处方工艺和剂型特点等综合考虑选择测定方法，选择方法需考虑专属性、重现性、稳定性、先进性、适用性等方面，一般优先选择色谱法并进行方法学考察。

（4）含量限度的确定。尽可能多的测定数据才有足够的代表性，至少应用 10 批样品与原料饮片数据为依据，一般原粉入药的转移率要求在 90%以上。有毒成分、中西药复方制剂中化学药品的含量需规定上下限，上下限幅度应根据测试方法、转移率、品种情况及理论值等确定，一般在 ±5%～±20%，同时应在安全有效范围内，制订上下限应有充分依据。

19.10 新药研发的质量要求

我国新药审批方法规定，新药是指那些未曾在中国境内外上市销售过的药品。

19.10.1 质量源于设计

第 2 章中，ICH 提出了 QbD，已发展成为用于药物研发与制造过程中质量保证的一个系统方法。FDA 认为，药品质量不是检验出来的，也不是生产出来的，而是源于合理科学设计。

ICH 在 2006 年发布 Q8（quality，以 Q 标示）药物开发（pharmaceutical development）指南时开始正式使用 QbD 概念，并与 Q9 质量风险管理（quality risk management）、Q10 药物质量体系（pharmaceutical quality system）和 Q11 原料药（化学体和生物技术产品/生物实体）的研发和生产[Development and Manufacture of Drug Substances（Chemical Entities and Biotechnological/Biological Entities）]等构成了一个和谐的制药质量保证体系。该体系强调风险管理与科学一体化，并贯穿于整个药物研发与药品生产周期。

QbD 把产品质量特性预先确定为目标，并以此作为研发起点，在了解关键物质属性的基础上，建立能满足产品性能、工艺稳健的设计空间。根据所建立的设计空间，实行质量风险管理，并最终确立出质量控制的策略和针对药品质量的体系。QbD 的核心理念是通过科学的设计保障药品的质量来实现药物生产全程的质量风险管理。QbD 理念已广泛应用于创新药物的基础研究、临床前研究、临床研究，以及新药注册、上市、再评价各个环节中。

19.10.2　药物基础研究

药物基础研究包括药物靶点（drug target）发现、先导化合物确定、质量研究、有关物质研究、药理学、药效学研究等。药物靶点是药物在体内作用的结合位点，包括基因、受体、酶、离子通道、核酸等生物大分子。寻找、确定和筛选药物靶点，从而发现选择性作用于靶点的新药，是现代创新药物研发成功与否的关键所在。先导化合物是具有某种生物活性和化学结构的化合物，可通过一定方法分离得到，也可进一步进行结构改造和修饰，是现代新药研究的起点。

在新药研究过程中，通过化合物活性筛选首先获得先导化合物。经分离和鉴定的先导化合物或许需要经过进一步修饰或者化学合成，其产物成为后续创新药物研究的基础。在先导化合物及其后续修饰过程的研究中，每一个步骤都需要药物分析方法和技术。

例如，应用现代高通量分析方法能快速、高效筛选药物作用靶点；应用现代液-质联用技术分离、确定先导化合物；应用红外光谱、核磁共振等技术进行先导化合物结构鉴定；通过药理学、药效学、毒代动力学和药动学筛选设计合成目标化合物，确定活性药物单体等。

19.10.3　临床前研究

临床前研究是指进入临床的药物需要进一步进行分离和提纯、分析测量、药效学与药动学和毒理学测量等环节，是一个涉及药物分析学、药理学及毒理学等多个学科的复杂过程。

例如，药物原料和制剂的质量研究中，涉及有关物质分析、鉴定和纯度控制、药物稳定性与有关物质的相关性、临床前药动学和毒代动力学样品分析等。药物分析在临床前研究过程中占据了不可或缺的重要部分，与药理学和毒理学等学科的基础理论及相关技术相辅相成，共同完成新药的临床准备工作。

在中药制剂研发中，原药材的来源、加工及炮制方法研究需要药物分析；在生物制品研究中，起始原材料的来源、质量标准、保存条件等方面的研究需要药物分析。显然，药物分析能明确药物是什么、有多少，能在保证药物安全、有效的关键环节发挥作用。

19.10.4　临床研究

在药物临床研究阶段，试验分为 Ⅰ、Ⅱ、Ⅲ、Ⅳ期，主要包括临床研究药物的制备、长期稳定性考察、临床人体药动学研究、临床药效和安全性评价等。临床药物研发是保障新药临床有效性和安全性的重要步骤。

药物分析是保障新药临床有效性和安全性的重要手段，可以通过确定合理的临床质量指标、测量药物之间的相互作用、监测体液药物浓度，评估药物和代谢物的安全性，制定合理的治疗方案，从而用数据指导临床用药，保障其临床使用的安全性。

19.10.5 药注册审评、生产上市和再评价

在新药经过注册审评获准上市后，药物分析主要应用于新药检验、监督和再评价，对上市新药的安全性监督，完善后续新药评价体系，更好地为药品质量的安全性提供保障服务。

学习与思考 19-8

---

(1) 列表表示，在药物研发过程中各环节都涉及哪些药物分析学的科学和技术性问题。

(2) 什么是质量控制？药物研发过程中为什么要加强质量控制？

(3) 你是如何看待质量源于设计理念的？

(4) 质量控制、质量保证与质量管理有什么关系？

(5) 查阅文献，思考药品质量管理与药事管理有什么区别和联系。

简单地说，药品质量控制就是把不合格的产品消灭在其萌芽阶段，从从业人员、生产过程、管理水平等方面致力于药品质量的提高，不留死角，方能实现"一切为了人民健康"的目标，才能做到守护生命，保障健康。

内容提要与学习要求

药物发现与开发是药学学科的重要任务。药物研发过程包括新药发现、临床前研究、临床研究和上市后研究，在新药或新化学实体的开发研究中，需要药学、化学、生物学、临床医学、材料学及行政管理等多领域的共同参与和紧密合作，寻找先导化合物是关键的一步，组合化学有机地整合了在药物先导化合物的发现和优化过程中各个相关的学科和技术，具有重要的应用价值；而发展新的高通量筛选方法是提高发现先导化合物的数目和速度有效途径。高通量筛选检测与分析方法包括荧光检测技术、质谱联用技术等。

新药的研发包括新原料药的研发、成药性评价及新型药物递释系统。新原料药分析包括鉴别试验、杂质检查、含量测定，而成药性评价阶段包括临床前综合评价、临床评价、产业化研究，各个环节均有严格的要求。新型药物递释系统的研发有助于克服药物自身的问题，提高溶解度、稳定性和靶向性，根据药效特点主要分为速效递药系统、长效递药系统和高效递药系统，上述三种递药系统各有特色。

本章应了解药物分析学在新药研发中的重要意义，理解新原料药、新成药、新剂型的不同要求，能够比较速效递药系统、长效递药系统和高效递药系统的不同之处及不同递药系统质量评价的差异。通过本章的学习，理解新药研发的意义，要能够在文献查阅的基础上，提出新药的研发方法、含量检测及质量评价方法。

练 习 题

一、名词解释

先导化合物　组合化学　高通量筛选　荧光基团　脂质体　速效递药系统　长效递药系统　微囊

二、选择题

1. 药物分析在新药研究中的任务包括(　　)。

A. 通过对活性化合物的结构鉴定

B. 对活性化合物进行理化性质、药动学/毒理学特性进行研究

C. 对原料药及制剂进行质量分析和稳定性研究，制定新药质量标准，确保新药稳定且质量可控

D. 研究新药及其代谢物在体内数量和质量的变化

2. 自动化筛选系统的组件包括(　　)。

A. 独立单元　　　　　　　B. 工作站　　　　　　　C. 自动化系统　　　　　　　D. 进样系统

3. 新原料药分析包括(　　)。

A. 鉴别试验　　　　　　　B. 杂质检查　　　　　　　C. 含量测定　　　　　　　D. 体内药动学研究

4. 临床前药效学研究要遵循原则包括(　　)。

A. 实验室研究应和临床疾病密切相关

B. 评价一个新药一定要有恰当的对照

C. 正确应用统计学

D. 使用多种动物做实验来解决共性和个性的问题

5. 口服缓控释系统质量评价包括(　　)。

A. 体外评价　　　　　　　B. 体内评价　　　　　　　C. 体内外相关性　　　　　　　D. 杂质检查

三、简答题

1. 简述发现先导化合物的两个要素。

2. 简述组合化学的主要研究内容。

3. 筛选药物的常用技术有哪些?

4. 液相筛选的优缺点有哪些?

5. 固相筛选的优缺点有哪些?

6. 简述高通量筛选的基本流程。

7. 简单列举目前发展的基于荧光技术的检测法。

8. 荧光偏振有哪些优点?

9. 什么是共聚焦? 如何理解共聚焦显微镜显微成像?

10. 新原料药的专属试验包括哪些项目?

11. 简述成药性研究的四个阶段。

12. 毒代动力学试验中参数分析包括哪些方面?

13. 简述我国药物剂型发展经历的五个阶段。

14. 脂质体的质量评价包括哪些方面?

15. 微囊的质量评价包括哪些方面?

16. 简述在新药研发中，药物分析的地位和任务。

第20章　人工智能技术在药物分析中的应用

20.1　概　　述

人工智能(artificial intelligence，AI)是指机器或者计算机在从事运算时表现出类似人类的智能行为。其中智能行为包括类似于人的意识、自我、思维等，涉及机器人、语言识别、图像识别、自然语言处理和专家系统等研究领域。

人工智能一词出现在20世纪40年代，是研究、开发用于模拟、延伸和扩展人的智能的理论、方法和技术，包括认知(cognition)、预测(prediction)、决策(decision)和解决方案(solution)等四个部分。

认知是指借助对信息的采集与理解产生的对世界进行的感知和描述。例如，一些算法可以识别不同类别的图像，也可以将语音转换成文本。

预测是指计算机借助逻辑推理，对行为和结果进行预测。例如，浏览器可以通过人们的行为分析出人们的喜好进而进行有针对性的广告推荐，视频软件也可以根据用户喜好进行相应视频的推荐。

决策是指明确实现目标的方式和方法，应用十分广泛，如手机导航对用户的出行路线进行规划等。

解决方案是指人工智能并不是孤立进行的，许多技术经常是结合使用的。与人工智能相联系的概念有大数据、自动化等。

人工智能发展到今天，已通过构建算法模型，在与人交互的过程中代替人工劳动，以大数据、深度学习和算力为基础的人工智能技术已经基本成熟，在语音识别、人脸识别等以模式识别为特点的技术领域应用广泛，并随着算法模型不断更新迭代，变得越来越智能。

考虑到人工智能属于数学、神经生理学、计算机科学、认知科学和哲学等自然科学与社会科学的交叉领域，在机器视觉、指纹与脸谱识别、专家系统、自动规划、智能搜索等领域应用广泛，本章仅在介绍机器学习(machine learning)、深度学习(deep learning，DL)和人工神经网络等几个人工智能技术的基础上，讨论人工智能技术在药物分析中的应用问题。

延伸阅读20-1：机器学习用于弱化学反应监控

分析化学家通常以搭建新型功能设备或器件、制备新型试剂来提高分析测量灵敏度。尽管如此，有些表面上看起来不干扰的反应可能因为反应慢、信号弱，特别是当与其他快速反应共存时而很容易被忽视。而利用机器学习能成功地实现弱化学反应监控，找出隐藏在数据背后的规律。

由于成像设备和操作造成不可避免的测量误差，会导致暗场显微镜(dark field microscope，DFM)出现偏差和波动，影响DFM成像的精度和置信度，成为高灵敏检测的技术障碍。为了提高成像精度，借助于数据分析，使用基于机器学习的时间序列预测模型和卡尔曼滤波器对 DFM 成像进行校准，消除仪器或人工操作造成的误差，得到尽可能真实的成像数据，以至于从与噪声和其他反应共存的数据中获取弱反应信息，自动校准贵金属纳米光谱探针的散射信号，大大提高了 DFM 成像下散射光测量的置信度。

利用此方法可以成功地监控水溶液中的低含量溶解氧导致银纳米颗粒(AgNP)的缓慢氧化，并以此为基础，通过 Hg^{2+} 与 AgNP 生成银汞合金导致散射光的颜色或强度发生显著变化，实现了 10^{-10} mol/L 汞离子的高灵敏度检测。

20.2　机器学习技术

20.2.1　基本原理

机器学习是指计算机或者机器的自主学习，是根据所有数据中隐含的规律信息，不断提高自己在某个方面的性能。机器学习是一个很宽泛的概念，已经发展成为一个新兴学科领域。

1. 原理概述

简单地，我们可以将机器学习类比为数学学习。数学老师希望学生能灵活、自如地应对各种数学问题，教给学生的最简单和直接有效的方法就是大量刷题。通过解析各种题型的解，学生在大量学习中学习到某个知识点可能出现的题型的规律，进而总结出解题的规律和经验。

类比这些经验和方法到机器学习中，就是机器学习生成的模型。当学生再次遇到该知识点的其他数学题时，就可以应对自如、获得较高的分数，即所谓的"熟能生巧"。有的学生通过经验和规律总结，可以获得更高的分数，就说明他总结的经验和规律是正确的，对应到机器学习中，生成的模型就更好。

当我们想把某个方面一类问题的解决方案或者经验规则全部列下来，会耗费大量的时间、人力和物力。即便如此，我们也依然无法面面俱到，试图将全部的内容进行罗列是不可能做到的。随着技术进步，电脑的信息处理速度比人脑要快得多，人们自然会想到能否将各类场景下的所有数据都提供给计算机，让计算机去学习、总结规律，生产模型。

2. 组成模型

如图 20-1 是机器学习模型，主要由产生器、训练器和学习机三个部分构成。对某一未知分布 X 通过产生器产生信息 x，把 x 作为给定输入通过训练器，得到输出 y；如果把给定输入 x 通过学习机，得到输出为 y^*。我们的研究目标是学习机输出 y^* 能尽量接近训练器输出 y。

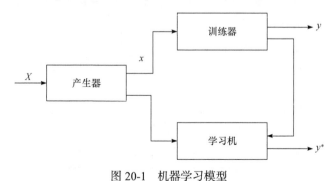

图 20-1　机器学习模型

20.2.2　类别

机器学习的种类繁多，根据确定训练期间计算机是否能够接受人为参与的监督学习，可以将训练机器控制学习主要分为监督学习、无监督学习、半监督学习及强化监督学习四个类别。

区分监督学习和无监督学习的方法是判断是否有监督，也就是判断输入的数据类型有无标签，输入的数据如果有标签，则为监督学习，没有标签则为无监督学习。在监督学习中，线性回归模型是一种非常经典的算法，

$$y = \omega^{\mathrm{T}} x + b \tag{20-1}$$

式中，ω 是权重向量；b 是测量误差；ω^{T} 是 ω 的转置。所谓线性模型，就是把事物的特征属性，按照线性组合的方式构造出假设函数并加以训练的一种算法模型。

我们可以举一个简单的例子来帮助理解。小时候见到了狗和猫两种动物时，父母告诉我们长这个样子的是狗、那个样子的是猫，以至于我们学会了辨别，这是监督学习。如果小时候见到了狗和猫两种动物时，没人告诉我们哪个是狗、哪个是猫，但我们可以根据它们的样子、体型等特征鉴别出这是两种不同的生物，并对特征归纳推理，这是无监督学习。监督学习（supervised learning）、半监督学习（semi-supervised learning）、无监督学习（unsupervised learning）关于数据标注完整度的比较大致可如图 20-2 表示。

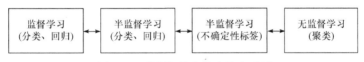

图 20-2　数据标注完整度从高到低

在图 20-2 中，监督学习的数据具有一个确定的标签（父母告诉的狗和猫的特征）；半监督学习是使用"有标签数据 + 无标签数据"标签混合后生成的数据，可以通过基本假设去完成相应的分类和回归任务（父母告诉的狗和猫的部分特征，通过自己认识了父母没有告诉的特征）；半监督学习里的数据即使有标签，也可能是不确定性的。例如，标签可能是"不是 C 类"，或者是"A、B 两类中的一类"这种形式；而无监督学习使用的数据完全是没有标签的。

1. 监督学习

监督学习模型通常有两种判定方式，第一种是概率模型和非概率模型；第二种是判定是否可以对观测变量的分布进行建模，即直接使用判别方式生成概率判别模型和生成模型。这两种分类方法在事实上把所有模型仅划分成了如图 20-3 的三个类别，而不是四个类别。

模型可分为非概率模型（non-probabilistic model）、概率判别模型（probabilistic discriminant model）、生成模型（generation model）三种。三种模型挖掘信息的程度从少到多，解决问题的途径从直接到间接。现将各模型简述如下。

非概率模型进行直接进行判别，如感知机（单层神经网络，perceptron）、多层感知机（multilayer perceptron，MLP）、支持向量机（support vector machine，SVM）、K 近邻（K-nearest neighbor，KNN）。

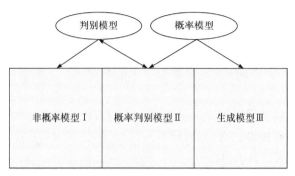

图 20-3　模型分类示意图

概率判别模型是间接利用条件概率判别如逻辑回归(logistic regression，LR)、决策树(decision tree，DT)、最大熵模型(maximum entropy model)、条件随机场(conditional random field，CRF)。

生成模型更间接地先求联合概率，然后利用贝叶斯定理(Bayes theorem)判别，如高斯判别分析(Gaussian discriminatory analysis，GDA)、朴素贝叶斯(naive Bayes，NB)、受限玻尔兹曼机(restricted Boltzmann machine，RBM)、隐马尔可夫模型(hidden Markov model，HMM)。

2. 无监督学习

无监督学习的训练数据都是未经标记(labelling)的，算法会在没有指导的情况下自动学习。无监督学习不需要告诉计算机怎样做，计算机可以自己自动去不断学习怎样做。

无监督机器学习的通常用法是聚类(clustering)，即把相似的一类东西都集聚在一起，但人们往往并不会太关心这一类东西是什么。例如，常用的 k-means 聚类算法样本聚类成了 k 个簇(cluster)，我们可以通过计算损失函数(loss function)快速得到聚类结果。其中，损失函数可以定义为各个样本距离所属簇中心点的误差平方和，即

$$J(c,u)=\sum_{i=1}^{M}\left\|x_i-u_{ci}\right\|^2 \tag{20-2}$$

式中，$J(c,u)$ 是损失函数；x_i 表示样本；u_{ci} 表示簇中心点。当 $J(c,u)$ 没有达到最小值时，可以固定簇(c)，更新每个簇的质心 u，质心变化后固定质心的值，重新划分簇(c)，不断迭代。

在实际工作中，是否使用还没有"标记"的参考数据是区分几种不同学习的关键因素之一。无监督学习没有特别标注的单个训练样本数据集，需要计算机根据训练样本间的数量统计变化规律对训练样本集数据进行归类，常见分类任务如样本聚类等。所以，无监督学习常被用在存在大量未标记数据或标记数据成本较高的领域。

无监督学习训练的数据是无标签的，其训练目标是能对所观察的样本进行分类或者区分等。例如，无监督学习应该能在不给任何额外提示的情况下，仅仅依据一定数量的"大象"图片特征，将"大象"的图片样本从大量的各类图片中区分出来，并为以后的数据处理打下基础。

常用的各种无监督学习有聚类、离散点检测(discrete point detection)和降维(dimension reduction)三个类型，包括主成分分析方法、等距线性映射方法(equidistant linear mapping method)、局部线性嵌入方法(local linear embedding method)，拉普拉斯变化包括特征映射嵌入法(feature mapping embedding method)、黑塞局部线性嵌入法(Hesse local linear embedding method)和局部切空间排列嵌入法(local tangent space permutation embedding method)、拉普拉

斯特征映射方法等。

例如，拉普拉斯特征映射方法的主要思想是假定存在两个数据实例很相似，降维后它们在目标子空间中应该尽量接近，故而拉普拉斯特征映射的目标函数主要通过构建邻接矩阵（W_{ij}）来重构数据的局部结构特征，即

$$\min \sum\nolimits_{i,j} \left\| y_i - y_j \right\|^2 W_{ij} \tag{20-3}$$

式中，y_i、y_j 表示降维后的数据实例。

从工作原理上来说，主成分分析方法等学习算法同样可以适用于传统深度学习。但是，这些类型数据的降维计算方法复杂度都比较高，所以现在深度学习所采用的各种无监督学习降维方法通常都是采用较为简单的降维算法和直观的性能评价衡量标准。

3. 半监督学习

半监督学习可以用来处理部分完成标记的大量训练学习数据，通常指的是大量未完成标记的训练数据和少量部分标记的训练数据。照片识别就是很好的例子，在线相册可以帮你识别同一个人或个人的多张照片（无监督学习）。当我们把同一个人的个人照片增加一个在线标签后，新的有同一个人的照片就自动加上标签了。大多数半监督学习算法都认为是一个无监督和监督学习算法的有机结合。例如，深度信念网络基于一种相互堆叠的无监督式网络。

如图 20-4 所示，按照学习方式半监督学习可分为纯半监督学习（pure semi-supervised learning）与直推学习（direct push learning）。关于二者的区别需要注意，直推学习实际上属于另一个更大的概念，它和归纳学习属于两个相对的学派。

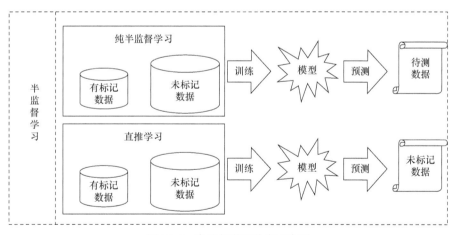

图 20-4　半监督学习分类示意图

归纳学习强调的是从大量样本中学习到潜在的规律，然后去预测未知的样本，是基于"开放世界"的假设，即模型进行学习的时候不知道未来要预测的示例是什么。常见的逻辑回归、梯度提升决策树（gradient boosting decision tree，GBDT）等都是基于这样的"开放世界"假设。

直推学习则是基于"封闭世界"的假设，模型在学习的过程中已经知道未来要预测的示例是什么样的。俄罗斯统计学家、直推学习理论的鼻祖弗拉基米尔·瑙莫维奇·万普尼克（Vladimir Naumovich Vapnik）认为，在经典的归纳学习中，所假设期望的学得一个在整个样本分布上具有低错误率的决策函数实际上把问题复杂化了。万普尼克认为，在很多情况下，人

们并不关心决策函数在整个样本分布上的性能怎么样，而只是期望在给定的要预测的样本上达到最好的性能。后者比前者简单，因此在学习过程中可以显式地考虑测试样本，从而更容易达到目的。

4. 强化监督学习

强化监督学习是一种与之前介绍的机器学习算法不同的算法，其学习系统能够去探索环境，做出选择，执行操作的同时根据是正面的回报还是负面的回报实施相应的奖励和惩罚。

强化监督学习必须自行学习什么是最好的策略，从而随时间的推移获得最大的回报。例如，许多机器人通过强化监督学习算法来学习如何行走。AlphaGo 项目就是一个强化监督学习的好例子。强化监督学习主要由智能体（agent）、环境（environment）、状态（state）、动作（action）、奖励（reward）组成。智能体在执行了某个动作后，环境将会转换到一个新的状态，而新状态环境会给出奖励信号（正奖励或者负奖励）。随后，智能体根据新的状态和环境反馈的奖励，按照一定的策略执行新的动作。上述过程为智能体和环境通过状态、动作、奖励进行交互的方式。

计算机通过强化监督学习，可以知道自己在什么状态下，应该采取什么样的动作使得自身获得最大奖励。由于计算机与环境的交互方式与人类与环境的交互方式类似，可以认为强化监督学习是一套通用的学习框架，可用来解决通用人工智能的问题。因此强化监督学习也被称为通用人工智能的机器学习方法。

延伸阅读 20-2：机器学习预测药物与靶点之间的相互作用

药学家一直都依赖于传统的药物研发策略。药物发现与开发的困难在于药物与作用靶点之间的位置关系不明晰。为了降低时间成本和经济成本，人们利用机器学习技术预测药物与靶点之间的相互作用，并且取得了很好的进展。

最为常用的方法是通过预测药物和药物或者靶点与靶点之间的相似性来进行测量。基于相似性的方法具有如下四个优点。

(1) 不需要进行复杂的特征选取。

(2) 它们可用于连接化学空间和基因组空间。

(3) 关于药物与靶点之间的相关性函数已经做了深入研究。

(4) 可以很容易地使用基于函数的学习方法。

20.2.3　发展趋势

1980～2012 年深度学习发展兴起之前，机器学习在人工智能和神经计算领域取得了长足的进步，也解决了很多实际问题。但机器学习的学习能力依然有限，不能满足科技和生产生活的快速发展需求。所以，机器学习的发展方向对人工智能和科学技术的进一步发展至关重要。

首先，机器学习的整个学习过程是不可知的，计算机专业术语称之为黑箱（black box）。"未知"就意味着有无法预测的危险，而机器学习又广泛应用在医疗、核工业和航天领域。这些领域首先需要考虑的目标是正确的概率，所以无法满足要求会与研究初衷背道而驰。为了降低这类问题的风险，需要让机器学习增加更多的人为干预。

其次，传统基础学科如数学、物理、化学和生物都采用简单又优美的公式去解决复杂的问题。在机器学习领域，我们是否也能建立简约的、能有效解决问题的模型也是不小的挑战。

最后，还有很多亟待解决的重要方向，如轻量级机器学习、边缘计算、量子机器学习、即兴计算等。

机器学习的未来热门研究领域涉及两个方面，一是如今机器学习分类与预测功能主要还是依据数据的相关性，但理性的人类决策更应该依赖于因果逻辑。所以，基于人类学习机制的研究是解释性机器学习的核心研究之一。二是发展并简化现如今的学习方法，并开展新的方法的研究。大自然是复杂而又神秘的，但其背后的本质却是简单的。思考如何去挖掘事物的本质并用机器学习的方法去解决，将对机器学习的能力带来极大的提示。

近年来，机器学习在学习研究中发展迅猛，不断地扩展应用领域范围，但一定还有许多未涉及的领域，这都亟待我们去探索。目前，还没有一种机器学习算法有着压倒性的优势。相信在未来机器学习会产生更多的思想和方法。

学习与思考 20-1

(1)什么是机器学习？其基本原理是什么？
(2)机器学习技术有哪些类别？各有何优缺点？
(3)机器学习在未来有何发展空间？预期会在哪些领域还可能取得创新性的成果？

20.3　深度学习技术

20.3.1　基本原理

深度学习起源于 2006 年，又称表征学习(representational learning)，是机器学习的进一步延伸，已发展成为机器学习的一个重要分支，是当前最流行的科学研究趋势之一。机器学习的发展极大地促进了计算机视觉的深度发展，正在不断发展并生成新的科学技术，因而成为人工智能未来的发展大趋势。

深度学习方法有多个层次，用以学习具有深度抽象特征的数据结构。深度学习可以使学习概念简单化，从而实现简单概念表达复杂的学习知识。

对应于人工神经网络来说，深度学习是指在多个计算阶段中，把信息进行精确严格的分配，来转换网络中的聚合激活。通过学习到更为复杂的对象，进而产生更为复杂的功能。深度学习的框架被用于多个抽象层次，即非线性操作，如具有许多隐藏层的人工神经网络。

准确地说，深度学习是机器学习的一个分叉领域。通过多个层次、非线性信息的处理和抽象，进而进行特征学习、分类和模式识别等。同时，这也适用于无监督和监督学习。

深度学习是一种基于对数据进行表征学习的机器学习算法。观察到的值可以用许多方式表示。例如，每个像素的强度值向量，可以更抽象地表示为一些具有特定形状的区域，或者一系列的边等。通过使用一些特定的表示方法，更容易从示例中完成学习任务，如面部表情和人脸的识别。深度学习的优点是不需要手动获取特征，而是使用无监督或半监督的特征学习和分层特征提取算法来提取特征。

表征学习的目标是找到更好的表示方法，创建更好的模型，并从大规模的未标记数据中学习这些表示方法。这种表征来源于神经科学，是建立在类似于生物神经系统的交流模式基础上的，是尝试对大脑中牵拉神经元的反应和神经元的电活动之间的关系进行描述。

20.3.2　类别

深度学习是一种模式分析。根据其研究的内容不同，可以将其分为三类：①使用卷积进行提取特征，即卷积神经网络（convolutional neural network，CNN）；②对多层自编码神经网络进行预训练，然后结合识别信息进一步优化神经网络权值的深度置信网络（deep belief networks，DBN）；③基于多层神经元的自编码神经网络（auto-encoder neural networks，AENN），可分为自编码器及稀疏编码器。

1. 卷积神经网络

卷积（convolution）是一种积分变换方法，与傅里叶变换有十分密切的关系。卷积神经网络由多个卷积层、采样层和全连接层组成，是根据生物视觉处理过程设计的。这种结构使得卷积神经网络能够获取输入数据的二维结构信息。卷积层和全连接层在对输入进行变换时，会使用到激活函数及相关参数，如神经元的权重和偏差。其中的参数可以通过梯度下降，或者其他方法来训练，最后卷积神经网络将计算出的分类数值与训练集中每幅图像的标签进行匹配，如图 20-5 所示。

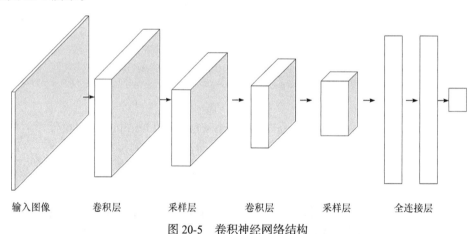

输入图像　　　卷积层　　　采样层　　　卷积层　　　采样层　　　全连接层

图 20-5　卷积神经网络结构

相比于其他的深度神经网络和前馈神经网络，卷积神经网络需要进行学习计算的参数更少，以至于深度学习结构更具有吸引力。相比于其他深度学习结构，卷积神经网络在图像识别与处理和语音识别等方面具有更加显著的效果。此外，该模型还可以通过反向传播算法进行训练。

2. 深度置信网络

深度置信网络是一种通过多个隐藏单元组成的概率生成模型，可以看作由多个简单学习模型组成的复杂模型。因为初始权重对最终模型的性能有显著的影响，以至于在训练稀缺数据时，置信网络很有价值，其通过预训练获得的权重比权重空间中的随机权重更接近最优权重。

置信网络可作为深度神经网络的预训练部分，为深度神经网络提供初始权重，之后以一些决策算法作为优化手段，如反向传播等。这不仅加快了调整优化阶段的收敛速度（convergence speed），还提高了模型的性能。

RBM 是一种概率模型，包括输入层和隐藏层。需要注意的是，只在输入层和隐藏层之间存在边，而在输入层节点和隐藏层节点中不存在边。把 RBM 组成置信网络的每一层，可以利用高效的无监督逐层训练方法进行训练。

单层 RBM 的训练方法最早是由英国计算机科学家杰弗里·欣顿（Jeffrey Hinton）在"专家产品"的训练中提出的，称为对比发散（contrast divergence）。在训练单层 RBM 时，可以把另一层 RBM 叠加在已经训练好的 RBM 上，形成多层模型。

在每一个部分中，典型的多层网络输入层被初始化为训练样本，权重就是之前训练得到的权重。如图 20-6 所示，网络的输出被用作下一个 RBM 的输入，而下一个 RBM 进行与之前相同的训练过程，以至于整个过程可以一直迭代直到达到某个预期的终止条件。由于对比度、散度不能准确描述其任何函数的梯度方向的变化，所以对比度、散度对最大似然的逼近较为粗糙。但经验结果证明，该方法是训练深度结构的有效方法。

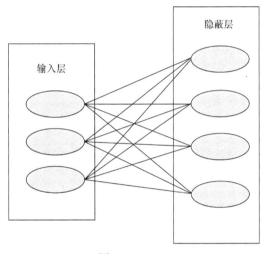

图 20-6　RBM

RBM 的训练方法可具体地描述为，对某一个训练集 V，每个行向量为一个可见单元向量 v，最优化权重矩阵 W，其中每个元素指定了隐藏层单元和可见层单元之间边的权重，单个节点的激活概率为 $P(v)$。训练 RBM 的目标就是最大化公式（20-4）似然，求出矩阵 W。

$$\arg \max_{W} \prod_{v \in V} P(v) \tag{20-4}$$

等价于最大化 V 的对数期望概率，则有

$$\arg \max_{W} E\left[\sum_{v \in V} \log P(v)\right] \tag{20-5}$$

3. 自编码神经网络

自编码器是神经网络中的一种，其主要方法是通过神经网络对输入数据进行映射，目的为从输入数据中提取特征，最后得到的输出为输出向量。传统的自编码器一般用于数据降维及特征学习，与主成分分析方法相似，但它比主成分分析方法更加灵活，自编码器的优势在于可以对线性和非线性变换进行表示。自编码器可以看作前馈网络的一个特例。典型的自编码结构由输入层、隐藏层和输出层三个部分组成。

输入输出一致的自编码器目的在于通过稀疏高阶特征进行自重构。此外，自动编码器也

可用作数据压缩，其中数据的压缩和解压缩功能并不是固定的，是通过样本中自动学习得到的。目前，自编码器的主要用途是降维、去噪、异常检测及图像生成。

如图 20-7 所示，编码器可以把高维输入 X 编码变换成低维的隐变量 h，从而使神经网络学习相关特征。不过，这些特征是最具有信息量的；解码器可以把隐藏层的隐变量 h 还原到初始维度，最理想的情况就是解码器的输出能够完美地或者近似恢复出原始的输入，即 X 约等于 X^R。

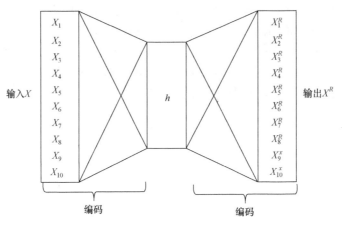

图 20-7　自编码器的结构

对于从输入层至隐藏层，将原始输入进行编码，编码过程可表示为

$$h = g_{\theta 1}(x) = \sigma(W_1 x + b_1) \tag{20-6}$$

式中，h 为隐变量；$g_{\theta 1}(x)$ 为编码函数；x 为输入数据；σ 代表逻辑函数；W 为权重；b_1 为输入层至隐藏层偏差。

对于从隐藏层至输出层，利用新的特征对输入进行重构，解码过程可表示为

$$\hat{x} = g_{\theta 2}(h) = \sigma(W_2 h + b_2) \tag{20-7}$$

式中，$\hat{x}$ 为输出数据；b_2 为隐藏层至输出层偏差。

我们希望重构出来数据尽可能和输入数据一致，其训练的损失函数（L_{mix}）可表示为

$$L_{\text{mix}} = d(X, X^R) \tag{20-8}$$

式中，d 为两者距离，一般使用均方方差（MSE）表示；X、X^R 表示原始输入数据和重构后的数据。

20.3.3　发展趋势

近年来，深度学习在各种人工智能研究领域取得了显著的成功，其发展趋势可大致分为如下三类。

首先，深度学习的发展必然带来大数据、大网络、高运算能力，即有比以往更大的数据量，有更大、更复杂的网络结构，因而相应地需要更高的运算能力才能处理这些数据和运行这些网络。

其次，对于许多监督学习所需的成本是较高的。倘若能将其转化为无监督或者自监督学

习，其意义不言而喻。将给人们带来成本的节省和性能的提升。无监督学习、自监督学习是深度学习发展的必然趋势。

最后，决策系统应用深度强化学习。深度学习由于其提取特征和学习规则的优越性能，有望通过深度强化学习结合模仿学习实现人工智能决策。

此外，深度学习在医学研究中的应用已经出现，在解决药物发现中的各种问题方面显示出前景，且其应用不局限于生物活性预测。深度学习方法通常需要大量数据集来训练，但一些时候我们只有少数可使用的样本。

药物化学家通常在可用数据有限的情况下进行新的靶点研究，使用短期记忆 (long short-term memory, LSTM) 方法构建一个模型，且只使用化学信息学数据集上非常小的训练集，就可以获得显著的结果。

与其他方法相比，深度学习具有更灵活的体系结构，故可创建针对特定问题定制的神经网络体系结构。到目前为止，实验表明深度学习在图像分析等一些指定任务中有显著的效果，并且对于分子设计和反应预测是十分有效的。

延伸阅读 20-3：深度学习产生全新的化学结构的应用

深度学习在化学信息学方面是令人感兴趣的应用，就是通使用变分自编码器 (VAE) 生成了新的化学结构。

首先，将化学结构以字符串的形式存储在数据库中，后对变分自编码器进行无监督学习，将数据库中的化学结构映射到隐藏层。当变分自编码器训练结束后，分子结构就在隐藏层中被连续表示出来，并可通过变分自编码器解码为字符串。

之后，使用优化方法搜索隐藏层中的最优解，并将搜索到的最优解转化为字符串输出，可生成具有特定需要的新结构。

最后，使用变分自编码器生成了抗多巴胺受体 2 型活性的新型结构。如果将变分自编码器与生成对抗网络进行耦合，将产生新的化学结构。

20.4　人工神经网络

20.4.1　基本原理

人工神经网络概念产生于现代神经科学，是一个新兴交叉领域，在促进智能化计算的应用和发展的同时，也极大地更新了信息科学和神经生物学的发展。经过不断发展，人工神经网络已拓展到脑科学、认知科学、模式识别、智能控制等多个计算机科学领域。

人工神经网络是非线性、自适应的，包括很多互联成一个系统的处理单元。人工神经网络试图通过模拟大脑神经网络处理和记忆信息的方式来处理信息，模仿了人类大脑的结构和功能，并借鉴人类在生物神经科学领域的研究成果进行信息处理。

人工神经网络在现实应用涉及三个方面，包括合适的神经网络模型、恰当的网络结构，以及高效的网络参数训练算法。人工神经网络具体到针对某一个特定的网络模型时，主要解决模型结构的调整和对训练算法的改进两个部分。其中，对网络模型参数的学习和调整就是指神经网络训练，这是一个反复的过程，需要不断调节节点之间的权值和阈值。这一过程的训练包括监督学习、无监督学习和强化监督学习三个类别。不论是哪一种人工神经网络，都意在对人脑的思维和智能行为的规律进行探索，其主要任务是将输入转换为有意义的输出。

人工神经网络最小的组成单元是人工神经元。与生物脑中的神经元相似，人工神经元是神经网络中最重要的单位。在人工神经网络中，神经元都具有输入连接与输出连接。如图 20-8 所示，人工神经网络基本结构主要是由 3 个部分组成，分别是输入层、隐藏层和输出层，其中隐藏层可以是单层也可以是多层。

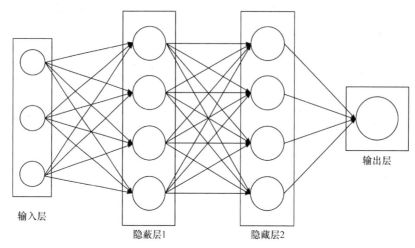

图 20-8　人工神经网络基本结构

图中的圆圈就是人工神经元，人工神经元有单个或者多个输入，人工神经网络作用有很多，如接收输入的信息、对输入的信息进行加权求和、将信息输出并传递到下一个人工神经元。每个神经元都是一个计算单元。

如图 20-9 是人工神经元模型示意图。图中神经元左边的 x 表示对神经元的多个输入，w 表示每个输入对应的权重，神经元右边的箭头表示输出，神经元之间通过由低层出发，终止于高层神经元的一条有向边进行连接，每条边都有自己的权重。

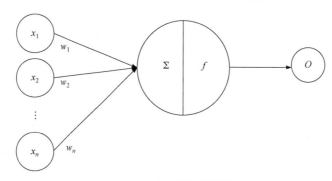

图 20-9　人工神经元模型

设神经元有多个输入，分别为 $x_1, x_2, \cdots, x_n$，定义偏置变量为 b，则对于人工神经元的加权求和值（net）大小为

$$\text{net} = \sum_{i=1}^{n} w_i x_i + b = \omega^{\text{T}} x + b \tag{20-9}$$

一般地，神经元具有激活和未激活两种状态。在实际的人工神经网络中，神经元处于激活状态与否可以用激活函数（activation function）来表示。激活函数是一种概率函数，代表该能

量值使得神经元的状态发生改变的概率有多大，能量值越大，处于激活状态的概率就越高。神经元的激活值表示计算神经元的能量值，神经元的激活状态表示激活函数。

激活函数有好几种形式，常见的有 Sigmoid 函数、ReLU 函数和 Tanh 函数。其中，Sigmoid 函数，也称为 S 形生长曲线。在信息科学中，由于其单增及反函数单增等性质，Sigmoid 函数常被用作神经网络的阈值函数，因而可表达为

$$f(z) = \frac{1}{1 + \exp(-z)} \tag{20-10}$$

式中，z 代表输入的实值；$f(z)$ 代表激活函数。

ReLU 激活函数，又称线性整流函数（rectified linear unit），用于隐藏层神经元输出，表示为

$$f(x) = \max(0, x) \tag{20-11}$$

其中，x 代表输入的实值；$f(x)$ 代表激活函数。

Tanh 为双曲正切激活函数。在数学中，双曲正切经由基本双曲函数双曲正弦和双曲余弦推导而来：

$$f(z) = \frac{e^z - e^{-z}}{e^z + e^{-z}} \tag{20-12}$$

式中，z 代表输入的实值；$f(z)$ 代表激活函数。

20.4.2 人工神经网络的分类

分类标准不同，人工神经网络有不同类型。例如，根据学习环境，学习方式可分为监督学习和无监督学习；根据性能，可分为连续型网络（continuous network）和离散型网络（discrete network）；根据拓扑结构，可分为前向网络（forward network）和反馈网络（feedback network）。

前向网络的拓扑结构如图 20-10 所示，是指人工神经网络中各个神经元在接受前一级的输入和输出到下一级，网络中没有反馈，可以用一个有向无环路图表示。这种网络实现信号从输入空间到输出空间的变换，其信息处理能力来自于简单非线性函数的多次复合。网络结构简单，易于实现。

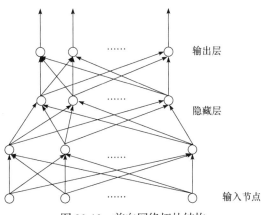

图 20-10 前向网络拓扑结构

与前向网络不同，反馈网络内神经元间都有反馈。如图 20-11 中的节点所示，网络中的计算单元每个节点可以接受外加输入，也可以向外部输出。反馈网络可以用一个无向的完备图

表示，反馈网络的信息处理是状态的变换，可以用动力学系统理论处理。使用较多的反馈网络模型有霍普菲尔德(Hopfield)网络、玻尔兹曼机网络等。

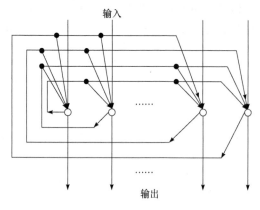 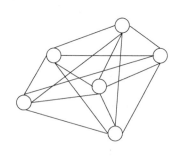

(a) 离散霍普菲尔德(Hopfield)网络　　　　　(b) 霍普菲尔德(Hopfield)网络的网状结构

图 20-11　反馈网络拓扑结构

延伸阅读 20-4：人工神经网络在多组分药物分析中的应用

人工神经网络具有较强的非线性处理能力，所以能够很好地处理药学科学中的问题。例如，在药学领域中的处方配比与药物释放的关系、化学结构与药效的关系、体内外药效的关系等都是非线性的。

应用人工神经网络原理，采用误差反向传播方法，人们发现紫外吸收光谱重叠的增效联磺片中，磺胺嘧啶(SD)、磺胺甲噁唑(SMP)、甲氧苄啶(TMP)等三个组分不经分离可同时测定其含量，平均回收率分别为 103.1%、98.21%、98.76%。试验证明，人工神经网络方法应用在光谱分析中对复方药物含量进行测定，性能良好，结果准确。

神经网络已成为一种很好的模式识别的工具，在中药鉴定、新药筛选中可以发挥作用，有广阔的应用前景。

20.4.3　人工神经网络的发展趋势

从 20 世纪 40 年代的提出到如今，人工神经网络已快有一个世纪的历史了，经历了理论发展、过渡阶段、突破阶段和平稳发展阶段四个阶段。

1. 理论发展阶段

在 1943 年，心理学家 W. 麦卡洛克(W. McCulloch)和数理逻辑学家 W. 皮茨(W. Pitts)合作，通过形式神经网络来表述客观事物，提出了世界上第一个神经元网络模型；到了 1949 年，心理学家唐纳德·赫布(Donald Hebb)提出了关于神经网络学习机制的"突触修正假设"，成为经典的学习算法。

2. 过渡阶段

1967 年，由日本的甘利俊一(Shun-ichi Amari)提出了全新的自适应模式分类，并在此基础上不断改进。到了 1972 年，J. A. 安德斯诺(J. A. Anderson)提出了联想技术，并进一步发展成为盒中脑状态(brain state in box，BSB)模型。

3. 突破阶段

人工神经网络的高潮阶段开始于美国计算机科学家 J. J. 霍普菲尔德(J. J. Hopfield)的研究。他首次提出了能量函数的概念，并且给出了网络稳定性的判断。随着网络模型在电子电路上的实现，霍普菲尔德的研究为人工神经网络指明了方向。

4. 平稳发展阶段

从 20 世纪 90 年代初期开始到现在，人工神经网络一直处于平稳发展的阶段，虽然如今人工神经网络还在发展之中，但是不会有较大的突破，人工神经网络想要有突破性的发展，还需要生物学家破译生物大脑的奥秘。

当今神经网络对于数据信息已经能够处理得很全面了。例如，在模式识别、图像识别、语音识别上传统的人工智能方法出现的问题利用人工神经网络能够很好地克服。越来越多的传统方法开始和人工神经网络结合，优势互补的特点促进人工智能和人工神经网络快速的发展。近年来，人工神经网络在实际应用中得到发展。信息几何应用于人工神经网络的研究为人工神经网络的理论研究开辟了新的途径。

人工神经网络虽然已经应用在许多领域之中，但还远远不能满足各方面的应用需求。例如，人工神经网络具有很多传统机器学习没有的优点，包括非线性映射、分布式存储、自组织、并行处理、自学习等。当今神经网络与其他技术的相结合，已经成为一大研究热点，使人工神经网络达到更好的效果。

学习与思考 20-2

---

(1) 什么是深度学习技术？什么是人工神经网络技术？各自的基本原理是什么？

(2) 深度学习技术和人工神经网络技术各自有哪些类别？各有何优缺点？

(3) 深度学习技术和人工神经网络技术在未来有何发展空间？预期会在哪些领域还可能取得创新性的成果？

20.5　人工智能技术在药物创制中的应用

药物研发是一个复杂而漫长的过程，包括临床目标药物选择和验证、临床化合物筛选和优化、临床前研究、临床试验等阶段。人工智能技术应用于药物创制能极大缩短药物研发时间和减少人力成本。

例如，以神经网络自主学习为基础的人工智能技术，通过对现有化合物数据库信息的整合和数据提取，可将小分子化合物药物的研发成功率提高 10 倍。

再如，药物工艺优化中的药品开发过程是一个多变量优化问题，涉及配方和工艺变量的优化。在配方设计的定量方法中，难点就在于厘清因果因素与个别药物反应之间的关系，因而很难用传统的数理方法建模优化。而人工神经网络可以识别和学习输入与输出数据对之间的关联模式。只要经过训练，人工神经网络就可以用来预测新数据集的输出。

20.5.1 药物研发中的性能预测

人工神经网络的一个有用特性是其预测能力，非常适合解决药物创制中的优化问题。

1. 药物性能预测

人们已经成功构建了可以预测药物理化性质的人工神经网络模型，如水解、玻璃化转变温度、亲水性高分子材料的流变性及制备控释制剂基质片的亲水性高分子材料的混合等。在预测不同亲水性聚合物材料的吸水率、玻璃化转变温度和黏度等方面，准确预测误差率低至 0%～8%。

2. 缓控制剂性能预测

神经网络模型可用于预测和优化不同类型的控释制剂。已有研究表明，以甲氧苄胺、卡马西平、磺胺甲噁唑等药物为模型，人工神经网络构建的药物释放模型的拟合值、预测值和实测值吻合较好。在不同溶出介质中，神经网络模型预测的羟丙基甲基纤维素(hydroxy propyl methyl cellulose)骨架片的释放也是可行的，进而可以有效地设计和优化药物。

再如，使用人工神经网络可预测盐酸帕罗西汀缓释微丸的释放行为。其方法是总共设计了 20 个，其中 16 个用作训练，另外 4 个用作测试。制备盐酸帕罗西汀膜控释微丸并考察其释放度。将实测数据与人工神经网络预测结果进行比较，发现人工神经网络用于预测盐酸帕罗西汀缓释微丸的释药行为，结果拟合度高，预测精度为 0.9899。

已有研究证明，将专家系统与人工神经网络相结合，可成功研制格列吡嗪推拉式渗透泵控释片。其体外释放类似于商业制剂，在比格犬体内生物等效于瑞易宁，并已经开发出释放度质量标准高于进口注册标准的产品。

基于定量构效关系分析，以药物分子的分子量、正辛醇/水分配系数和氢键共体数为输入，以药物经皮渗透系数为输出，构建神经网络并训练模型预测 10 种药物的经皮渗透系数，具有较高的预测精度。

20.5.2 药物研发中的参数优化

人工智能在药物创制过程中的应用体现在方方面面，尽管有很多不尽如人意之处，但进展很快，效果很明显，在靶点发现、蛋白质功能预测等领域的前景十分看好。

1. 靶点发现

靶点是新药研发的基础，因而早期药物靶点确定对新药研发非常重要，以至于世界各地药物研发的竞争主要体现在确定药物靶点上。

为解决发现药物靶点的难题，人们发现蛋白质的功能分类对深入了解靶点蛋白质的特性具有十分重要的作用，甚至是解决药物靶点发现难题的有效途径。随着人工智能、大数据等技术的快速发展，蛋白质功能预测已经成为蛋白质功能注释的重要手段，也是药物靶点发现领域的前沿问题。

2. 蛋白质功能预测

许多计算方法，如序列同源性比对和卷积神经网络都已经应用于蛋白质功能预测。方法是同源蛋白质具有相似的功能。由 Google DeepMind 团队开发的人工智能产品 AlphaFold2，可以根据氨基酸序列准确预测蛋白质的结构。预测结果与实验数据接近，预测精度可与冷冻电镜、核磁共振或 X 射线晶体学等实验技术相媲美。

CNN 也用于蛋白质结构预测和蛋白质-配体相互作用预测。AlphaFold 利用高度训练的 CNN 从主序列预测蛋白质的性质，并由 CNN 预测氨基酸对之间的距离和相邻肽键之间的 φ-ψ 角，探索蛋白质结构的微观结构，寻找与预测相匹配的结构。利用卷积神经网络构建蛋白质-配体复合物的评分函数表明，评分函数在蛋白质-配体预测和虚拟筛选方面的评分性能十分优越，并且实际计算结果还可能远远大于实验观测值，因而卷积神经网络在该领域的应用仍有提升空间。

数据技术(data technology，DT)是一种常用的机器学习算法，具有组织清晰、程序严密、定量与定性分析相结合、方法简单、易于掌握、适用性强、应用范围广等优点。

随机森林(RF)、梯度提升决策树(gradient boosting decision tree，GBDT)和梯度提升模型(extreme gradient boosting，XGBoost)等算法都属于集成学习(ensemble learning)，可通过结合多个学习器的预测结果来改善单个学习器的泛化能力和鲁棒性。其中，RF 算法是一种基于引导聚集算法(bootstrap aggregating，bagging)的集成学习方法，可以处理分类和回归等问题。RF 分类器通过组合多个决策树(DTS)来提高分类精度。目前，DT 和 RF 分类器可用于预测药物靶点。

例如，基于 DT 的分类器，人们已经成功构建了预测疾病相关基因，并在此基础上发现了多种转录因子在代谢途径和细胞外定位中的调节作用。也可以通过自助取样提高了 RF 算法的稳定性，成功从临床应用的潜在目标中筛选出最可能的目标。

最近，人们通过异构网络中的深度学习(deep DTnet)对已知药物进行靶标识别，在系统中嵌入包括化学网络、基因组网络、表型网络和细胞网络等 15 种类型的网络，具有整合最大的生物医学网络数据的功能，在异构网络中通过深度学习识别已知药物，从而加速药物重用，减少药物开发的障碍。

新近的药物互作靶点贝叶斯分析(Bayesian analysis to determine drug interaction target，BANDIT)算法能够准确预测药物与特定靶点之间的相互作用，不仅可以用来识别各种特定的小分子靶点，还可以用来区分同一靶点上不同的作用模式。通过方差分析、逻辑模型和机器学习算法(弹性网络回归和 RF)等三种不同的分析框架，定义"癌症功能事件"(cancer functional event，CFE)，能很好地预测药物敏感性。

3. 分子合成

利用深度学习技术，可以通过学习大量的药物化合物或分子来获得复合分子结构和药物形成的规律，然后根据这些规律生成许多自然界中从未存在过的化合物，并将它们作为候选药物分子，有效构建具有一定规模和质量的分子文库。小而高质量的分子文库一直是药物研究人员关注的问题。

人工智能可以通过学习大量已有的药物化合物和分子来获得复合分子结构及药物分子形成的方式，然后根据这些复合分子和药物分子形成的方式去生成许多自然界从未存在过的药物，并将这些作为候选药物分子，有效地构建具有一定规模和质量的分子文库。

高效的分子文库是必需的，研究人员利用深度学习技术设计了不同的分子生成模型，如可变自动编码(VAE)、生成对抗网络(GAN)、自回归模型[如像素递归神经网络(RNN)和像素 CNN]。其中，基于分子片段的人工智能分子设计算法很有前景。该算法构建基于受限神经网络结构的合成器模型，能够快速自动生成大量满足特定连接段约束的新分子结构。如果使用其编码和解码层处理进入分子片段结构的序列，自动连接分子片段，并用受限信息填充连接起来，就生成完整的分子。预期，这种基于碎片连接的分子设计算法可以应用于实际的药物开发项目中，为药物化学家提供更具启发性的化学结构。

4. 化合物筛选

化合物筛选是指通过标准化的实验手段，从大量化合物中筛选出对特定目标具有高活性的化合物的过程。这个过程需要很长的时间和成本。人工智能可以通过整合现有化合物数据库信息、数据提取和机器学习，提取与化合物毒性和有效性相关的关键信息，从而大大提高筛选成功率，降低研发成本和工作量。

将支持向量机与分子对接方法相结合，自动筛选化合物库，能显著提高活性化合物的命中率和富集因子，节省了计算资源。细胞活力分析、细胞信号通路分析和疾病相关表型分析常用于筛选先导化合物。表型筛选与人工智能技术相结合更有效，适用于更复杂的病理生理过程，并可利用表型变化在细胞水平上筛选新化合物。

支持向量机、RF 或贝叶斯等机器学习技术已成功应用于药物发现阶段的化合物筛选。例如，"配体表达"的云蛋白质组筛选平台，利用生物信息学和系统生物学技术将药物和蛋白质之间的相互作用呈现为图像，对小分子化合物进行综合评估，有助于提高药物活性，预防药物副作用，为了找到能与小分子化合物结合的新靶点，制药科学家正在积极利用该平台探索药物发现的新领域。

人工智能可以通过对现有的化合物信息进行整合和数据提取、分类及提取关键信息进而进行分析，若使用传统的数理方法建模会消耗大量的时间且正确率较低。从大量化合物或者新化合物中选择特定作用靶点具有较高活性的化合物的过程，这往往需要较长的时间和成本。

人工智能可以通过整合现有化合物数据库信息、数据提取和机器学习，提取与化合物毒性和有效性相关的关键信息，从而大大提高筛选成功率，降低研发成本和工作量。蛋白质和配体亲和力模型(ComplexNet)通过化合物活性分类方法构建起来用于预测初步筛选的小分子与目标蛋白质之间的结合强度，以进行精细筛选。

5. 药动学方法模拟

药物吸收、分布、代谢、排泄和毒性预测(ADMET)是当代药物设计和药物筛选中十分重要的方法。通常情况下，药物的 ADMET 特性研究是将体外研究技术与计算机模拟相结合，从而获得药物在体内的动态性能。随着人工智能技术的发展，现在市场上已经有如 ADMET Predictor、MOE、Discovery Studio 和 Shrodinger 等几十种计算机模拟软件，已广泛应用于国内外药品监管部门、企业和科研机构。

6. 制药工艺设计

在药物工艺方面，人工智能可以处理涉及配方和工艺多变量优化问题，这些复杂的问题很难用传统的数理建模去建模优化。在这些复杂的优化问题中，可能性构造空间理论(PCST)及模型能很好建立中医药创新配合系统，优化配方的定量设计。

人工神经网络可以识别和学习输入与输出之间的关系。一旦经过训练，人工神经网络就可以用来预测新的数据集的输出。人工神经网络的优势就在于它强大的预测能力，在这些方面学者已经有了许多研究。DT 算法和 RF 算法都可以处理回归和分类问题，目前多用于预测药物靶点。通过整合强大的生物医学网络数据，在异构网络中通过深度学习的方式学习已知药物，从而加速药物的开发。

20.6　人工智能技术在药品质量控制和监管中的应用

药品的质量管理发展伴随着检测技术、工业技术、计算技术等的发展，有了新的定义。在全面质量管理阶段，强调药品质量是"生产"出来的理念与实践植根于质量管理中，而制备过程质量管理作为质量管理的重要环节也显得格外重要。依据标准、规范、规程、流程形成有机将各要素最佳组合，最终实现产品质量预期目标的质量管理措施。人工智能(机器学习)在这种复杂体系中的应用具有极大的优势。

20.6.1　药品生产过程中的质量控制

利用人工智能进行制备过程质量时，设计过程需要分阶段实施，以节点为模块基点，进行数据标注、测试和验证后，再系统验证、规模部署与正式部署。在整个项目的部署过程中，质量检验团队应执行各种检查、确认和评审，将数据模型指标、预定义值或阈值进行比较，监控验证数据质量，验证人工智能模型满足参数配置的能力、运行处置、推理能力，确保模块质量可靠，流程通畅安全。下面我们以中药滴丸制剂质量控制数字化为例进行讨论。

1. 工作流程

首先需要建立了滴制过程的数据采集平台，然后在此基础上对滴制过程数据进行分析，寻找影响滴制质量的关键因素，建立产品质量控制模型，最后对所建模型的输入空间进行寻优以确定最佳制剂工艺参数用于指导生产。利用现代科学技术对滴丸制剂过程进行分析、建模及生产监控的研究思路，以改善制剂过程的质量控制水平，提高产品质量(图 20-12)。

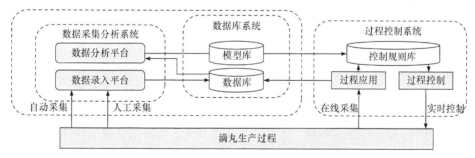

图 20-12　滴丸制剂数字化质量控制过程示意图

2. 工艺路线

构建数据采集与分析平台。利用此平台对制剂过程数据进行大范围、大频度的制剂过程数据采集分析，为后续的过程建模奠定数据基础。

数据采集以与制剂过程关系最密切的生产、质保、质检三个部门为基础，以化料—滴制—包衣工序过程为主线，在时间和空间上对制剂过程进行全流程、多工况、高频率的数据采集，并在数据采集的同时进行一系列相应的数据分析，以分析结果为依据对数据采集的项目进行调整以尽可能覆盖和反映整个工艺流程的本质特点。

因此，构建了基于关系数据库和协同操作的分布式数据采集平台来完成大规模的数据收集与分析任务。

(1)寻找影响制剂质量的关键因素。利用统计分析技术对制剂过程参数变量进行初步分析，寻找影响制剂质量的关键因素。利用相关性分析、回归分析、时间序列分析、聚类分析、主元分析等统计方法对制剂流程进行多个角度的分析研究，找到重要的质量影响因素。

(2)中药检测的过程软测量技术。由于制剂过程的很多重要工艺参数变量因技术或费用的原因难以实现在线检测，给制剂过程的实时监控造成很大障碍。可通过建立软传感器的方式实现对过程变量的在线检测，参与系统实时测控，进一步通过引入智能计算技术建立近红外光谱相似性度量方法，发展形成中药制造过程近红外光谱分析方法和近红外在线检测技术方法，对滴丸化料过程和滴制过程实现在线检测。

在此基础上，研究构建标准近红外光谱图库，建立滴丸化料中过程变量的度量方法和产品质量的在线辨识方法，最终在滴丸制造中试装置上集成以上相关技术和方法，形成一套完整的在线检测系统。

(3)建立制剂工艺各因素与质量参数关系模型。建立该模型需要产品质量指标，为此需要搜索产品质量性能指标最优时所对应的制剂工艺参数值，实现制剂过程工艺参数的优化。参数包括影响滴丸质量的制剂过程熔化温度、滴制温度、滴制速度等工艺参数，反映滴丸外观质量的圆整度、颜色、硬度、大小、干裂度等。利用神经网络技术建立了一个以工艺参数为输入，以滴丸成品率为输出的神经网络结构模型，其模型结构如图 20-13 所示。

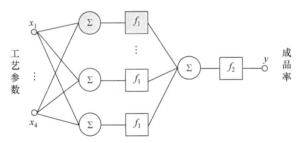

图 20-13　制剂工艺过程神经网络模型

由于利用从制剂过程采集的工艺参数样本对网络进行训练，且由于有工艺参数间的相互耦合作用，因而该模型的输入输出映射关系将呈现为一个多峰曲面，表明在多个工艺参数点上制剂成品率达到极值，且不同极值点成品率受工艺参数变化的影响程度不同。

(4)滴丸制剂过程的数字化控制。这是最后一个步骤，即将所建模型和优化后参数以规则及模型的形式积累起来，最后对制剂过程设计一系列相应的控制策略，实现制剂过程的质量控制数字化。

延伸阅读 20-5：基于傅里叶变换红外光谱偏最小二乘法的黄芪药材产地鉴别及预测

采集 12 个主产县 90 批黄芪药材的傅里叶变换红外光谱指纹图谱，分析各产地药材的光谱特征，采用正交偏最小二乘判别分析(OPLS-DA)及反向传播人工神经网络(BP-ANN)建立其产地的快速鉴别及预测模型。结果表明，不同产地黄芪药材傅里叶变换红外光谱指纹图谱及平均光谱均具有一定差异；所建 OPLS-DA 模型能够对不同产地黄芪药材进行较为明确的

分类鉴别；不同产地黄芪药材的傅里叶变换红外光谱光谱差异主要分布在 3400～2920 cm^{-1}、1650～1420 cm^{-1}、1370～1050 cm^{-1}、930～770 cm^{-1} 及 590～520 cm^{-1} 波数范围；所建 BP-ANN 模型对测试集黄芪药材产地的预测准确率大于 83%。

涉及不同产地和质量优劣两个问题，因而需要建立相关模型。基于傅里叶变换红外光谱指纹图谱的 OPLS-DA 模型及 BP-ANN 模型能够用于黄芪药材的产地鉴别及预测。

20.6.2　中药材质量控制

指纹图谱已成为中药质量控制的有效模式之一。挖掘出其中有价值信息已成为中药指纹图谱应用于中药质量控制中所面临的新难题。由于图谱十分复杂，常将指纹图谱数据处理与计算机图谱解析、统计学、机器学习等技术相结合。近年来随着统计学习理论及机器学习方法的推广，人工神经网络及支持向量机等模式识别方法开始进入指纹图谱的谱效研究领域。

1. 人工神经网络分析联用技术

应用主成分分析-人工神经网络技术讨论厚朴色谱指纹图谱与清除氧自由基能力之间的关系。所涉及步骤包括建立指纹图谱、将共有峰相对峰面积的主成分分析处理，以及神经网络的准确度及预报的精确度。结果表明，网络的拟合精度和预测精度高，稳定性较好，可准确地反映厚朴色谱指纹图谱与其清除活性氧能力的关系。

2. 机器嗅觉用于中药材分类

机器嗅觉是模仿哺乳动物嗅觉系统的结构和机制，对气体可产生分类作用的阵列传感技术概念，也称为电子鼻。这个系统包括传感器阵列和模式识别系统两部分，其中传感器阵列部分由半导体气体传感器组成。机器嗅觉的应用主要集中在食品、农业、医药、生物等领域。机器嗅觉系统将检测的样品通过气体传输系统进入气体传感器阵列得到响应信号，通过信号预处理电路及模式识别技术进行气味表达，输出结果。

例如，我们以支持向量机联合机器嗅觉能很好地进行中药材分类。支持向量机方法始于最优分类面，基于万普尼克· 切尔沃尼基维度(VC 维)理论和结构风险最小化(SRM)进行归纳，具有体现样本信息的复杂性、对特定训练样本的学习精度和识别任意未知样本的学习能力，能解决相对有限的样本在高维空间如何构造的问题，所构造的模型对未知预测样本具有很好的预测能力。

相比于其他方法，支持向量机在解决小样本、过学习、非线性、局部极小点和高维模式识别中有许多特有的优势，并能够推广应到其他机器学习问题中如函数拟合、回归等，具有很好的泛化能力。

学习与思考 20-3

(1) 人工智能技术是如何在药物研发中做到参数优化的？

(2) 什么是主成分分析？主成分分析在药物分析中有何实际应用？

(3) 人工智能技术在药物研发的哪些方面有何具体应用？举例说明。

(4) 举例说明哪些人工智能技术在药品质量控制和监管中具有很好的应用前景。

20.7　人工智能技术指导个体化用药

20.7.1　个体化用药的特点

个体化用药(individualized medication)指根据患者的具体情况，包括个体特征、遗传因素及正在服用的其他药物等情况来制定合理的用药及治疗方案。

个体化用药往往需要进行复杂的计算过程，在医院，由于患者及诊疗环节多，稍不注意就容易出现用药差错。传统的基于治疗药物监测辅助个体化用药存在一定的滞后性，而群体药动学又面临建模困难和准确度较低的缺陷。因此，人工智能与个体化用药的结合有助于临床更好的实现精准用药。

人工智能已经在医疗领域取得广泛的应用，人工智能用于指导个体化用药也成为一个热门研究点，机器学习是实现人工智能的主要途径。

20.7.2　机器学习指导个体化用药

机器学习算法在个体化用药领域取得了巨大的成功，可以用于预测血液药物浓度、药物剂量、药动学参数、药物不良反应等，进一步构建更加完善的个体化用药体系。

1. 机器学习算法的精度和精度再优化

在处理大样本量、非线性关系、多变量或关联变量之间的复杂关系时，机器学习算法能达到比传统方法更高的精度，并能解决临床实践中数据缺失的问题。其可持续发展可以使其具有模型连续优化的能力，如在人工神经网络卷积神经网络的基础上发展起来的嵌入式事件整理器(EEM)和自适应网络模糊推理系统(ANFIS)可以实现模型精度和精度的再优化。

2. 机器学习算法的不足

在强化学习之后，机器学习算法希望在个体化医疗领域实现真正的智能化。然而，机器学习算法也存在一些不足。

首先，由于目前的研究多为单中心研究，包含的变量较少，无法充分发挥机器学习算法的优势。

其次，在可解释性方面，机器学习算法也面临着巨大的挑战。例如，对于人工神经网络如何或为什么从输入产生输出，研究人员无法给出合理的解释。

最后，由于自身的复杂性，机器学习算法在构建过程中也面临着比传统方法花费更多时间和精力的风险。

与传统方法相比，基于人工智能的机器学习算法具有巨大的优势和广阔的发展前景。期望能够更准确地预测血药浓度、剂量及不良反应，为临床个体化用药服务提供最佳选择和参考。机器学习算法在发展过程中可以不断改进，该技术的日益成熟将把临床个体化医疗提升到一个新的水平。

3. 机器算法用于个体化用药

目前，机器学习相关的算法已成功用于指导华法林和他克莫司等药物的个体化用药。例如，华法林是一种常用的口服抗凝药物，但其治疗窗窄，剂量需求个体间差异大，需要治疗药物监测来实现个体化用药。

近年来，人工智能在华法林个体化用药方面的应用已相对成熟。他克莫司是钙调磷酸酶抑制剂，是治疗移植后排斥反应的基础药物，但其口服生物利用度低，药动学个体差异大，治疗窗狭窄，在临床实践中需要治疗药物监测。然而，许多群体药动学模型被用来辅助他克莫司的个体化用药，但实际效果并不好，因而越来越多的学者开始结合人工智能用药。

内容提要与学习要求

人工智能技术在药物分析中应用越来越广泛。为此，本章在简单介绍机器学习、深度学习和人工神经网络等人工智能技术的基础上，探讨人工智能技术在药物分析中的应用问题。机器学习是多学科的交叉领域，是人工智能的核心。通过机器学习可以使计算机能够利用自身经验去改进算法，进而获得智能地处理事务的能力；深度学习是机器学习的一个分支，读者可以在本小节中学习到一些经典的深度学习模型。通过深度学习可以提取相关特征，有助于我们开展化学药学等研究；深度学习是利用深度的神经网络，将模型处理得更为复杂，从而使模型对数据的理解更加深入。人工神经网络技术应用在处理模糊数据、随机性数据、非线性数据方面具有明显优势，可以利用人工神经网络在数据处理上的优势和药学学科领域结合，达到优势互补的效果。

了解人工神经网络基本原理和结构，了解人工神经网络在处理数据中的优势，和人工神经网络在药学学科中的应用，并利用人工神经网络来处理化学药学相关研究过程中的问题。

练 习 题

一、选择题

1. 下列任务属于监督学习的是（　　）。

A. 分类任务　　　　　　B. 回归任务　　　　　C. A、B 都是　　　　　　　D. 以上选项都不正确

2. 在回归模型中，下列在权衡欠拟合和过拟合中影响最大的是（　　）。

A. 多项式的阶数　　　　　　　　　B. 更新 ω 权重时，使用算法

C. 使用常数项　　　　　　　　　　D. 以上说法都不对

3. 神经网络模型是受生物的神经系统启发设计而来的，对于一个神经元的输入输出描述以下哪个是正确的（　　）。

A. 以下都是正确的　　　　　　　　B. 一个输入多个输出

C. 多个输入一个输出　　　　　　　D. 多个输入多个输出

4. 下列深度学习技术是根据生物视学处理过程设计的是（　　）。

A. 卷积神经网络　　　　　　　　　B. 深度置信网络

C. 自编码器神经网络　　　　　　　D. 以上选项都不正确

5. 当神经网络具备以下（　　）特征时可称为深度学习模型。

A. 更多的参数　　　　　　　　　　B. 处理图像问题

C. 更多的数据　　　　　　　　　　D. 更多的层数

6. 下列能将非线性引入神经网络的是（　　）。

A. 以下都不正确　　　　　　　　　B. ReLU

C. 随机梯度下降　　　　　　　　　D. 卷积

二、填空题

1. 机器学习的发展历程_____、_____、_____。

2. 根据训练期间计算机是否能够接受人为参与的监督学习，可以将机器学习分为如下四大

类：_____、_____、_____和_____。

3. 机器学习阶段：_____、_____、_____、_____。

4. 神经元分为_____神经元和_____神经元。

5. 常见的激活函数有_____、_____和_____。

6. 从系统的观点讲，人工神经元网络是由大量神经元通过极其丰富和完善的连接而构成的_____、_____、_____系统。

7. 神经网络的基本特性有_____、_____和_____。

8. 神经网络按结构可分为前馈网络和反馈网络，按性能可分为_____和_____。

三、简答题

1. 请简要描述卷积神经网络的结构。

2. 简要描述自编码器结构。

3. 简要描述深度置信网络及受限玻尔兹曼机的结构。

4. 数据驱动的方法是什么？

5. 请简述神经网络研究的发展大致经过了哪四个阶段。

6. 人工神经元网络的特点有哪些？

参 考 书 目

毕开顺. 2011. 实用药物分析. 北京: 人民卫生出版社

董钰明. 2016. 药物分析学. 北京: 清华大学出版社

傅强, 吴红. 2017. 药物分析. 北京: 科学出版社

国家药典委员会. 2015. 中华人民共和国药典(2015年版). 北京: 中国医药科技出版社

国家药典委员会. 2020. 中华人民共和国药典(2020年版). 北京: 中国医药科技出版社

杭太俊. 2016. 药物分析. 8版. 北京: 人民卫生出版社

何华. 2014. 生物药物分析. 2版. 北京: 化学化工出版社

贺浪冲. 2018. 工业药物分析. 3版. 北京: 高等教育出版社

胡文祥, 王建营. 2003. 协同组合化学. 北京: 科学出版社

黄承志. 2016. 基础分析化学. 北京: 科学出版社

黄承志. 2017. 基础仪器分析. 北京: 科学出版社

刘刚. 萧晓毅, 等. 2003. 寻找新药中的组合化学. 北京: 科学出版社

宋粉云, 傅强. 2017. 药物分析. 2版. 北京: 科学出版社

姚彤炜. 2011. 药物分析. 杭州: 浙江大学出版社

于治国. 2017. 体内药物分析. 3版. 北京: 中国医药科技出版社

曾苏. 2014. 药物分析学. 2版. 北京: 高等教育出版社

张怡轩. 2015. 生物药物分析. 2版. 北京: 中国医药科技出版社

赵春杰. 2018. 药物分析学. 2版. 北京: 清华大学出版社

附　录

附表 I　ICH 有关药品的质量技术要求

分类	文件内容	发布日期
Q1：Stability 稳定性		
Q1A（R2）	Stability Testing of New Drug Substances and Products 新原料药和制剂的稳定性试验	2003-2-6
Q1B	Photostability Testing of New Drug Substances and Products 新原料药和制剂的光稳定性试验	1996-11-6
Q1C	Stability Testing for New Dosage Forms 新剂型的稳定性试验	1996-11-6
Q1D	Bracketing and Matrixing Designs for Stability Testing of Drug Substances and Drug Products 原料药及其制剂稳定性试验的括号法和矩阵法设计	2002-2-7
Q1E	Evaluation of Stability Data 稳定性数据的评估	2003-2-6
Q2：Analytical Validation 分析方法验证		
Q2（R1）	Validation of Analytical Procedures：Text and Methodology 分析方法验证：文本及方法学	2005-11
Q3：Impurities 杂质		
Q3（AR2）	Impurities in New Drug Substances 新原料药中的杂质	2006-10-25
Q3B（R2）	Impurities in New Drug Products（Revised Guideline） 新药制剂中的杂质（修订指南）	2006-6-2
Q3C（R6）	Impurities：Guideline for Residual Solvents 杂质：残留溶剂指南	2016-10-20
Q3D	Guideline for Elemental Impurities 元素杂质指南	2014-12-16
Q4：Pharmacopeias 药典		
Q4A	Pharmacopoeial Harmonisation 药典同一化	
Q4B	Evaluation and Recommendation of Pharmacopoeial Texts for Use in the ICH Regions ICH 区域内使用的药典正文的评价及建议	2007-11-1
Q4B Annex 1（R1）	Evaluation and Recommendation of Pharmacopoeial Texts for Use in the ICH Regions on Residue on Ignition/Sulphated Ash General Chapter 关于 ICH 区域内使用的药典正文的评价及建议　炽灼残渣/硫酸灰分检查法	2010-9-27
Q4B Annex 2（R1）	Evaluation and Recommendation of Pharmacopoeial Texts for Use in the ICH Regions on Test for Extractable Volume of Parenteral Preparations General Chapter 关于 ICH 区域内使用的药典正文的评价及建议　肠外制剂装量检查法	2010-9-27
Q4B Annex 3（R1）	Evaluation and Recommendation of Pharmacopoeial Texts for Use in the ICH Regions on Test for Particulate Contamination：Sub-Visible Particles General Chapter 关于 ICH 区域内使用的药典正文的评价及建议　微粒污染试验：亚可见微粒检查法	2010-9-27

分类	文件内容	发布日期
Q4B Annex 4A（R1）	Evaluation and Recommendation of Pharmacopoeial Texts for Use in the ICH Regions on Microbiological Examination of Non-Sterile Products：Microbial Enumeration Tests General Chapter 关于 ICH 区域内药典附录的评价及建议-非无菌产品的微生物检查：微生物计数法	2010-9-27
Q4B Annex 4B（R1）	Evaluation and Recommendation of Pharmacopoeial Texts for Use in the ICH Regions on Microbiological Examination of Non-Sterile Products：Tests for Specified Micro-Organisms General Chapter 关于 ICH 区域内药典附录的评价及建议-非无菌产品的微生物检查：控制菌检查法	2010-9-27
Q4B Annex 4C（R1）	Evaluation and Recommendation of Pharmacopoeial Texts for Use in the ICH Regions on Microbiological Examination of Non-Sterile Products：Acceptance Criteria for Pharmaceutical Preparations and Substances for Pharmaceutical Use General Chapter 关于 ICH 区域内药典附录的评价及建议-非无菌产品的微生物检查：原料药及其制剂的判定标准	2010-9-27
Q4B Annex 5（R1）	Evaluation and Recommendation of Pharmacopoeial Texts for Use in the ICH Regions on Disintegration Test General Chapter 关于 ICH 区域内药典附录的评价及建议-崩解时限检查法	2010-9-27
Q4B Annex 6	Evaluation and Recommendation of Pharmacopoeial Texts for Use in the ICH Regions on Uniformity of Dosage Units General Chapter 关于 ICH 区域内药典附录的评价及建议-含量均匀度检查法	2013-11-13
Q4B Annex 7（R2）	Evaluation and Recommendation of Pharmacopoeial Texts for Use in the ICH Regions on Dissolution Test General Chapter 关于 ICH 区域内药典附录的评价及建议-溶出度检查法	2010-11-11
Q4B Annex 8（R1）	Evaluation and Recommendation of Pharmacopoeial Texts for Use in the ICH Regions on Sterility Test General Chapter 关于 ICH 区域内药典附录的评价及建议-无菌检查法	2010-9-27
Q4B Annex 9（R1）	Evaluation and Recommendation of Pharmacopoeial Texts for Use in the ICH Regions on Tablet Friability General Chapter 关于 ICH 区域内药典附录的评价及建议-片剂脆碎度检查法	2010-9-27
Q4B Annex 10（R1）	Evaluation and Recommendation of Pharmacopoeial Texts for Use in the ICH Regions on Polyacrylamide Gel Electrophoresis General Chapter 关于 ICH 区域内药典附录的评价及建议-聚丙烯酰胺凝胶电泳法	2010-9-27
Q4B Annex 11	Evaluation and Recommendation of Pharmacopoeial Texts for Use in the ICH Regions on Capillary Electrophoresis General Chapter 关于 ICH 区域内药典附录的评价及建议-毛细管电泳法	2010-6-9
Q4B Annex 12	Evaluation and Recommendation of Pharmacopoeial Texts for Use in the ICH Regions on Analytical Sieving General Chapter 关于 ICH 区域内药典附录的评价及建议-筛分法	2010-6-9
Q4B Annex 13	Evaluation and Recommendation of Pharmacopoeial Texts for Use in the ICH Regions on Bulk Density and Tapped Density of Powders General Chapter 关于 ICH 区域内药典附录的评价及建议-粉末的堆密度和拍实密度测定法	2012-6-7
Q4B Annex 14	Evaluation and Recommendation of Pharmacopoeial Texts for Use in the ICH Regions on Bacterial Endotoxins Test General Chapter 关于 ICH 区域内药典附录的评价及建议-细菌内毒素检查法	2012-10-18
Q4B FAQs	Frequently Asked Questions Q4B 常问问题	2012-4-26
Q5：Quality of Biotechnological Products 生物技术产品的质量		
Q5A（R1）	Viral Safety Evaluation of Biotechnology Products Derived from Cell Lines of Human or Animal Origin 来源于人或动物细胞系的生物技术产品的病毒安全性评估	1999-9-23

续表

分类	文件内容	发布日期
Q5B	Quality of Biotechnological Products：Analysis of the Expression Construct in Cells Used for Production of Expression Construct in Cells Used for Production of r-DNA Derived Protein Products 生物技术产品的质量：rDNA 衍生蛋白质产品生产细胞的表达构建体分析	1995-11-30
Q5C	Quality of Biotechnological Products：Stability Testing of Biotechnological/Biological Products 生物技术产品的质量：生物技术产品/生物制品的稳定性试验	1995-11-30
Q5D	Derivation and Characterisation of Cell Substrates Used for Production of Biotechnological/Biological Products 用于生物技术产品/生物制品生产的细胞基质的来源和鉴定	1997-7-16
Q5E	Comparability of Biotechnological/Biological Products Subject to Changes in Their Manufacturing Process 生物技术产品/生物制品在工艺变更时的可比性	2004-11-18
Q6：Specifications 质量标准		
Q6A	Specifications：Test Procedures and Acceptance Criteria for New Drug Substances and New Drug Products：Chemical Substances 质量标准：新原料药和制剂的检测步骤和可接受标准：化学物质	1999-10-6
Q6B	Specifications：Test Procedures and Acceptance Criteria for Biotechnological/Biological Products 质量标准：生物技术产品/生物制品的检测方法和可接受标准	1999-3-10
Q7：Good Manufacturing Practices 生产质量管理规范		
Q7A	Good Manufacturing Practice Guide for Active Pharmaceutical Ingredient 原料药生产的 GMP 指南	2000-11-10
Q7 Q&As	Questions and Answers：Good Manufacturing Practice Guide for Active Pharmaceutical Ingredients 问与答：原料药生产的 GMP 指南	2015-6-10
Q8：Pharmaceutical Development 药物研发		
Q8（R2）	Pharmaceutical Development 药物研发	2009-8
Q9：Quality Risk Management 质量风险管理		
Q9	Quality Risk Management 质量风险管理	2005-11-9
Q10：Pharmaceutical Quality System 药物质量体系		
Q10	Pharmaceutical Quality System 药物质量体系	2008-6-4
Q11：Development and Manufacture of Drug Substances 原料药研发和生产		
Q11	Development and Manufacture of Drug Substances（Chemical Entities and Biotechnological/Biological Entities） 原料药（化学实体和生物技术产品/生物实体）的研发和生产	2012-5-1
Q11 Q&As	Questions & Answers：Selection and Justification of Starting Materials for the Manufacture of Drug Substances 问与答：药物生产中原料药的选择和验证	2017-8-23
Q12：Lifecycle Management 生命周期管理		
Q12	Technical and Regulatory Considerations for Pharmaceutical Product Lifecycle Management 药品生命周期管理的技术和监管考虑	

附表 II　ICH 有关药品的安全性技术要求

分类	文件内容	发布日期
S1：Carcinogenicity Studies 致癌性研究		
S1A	Need for Carcinogenicity Studies of Pharmaceuticals 药物致癌性研究的必要性	1995-11-29
S1B	Testing for Carcinogenicity of Pharmaceuticals 药物致癌性试验	1997-7-16
S1C（R2）	Dose Selection for Carcinogenicity Studies of Pharmaceuticals 药物致癌性试验的剂量选择	2008-3-11
S2：Genotoxicity Studies 遗传毒性研究		
S2（R1）	Guidance on Genotoxicity Testing and Data Interpretation for Pharmaceuticals Intended for Human Use 人用药物的遗传毒性试验和数据分析指导原则	2011-11-9
S3：Toxicokinetics and Pharmacokinetics 毒代动力学和药动学		
S3A	Note for Guidance on Toxicokinetics：The Assessment of Systemic Exposure in Toxicity Studies 毒代动力学指导原则：毒性研究中全身暴露的评价	1994-10-27
S3B	Pharmacokinetics：Guidance for Repeated Dose Tissue Distribution Studies 药动学：重复给药的组织分布研究指导原则	1994-10-27
S4：Duration of Chronic Toxicity Testing in Animals（Rodent and Non-Rodent Toxicity Testing） 动物慢性毒性试验周期（啮齿类和非啮齿类毒性试验）		
S4	Duration of Chronic Toxicity Testing in Animals（Rodent and Non-Rodent Toxicity Testing） 动物慢性毒性试验周期（啮齿类和非啮齿类毒性试验）	1998-9-2
S5：Reproductive Toxicology 生殖毒理学		
S5（R2）	Detection of Toxicity to Reproduction for Medicinal Products & Toxicity to Male Fertility 药物生殖毒性和雄性生育力毒性的检测	2005-11
S5（R3）	Revision of S5 Guideline on Detection of Toxicity to Reproduction for Human Pharmaceuticals 关于 S5 中人用药物生殖毒性检测的修订	
S6：Biotechnological Products 生物技术药品		
S6（R1）	Prelinical Safety Evaluation of Biotechnology-Derived Pharmaceuticals 生物技术药品的临床前安全性评价	2011-6
S7：Pharmacology Studies 药理学研究		
S7A	Safety Pharmacology Studies for Human Pharmaceuticals 人用药物的安全性药理学研究	2000-11-8
S7B	The Non-Clinical Evaluation of the Potential for Delayed Ventricular Repolarization（QT Interval Prolongation）by Human Pharmaceuticals 人用药物延迟心室复极化（QT 间期延长）潜在作用的非临床评价	2005-5-12
S8：Immunotoxicology Studies 免疫毒性研究		
S8	Immunotoxicology Studies for Human Pharmaceuticals 人用药物的免疫毒性研究	2005-9-15
S9：Nonclinical Evaluation for Anticancer Pharmaceuticals 抗癌药物的非临床评价		
S9	Nonclinical Evaluation for Anticancer Pharmaceuticals 抗癌药物的非临床评价	2009-10-29

续表

分类	文件内容	发布日期
S9 Q&As	Questions and Answers：Nonclinical Evaluation for Anticancer Pharmaceuticals 问与答：抗癌药物的非临床评价	
S10：Photosafety Evaluation 光学安全性评价		
S10	Photosafety Evaluation of Pharmaceuticals 药物的光学安全性评价	2013-11-13
S11：Nonclinical Safety Testing 非临床安全性试验		
S11	Nonclinical Safety Testing in Support of Development of Paediatric Medicines 支持儿科药物研发的非临床安全性试验	

附表Ⅲ　ICH 关于药品的有效性技术要求

分类	文件内容	发布日期
E1：Clinical Safety for Drugs used in Long-Term Treatment 长期用药的临床安全性		
E1	The Extent of Population Exposure to Assess Clinical Safety for Drugs Intended for Long-Term Treatment of Non-Life Threatening Conditions 对非危及生命的疾病的长期治疗药物进行临床安全性评估的人群暴露程度	1994-10-27
E2：Pharmacovigilance 药物警戒		
E2A	Clinical Safety Data Management：Definitions and Standards for Expedited Reporting 临床安全性数据管理：快速报告的定义和标准	1994-10-27
E2B（R3）	Clinical Safety Data Management：Data Elements for Transmission of Individual Case Safety Reports 临床安全性数据管理：个体病例安全性报告传递的数据要素	2015-4
E2B（R3）	IWG：Implementation：Electronic Transmission of Individual Case Safety Reports 实施：个体案例安全性报告的电子传输	2016-6-16
E2C（R2）	Periodic Benefit-Risk Evaluation Report 定期风险效益评估报告	2012-12-17
E2C（R2） Q&As	Questions & Answers：Periodic Benefit-Risk Evaluation Report 问与答：定期风险效益评估报告	2014-3-31
E2D	Post-Approval Safety Data Management：Definitions and Standards for Expedited Reporting 批准后的安全性数据管理：快速报告的定义和标准	2003-11-12
E2E	Pharmacovigilance Planning 药物警戒计划	2004-11-18
E2F	Development Safety Update Report 研发安全性更新报告	2010-8-17
E3：Clinical Study Reports 临床研究报告		
E3	Structure and Content of Clinical Study Reports 临床研究报告的结构与内容	1995-11-30
E3 Q&As （R1）	Questions & Answers：Structure and Content of Clinical Study Reports 问与答：临床研究报告的结构与内容	2012-7-6

续表

分类	文件内容	发布日期
E4：Dose-Response Studies 量-效关系研究		
E4	Dose-Response Information to Support Drug Registration 新药注册所需的量-效关系资料	1994-3-10
E5：Ethnic Factors 种族因素		
E5（R1）	Ethnic Factors in the Acceptability of Foreign Clinical Data 引入海外临床数据时要考虑的种族因素	1998-2-5
E5 Q&As（R1）	Questions & Answers：Ethnic Factors in the Acceptability of Foreign Clinical Data 问与答：引入海外临床数据时要考虑的种族因素	2006-6-2
E6：Good Clinical Practice 药物临床试验管理规范		
E6（R2）	Good Clinical Practice（GCP） 药物临床试验管理规范	2016-11-9
E7：Clinical Trials in Geriatric Population 老年人群的临床试验		
E7	Studies in Support of Special Populations：Geriatrics 老年人群的临床研究	1993-6-24
E7 Q&As	Questions & Answers：Studies in Support of Special Populations：Geriatrics 问与答：老年人群的临床研究	2010-7-6
E8：General Considerations for Clinical Trials 临床试验的一般考虑		
E8	General Considerations for Clinical Trials 临床试验的一般考虑	1997-7-17
E8（R1）	Revision on General Considerations for Clinical Trials 临床试验一般考虑的修订	
E9：Statistical Principles for Clinical Trials 临床试验的统计原则		
E9	Statistical Principles for Clinical Trials 临床试验的统计原则	1998-2-5
E9（R1）	Addendum：Statistical Principles for Clinical Trials 补遗：临床试验的统计原则	
E10：Choice of Control Group in Clinical Trials 临床试验中对照组选取		
E10	Choice of Control Group and Related Issues in Clinical Trials 临床试验中对照组选择及相关问题	2000-7-20
E11：Clinical Trials in Pediatric Population 儿童用药品的临床试验		
E11	Clinical Investigation of Medicinal Products in the Pediatric Population 儿童用药品的临床调查	2000-7-20
E11（R1）	Addendum：Clinical Investigation of Medicinal Products in the Pediatric Population 补遗：儿童用药品的临床调查	2017-7-20
E11A	Paediatric Extrapolation 儿科外推	

分类	文件内容	发布日期
	E12：Clinical Evaluation by Therapeutic Category 新抗高血压药的临床评价	
E12	Principles for Clinical Evaluation of New Antihypertensive Drugs 新抗高血压药的临床评价原则	2000-3-2
	E14：Clinical Evaluation of QT QT 临床评价	
E14	The Clinical Evaluation of QT/QTc Interval Prolongation and Proarrhythmic Potential for Non-Antiarrhythmic Drugs 非抗心律失常药物致 QT/QTc 间期延长及潜在心律失常作用的临床评价	2005-5-12
E14 Q&As（R3）	Questions & Answers：The Clinical Evaluation of QT/QTc Interval Prolongation and Proarrhythmic Potential for Non-Antiarrhythmic Drugs 问与答：非抗心律失常药物致 QT/QTc 间期延长及潜在心律失常作用的临床评价	2015-12-10
E14/S7B	Discussion Group on Clinical and non-Clinical Evaluation of QT/QTc Interval Prolongation QT/QTc 间期延长的临床和非临床评价讨论组	
	E15：Definitions in Pharmacogenetics / Pharmacogenomics 药物遗传学/药物基因组学的定义	
E15	Definitions for Genomic Biomarkers, Pharmacogenomics, Pharmacogenetics, Genomic Data and Sample Coding Categories 基因组生物标记物、药物基因组学、药物遗传学、基因组数据和样本编码分类的定义	2007-11-1
	E16：Qualification of Genomic Biomarkers 基因组生物标记物的条件	
E16	Biomarkers Related to Drug or Biotechnology Product Development：Context, Structure and Format of Qualification Submissions 与药物或生物技术产品相关的生物标记物研发：申请资料的内容、结构和格式	2010-8-20
	E17：Multi-Regional Clinical Trials 多区域临床试验	
E17	General principle on planning/designing Multi-Regional Clinical Trials 多区域临床试验计划与设计原则	2017-11-16
	E18：Genomic Sampling 基因组采样	
E18	Genomic Sampling and Management of Genomic Data 基因组采样和基因组数据管理	2017-8-3
	E19：Safety Data Collection 安全性数据收集	
E19	Optimisation of Safety Data Collection 安全性数据收集的优化	

附表Ⅳ　ICH 关于有关药品的综合技术要求

分类	文件内容	发布日期
	M1：MedDRA Terminology 监管活动医学术语	
M1	Medical Dictionary for Regulatory Activities（MedDRA） 监管活动医学	2017-9
	M2：Electronic Standards 电子标准	
M2	Electronic Standards for the Transfer of Regulatory Information（ESTRI） 监管信息传输电子标准	

分类	文件内容	发布日期
M3: Nonclinical Safety Studies 非临床安全性研究		

分类	文件内容	发布日期
M3(R2)	Guidance on Nonclinical Safety Studies for the Conduct of Human Clinical Trials and Marketing Authorization for Pharmaceuticals 药物进行人体临床试验和上市许可申请的非临床安全性研究指导原则	2009-6-11
M3(R2) Q&As (R2)	Questions & Answers：Guidance on Non-Clinical Safety Studies for the Conduct of Human Clinical Trials and Marketing Authorization for Pharmaceuticals 问与答：药物进行人体临床试验和上市许可申请的非临床安全性研究指导原则	2012-3-5
M4: Common Technical Document(CTD) 通用技术文件		
M4(R4)	Organisation of the Common Technical Document for the Registration of Pharmaceuticals for human use 人用药物注册申请的通用技术文件组织结构	2016-6-15
M4Q(R1)	The Common Technical Document for the Registation of Pharmaceuticals for Human Use：Quality 人用药物注册申请的通用技术文件：质量	2002-9-12
M4S(R2)	The Common Technical Document for the Registration of Pharmaceuticals for human Use：Safety 人用药物注册申请的通用技术文件：安全性	2002-12-20
M4E(R1)	The Common Technical Document for the Registration of Pharmaceuticals for Human Use：Efficacy 人用药物注册申请的通用技术文件：有效性	2002-9-12
M4E(R2)	Revision of M4E Guideline on Enhancing the Format and Structure of Benefit-risk Information in ICH M4E 指南修订，优化 ICH 中收益风险信息的格式与结构	2016-6-15
M5: Data Elements and Standards for Drug Dictionaries 药物词典的数据要素和标准		
M5	Data Elements and Standards for Drug Dictionaries 药物词典的数据要素和标准	
M6: Gene Therapy 基因治疗		
M6	Virus and Gene Therapy Vector Shedding and Transmission 病毒和基因治疗载体的脱落和传播	
M7: Genotoxic Impurities 基因毒性杂质		
M7(R1)	Assessment and Control of DNA Reactive(Mutagenic) Impurities in Pharmaceuticals to Limit Potential Carcinogenic Risk 为限制潜在致癌风险而对药物中 DNA 活性(诱变性)杂质进行的评估和控制	2017-3-31
M8: Electronic Common Technical Document(eCTD) 电子通用技术文件		
M8	Electronic Common Technical Document(eCTD) 电子通用技术文件	
M9: Biopharmaceutics Classification System-based Biowaivers 基于生物药剂学分类系统的生物豁免		
M9	Biopharmaceutics Classification System-based Biowaivers 基于生物药剂学分类系统的生物豁免	
M10: Bioanalytical Method Validation 生物分析方法验证		
M10	Bioanalytical Method Validation 生物分析方法验证	